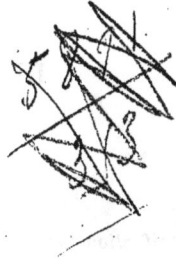

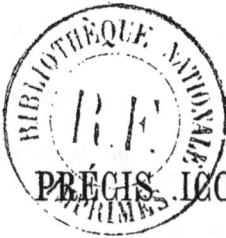

PRÉCIS ICONOGRAPHIQUE

DES

MALADIES DE LA PEAU

DU MÊME AUTEUR

De la putréfaction fœtale intra-utérine. Paris, 1883.

Le Conseiller de la jeune Mère. Paris, 1886.

Du traitement de la pelade par le collodion iodé. Paris, 1890.

Pruritus hiemalis. Paris, 1891.

Étude sur le traitement du lupus tuberculeux par la méthode de R. Koch. Paris, 1891.

De quelques nouveaux médicaments employés dans la thérapeutique des affections cutanées et syphilitiques, en particulier comme succédanés de l'iodoforme. Paris, 1891.

Pseudo-urticaire dermographique. Paris, 1891.

Nouvelles observations sur le traitement de la pelade par le collodion iodé. Paris, 1891.

Un cas de kératodermies symétriques congénitales et héréditaires. (Traduit d'un travail du Dr Azua, médecin de l'hôpital Saint-Jean-de-Dieu, de Madrid.) Paris, 1892.

Note sur le fonctionnement du service des maladies de la peau et du cuir chevelu au Dispensaire scolaire du XIIIe arrondissement, en 1891-1892. Paris, 1892.

L'ichtyol et son emploi dans le traitement des maladies de la peau. Paris, 1893.

Précis iconographique des maladies de la peau. 1er édition. Paris, 1893.

Traité pratique de médecine clinique et thérapeutique (art. acnés, ecthyma, érythèmes, ichtyose, impétigo, lentigo, molluscum contagiosum, nævi, pemphigus, prurigos, prurit, psoriasis, purpura, urticaire, vitiligo, xanthome). Paris, 1895.

Le califourchon (cuvette rationnelle pour cabinets d'aisances). Paris, 1895-1896.

Précis iconographique des maladies de la peau. 2e édition. Paris, 1896.

Les agents physiques et naturels (électricité, chaleur, lumière, eau, etc.), dans le traitement des maladies cutanées et syphilitiques. Photothérapie, thermothérapie, frigothérapie. In *Indépendance médicale*, Paris, 1898.

Note sur la pathogénie du Bouton ou ulcère d'Orient. In *La Médecine orientale.* Paris, 1902.

Précis iconographique des maladies de la peau. 3e édition. Paris, 1905.

PRÉCIS ICONOGRAPHIQUE

DES

MALADIES DE LA PEAU

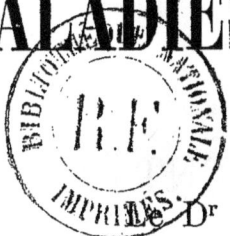

PAR

Dr E. CHATELAIN

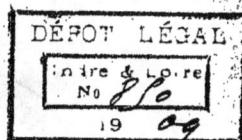

AVEC

50 Planches en Couleurs, reproduites d'après nature

PAR

FÉLIX MÉHEUX

DESSINATEUR DES SERVICES DE L'HOPITAL SAINT-LOUIS

QUATRIÈME ÉDITION REVUE ET AUGMENTÉE.

PARIS

A. MALOINE, LIBRAIRE-ÉDITEUR

25-27, RUE DE L'ÉCOLE-DE-MÉDECINE, 25-27

1910

Tous droits réservés.

AVERTISSEMENT

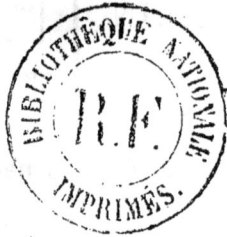

Moins de quatre années se sont écoulées depuis la mise en vente de la troisième édition du *Précis iconographique des Maladies de la Peau* de M. le docteur E. CHATELAIN et nous voici obligé d'offrir au public la quatrième édition de ce remarquable ouvrage.

Aucun traité français de dermatologie n'a atteint encore un pareil tirage, c'est dire l'immense succès qu'il a remporté aussi bien à l'Etranger qu'en France.

Au risque de froisser la modestie de l'auteur, nous sommes heureux de le remercier publiquement du soin méticuleux qu'il a apporté dans les revisions successives de son travail, créant chaque fois de matériaux anciens une œuvre nouvelle.

En ce qui nous concerne nous nous sommes

efforcé de continuer à mériter la confiance de nos
lecteurs en leur donnant, grâce à une nouvelle disposition typographique, et sous une forme élégante,
un ouvrage de 1.000 pages contenant la matière de
plus de deux volumes ordinaires.

L'ÉDITEUR.

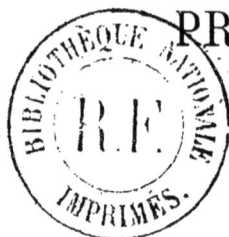

PRÉFACE

Il peut sembler difficile d'apporter de grands changements au texte d'un *Précis* et cependant ce livre diffère de ses aînés.

Depuis quelque temps la thérapeutique des maladies cutanées est entrée dans une voie nouvelle et c'est en particulier aux agents physiques et naturels que les dermato-thérapeutes demandent actuellement la guérison des affections de la peau les plus sérieuses comme les plus bénignes.

Aussi les nouvelles applications physico-thérapiques, plus nombreuses de jour en jour, se succèdent avec une rapidité telle que l'on pourrait dire de leurs auteurs « quasi cursores *scientiæ* lampada tradunt ».

Je suis particulièrement heureux d'enregistrer les

succès d'une méthode dont j'ai depuis de longues années déjà mis à profit les ressources et prédit les excellents résultats.

Mon but aujourd'hui est d'aider à la décentralisation des efforts de ceux (quorum pars *parva* fui) qui ont compris que les théories dermatologiques devaient laisser la place à une thérapeutique *curative* réalisable seulement dans le contact permanent du malade et du médecin. Songeant au véritable praticien, je me suis gardé d'entrer dans des développements exagérés sur les applications des rayons X, du radium, voire de la photothérapie qui nécessitent des installations dispendieuses et parfois irréalisables en dehors des grands centres; je me suis surtout attaché à souligner aussi clairement que possible les heureux effets que tout médecin peut obtenir d'agents simples et à la portée de tous : électricité, chaleur, massage, hydrothérapie, etc., etc.

Si j'ai pu réussir dans cette tâche, j'aurai la satisfaction d'avoir rendu service à mes confrères et à leurs malades.

Docteur E. CHATELAIN,
de Paris.

PRÉCIS ICONOGRAPHIQUE

DES

MALADIES DE LA PEAU

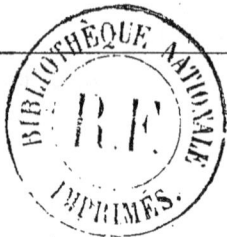

NOTIONS PRÉLIMINAIRES

Les symptômes objectifs des maladies de la peau comprennent les aspects divers sous lesquels les affections cutanées peuvent se présenter à l'œil de l'observateur ; on les désigne sous le nom de *lésions élémentaires, éléments éruptifs des Français, efflorescences cutanées* (fleurs de la peau des Allemands). (Voir la planche I.)

On a dit justement (L. BROCQ) qu'elles constituent l'alphabet de la dermatologie.

Les auteurs classiques, depuis PLENCK, admettent un certain nombre de lésions élémentaires, les unes n'étant que la modification, la transformation des autres ou leur étant simplement consécutives ; de là résulte la division en *lésions élémentaires primitives* et en *lésions élémentaires secondaires*.

Lésions élémentaires primitives. — On peut ramener à huit types principaux les lésions élémentaires primitives :

1° Coloration anormale (*anomochromie*) ;
2° Vésicule ;
3° Bulle ;
4° Pustule ;
5° Papule ;

6° Tubercule ;

7° Tumeur ;

8° Squames.

1° La **coloration anormale**, l'**anomochromie**, comprend trois formes :

A. L'exanthème ;

B. Le purpura(1) ;

C. La macule ou tache.

A. Le mot *exanthème* (voir la planche I) désigne une coloration d'un rose ou d'un rouge plus ou moins foncé, d'étendue variable, de forme régulière ou non, disparaissant sous la pression du doigt, évoluant rapidement et due souvent à une hyperhémie des vaisseaux papillaires (*tache congestive* ou *erythémateuse*).

On décrit ordinairement deux variétés d'exanthème : 1° l'*érythème* (voir la planche I, fig. 1, *a*), quand la coloration, de forme diffuse, est étendue, comme dans les érythèmes scarlatinoïdes, l'érythème diffus rubéoliforme ; 2° la *roséole* ou *érythème maculeux* (voir la planche I, fig. 1, *b*) quand la rougeur, de forme arrondie ou ovalaire, a la dimension d'une lentille ou celle de l'ongle, comme dans la roséole syphilitique.

Lorsque cette rougeur exanthémateuse encadre une lésion inflammatoire on la désigne sous le nom de *halo* ou *aréole*.

B. Le *purpura* (voir la planche I, fig. 2, *a*), *tache hématique*, est le nom donné à une coloration rouge violet vif, persistant sous la pression du doigt, évoluant rapidement et due à l'extravasation du sang dans les couches superficielles du derme (*hémorragie cutanée*).

On distingue trois variétés de taches hématiques (*dermorragie* d'H. HALLOPEAU et L.-E. LEREDDE) : 1° l'*ecchymose*, quand la lésion est étendue, irrégulière, plane ou saillante ; 2° les *pétéchies*, quand l'hémorragie est punctiforme, comme dans la fièvre pétéchiale, ou typhus exanthématique ; 3° les *vibices*, quand les lésions se montrent sous une forme linéaire.

C. La *macule* ou *tache* (voir la planche I, fig. 2, *b*, *c*) est une coloration anormale et variable, rouge, jaune, brune, noire (*nigritie*, *mélanose*), etc., en général non saillante, disparaissant ou non à la pression du doigt et évoluant lentement :

_____

(1) Le purpura peut quelquefois constituer une lésion élémentaire secondaire.

taches achromiques du vitiligo, taches hyperchromiques du lentigo ou du chloasma (taches pigmentaires, mélanodermiques).

Pour HEBRA, la macule est une coloration anormale limitée. E. BESNIER et A. DOYON conseillent de réserver le nom de « macule » aux taches consécutives à diverses éruptions, « *macules hématiques* ou *hémaphéiques* succédant aux pétéchies ou aux ecchymoses, *macules pigmentaires* qui survivent à la rougeole, à diverses roséoles, aux bulles et aux phlyctènes, au lichen vrai, à l'eczéma chez certains sujets, au psoriasis, à la plupart des syphilides, aux irritants physico-chimiques, vésicatoire, teinture d'iode etc. » (ce sont les *dyschromies secondaires des dermatoses de* J. DARIER), appelant « taches » les colorations primitives de la peau telles que les taches vasculaires des nævi.

H. LELOIR désigne sous le nom de « macule » un trouble de coloration éphémère et passager, et sous celui de « tache », un trouble permanent ou de longue durée.

H. HALLOPEAU et L.-E. LEREDDE distinguent les *macules achromiques* avec ou sans altération de la peau telles les plaques de morphée, les cicatrices syphilitiques, lépreuses, tuberculeuses, etc., dans le premier cas, et le vitiligo ou la syphilide maculeuse dans le deuxième cas et les *macules hyperchromiques* ou taches pigmentées, tels les tatouages, l'hyperpigmentation chez les miséreux, les taches de xanthélasma, du lentigo, etc.

2° La **vésicule** (*petite phlyctène*) (voir la planche I, fig. 3) est une saillie de l'épiderme distendu par de la sérosité, circonscrite, arrondie ou acuminée, ou irrégulière, quelquefois ombiliquée, tantôt grosse comme une tête d'épingle, miliaire, comme dans l'eczéma (voir la planche I, fig. 3, *b*), tantôt de la dimension d'un pois comme dans la dysidrose (voir la planche I, fig. 3, *c*) ; elle est plus ou moins consistante. La coloration de la vésicule varie avec son contenu : translucide normalement dans l'eczéma, l'herpès, la dysidrose, les sudamina, lorsqu'elle contient un liquide transparent et cristallin, presque toujours neutre ou alcalin comme dans l'eczéma, la dysidrose, l'herpès, mais parfois acide comme dans la miliaire, la vésicule devient trouble, rouge, noirâtre, hémorragique dans certains cas (*zona hémorragique*). Lorsqu'elle se rompt, soit spontanément, soit sous l'influence du grattage, son contenu se répand sur la peau où il se concrète en forme de croûtes ; d'autres fois la vésicule se ride et s'affaisse par suite de la résorption du liquide ; dans les deux cas, il n'existe jamais de cicatrices consécutives.

La vésicule est multiloculaire.

« Théoriquement, dit J. DARIER, il semble qu'on pourrait diviser les vésicules, selon que le liquide s'accumule dans ou entre les cellules malpighiennes en vésicules parenchymateuses et vésicules interstitielles (*état spongoïde* de UNNA), en réalité, les choses ne sont pas aussi simples et les deux modes de formation se combinent fréquemment et se compliquent de phénomènes accessoires, tels que phlycténisation secondaire, altérations cellulaires, etc. »

Les vésicules sont isolées comme dans la dysidrose au début ou confluentes (groupées) comme dans l'eczéma.

On les rencontre dans l'eczéma, l'herpès, le zona, la dysidrose, etc.

3º La **bulle** (*grosse phlyctène*) (voir la planche I. fig. 4) est, comme la vésicule, un soulèvement épidermique mais ordinairement plus considérable ne comprenant que la portion supérieure de l'épiderme (*phlyctène superficielle* ou *sous-cornéenne* de J. DARIER) ou l'épiderme en entier (*phlyctène profonde* ou *sous-épithéliale* du même auteur) ; la forme et la grandeur en sont variables : les bulles sont arrondies, ovalaires, hémisphériques, irrégulières, grosses comme un pois, comme une noix, comme un œuf et même davantage. Parfois vides et ridées (voir la planche I. fig. 4, *b*), les bulles sont le plus souvent distendues par un liquide tantôt séreux et transparent (voir la planche I, fig. 4, *a*), tantôt opaque ou purulent, quelquefois même sanguinolent (voir la planche I, fig. 4, *c*), ordinairement neutre ou alcalin (1).

Les bulles peuvent se rompre ou suppurer ; dans ces deux cas se produiront des croûtes d'aspect variable et souvent suivies elles-mêmes de macules ; quand leur contenu se résorbe, elles s'affaissent et se terminent par *exfoliation épidermique*.

La bulle qui, objectivement, n'est qu'une vésicule monstre, en diffère anatomo-pathologiquement en ce qu'elle est uniloculaire.

On rencontre surtout les bulles dans le pemphigus, l'érysipèle facial, la dermatite herpétiforme de DUHRING.

---

(1) Dans une éruption bulleuse, EHLERS a rencontré, dans le liquide bleui, le bacille de la maladie pyocyanique.

4° La **pustule** (voir la planche I, fig. 5) est une élevure épidermique multiloculaire à contenu purulent. Les pustules sont tantôt petites, arrondies ou acuminées, sans aréole inflammatoire, groupées (*pustules psydraciées*) (voir la planche I, fig. 5, *a*), tantôt plus volumineuses, larges et aplaties, reposant sur une base érythémateuse, distinctes les unes des autres (*pustules phlyzaciées*) (voir la planche I, fig. 5, *b*). On donnait jadis le nom d'*achores* à celles qui sont traversées par un poil. On les distingue encore en *pustules épidermiques* (E. Besnier), *exulcéreuses* (H. Leloir), *catarrhales* (les Allemands), *superficielles* et en *pustules dermiques* (E. Besnier), *ulcéreuses* (H. Leloir), *parenchymateuses* (les Allemands), *profondes*, suivant la profondeur de la lésion envahissant ou non le derme. La coloration des pustules peut être jaune, jaune vert, brun vert, brun noirâtre, suivant la nature de leur contenu. Quand celui-ci se répand sur la peau, par suite de la rupture de la pustule, il se dessèche sous forme de croûtes de couleur variable. Si la pustule était superficielle, il ne reste pas de cicatrice, mais une pigmentation plus ou moins foncée et de durée plus ou moins longue ; si elle était profonde, la croûte laisse à découvert une ulcération toujours suivie de cicatrice.

Les pustules s'observent dans l'impétigo, les folliculites, l'acné, l'ecthyma.

5° La **papule** (voir la planche I, fig. 6) est une petite élevure ferme et résolutive de la couche superficielle du derme, « infiltrat de la couche supérieure ou papillaire du chorion, s'élevant de bas en haut » (E. Besnier) ; c'est l'*hyperacanthose* d'Auspitz. La grosseur des papules peut aller de celle d'une tête d'épingle à celle d'un pois et même plus ; leur coloration est variable : rose clair, rouge, rouge vif, jaune, brun. Les papules sont tantôt arrondies, tantôt coniques, tantôt aplaties, tantôt acuminées ; elles sont parfois brillantes ; d'autres fois excoriées à leur sommet ; on les voit isolées comme dans le prurigo ou réunies en placards comme souvent dans le lichen.

H. Leloir distingue les papules *néoplasiques* (*papules vraies* d'E. Besnier), non réductibles par la pression du doigt, des *papules congestives* (*papules fausses* d'E. Besnier), qu'une pression prolongée fait disparaître.

La papule se termine ordinairement par résolution.

On la considère comme le résultat d'une inflammation papillaire.

On rencontre les papules dans le lichen, le prurigo, la kératose pilaire, etc.

6º Le **tubercule** (voir la planche I, fig. 7, *a*, *c*) est une petite nodosité globuleuse, saillante ou non, solide, très souvent enchâssée profondément dans le derme, à évolution intradermique lente. Les tubercules disparaissent soit par résorption, soit par ulcération, d'où cicatrice consécutive. Ils sont anatomiquement comparables aux papules.

On les rencontre dans le lupus, la lèpre, etc.

7º Les **tumeurs** (voir la planche I, fig. 7, *b*) sont des nodosités pathologiques circonscrites, saillantes, de coloration variable, plus volumineuses que les papules et les tubercules, à marche très lente.

Elles constituent le molluscum, le sarcome, les myomes, les condylomes, la chéloïde, le mycosis fongoïde, et même les gommes, celles-ci rangées par certains auteurs (L. Brocq) dans un groupe à part, etc.

8º Les **squames** (voir la planche I, fig. 8) sont constituées par une exfoliation épidermique (*parakératose*) et varient à l'infini dans leur forme, leur épaisseur, leur coloration, leur disposition, etc. La desquamation épidermique peut se faire sous forme de poussière constituant les *squames pityriasiques, furfuracées, farineuses* (voir la planche I, fig. 8, *a*), d'écailles plus ou moins grandes (*lamelles*) (voir la planche I, fig. 8, *c*), parfois sous forme de *lambeaux*, atteignant d'autres fois une épaisseur relativement considérable (voir la planche I, fig. 8, *b*). Les squames peuvent être *sèches, graisseuses, blanches, jaunes, nacrées*, etc., etc.

Elles sont tantôt *primitives*, comme dans le psoriasis, l'ichtyose, le pityriasis rosé de Gibert, le pityriasis versicolor, le pityriasis simplex, le pityriasis rubra pilaire, la dermatite exfoliatrice, etc. ; tantôt *secondaires*, comme dans certains eczémas.

Toutes ces lésions élémentaires ne restent pas toujours à l'état simple ; elles peuvent s'allier les unes aux autres et donner alors naissance à des éléments nouveaux (formes mixtes des lésions élémentaires), tels que les suivants :

Élément érythémato-vésiculeux, quand la tache érythémateuse est surmontée d'une vésicule ;

Elément érythémato-bulleux, quand une bulle se développe sur la plaque d'érythème ;

Elément érythémato-pustuleux, quand c'est une pustule qui recouvre le placard érythémateux ;

Elément vésiculo-bulleux, lorsque, par ses dimensions, la vésicule prend l'apparence objective d'une bulle ;

Elément vésiculo-pustuleux, quand le liquide contenu dans une vésicule est devenu purulent ;

Elément papulo-vésiculeux, lorsque la papule est surmontée d'une vésicule ;

Elément papulo-pustuleux, lorsque c'est une pustule qui couronne la vésicule ;

Elément papulo-tuberculeux, nom sous lequel on désigne (à tort, selon L. Brocq) les éléments papuleux volumineux et saillants ;

Elément papulo-squameux, si la papule est recouverte d'une squame ;

Elément papulo-croûteux, lorsque c'est une croûte qui recouvre la papule ;

Elément tuberculo-squameux, lorsque le tubercule est surmonté de squames sèches ;

Elément tuberculo-pustuleux, quand la partie supérieure du tubercule subit la fonte purulente ;

Elément tuberculo-croûteux, lorsque le tubercule est recouvert de croûtes ;

Elément pustulo-croûteux, quand la pustule est surmontée d'une croûte à sa partie centrale.

Lésions élémentaires secondaires. — On décrit ordinairement quatre variétés distinctes de lésions élémentaires, savoir :

1° Croûtes ;

2° Excoriations ;

3° Ulcérations ;

4° Cicatrices.

1° On désigne sous le nom de **croûtes** (voir la planche I, fig. 9) les dépôts dus à la dessiccation des divers exsudats (sérum, pus, sang) fournis par les affections cutanées. Ces croûtes sont plus ou moins épaisses (*croûtes*, pl. I, fig. 9, *b, c, d*, et *croûtelles*, pl. I, fig. 9, *a*), de couleur variable : blanchâtres, grisâtres, jaunes, d'un jaune sale, brunâtres, noirâtres même ;

de consistance variable aussi : molles au début, plus tard
dures, sèches et cassantes; quant à leur forme, elle dépend le
plus souvent de celle de la lésion qui leur a donné naissance ;
elles sont plus ou moins adhérentes.

On les rencontre à la seconde période de l'impétigo, de
l'ecthyma, dans le lupus, l'eczéma, la séborrhée, le rupia,
l'herpès, le favus, etc.

2° Les **excoriations** (voir la planche I, fig. 10) sont des
pertes de substance, ordinairement traumatiques et intéressant
soit l'épiderme seul, soit en même temps le corps muqueux et
même la couche papillaire du derme ; l'aspect de la lésion, de
forme et d'étendue variables suivant l'intensité de la cause productrice, diffère dans ces divers cas.

Si la couche cornée est seule intéressée, on constate une ligne
blanche accompagnée de traînées rouges, disparaissant progressivement (voir planche I, fig. 10, *a*) ; si le corps muqueux est
atteint, il se produit un exsudat séreux et la couche muqueuse
apparaît humide et jaunâtre (voir la planche I, fig. 10, *b*) ;
enfin, si le corps papillaire est lésé, les vaisseaux donnent lieu
à un léger suintement séro-sanguinolent, se concrétant en
croûtelles (voir la planche I, fig. 10, *c*).

Dans les trois cas il n'existe jamais de cicatrice, quelquefois
une pigmentation plus ou moins intense.

On observe les excoriations dans un grand nombre de dermatoses *prurigineuses.*

3° Les **ulcérations** (voir la planche I, fig. 11) sont des
pertes de substance plus ou moins profondes de la peau. On
en distingue trois variétés :

A. L'exulcération ;

B. L'ulcération ;

C. L'ulcère.

A. L'*exulcération*, dans laquelle le corps papillaire est plus
ou moins détruit, ne laisse pas de cicatrice. C'est à cette variété
que l'on peut rattacher les *fissures* ou *rhagades* (*rimæ cutis*,
voir la planche I, fig. 11, *b*), les *crevasses*, les *gerçures* en
général très douloureuses, particulièrement dans l'eczéma et le
psoriasis des plis articulaires des mains et des pieds.

Les exulcérations se rencontrent dans l'eczéma, la gale, le
prurigo, etc.

B. L'*ulcération* (voir la planche I, fig. 11, *a*), dans laquelle la couche papillaire est toujours profondément intéressée. La forme, l'étendue, la couleur des ulcérations sont variables à l'infini ; leur caractère commun est d'être toujours suivies de cicatrices.

On les rencontre dans le lupus, la lèpre, etc.

C. L'ulcère, nom qui s'applique particulièrement aux ulcérations profondes, à marche chronique et envahissante, détruisant le derme et les tissus sous-jacents comme on le voit dans la lèpre, le carcinome, l'ulcère variqueux, etc.

4° Les **cicatrices** (voir la planche I, fig. 12) sont des tissus de nouvelle formation destinés à combler les pertes de substance ; elles peuvent avoir toutes les formes et varier considérablement d'aspect. Tantôt elles sont rouges (*cicatrices récentes*) (voir la planche I, fig. 12, *a*) ; tantôt elles sont blanches ou pigmentées (*cicatrices anciennes*) (voir la planche I, fig. 12, *b*), lisses, luisantes, douces ou indurées, rugueuses, saillantes. Certaines d'entre elles sont très intéressantes au point de vue diagnostique rétrospectif, telles les cicatrices consécutives aux ulcérations syphilitiques, au chancre, à l'acné, à la tuberculose, etc.

Toutes ces lésions élémentaires peuvent être ou très nombreuses ou en petit nombre, coexister, se distribuer sur le tégument de mille manières, donnant lieu à la configuration spéciale de l'éruption cutanée. Celle-ci est dite :

Simple, quand elle ne comporte qu'un seul genre d'éléments ;

Multiforme ou **polymorphe**, lorsque l'éruption se compose de papules, tubercules, macules, etc.

Solitaire, s'il n'y a qu'une seule lésion éruptive ;

Discrète, quand les éléments éruptifs sont isolés ;

Confluente (*aggregata, conferta*), lorsqu'ils sont agglomérés et nombreux ;

Disséminée (*sparsa*), si les lésions sont éparses çà et là ;

Circonscrite, quand elles sont bien limitées à une région ;

Punctata, quand les éléments ressemblent à des points ;

Guttata, lorsqu'ils sont semblables à des gouttes ;

Nummulaire, lorsque l'éruption affecte la forme d'une pièce de monnaie ;

Discoïde, si elle ressemble à un disque ;

Orbiculaire, quand la forme est arrondie ;

Marginée, quand les bords de l'éruption sont bien nets ;

Centrifuge, lorsque la lésion évolue excentriquement ;

Serpigineuse, si cette évolution se fait en sinuosités irrégulières ;

Circinée, lorsque l'éruption simule des segments de cercle ;

Annulaire, quand les éléments, la tache, etc., présentent la forme d'un anneau entier ;

Iris, si l'éruption est composée de cercles concentriques.

On peut ajouter à ces lésions élémentaires un *nouveau type* imposé par L. Brocq sous le nom de **Lichénification** (*lichénisation*, dit E. Besnier), constitué au début (lichénification avortée, superficielle, incomplète) par un état de la peau pigmentée et parsemée de petites facettes brillantes et aplaties dans un entrecroisement de sillons cutanés ; plus tard, la peau, infiltrée et épaissie, ne présente plus que de profonds quadrillages recouverts de squames, croûtelles et excoriations dues presque toujours au prurit inhérent à cette lésion.

ACANTHOSIS NIGRICANS ou DYSTROPHIE PA-PILLO-PIGMENTAIRE (H. HALLOPEAU et L.-E. LEREDDE).

Décrite d'abord par POLLITZER et JANOWSKY, sous le nom d'*Acanthosis nigricans*, puis par J. DARIER sous le nom de *dystrophie papillaire et pigmentaire*, cette maladie, peu connue, généralement en rapport avec la carcinomatose a pour symptômes essentiels ses taches pigmentaires et ses dystrophies papillaires, pilaires et unguéales, le prurit signalé par TENNESON est exceptionnel. J. DARIER insiste également sur *un signe négatif de haute valeur pour le diagnostic*, l'absence de desquamation. « Cet ensemble, dit-il, est pathognomonique. »

Dans certains cas, toutefois, il y aura lieu de songer au diagnostic avec la *maladie d'Addison*.

BURI (de Bâle) en a constaté un cas coïncidant avec la tuberculose.

ACHROMIE

Synonymie. — Leucopathie. — Leucodermie. — Achromasie.

Ce nom désigne l'absence complète ou la diminution de la pigmentation normale de la peau.

Lorsqu'elle est congénitale, elle constitue une difformité : l'*albinisme* (voir ce mot).

Lorsqu'elle est acquise et simple (achromie vraie), elle est le symptôme de maladies graves comme la *lèpre*, la *sclérodermie*, la *piès des Sartes* (*vitiligo endémique du Turkestan* de GRÉGOIRE MUNCH; *leucodermie endémique du Turkestan* d'E. BESNIER et A. DOYON), elle existe dans les lésions syphilitiques anciennes (*leucodermie syphilitique post-papuleuse*,

Klein) et dans la leucodermie syphilitique (*pseudo-vitiligo syphilitique*).

Les ongles peuvent participer au processus décolorant.

Quand elle coïncide avec l'hyperchromie, l'achromie constitue une entité morbide spéciale : le vitiligo (voir ce mot).

Pour nous le vitiligo avec canitie, provoqué par une compression, d'H. Hallopeau et Salmon, n'est qu'une achromie et non un vitiligo.

ACNÉ

On a rangé jusqu'à présent sous le nom commun d'*acné* toutes les lésions matérielles et tous les troubles fonctionnels du système sébacéo-pilaire, quelle que soit la manière d'être de ces altérations. Nous suivrons l'exemple de nos devanciers, « l'état de la science dermatologique, disaient E. Besnier et A. Doyon en 1891, n'étant pas actuellement en état de légitimer une classification systématique et fermée des acnés ». En 1900, les choses n'avaient point beaucoup changé et H. Hallopeau et L.-E. Leredde pouvaient écrire après Touton : « Malgré les efforts incessants des cliniciens et des histologistes, on n'est que trop imparfaitement renseigné sur la genèse et la nature intime de la plupart de ces dermatoses pour pouvoir en établir une classification définitive.

On doit encore en dire autant en 1909.

Toutefois, suivant que les manifestations acnéiques s'accompagnent ou non de phénomènes inflammatoires, on peut diviser les acnés en deux groupes :

1° *Les acnés inflammatoires;*

2° *Les acnés non inflammatoires.*

Le premier groupe comprend cinq variétés :

A. *L'acné inflammatoire proprement dite ;*

B. *L'acné rosacée;*

C. *L'acné hypertrophique;*

D. *L'acné atrophique;*

E. *L'acné chéloïdienne.*

Le second groupe renferme trois variétés :

A. *L'acné ponctuée;*

B. *L'acné cornée;*

C. *L'acné miliaire.*

ACNÉ INFLAMMATOIRE (voir la planche II).

Synonymie. — Acné inflammatoire de BAZIN. — Acné vulgaire de FUCHS. — Acne juvenilis de HARDY. — Acné pustuleuse disséminée. — Acne simplex. — Acné boutonneuse, etc.

Définition. — C'est une affection papuleuse, papulo-pustuleuse ou papulo-tuberculeuse due à l'inflammation des follicules sébacés ou pilaires.

Symptomatologie. — Au début, cette inflammation produit sur le tégument une saillie rougeâtre, plus ou moins conique, hémisphérique ou ovalaire (*acné hordeolaris*, *en grain d'orge*) de volume variable, grosse comme une tête d'épingle (*acné miliaire*) ou comme un pois, entourée d'un petit cercle érythémateux (*acné papuleuse*).

Rapidement, en même temps que survient une légère sensation de chaleur, une légère cuisson, le sommet de la papule jaunit, puis se rompt au bout de deux ou trois jours, laissant échapper une petite gouttelette de pus mélangé à de la matière sébacée (*acné pustuleuse* de HEBRA, *acne vulgaris* de FUCHS, *acné simple*, *acné disséminée*, *acne juvenilis* de HARDY), qui se dessèche ou non en croûtelle. Bientôt, il ne reste plus qu'une petite tache rouge brun, disparaissant plus ou moins vite et à laquelle succède parfois une cicatrice minuscule.

Ces phénomènes qui se suivent rapidement sont à peine accompagnés de cuisson et de prurit léger, insuffisant pour provoquer le grattage.

Si la saillie acnéique plus volumineuse, grosse comme un pois par exemple, est considérablement indurée, si la base en est résistante, de couleur livide ou violacée, douloureuse, elle prend le nom d'*acné indurée tuberculeuse*, forme dans laquelle les pustules, souvent disséminées, quelquefois confluentes, mais toujours distinctes, laissent longtemps après elles une induration fibreuse, indolente, généralement suivie de cicatrice.

R. SABOURAUD signale une *acné furonculeuse*.

Enfin, si la réaction inflammatoire arrive à produire un petit *abcès dermique* ou *sous-dermique*, la lésion reçoit le nom d'*acné phlegmoneuse* (H. Leloir et E. Vidal) ; dans ces cas encore, il y a toujours une cicatrice consécutive.

La réunion de ces éléments éruptifs, confluents ou disséminés (*acné disséminée*), reposant sur une peau grasse et huileuse, et des lésions dues aux troubles fonctionnels des glandes sébacées, constitue l'*acné polymorphe des strumeux* (voir la planche II).

Siège. — Toutes ces formes d'acné ont des sièges de prédilection ; c'est ainsi qu'on les rencontre de préférence à la face, à la partie supéro-antérieure et surtout postérieure du dos, aux épaules, parfois sur les fesses et même sur le pubis (Hillairet) ; l'acne juvenilis de Hardy se développe plus particulièrement au front et aux tempes, de même que l'acne pilaris dans laquelle la papule, déprimée au centre ou traversée par un poil, laisse presque toujours après la chute de la croûte une cicatrice blanchâtre et déprimée.

L'acné peut d'ailleurs naître sur toutes les régions du corps sauf à la paume des mains et à la plante des pieds où il n'existe pas de glandes sébacées.

Le menton et le pourtour de la bouche sont le lieu d'élection d'un type spécial d'acné, extrêmement fréquent, étudié en ces derniers temps par L. Brocq et L. M. Pautrier et que ces auteurs décrivent sous le nom d'*acné mentonnière de la femme adulte* caractérisée par son siège, le petit nombre et l'évolution très lente des éléments acnéiques, son apparition à l'âge moyen, de vingt à trente-cinq ans, sa coïncidence presque constante avec une tare génitale : rétroversion utérine, métrite, salpingite, fibrome, kyste de l'ovaire.

Marche. — L'acné inflammatoire, malgré l'évolution rapide de ses éléments qui arrivent en quelques jours à leur période terminale, a une marche toujours lente, chronique, grâce à la production de poussées éruptives successives dont la guérison, cherchée quelquefois en vain pendant des années, peut arriver chez certains sujets (*acne juvenilis*) spontanément.

Pronostic. — Le pronostic varie donc suivant les cas, et, pour ces raisons, doit être un peu réservé, eu égard surtout à la récidive des poussées acnéiques, dues en partie aux auto-inoculations, et aux cicatrices que l'affection laisse fréquemment à sa suite.

On a signalé le développement d'une phlébite capable
d'entraîner la mort par propagation à la veine ophtalmique.

Diagnostic. — L'acné inflammatoire est facile à diagnostiquer lorsqu'on envisage l'aspect des pustules, leur siège, leur
marche, l'absence de douleur et de symptômes subjectifs
accentués ; les poussées empiétant l'une sur l'autre, il est souvent possible d'observer sur un même malade tous les degrés
de l'affection : papules, pustules, croûtelles.

Si l'on songeait à l'*eczéma*, il suffirait de penser que, dans
cette affection, les lésions, moins isolées, sont plus petites, prurigineuses et surtout irritables.

La pustule de l'*impétigo*, mince et superficielle, de même
que sa croûte jaunâtre suffisent amplement à le différencier de
l'acné.

Dans l'*acnitis*, les lésions sont profondes et les cicatrices
plus sérieuses.

La *dermatite papulo-pustuleuse agminée de la face* d'H. Hallopeau et P. Claisse, de même que les *folliculites*, sont toujours en ilots et ces dernières, en outre, toujours centrées par
un poil.

Seules, les *syphilides papuleuses ou pustuleuses* (*syphilides
acnéiformes*) du tronc ou du front (*corona Veneris*) pourraient
arrêter un instant le diagnostic qui se fera néanmoins, grâce
aux localisations moins nettes de l'éruption syphilitique, à son
groupement spécial, à sa couleur cuivrée, à sa marche relativement aiguë comparée à l'évolution chronique de l'acné et
aux autres manifestations spécifiques, distinctions réunies
par A. Fournier dans le tableau ci-dessous :

Acné vulgaire.	Syphilide acnéiforme.
Eruption papulo-pustuleuse à caractère congestif, inflammatoire; non ou peu croûteuse; polymorphe (papules, papulo-pustules, acné indurée, acné noueuse, comédons).	Eruption papulo-pustuleuse moins congestive et moins inflammatoire; à croûtelles brunes ou ambrées; monomorphe (absence de papules, d'acné noueuse, de comédons).
Méthodiquement dispersée, avec sièges de prédilection.	Non méthodiquement dispersée, sans sièges de prédilection.
Permanente, à évolution chronique.	Transitoire et relativement aiguë.
Syphilis par simple coïncidence.	Antécédents syphilitiques et coexistence habituelle d'autres manifestations syphilitiques.

Étiologie. — Affection fréquente et commune aux deux sexes, l'acné inflammatoire vraie s'observe surtout dans la jeunesse, de quinze à vingt-cinq ans, en raison de la sur-activité que subit alors le système sébacé. Elle est parfois héréditaire. (Hardy), sûrement contagieuse et surtout auto-inoculable (E. Barthélemy).

On invoque comme causes prédisposantes l'arthritisme et le lymphatisme (Bazin), (Edhem a insisté sur la fréquence de l'acné chez le pré-tuberculeux), les affections des organes génito-urinaires, les troubles menstruels : dysménorrhée et aménorrhée (*acné menstruelle*, Schutz), les affections utérines, l'abstinence sexuelle (Hardy), la masturbation (E. Besnier et A. Doyon), la jeunesse (*acné juvénile, acné d'évolution* d'H. Hallopeau et L.-E. Leredde), la dilatation de l'estomac (Ch. Bouchard et E. Barthélemy) (1), la dyspepsie de fermentation (A. Robin et L.-E. Leredde) qui ne fait que préparer le terrain sur lequel se développera le germe acnogène à condition qu'il trouve dans la séborrhée concomitante un terrain favorable (E. Barthélemy), les excès ou les écarts dans le régime alimentaire, la constipation (Hardy) (2).

H. Hallopeau a invoqué récemment l'origine chimique de l'acné vulgaire en se basant sur ses grandes analogies avec les acnés chloriques électrolytiques et les acnés médicamenteuses. Pour cet auteur l'acné peut être rapportée surtout aux toxines de la suralimentation, graisse et féculents, chez les jeunes gens dont le système pilo-sébacé est en pleine évolution.

Pour Kaposi l'acné vulgaire s'expliquerait par une simple exagération de phénomènes physiologiques ; croissance et développement des follicules.

Gilles de la Tourette a signalé la coïncidence de l'acné et de l'hyperesthésie chez les hystériques.

Parmi les causes occasionnelles il faut citer : la rhinite chronique, les lésions des dents et de la bouche, causes d'*acnés unilatérales* (E. Besnier et A. Doyon) ; les irritants externes :

---

(1) Des recherches de Butte, il semble résulter que les dimensions de l'estomac sont d'autant plus grandes que les lésions cutanées sont plus étendues.

(2) Kapp a dernièrement démontré la grande importance du mauvais fonctionnement de l'intestin dans l'étiologie de l'acné, en décelant dans l'urine la présence de l'indican, du phénol, des acides aromatiques preuve, d'un excès de putréfaction des albuminoïdes dans l'intestin dû à la paresse des mouvements péristaltiques.

vent, froid, air marin, bains de mer, chaleur, épilation, cosmétiques, pommades, parasites vulgaires introduits dans les
follicules ; les irritants internes : ingestion de bromures,
d'iodures, etc. (*acnés artificielles*, ou mieux, comme dit
L: Brocq, *acnés médicamenteuses bromiques, iodiques* ou *iodu-
riques, iodo-potassiques, acné-anthracoïde iodo-potassique*
d'E. Besnier, *dermatite tubéreuse iodique, acné du goudron, etc.*).

La cachexie peut donner lieu aussi à une acné spéciale, *l'acné
des cachectiques* de Hebra, peu abondante à la figure, occupant surtout le tronc et les membres et consistant dans la
production de papules et de pustules indolentes, livides ou violacées, ressemblant beaucoup aux efflorescences syphilitiques
(Kaposi); cette acné a une marche très lente et laisse toujours
des cicatrices consécutives.

Enfin, H. Leloir a appelé acnés *ptomaïniques* et H. Hallopeau *toxiniques* ces acnés dues à l'élimination par les glandes
sébacées de produits anormaux engendrés par l'organisme ou
qui s'y sont anormalement introduits.

On voit par cette nomenclature étiologique combien sont
nombreuses les causes déterminantes de l'acné.

En sont-elles les vraies causes ? il est impossible de l'affirmer :
mais, sans aller jusqu'à dire avec Hebra qu'en fin de compte
on ignore les causes véritables de l'acné, il est évident que
certaines acnés seules sont nettement sous la dépendance de
causes déterminées.

H. Savornin, sous le nom d'*acnés symptomatiques*, les a divisées en :

1° *Acnés toxiques*, soit médicamenteuses, soit professionnelles ;

2° *Acnés pathogéniques* (alimentaires ou par fermentation
intestinale) dans lesquelles rentrent les *acnés* dites *essentielles*,
probablement d'origine digestive ;

3° *Acnés toxi-infectieuses*, relevant d'une infection générale, probablement la tuberculose.

4° *Acnés par dégénérescence*, qui sont plutôt des complications, et résultent, soit d'une évolution anormale de la glande
sébacée, soit de lésions surajoutées.

Anatomie pathologique. — La pathogénie de l'acné
inflammatoire réside toujours en une lésion inflammatoire
folliculaire et périfolliculaire pilaire ou sébacée : rétention de

CHATELAIN. — 4ᵉ ÉDIT. 2

la matière sébacée, microbes pathogènes venus du dehors et pénétrant dans la cavité du follicule, microbes pathogènes contenus dans le sang et s'éliminant par la peau, etc. (H. LELOIR et E. VIDAL).

Outre des cocci spéciaux, on a noté (UNNA, MENAHEM HODARA, VAN HOORN, R. SABOURAUD) de petits bacilles propres à l'acné.

Traitement. — L'étiologie de l'acné inflammatoire fournit déjà quelques indications thérapeutiques, car, malgré la haute autorité de HARDY qui déclare inefficaces les médications générales contre les acnés inflammatoires, il n'est point douteux que les lésions acnéiques guéries par un traitement local se renouvelleront très rapidement si le malade n'est point soustrait aux causes qui les engendrent. Le traitement général aura donc pour but :

1° De modifier l'état constitutionnel du sujet arthritique, lymphatique, anémique, par les moyens appropriés : les alcalins dans le premier cas, l'huile de foie de morue et la glycérine (1) dans le second, les ferrugineux et l'arsenic dans le troisième.

2° De combattre les divers états pathologiques (affections du tube digestif, la constipation en particulier, des organes génito-urinaires, etc.), capables de provoquer les manifestations acnéiques. C'est ainsi que dans l'acné mentonnière, L.-M. PAUTRIER recommande instamment d'instituer un traitement gynécologique contre les troubles utérins ou annexiels.

3° De mettre le malade en garde contre les écarts anti-hygiéniques qu'il pourrait commettre : éviter le froid aux pieds, ne pas porter de corsets trop serrés, ne pas employer les cosmétiques, éviter les savons parfumés, faire la toilette à l'eau bouillie, de préférence à l'eau de son et surtout à l'eau de tilleul dont l'action adoucissante sur l'épiderme est indéniable.

Au point de vue alimentaire, supprimer les alcools, les liqueurs, le vin pur, le café, les aliments épicés et salés, les viandes conservées : pâtés, gibier, les poissons, les crustacés, les coquilles de mer, la charcuterie, les truffes, les légumes et fruits acides, les fromages fermentés et les graisses, en particulier la graisse de porc et la graisse d'oie. On a défendu également d'une manière spéciale les tomates et l'oseille.

(1) GUBLER expliquait l'action de la glycérine prise à l'intérieur sur l'acné par son élimination à travers les glandes sébacées et la liquéfaction des substances grasses qui s'y trouvent contenues (CONSTANTIN PAUL).

Les viandes blanches, les œufs, les légumes verts, le pain rassis, le vin blanc coupé, la bière légère (Mitour) sont les aliments à recommander de préférence.

Surtout, dit L. Jacquet, il faut manger lentement et mâcher avec soin, la tachyphagie provoquant une « sur-irritation » gastro-intestinale engendrant les troubles vaso-moteurs du visage (1).

Il est bon toutefois de remarquer avec H. Hallopeau que l'acné atteint son maximum de fréquence et d'intensité à l'âge adulte, dans la période où la dentition est la plus parfaite alors qu'on ne la rencontre pas aux deux âges de la vie : la première enfance et la vieillesse où l'insuffisance de la mastication est manifeste

Cette insuffisance, invoquée par L. Jacquet, n'aurait donc qu'une influence secondaire.

Ce qui importe beaucoup, c'est de veiller à l'antisepsie intestinale ; on donnera le charbon, la magnésie calcinée, le bétol, le benzo-naphtol, etc.

Pour remédier à la paresse des mouvements intestinaux et empêcher les fermentations on peut faire prendre deux ou trois fois par jour un des paquets suivants :

> Soufre précipité . . . . 1 gr.
> Menthol 0   25
>
> (Kapp.)

---

(1) Fletcher (de New-York) et, avant lui, le capitaine P. Mauries (d'Antony), ont érigé en système le bien-mâcher ; les Fletchériens ramènent la bouchée du pharynx dans la bouche pour la mastiquer à nouveau.

Foster explique le bon résultat obtenu en montrant que le cheval, dont le pharynx se rapproche par sa structure du pharynx humain, doit mastiquer longuement pour avaler une bouillie semi-solide.

Volney écrivait déjà à Bonaparte « ... les aliments mal broyés, car vous mâchez à peine, ne trouvent point dans l'estomac l'eau suffisante à les dissoudre et qui en ferait une bouillie que résorberaient tous les vaisseaux lymphatiques... Au contraire, ils y trouvent du vin, du café, du punch, qui les préservent de la dissolution et en font une pâte à eau-de-vie. Cette pâte s'échauffe, irrite les nerfs de l'estomac, affecte la tête, rend la paume de la main chaude et les pieds froids, le creux de l'estomac douloureux. En avançant dans les intestins sa partie liquide se résorbe et son acrimonie va irritant tout. Sa partie solide se dessèche et donne la constipation. Tout le bas-ventre s'échauffe, la vessie se trouve attaquée à sa surface par tout ce foyer, à son intérieur par les âcres sécrétions des veines. »

L. Brocq prescrit au commencement de chaque repas un des cachets suivants :

Bicarbonate de soude.	0 gr.	30
Magnésie calcinée	0	20
Poudre de cascara sagrada.	0	15
Benzo-naphtol.	0	15

Chez certains malades dont le tube digestif ne permet pas l'emploi du benzo-naphtol il faudra essayer le fluorure d'ammonium (A. Robin).

Fluorure d'ammonium.	0 gr. 10 à 0 gr. 20
Eau	300 grammes.

une cuillerée à soupe au milieu de chacun des 2 principaux repas.

Chez les flatulents, la meilleure formule est la solution officinale d'acide chlorhydrique, ou la magnésie associée au charbon.

Contre la sécrétion glanduleuse des dyspeptiques acnéiques Lebon ordonne avant chaque repas un des cachets suivants :

Sulfate de potasse.	
Sulfate de soude	àà 0 gr. 05
Poudre d'ipéca	
Poudre de fèves de Saint-Ignace.	àà 0 gr. 01
Bicarbonate de soude.	0 gr. 30

et, après le repas, vingt gouttes de

Teinture de chardon	2 gr. »
Teinture de badiane	
Teinture de fèves de Saint-Ignace.	àà 5 gr. »

Dans l'acné ovarienne coïncidant avec l'irritation de l'ovaire et la ménorrhagie, Arthur Jamieson a constaté les bons effets du bromure de potassium :

4º Enfin quelques remèdes ont été vantés comme ayant une influence particulière sur l'acné : tels jadis les épinards (1) et les poireaux, l'infusion de chicorée (A. Cazenave) et, plus tard, le suc d'orties (Bouchardat), la pensée sauvage (Behrmann) (2),

---

(1) On conseillait également les lavages avec une infusion d'épinards en fleurs :

Par l'espinard et le pourreau
Florit le lys clair de la peau

disait un vieux dicton.

(2) On la donne en infusion ou décoction au dixième dans du lait

le chlorure de sodium donné par HARDY à l'intérieur, en solution, à la dose de 2 grammes par jour, dans les cas d'acnés indurées intenses et rebelles ; plus récemment l'ichtyol qui a été surtout prescrit par UNNA qui fait prendre à ses malades, matin et soir, dans un peu d'eau, de XV à L gouttes de la solution suivante :

Ichtyol . . . . 4-8 grammes.
Eau distillée 20   —

Ce médicament nous a très souvent réussi ; nous le donnons soit sous forme de pilules dosées à 10 centigrammes : 5, deux fois par jour ; soit sous forme de capsules contenant chacune 25 centigrammes, prises en nombre variant de 3 à 9 par jour.

Certains remplacent l'ichtyol par le soufre, comme fait STIEFFEL ; cet auteur le donne sous forme de pastilles soufrées ou bien en mélange de soufre et de miel à parties égales, une à deux cuillerées à café par jour.

D'autres médicaments ont été recommandés : l'arsenic, l'acide cacodylique (DANLOS), le perchlorure de fer, l'ergotine, la teinture d'hamamelis virginica, le lacto-phosphate de chaux (PURDON), dont les effets sont particulièrement remarquables sur les échanges nutritifs, le phosphore (LIVEZAY), la staphylase (DOYEN), la levure de bière (1) (L. BROCQ, JEANSELME, BOLOGNESI), sèche de préférence, à moins de pouvoir par suite de conditions spéciales utiliser la levure fraîche qui s'altère facilement dans le transport (2). Toutefois, nous avons dans cer-

chaud : la diaphorèse favorise l'évacuation du contenu acnéique, de même que l'action kératolytique de l'acide salicylique renfermé dans la plante.

(1) Dès 1852 MOSSE recommandait la levure de bière dans l'anthrax, TURRO, TARRUELLA et PRESTA ont établi expérimentalement que la levure de bière exerçait une action curative manifeste sur l'infection streptococcique des lapins.

(2) Il n'est pas inutile de tenir compte des expériences d'EDMOND SERGENT, qui a démontré l'intérêt de l'emploi chez l'homme d'un extrait aseptique de levure. Ne peut-on pas craindre, en effet, l'ingestion de levures vivantes, comme le sont même les levures sèches, en poudre, du commerce ? Les observations de maladies humaines dues à des levures deviennent de plus en plus nombreuses. Les levures qui ont servi à SAN FELICE pour produire des tumeurs malignes avaient été prises par lui sur la peau de fruits comestibles.

Il n'est peut-être pas indifférent d'introduire dans notre intestin des quantités énormes de levures vivantes, dont le nombre n'est pas à comparer avec celui des quelques levures que nous absorbons avec le vin ou la bière (Annales de l'Institut Pasteur).

tains cas, remplacé, sans trouver une grande différence d'action, la levure de bière fraîche par la levure de boulanger.

On a donné aussi la noix vomique, l'acide phénique, le sulfure de calcium (Fox).

A l'exception de ce dernier remède aucun de ceux précités ne nous a donné de résultats bien nettement appréciables dans les quelques cas où nous les avons employés.

Nous avons essayé également l'acide borique à l'intérieur, prescrit avec succès dans la furonculose par ALISON (de Baccarat), à la dose d'un gramme par jour en deux fois ; mais notre remède de prédilection reste encore le sirop de proto-iodure de fer à la dose quotidienne de deux cuillerées à soupe.

Le traitement externe de l'acné consiste en une irritation locale substitutive graduée de façon à atteindre le but sans le dépasser ; il est donc impossible de tracer une règle s'appliquant indistinctement à tous les cas.

Un auteur anglais, G.-H. Fox, a fait remarquer très justement que chez les acnéiques dont la peau était souple et fine, facilement congestionnée, le traitement général réussissait mieux que le traitement local applicable surtout aux peaux épaisses, rugueuses, huileuses.

Quel que soit le traitement employé, il doit être exécuté matin et soir ; il consiste en lotions, frictions, douches, avec des décoctions de têtes de pavot ou de camomille ; les anciens auteurs (A. CAZENAVE et H.-E. SCHEDEL) recommandaient les compresses imbibées de décoctions de douce-amère, de jusquiame, de morelle bouillies avec un peu de racine de guimauve.

S'il n'y a aucune trace d'irritation, on peut se servir d'eau additionnée en plus ou moins grande quantité (moitié, tiers, quart) d'eau de Cologne ; on peut utiliser également : les lavages à l'eau chaude additionnée d'alcool camphré (de 50 à 25 p. 100), de salol à 1 ou 2 p. 100, de coaltar saponiné (une cuillerée à soupe pour un verre d'eau chaude), de boricine ; on peut employer aussi une solution de sublimé à 1 p. 500, à 1 p. 300, à 1 p. 250. L. BROCQ se sert encore de lotions ainsi formulées :

Sublimé.	1 gramme.
Chlorhydrate d'ammoniaque.	2-5 grammes.
Alcool à 90°	100 —
Eau distillée	400 —

qu'il fait couper au début de moitié d'eau, pour tâter la susceptibilité du sujet.

On peut commencer également par des lotions avec :

Hydrate de chloral.	10 grammes.
Chloroforme	XX gouttes.
Eau de rose	250 grammes.
Eau bouillie	750 —

(LÉTIENNE.)

Un traitement plus actif consiste dans l'emploi du savon noir et des préparations sulfureuses et soufrées sous forme de pommades, de pâtes, etc.

Le savon noir peut s'employer surtout chez les sujets dont la peau n'est pas irritable ; on gradue son intensité en faisant faire chaque soir ou un lavage pur et simple, ou bien une friction rude suivie ou non de l'enlèvement de la mousse de savon, ou encore une application plus ou moins prolongée : on usera du savon soit pur, soit additionné d'alcool ou mélangé d'eau suivant le degré d'irritation que l'on veut obtenir.

On peut substituer au savon noir les savons à l'ichtyol, au goudron, au naphtol, au bioxyde de sodium (10 à 20 p. 100, P. UNNA) ; à la chiéline (extrait de bulbes de tulipe, HEYMANN) les savons à l'iodure de sodium, à l'iodure de potassium, au bromure de potassium, dosés de 1 (savons faibles) à 6 (savons forts) p. 100 de BARDACH (de Kreuznach).

SACK a recommandé également un savon à base de caséinate de mercure contenant environ 7 p. 100 de mercure ; la mousse, très adhérente à la peau, y forme une sorte de vernis.

Le mieux, dans l'emploi de ces produits, est de frictionner la peau avec un tampon d'ouate imprégnée de mousse de savon qu'on laisse sécher jusqu'à ce que l'application devienne douloureuse ou simplement sensible.

Parmi les préparations sulfureuses, on peut choisir la suivante :

Sulfure sec de potassium	} àà 5 grammes.
Teinture de benjoin	
Eau distillée	300 —

dont on mettra 1, 2 ou 3 cuillerées à soupe dans un verre d'eau très chaude pour lotions biquotidiennes.

HEBRA conseille d'appliquer pendant la nuit, avec un pinceau, une couche d'une pâte soufrée :

Lait de soufre. . . . . 10 grammes.
Carbonate de potasse. . . . . 5 —
Extrait de savon de potasse . . . . . . 10 —
Glycérine. . . . . } ââ 50 —
Huile de caryophyllée. . . . . . . }
Huile de menthe . . . . } ââ 1 gramme.
Huile de romarin. . . . . }

F. s. a. une pâte dans laquelle le carbonate de potasse ou de soude aide à la pénétration du soufre dans les tissus.

Fr. Payne emploie la lotion suivante :

Soufre précipité . . . . 1 gramme.
Glycérine. . . . . 12 grammes.
Eau de chaux . . . . 18 —
Alcool camphré . . . . V gouttes.

Laisser sécher sur la peau, la glycérine facilite l'adhérence du soufre au tégument.

E. Gaucher préfère :

Soufre précipité . . . . 6 grammes.
Talc pulvérisé. . . . . 2 —
Glycérine. . . . . 60 —
Eau de rose . . . . 120 —
Teinture de quillaya . . . . 10 —

Mracek associe le soufre et le savon de potasse. Par exemple :

Soufre précipité . . . . }
Carbonate de potasse . . . . }
Glycérine. . . . . } ââ 10 grammes.
Eau de laurier-cerise . . . . }
Esprit-de-vin . . . . }

ou bien :

Soufre. . . . . } ââ 10 grammes.
Baume du Pérou. . . . . }
Camphre. . . . . 2 —
Savon vert . . . . 5 —
Axonge . . . . 30 —

Voici également une formule de liniment au soufre :

Soufre précipité . . . . 15 grammes.
Eau de chaux. . . . . 45 —
Eau d'amandes amères . . . . 10 —

(Herzheimer.)

E. Schwimmer (de Budapest) fait appliquer chaque soir et alternativement sur l'un des côtés du visage une légère couche de :

Soufre sublimé . . . . ⎱ ââ 5 grammes.
Amidon . . . . ⎰
Savon noir 10   —
Axonge 30   —

Schutz préconise :

Soufre . . . . ⎫
Sulfure de calcium . . . . ⎬ ââ 25 grammes.
Phosphure de calcium . . . . . . ⎭

préparation à employer le soir dans un peu d'eau.

Hiller prescrit l'usage biquotidien de la pommade suivante :

Iodure de soufre . . . . 0 gr. 60
Lanoline . . . . 30 grammes.

Nous faisons fréquemment appliquer toute la nuit une couche de la pommade :

Soufre . . . . 4 grammes.
Acide salicylique . . . . 0 gr. 25
Teinture de benjoin . . . . XV gouttes.
Vaseline . . . . ⎱ ââ 20 grammes.
Lanoline . . . . ⎰

Les préparations soufrées sont actuellement remplacées avantageusement pour beaucoup de dermatologistes par l'ichtyol qu'ils emploient sous forme de savon, de solution dans l'eau, l'éther ou l'alcool; généralement, nous l'employons pur et il est fort bien supporté.

Mracek recommande :

Sous-nitrate de bismuth . . . . . . ⎫
Précipité blanc . . . . ⎬ ââ 2 grammes.
Ichtyol . . . . ⎭
Vaseline 20   —

Unna a imaginé un vernis à l'ichtyol dont voici la formule :

Amidon pulvérisé . . . . 40 grammes.
Eau froide 20   —
Ichtyol 40   —
Solution concentrée d'albumine . . . . . 1 gr. 50

Dans le même ordre d'idées, L. Phillips a constaté, dans l'acné confluente de la face, d'excellents résultats par les badigeonnages au lysol, hyperémiant mais non caustique, suivis de l'application d'une couche fine de cristalline (succédané du collodion) laissée en place pendant huit jours.

Deux applications suffisent généralement pour obtenir un résultat satisfaisant (1).

Voici deux excellentes formules de vernis à la cristalline.

> Cristalline . . . . 20 grammes.
> Huile de ricin . . . . 5 —
> Baume du Canada . . . . 10 —

ou :

> Cristalline . . . . 40 grammes.
> Huile de ricin . . . . 4 —
> Oxyde de zinc . . . . 8 —

On peut dans le même but utiliser un collodion au pyrogallol, avec ou sans addition d'oxyde de zinc, tels les suivants :

> Pyrogallol . . . . 1 gramme.
> Baume du Canada . . . . 2 grammes.
> Collodion . . . . 17 —

> Pyrogallol . . . . 1 gramme.
> Baume du Canada . . . . 2 grammes.
> Collodion . . . . 17 —
> Oxyde de zinc . . . . 10 —

Tous ces vernis s'enlèvent très facilement avec la liqueur d'Hoffmann, mélange à parties égales d'éther et d'alcool.

E. Besnier emploie, pendant la nuit seulement, une pommade à la résorcine :

> Résorcine . . . . 3-5 grammes.
> Poudre d'amidon . . . . ⎰ àà 5 —
> Oxyde de zinc . . . . ⎱
> Vaseline (2) . . . . 15 —

---

(1) La cristalline est une solution de pyroxyline ou fulmicoton dans l'alcool méthylique. Elle est analogue au collodion, dont elle se distingue par l'évaporation beaucoup plus lente du dissolvant et surtout par la formation, à la suite de cette évaporation, d'une pellicule non pas opaque et cassante, comme celle du collodion ordinaire, mais parfaitement translucide, durable et imperceptible sur la peau, ce qui est un grand avantage pour les applications et pansements médicamenteux de la face. L'évaporation lente du liquide dans lequel la pyroxyline est dissoute est également un avantage de la cristalline, car elle facilite le maniement de cette substance.

La transparence complète de la pellicule de cristalline permet de bien voir la partie que cette pellicule recouvre et de suivre ainsi les progrès du traitement.

Le seul inconvénient de la cristalline consiste en l'odeur pénétrante qu'elle dégage.

On pourrait peut-être la remplacer par l'huile de graines d'argemone, très siccative, dit Bocquillon.

(2) Hallopeau a appelé l'attention sur l'avantage qu'il y a à subs-

Une préparation plus active est celle de JESSNER.

Soufre dépuré. . . . .   3 grammes.
Résorcine blanche . . . .   1 gr. 50
Vaseline jaune. . . . .   30 grammes.

ou encore :

Soufre sublimé . . . .)
Acide salicylique. . . . . } ââ   2 grammes.
Résorcine absolument blanche . . .)
Savon vert. . . . .   2 gr. 50
Vaseline jaune . . . .   20 grammes.

LASSAR fait faire, pendant huit ou quinze jours, des applications d'une pommade au naphtol à 10 p. 100, pendant une demi-heure ou une heure, suivies de lavages savonneux. — Il conseille encore dans les cas rebelles les applications, mais pendant un quart d'heure seulement, de la même pommade additionnée de 18 p. 100 de camphre.

Craie blanche préparée . . . .   5 grammes.
Naphtol camphré.   20   —
Vaseline jaune.   10   —
Savon vert   10   —
Soufre.   50   —

E. BESNIER emploie également la préparation suivante :

Naphtol camphré . . . .)
Résorcine . . . . } ââ   5 grammes.
Acide salicylique . . . .)
Amidon . . . .)
Soufre précipité. . . . . }
Vaseline . . . . } ââ 25   —
Savon . . . .)

Appliquer cette pâte sur les boutons pendant une heure ou une heure et demie.

BOECK qui insiste sur la très grande pénétrabilité de l'huile de dauphin donne la formule suivante :

Camphre. . . . . }
Acide salicylique. . . . . } ââ   0 gr. 30 à 50 cent.
Soufre précipité . . . .   10 grammes.
Oxyde de zinc.   2   —
Savon médicinal   1   —
Huile de dauphin   12   —

tituer les excipients stéariqués aux corps gras dans le traitement des acnés.

JOSEPH, de Berlin, fait appliquer le soir pour toute la nuit l'onguent suivant :

Sulfidal . . . . 10 grammes.
Acide salicylique. . . . . 2 —
Oxyde de zinc. . . . . } ââ 20 —
Amidon . . . . }
Vaseline . . . . 100 —

PIFFARD préconise les lotions de sublimé à 1 p. 1.000 ; LUCAS-CHAMPIONNIÈRE, les onguents mercuriels (onguent napolitain, onguent mercuriel simple, onguent mercuriel double), après un lavage avec une eau légèrement alcaline : 5 à 10 grammes de bicarbonate de soude par litre.

UNNA associe le soufre et le sublimé pour le traitement nocturne de l'acné dans un onguent à base de caséine qui ne tache pas le linge et ne tombe pas par le frottement :

Caséine . . . . 14 parties.
Alcalis (potasse 0,35, soude 0,08). . . . 0,43 parties.
Glycérine. . . . . 7 parties.
Antiseptiques (phénol et oxyde } ââ 0,50 1 partie.
de zinc) . . . . }
Eau q. s. . . . . 56,47 parties.

Voici une formule de LEISTIKOW au soufre et à l'oxyde de zinc.

Soufre précipité . . . . 5 grammes.
Oxyde de zinc. . . . . 10 —
Eau . . . . 10 —
Vernis à la caséine . . . . 100 —

Avec H. RAUSCH, d'Essen, nous recommandons particulièrement la pâte de zinc soufrée « cuticolor » de Unna qui présente ce grand avantage de passer inaperçue :

Bol rouge d'Arménie. . . . . 0 gr. 24 cent.
Glycérine . . . . XX gouttes.
Solution d'éosine à 1 p. 500 . . . . . . XII —
Pâte de zinc soufrée. . . . . 40 grammes.

Pour faire avorter les papules acnéiques, W. JAMIESON, d'Edimbourg, pratique un badigeonnage ichtyolé à 10 p. 30.

Dans les éruptions déjà pustuleuses, W. SMITH obtient le même résultat avec un peu d'acide phénique pur liquéfié par la chaleur et recouvert d'une couche de collodion élastique.

On peut également toucher chaque pustule avec une solution d'alumnol à 1 et demi p. 100.

Dans l'acné juvénile, VEIEL, de Cannstatt, préfère une pâte riche en soufre et ne contenant pas de glycérine.

Soufre sublimé . . . .)
Alcool. . . . . } àà 20 grammes.
Eau. . . . .)
Mucilage de gomme arabique 6   —

Contre l'acné sébacée, E. BARTHÉLEMY et L. JACQUET ordonnent :

Dermatol. . . . . 2 grammes.
Oxyde de zinc. 5   —
Talc. 10   —
Vaseline 20   —
Lanoline. 10   —

Appliquer le soir au moment du coucher, et faire matin et soir des savonnages au savon noir, suivis de lotions antiseptiques.

Contre les pustules acnéiques volumineuses, HEBRA et ULLMANN prescrivent :

Sous-nitrate de bismuth. . . . . .)
Précipité blanc . . . . } àà 2 grammes.
Ichtyol. . . . .)
Vaseline 20   —

autre formule (E. LANG) :

Précipité blanc . . . . 2 à 5 grammes.
Oxyde de zinc. . . . .)
Soufre sublimé . . . . } àà 10 grammes.
Axonge . . . .)
Vaseline . . . . } àà 25   —
Baume du Pérou. 2   —

Dans les cas rebelles, on aura recours, pendant un temps ne dépassant pas une demi-heure ou une heure, *jusqu'à desquamation de la peau*, au mélange suivant :

Naptol β . . . . 10 grammes.
Soufre précipité. 50   —
Savon noir . . . .)
Vaseline . . . . } àà 10   —

PHILLIPS préconise la lotion :

Acide acétique concentré. . . . . 6 grammes.
Teinture de benjoin . . . . . . , , , , , 6   —
Alcool camphré 6   —
Alcool rectifié . . . . , , , , 100   —

Unna indique une formule généralement bien supportée :

Soufre précipité	2 à 8 grammes.
Oxyde de zinc	8 à 2 —
Ceyssatite	2 —
Axonge benzoïnée	28 —

il prescrit encore :

Lanoline	20 grammes.
Chlorure de calcium liquide	40 —
Huile de cade	10 —
Pommade de zinc	30 —

Dans le traitement quotidien de l'acné, Unna recommande de frictionner, le soir, avant l'application du véritable traitement, avec :

Pommade de savon	40 grammes.
Crème de gélanthe	10 —
Poudre de pierre ponce	50 —

S'il y a de l'irritation, ou si l'on veut simplement combattre la forme congestive ou inflammatoire, on peut employer l'une des nombreuses pommades rafraîchissantes de Unna :

Lanoline	10 grammes.
Axonge benzoïnée	20 —
Eau distillée de rose	20 —

remplacer, au besoin, l'eau de rose par l'extrait de saturne, l'eau de chaux en même quantité, ou l'axonge par la pommade de zinc benzoïnée.

En ce qui nous concerne, nous préférons la pommade rafraîchissante à l'ichtyol :

Ichtyol	6 grammes.
Eau distillée	24 —
Axonge benzoïnée	20 —
Lanoline	10 —

Du reste, même avec les traitements ordinaires, quels que soient le médicament employé et la formule adoptée, il y a souvent lieu de calmer l'irritation trop forte provoquée par la médication. On y arrive par les lotions calmantes : décoction de têtes de camomille, de racine de guimauve, etc. Le meilleur moyen consiste à faire appliquer dans la journée une pommade analogue à celle-ci :

Oxyde de zinc	āā 3 grammes.
Sous-nitrate de bismuth	
Vaseline	40 —

ou la pâte de LASSAR :

Oxyde de zinc.	25 grammes.
Amidon	25 —
Acide salicylique.	0,50 à 2 gr.
Vaseline	50 grammes.

et à saupoudrer par-dessus avec la poudre d'amidon.

Dans l'acne simplex, LAILLER préconisait les pulvérisations d'émulsion de tolu. Dans la même forme, l'usage quotidien du masque en caoutchouc appliqué la nuit donne d'excellents résultats quand il est surveillé par le médecin.

En effet, en dehors de ces soins divers auxquels les malades doivent avoir recours d'une façon quotidienne, comme aussi au massage du visage, il en est d'autres que le médecin peut appliquer lui-même, très utiles dans les cas rebelles. Ce sont : la teinture d'iode appliquée sur ou à l'intérieur de la pustule d'acné, le nitrate d'argent, l'acide phénique, le nitrate acide de mercure, l'acide chrysophanique (que METCALF emploie en pommade à la dose de 15 à 30 centigrammes pour 30 grammes de vaseline), le grattage et la scarification des points malades, la cautérisation des pustules acnéiques à l'aide du thermo-cautère ou de l'électro-cautère.

PIFFARD, après avoir ponctionné chaque pustule avec la pointe de la lancette (1) fait des applications répétées d'eau presque bouillante. C'est également l'eau très chaude qu'emploie LEVISEUR (de New-York), avec un succès que nous avons maintes fois constaté, à condition de bien suivre les règles suivantes : employer de l'eau à une température à peine supportable par le malade, toucher chaque partie atteinte pendant une minute environ deux fois à chacune des séances et en faire deux ou trois par jour. Il se produit une hyperémie locale intense mais passagère.

Les attouchements peuvent se faire à l'aide d'un linge fin, d'un mouchoir, d'un petit tampon de coton hydrophile enroulé autour d'un stylet ; c'est le moyen que nous recommandons. LEVISEUR emploie depuis longtemps un petit instrument qu'il nomme thermophore et qui consiste en un petit tube de verre monté sur une simple tige de bois. Après avoir rempli le tube à moitié d'eau, on le bouche avec un tampon de coton hydro-

---

(1) Dès 1834, GROEN préconisait l'incision à l'aide d'une lancette acérée, moyen remis en honneur par HÉBRA et son école.

phile ; on renverse le tube, le coton s'imprègne d'eau, gonfle et reste en place, il suffit alors de le tremper dans l'eau bouillante pendant quelques minutes pour pouvoir l'utiliser. KARL ULLMANN (de Vienne) a également retiré les meilleurs effets, dans le traitement de l'acné rebelle, des applications prolongées de chaleur humide.

C'est encore l'eau chaude que recommande ROSENTHAL.

En ce qui nous concerne, c'est à l'air chaud et sec que nous avons ordinairement recours dans le traitement de l'acné par la thermothérapie (1).

Pour ce faire, nous avons imaginé un petit appareil que chacun peut faire construire, consistant essentiellement en un serpentin de cuivre enfermé dans une chambre chauffée par une simple lampe à alcool et duquel l'air, surchauffé à 250° ou 300°, est chassé par une soufflerie analogue à celle du thermocautère.

Non seulement l'air chaud stérilise pour ainsi dire la région entière, mais il détruit le germe acnéique dans chaque pustule ; il suffit d'une projection de quelques secondes à peine sur chaque élément.

MOSCHOWITZ préconise l'hyperémie veineuse locale pratiquée à l'aide de ventouses sèches.

Le massage a été recommandé par un certain nombre d'auteurs : POSPELOW, POKITONOFF (de Paris), L. JACQUET, etc.

« Le massage esthétique ou mieux plastique, dit L. JACQUET, est d'une efficacité réelle et constitue un précieux remède de l'acné. »

A. I. POSPELOW (de Moscou) a, le premier, bien tracé la technique à suivre dans le massage cosmétique ou esthétique de la peau, qu'il vaudrait mieux, selon nous, appeler massage méthodique. Il a, en particulier, fait remarquer combien il importe, pour que le massage soit efficace, qu'il soit effectué suivant la direction des conduits excréteurs des glandes sébacées et des vaisseaux musculaires du derme.

Il faut, dit l'auteur, masser : dans chaque moitié du front, de la ligne médiane vers la tempe ; — aux joues, de dehors en

---

(1) Les bons résultats de la thermo-thérapie étaient à prévoir, car, comme le fait remarquer STÉPHANE LEDUC (de Nantes), peu d'agents ont sur les êtres vivants et sur tous les phénomènes de la vie une action aussi évidente et aussi marquée que la chaleur.

Il suffit, pour s'en rendre compte, de penser au contraste entre l'hiver et l'été, contraste dû, tout entier, à une faible différence de température.

dedans suivant une ligne courbe, parallèle à la mâchoire inférieure ; — à la racine et sur le dos du nez, directement de haut
en bas et de dedans en dehors ; — à la lèvre supérieure, de la
ligne médiane vers la commissure labiale ; — et, enfin, à la
région mentonnière, de haut en bas, mais suivant des arcs de
cercle disposés autour du menton.

On fait généralement deux massages par jour de quinze à
vingt minutes de durée, celui du soir pratiqué soit par le médecin lui-même, soit par le malade : les mains réchauffées préalablement dans de l'eau bouillie très chaude à 40 ou 43° sont
essuyées à sec puis lubrifiées avec de la vaseline stérilisée ;
on pratique alors avec les extrémités digitales des effleurages
énergiques dans le sens indiqué plus haut.

La séance terminée, la face est recouverte de poudre de
talc gardée toute la nuit ; le lendemain matin, lavage avec de
l'eau chambrée, sans savon, puis éponger avec une serviette
bien propre sans frotter.

Une heure après, si la peau n'est pas irritée, second massage
pendant cinq à dix minutes au maximum avec un tampon de
coton serré fortement dans un morceau de peau de daim blanche ; terminer en saupoudrant de talc.

Ces massages, qui doivent être effectués sans discontinuer
pendant plusieurs mois, arrivent à rendre à la peau sa tur-
gescence normale et à rétrécir les orifices des conduits excréteurs des glandes sébacées, au point qu'ils deviennent presque
imperceptibles à l'œil nu comme sur la peau normale.

L. Jacquet procède à peu près de même, mais fait plutôt
du pétrissage. Il faut, dit-il, commencer faiblement, augmenter progressivement l'énergie et la durée des pressions, et
aller, en huit à quinze jours, selon les cas, au bout de sa force,
c'est-à-dire faire subir aux tissus un véritable entraînement.
Il affirme que l'emploi combiné de ces moyens simples produit des effets supérieurs à ceux de toute autre méthode de
massage, quelle que soit la complication de l'outillage qu'elle
exige.

A. Fournier proclame les excellents résultats de la méthode
de traitement proposée par L. Jacquet. « Cette méthode,
a-t-il dit, est assurément de la plus grande efficacité contre les
accidents qui faisaient le désespoir des malades, surtout chez
les jeunes filles, à l'âge que l'on pourrait appeler celui de la
beauté. Alors qu'autrefois nous échouions toujours par l'emploi
de pommades plus ou moins compliquées, il m'est arrivé, à

l'exemple de Jacquet, de guérir nombre de malades par l'emploi du massage du visage et le régime alimentaire approprié, tels qu'il nous en a indiqué si nettement les règles et le mode d'application. »

Personnellement, lorsque les malades peuvent se déplacer facilement, nous donnons la préférence au massage vibratoire ; les divers percuteurs s'appliquent admirablement aux diverses régions à soigner.

Nous estimons que cette forme de massage a l'avantage d'adjoindre aux effets mécaniques de l'effleurage et du pétrissage ordinaires un effet d'excitation qui agit efficacement sur les organes contractiles et élastiques de la peau d'une manière propre à combattre l'atonie des muscles lisses signalée par Pospelow comme une des causes de l'acné.

Pokitonoff combine volontiers le massage avec le badigeonnage faradique dont l'effet décongestionnant est intéressant.

On peut, dans certains cas, alterner le traitement galvanique avec la faradisation.

Un excellent moyen pour détruire les pustulettes acnéiques consiste à traiter chacune d'elles au moyen de l'électrolyse simple, nous ignorons comment ce traitement a échoué entre les mains de Bayet (de Bruxelles).

Gnover W. Wende, de Buffalo, s'en est bien trouvé. Nous l'avons employé avec succès et obtenons à peu près les mêmes effets qu'avec l'étincelle statique ; Oudin, lui, emploie les étincelles de haute fréquence.

Le bain et le souffle électro-statiques sont également à recommander ; Henry Bordier (de Lyon) les préconise particulièrement ; Albert Weil emploie les courants statiques induits.

Curchod, Freund, W. Allen, Gastou et Chabry se sont montrés satisfaits de l'emploi des courants de haute fréquence. Les résultats sensiblement analogues à ceux obtenus avec la machine statique, consistent, quand on utilise les effluves, en une vaso-dilatation suivie de vaso-constriction ; ils sont bien supportés alors que les étincelles sont douloureuses ; toutefois, quand on veut agir sur des éléments d'infiltration, c'est à ces dernières qu'il faut recourir.

La lumière a été également mise à contribution dans le traitement de l'acné. Niels S. Finsen l'a utilisée un des premiers avec ses propres appareils ; Kromayer a employé la lampe en quartz. E. Singer (de Berlin) a signalé de notables améliorations avec le bain de soleil.

Quant à nous, nous employons fréquemment les bains de lumière colorée et chaude ; c'est aux rayons rouges que nous avons recours, leur action sur les pustules étant indéniable (1).

Depuis. CHARLES R. DICKSON (de Toronto, Canada) a vanté les bons effets de la lampe à arc sans réfrigération.

D'autres auteurs ont employé la radiothérapie : E. S. LONDON (de Saint-Pétersbourg), KR. GRÖN, WILLIAM L. HEERE, J. HOFFMANN, de Vienne, ont obtenu de bons résultats par l'emploi des rayons de RÖNTGEN dans les cas d'acné vulgaire.

GUIDO HOLZKNECHT (de Vienne) estime que le traitement est surtout favorable dans les acnés du tronc.

L.-M. PAUTRIER signale les résultats particulièrement heureux qu'il obtient « dans les formes rebelles profondes et résistantes comme l'acné mentonnière ». Il fait, dans ce cas, des séances de 3 à 4 unités H, avec des rayons pénétrants du n° 5 répétées tous les quinze jours.

Enfin l'hydrothérapie a été utilisée sur une vaste échelle contre les acnés.

Dans certaines formes, L. BROCQ conseille les bains continus ; on peut y ajouter du soufre, comme en Allemagne. Le même auteur prescrit aussi, dans l'acné du visage, les douches sur les pieds ou la flagellation froide, les bains de pieds chauds au gros sel ou sinapisés, les bains sulfureux surtout dans l'acné polymorphe du tronc, les pulvérisations très chaudes.

ALIBERT recommandait spécialement, dans l'acné disséminée, les douches alcalines.

De bons résultats ont été également obtenus par l'usage externe (douches, bains, pulvérisations) d'eaux sulfureuses comme celles d'Aix-la-Chapelle, de Barèges, de Louesche, etc.; on a dit (TILLOT) un certain bien des eaux ferro-cuivreuses de Saint-Christau.

A l'intérieur, quantité d'eaux minérales ont été préconisées contre l'acné.

Les eaux laxatives et même purgatives peuvent avoir leur indication (Châtel-Guyon, Montmirail, Aulus, Brides).

Enfin on prescrira aux lymphatiques et aux strumeux : Uriage *intus* et *extra* (JOURDANET), Saint-Honoré, Luchon,

---

(1) GODMANN, de son côté, a constaté que la lumière rouge exerçait une action d'arrêt des plus nettes sur l'évolution des pustules vaccinales.

Salins, la Bourboule, Barèges, Allevard, Cauterets, Sierck, Ax-les-Thermes, Kreuznach, Aix-la-Chapelle, etc.

Aux arthritiques : Royat, Vals, Vichy ;

Aux dyspeptiques : Pougues, Vals, Vichy, Condillac ;

Aux anémiques : Forges-les-Eaux, Renlaigue, Orezza, et surtout la Bourboule (L. Brocq).

Signalons, pour terminer, les bons effets que l'on pourrait peut-être retirer, surtout dans l'acné sébacée, des injections d'eau de mer. Devergie envoyait aux bains de mer les malades atteints d'acné indurée et, de son côté, dans l'acné pustuleuse à marche chronique, Luithlen (de Vienne) a constaté que les lotions à l'eau de mer empêchent la nécrobiose des tissus.

ACNÉ ROSACÉE

Synonymie. — Acné rosée. — Acné congestive. — Acné érythémateuse. — Acné télangiectasique. — Goutte rosacée. — Goutte rosée. — Couperose. — Acné rubra séborrhéique (Petrini).

Définition. — Ce nom s'applique à la réunion sur la peau du visage de deux lésions qui sont différentes d'aspect comme de siège anatomique ; l'une est l'acné inflammatoire à ses divers degrés, et accompagnée de phénomènes séborrhéiques ; l'autre consiste en une altération par dilatation des vaisseaux capillaires (couperose pure).

Pour certains auteurs cependant (L. Brocq), l'acné rosacée peut évoluer sans autre caractère que la vascularisation de la face en l'absence de tout autre élément ; mais Bazin faisait justement remarquer que lorsque l'acné n'est pas apparente c'est qu'elle est dissimulée sous l'injection vasculaire.

Symptomatologie. — On voit d'abord, précédées ou non par quelques pustules d'acné inflammatoire, mais généralement en rapport avec une peau plus ou moins séborrhéique (*érythème sébacé, acné eczématique, eczéma acnéique ou stéatosique de la face*, E. Besnier et A. Doyon), apparaître de petites taches rouges ou rosées, limitées au nez, aux joues, au front, au menton, parfois envahissant tout le visage ; ces taches sont passagères, survenant plutôt le soir que le matin et pendant le travail de la digestion. Cette période érythémateuse, qui correspond au premier degré de l'acné rosacée (*acné érythémateuse simple* d'E. BESNIER et A. DOYON), peut constituer à elle seule toute l'affection.

Plus ou moins longtemps après le début de ces accidents, les taches deviennent permanentes et sont sillonnées alors en tous sens par des dilatations vasculaires irrégulières et sinueuses, qui, à peine visibles dans les premiers temps, augmentent peu à peu de volume, de manière à former de véritables varices (*télangiectasie, acné télangiectasique, acné variqueuse*), parfois du volume d'une plume de corbeau (KAPOSI), parcourant les régions malades. Celles-ci sont rouges, lisses, luisantes, comme gonflées, desquamant même dans certains cas. Concurremment existent des papules, des pustules et des tubercules acnéiques (lésions d'acné inflammatoire) et des troubles séborrhéiques.

Les malades accusent une sensation de chaleur incommode (le nez, d'un rouge violacé, est cependant froid au toucher) augmentant pendant la digestion, etc., et s'accompagnant, parfois, de légers signes de congestion cérébrale (étourdissements, bourdonnements d'oreille, etc.).

Ces phénomènes constituent la deuxième période ou le deuxième degré de la couperose, l'acné rosacée vraie (*érythème profond, acné érythémato-pustuleuse, acné tuberculeuse, acné infiltrée, acné déformante* d'E. BESNIER et A. DOYON, *couperose variqueuse* de L. BROCQ).

Quand les phénomènes inflammatoires s'accentuent encore, la peau, surtout au nez, s'hypertrophie d'une façon considérable ; c'est alors que se trouve établie l'*acné hypertrophique* ou *rhinophyma*, terminaison soit de l'acné pustuleuse, soit de la couperose (1).

Siège. — Cette affection n'occupe que le visage où elle est parfois limitée au nez, mais elle atteint, le plus souvent aussi, les pommettes, le front, le menton et d'une façon symétrique ; on l'a vue au cuir chevelu, chez les individus chauves,

---

(1) L. BROCQ rapproche, mais distingue de l'acné rosacée classique, son *éruption papulo-pustuleuse miliaire récidivante* (*acné miliaire, acné eczématique* des auteurs, *rosacea acuminata* de K. CROCKER ?) remarquable surtout par sa ténacité.

au cou, à la nuque, au devant du tronc, une fois à la région
inguinale et pubienne (Bazin et Hillairet).

Marche. — L'acné rosacée est une affection à marche chronique ; elle peut s'arrêter dans son évolution, se borner et
rester stationnaire à l'un de ses degrés, persister plus ou moins
longtemps ou disparaître d'une façon complète, surtout lorsque
les causes qui l'engendrent viennent elles-mêmes à cesser.

Pronostic. — Le pronostic ne comporte une certaine gravité que par le siège et la durée de la maladie.

Diagnostic. — L'acné rosacée se différencie de l'*eczéma
acnéique*, habituellement circiné, par l'absence de démangeaison, de desquamation grasse ou sèche, et de toute sécrétion
séro-purulente antérieure ; du *lupus érythémateux*, par ses
dilatations veineuses et la concomitance de pustules acnéiques ; de plus, la rougeur du *lupus érythémateux* est plus
vive, ses bords sont plus nets, il est couvert de squames
minces, jaunes, adhérentes ; enfin il se termine par une cicatrice
spéciale. Dans le *lupus acnéique* (*herpès crétacé* de Devergie)
la coloration, légèrement violacée, est marbrée de petites taches
blanchâtres *cicatricielles*.

L'*engelure du nez* se reconnaît grâce à la douleur qu'elle
provoque et à ses commémoratifs.

Pour L. Brocq la *kératose pilaire faciale* diffère de l'acné
rosacée par son siège (cette affection étant localisée aux régions
malaires et préauriculaires) et par le fin granité qui parsème
les plaques érythémateuses et télangiectasiques.

Les *adénomes sébacés congénitaux* ont un siège spécial, un
début dans le jeune âge, une évolution tout autre.

Les tubercules du *lupus vulgaire* sont mollasses, d'une coloration jaune... et s'ulcèrent.

Enfin, certaines *syphilides acnéiformes* surtout si elles se
développaient sur un terrain couperosique, pourraient être confondues avec l'acné rosacée, mais ce sont des lésions à marche
rapide suivies d'ulcérations et de cicatrices, et, d'ailleurs, le
traitement spécifique sera la pierre de touche du diagnostic.

Étiologie. — L'acné rosacée est commune aux deux sexes,
n'apparaît qu'après la puberté, mais est plus fréquente chez la

femme ; elle atteint un développement plus considérable chez l'homme.

D'une façon générale on peut dire que l'acné rosacée reconnaît comme causes toutes celles de l'acné vulgaire.

Comme causes prédisposantes, on doit citer : l'hérédité, l'influence des tempéraments sanguin et nerveux (HARDY), l'arthritisme (BAZIN), les climats froids et humides, les troubles menstruels, la ménopause (HEBRA).

Comme causes accidentelles, on a incriminé le mauvais fonctionnement du tube digestif (auto-intoxications d'origine gastro-intestinale, dyspepsie, constipation, etc.), les affections cardiaques, du foie, de l'utérus (irrégularités menstruelles, etc.) invoquées par les uns (BIETT et A. CAZENAVE, KAPOSI), niées par d'autres (HARDY), la fonction des glandes génitales (FÉLIX PELTESOHN, de Berlin) toutes causes agissant par suite des connexions nombreuses du système sympathique avec le système nerveux facial (E. BESNIER).

Il faut encore citer, comme causes occasionnelles, les excès de table, l'abus des alcools, du vin (*nez alcoolique et nez vineux*, HEBRA), l'usage continu de certains remèdes prescrits *intus* ou *extra* : iode et iodures, huile de cade (HILLAIRET), les lésions chroniques des fosses nasales, la kératose pilaire (L. BROCQ), et enfin le travail de cabinet, l'action du froid, de la chaleur, du vent violent, des cosmétiques, l'hydrothérapie (KAPOSI), toutes causes qui augmentent la congestion céphalique.

Il est également intéressant de noter les inconvénients de la voilette (O. ROSENBACH) dont les fils, durcis par l'usage, irritent le nez et les joues par leur frottement incessant et, retenant la vapeur d'eau de l'expiration, créent autour de la figure une atmosphère d'humidité nocive.

Anatomie pathologique. — Outre les lésions de l'acné inflammatoire proprement dite, la couperose consiste en une congestion des vaisseaux profonds de la peau (réseau cutané profond) ; en une dilatation de ces vaisseaux et des réseaux sanguins périfolliculaires, dont les parois sont souvent amincies, et en une formation de vaisseaux nouveaux (H. LELOIR et E. VIDAL).

Traitement. — Dans un certain nombre de cas, le traitement est le même que celui de l'acné inflammatoire, surtout au point de vue général.

Il faut soigner les maladies organiques causes prédisposantes ou occasionnelles ; interdire le séjour au bord de la mer ou dans les stations mal abritées des vents trop vifs.

On doit proscrire un régime alimentaire trop azoté (Tenneson ne permet la viande qu'au repas du soir), et recommander de préférence les viandes blanches, les œufs, les laitages, les légumes verts et les fruits bien cuits ; on peut permettre les navets, les carottes, les pommes de terre, en quantité modérée, les oranges, les fruits acidulés, le raisin.

L.-E. Leredde insiste sur l'opportunité du régime végétarien ; c'est pour lui un élément nécessaire de traitement,

Il faut prescrire le lait en boisson et l'eau de Contrexéville ou de Vichy (Haute-Rive ou Hôpital), de Vittel, de Martigny, etc., autoriser les bières légères quand elles sont bien supportées.

Il est, en outre, nécessaire d'agir sur la surface cutanée en stimulant la circulation par les massages, les frictions avec le gant de crin et l'eau de Cologne ; des bains de pieds sinapisés tièdes sont souvent très utiles.

Il faut combattre la constipation par de légers purgatifs et, excellent moyen, par les lavements d'eau froide administrés à jeun.

Nous nous trouvons bien d'ordonner l'usage quotidien d'une des pilules suivantes :

Aloès. . . . . 0 gr. 05 centigrammes.
Savon médicinal. . . . . . . 0 gr. 05　　　　—

que l'on peut remplacer par un suppositoire contenant de 0 gr. 05 à 15 centigrammes d'aloès.

Lorsque la couperose était considérée comme une maladie dépurative, on employait pour la guérir les sucs de cresson, de cochléaria, de beccabunga, de pensée sauvage, etc. ; aujourd'hui, ces remèdes sont moins usités.

L. Brocq, pour remédier aux poussées congestives, prescrit au commencement de chaque repas XX gouttes de :

Teinture d'hamamelis. . . . . 5 grammes.
Alcoolature de racine d'aconit. . . . . . 1 gramme.
Teinture de noix vomique . . . . 3 grammes.
Teinture de badiane. . . . . ⎫
Teinture de gentiane . . . . ⎬ àà　4　　　—
Teinture de rhubarbe . . . . ⎭

Ou les cachets suivants :

Extrait sec d'hamamelis	0 gr.	01
Bicarbonate de soude	0	25
Magnésie calcinée	0	20
Ergot de seigle pulvérisé	0	05
Aloès socotrin	0	05
Poudre de noix vomique	0	02

pour un cachet.

On peut également recourir à l'ergotine et à l'atropine, qui diminue le calibre des petites artères, d'où anémie consécutive (WARTON JONES).

ROBINSON, dans plus de 300 cas a obtenu d'excellents résultats avec les injections profondes intra-fessières d'ergot de seigle.

E. A. ROTHMANN, de Kharkov, s'est bien trouvé de l'usage interne prolongé de l'adrénaline : V gouttes 3 fois par jour d'une solution de chlorhydrate d'adrénaline à 1 p. 1.000.

D'après von ZEISSL, l'usage interne de la levure de bière aiderait beaucoup le traitement local.

A titre préventif et curatif aussi, on peut avec ROSENBACH donner le conseil de renoncer à la voilette le plus possible ; le même auteur recommande également le massage superficiel des régions vascularisées.

Au point de vue local, on peut, tout à fait au début, employer le système de MONIN : lotions avec l'eau chaude additionnée pour un verre d'une pincée de chlorate de potasse et de X gouttes de teinture de belladone.

Les anciens (RAYER) obtenaient des résultats avec des décoctions de semences de coings, l'eau distillée de rose, de lavande, de petite sauge.

BAZIN, dans la couperose érythémateuse, prescrivait les lotions et les bains d'eau froide.

D'une façon générale les mercuriaux semblent plus particulièrement indiqués ; on peut se servir soit d'emplâtre de Vigo que le malade gardera pendant toute la nuit, soit de la pommade au proto-iodure de mercure, conseillée par HARDY :

Proto-iodure de mercure . . .	0 gr. 10-0 gr. 15-0 gr. 25
Onguent rosat	15 grammes.

E. BESNIER fait badigeonner chaque soir toute la face avec :

Soufre sublimé et lavé.	} àà 20 grammes.
Alcool camphré.	

Par suite de la volatilisation de l'alcool, le camphre et le soufre se déposent sur le visage en une couche que l'on détache le lendemain matin, au moyen d'un simple lavage.

On a conseillé le chlorhydrate d'ammoniaque ; Schutz formule :

Soufre précipité . . . . } ââ	1 gr. 20
Chlorhydrate d'ammoniaque . . . . }	
Alcool camphré	2 gr. 40
Vinaigre de vin . . . . } ââ	4 grammes.
Liqueur cupro-ammoniacale .. . . . }	
Eau de laurier-cerise . . . . } ââ	15 grammes.
Eau de rose . . . . }	

On a employé l'essence de térébenthine, l'acide salicylique ; voici une excellente pommade de L. Brocq :

Teinture de benjoin.	Q. S. pour aromatiser.
Acide salicylique.	0 gr. 25.
Oxyde de zinc. . . . . . } ââ	2 grammes.
Sous-nitrate de bismuth . . }	
Poudre de lycopode.	Q. S. pour consistance.
	un peu ferme et couleur jaune.
Vaseline	8 grammes.
Lanoline	12 —

On pourrait essayer l'adrénaline en badigeonnages (Gaston Sardou et Gilbert).

Unna donne à l'intérieur, chaque jour, 50 centigrammes d'ichtyol et fait faire des lotions d'ichtyol dissous dans l'eau, et en outre des savonnages répétés avec le savon d'ichtyol.

Pendant la nuit, il ordonne d'appliquer une couche de :

Soufre.	2 grammes.
Poudre de riz	5 —
Pommade d'oxyde de zinc	20 —

ou de :

Oxyde de zinc.	14 grammes.
Soufre précipité	10 —
Ceyssatite	4 —
Huile benzoïnée	12 —
Axonge benzoïnée	60 —

Petrini préconise l'emploi de badigeonnages avec la mixture suivante :

Résorcine	1 partie.
Ichtyol	2 parties.
Collodion élastique.	30 —

Faire un badigeonnage trois jours de suite, interrompre pendant cinq ou six jours jusqu'à ce que la pellicule de collodion se soit détachée ; recommencer ensuite.

JADASSOHN associe également dans une pommade la résorcine et l'ichtyol.

MONIN ordonne :

Spermaceti	} ââ 15 grammes.
Huile d'olive	
Résorcine	1 gramme.
Sulfate de cuivre.	0 gr. 20

en onctions matin et soir.

SHOEMAKER préconise l'oléate de bismuth.

VAN HORN (d'Amsterdam) emploie dans les acnés rosacées rebelles la méthode exfoliante dite d'écorchement, empruntée à G. UNNA, de Hambourg.

Voici comment on doit procéder :

Plusieurs fois par jour frictionner la surface cutanée avec une pommade composée de :

Résorcine	40	grammes.
Oxyde de zinc.	10	—
Silice pure et anhydre.	2	—
Axonge	20	—
Huile d'olive	8	—

Au bout de trois ou quatre jours, la peau se parchemine et se gerce. Appliquer alors le pansement suivant :

Grénétine blanche	4	grammes.
Oxyde de zinc.	3	—
Glycérine pure à 30°	5	—
Eau distillée	8	—

Appliquer cette colle gélatineuse chaude et la recouvrir ensuite d'une petite quantité d'ouate.

En peu de jours, l'ancienne couche d'épiderme se détache de la nouvelle et peut être enlevée facilement avec le pansement, à condition de la couper avec des ciseaux tout le long de la ligne médiane.

On peut également utiliser dans le même but l'acide pyrogallique ou le vésicatoire laissé en place pendant quatre ou cinq heures et remplacé alors par un cataplasme de fécule, ce qui évite toute trace de l'application.

On pourrait aussi employer le système de vésication par le sublimé imaginé par AUBERT (de Lyon).

Après avoir disposé sur la peau un morceau de diachylon troué au niveau des endroits à soigner, on applique par-dessus des compresses ou des rondelles de lint imbibées d'une solution de sublimé au millième, ce qui produit, au bout de quelques heures, six ou sept ordinairement, une phlyctène limitée exactement au contour de la compresse.

Le sérum de la bulle serait aseptique et n'ensemencerait pas les bouillons de culture.

Voici pour le jour une excellente poudre « cuticolor » de G. UNNA.

Oxyde de zinc	2 grammes.
Carbonate de magnésie	3 —
Bol blanc.	3 —
Bol rouge	2 —
Fécule de riz	10 —

VON ZEISSL fait matin et soir sur les régions malades un badigeonnage au perchlorure de fer liquide qui provoque rapidement une croûte épaisse tombant spontanément. Si l'irritation est trop forte on la combat et on recommence ensuite les badigeonnages ; la guérison demande trois ou quatre mois.

A. ROBIN se déclare fort satisfait du procédé suivant : Friction légère avec gros comme un grain de millet de savon noir sur une surface grande comme une pièce de 50 centimes, deux jours après, friction semblable sur la même partie et sur une partie voisine, de manière à arriver à traiter de la même façon toute la région malade. Dans l'intervalle des frictions, lavages tièdes avec :

Ipéca	0 gr. 50
Eau.	16 grammes.

et saupoudrer avec :

Talc de Venise.	100 grammes.
Essence de verveine	2 —
Acide borique porphyrisé	50 —

Contre l'élément vasculaire, le traitement véritablement utile consiste uniquement dans les scarifications linéaires quadrillées.

Quel que soit l'instrument employé, scarificateur de VIDAL, stichelnadel de HEBRA, etc., il faut bien tendre de la main gauche la peau de la région à scarifier, et, tenant solidement le scarificateur comme une plume à écrire dans la main droite appuyée sur le petit doigt, pratiquer des incisions entrecroisées, courtes, égales et perpendiculaires aux téguments.

Commencer par la partie inférieure de la surface malade pour ne pas être gêné par l'hémorragie en nappe, parfois abondante, mais qu'une compression légère arrête facilement.

Henri Fournier dit atténuer sensiblement la douleur déterminée par la piqûre des veinules en employant une aiguille à lame arrondie à son extrémité et taillée en biseau.

Unna ponctionne les troncs veineux dilatés, tous les deux jours environ, avec l'instrument de Hebra ; et Lassar, de Berlin, obtiendrait le même effet avec une sorte de brosse portant une quarantaine d'aiguilles en platine ; le résultat serait excellent en un mois et demi ou deux mois, à raison de deux séances par semaine.

Balmanno Squire emploie un scarificateur à seize lames, Th. Veiel, un instrument à six lames.

Henri Fournier a imaginé, dans le même but, une roue dentée percée à son centre d'un orifice destiné à laisser passer une petite goupille autour de laquelle elle tourne librement à la manière d'une molette d'éperon.

E. Besnier et G. Thibierge préfèrent cependant fréquemment aux scarifications les cautérisations ignées à l'aide d'une pointe fine de thermo ou mieux de galvano-cautère.

L'hydrothérapie était jadis fort en honneur dans le traitement de l'acné rosacée ; A. Cazenave prescrivait les bains de pieds prolongés, P. Rayer, les douches sulfureuses froides à l'arrosoir et les douches de vapeur aqueuse.

« Les douches de vapeur aqueuse, dit P. Rayer, peuvent être administrées avec avantage pour faciliter la résolution des tubercules de la couperose. Dirigées pendant douze ou quinze minutes sur la face, elles produisent un mouvement fluxionnaire rapide, après lequel la peau devient plus molle et plus douce au toucher. »

Bazin recommandait les lavages et les bains d'eau froide.

Hardy ordonnait les lotions chaudes et les douches sulfureuses auxquelles Quinquaud reconnaissait une prééminence incontestable.

De nos jours, Rosenthal a remis l'eau chaude en honneur.

Personnellement, nous la recommandons fréquemment en faisant appliquer sur la région, pendant quelques secondes (huit à dix) et deux ou trois fois de suite, une compresse ou un gâteau de coton hydrophile trempé dans de l'eau aussi chaude que le malade peut le supporter ; il se produit *loco dolenti* une vaso-dilatation suivie de vaso-constriction très efficace; surtout s'il s'agit de couperose du nez au début, et quand les applications sont faites pendant plusieurs semaines consécutives avec des repos de deux ou trois jours chaque semaine.

Toutefois, quand le médecin peut avoir son malade bien en main, il emploiera la faradisation (CHEADLE, de Londres), le courant continu (HELLING), une séance de cinq à dix minutes de durée tous les deux ou trois jours, l'électrolyse simple avec un courant de 2 à 5 milliampères (GEORGE THOMAS JACKSON, A. SANTI, de Berne).

G. GAUTIER s'en est, comme nous, bien trouvé, ainsi que de l'électrolyse médicamenteuse.

Le premier de ces procédés agit en oblitérant les vaisseaux capillaires par coagulation (1) par suite d'endartérite.

SÉRÉNO emploie également la méthode bipolaire dans laquelle les deux aiguilles réunies chacune à l'un des pôles sont enfoncées ensemble dans la partie malade.

Nous avons employé ce *modus faciendi* assez pratique que nous [préférons au cathétérisme de L. BROCQ qui n'est applicable que pour les très gros vaisseaux.

Sous le nom de scarification électrolytique, E. VASTICAR a imaginé un procédé qui est une combinaison de la scarification sanglante et de l'électrolyse et qu'il réalise à l'aide d'un scarificateur entouré d'une gaine isolante et relié au pôle négatif d'un appareil galvanique quelconque. L'intensité du courant doit être de 3 à 5 milliampères, et s'il est besoin d'atténuer la sensibilité, l'auteur fait frictionner la région, un quart d'heure, dix minutes et cinq minutes avant l'opération, avec le liniment cocaïné suivant :

Chlorhydrate de cocaïne. . . . . 1 gramme.
Huile d'olives. . . . . 20 grammes.
Coumarine (q. s. p. p.).

_____

(1) C'est à peu près de même qu'agit le traitement d'ABRAHAMS, consistant en injections sous-cutanées d'alcool rectifié. Il injecte avec une seringue de Pravaz munie d'une fine aiguille XX à XXX gouttes d'alcool à 95° dans le placard couperosé.

L'injection produit un gonflement et une anémie des tissus, puis la peau devient plus rouge pendant trois ou quatre heures. L'injection est répétée deux ou trois fois par semaine, l'oblitération des vaisseaux se fait lentement.

Dans les cas plus rebelles, on peut essayer les courants de haute fréquence (OUDIN, CURCHOD) qui ont une influence favorable (W. ALLEN) et enfin recourir à la photothérapie (FINSEN, L.-E. LEREDDE, PAUTRIER, BURSGDORFF, L. TÖROK et SCHEIN, KR. GRÖN, E. KROMAYER, J. WETTERER, de Mannhein, NOUS-MÊME, etc.) Mais, quels que soient l'appareil et la méthode employés : appareils de FINSEN, de LORTET et GENOUD, de FINSEN-REYN, de FOVEAU-TROUVÉ, de H. SCHALL, de Chambéry, la lumière bleue froide de la lampe en quartz au mercure de KROMAYER, notre lumière bleue chaude, la lampe à arc à condensateur d'étincelles, avec électrodes en fer de CHARLES R. DICKSON (de Toronto, Canada), etc., etc., il faut savoir que le traitement est toujours très long.

L.-E. LEREDDE estime qu'il convient plus particulièrement à l'acné rosée du nez.

L. TÖROCK, SCHEIN, GRÖN, LARAT et GAUTIER, etc., ont essayé d'appliquer les rayons de ROENTGEN à la thérapeutique des acnés et de la couperose. Voici la technique de ces derniers auteurs :

« On utilise un tube de Crookes de moyenne grandeur, enveloppé entièrement de molleton noir.

« Les cils, les cheveux, les sourcils du patient sont protégés à l'aide d'une lame de plomb.

« Le malade est placé à une distance de 30 centimètres de l'ampoule.

« La séance a une durée de cinq à six minutes ; elle doit être quotidienne.

« C'est après la sixième séance que l'effet commence à se produire ; la peau pèle légèrement, l'acné pâlit, les vaisseaux sont moins apparents. On voit apparaître plus tard, entre les boutons et les plaques de couperose, des traînées blanches, enfin les tissus se décolorent. »

Pour L. TÖROK et M. SCHEIN, les rayons de ROENTGEN agiraient non pas comme microbicides, mais en diminuant l'activité de sécrétion des glandes sébacées dont le contenu s'éliminerait plus facilement par suite de la chute des poils du lanugo.

RAOUL LEROY vante le massage ; il nous a en effet réussi, mais surtout dans les acnés congestives.

Mentionnons, avant de terminer, les stations thermales auxquelles on peut adresser les malades couperosés. Les anciens (ALIBERT et son école) envoyaient leurs clients à Cauterets, Bagnères-de-Luchon, Barèges, Aix-la-Chapelle, Aix-en-Provence, Louesche, Bade, Schinznach, Saint-Sauveur. HARDY conseillait aussi les eaux sulfureuses. L. Brocq ordonne à l'intérieur Vals, Vichy, Royat, Contrexéville, Vittel, Martigny, et à l'extérieur en pulvérisations : Barèges, Cauterets, Luchon, Ax, Louesche, Schlangenbad.

Il y aurait lieu, croyons-nous, de songer parfois à l'eau de Saint-Christau qui nous semble devoir agir surtout sur la forme boutonneuse.

ACNÉ HYPERTROPHIQUE

Synonymie. — Rhinophyma (H. von Hebra). — Pfundnase (*Nez d'une livre*). — *Nez en betterave* ou *en pomme de terre*. — Acné éléphantiasique. — Acné déformante. — Couperose tuberculeuse. — Fibrome tubéreux du nez. — Acné gigantesque.

Pour beaucoup d'auteurs, l'acné hypertrophique est la dernière phase de la couperose ou de l'acné indurée, c'est une hypertrophie des éléments constitutifs de la peau, une sorte de pachydermie (L. Brocq); mais elle peut évoluer d'une façon bien différente, sans inflammation appréciable, avec plutôt comme point de départ une altération de sécrétion (Hillairet).

Symptomatologie. — L'organe atteint est plus ou moins augmenté de volume ; le nez peut doubler d'épaisseur, acquérir la dimension du poing et même un volume plus considérable ; il s'hypertrophie en masse et présente une série de nodosités distinctes et de volume variable, pédiculées ou non, disséminées ou agminées ; ces tubérosités sont molles, rouges ou violacées (1), sillonnées et entourées de dilatations veineuses, pointillées par les orifices béants formant entonnoir des glandes sébacées, d'où un aspect assez spécial, comparé communément à celui d'une peau d'orange ; le nez est huileux, grâce au flux sébacé qui s'écoule incessamment.

Si le malade éprouve parfois une sensation de chaleur et de

_____

(1) On a noté que le nez serait plutôt rouge chez les buveurs de vin, bleu chez les buveurs d'alcool et de liqueurs fortes, violet chez les buveurs de bière.

cuisson, il ne se plaint cependant jamais de douleurs ni de démangeaisons.

Siège. — Comme le nom de l'affection l'indique, c'est le nez qui est le plus souvent atteint ; néanmoins, d'autres régions, les joues, le front, où les nodosités peuvent simuler les tubercules de la lèpre (*acné léontiasique*), les cuisses (HARDY) peuvent participer au processus pathologique ; mais les lésions y sont, en général, moins accentuées.

Diagnostic. — Le diagnostic s'impose dans la majorité des cas, mais il faudra parfois songer à l'*éléphantiasis du nez*.

Pronostic. — Quant au pronostic, il dépend de l'intensité de la lésion.

Anatomie pathologique. — L'affection consiste en une dilatation des glandes sébacées, *type glandulaire* de W. DUBREUILH (*variété glandulaire* de H. LELOIR et E. VIDAL), et en lésions d'œdème chronique, *variété éléphantiasique* des mêmes auteurs (*type fibreux* de W. DUBREUILH).

Dans un cas étudié par PONCET et NEDELTCHEFF, qui l'ont dénommé *éléphantiasis chondromateux du nez*, l'examen histologique de grosses masses cartilagineuses qui accompagnaient l'acné éléphantiasique a montré des formations chondroïdes semblables à celles observées dans certaines lésions inflammatoires des hématocèles, kystes, etc.

Traitement. — Le traitement de l'acné hypertrophique proprement dite est presque exclusivement chirurgical : il consiste en cautérisations avec le thermo ou le galvano-cautère, en scarifications et, en dernier lieu, dans l'ablation des tumeurs au bistouri.

DUPRÉ a enlevé d'un nez énorme des portions affectant la forme de tranches de melon ; les plaies suturées se réunirent par première intention, et quinze jours après l'opération, l'organe était revenu à son volume normal.

Mais avant d'en venir là, il faut utiliser le massage, spécialement recommandé par R. SABOURAUD, qui peut être pratiqué par le malade lui-même avec la pâte d'un savon de toilette et qui fera sortir de chaque orifice sébacé une énorme quantité de magma blanc, caséeux, vermiculaire.

Le massage terminé, on rince, on essuie, et on badigeonne avec :

Liqueur d'Hoffmann. . . . . 60 grammes
Soufre précipité . . . . 10 —
Eau de rose. . . . . 30 —

Le cas échéant, il faut également recourir à l'électrolyse (Nous), à l'acupuncture (LASSAR). L.-E. LEREDDE a essayé le traitement photothérapique. E. KROMAYER recommande particulièrement la lampe en quartz. D'ailleurs tous les agents physiques et naturels employés dans la couperose trouvent également leur utilité dans le rhynophyma.

Quant aux eaux minérales naturelles, HARDY conseillait les eaux de Louesche, Bagnères-de-Luchon, Ax, Barèges, Uriage, Aix-la-Chapelle.

ACNÉ ATROPHIQUE

Synonymie. — Acné ulcéreuse. — Impetigo rodens de DEVERGIE. — Acné pilaire ou arthritique de BAZIN. — Acné impétiginiforme. — Acné frontale ou varioliforme de HEBRA et KAPOSI. — Acné frontale ou nécrotique de CŒSAR BOECK. — Lupoïd acné de BULKLEY. — Acne rodens de H. LELOIR et E. VIDAL. — Acné à cicatrices déprimées ou acné arthritique d'E. BESNIER et A. DOYON. — Acné varioliforme des Allemands. — Folliculite cicatricielle nécrotique (R. SABOURAUD). — Ulérythème acnéiforme de UNNA (1).

Définition. — Cette acné est caractérisée par ses localisa-

_____

(1) E. BESNIER et A. DOYON rapprochent de l'acné atrophique, l'ulérythème acnéiforme de UNNA « qui s'en distinguerait, cependant, d'après l'auteur ;

« a) Par le manque total de nécrose centrale ;

« b) Par le manque total de toute suppuration et de toute ulcération ;

« c) Par l'existence de comédons ;

« d) Par la forme de l'atrophie cicatricielle, laquelle présente le relief, mais ne rappelle jamais les cicatrices de la variole.

« L'affection est absolument locale, limitée au pourtour d'un certain nombre de follicules pileux et probablement de nature parasitaire.

« Après s'être présentée sous l'aspect d'un érythème inflammatoire

tions aux régions pilaires et sa terminaison toujours cicatricielle.

Symptomatologie. — L'affection débute par une petite papule indolente, entourée d'une aréole d'un rouge vif, rosée lorsqu'elle se forme et qu'elle est grosse comme un grain de millet, violacée lorsqu'elle atteint la dimension d'un pois ou d'un élément acnéique vulgaire. Cette papule qui entoure l'orifice du follicule pilo-sébacé se centre d'une pustulette traversée ou non par le poil et se transformant rapidement en une croûtelle d'un jaune brunâtre impétiginiforme (*impetigo rodens* de DEVERGIE) un peu enchâssée dans la peau et très adhérente ; au-dessous, siège une ulcération (*acné ulcéreuse* de L. BROCQ) plus ou moins profonde qui devient visible après la chute de la croûte. A cette ulcération succède une cicatrice arrondie, profonde, déprimée, d'une couleur rouge sombre ou brunâtre qui blanchit peu à peu et devient semblable à une cicatrice variolique (*acné varioliforme* des Allemands).

Les éléments éruptifs, parfois diffus, peuvent se grouper en nombre variable suivant divers modes, parmi lesquels la forme circinée est des plus fréquentes, d'où la confusion faite assez souvent entre l'acné atrophique et les *syphilides tuberculo-pustuleuses* du cuir chevelu et de la face.

Siège. — L'affection possède des localisations bien spéciales : elle siège au voisinage ou au centre des régions pilaires : au front, aux tempes, à la nuque, dans la barbe, le long des branches montantes du maxillaire inférieur, sur les crânes alopéciques, sur les ailes du nez et dans le sillon naso-génien et enfin sur les parties antérieure et postérieure du thorax.

Pronostic. — C'est une affection très tenace et très rebelle dont le pronostic est assombri surtout par son caractère de récidivité et sa terminaison cicatricielle, principalement dans certaines formes malignes.

Elle coïncide souvent avec des troubles des systèmes digestif ou hépatique.

permanent avec hyperkératinisation et comédons, elle aboutit à la rétraction élastique du derme raréfié et à l'atrophie cicatricielle.

« Le lieu d'élection serait le centre des joues, les oreilles. »

PICK dit que cette affection est très rare et BEHREND prétend au contraire qu'elle est assez fréquente à Berlin.

Diagnostic. — L'acné atrophique est fréquemment confondue avec les lésions papulo ou tuberculo-pustuleuses de la
syphilis ; elle s'en distingue par ses localisations bien nettes
comparées à la généralisation plus grande de la syphilis qui
s'accompagne souvent, en outre, d'autres signes spécifiques, et
par sa marche, au cours de laquelle on observe fréquemment
la récidive d'éléments éruptifs semblables aux éléments disparus ou en voie de disparition.

Il faut également distinguer l'acné atrophique de l'*impétigo*
et de l'*eczéma séborrhéique croûteux* dont les lésions sont suintantes ; de plus, dans l'acné atrophique les éléments sont bien
isolés les uns des autres.

Enfin, la forme maligne pourrait être confondue avec le
lupus ulcéreux et croûteux (*impetigo rodens* de DEVERGIE),
l'*acne necroticans* et *ulcerans serpigineux* de KAPOSI et encore
les *tuberculides nécrotiques* ; dans tous ces cas, le siège, la
marche, etc., éclaireront le diagnostic.

Étiologie. — Depuis BAZIN on s'accorde généralement à
admettre l'influence sur la production de l'acné atrophique
d'une prédisposition individuelle spéciale (arthritisme) aidée
dans sa manifestation par un élément parasitaire quelconque ;
elle coïncide souvent avec la séborrhée.

E. BESNIER accorde un rôle important aux troubles hépatiques, gastriques et intestinaux.

H. HALLOPEAU en fait une question de milieu « impliquant
une action prépondérante du milieu constitué par les produits
de sécrétion (altérés) des glandes pilo-sébacées de la région ».

Anatomie pathologique. — D'après H. LELOIR et
E. VIDAL, l'acné atrophique serait produite par une « périfolliculite pilo-sébacée nécrobiotique profonde, avec destruction complète du follicule pilo-sébacé et processus de vésico-
pustulation accentué dans l'épiderme sus-jacent au follicule ».

C'est une nécrose d'une portion du derme consécutive à un
processus inflammatoire atteignant le follicule pileux et le
tissu périfolliculaire. UNNA y a rencontré des micro-organismes
identiques à ceux de l'acné, mais pénétrant profondément à
l'intérieur des follicules pileux. Pour R. SABOURAUD, l'affection
est toujours produite par l'association du bacille de la séborrhée

grasse et d'un staphylocoque doré indifférenciable des autres staphylocoques dorés vulgaires.

Traitement. — Le traitement par les alcalins et les eaux minérales comme Vichy, Royat, Plombières, Evian, Vittel, Contrexéville, est indiqué contre les rechutes.

On conseille aussi l'iodure de potassium, l'huile de foie de morue.

Nous nous sommes parfaitement trouvé de l'emploi de l'ichtyol *intus et extra* ; à l'intérieur, à la dose de 0 gr. 50 à 1 gramme par jour, et à l'extérieur sous forme de badigeonnages ou de pommades.

W. Dubreuilh, qui l'a aussi employé avec succès, remplace l'ichtyol chez les malades qui le supportent mal par le naphtol associé à la magnésie.

Localement, cet auteur emploie également les pommades à l'ichtyol, mais il conseille en général la formule suivante qu'il considère comme un médicament presque héroïque :

> Axonge benzoïnée . . . . 25 grammes
> Savon vert . . . . }
> Soufre précipité . . . . } ãã 5 —
> Parfum quelconque . . . . Q. S.

La plupart du temps, il faut user des lotions et poudres antiseptiques et, dans certains cas, de la cautérisation par les caustiques, comme le nitrate acide de mercure, ou par l'électrocautère.

Luithlen (de Vienne) a eu recours avec succès à l'emploi de compresses imbibées d'une solution de sel marin à 1 ou 2 p. 100 appliquées pendant la nuit; dans le jour, il fait mettre la pommade suivante :

> Sel marin . . . . 1-2 grammes
> Lanoline . . . . 100 —

ACNÉ CHÉLOÏDIENNE (Lailler) ou CHÉLOÏDIQUE (Bazin)

Synonymie. — Chéloïde rouge. — Chéloïde acnéique de la nuque et
Sycosis papillomateux et chéloïdien (E. Besnier et Doyon). — Dermatite papillaire du cuir chevelu de Kaposi. — Chéloïdes acnéiformes.

Définition. — C'est une affection que L. Brocq croit être
celle que Kaposi, James Nevins Hyde, Jackson décrivent sous
le nom de *dermatitis papillaris capillitii ;* c'est une acné caractérisée par ce fait que son processus terminal consiste en une
induration plus ou moins volumineuse, rappelant l'aspect des
chéloïdes. (Voir ce mot.)

Symptomatologie. — En outre des pustules acnéiques, on
constate une infiltration profonde du derme ; les follicules pileux sont malades, souvent détruits ; ceux qui persistent produisent des poils gros, mal plantés, émergeant en bouquet du
milieu ou des bords de l'induration chéloïdienne.

Les lésions, hémisphériques ou ovalaires, parfois disposées
en bandes indurées plus ou moins volumineuses, plus ou moins
rouges, au moins au début, entourées d'un tissu résistant,
sont souvent groupées (*tumeurs chéloïdiennes*) ; elles sont le
siège de télangiectasies visibles surtout à la périphérie et, lorsqu'elles sont très volumineuses, peuvent être le point de départ
de douleurs névralgiques dues, d'après E. Vidal, à la compression de filets nerveux par le tissu sclérosé.

Siège. — L'acné chéloïdienne a pour siège de prédilection
la région de la nuque, où elle forme, à la racine des cheveux,
une série de nodosités disposées transversalement sur la région
soumise incessamment au frottement du col des vêtements ; on
la rencontre aussi sous le menton et dans la région sus-
hyoïdienne.

Diagnostic. — La *furonculose* ressemble parfois à l'acné
chéloïdienne, mais les nodosités sont isolées et plus acuminées ; de plus, la localisation, la suppuration limitée, les bou-

quets de poils d'un aspect spécial distinguent facilement l'acné des *furoncles*.

Les mêmes caractères la différencient de la *trichophytie* avec ses folliculites agminées formant toujours des placards (*kérion* de CELSE).

Quant aux *syphilides tuberculo-ulcéreuses* de la nuque, on les reconnaît à l'orbicularité des lésions et à leur teinte cuivrée.

Étiologie. — On ignore les causes de l'acné chéloïdienne ; elle semble ne se produire que chez des sujets prédisposés, plus fréquemment chez l'homme que chez la femme. « On peut, dit H. HALLOPEAU, leur attribuer avec une grande vraisemblance une origine infectieuse. »

Anatomie pathologique. — H. LELOIR a démontré histologiquement que « l'acné chéloïdienne n'est autre chose qu'une périfolliculite pilaire dans laquelle le tissu embryonnaire qui entoure les follicules, au lieu d'aboutir à la suppuration, comme dans les folliculites suppurées ordinaires, tend à la formation d'un tissu scléreux. C'est une périfolliculite pilosébacée chronique à tendance scléreuse. »

Pour HILLAIRET, l'acné chéloïdienne est « une agglomération d'acnés pilaires ».

De même pour W. DUBREUILH il s'agit d'une lésion véritablement acnéique, dont le point de départ est dans la glande.

Traitement. — Le traitement de l'acné chéloïdienne est difficile. En dehors des médications ordinairement employées contre l'acné, on a conseillé la compression permanente, les emplâtres. E. BESNIER et A. DOYON indiquent surtout les emplâtres résorcinés de 10 à 20 p. 100 ; les douches sulfureuses et hydrargyriques. L. BROCQ s'est bien trouvé de l'alcool absolu sursaturé d'acide borique en lavages et en applications soit pur, soit coupé d'eau. E. VIDAL insiste sur les scarifications linéaires profondes. Exceptionnellement E. BESNIER a eu recours à l'ablation à l'aide de la curette. On a aussi employé la rugination et les caustiques comme les flèches de Canquoin, moyens délicats et d'un maniement difficile, qui ne peuvent être pratiqués par tous les médecins, de même que l'électrolyse combinée avec l'action chimique de GAUTIER, qui fixe dans la chéloïde deux aiguilles électrolytiques et fait passer un courant de 50 milliampères injectant toutes les minutes, pen-

dant l'opération, quelques gouttes de solution iodurée à 1
p. 10 ; cette application doit être faite sous le chloroforme.

Nous avons employé et avec succès le procédé plus pratique
de l'électrolyse simple, en n'utilisant que de petites intensités.

E. Gaucher n'en a pas obtenu de bons résultats ; il préfère
les scarifications suivies de l'application de courants de haute
fréquence comme l'a indiqué Zimmern.

Raoul Leroy recommande le massage : « L'acné, dit-il, cesse
d'être ulcéreuse et nécrotique parce qu'elle évolue désormais
sur des téguments plus chauds, plus élastiques et mieux vas-
cularisés ».

Récemment, L. Brocq et L.-M. Pautrier, E. Gaucher et
Broca se sont servis utilement de la radiothérapie

ACNÉ PONCTUÉE (voir planche II)

Synonymie. — Comédons. — Crinons. — Acne punctata. — Varus
comedo (Alibert).

Définition. — On désigne sous ce nom une affection siégeant le plus ordinairement à la face et caractérisée par un
semis de points noirs, parties visibles de la matière sébacée
accumulée dans les glandes et leurs conduits excréteurs.

Symptomatologie. — Ces points (*acné ponctuée*) jaunâtres
ou noirâtres, dont la coloration est due à l'action des poussières
extérieures ou, suivant Unna, à de la matière pigmentaire, rappellent l'aspect de grains de poudre (Alibert) enchâssés dans
la peau (celle-ci est comme chagrinée, maroquinée, Alibert)
dépassant un peu ou non le niveau du tégument ; ils sont
entourés d'une collerette épidermique, et, lorsqu'on exerce
avec les ongles ou une clé de montre une pression à leur circonférence, on fait sortir de l'orifice glandulaire un filament
d'un blanc grisâtre ou brunâtre semblable à un petit ver blanc
à tête noire (*ver de peau* du vulgaire),

On désigne sous le nom de *double comédon* une variété
décrite par Ohmann Dumesnil, dans laquelle le comédon possède plusieurs orifices cutanés.

L'acné ponctuée est discrète ou confluente (*verrues sébacées* de HEBRA, *disque de comédons* de RIBBENTROP, *nævus à comédons*), surtout au niveau des omoplates, parfois groupée systématiquement (*acné vermoulante* d'E. BESNIER), et coïncide souvent avec les autres lésions acnéiques.

Siège. — La maladie existe surtout sur le visage aux ailes du nez, au front, aux tempes, au menton, quelquefois sur l'oreille (HARDY), sur le cuir chevelu (BANTIGNY) ; on la trouve aussi sur les faces antérieure et postérieure du thorax et même sur la verge (HARDY) et au pourtour de l'anus.

Marche et pronostic. — D'une durée indéfinie, cette affection n'a d'autre inconvénient que la laideur qu'elle entraîne.

Diagnostic. — Le diagnostic n'offre aucune difficulté, grâce à l'existence du point noir caractéristique et à l'expulsion de la matière sébacée toujours facile à provoquer mécaniquement.

Étiologie. — L'étiologie de l'acné ponctuée est obscure ; on ne connaît, dit HARDY, ni ses causes prédisposantes, ni ses causes occasionnelles ; BAZIN la rattache à la scrofule ; ce qui est certain, c'est qu'elle est surtout fréquente chez les jeunes gens. Les troubles digestifs, la chlorose y prédisposent (L.-A. DUHRING) (1).

Anatomie pathologique. — Résultat de l'accumulation dans la glande et surtout dans le conduit excréteur de la matière sébacée, l'acné comédon est souvent accompagnée du *demodex folliculorum* ou *acarus folliculorum* (2) découvert par SIMON (*Simonea folliculorum*) et HENLE en 1841 et 1842, bien décrit par MOQUIN-TANDON et LANQUETIN ; c'est un acarien

(1) G. THIBIERGE a observé jadis un cas de « nævus acnéique unilatéral en bandes et en plaques » constitué par des agglomérats de comédons et même de kystes à contenu sébacé. Remontant à la naissance un cas analogue avait été publié jadis par SELHORST (de La Haye).

(2) On a dit que cet acare provoquait parfois par sa présence dans les follicules ciliaires, la blépharite et même la conjonctivite (E. RÖHLMANN (de Youriev), mais JOERS l'a constaté soixante et une fois pour cent sur les paupières normales sans que le parasite ait causé le moindre trouble.

vermiforme d'une petitesse extrême dont la longueur est d'environ 0 mm. 4. On le trouve aussi (Balzer) même dans les glandes sébacées saines, mais non dans les comédons anciens. Pour W. Dubreuilh, le demodex serait tout à fait étranger à la production de l'acné. R. Sabouraud va plus loin : « La présence du demodex folliculorum dans le comédon, dit-il, c'est une légende ! »

Ce qui est certain, c'est que ce demodex manque dans une variété spéciale de comédons (comédons de l'enfance) décrite par les auteurs anglais (Colcott Fox, Stephen Mackensie, Radcliffe Crocker), variété disposée en groupes confluents, probablement contagieuse et se développant chez les enfants au-dessous de quinze ans.

Traitement. — Le traitement de l'acné ponctuée consiste d'abord dans l'avulsion mécanique du comédon qui s'opère facilement, soit au moyen d'instruments spéciaux comme le *Comedonenquetscher* des Allemands, soit plus simplement à l'aide d'une clé de montre appliquée brusquement et avec force sur le tégument au niveau du point noir, de façon à ce que celui-ci corresponde à l'ouverture du tube, ou encore en exerçant avec les ongles une pression latérale sur le comédon.

Pour en faciliter l'extraction, voici une excellente formule à employer plusieurs jours de suite :

Vaseline.	25 grammes.
Oxyde de zinc	12 —
Amidon	12 —
Acide salicylique . . . . 1 à	2 —
Résorcine . . . . 0,50 à	1 gramme.

Les comédons extraits, on doit procéder à un lavage alcoolique destiné à dissoudre les substances grasses. Hardy recommande les lotions alcalines :

Borate de soude	10-15 grammes.
Eau	300 —

et des lotions astringentes avec des solutions d'alun ou de sulfate de fer. Les lotions sulfureuses sont préférables aux pommades ; enfin, on obtient de bons résultats des eaux minérales chaudes sulfureuses ou alcalines, prescrites sous forme de douches et de bains (Hardy).

L. Brocq conseille une lotion faite matin et soir avec :

Décoction de racine de saponaire ou
   de bois de Panama . . . . Un verre
Eau de Cologne . . . . XL-LX gouttes
Ammoniaque liquide . . . . XXX-L —

(Commencer par les doses les plus faibles.)
Bonne aussi est la formule de Monin :

Cérat de Galien . . . . 40 grammes.
Ammoniaque liquide . . . . 4 —
Essence de reine des prés . . . . . . 2 —
Vinaigre rosat. . . . . 1 gramme.

La solution de Hebra convient également :

Borate de soude. . . . . 5 grammes.
Glycérine] . . . . 50 —
Alcool. . . . . 50 —
Eau de rose . . . . 50 —

Unna fait faire matin et soir une onction avec :

Kaolin. . . . . 4 grammes.
Glycérine . . . . 3 —
Acide acétique . . . . 2 —

(Fermer les yeux pendant l'application.)

il prescrit aussi :

Lanoline . . . .)
Onguent simple . . . . |
Chlorure de calcium liquide. . . . . } ââ 10 grammes.
Eau oxygénée . . . . |
Soufre précipité . . . . 4 —

ou, pour obtenir très rapidement la décoloration des comédons :

Eau oxygénée. . . . . 20-40 grammes.
Vaseline . . . . 20 —
Lanoline anhydre . . . . 10 —
Acide acétique . . . . 4 —
Essence de vanille . . . . q. s. —

Dans les cas rebelles, Gentilhomme conseille les lotions mercurielles à 1 p. 100.

Henry Bordier et nous-même avons employés avec succès le bain électro-statique.

Les malades peuvent être envoyés à Bagnères, Barèges, Luchon, Royat.

ACNÉ CORNÉE

Synonymie. — Acne keratosa. — Acné kératique de TENNESON. —
Acné sébacée cornée de A. CAZENAVE et HARDY. — Angio-folliculite
kératosique simple d'E. BESNIER et A. DOYON. — Kératose folliculaire contagieuse de BROOKE.

Définition. — L'acné cornée est constituée par la concrétion de la matière sébacée dans l'intérieur du canal de la
glande et à son orifice, de façon à former une sorte de saillie
jaune ou brune, acuminée, dure, véritable cône corné, dépassant parfois de quelques millimètres le niveau du tégument et
adhérant aux follicules par un prolongement.

Symptomatologie. — L'affection est souvent confluente ;
elle se présente alors sous forme de plaques de quelques centimètres de diamètre, offrant une sensation spéciale, râpeuse,
quand on passe la main sur la peau du malade.

En exerçant une pression à la base de la saillie cornée, on
peut expulser le cône dur et l'orifice du follicule reste entr'ouvert.

Siège. — On rencontre cette affection surtout au cou, puis
à la face (angle de l'œil) (1), au menton (DU CASTEL), sur le dos,
à la ceinture, aux hanches (DU CASTEL), enfin sur les membres
(coudes et genoux).

TENNESON et L.-E. LEREDDE ont décrit sous le nom d'**acné
kératique** (*acné cornée exanthématique* de G. THIBIERGE,
kératose folliculaire contagieuse de BROOKE) une forme un peu
différente, caractérisée surtout par la disposition des éléments
en placards arrondis siégeant principalement sur les fesses et
le tronc.

Diagnostic. — Le diagnostic de l'acné cornée doit se faire
avec les éruptions de la *psorospermose folliculaire végétante*

_____

(1) D'après SABRAZÈS et LAFON, le chalazion serait l'acné des glandes
de Meibomius due à l'obstruction de ces glandes par la matière sébacée.

qui constituerait, d'après DARIER, l'acné cornée (*acné cornée végétante*), mais qui en diffère par la symptomatologie et l'examen histologique.

Dans le *pityriasis pilaire* et le *lichen scrofulosorum*, les papules sont rouges et la saillie est squameuse, non croûteuse; en outre dans l'acné kératique il n'existe jamais de localisation à la face dorsale des phalanges (H. HALLOPEAU et MACREZ).

Les saillies de l'acné cornée peuvent aussi ressembler aux saillies papuleuses de l'*ichtyose*, mais celle-ci est congénitale, de même que la *kératose pilaire* qui, à un degré accentué, peut simuler l'acné cornée, mais dont le siège (face antéro-externe des cuisses et partie externe des bras) est totalement différent.

Étiologie. — BROOKE a observé sa kératose folliculaire chez plusieurs sujets d'une même famille habitant ensemble ; l'affection semble donc contagieuse et d'origine parasitaire.

Anatomie pathologique. — Pour H. LELOIR et E. VIDAL, l'acné cornée est une folliculite pilaire avec épaississement considérable de l'épiderme corné du follicule et du canal.

Traitement. — Les pommades mercurielles, soufrées, à l'acide salicylique :

> Acide salicylique . . . . 1 gramme.
> Vaseline . . . . 30 grammes.

à l'acide tartrique :

> Acide tartrique . . . . 1 gramme.
> Vaseline . . . . 40 grammes.

ou mieux :

> Acide tartrique. . . . . 1 gramme.
> Glycérine. . . . . 30 grammes.

Des emplâtres mercuriels et à l'huile de foie de morue donnent de bons résultats.

BARBE a constaté la disparition des altérations cutanées sous l'influence du traitement mercuriel et ioduré.

ACNÉ MILIAIRE (Hardy)

Synonymie. — Milium sebaceum. — Grutum. — Tubercule miliaire. — Tubercule sébacé. — Tubercule perlé. — Acne albida. — Acne miliara. — Varus miliaire (Alibert) — Hydrocystome (Robinson). — Strophulus albidus. — Molluscum granuleux. — État granité de la peau (Hautgries).

Définition. — L'acné miliaire est un véritable kyste sébacé (Hebra, Kaposi, Véiel, E. Vidal et H. Leloir).

Symptomatologie. — Elle est formée par de toutes petites tumeurs, discrètes ou plus rarement confluentes, ne dépassant pas généralement le volume d'un grain de millet, atteignant rarement le volume d'un pois (*acné pisiforme du scrotum*, Hardy), arrondies, globuleuses, parfois irrégulières, plutôt allongées, opalines, d'un blanc jaune ou laiteux, brillantes, ordinairement superficielles, sous-épidermiques. Elles sont parfois très dures lorsque la matière sébacée qu'elles renferment est, comme dans le cas de Forster (de Boston), calcifiée, constituant alors de véritables calculs (*calculs cutanés, pierres de la peau*).

Pour Balzer, le milium est constitué par un petit kyste corné et fermé, distinct des kystes sébacés, situé, disent Wirchow, Rindfleisch, etc., dans le follicule pileux.

Siège. — On rencontre les petites tumeurs de l'acné miliaire, isolées ou groupées, à la face, aux paupières, surtout à l'inférieure, aux tempes, au front, sur le nez, aux joues, aux organes génitaux de l'homme ou de la femme.

Ces dernières localisations constitueraient pour certains auteurs le **pseudo-milium**, de même que les corpuscules développés à la suite d'affections intenses diverses : bulles de pemphigus (Baerensprung, Hebra, Kaposi), brûlures, érysipèle (Kaposi).

Marche. — Les corpuscules s'accroissent parfois d'une façon très lente, mais sont toujours indolores.

Pronostic. — Le pronostic n'a aucune importance.

Diagnostic. — Le diagnostic est toujours facile. Au cas où, sur le visage, on penserait aux *sudamina*, on verrait, en incisant la saillie, que, dans le milium, elle contient de la matière sébacée, et du liquide (sueur) dans les sudamina.

Le *molluscum contagiosum* se différencie par son ouverture centrale d'où la pression fait sortir une substance caractéristique.

Le *comédon* ne saurait amener la confusion en raison de sa coloration et de sa constitution élémentaire.

Enfin, *le xanthome* est une véritable petite tumeur infiltrée.

Étiologie. — L'acné miliaire existe parfois isolément, mais elle coïncide assez souvent avec d'autres variétés d'acné. L. Brocq l'a observée fréquemment à la suite de scarifications chez les lupiques, et Kaposi considère comme la favorisant certaines affections inflammatoires : érysipèle, pemphigus, etc.

Anatomie pathologique. — L'acné miliaire est constituée par une fine couche de tissu fibreux renfermant des cellules épidermiques et des matières grasses et sébacées.

Pour Auspitz, c'est une lésion de kératinisation et de sécrétion à ranger dans la famille des parastéatoses.

Traitement. — Kaposi a obtenu l'exfoliation des corpuscules de milium par des applications réitérées de savon noir ; le mieux est d'énucléer chaque élément après avoir ouvert sa loge avec la pointe d'un bistouri fin ou d'un scarificateur ; on peut ensuite cautériser la poche avec une solution d'acide chromique ou la teinture d'iode.

Albert Weil se serait bien trouvé de l'effluve et des étincelles statiques induits.

ACNITIS ET FOLLICLIS

Symptomatologie. — L'acnitis et la folliclis de Barthélemy sont deux modalités d'une affection constituée essentiellement par de petites nodosités développées dans le derme (*folliclis*) ou le tissu cellulaire sous-cutané (*acnitis*).

D'un volume variable de celui d'une tête d'épingle à celui d'une lentille, elles sont d'abord arrondies, dures, rouges, puis se ramollissent, et se transforment en pustules recouvertes d'une croûte qui, en tombant, laisse une dépression cicatricielle, souvent entourée d'un cercle pigmentaire.

Siège. — L'acnitis siège à la face et la folliclis de préférence sur les membres, surtout les inférieurs.

Nature. — Ces affections sont particulièrement intéressantes par leur connexité avec la tuberculose dans laquelle on les fait rentrer sous le nom de *tuberculides* (Darier), avec certains *lupus érythémateux*, en particulier le *lupus pernio*, le *pityriasis rubra grave* de Hebra, le *lupus érythémateux disséminé* de Cœsar Boeck, les *folliculites disséminées symétriques des parties glabres, à tendance cicatricielle* de L. Brocq, l'*acné varioliforme* de Bronson, la *folliculitis exulcerans* de Lukasiewicz, l'*hydradenitis destruens suppurativa* de Pollitzer, les *hydrosadénites suppuratives disséminées* de W. Dubreuilh, le *granulome innominé* de Tenneson, les *folliculites tuberculides* de Kracht, l'*acné cachectique* de Hebra, les *tuberculides papulo-érythémateuses agminées* d'H. Hallopeau et Laffitte, les *tuberculides acnéiformes et nécrotiques* d'H. Hallopeau, Balzer et Leroy, les *tuberculides papulo-nécrotiques* d'H. Hallopeau et E. Leredde, le *lichen scrofulosorum*, l'*érythème induré pernio*, etc., etc.

On y a ajouté récemment l'*angiokératome* de Mibelli, le *sarcoïde* de Boeck, le *sarcoïde* de Darier-Roussy, certaines *chéloïdes* et certains *parapsoriasis* (Gougerot).

C'est peut-être aussi une tuberculide que la *dermatite superficielle en aires circonscrites* et à *distribution symétrique* observée chez les enfants par Adamson.

Une affection analogue a été décrite par Hallopeau et P. Claisse sous le titre de *Nouvelle variété d'éruption acnéiforme de la face* (*dermatite pustuleuse chronique agminée du visage* d'H. Hallopeau et L.-E. Leredde), mais elle en diffère d'après ces auteurs par sa localisation exclusive au visage, sa disparition sans cicatrices, et le bon état général du malade.

ACRODERMATITES CONTINUES SUPPURATIVES

Définition. — H. Hallopeau et L.-E. Leredde décrivent sous ce nom une série d'affections telles que les *polydactylites suppuratives récidivantes* d'H. Hallopeau, la *phlycténose récidivante* d'Audry, l'*éruption trophonévrotique des extrémités* de Frèche, certains cas de la *Dermatitis repens* de Radcliffe, Crocker et Stowers, caractérisées par des éruptions essentiellement récidivantes, localisées aux extrémités des membres, présentant de grandes analogies avec l'*impétigo herpétiforme* de Hebra.

Ils en distinguent trois formes :

1° Une forme vésiculeuse ;

2° Une forme suppurative (*infection purulente tégumentaire* d'H. Hallopeau) ;

3° Une forme mixte.

Pronostic. — Le pronostic est toujours sérieux par la durée de la maladie.

Nature. — Les auteurs ne s'accordent point sur la nature et la pathogénie ; d'ailleurs comme le font remarquer H. Hallopeau et L.-E. Leredde « des causes prochaines de nature diverse peuvent donner lieu à la production de ces acrodermatites.

Traitement. — Le seul remède qui ait donné des résultats à ces auteurs est le laurénol à 3 p. 100, mélange de sulfate de cuivre, de chlorure de zinc, d'alun, de chlorate de potasse, de chlorure de sodium, d'acides picrique, borique et chlorhydrique.

ACRODYNIE

Synonymie. — Érythème endémique.

Symptomatologie. — Les manifestations cutanées de l'acrodynie, maladie épidémique observée principalement à

CHATELAIN. — 4ᵉ ÉDIT.   5

Paris en 1828, ayant une certaine analogie avec la *pellagre* et l'*ergotisme gangreneux*, ajoute L. JACQUET, et déterminée par l'usage de la farine de froment altérée, se résumaient en érythèmes à types variables (simple, polymorphe, bulleux, etc.), siégeant aux membres, plus particulièrement aux membres inférieurs et surtout aux faces palmaires et plantaires, et en une coloration brunâtre de l'épiderme. Les symptômes généraux constatés consistaient en troubles digestifs, convulsions, douleurs dans les membres.

Pronostic. — L'affection était souvent mortelle.

Traitement. — Comme traitement, on employait principalement la révulsion sur le rachis.

ACTINOMYCOSE

Symptomatologie. — C'est une affection, observée pour la première fois par LANGENBECK en 1845, ROBIN et LABOULBÈNE en 1853 ; mais LEBERT, en 1857, en donne le premier la description. Beaucoup plus fréquente qu'on ne le croit généralement (A. PONCET, L. BÉNARD, THÉVENOT, PATEL), elle est causée par un champignon appelé *Actinomyces bovis* (HARTZ et BOLLINGER), qui détermine dans les tissus profonds et sur la peau, soit primitivement, soit secondairement, des tumeurs de forme et de consistance variables siégeant de préférence sur les régions découvertes (la face, le cou, les mains), indolentes, s'ulcérant ou non, et dont le pus contient souvent des grains caractéristiques (1) d'une coloration jaune soufre, brune ou bleue grisâtre.

XAVIER DELORE a observé une localisation excessivement rare de l'actinomycose. L'affection, à point de départ rectal, avait envahi successivement les tissus péri-anaux et péri-vésicaux déterminant des troubles de la digestion et de la miction.

(1) E. ROUFFIANDIS a étudié une *dermite perlée* non décrite à allure clinique d'actinomycose dans laquelle les grains jaunes constitués par des cellules épithéliales imbriquées ne contenaient aucun actinomyces.

LIEBLEIN (de Prague) a publié un cas d'actinomycose primitive de la grande lèvre ; on a observé également un cas d'actinomycose du gland. Enfin, BONNET a décrit l'actinomycose de la langue.

Pronostic. — Diagnostic. — L'actinomycose cutanée secondaire est généralement d'un pronostic fâcheux ; pour certains auteurs cependant (SCHLANGUE, de Berlin, GARRÉ, de Tubingue, von ELSELSBENG, de Vienne, etc.), l'affection pourrait guérir spontanément ou à la suite d'opérations simples. La forme primitive est peu sérieuse si elle est traitée dès le début d'où la nécessité d'établir un diagnostic rapide.

Les *lésions tuberculeuses* et *syphilitiques*, le *mycosis fongoïde* même, se différencieront assez aisément, mais il n'en est pas de même du *cancer*.

A. PONCET et L. BÉRARD ont tracé le tableau suivant des caractères propres à ces deux maladies :

ACTINOMYCOSE.	CANCER.
Les malades sont ordinairement des sujets jeunes.	La plupart des cancéreux ont dépassé 40 ans.
L'agent de la contagion est un végétal.	L'étiologie de leur affection est des plus vagues.
L'évolution des lésions n'est pas fatalement progressive. Elle peut être aiguë ou torpide, avec des intervalles possibles de rétrocession ou de guérison apparente.	Les lésions ont un développement nettement progressif, que leur marche soit aiguë ou lente.
L'œdème, l'induration des parties molles s'étendent loin du foyer mycosique, même quand les lésions ne sont pas en imminence de suppuration, et même quand il n'y a pas compression des gros troncs veineux.	Dans le cancer, les œdèmes sont ou d'origine infectieuse par inoculation secondaire d'agents microbiens, ou mécaniques par compression, par thrombose.
L'infiltration du parasite dans les plans musculaires et conjonctifs simule une injection coagulante poussée dans ces tissus qui prennent une consistance scléreuse, en plastron et deviennent rapidement inextensibles (trismus).	Le sarcome et l'épithéliome s'étendent rarement aussi loin que l'actinomycose par infiltration large du voisinage.

ACTINOMYCOSE.	CANCER.
Les ulcérations des téguments ont des bords plutôt décollés qu'indurés. Certaines d'entre elles se cicatrisent, tandis que se font, à leurs côtés, de nouvelles pertes de substance.	Quand le cancer ulcère la peau, il empiète de plus en plus sur les téguments encore sains. Les ulcérations ont des bords indurés. Elles ne se cicatrisent pas spontanément.
Les adénites sont exceptionnelles lorsque les foyers parasitaires ne sont pas infectés secondairement par des microbes pyogènes.	Les adénites, par propagation du cancer aux lymphatiques de la région, sont précoces, même dans les cancers fermés.
C'est surtout cette septicémie secondaire qui altère l'état général, plus que la résorption des toxines mycosiques.	L'état général est modifié rapidement et profondément (teinte jaune paille).

Enfin l'examen microscopique assurera le diagnostic et éliminera également les *pseudo-actinomycoses* de A. Poncet et Dor, de Mosetig, de Swatschenko, d'Eppinger, de Berestnew et la *botryomycose* différente par son aspect nettement *campiniforme*.

Il est bon parfois de songer à l'odeur nauséabonde quelquefois très spéciale, *sui generis, odeur actinomycosique*.

Traitement. — Le traitement généralement préconisé à l'intérieur est l'iodure de potassium donné pour la première fois par Thomazsen à doses moyennes (2 à 6 grammes quotidiennement); van Iterson (de Leyde), s'en est bien trouvé.

Ce n'est pas un médicament spécifique, car il n'altère pas la vitalité du micro-organisme, mais il facilite la résorption des produits inflammatoires (Prutz).

A.-D. Bevan (de Chicago) a essayé le sulfate de cuivre à la dose quotidienne de 5 à 20 centigrammes pris en trois fois.

On a recommandé également (Poncet) les phosphates et l'arsenic.

Localement, il faut employer le curettage et le grattage. A. Köttnitz (de Zeitz) considère que le meilleur traitement consiste dans la cautérisation des foyers et fistules avec le nitrate d'argent.

Polano (de Greifswald) a employé avec un bon résultat les bains (locaux) d'air chaud à 120°, à 150°, de trois quarts d'heure de durée.

Darier et G. Gautier ont utilisé avec succès les ponctures électro-chimiques (injection d'une solution d'iodure de potassium au dixième décomposé par le courant de la pile).

Raffa conseille les injections intra-parenchymateuses à l'acide phénique et au violet de méthyle.

ADÉNOMES SÉBACÉS (P. Balzer et P. Ménétrier)

Définition. — « Cette dénomination, disent E. Besnier et A. Doyon, sert provisoirement à désigner pour l'étude actuelle diverses tumeurs, malignes ou bénignes, simples ou ulcéreuses, qui sont ou ont été considérées comme ayant pour siège anatomique un des éléments du système sébacé. »

Variétés. — Ils en distinguent deux groupes :

1° Les adénomes sébacés ulcéreux cancroïdaux (*acné cancroïdale, acné sébacée partielle, acné sénile, kératome sénile* de W. Dubreuilh; Voy. l'article *Séborrhée*);

2° Les adénomes sébacés bénins.

Ceux-ci, confondus avec les *nævi vasculaires verruqueux* de Darier (*adénomes sébacés congénitaux* de J.-J. Pringle, *nævi fibreux symétriques de la face* d'H. Hallopeau et L.-E. Leredde, *nævi adénomateux sébacés*) sont « des épithéliadénomes lobulés sébacés bénins ».

Symptomatologie. — Ce sont de petites saillies, parfois discrètes, plus souvent confluentes, ne dépassant guère le volume d'un pois, peu colorées en général, mais toujours plus ou moins vasculaires.

Siège. — Elles siègent à la face, principalement sur les parties latérales du nez et dans le sillon naso-génien.

Traitement. — Le traitement doit consister dans l'éradication des petites tumeurs au moyen de la curette, de l'électrocautère, du thermo-cautère, puis en pansements antiseptiques.

AÏNHUM (Da Silva-Lima)

Synonymie. — Exérèse spontanée (Collas).

Définition. — **Symptomatologie.** — L'aïnhum est une maladie spéciale, exotique, des orteils, exclusivement observée chez les sujets de race noire (masculins le plus souvent) et de condition inférieure (Juliano Moreira, de Bahia) et consistant dans la production, à la base du cinquième orteil principalement, d'un anneau fibreux qui, débutant à la face inférieure de l'organe, l'étreint peu à peu de façon à l'entourer complètement et creuse un sillon de plus en plus profond au niveau duquel l'orteil finit, au bout de plusieurs années (dix ans quelquefois, quinze ans dans un cas de Juliano Moreira), par se détacher, laissant une plaie dont la cicatrisation se fait en général normalement.

Diagnostic. — L'aïnhum se différencie de la *maladie de* Mirault (d'Angers), de l'*asphyxie symétrique des extrémités*, *de la lèpre*, en dehors même des symptômes propres à ces maladies, par sa localisation exclusive aux orteils.

La résorption de la phalange le distingue de la *sclérodermie annulaire*.

Enfin, les *amputations congénitales* confondues avec l'aïnhum par un grand nombre d'auteurs (Legroux, Proust, Faivre) sont constatées dès la naissance et sont souvent multiples.

Marche. — Cette maladie évolue la plupart du temps sans douleur et sans symptômes généraux; cependant, on a noté (de Brun) des troubles vaso-moteurs, sensitifs et moteurs, et, dans un cas, des douleurs lombaires (Dupouy).

Pathogénie. — Elle serait, d'après Hermann, Weber, Wucherer (de Bahia), Schuppel, produite par un épaississement hypertrophique et une rétraction consécutive du tissu conjonctif dermique avec atrophie par compression et disparition du tissu osseux sous-jacent.

Pour un certain nombre d'auteurs la maladie doit être attribuée à un arrêt de développement; pour LANCEREAUX il s'agit d'une trophonévrose avec troubles vaso-moteurs sensitifs et moteurs; pour DE BRUN, ce serait une névrite; pour COLLAS, l'aïnhum est une variété de la lèpre dactylienne amputante et ZAMBACO le considère aussi comme une manifestation de la lèpre.

« L'aïnhum nègre, dit-il, est une léprose légère dactylienne podique; l'aïnhum européen doit être considéré comme de la lèpre affectant les pieds et les mains et méritant le nom de *léprose mutilante cheïro-podique;* dans les deux espèces, comme dans la lèpre vulgaire, il s'agit d'amputation spontanée, par suite d'un anneau constricteur rigide, des orteils et plus spécialement du cinquième dans l'aïnhum éthiopien, des orteils et des doigts dans l'aïnhum européen. »

Mais JULIANO MOREIRA fait remarquer que la lèpre anesthésique ou la *gafeira* des Portugais se rencontre dans toutes les races tandis que l'aïnhum ne se voit que chez les nègres africains; d'autre part, le sillon caractéristique du pli digito-plantaire ne se voit pas dans la lèpre qui, en outre, atteint plusieurs orteils simultanément.

SHEPERD, de Montréal et PINEAU, pensent *théoriquement* que l'aïnhun est une maladie microbienne.

Traitement. — J.-F. DA SILVA-LIMA (de Bahia) a pu sauvegarder l'orteil en incisant prématurément le cordon fibreux.

ALBINISME

Synonymie. — Achromie cutanée congénitale. — Leucodermie. — Vitiligo achromateux.

Définition. — On donne le nom d'albinisme à une difformité de la peau consistant en l'absence congénitale et plus ou moins complète de la pigmentation; l'albinisme peut être généralisé ou partiel, comme cela se voit chez les nègres pies.

Symptomatologie. — La peau est transparente, d'un blanc mat, laiteux, cireux ou rosée; les poils, rares, sont com-

plètement blancs ou d'une couleur blanc jaunâtre, fins, soyeux ;
les yeux, par suite de l'absence de pigment, sont tout à fait
spéciaux : l'iris et la pupille paraissent rouges ; en même temps
les albinos sont atteints de nystagmus et sont photophobes ou
mieux héliophobes (Buzzi).

Les individus sont en général plus faibles que les autres de
corps et d'esprit, preuve qu'il s'agit bien là d'une dégénérescence de la peau, qui participe à celle de l'organisme entier.

Étiologie. — D'après Isidore Geoffroy-Saint-Hilaire,
l'albinisme serait le résultat d'un arrêt de développement.

ALBUGO UNGUÉAL

Synonymie. — Achromie des ongles.

Définition.. — Symptomatologie. — La décoloration
des ongles est caractérisée par la présence, sur le tissu unguéal,
de taches nombreuses en forme de points ou de lignes. Elle
coïncide souvent avec un mauvais état général.

ALOPÉCIE

Définition. — Le nom d'*alopécie* doit s'appliquer à la
chute des cheveux et des poils, pendant, — comme le fait très
justement remarquer L. Brocq, — que le « processus pathologique décalvant est encore en pleine évolution ».

L'alopécie peut être *congénitale* ou *acquise*.

ALOPÉCIE CONGÉNITALE

Dans cette première forme qui est rare, les cheveux et les
poils manquent totalement ou partiellement (*atrichie* et *oligo-*

trichie); elle est presque toujours familiale et les individus qui en sont atteints présentent souvent des signes de débilité; dans certains cas, le système pileux se développe tardivement plus ou moins (*alopécie congénitale temporaire*).

Léopold Lévi et Henri de Rotschild ont fait ressortir l'influence exercée par le corps thyroïde sur le développement du corps pileux altéré dans le myxœdème spontané, congénital ou acquis, dans le myxœdème opératoire et chez les animaux thyroïdectomisés ; ils ont insisté sur la raréfaction des sourcils (*signe du sourcil*) à leur partie externe, analogue à celle de la kératose pilaire.

Ch. Audry distingue deux grandes espèces d'alopécie congénitale :

1° Les alopécies congénitales essentielles, primitives, circonscrites (Fuchs, Delabande, Germain, Ch. Audry) ou diffuses, très étendues ou totales (Thurmann, Hill, Parizot, Miclucho, Maclays, Hutchinson, Abraham, Schede, de Molènes, Danz Pareydt, Quilford, Luce, Ziegler, etc.

2° Les alopécies secondaires à d'autres processus pathologiques congénitaux eux mêmes : *kératose pilaire*, *ichtyose* (Billard), *nævi* (Morris, W. Dubreuilh, Joffroy, Jackson).

Il est, à juste titre, d'avis de « réserver le terme d'alopécie congénitale aux seuls faits où l'absence de poils est primitive, essentielle et indépendante de toute autre lésion ».

ALOPÉCIE ACQUISE

Lorsqu'elle est acquise, l'alopécie peut tenir à une foule de causes; elle peut être physiologique, comme l'*alopécie sénile*, l'*alopécie prématurée idiopathique*, ou pathologique (*alopécies symptomatiques*), sous la dépendance de maladies graves, aiguës (fièvres éruptives, rhumatisme articulaire aigu, surtout, fièvre typhoïde, état puerpéral, influenza) se produisant alors avec rapidité (*alopécie aiguë, effluvium capillorum* ou *defluvium capillorum*) ou chroniques (syphilis, anémie, chlorose, phtisie, cancer, rhumatisme, diabète, myxœdème), ou encore d'affections du système nerveux (*alopécie névrotique*, cas de Ravaton, Romberg, Cooper, Berliner, etc.).

E. Besnier et A. Doyon signalent chez les jeunes filles et les jeunes femmes la chute des cheveux généralisée, mais facilement curable, en rapport avec des troubles menstruels ou hématopoïétiques (*mues alopéciques, alopécies temporaires*).

L. Jacquet a également appelé justement l'attention dans ces derniers temps sur la mue des poils.

D'autre part, Armand Gautier a parfaitement mis en lumière le rapport qui existe entre le fonctionnement des organes génitaux, celui de la glande thyroïde et la croissance des cheveux, ongles et poils des animaux (1), « les protéides thyroïdiennes arsenicales et iodées activent la vie générale et la reproduction des tissus, mais elles sont plus particulièrement attirées par les organes d'origine ectodermique, le cerveau et surtout la peau. Celle-ci les utilise à la poussée des cheveux et des poils et à la formation du derme.

« L'arsenic et l'iode de cette origine se désassimilent ensuite, chez le mâle, par la chute des cheveux, des poils, des cornes, et par la desquamation épidermique. Chez la femelle, le surplus de ces principes richement phosphorés, arsenicaux ou iodés, se détourne périodiquement vers les organes génitaux (2). »

(1) Dans des recherches très intéressantes Gautier a constaté que le sang menstruel renferme en moyenne 28 milligrammes d'arsenic par kilogramme fourni par la glande thyroïde alors que le sang normal n'en contient pas et P. Bourcet a trouvé que l'iode est aussi quatre fois et demi plus abondant dans le sang des règles.

(2) « Chez l'homme mâle non couvert de poils la poussée des ongles, des cheveux et surtout de la barbe, ainsi que la desquamation épidermique continue correspond, au point de vue de l'utilisation des principes iodés et arsenicaux, à la perte menstruelle de la femme dont la peau lisse subit moins d'exfoliation, et chez laquelle, au contraire, les cheveux ne poussent que peu ou pas après la puberté.

Tant que se fait, en effet, chez la jeune fille l'accroissement de la chevelure les règles ne se produisent pas. Les menstrues s'établissent seulement quand les cheveux finissent de s'allonger, à ce moment de la vie qui est pour le mâle celui de la poussée des poils et de la barbe. Il peut bien se faire, chez la femme faite, de nouveaux cheveux follets, et l'on admet d'ailleurs, sans preuves, que ceux qui sont arrivés à leur longueur s'usent par le bout ; en réalité, leur croissance s'arrête dès que les menstrues détournent périodiquement les nucléines thyroïdiennes qui nourrissaient le bulbe. Mais chez la femme adulte que l'on soumet au traitement cacodylique, la chevelure, qui paraissait avoir acquis son plein développement, s'allonge encore et devient plus fournie, en même temps que les règles se rapprochent, l'économie disposant, dans ce cas, d'une source plus abondante d'arsenic qu'assimile la glande thyroïde dans ses nucléoprotéides.

Il suit de là que, chez les races humaines velues, Aïnos, Austra-

On a noté des alopécies causées par des traitements externes : rayons X, radium (1), ou internes : acétate de thallium (2). (COMBEMALE, HUCHARD, VASSAUX, JEANSELME, GUINARD, W. DU-BREUILH), mercure (NOUS).

On pourrait désigner sous le nom d'*alopécie traumatique* les cas dans lesquels une alopécie partielle a pour cause la compression prolongée de la tête fœtale sur les os du bassin de la mère ou encore une application de forceps (BRINDEAU).

Enfin, il faut citer la *pseudo-alopécie* des jeunes enfants, très. commune (VARIOT) chez ceux qui sont élevés au biberon restant toujours couchés sur le dos, et due à la pesanteur de la tête exerçant une pression continue sur la région occipitale.

L'alopécie peut encore dépendre d'affections cutanées proprement dites (séborrhées, lupus, acnés, favus, trichophytie, pelade. etc.). Ces dernières variétés seront étudiées avec les affections qui les engendrent.

DU CASTEL a observé une femme atteinte de prurigo diathésique depuis de longues années et chez laquelle le grattage du cuir chevelu avait déterminé la chute des cheveux et la formation d'une alopécie diffuse très marquée.

Enfin, une cause peu commune de calvitie, résiderait d'après SCHEIN, dans une tension excessive du cuir chevelu fa-

liens, etc... comme chez le singe, les nucléines arsenicales étant détournées vers la production du poil, la menstruation, et, par analogie, les désirs sexuels devront se produire à plus longs intervalles. C'est ce qui paraît résulter, en effet, d'une enquête que j'ai faite à ce sujet auprès des anthropologistes.

S'il existe entre la pousse des cheveux et la menstruation une sorte de suppléance, chez les femmes, la coupe des cheveux, en donnant à leur crue un essor nouveau qui absorbe en partie le flux des principes arsenicaux et iodés, devra influer sur les règles. C'est bien ce qui a été observé chez les personnes qui, comme les religieuses, sont tenues à se couper les cheveux, du moins si ces cheveux sont coupés au moment des époques menstruelles. »

(1) Une exposition pendant cinq minutes à 25 milligrammes de bromure de radium pur a déterminé au bout de quinze jours, la chute complète des poils et des cheveux (W. SCHOLTZ).

(2) Un fait curieux a été observé à la Réunion et à l'île Maurice chez les monogastriques équidés et suidés qui perdent leurs poils à la suite de l'absorption des feuilles et des graines du *Leucœna glauca*, légumineuse mimosée originaire de l'Amérique tropicale (CH. DESBASSYNS, DELTEIL, PÉLAGAUD, BONAME).

De son côté, CH. DARWIN rapporte qu'en Sicile, les moutons blancs (et non les noirs) perdent leur laine en broutant l'*Hypericum crispum*.

vorisée, tout au moins chez l'homme, par la croissance intensive
du muscle épicrânien et du crâne.

ALOPÉCIE PHYSIOLOGIQUE

Alopécie sénile. Alopécie prématurée idiopathique.

ALOPÉCIE SÉNILE

Cette forme se manifeste en général à un âge plus ou moins
avancé, quelquefois cependant dès quarante-cinq ou cinquante
ans ; elle atteint surtout le système pileux du cuir chevelu,
mais aussi celui du pubis et de la barbe.

Les femmes sont moins souvent alopéciques que les hommes
et les individus roux le seraient moins que les bruns, les châ-
tains et les blonds.

Les cheveux blanchissent, deviennent secs et tombent ; la
chute commence habituellement par le front et le sommet
de la tête, laissant une couronne de cheveux plus ou moins
nombreux autour du crâne, qui est complètement glabre, sauf
quelques petits poils follets existant çà et là. La peau est lisse,
tendue, luisante, amincie ; elle est atrophiée dans tous ses éléments : glandes sébacées, follicules pileux, etc.

Diagnostic. — Chez certains sujets, en raison de leur âge,
il est parfois utile au point de vue pronostic, quoique difficile,
de faire le diagnostic entre cette forme d'alopécie et les alopécies de la séborrhée, de la kératose pilaire, etc.

ALOPÉCIE PRÉMATURÉE IDIOPATHIQUE

Synonymie. — Alopécie progressive du cuir chevelu. — Alopécie
prématurée héréditaire, anticipée, précoce (E. Besnier et A. Doyon).

L'alopécie prématurée idiopathique est due à un défaut de
vitalité du système pileux, souvent héréditaire et plus fréquent

chez les hommes que chez les femmes, probablement parce que ces dernières soignent plus leur chevelure que les premiers et que ceux-ci sont soumis à une série de causes : travaux intellectuels, émotions morales, excès, etc., auxquels les femmes sont moins exposées.

Elle débute vers l'âge de vingt ans environ par le vertex et marche ensuite de la même façon que l'alopécie sénile, rappelant l'aspect de la *calvitie hippocratique* (Paul Raymond).

On a noté chez les sujets atteints, de l'hyperidrose du cuir chevelu et une élévation locale de la température; un symptôme fréquemment observé (90 fois p. 100, dit L. Brocq), c'est la présence de la séborrhée sèche (pityriasis du cuir chevelu, eczéma séborrhéique de Unna).

Pour Paul Raymond, qui distingue nettement la calvitie arthritique de la calvitie séborrhéique, la séborrhée est loin d'être la règle.

R. Sabouraud, au contraire, est d'une opinion diamétralement opposée, surtout en ce qui concerne la femme. « Dans ces alopécies soi-disant idiopathiques et spontanées, dit-il, il y a un symptôme local uniforme et caractéristique, c'est un état gras, progressivement plus gras, de la peau.

« Lorsqu'à dix-huit, vingt, vingt-deux, vingt-cinq ans, un cuir chevelu commence à perdre des cheveux, diffusément, et par crises répétées, ce cuir chevelu a déjà une longue histoire pathologique à laquelle le sujet n'a pas ordinairement pris garde. Six ou sept ans plus tôt, vers douze ans, ont existé des pellicules sèches dont l'enfant ne pouvait se débarrasser. Mais alors on s'en inquiétait peu, car le cheveu ne tombait pas encore. Peu à peu les pellicules ont semblé disparaître ; en réalité, de sèches qu'elles étaient, elles devenaient grasses; étant plus adhérentes à la peau, elles étaient moins visibles parce qu'elles tombaient moins. C'est à partir de ce moment que la chute de cheveux s'établit.

« Ainsi, quand les pellicules tombaient (pellicules sèches), le cheveu ne tombait pas, et quand les pellicules ne tombent plus (pellicules grasses), c'est le cheveu qui tombe. Ces états pelliculaires s'accompagnent plus ou moins de démangeaisons et les patientes remarquent que, quand elles se grattent, elles remplissent le dessous de leurs ongles d'une boue jaunâtre (pityriasis stéatoïde). Plus les années viendront moins l'élément pelliculaire paraîtra évident, et plus l'état gras, au contraire, s'accentuera; de même la chute. »

Nous ne partageons pas d'une façon complète cette manière de voir; certes, il est impossible de nier la coexistence fréquente de la séborrhée et de l'alopécie précoce, mais celle-ci peut être la compagne de la séborrhée sèche aussi bien que de la séborrhée grasse, et les états généraux de l'organisme : arthritisme, anémie, maladies générales du système nerveux, la provoquent fréquemment sans séborrhée.

Quelle qu'en soit la cause, les alopécies sénile et prématurée idiopathique ne constituent qu'une difformité sans gravité; elles rendent toutefois certains sujets sensibles au froid qui développe chez eux des névralgies, des douleurs rhumatismales, etc.

ALOPÉCIE PATHOLOGIQUE

Cette variété est consécutive aux maladies graves aiguës ou chroniques; on la rencontre après la fièvre typhoïde, les fièvres éruptives, après l'accouchement, dans le cours de la phtisie, de la grippe, du cancer, de l'anémie, de la lèpre, de la syphilis où elle affecte une forme spéciale (*alopécie syphilitique*; Voy. plus loin).

Dans ces divers types, l'alopécie est ordinairement partielle et plus ou moins intense; elle est disséminée sur la totalité du cuir chevelu; la chevelure est *éclaircie*. Les cheveux qui ne tombent pas sont cependant altérés : ils sont secs, décolorés, grêles, se laissant facilement arracher.

Deux causes président surtout au développement de ces alopécies : d'une part, le défaut de vitalité commun à tous les tissus et dû à l'état morbide, et, d'autre part, l'absence de soins hygiéniques et de propreté pendant la maladie.

ALOPÉCIE SYPHILITIQUE

Tout autre est l'alopécie syphilitique : elle se montre pendant la période secondaire et son aspect est absolument caractéristique dans la plupart des cas, lorsqu'elle atteint certaines régions qui sont alors dégarnies partiellement de cheveux, d'où le nom d'alopécie *en clairières*.

L'alopécie syphilitique s'étend souvent aux sourcils (région externe); elle est parfois généralisée.

Pronostic. — Le pronostic des alopécies varie suivant leurs causes; alors que les alopécies congénitale et sénile sont incurables, dans l'alopécie due à des affections graves aiguës, la chevelure reprend peu à peu son état normal; dans les maladies chroniques comme la chlorose et la syphilis, il en est de même.

Traitement. — Certaines alopécies. comme l'alopécie congénitale, l'alopécie sénile, ne sont passibles d'aucun traitement; il en est souvent de même de l'alopécie prématurée idiopathique contre laquelle on doit néanmoins lutter avec les lotions et frictions excitantes; HARDY recommande la pommade dite de DUPUYTREN :

```
Moelle de bœuf . . . . . . . . . . .  75 grammes.
Extrait de quinquina préparé à froid . . .  10   —
Teinture de cantharides . . . . . . . .   5   —
Jus de citron . . . . . . . . . . . .     5   —
Huile de cèdre. . . . . . . . . . . . ⎫ ——
Bergamote . . . . . . . . . . . . . . ⎭ àà X gouttes.
```

La lotion excitante de SAINT-LOUIS convient surtout aux cas dans lesquels n'existe pas une affection bien nette du cuir chevelu :

```
Alcool camphré . . . . . . . . . . . . 100 grammes.
Essence de térébenthine . . . . . . . .  25   —
Ammoniaque . . . . . . . . . . . . . .    3   —
Rhum . . . . . . . . . . . . . . . . ⎫
Huile de ricin. . . . . . . . . . . . ⎬ àà  20   —
Quinquina concassé . . . . . . . . . ⎭
```

on peut la remplacer par l'une de celles-ci :

```
Alcoolat de Fioraventi . . . . . . . .  80 grammes.
Alcoolat de citron . . . . . . . . . .  20   —
Acide acétique . . . . . . . . . . . .   1 gramme.
```

```
Baume de Fioraventi . . . . . . . . .  80 grammes.
Baume du Pérou. . . . . . . . . . . ⎫ àà  10   —
Teinture de quinquina. . . . . . . . ⎭
```
GASTOU.

ou :

```
Alcoolat de Fioraventi. . . . . . . . ⎫ àà 100 grammes.
Alcool camphré . . . . . . . . . . . ⎭
Solution d'ammoniaque caustique . . . .   6   —
```
CORNBY.

Tout à fait au début, Saalfeld dit s'être bien trouvé de la tannobromine (poudre brune contenant 30 p. 100 de brome); à dose légère elle combat efficacement, à dose plus forte elle supprime la séborrhée. Dans le premier cas, il prescrit deux ou trois fois par semaine une onction avec :

> Tannobromine . . . . 1 gramme.
> Vaseline jaune . . . . 29 grammes.

Ou encore :

> Acide salicylique . . . . 0 gr. 5 à 0 gr. 75
> Tannobromine . . . .)
> Thigénol . . . . } àà   1 gramme.
> Teinture de cantharides. . . . .)
> Essence de rose . . . . 1 goutte.
> Moelle de bœuf. . . . . 30 grammes.

S'il existe de la séborrhée, on fait des savonnages soufrés et on applique :

> Thigénol . . . . 2 gr. 50 à 5 grammes.
> Alcool. . . . . 100 grammes.

Ou encore :

> Tannobromine. . . . . . . } àà   2 gr. à 5 grammes.
> Thigénol. . . . .)
> Alcool dilué 100   —

Voici également d'autres bonnes formules pour l'entretien de la chevelure et contre l'alopécie précoce ;

> Essence d'eucalyptus . . . .)
> Baume du Pérou. . . . . } àà   5 parties.
> Mixture oléo-balsamique . . . . . .)
> Teinture de quina composée 15   —
> Alcool de vin 150   —
>
> Acide chlorhydrique . . . . : . . 4 grammes.
> Alcoolé de citron 150   —

Lotion allemande (Liebreich). — L'emploi de cette lotion convient dans les cas où le cuir chevelu sécrète des matières grasses en excès.

> Ether alcoolisé . . . . 50 grammes.
> Teinture de benjoin. 5-7   —
> Vanilline. . . . . 0 gr. 05
> Héliotropine . . . . 0 gr. 15
> Essence de géranium. . . . . 1 goutte.

Lotion anglaise ;

```
Acide salicylique. . . . . . . . . . .  1 partie.
Résorcine . . . . . . . . . . . . .   2  —
Teinture de cantharides. . . . . . . . 16  —
Teinture de capsicum . . . . . . . ⎫
Saponite . . . . . . . . . . . . . ⎬ àà  4 grammes.
Lanoline . . . . . . . . . . . . .  32  —
Eau de rose . . . . . . . . . . . . 320  —
```

En onctions, JOSEPH (de Berlin) recommande :

```
Teinture de benjoin. . . . . . . . . .  2 grammes.
Baume du Pérou. . . . . . . . . . .   4  —
Huile d'amandes douces. . . . . . . .  8  —
Vaseline . . . . . . . . . . . . . ⎫
Lanoline . . . . . . . . . . . . . ⎬ àà 60  —
```

Contre les alopécies sous la dépendance d'affections du cuir chevelu, il n'y a pas d'autre traitement à employer que celui qui s'applique à ces maladies elles-mêmes.

Contre la calvitie bactérienne, R. SABOURAUD recommande :

```
Turbith minéral . . . . . . . . . . .  3 grammes.
Essence de citron . . . . . . . . . . XX gouttes.
Vaseline . . . . . . . . . . . . . . 60 grammes.
```

pour applications sur le cuir chevelu.

```
Pilocarpine. . . . . . . . . . . . .   4 grammes.
Quinine . . . . . . . . . . . . . .   4  —
Soufre précipité . . . . . . . . . .  10  —
Baume du Pérou . . . . . . . . . .   20  —
Moelle de bœuf . . . . . . . . . .  100  —
```

pour onctions sur le cuir chevelu
(Préparation d'un prix élevé)

ou des frictions avec :

```
Bichlorure d'hydrargyre . . . . . . . .  0 gr. 50
Acide acétique . . . . . . . . . . .  2 gr. 50
Ether officinal . . . . . . . . . . ⎫
Alcoolat de lavande. . . . . . . . ⎬ àà 75 grammes.
```

Dans ces mêmes cas d'alopécie, que LASSAR et BISHOP ont transmise à des cobayes, à des souris blanches et à des lapins au moyen de peignes contaminés, LASSAR fait suivre le traitement ci-dessous, tous les jours, pendant deux mois au moins.

1° Frictionner le cuir chevelu vigoureusement pendant un quart d'heure avec du savon de glycérine ou de goudron ;

2° Pratiquer des affusions chaudes d'abord, froides ensuite ;

3° Lotionner avec une solution de sublimé à 2 p. 1.000 ;

4° Essuyer et frictionner avec une solution de naphtol à 0 gr, 50 p. 100 ;

5° Terminer par une onction avec 25 grammes d'huile phé-niquée ou salicylée à 2 p. 100.

Chez les femmes blondes, LASSAR recommande particulièrement la formule suivante :

Carbonate de potasse. . . . . . . ⎫ ââ 15 grammes.
— soude . . . . ⎬
Savon ordinaire pulvérisé . . . . 70 —
Eau de rose . . . . 100 —

Dans l'alopécie d'origine séborrhéique, H. PASCHKIS (de Vienne) emploie une méthode sensiblement analogue avec les formules de pommades et lotions suivantes :

Commencer par

Résorcine . . . . 5 grammes.
Alcool . . . . 150 —
Huile de ricin . . . . 2 —

et ensuite

Sulfate de quinine . . . . 1 gramme.
Alcool . . . . 60 grammes.
Eau de Cologne . . . . 30 —

ou

Tanin . . . . 1 à 5 grammes.

Faites dissoudre dans :

Alcool . . . . Q. S.

Ajoutez :

Huile d'amandes douces. . . . . 40 grammes.

R. SABOURAUD alterne :

Acétone . . . . ⎫ ââ 100 grammes.
Alcool à 90° . . . . ⎬
Ammoniaque liquide . . . . 5 —
Eau distillée. . . . . 50 —
Caféine. . . . . 0 gr. 50 cent.
Extrait de violette . . . . 30 grammes.
Teinture de capsicum . . . . 15 —

avec :

Chlorhydrate de quinine . . . . 0 gr. 50
Alcool à 90° . . . . 250 —
Tétrachlorure de carbone . . . . 25 —
Teinture de pyrèthre. . . . . 15 —
— romarin. . . . . 10 —

Dans l'alopécie syphilitique, E. Besnier conseille de porter les cheveux aussi courts que possible et, après avoir savonné tous les matins le cuir chevelu avec de l'eau chaude, d'appliquer une couche de la pommade suivante :

Acide salicylique.	5 grammes.
Soufre précipité	10 —
Lanoline.	)
Vaseline	} àà 50 —

puis le soir, de frictionner avec une brosse douce imbibée de :

Alcoolat de romarin	100 grammes.
Teinture de cantharides	10 —

ou :

Acide salicylique	1 gramme.

Dans la même forme, L. Brocq emploie :

Biiodure d'hydrargyre.	0 gr. 15
Bichlorure d'hydrargyre	0 gr. 30
Alcool à 60°	100 grammes.
Glycérine neutre pure.	25 —
Eau distillée	125 —

le soir onction avec :

Turbith minéral	1 gramme.
Vaseline pure.	30 grammes.

ou :

Huile de ricin.	23 grammes.
Beurre de cacao.	7 —

Il est bon d'ajouter 1/10 ou 1/5 de goudron.

Les alopécies symptomatiques, consécutives à des maladies générales graves, réclament d'abord le traitement général de ces maladies, puis l'emploi de frictions excitantes alcooliques, de pommades comme celle de Hardy :

Moelle de bœuf	60 grammes.
Huile de ricin.	30 —
Acide gallique.	3 —

ou celle-ci, de Bazin :

Moelle de bœuf préparée	)
Graisse de veau préparée.	} àà 60 grammes.
Baume du Pérou.	4 —
Vanille	2 —
Huile de noisette	8 —

L. Brocq recommande une friction quotidienne avec :

Chlorhydrate de pilocarpine.	0 gr. 50
Alcool camphré . . . . ⎫	
Rhum . . . . ⎬ àà 5 grammes.	
Glycérine neutre. . . . . ⎭	
Teinture de cantharides	1 gramme.
Essence de santal . . . . ⎫	
— wintergreen . . . . . . ⎬ àà V gouttes.	
— rose . . . . ⎭	
Alcool à 80°.	80 grammes.

ou

Acide acétique cristallisé	5 grammes (1).
Teinture de cantharides	10 —
— de romarin	25 —
— de jaborandi.	25 —
Rhum	150 —

La lotion de Gaucher est plus compliquée :

Sublimé	0 gr. 20
Huile de ricin	0 gr. 40
Acide acétique anhydre	1 gramme.
Résorcine	2 grammes.
Hydrate de chloral	4 —
Teinture de jaborandi.	5 —
— de cantharides	10 —
Alcool à 90°	200 —

Diétrich prescrit une friction tous les deux jours avec :

Chlorhydrate de quinine	4 grammes.
Tanin	10 —
Alcool à 60°.	800 —
Teinture de cantharides.	10 —
Glycérine pure	60 —
Eau de Cologne	40 —
Vanilline.	0 gr. 10
Bois pulvérisé de santal.	0 gr. 05

Dans l'alopécie sourcilière L. Brocq recommande :

Ammoniaque liquide	5 grammes.
Rhum	20 —
Eau de feuilles de noyer.	100 —

(1) Au moyen âge, on guérissait l'alopécie ou *chauveté* avec un mélange à parties égales de *vinaigre*, moutarde, et... fiente de chat noir !

Contre l'alopécie ciliaire syphilitique, Monin fait faire des
onctions matin et soir, avec gros comme un grain de blé du
mélange suivant :

Vaseline liquide . . . . 15 grammes
Précipité blanc. . . . . 0 gr. 25
Nitrate de pilocarpine . . . . 0 gr. 05

(Avoir soin de fermer les paupières.)

A. Morel-Lavallée a obtenu un succès intéressant sur une
plaque d'alopécie quasi cicatricielle, due à la pression constante
d'une épingle à cheveux terminée par un joyau gros et
pesant, en scarifiant la peau et en appliquant une pommade
excitante.

La multiplicité des formules ci-dessus a une raison d'être,
car nous avons pu maintes fois constater combien l'accoutumance d'un remède en entravait l'efficacité. Chacun peut d'ailleurs les modifier à son gré et les prescriptions les plus simples sont souvent les meilleures. C'est ainsi que dans l'Amérique du Sud où l'on peut avoir des feuilles et fleurs fraîches
du jaborandi (*Pilocarpus pennatifolius*), un médecin en a employé avec d'excellents résultats le suc frais mélangé à partie
égale d'alcool.

En France, on peut essayer (non sans succès) le suc d'orties;
Dioscoride recommandait le suc d'oignons.

Enfin, comme hygiène de la chevelure, il est intéressant de
connaître les recommandations de L. Jacquet :

Les hommes doivent porter les cheveux courts, mais non en
brosse. Le lavage de tête doit être fréquent, sinon quotidien,
et fait à l'eau fraîche et au savon doux, tels que les savons
blancs, ou les savons de glycérine.

Les femmes feront bien de ne pas contrarier leurs cheveux,
et de les porter flottants sur les épaules, le plus souvent possible : cela paraîtrait bien beau, si c'était la mode !

Elles éviteront les édifices compliqués, les peignes massifs,
les chapeaux lourds. J'ai dans mon cabinet un véritable pèse-
chapeau, et je proscris ceux qui dépassent 150 grammes.

Elles peuvent faire un lavage de tête par mois environ,
quelquefois plus, après avis médical. Ces lavages se feront à
la décoction faible de bois de Panama (100 grammes par litre,
ou encore une cuillerée à café de panamide).

Le lavage se pratique excellemment aussi avec de l'eau de chaux additionnée de 2 à 3 jaunes d'œufs battus, pour un demi-litre. On rince à l'eau chaude et l'on sèche très soigneusement avec des serviettes chaudes.

Quand le cuir chevelu et les cheveux eux-mêmes sont trop secs, il convient de faire soigneusement le soir, raie par raie, des frictions à l'aide d'une baguette entourée d'ouate hydrophile imbibée d'huile d'amandes douces, d'huile antique ou d'huile de ricin.

Ce sont là les soins simples, la toilette hygiénique : le reste ne peut être apprécié que par le médecin.

Dans les deux sexes, en tout cas, on ne doit pas craindre de donner, dès l'enfance, l'habitude des brossages, frictions et même massages énergiques : ils contribueront à entretenir la tonicité du cuir chevelu. Chez les adultes, ce sont aussi de bonnes habitudes à prendre : mais il faut les acquérir graduellement, et l'on doit s'attendre à traverser une période, d'ailleurs courte le plus souvent, où la dépilation quotidienne sera plus abondante.

En ce qui nous concerne, nous trouvons que (en dehors de toute affection du cuir chevelu) les lavages pratiqués tous les mois ou tous les quinze jours sont bien suffisants pour les hommes ; plus fréquents, ils dessèchent le cheveu, le rendent fragile et cassant.

Chez la femme il faut lui recommander de procéder avec méthode en savonnant le cuir chevelu avec une petite brosse à dents, à deux ou trois rangs ; les cheveux séparés en raies, ceux-ci sont suffisamment mouillés ainsi.

Comme moyen commode de séchage, R. Sabouraud recommande de repasser les cheveux au fer.

Nous nous trouvons très bien, après le lavage ou une lotion quelconque, de laisser la tête poudrée pendant quelques heures.

Pour éviter une trop grande sécheresse du cuir chevelu nous donnons la préférence à la formule suivante :

Huile de ricin . . . . 20 grammes.
Teinture de cantharides . . . . . . ⎫
    —   romarin . . . . ⎬ àà 10 grammes.
    —   jaborandi. . . . . . . ⎪
    —   quinine . . . . ⎭
Alcool camphré . . . . 60 grammes.

A employer de temps en temps.

Pour fortifier les cheveux minces, MONIN conseille les frictions matin et soir sur le cuir chevelu à l'aide d'une brosse douce avec :

Teinture de quillaya . . . . ⎫
    —   de cantharides . . . . ⎬ àà 20 grammes.
    —   de romarin . . . . ⎪
Glycérine pure . . . . ⎭
Acide nitrique dilué. . . . . 5 grammes.

Pour favoriser l'accroissement des cheveux, JOSEPH (de Berlin) emploie l'huile à base de quinquina :

Sulfate de quinine . . . . 1 gramme.
Beurre de cacao . . . . 7 gr. 5
Huile d'amandes douces . . . . 22 gr. 5
Essence de rose . . . . XI gouttes.

Pour assouplir le cheveu et lui donner du brillant, LABONNE se sert d'une pommade à la formiatine additionnée d'essence d'amandes amères.

Enfin, comme règle hygiénique, notons qu'il vaut mieux rester la tête découverte (1) ; les montagnards écossais qui ont les jambes nues, les ont velues (E. JAMIESON, d'Edimbourg).

Les agents physiques et naturels ont été déjà largement mis à contribution dans le traitement des alopécies.

Le brossage dont nous usons quotidiennement en représente la forme la plus simple. Partant de ce principe que les cheveux dépérissent parce que les muscles de la peau du cuir chevelu ne fonctionnent pas, un médecin américain, ELLIOT, préconise le massage raisonné du cuir chevelu (la vibrothérapie en est une forme excellente) pour obliger le sang à circuler et partant empêcher la chute des cheveux ou les faire pousser de nouveau dès qu'ils commencent à tomber. Ce massage, qui devient scientifique par l'idée qui préside à son utilisation, est employé de temps immémorial par les coiffeurs sous le nom de shampooing (massage, en anglais) ; mais si le nom nous vient d'Amérique, il est bon de rappeler que la

_____

(1) VALLIN a noté qu'en juillet au soleil, il y avait 46° à l'intérieur d'un gibus ; la sueur ne s'évaporant pas, les cheveux macèrent dans un bain acide ; or les ouvriers qui plongent les bras dans des lessives acides ou alcalines les ont glabres (VERNOIS).

chose existait à Rome à l'époque de CELSE et que les Orientaux ont perpétué cette coutume. La douche qui termine le massage a également son utilité bienfaisante, à condition qu'elle soit donnée tiède ou chaude.

A ce propos, nous avons remarqué les bons effets des bains d'air chaud dans la chute des cheveux, et c'est peut-être à eux que les coiffeurs ont emprunté leur système de brûlage actuellement à la mode. On ferait mieux, paraît-il, à San-Francisco, où les cheveux sont non plus coupés mais brûlés avec un peigne muni d'un fil de platine, porté à l'incandescence au moyen de l'électricité.

Celle-ci a été utilisée d'une façon plus médicale.

On pourrait, en se basant sur les expériences de STÉPHANE LEDUC, de Nantes (1), employer l'électricité galvanique. L'ion mercure influencerait heureusement l'alopécie (syphilitique?).

BOISSEAU DU ROCHER a signalé l'action heureuse et manifeste des courants à hautes intermittences dans l'alopécie précoce.

W. ALLEN, MACKEE, VASSILIDÈS (d'Athènes) préconisent également les courants de haute fréquence ; de KEATING-HART cite son cas personnel.

Nous avons constaté avec GASTOU, CHABRY et RIEDER, que les alopécies infectieuses d'origine dyscrasique ou toxique sont favorablement influencées par la douche statique et les effluves de haute fréquence.

DOUMER emploie la douche statique depuis plus de quinze ans.

« Les bains et les douches statiques, dit PAUL-CHARLES PETIT, ont une action marquée sur le cuir chevelu, et par un mécanisme encore mal élucidé, on voit les cheveux devenir plus souples, plus abondants même. »

Pour nous, nous avons surtout recours à la douche statique pour arrêter la chute et à l'étincelle pour activer la repousse. Sans parler de l'action bactéricide due à l'ozone, l'action sur

---

(1) Cet auteur, après avoir tondu une partie de la fourrure d'un lapin applique sur une certaine zone des électrodes en coton hydrophile imprégné d'une solution de chlorure de zinc au centième et recouvertes d'une plaque de métal; il fait passer pendant quarante minutes un courant de 10 milliampères ; au bout de vingt-cinq jours l'endroit où posait l'anode est recouvert de poils ayant environ 1 centimètre de longueur alors que sur les autres parties, la pousse est insensible.

les vaso-moteurs détermine une vaso-dilatation d'où résulte une hyperhémie favorable (1).

Cette action sur la circulation locale a été utilisée dans un traitement dit *calice capillaire*, né au Canada, et qui consiste en un bonnet en caoutchouc dans lequel on fait un vide relatif de manière à activer la circulation du crâne afin de stimuler le bulbe pilaire.

Dans le même ordre d'idées, on avait essayé une congestion passive obtenue par l'application d'une bande de caoutchouc disposée au-dessus des oreilles.

D'un autre côté, nous prescrivons souvent aux femmes de laisser pendant une heure leurs cheveux flotter librement au soleil.

Il est également de notion courante que le séjour au bord de la mer ou dans les stations d'altitude favorise la pousse des cheveux.

Spiegler, de Vienne, a traité l'alopécie par les rayons lumineux avec la lampe de Finsen.

Les bains d'air et de soleil ont été d'ailleurs recommandés par E. Singer (de Berlin) dans l'alopécie infectieuse.

Personnellement, nous employons avec succès la lumière jaune qui accélère l'activité du cuir chevelu et agit sur le bulbe pileux, de même qu'elle agit sur les glandes sudoripares. En outre, elle facilite les fonctions éliminatoires de la peau, fait intéressant dans les alopécies d'origine microbienne.

A noter enfin, la croissance plus rapide des poils observée chez les animaux sous l'influence des rayons du radium.

Signalons, avant de terminer, l'expérience tentée en Allemagne à l'aide de l'acide carbonique dont on fait arriver un courant sous une calotte de caoutchouc posée sur le crâne.

Comme traitement interne, il est logique de donner, dans tous les cas, le fer, le soufre, les phosphates et l'arsenic. Armand Gautier a constaté que chez les femmes malades auxquelles il administrait l'arsenic. particulièrement sous forme de cacodylate, la chevelure devenait plus épaisse et plus longue.

Nous nous sommes également bien trouvé de l'arséniate de

---

(1) De Beauvais, cité par Guelpa, a soigné un malade précocement chauve dont les cheveux repoussèrent bien colorés à la suite d'un eczéma aigu du cuir chevelu, fait attribué à l'augmentation de la vitalité des artères, à l'abondance persistante de l'irritation sanguine déterminée par l'inflammation.

strychnine à la dose de 3 milligrammes par jour, en deux fois.

On pourrait essayer le traitement thyroïdien en se basant sur ce fait d'observation que la calvitie myxœdémateuse guérit complètement sous l'influence de ce traitement ; ZIÉGLER a d'ailleurs constaté une amélioration dans l'alopécie congénitale par l'administration de corps thyroïde à l'intérieur.

MONIN donne la gélatine sous forme de poudre de corne de bœuf râpée à la dose de 4 à 5 grammes pour enrayer la chute des cheveux.

DIECHLER (de Francfort-sur-le-Mein), il y a plus de dix ans, a donné le collagène sous forme de bouillon de viande et d'os ; il s'est également servi de gélatine ; et, chaque fois que le follicule pileux fonctionnait encore il a constaté une plus grande abondance de cheveux.

ANÉMIE CUTANÉE

L'anémie cutanée n'est pas, à proprement parler, une maladie de la peau ; elle est cependant la cause de diverses altérations soit épidermiques, soit glandulaires, et peut influer sur l'état d'un certain nombre de dermatoses dont elle supprimerait la coloration ordinaire. Elle est générale ou partielle, passagère ou persistante.

ANÉMIE CUTANÉE GÉNÉRALE

Symptomatologie. — Dans l'anémie cutanée générale provenant tantôt d'une diminution dans la quantité totale du sang (*olighémie, ischémie*), tantôt d'une diminution de la proportion des globules rouges avec ou sans augmentation des globules blancs (*aglobulie* ou mieux *hypoglobulie, pseudo-leucémie, leucocythémie*) (1), la peau est affaissée, décolorée, pâle,

(1) « Dans la leucémie lymphocytique et dans la pseudo-leucémie, on a observé trois espèces d'altérations cutanées.
1° Des néoformations à aspect néoplasique, qui doivent être con-

blanche, d'autres fois d'un blanc sale, jaunâtre ou verdâtre, parfois elle a la couleur de la cire ou la pâleur cadavérique ; elle
est sèche et dure (*xérodermie*) ou sécrète une sueur froide ;
elle desquame parfois en petites écailles fines, sèches ou graisseuses.

La température est abaissée dans la plupart des cas, augmentée plus rarement, dans certaines variétés d'anémie chronique.

On a noté fréquemment divers troubles de la sensibilité :
sensations de froid, d'engourdissement, anesthésie plus ou
moins complète, parfois une véritable douleur.

L'anémie cutanée générale est due à des états généraux
comme la syncope, la métrorragie, ou à des maladies chroniques ou prolongées comme la tuberculose, la chlorose et le
cancer (1).

ANÉMIE CUTANÉE PARTIELLE

Définition. — Les anémies locales sont le résultat de la
contraction et du rétrécissement du calibre des vaisseaux provoqués soit par la compression mécanique (bandages trop
serrés, bande d'ESMARCH), soit par une influence vaso-motrice
(froid, courant électrique, etc.).

L'œdème est une des causes de l'anémie cutanée ; dans ce
cas, la peau tendue, brillante, ressemble à l'albâtre.

---

sidérées comme des agglomérations de cellules leucémiques dans la
peau.

2° Des affections inflammatoires de la peau dans lesquelles, plus
tard seulement, se présentent des tumeurs leucémiques : c'est le
type décrit par KAPOSI sous le nom de *lymphodermie pernicieuse.*

3° Des éruptions exsudatives, surtout urticariennes, qui ne sont pas
caractérisées elles-mêmes par des dépôts leucémiques, mais qui sont
dues, d'une manière quelconque et indirecte, à l'état général dû à
l'affection et s'observent comme dans d'autres affections, telles que
le cancer, les maladies du foie, les échinocoques, etc. Il s'agit, dans
ces cas, de ce qui a été décrit sous le nom de *prurigo des pseudo-leu-
cémiques.* » (ARTHUR ALEXANDER.)

NICOLAU a rapporté un cas d'érythrodermie exfoliatrice généralisée
survenue chez un malade atteint de pseudo-leucémie.

(1) PAVIOT et GALLOIS (de Lyon) ont démontré que le *cancer vert* ou
chloroma d'ARAN doit être rattaché à la leucocythémie.

Pronostic et Traitement. — Le pronostic et le traitement des anémies cutanées dépendent nécessairement des causes qui les ont engendrées.

ANIDROSE

Définition. — Symptomatologie. — L'anidrose consiste en une diminution ou une suppression générale ou locale de la sécrétion sudorale ; d'où résulte un état sec et rugueux de la peau qui est souvent le siège d'une desquamation furfuracée et d'une sensation subjective de sécheresse, de tension et de chatouillement.

Étiologie. — Physiologique, congénitale et permanente, constituant, pour ainsi dire, l'état normal chez certains sujets (ce qui est assez rare et ce que l'on pourrait appeler l'*anidrose idiopathique*), elle est plus souvent pathologique, congénitale et permanente comme dans l'ichtyose, ou acquise et transitoire, symptomatique soit de maladies générales comme le diabète et la paralysie (paralysies faciales), le cancer, la tuberculose, l'érysipèle, le phlegmon, la cachexie, soit d'affections cutanées comme l'eczéma, le psoriasis, la lèpre, le pityriasis rubra, les dermatites exfoliatives, la kératose pilaire, la xérodermie pigmentaire de KAPOSI, etc., apparaissant ou disparaissant avec les affections qui lui ont donné naissance.

HALLOPEAU a montré que l'anidrose peut encore résulter d'une action d'arrêt provoquée par une vive émotion psychique et persister sous cette influence pendant plusieurs mois.

Pronostic. — Le pronostic variera donc avec ces affections.

SEMMOLA (de Naples) a appelé l'attention sur l'alternance d'un certain nombre de dermatoses disparaissant l'été pour revenir l'hiver et en conclut que la suppression ou la diminution de la sécrétion sudorale empêche l'élimination par la peau de produits toxiques divers provenant soit du tube digestif soit de l'intimité des tissus et devenant alors nocifs.

A. ROBIN appelle *délitescence estivale normale* ce phéno-

mène en raison duquel un certain nombre d'affections chroniques perdent leur aspect caractéristique pendant la saison
chaude en raison des sueurs abondantes occasionnées par la
chaleur.

Anatomie pathologique. — Chez un Allemand qui ne
suait pas même dans une étuve à 60°, l'examen micrographique
d'un fragment de peau a permis de constater l'absence de toute
glande sudoripare.

Traitement. — En dehors du traitement de l'affection
causale, on peut essayer les diaphorétiques connus : jaborandi,
pilocarpine, aconit (PALLAS, TOMMASSINI).

SEMMOLA prescrit chez les scrofuleux l'iodure de potassium
et chez les arthritiques les alcalins.

On pourrait peut-être essayer l'opothérapie thyroïdienne qui
a ramené la sudation dans le myxœdème.

C'est surtout au traitement externe qu'il faut recourir :
bains chauds (L. BROCQ, DUHRING) et prolongés à 30° et 35°.
HARDY recommandait les bains de vapeur, la douche générale
fraîche capable d'amener une réaction chaude, les bains tièdes
et émollients.

Personnellement, nous prescrivons les grands bains additionnés de 5 ou 6 litres d'eau dans lesquels on fait bouillir
quelques bonnes poignées de plantes aromatiques : laurier,
thym, serpolet, marjolaine, romarin, lavande, hysope, giro-
flées, iris, fenouil, verveine, narcisse, etc. ; puis les douches,
les massages et surtout le bain de lumière (1).

ASTÉATOSE

Définition. — On désigne sous le nom d'astéatose la diminution de la sécrétion de la graisse destinée à lubrifier la surface de la peau.

------

(1) Peut-être pourrait-on essayer la musicothérapie ; il a été constaté par WARTHIN, de Michigan, qu'en l'état hypnotique le corps se
couvrait de sueur à l'audition de la chevauchée des Walkyries de
Wagner.

Symptomatologie. — L'épiderme devient, dans ce cas, sec, friable et se détache facilement sous forme d'une desquamation lamelleuse ou furfuracée.

Durée. — **Pronostic**. — La durée et le pronostic de cet état sont absolument sous la dépendance des causes qui le provoquent.

Étiologie. — Ces causes sont : ou des agents extérieurs comme le savon, la lessive, les produits chimiques qui, par une action répétée, soustraient à l'épiderme une trop grande quantité de graisse, ou des affections de la peau comme l'ichtyose, le psoriasis, la lèpre, ou encore des maladies générales comme le diabète, etc.

Traitement. — Le traitement de l'astéatose doit comprendre, en premier lieu, la suppression des causes qui la produisent ; et, en deuxième lieu, la sudation provoquée, qui est le moyen le plus actif, conseillée par E. BESNIER et A. DOYON ; enfin, comme adjuvants, tous les corps gras : vaseline, lanoline, glycérine, huile de foie de morue, axonge, etc.

MONIN fait faire, matin et soir pendant cinq minutes, une onction avec gros comme un pois du mélange suivant :

> Extrait de jaborandi . . . . 3 grammes.
> Acétate de soude. 10   —
> Glycérine . . . . ⎫
> Lanoline. . . . . ⎭ āā 20 grammes.

Il donne, en outre, à l'intérieur, 3 ou 4 milligrammes par jour d'arséniate d'antimoine.

Les bains de vapeur nous ont réussi plusieurs fois ; CH. FÉRÉ, chez une névropathe dont la peau était d'une sécheresse extrême notée à l'aide d'un hygromètre spécial, sous l'influence d'une perturbation vaso-motrice, a obtenu la disparition de cet état au moyen de l'électricité statique.

ATROPHIE CUTANÉE

Définition. — On désigne sous ce nom, dit KAPOSI, une affection caractérisée par une diminution de l'épaisseur géné-

rale de la peau ou de ses propriétés biologico-chimiques. Elle
peut être diffuse ou partielle, idiopathique ou symptomatique.

ATROPHIE CUTANÉE DIFFUSE OU GÉNÉRALISÉE

Symptomatologie. — Pour KAPOSI, l'atrophie cutanée
diffuse comprend :

1° La xérodermie ;

2° L'atrophie sénile.

La XÉRODERMIE, *peau parcheminée*, renferme elle-même deux
formes dont l'une est le *Xeroderma pigmentosum* (*atrophoderma pigmentosum*; Voy. *Xeroderma pigmentosum*), —
l'autre un *second type* dans lequel « le tégument externe
depuis le milieu de la cuisse jusqu'à la plante du pied, plus
rarement depuis le bras jusqu'à la paume de la main, présente
une couleur blanche singulière, est tendu par places et ne peut
être que difficilement soulevé ; il est pâle ; son épiderme est
extrêmement aminci, terne, ridé ; il se soulève en lamelles
minces et brillantes comme de la baudruche ».

Les mains et les pieds (doigts et orteils, paume et plante)
sont extrêmement sensibles et de cette sensibilité résulte une
difficulté considérable pour la marche et le travail manuel.

C'est une affection qui remonte à la première enfance, et
reste stationnaire.

C'est une forme analogue qu'H. HALLOPEAU et L.-E. LEREDDE
décrivent d'après BUCHWALD, TOUTON, POSPELOW, NEUMANN,
NIKOLSKY, sous le nom d'*atrophie idiopathique diffuse de la
peau*.

ATROPHIE SÉNILE. RÉGRESSION SÉNILE DE LA PEAU. — La peau
du vieillard prend, au fur et à mesure que l'individu avance
en âge, une consistance et un aspect spéciaux. Elle devient
sèche (*induration* de PAGET), ridée, amincie, rugueuse et couverte d'une fine desquamation (*pityriasis des tabescents, xérodermie des vieillards*); elle est flasque, mobile sur les tissus
sous-jacents et garde facilement la forme des plis qu'on lui a
imprimés (rides); sa coloration est, en général, plus foncée
que celle de la peau adulte ; parfois décolorée par places, elle
est, le plus souvent, pigmentée en brun foncé et couverte à

la face, au cou, sur les bras, au tronc, de petits placards de couleur brunâtre ou noirâtre (*verrues séborrhéiques des vieillards*).

A. Ferranini a distingué une entité morbide qu'il désigne sous le nom de *xérodermie génito-dystrophique* caractérisée par :

1° Le facies spécial : la peau est flasque, ridée, plissée, elle a la nuance vieille cire ; peu de poils aux lèvres, sur les joues, aux aisselles, au pubis, malgré une chevelure abondante ; les sujets semblent vieux dans leur jeunesse et jeunes dans leur vieillesse ;

2° Le timbre spécial de la voix de *fausset ;*

3° L'atrophie des testicules et l'impuissance.

Accessoirement, on a noté une déformation particulière des mains (mains de grenouille). Rummo, de Palerme et, précédemment, Meige avaient observé une dystrophie analogue.

Rosbach aurait décrit sous le nom de *rhytidosis*, maladie des rides, le gérontiasis ou géromorphisme (Cabanès).

Enfin dans un état d'infantilisme vu par Richon et Jeandelize on constatait une « peau flétrie » à rapprocher du sénilisme de Rummo.

Anatomie pathologique. — D'après H. Leloir et E. Vidal, les papilles dermiques sont atrophiées ; les faisceaux du tissu conjonctif tendent à la sclérose ; le système lacunaire lymphatique est le siège d'une véritable atrophie ; les fibres élastiques sont fendillées, brisées, fragmentées (Patenostre).

On a observé des dégénérescences diverses ; dégénérescence colloïde (Rokitansky, Wirchow), dégénération amyloïde (O. Weber), gonflement vitreux (Neumann), dégénérescence graisseuse (Bouchard, Patenostre).

Les cellules graisseuses du tissu cellulaire sont plus ou moins atrophiées ; les fibres musculaires lisses sont atrophiées et granuleuses ; les artérioles sont rétrécies, athéromateuses ; les veinules dilatées ; les nerfs atrophiés ; les bulbes pileux sont atrophiés ainsi que les glandes sébacées ; celles-ci, dans certains cas, peuvent être hypertrophiées ; les glandes sudoripares offrent des altérations variables « qui ne paraissent pas être en rapport avec la diminution de la sueur et la sécheresse de la peau des vieillards ».

Du côté de l'épiderme, la couche cornée est souvent épaissie et se desquame ; la couche granuleuse amincie et moins chargée d'éléidine que normalement; la couche de Malpighi, amincie, aplatie, ratatinée; la couche des cellules perpendiculaires et les couches des cellules du corps de Malpighi souvent fortement pigmentées.

ATROPHIE CUTANÉE PARTIELLE

L'atrophie cutanée partielle, dont le cadre comme entité morbide n'est pas encore nettement tracé, embrasse bien des lésions d'aspects différents et de localisations variables : atrophie cutanée idiopathique, en plaques, hémi-atrophie faciale progressive, les vergetures, etc.

Actuellement, elle comprend, pour la plupart des auteurs, trois variétés principales : 1° *l'atrophie partielle idiopathique;* 2° *les stries atrophiques, vergetures,* etc. ; 3° *l'atrophie partielle symptomatique.*

Symptomatologie. — H. Leloir et E. Vidal décrivent l'atrophie cutanée partielle idiopathique comme « une affection rare qui n'occupe le plus souvent que des points limités de la peau, sous forme de taches blanchâtres, jaunes ou d'un brun clair, arrondies ou ovalaires, dont le diamètre le plus ordinaire varie entre celui d'une pièce de deux francs et celui d'une pièce de cinq francs, mais dont quelques-unes peuvent atteindre 5 à 6 centimètres de longueur. Les plus récentes et les plus petites sont blanchâtres, les plus anciennes et les plus grandes prennent une teinte brunâtre. »

« Le tégument sous-jacent est aminci, réduit à la moitié, au tiers de son épaisseur normale, et lorsqu'on le pince entre les doigts, paraît aussi mince qu'une peau de gant. Il est flasque, se ride facilement, paraît parfois comme plissé, et laisse voir très apparent le relief des veines qu'il recouvre. On ne peut en suivre le trajet que sur les plaques atrophiées ; tout autour ces veines disparaissent sous la peau saine. »

Les stries atrophiques, vergetures, macules atrophiques, etc., sont des lésions de la peau consistant en traînées étroites et plus ou moins larges (*atrophie dermique linéaire, stries linéaires, atrophoderme strié*), ou en taches arrondies (*macules atrophiques, atrophoderme maculeux*) qui d'abord

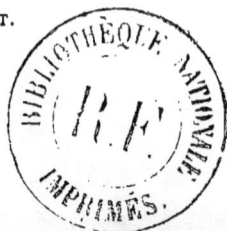

CHATELAIN. — 4ᵉ ÉDIT.   7

roses, d'un rouge livide (*stries livides*), violacées (*vibices*). deviennent ensuite blanches, grises, ou d'une couleur gris bleuâtre
(*sugillations, vergetures*), luisantes, comme nacrées (*fausses
cicatrices*).

A leur niveau, la peau est amincie, souple, déprimée, l'épiderme est distendu, froncé dans les cas anciens.

Elles siègent surtout au ventre, sur les hanches, les fesses,
les cuisses, les seins, les épaules ; disposées suivant les plis de
la peau ; parfois symétriquement (cas de CANTANI).

Étiologie. — Elles peuvent tenir à un grand nombre de
causes comme l'obésité, la grossesse, les tumeurs abdominales,
l'ascite, la croissance rapide (*vergetures de croissance* de
CH. BOUCHARD), les plis du mouvement (*vergetures articulaires, stries linéaires physiologiques* d'E. BESNIER et
A. DOYON.

Anatomie pathologique. — Ces lésions sont dues, comme
TROISIER, MÉNÉTRIER et O. KUSTNER l'ont démontré, à une
éraillure du derme dans lequel les fibres élastiques sont allongées, distendues, et plus ou moins rompues ; les faisceaux fibreux
sont légèrement dissociés ; les papilles aplaties ou détruites.

L'ATROPHIE CUTANÉE PARTIELLE SYMPTOMATIQUE, dans laquelle
les éléments cutanés subissent diverses dégénérescences : graisseuse, lardacée, cireuse, hyaloïde, vitreuse, peut dépendre d'un
grand nombre de causes : lésions d'origine nerveuse centrale ou
périphérique comme la paralysie infantile (E. VIDAL), la trophonévrose faciale de ROMBERG (LANDE, H. FREMY), les sclérodermies, les léprides et syphilides non ulcéreuses, des dermatites
chroniques (pityriasis rubra, E. BESNIER et A. DOYON ; eczéma
chronique, ERASMUS WILSON). E. BESNIER, A. DOYON leur donnent le nom de *vergetures trophopathiques*.

BREISKY et après lui JANOWSKY, OHMANN-DUMESNIL ont donné
le nom de *Kraurosis de la vulve* à une affection spéciale à cette
région dont on ignore aussi bien l'étiologie que la nature, se
rapprochant à certains points de vue de la leucokératose et caractérisée par un prurit intense et une atrophie tégumentaire
des organes génitaux.

Les auteurs (MARTIN, CREMPIN, R. PICHEVIN et AUGUSTE
PETTIT, MENDÈS, KIMMELFARB, LABUSQUIÈRE, LE ROY DES BARRES,

ARNOUX), qui ont étudié, depuis, cette maladie rare, s'accordent, malgré la coïncidence du cancer dans les deux cas, pour différencier le kraurosis vulvaire de la *leucoplasie vulvo-vaginale*.

Pour L. NONIQUE, le kraurosis vulvæ qu'il appelle *sclérose rétractile ecchymotique de l'anneau vulvaire* serait jusqu'à un certain point sous la dépendance d'écoulements vaginaux et de traumatismes opératoires portant sur les organes génitaux internes.

Les cas de MARION, décrits par lui sous le nom de *leucoplasie vulvaire*, dans lesquels on rencontre la démangeaison ou la sclérose atrophique, semblent ressortir bien plus du kraurosis que de la leucoplasie.

Histologiquement, on constate que les lésions consistent en une inflammation et en une hypertrophie dermiques avec nécrose et hyperkératinisation des éléments épidermiques.

Traitement. — Le traitement des atrophies symptomatiques n'est autre que celui des maladies qui les occasionnent ; quant aux atrophies idiopathiques, leur traitement est complètement nul.

Malgré l'avis de L. BROCQ qui déclare qu'il n'y a rien à faire contre les vergetures de la grossesse, de MOLÈNES fait pratiquer chaque soir un massage pendant dix minutes avec :

Teinture de noix vomique . . . . . } àà 5 grammes.
—   de quinquina. . . . . . . }
Vaseline . . . . } àà 20   —
Lanoline . . . . }

ou :

Baume de Fioraventi . . . . . . } àà 5 grammes.
Alcoolat de lavande. . . . . . . }
Vaseline . . . . } àà 20   —
Lanoline . . . . }

le lendemain matin, lavage à l'eau de Cologne.

MONIN fait appliquer le soir une couche de :

Suc d'oignon de lys blanc. . . . . } àà 60 grammes
Miel . . . . }
Cire blanche fondue 30   —

On a essayé les courants continus ; REGNAULT conseille les douches, les sudations.

ALBERT ROBIN prescrit contre les rides du visage l'application le soir de :

Lait d'amandes. . . . . 50 grammes.
Sulfate d'alumine 4   —
Eau de rose 200   —

et le matin une séance de massage.

Personnellement, nous avons maintes fois empêché la formation des rides des tempes (patte d'oie) à l'aide du massage pratiqué sur cette région avec les pouces, les deux mains écartées et en serrant la tête ; nous avons, dans le même but, employé la faradisation ; dans l'un et l'autre cas, la patiente doit faire deux séances par jour de dix minutes chacune et savoir qu'il lui faut patience et longueur de temps.

BOUTON D'ORIENT [1]

Synonymie. — Bouton ou ulcère d'Orient (VILLEMIN). — Pyrophlyctide endémique (ALIBERT). — Dermatose ulcéreuse (LARREY et POGGIOLI). — Bouton des Zibans (GUYON). — Ulcère ou chancre du Sahara (L.-E. BERTHERAND). — Impetigo annua (DUTEUIL, de Bagdad). — Ulcère des pays chauds (SIRUS-PIRONDI). — Bouton des pays chauds (E. VIDAL.) — Bouton endémique d'Orient ou bouton endémique des pays chauds (E. BESNIER et A. DOYON). — Bouton des tropiques. — Bouton ou clou d'Alep, de Amsitsar, de Bagdad, de Biskra, de Bombay, du Caire, de Cambay, de Chypre, de Crète, de Delhi, de Delphes, d'Egypte, d'El-Kantara, de Gafsa, de Guzerat, de Laghouat, de Lahore, de Nabeul, du Nil, d'Ouargla, de Pendjdeh, du Sind, de Suez, de Tuggurth, d'Umballa, du Zab. — Clou des Zibans. — Bouton d'un an. — Pustule de Bassora. — Maladie des Sartes. — Mal des dattes. — Bouton de pluie. — Furoncle de Delhi.

Définition. — Le bouton d'Orient est une affection cutanée, probablement microbienne, propre aux pays chauds (on le rencontre aussi bien dans l'Inde que dans la Tunisie ou l'Amérique méridionale), et se développant soit primitivement, soit plutôt secondairement à une lésion épidermique quelle qu'elle soit.

Il est contagieux (2), auto-inoculable et inoculable.

Symptomatologie. — Après une période d'incubation dont la durée est encore indéterminée, pouvant varier de quelques jours à plusieurs mois, la maladie s'annonce par une légère démangeaison. En même temps, un ou deux jours plus

(1) Le *crow-crow* de la côte occidentale d'Afrique est une affection cutanée similaire du bouton d'Orient (H. CHARTREY).

D'après RONGIER, la réceptivité au crow-crow varie suivant les conditions plus ou moins favorables à la reproduction des chiques qui seraient une sorte d'agent pathogène.

(2) DÉPÉRET et BOINET ont observé des sujets contagionnés en France par des soldats malades venant de la Tunisie.

tard, se montre une petite tache érythémateuse, au milieu de
laquelle on voit se développer une petite papule acnéiforme
(période d'induration),qui grandit rapidement, devient conique
au centre, pendant qu'à la périphérie se forme une desquamation
épidermique (période de desquamation). Quelquefois, le processus s'arrête là (*clou léger, variété abortive papulo-tuberculeuse*) ;
le plus souvent, la papule devient vésiculeuse, puis croûteuse
(*variété papulo-crustacée*). Au-dessous de la croûte existe une
ulcération parfois profonde et envahissante (*variété ulcéreuse
érodante*), à bords dentelés ou arrondis, taillés à pic, dont le
fond sécrète un peu de sérosité plus ou moins sanieuse (période
d'ulcération) ; autour d'elle, on voit bientôt s'élever sur la surface du tégument, qui est d'une couleur rouge terreux et parsemée de points ou grains jaunâtres, des éléments éruptifs
semblables au premier, au nombre de six ou dix, qui évoluent
de la même façon et arrivent, en se réunissant, à former des
placards arrondis ou irrégulièrement ovalaires.

Quand on détache les croûtes, sèches, de couleur jaune, verdâtre ou noirâtre, l'aspect de la lésion est alors caractéristique :
le centre du placard est occupé par une ulcération plus grande
que celles de la périphérie, qui sont séparées par des intervalles de tégument rouge vif, infiltré, d'où un aspect mame-
lonné tout spécial.

La période d'état est alors constituée et peut durer plusieurs
mois, quatre ou cinq en moyenne : les surfaces ulcérées bour-
geonnent, le fond prend un aspect grenu et même papillomateux caractéristique (*variété papillomateuse* ou *villeuse*) ; les
croûtes qui se sont détachées et se sont reproduites à plusieurs
reprises finissent par se dessécher et par tomber définitivement

A la fin (période de cicatrisation), se forme une cicatrice
qui, rosée, livide, violacée au début, prend ensuite une teinte
blanchâtre ; elle est souvent déprimée et quelquefois, si la maladie siégeait au visage (paupières, lèvres, oreilles, nez), occasionne des déformations plus ou moins considérables.

Le bouton d'Orient, en dehors des démangeaisons initiales
qu'il provoque, est généralement indolore pendant toute sa
marche. Il peut se compliquer de lymphangites, d'adénites, de
phlébites, d'érysipèle, etc.

Siège. — On le rencontre particulièrement sur les régions
découvertes : avant-bras, mains, face, jambes, pieds, rarement

sur le tronc, plus rarement encore sur la verge. Désiré Batailley (en religion R. Père Damien) a observé sur lui-même le bouton au cuir chevelu.

Durée. — La durée totale de la maladie est variable ; s'il n'y a qu'un seul bouton (bouton mâle), il persiste en moyenne de six à huit mois ; mais comme souvent il en existe plusieurs (deux, trois, quatre, etc.), dix fréquemment, parfois trente ou quarante (Laveran), cinquante et même cent (Lemansky, de Tunis), le bouton d'Orient peut mettre jusqu'à une année et même davantage à évoluer (*bouton d'un an*).

Pronostic, — La guérison est la règle, mais l'affection peut récidiver, rarement il est vrai.

Diagnostic. — La symptomatologie et la marche du bouton d'Orient sont assez spéciales pour imposer le diagnostic, si toutefois on songe à la possibilité de cette affection dont l'idée sera souvent éveillée par la connaissance du lieu de provenance du malade ; dans le cas contraire, on pourrait parfaitement la confondre avec le *lupus*, la *syphilis*, le *furoncle*, l'*ecthyma*, l'*impétigo*, les *folliculites*, les *papillomes*, etc., etc.

Étiologie. — Plusieurs auteurs (Favier, Wéber) ont inoculé avec succès le bouton d'Orient ; toutefois Moty, qui a fait à Biskra une série d'inoculations, a toujours échoué lorsqu'il n'inoculait que le liquide exsudé sans insérer en même temps une parcelle de croûte solide.

Actuellement on considère que la maladie est due le plus souvent à une inoculation accidentelle favorisée par les écorchures d'épines, les piqûres de moustiques et très fréquemment, comme le prouve le fait que nous avons publié, à une morsure d'araignée.

D'après Corrado, la contagion serait toujours provoquée par une seule et même espèce d'insecte.

Napoléon Marini, d'Alep, a montré que le bouton d'Alep était une maladie infectieuse à manifestations cutanées.

Anatomie pathologique. — « C'est, dit H. Leloir, une néoplasie siégeant dans le derme, de nature inflammatoire, non résolutive spontanément, tendant par conséquent à la des-

truction partielle ou totale des tissus dans lesquels elle s'est
développée, renfermant un microorganisme pathogène », sur la
nature duquel les auteurs ne sont pas fixés : micrococci (BOINET
et DÉPÉRET), microcoque et bactérie (PONCET), diplocoques des
folliculites (H. LELOIR et LOUSTALOT) ; cocci (RIEHL, DUCLAUX,
HEYDENREICH, CHANTEMESSE), streptothrix (L. BROCQ et VEUIL-
LON), streptocoque (AUCHÉ, LE DANTEC, DJELADEDDIN-MOUK-
TAR).

CUNNINGHAM (de Calcutta), en 1885, et FIRTH, en 1891, ont
aussi décrit dans le bouton d'Orient des parasites que FIRTH
appelle *Sporozoa furunculosa*.

CHARLES NICOLLE a cultivé un protozoaire découvert par
WRIGHT et dénommé *Leishmania tropicum*.

Traitement. — Le traitement, d'après E. VIDAL, doit consister en une expectation pure et simple, la cicatrisation s'effec-
tuant généralement sous la croûte.

D'après RANKING, l'arsenic et la quinine amènent sûrement
la guérison.

On a conseillé la cautérisation au fer rouge employée dès les
premiers symptômes du mal. On a préconisé les cautérisations
au nitrate d'argent, au chlorure de zinc, au nitrate acide de
mercure, au perchlorure de fer, à la teinture d'iode, etc., ou
des pansements fréquents avec des poudres antiseptiques : iodoforme, aristol, salol, dermatol, la pommade suivante :

Sublimé. . . . . 0 gr. 25 centigr.
Axonge . . . . 30 grammes.

(GEMAYEL, de Bicfaya.)

A. ZONBOW, médecin militaire russe, a, dans 87 cas, obtenu
des résultats très favorables par une ou quelquefois plusieurs
applications d'une solution alcoolique de violet de méthyle à
5 p. 100.

LEMANSKY, après bien des tâtonnements, est arrivé à adopter
une marche qui suit là maladie dans ses diverses phases cliniques :

« Au début, quand les boutons sont de petit volume, les
pulvérisations faites avec un liquide antiseptique chaud réussissent généralement très bien. Quand le bouton suppure, il
faut au plus vite évacuer le pus au bistouri ; une fois le pus
évacué, il est nécessaire de cautériser profondément et large-

ment le bouton avec la pointe du thermo-cautère. La plaie sera
ensuite recouverte, suivant les circonstances, d'un mélange
antiseptique, de préférence le suivant :

Poudre de dermatol . . . . 10 grammes.
Calomel . . . . 1 gramme.
Poudre de quinquina . . . . 5 grammes.
Antipyrine 2   —

ou d'une pommade à base de glycérine ou de vaseline avec le
dermatol.

« Les cautérisations au fer rouge doivent être recommencées
si le pus a une tendance à se reproduire. Après les cautérisations, la cicatrisation se fait très bien et laisse relativement peu
de traces.

« Pour les lymphangites ou les ulcères très larges, le traitement peut varier, mais il est surtout symptomatique et réussit
habituellement bien. Les complications sont moins difficiles à
guérir que le bouton lui-même.

« Quand le prurit est extrême, les malades sont soulagés par
de larges applications de la poudre suivante :

Talc . . . . ⎫
Amidon . . . . ⎪
Sous-nitrate de bismuth. . . . . . ⎪
Acide salicylique. . . . . ⎬ àà 20 grammes.
Bicarbonate de soude. . . . . . . ⎪
Acide borique. . . . . ⎪
Chlorhydrate de morphine . . . . . . ⎭ 2   —

« Dans tous les cas, il est bon de recommander les soins les
plus minutieux de propreté : les grands bains tièdes d'amidon
prolongés pendant une heure donnent les meilleurs résultats.
On recommandera au malade de se gratter le moins possible
pour éviter l'auto-inoculation. »

Dans le seul cas que nous ayons eu à soigner, nous avons
obtenu la guérison des ulcérations par le bain de lumière
rouge d'une demi-heure de durée tous les deux jours.

BROMIDROSE

Synonymie. — Osmidrose. — Sueurs fétides.

Définition. — Ce nom désigne une sécrétion sudorale à odeur plus ou moins forte ou désagréable ; elle peut être générale ou localisée.

Symptomatologie. — Lorsqu'elle est générale, elle peut être permanente ou liée à des états pathologiques divers, en particulier à l'hystérie.

Lorsqu'elle est localisée, elle siège surtout aux pieds, aux aisselles et aux régions génitales.

Aux pieds (*bromidrose plantaire*), elle s'observe chez les sujets des deux sexes ; son odeur spéciale, *sui generis*, fétide, persistante, est attribuée surtout au mélange de la sueur et des éléments épidermiques desquamant en voie de décomposition ; toutefois, KAPOSI prétend que l'odeur fétide n'est pas due à l'odeur particulièrement pénétrante de la sueur, mais à ce que cette dernière, imprégnée dans les chaussures, les bas et les chaussettes, s'altère et produit ainsi l'odeur repoussante de la bromidrose.

Aux aisselles (*bromidrose axillaire*), les sueurs odorantes sont communes chez les femmes, surtout les rousses.

On a rapporté des cas dans lesquels la sueur exhalée avait une odeur agréable de musc ou de violette (Voy. l'article *Osmidrose*).

La bromidrose complique souvent l'hyperidrose et principalement les éphidroses plantaire et axillaire.

HENRI NOEL a particulièrement appelé l'attention sur les odeurs dans les maladies : odeur de souris dans la teigne, bien connue des dermatologistes ; de musc, dans la péritonite tuberculeuse ; de bière aigrie, dans la scrofule ; d'ammoniaque, dans la fièvre ; de pain fraîchement cuit, dans la fièvre intermittente ; odeur aigrelette, dans le rhumatisme (MAC CASSY) ; odeur de souris, chez les mélancoliques ; de renard, dans un cas de ramollissement cérébral (OGLE) ; d'oie plumée, dans la rougeole ;

odeur de fauve ou de fromage, dans la scarlatine ; de vinaigre ou de colle de pâte avariée, dans la suette miliaire ; de poire moisie, dans la variole (Nouss) ; odeur des selles typhiques avant la diarrhée, dans la fièvre typhoïde (Reboul) ; de chloroforme, chez les enfants nerveux atteints d'embarras gastrique (Delamare).

Dagonet, Burrows, Knight et particulièrement Fèvre, de Toulouse, ont signalé l'odeur de la sueur chez les aliénés malgré tous les soins de propreté.

Traitement. — (Voy. le traitement de l'*hyperidrose* et de l'*éphidrose*.) Il est bon de savoir que l'on a suivi des cas dans lesquels la suppression de la bromidrose avait provoqué des troubles de la santé générale (Trousseau, Doyon).

CALLOSITÉ

Synonymie. — Durillon. — Oignon. — Tyloma. — Tylosis. — Tylosis calleux d'ALIBERT. — Kératose traumatique. — Hyperkératoses traumatiques d'H. HALLOPEAU et L.-E. LEREDDE.

Définition. — On désigne sous le nom de callosité une difformité accidentelle de l'épiderme, caractérisée par un épaississement circonscrit des couches superficielles épidermiques.

Symptomatologie. — Les callosités, durillons, etc., se présentent sous l'aspect de placards, de dimension et de forme variables, de couleur blanche ou brunâtre; ils sont lisses en raison de l'effacement plus ou moins complet des lignes et sillons normaux du tégument ; ils sont durs, secs, cassants, comme cornés.

Lorsque les couches épidermiques prennent une apparence foliacée, la lésion prend le nom d'oignon. La sensibilité tactile n'existe plus au niveau des callosités qui sont cependant douloureuses à la pression, par suite de la compression qu'elles-mêmes exercent sur le derme.

Parfois elles deviennent le point de départ (*durillon forcé* de CHASSAIGNAC) d'inflammations diverses, de lymphangites, d'adénites, etc., résultant souvent aussi de la présence de *gerçures*, *crevasses*, douloureuses, quelquefois très profondes.

Siège. — Les callosités peuvent siéger dans toutes les régions tégumentaires soumises à des pressions ou à des frottements fréquents; on les rencontre le plus souvent aux pieds (face inférieure ou interne du gros orteil, face externe du petit orteil, plante, talon), dues à des chaussures mal faites ; à la paume des mains, aux doigts, aux poignets, aux coudes, aux cuisses, aux genoux (*durillons professionnels*), aux points de pression des bandages, des corsets, etc.

On en a constaté de spontanées se développant sans cause

sur le gland, à la face dorsale des doigts, disparaissant spontanément encore au bout de trois ou quatre ans ou persistant indéfiniment (KAPOSI).

P. MELCHIÓRT ROBERT (de Marseille) a observé un cas qu'il
qualifie de *durillon miliaire* dans lequel l'induration, qui siégeait de préférence sous la tête du premier métatarsien revêtait
la forme de petits nodules enchâssés dans la couche cornée.

Pronostic. — Le pronostic est aussi bénin que possible, en
dehors des complications accidentelles, la lésion disparaissant
peu à peu dès que la cause productrice est supprimée.

Diagnostic. — Le diagnostic de la callosité simple n'est
généralement pas difficile en raison de son aspect et de son
siège ; elle n'a pas comme le *cor* un prolongement à sa face
inférieure (racine) ; lorsqu'elle se complique de fissures à la
paume des mains et à la plante des pieds, elle peut ressembler à
une *lésion syphilitique, eczémateuse,* etc. ; dans certains cas
encore, il faudra la distinguer des lésions de la *kératodermie
symétrique des extrémités.* (Voy. cet article.)

Étiologie. — En dehors des cas spontanés, les callosités
et durillons sont toujours le résultat soit d'une pression extérieure prolongée, soit d'un frottement répété, soit d'une irritation renouvelée par des acides minéraux.

Anatomie pathologique. — Le placard calleux est plus
épais au centre, où il atteint de 2 à 5 millimètres, que sur les
bords; il est constitué par des couches de cellules cornées
superposées parallèlement à la surface de la peau. Dans les plus
profondes, on reconnaît facilement l'existence d'un noyau.

Traitement. — Il faut supprimer la cause déterminante de
la callosité et enlever les couches épidermiques à l'aide d'un
instrument tranchant, après les avoir préalablement ramollies
par des bains, des cataplasmes, des emplâtres, des épithèmes,
de la glycérine saponifiée (VON HEBRA), obtenue par le mélange
de 92 parties de glycérine dans 8 parties de savon de coco.

On peut également recommander les applications de savon
noir avec addition de résorcine (parties égales), d'acide salicylique (3 p. 100), de collodion salicylé à 1 p. 100 (L.-E. LEREDDE).

Enfin, on a employé la radiothérapie (CHUITON, de Brest).

CALVITIE

Le terme de *calvitie* confondu souvent, dans le langage courant, avec celui d'*alopécie*, désigne, dit BAZIN, l'état de celui qui est chauve ; il signifie donc : une absence plus ou moins complète et définitive de cheveux.

Cet état a été observé par ED. FOURNIER chez un enfant dont le frère, le père, l'oncle et la grand'mère étaient atteints de la même dystrophie congénitale, accompagnée en outre d'onyxis.

CANITIE

Synonymie. — Leucotrichie.

Définition. — On désigne sous ce nom la décoloration des cheveux et des poils ; la décoloration totale du système pileux était désignée autrefois sous le terme de *poliose*, et celle des cheveux sous celui de *canitie*.

Variétés. — La canitie peut être congénitale ou acquise, générale ou partielle.

Congénitale et, dans ce cas, généralisée ou partielle, elle n'est qu'« un symptôme de l'achromie congénitale » (H. LE-LOIR et E. VIDAL). Acquise, elle peut être physiologique ou pathologique.

La canitie physiologique ne comprend qu'une variété : la canitie sénile.

Celle-ci se manifeste à un âge variable, atteignant d'abord les cheveux çà et là sur la région des tempes, gagnant ensuite la barbe, puis le système pileux tout entier. Le blanchiment commence souvent par la base d'implantation ; d'autres fois par des points différents, le cheveu présentant le long de sa tige des alternatives d'anneaux colorés et d'anneaux blancs (*canitie annelée*).

Des faits curieux semblent démontrer que le blanchiment se produit surtout la nuit (E. CAMPENON).

Le mélange des poils sains avec les poils décolorés donne lieu à des teintes diverses (poivre et sel). Lorsque la canitie est complète, la chevelure est entièrement blanche ou d'un blanc jaunâtre ; elle est ordinairement, en même temps, plus ou moins éclaircie.

La canitie pathologique survient dans le cours d'affections générales graves (fièvre typhoïde, érysipèle du cuir chevelu), de maladies du système nerveux (névralgie, migraines), de maladies de la peau (vitiligo, pelade) ; elle est alors limitée aux régions malades.

C'est dans cette classe qu'il faut ranger les canities prématurées, héréditaires (FÉRÉ a constaté dans une même famille la coïncidence habituelle de la canitie précoce et de la longévité) et les canities rapides d'origine émotionnelle (1) survenues presque subitement et niées par les uns (HALLER, BÆRENSPRUNG, KAPOSI, HEBRA), mais admises par un grand nombre de dermatologistes.

Dans un cas cité par BOURNEVILLE, le système pileux tout entier était devenu blanc en une seule nuit.

Le fait tout récent (février 1908) d'une canitie évoluant en quelques heures chez un officier, lors de la catastrophe d'Aïn-ben-Khelil, est de notoriété publique.

---

(1) WACHLOLZ a observé un cas curieux de changement de la coloration des cheveux à la suite d'émotions vives : le sujet, âgé de soixante ans et qui avait les cheveux noirs, les vit devenir de couleur rouge brun. L'auteur expliquerait le fait par cette raison que les cheveux noirs ne sont que des cheveux roux fortement pigmentés et, inversement, ces derniers, des cheveux noirs avec raréfaction du pigment. SCHREIBER a également observé un garçon chez lequel un changement de couleur de certaines régions pileuses s'est produit trois fois.

WEINBERG (de Dormund) cite trois cas, dont un observé par lui-même, dans lesquels les cheveux bruns, tombés au cours d'une alopécie syphilitique, repoussèrent d'un blond foncé.

D'autres observateurs ont vu, chez des vieillards, les cheveux et la barbe redevenir d'un noir foncé de blancs qu'ils étaient (G. MANOLAKIS, G. KOVEOS (d'Amorgos).

Ces phénomènes s'expliquent par la décoloration de la fourrure de certains animaux tels l'hermine qui blanchit en hiver, l'écureuil des montagnes de l'Italie et de la Suisse qui, noir en été, devient en hiver plus ou moins gris, comme aussi le petit gris du Nord de l'Europe.

Les animaux également blanchissent sous l'influence de la peur (YOUNG).

La possibilité de la canitie instantanée ou rapide a d'ailleurs été démontrée physiologiquement possible par Brown-Sequard.

Pathogénie. — La canitie dépend d'une dépigmentation du poil dont la cause est encore obscure; dans la canitie rapide, on a dit que la couleur blanche du cheveu était produite par la présence de bulles d'air dans la substance médullaire.

Heinicke a observé chez une aliénée le curieux fait suivant : une ou deux heures avant l'accès d'excitation maniaque, une bande de cheveux s'étendant du front à la région occipitale se mettait à blanchir petit à petit, de façon à atteindre l'apogée du blanchiment au summum de l'accès, pour diminuer ensuite peu à peu et ne laisser aucune trace quelques heures après l'accès. L'auteur a constaté par l'examen microscopique que le cheveu blanchi renfermait plus d'air qu'à l'état normal; il suffisait de le refouler au moyen de l'eau pour redonner au cheveu sa coloration normale.

Metchnikoff admet que la canitie est due à des cellules ambulantes dites chromophages ou pigmentophages qui se conduisent comme des phagocytes vis-à-vis du pigment des cheveux dont les cellules sont devenues incapables de défendre leur contenu.

Guelpa a dit que les lavages fréquents favorisaient la canitie, et il cite l'opinion d'un vétérinaire, Menven, lequel confirme que le poil des animaux blanchit d'abord et longtemps à l'avance dans les endroits qui, par les habitudes de la bête, sont plus souvent mouillés, par exemple les pattes, le museau et les oreilles, chez les chiens et chez les chats.

Certains médicaments peuvent ainsi avoir une influence sur la décoloration du cheveu, le sulfate de magnésie et la quinine en particulier (Bérillon).

Traitement. — Le moyen le plus simple et le plus inoffensif de colorer les cheveux ou la barbe en noir ou en brun consiste à passer sur les poils un bouchon de liège ou un charbon de peuplier noirci à la flamme.

L. Brocq prescrit la pommade suivante :

Cire blanche . . . . 125 grammes.
Huile d'olive 300   —

Faire fondre et ajouter :

Charbon de peuplier. 60   —

D'après E. Besnier qui a constaté ce fait chez les peladiques, l'acide acétique favorise certainement le processus de pigmentation des poils ; on pourrait donc employer des onctions ou des frictions avec des pommades ou solutions ainsi formulées :

Acide acétique. . . . . 1 gramme.
Vaseline . . . . 30 grammes.

ou :

Acide acétique . . . . 1 gramme.
Alcool . . . . 30 grammes.

Contre la canitie nerveuse, Monin conseille matin et soir une friction avec :

Teinture de jaborandi . . . .)
— de noix de galle. . . . . . . } ââ 30 grammes.
— de sarracenia. . . . . . .)
Essence de sassafras . . . . 10 —

Pour masquer la canitie, Kaposi donne les formules suivantes, dont l'application doit être précédée d'un savonnage des cheveux, pour enlever la graisse, et suivie d'un lavage avec une solution de sel marin pour empêcher que la peau ne soit colorée en noir.

1° Pour obtenir une coloration noire :

Nitrate d'argent. . . . . 1 gramme.
Carbonate d'ammoniaque . . . . 1 gr. 50
Onguent émollient . . . . 36 grammes.

ou :

Nitrate d'argent . . . . 1 gr. 25
Eau distillée . . . . 60 grammes.
Nitrate de mercure liquide. . . . . }
Teinture de réséda . . . . } ââ 5 —

ou bien, on fait des applications combinées de nitrate d'argent, d'acétate de plomb ou de sulfate de fer avec le foie de soufre, en appliquant la solution n° 1 sur les cheveux, avec une brosse, laissant sécher un quart d'heure et appliquant ensuite la solution n° 2.

Liquide n° 1 :

Nitrate d'argent fondu. . . . . 8 grammes.
Eau distillée . . . . 70 —

Liquide n° 2 :

Foie de soufre. . . . . 8 grammes.
Eau distillée . . . . 70 —

Chatelain. — 4ᵉ édit.   8

2° Pour obtenir une coloration brune :

> Acide pyrogallique . . . . 1 gramme.
> Eau de rose . . . . 40 grammes.
> — de Cologne. . . . . 2 —

3° La nuance châtain s'obtient par l'emploi d'une solution saturée de permanganate de potasse, environ 75 grammes de sel pour un litre d'eau, mais cette solution colore aussi la peau.

On peut employer toute une série de préparations à base de tanin, de noix de galle, les infusions de cônes de cyprès, de feuilles de noyer, d'écorce de saule, de brou de noix (1). L. BROCQ emploie le mélange suivant :

> Suc exprimé d'écorces de noix vertes. . . 10 parties.
> Alcool à 60°. 90   —

laisser en contact dix jours, puis filtrer.

4° La coloration blonde est obtenue au moyen de lavages avec l'eau oxygénée (l'employer fraîche et diluée sinon elle brûle le poil) ou avec le henné : on mélange la poudre avec de l'eau et on en fait une espèce de pâte dont on enduit les cheveux.

UNNA emploie :

> Eau oxygénée. . . . . ⎫
> Eucérine. . . . . ⎬ 10 parties égales.

On a aussi utilisé les lotions avec une décoction de rhubarbe dans du vin blanc :

> Rhubarbe . . . . 150 grammes.
> Vin blanc 500   —

Faire bouillir jusqu'à réduction de moitié.

Enfin on peut se rappeler que toutes les huiles grasses foncent la coloration des cheveux.

Une mixture inoffensive (?) serait la suivante :

> Paraphénylènediamine . . . . 20 parties
> Soude caustique 14   —
> Eau 1000   —

dégraisser les cheveux avec une solution alcaline, appliquer

_____

(1) D'après PLINE, les anciens employaient les lentilles, la pelure d'oignon, les capillaires, le millepertuis, le myrte, l'arroche sauvage, etc.

ensuite cette teinture avec précaution et la fixer avec la solution suivante :

Eau oxygénée. . . . . 3 parties.
Eau . . . . 100 —

En ce qui nous concerne, nous déconseillons formellement
l'emploi de toutes les teintures à base de nitrate d'argent, dont
l'action corrosive sur le cheveu est indéniable ; nous nous en
tenons à la décoction de brou de noix dont malheureusement
l'action n'est que passagère.

Comme moyens spéciaux, on pourrait peut-être songer à l'emploi des rayons X : A. IMBERT et MARQUÈS (de Montpellier) ont
constaté sous leur influence une repigmentation persistante des
poils, des cheveux et de la barbe blanchis depuis des années.

J. ALTHAUS, de Londres, a vu sous l'influence du traitement
galvanique (galvanisation des centres nerveux, notamment du
centre vaso-moteur du bulbe) les cheveux blancs « reprendre jusqu'à un certain point leur couleur primitive et redevenir châ-
tains, blonds ou noirs ».

D'après METCHNIKOFF, on détruirait les cellules chromophages
en passant les cheveux au fer chaud à 60° environ.

A l'intérieur, il est rationnel de donner le fer qui fait partie
intégrante de la constitution du poil. FLORESCO (de Bucharest)
a mis en évidence la relation constante du fer et du pigment,
le poil de l'animal étant d'autant plus foncé que la quantité
de fer qu'il renferme est plus considérable.

Il paraîtrait que les Chinois, ce peuple aux cheveux noirs,
ont su atteindre et transformer au moyen de médicaments et
d'une alimentation particulière, la matière colorante du système pileux qui reste noir généralement jusqu'à quatre-vingts
ans passés (ABBÉ VOISIN).

CARATÈS

Les auteurs désignent sous ce nom des maladies chroniques
des régions intertropicales produites par des champignons de
forme aspergilloïde (MONTOYA Y FLORÈS) ; ce sont, disent
H. HALLOPEAU et L.-E. LEREDDE des aspergilloses cutanées.

Les symptômes caractéristiques sont de deux ordres :

exfoliations épidermiques et troubles pigmentaires : hyper-chromie d'abord, pseudo-vitiligo ensuite.

A la période active les taches peuvent être de diverses nuances : violet, noir, rouge, bleu, jaune, blanc.

La guérison est difficile; le traitement doit être parasiticide.

On rencontre le champignon du caratès violet centré dans les eaux charriant du sable d'or. Ce fait est important au point de vue prophylactique (R. SABOURAUD).

CARCINOME CUTANÉ

L'étude du carcinome ressort de la chirurgie. Au point de vue dermatologique, ne présentant de spécial que son siège, le carcinome de la peau est ordinairement secondaire à une néo-plasie cancéreuse, profonde, très souvent à un cancer du sein.

Variétés. — On en décrit deux formes : le *carcinome lenti-culaire* et le *carcinome tubéreux*.

Le CARCINOME LENTICULAIRE de SCHUH (*cancer squirrheux, cancer dur, cancer fibreux*) est constitué par des nodosités de volume variable, grosses comme un grain de millet, un pois, une noisette, dures, de couleur rouge foncé, luisantes. Elles sont disséminées et isolées, ou confluentes (*cancer en cuirasse* de VELPEAU), formant alors une plaque irrégulière et mame-lonnée, enveloppant plus ou moins le thorax.

Les nodosités, quand elles s'ulcèrent, se réunissent pour former une plaie plus ou moins vaste.

Le carcinome lenticulaire peut être primitif, développé en dehors de toute lésion de la glande mammaire, comme l'ont fait remarquer E. BESNIER et A. DOYON, « mais toujours sur la région thoracique ».

Le CARCINOME TUBÉREUX ressemble au précédent dont il ne diffère que par son volume plus considérable.

On l'a rencontré chez des vieillards, à la face, aux mains, sur divers points du corps.

La nature vraie du cancer est encore à l'étude (voir l'article épithélioma, page 305). D'après Doyen, le cancer serait dû au *Micrococcus neoformans* (1), parasite intra-cellulaire des néoplasmes et il cherche à obtenir l'immunisation des cancéreux par l'injection répétée de toxines et de vaccins. Pour le même auteur, le sérum des cancéreux contient des corps spécifiques possédant une action élective sur l'extrait de poudre de tumeur sur le *Micrococcus neoformans* et sur les cultures jeunes de ce microbe (expériences de Levadit). ·

Pour Debove « le cancer pourrait être considéré comme une sorte d'affection parasitaire dans laquelle les parasites seraient des cellules dérivées des cellules normales (2). »

Traitement. — Le traitement médical consistera surtout en soins antiseptiques (3).

Cowan Lees (de Glasgow) a obtenu une diminution considérable du volume des tumeurs par un traitement qui consistait à injecter, bi-hebdomadairement, dans l'épaisseur du cancer, vingt gouttes d'une solution huileuse de biiodure de mercure à 1 p. 2.000 ; W.-L. Harris emploie le salicylate de mercure.

Poncet (de Marseille), Jules Chéron (de Paris) ont également fait des injections interstitielles de liqueur de Van Swieten.

Carl J. Rosander, dans un procédé analogue emploie une

(1) Le micrococcus neoformans diffère du staphylocoque par les caractères suivants:

Il donne des cultures peu abondantes au moment où il vient d'être recueilli sur le corps; il est disposé en chaînettes bifurquant en courtes branches ayant la forme d'un Y et non en grappes comme le staphylocoque.

Le microcoque agglutine par le sérum humain normal, même quand il est dilué deux cents fois.

Ce microcoque se distingue du staphylocoque en ce qu'un sang qui possède, soit comme résultat d'une inoculation artificielle ou d'une auto-inoculation, un pouvoir opsonique élevé par rapport au micrococcus neoformans aura un indice opsonique faible par rapport au staphylocoque et vice versa (A.-E. Wright).

(2) Récemment Braithwite a fait jouer au sel marin un rôle prépondérant dans la genèse du cancer.

(3) Dans le cancer du sein (inopérable) G. T. Beatson (de Glasgow), Pearce Gould, Stanley Boyd, Alfred Cooper ont préconisé l'ovariotomie partant de cette observation qu'ils ont vu des cancers du sein guérir sans traitement à l'époque de la ménopause et que l'ablation des ovaires (pratiquée chez des vaches pour entretenir la lactation) pouvait favoriser la dégénérescence graisseuse du sein cancéreux.

Le Toux (de Vannes) recommande dans le même cas les injections locales de sérums organiques, antidiphtérique ou antitétanique.

solution de potasse caustique de 0,5 à 1 p. 100 ; et DAVEZAC et
CLARAC une pâte arsenicale à laquelle on peut reconnaître une
action élective sur le tissu cancéreux.

W. J. et E. BRANCH (de Saint-Cristophe) ont injecté la papaïne.
THÉODORE LAUDAU avait cherché à utiliser l'extrait de rate.
VIGOUROUX conseille l'opothérapie hépatique.

On a prôné le suc gastrique (SENNEBIER).

Récemment VON LEYDEN et BERGELL, LEWIN, STICKER, BIER
ont essayé le traitement du cancer par la trypsine et un ferment
protéolytique extrait du foie trituré d'animal ; DE BACKER, de
son côté, utilise depuis nombre d'années ses ferments dont la
caractéristique est de consister en éléments figurés vivants
qu'il acclimate et introduit dans l'organisme.

E. VIDAL, d'Arras, a étudié la sérothérapie cytolytique.

Enfin JABOULAY et, après lui, P.-E. LAUNOIS ont préconisé la
quinine *intus* à la dose de 1 et 2 grammes par jour et
extra en injections sous-cutanées de bichlorhydrate de quinine
en solution (de 0 gr. 50 à 1 gramme), en pommade à 1 p. 10.

P.-E. LAUNOIS emploie une solution ainsi formulée :

> Chlorhydrate neutre de quinine. . . . . . 1 gramme.
> Eau distillée . . . . 4 grammes.

chaque centimètre cube représentant 0 gr. 25 de sel de quinine, mais on peut également employer le bibromhydrate, et
le chlorhydro-sulfate.

La formule de JABOULAY est :

> Chlorhydrate de quinine . . . .   2 gr. 50
> Antipyrine . . . .   0 gr. 25
> Eau distillée stérilisée q. s. pour faire 10 cc.

pour injection quotidienne intra-musculaire.

Ce traitement, antiseptique et désodorisant, calmerait les
douleurs et diminuerait la néoplasie ; PÉCUS, médecin vétérinaire, NÉLATON, etc., ont confirmé ces résultats observés
déjà d'ailleurs par des médecins anglais dès le XVIII° siècle.

ALBERT ROBIN s'est également bien trouvé de l'emploi de la
quinine. Il la donne par les voies buccale et rectale et en injections sous-cutanées.

1° Pendant huit jours, injection intra-musculaire matin et
soir de 1 gramme de :

> Bichlorhydrate neutre de quinine . . . . 25 grammes.
> Eau distillée 50   —

2° Pendant huit autres jours, un cachet de 0 gr. 60 de bichlorhydrate de quinine à chacun des deux principaux repas, et, le soir, un suppositoire contenant la même quantité.

D'autres auteurs (VALLAS, de Lyon) sont d'avis que la quinine peut avoir une action favorable sur les phénomènes paranéoplasiques sans influencer en rien le néoplasme lui-même.

On a essayé l'adrénaline en instillations, en badigeonnages (PASQUIER, de Saint-Martin-du-Bois, ALBERT ROBIN, FIESSINGER, MAHU, etc.).

On a associé la chélidoine et le condurango (GIRARD, de Genève, et CUONY) dans le traitement interne du cancer.

ROBIN a préconisé le bromure d'or.

SCHOULL et VULLIEN (de Tunis) et, après eux, HORAND et JABOULAY ont administré à l'intérieur avec de bons résultats le trypanroth (corps colorant de la série benzopurpurique).

Comme emploi des agents physiques et naturels, il faut citer le cas de HIRIGOYEN et J. BERGOGNIÉ (de Bordeaux) qui ont guéri une tumeur du sein réputée maligne par les courants continus.

G. BETTON MASSEY a essayé avec succès l'imprégnation du néoplasme par des oxychlorures de mercure à l'aide de l'électricité.

WIDMER a guéri un carcinome de la main par l'exposition directe à la lumière solaire.

Enfin ROMAIN VIGOUROUX, BIRAUD, MONDAIN (du Hâvre), LASSAR (de Berlin), SHERWELL (de New-York) ont été satisfaits de la franklinisation comme traitement général et de l'emploi local des rayons X. (Voir l'article épithélioma, page 305.)

Voici comment F. GIDON résume les résultats du traitement Rœntgenthérapique du cancer du sein aux divers stades de son développement et dans ses diverses formes vulgaires : « Pratiquée de très bonne heure, la Rœntgenthérapie semble capable d'empêcher la constitution au sein de tout cancer confirmé. Pratiquée plus tard, elle est capable, suivant les cas, d'amener la disparition entière de la tumeur déjà constituée, ou seulement sa réduction et son immobilisation dans un état progressif. Il existe, il est vrai, des formes contre lesquelles le traitement par les rayons X apparaît comme beaucoup moins efficace. Mais dans le plus grand nombre des cas, la Rœntgenthérapie apparaît comme capable d'éviter les accidents locaux du cancer et d'assurer l'avenir des malades, en empêchant la tumeur d'évoluer vers sa phase ultime de généralisation. »

CHAIR DE POULE

Synonymie. — Cutis anserina (Peau ansérine).

Définition. — Symptomatologie, etc. — L'état particulier de la peau connu sous le nom de chair de poule consiste dans l'érection des follicules pileux sous forme de petites élevures, dures, pointues, observées surtout aux membres, du côté de l'extension, et au tronc.

C'est un phénomène physiologique transitoire, dû à la contraction des fibres lisses des follicules, provoquée par une irritation directe ou indirecte du système nerveux de la peau (changement de température, frayeur, etc.) (1).

La même désignation s'applique à l'aspect de la peau dans les degrés les plus légers de l'ichtyose.

(1) Pour GUIMBAIL, le hérissement des poils ou des plumes chez les animaux ne serait pas le résultat d'une contraction des fibres musculaires lisses du derme, il serait provoqué par le contact entre eux des poils ou des plumes chargés d'électricité de même source et tendant par ce fait même à se repousser mutuellement.

TARCHANOF et FÉRÉ ont d'ailleurs prouvé que le courant nerveux propre réagit sur la tension électrique de la peau qui s'élève ou diminue suivant l'état d'activité ou de repos des centres nerveux.

GUIMBAIL a vu une jeune hystéro-épileptique « chez laquelle les cheveux coupés à une longueur de 5 centimètres environ entrent en éréthisme à chaque crise, à chaque cause d'irritation psychique ou extrinsèque. Leur direction, habituellement oblique, presque horizontale par rapport au plan du crâne, devient complètement perpendiculaire à ce plan, atteint la verticalité, chaque cheveu se séparant de son voisin avec le maximum d'amplitude possible ».

CHÉLOÏDE

Synonymie. — Dartre de graisse (RETZ). — Kéloïde. — Cancroïde.
— Tubercules durs. — Cancelli. — Cancroma. — Cancre blanc. —
Le crabe (ALIBERT). — Chéloïde rouge (BAZIN). — Cancer tubéreux
(FUCHS).

Définition. — La chéloïde est une tumeur cutanée plus ou
moins saillante, ferme et rénitente comme du tissu de cicatrice, de forme plus ou moins irrégulière, se développant dans
le derme et essentiellement récidivante.

Suivant que cette tumeur se développe spontanément (*nævi
chéloïdiens* d'H. HALLOPEAU) ou consécutivement à une cicatrice, la chéloïde est dite *spontanée vraie* (*kelis genuina* d'ALI-
BERT) ou mieux *primitive* ou *cicatricielle* (VELPEAU), *fausse
chéloïde*, *kelis spuria* d'ALIBERT, *tumeur verruqueuse des cicatrices* de G. HAWKINS, *végétations des cicatrices* de FOLLIN),
celle-ci distinguée parfois encore de la *cicatrice chéloïdienne*
ou *hypertrophique*.

Symptomatologie. — Dans tous les cas, la chéloïde se
présente sous l'aspect d'une tumeur pouvant s'élever de 1 à 5
ou 6 millimètres au-dessus du niveau du tégument, presque
toujours bien limitée par des bords plus ou moins nets ; sa
consistance est un peu ferme et élastique, sa forme variable,
allongée et cylindrique, ou arrondie, ovale ou carrée, munie
presque toujours de prolongements crabiformes. La coloration
varie aussi : elle est tantôt d'un blanc mat, tantôt de la couleur normale de la peau, surtout lorsqu'elle est ancienne ; souvent on y remarque de fines traînées de vascularisation.

La surface de la tumeur est unie et lisse, ou bien inégale,
avec des bosselures plus ou moins nettes ; elle est complètement
glabre ou parsemée de quelques poils isolés.

Il peut n'exister qu'une seule tumeur comme il peut s'en
développer plusieurs (318 dans une observation de DE AMICIS),
et dans ce cas elles sont symétriques.

Indolente dans certains cas, la chéloïde est, dans d'autres cas,
très sensible à la pression ; parfois même elle peut être douloureuse spontanément ; dans d'autres cas, les sensations

perçues ne sont que désagréables : démangeaisons, élancements, etc.

Siège. — On rencontre les chéloïdes par ordre de fréquence
plus particulièrement sur le thorax, à la région sternale, au
cou, au dos, à la nuque, au menton, aux oreilles, à la partie
inférieure des joues, plus rarement sur les membres.

Marche. — La tumeur commence ordinairement par de
petits tubercules indurés qui se développent très lentement
pour rester stationnaires lorsqu'ils ont acquis leur entier développement et persister ensuite le plus souvent indéfiniment.
Parfois les tumeurs disparaissent graduellement, comme cela
arrive surtout dans les chéloïdes cicatricielles consécutives aux
plaies, aux lupus,. etc. Cette terminaison heureuse est rare
dans le cas de chéloïde spontanée.

Pronostic. — Le pronostic est donc ici d'autant plus
sévère que, si la chéloïde est moins une maladie qu'une difformité, il faut savoir que, chez certains sujets (*sujets chéloïdiens*),
les chéloïdes peuvent se développer avec une grande facilité.

Diagnostic. — La chéloïde dont le diagnostic est en général facile pourrait néanmoins être confondue avec les *nævi*
dont elle n'a pas la coloration intense, ou avec certaines *tumeurs*
de la peau d'*origine tuberculeuse, scrofuleuse, syphilitique,
lépreuse, mycosique, cancéreuse, sarcomateuse*, etc. ; le diagnostic se fera ici grâce au développement particulier de la
tumeur chéloïdienne, à sa persistance et à l'absence de phénomènes inflammatoires et ulcératifs.

La chéloïde pourrait parfois être prise pour de la *sclérodermie en plaques*, dans laquelle la forme généralement arrondie de la lésion, l'absence des saillies, la perversion de la sensibilité feront faire le diagnostic.

Enfin les *dermato-myomes* et les *fibromes* constituent des
tumeurs régulières et plus dures et le *fibrome molluscum* des
tumeurs plutôt molles.

Étiologie. — Les chéloïdes s'observent à tous les âges et
dans les deux sexes, principalement chez les adultes ; chez certains individus (sujets chéloïdiens), en raison d'une idiosyncrasie particulière influencée par l'hérédité (Hébra), une irritation (pustulette acnéique), un traumatisme insignifiants : per-

cement du lobule de l'oreille (LÉON PERRIN), application de collodion (AUDRY), piqûres de plume à écrire (BALZER et LEROY), badigeonnages à la teinture d'iode (THIBIERGE, FEULARD), au thapsia,
pointes de feu (NOUS-MÊME) peuvent en être le point de départ.

A. FOURNIER et LEFRANC, DARIER, LENGLET et MANTOUX ont
observé des chéloïdes d'emblée consécutives à des syphilides
secondaires.

Elles sont plus fréquentes chez les tuberculeux et les noirs.
On les a notées chez les hystériques (DE AMICIS), les syringo-
myéliques (KAHLER), les diabétiques. La maladie peut être
héréditaire et consanguine (H. HALLOPEAU).

Anatomie pathologique. — L'anatomie pathologique
qui affirme la séparation des deux espèces de chéloïdes, les
différencie surtout par ce fait que, dans la chéloïde spontanée
on constate l'état normal de l'épiderme, du corps muqueux et
des papilles recouvrant « une masse de tissu blanchâtre formée de fibres épaisses disposées parallèlement à l'axe longitu-
dinal de la tumeur et à la surface de la peau, enchâssée dans
le chorion… La présence des papilles et des prolongements du
réseau muqueux montre d'une manière toute spéciale que la
chéloïde, contrairement au tissu cicatriciel, se produit dans un
chorion antérieurement intact et n'est pas, par conséquent,
une formation destinée à réparer une perte de substance »
(KAPOSI). Dans la cicatrice hypertrophique, les papilles n'existent plus; en outre, « la cicatrice hypertrophique n'envahit
jamais, au delà de l'aire fondamentale de la perte de substance à laquelle elle succède, la peau avoisinante, et elle ne
dépasse le niveau de celle-ci qu'en dedans de la base qu'elle ne
peut dépasser » (KAPOSI).

Enfin, dit le même auteur, « dans la chéloïde cicatricielle,
les papilles manquent au centre ; puis sous une mince couche
d'épiderme on trouve les entrelacements irréguliers du tissu
cellulaire de la cicatrice qui entourent la chéloïde reconnaissable à ses faisceaux serrés de fibres disposés d'une manière
délicate et aux papilles de la surface. Il y a donc, incontestablement, une combinaison de cicatrice et de chéloïde ».

Pathogénie. — Pour certains auteurs DARIER, L.-E.
LEREDDE, BARTHÉLEMY, la chéloïde peut être d'origine parasitaire, fait absolument nié par H. HALLOPEAU pour qui la lésion
n'est que la manifestation d'une tendance morbide spéciale au

sujet. Landouzy, Ménard, Gougerot et Lamy ont insisté sur le rapport entre la tuberculose et les chéloïdes.

Traitement. — Le traitement général ne donne aucun résultat. On a essayé l'iode et les iodures, l'arsenic.

Alibert recommandait les eaux de Balaruc, Barèges, Plombières ; L. Brocq envoie à Luchon.

Le traitement local consiste en scarifications (E. Vidal) profondes intéressant la tumeur dans toute sa hauteur, et, comme moyens secondaires et adjuvants, en applications de l'emplâtre de Vigo, ou d'un emplâtre salicylé, en compression méthodique à l'aide d'une bande élastique, en douches sulfureuses chaudes (Quinquaud), déjà prescrites par les anciens auteurs A. Cazenave et H.-E. Schedel, A. Devergie, J.-L. Alibert. Celui-ci ordonnait également les bains de vapeur, les douches alcalines ou chlorurées sodiques.

Les pommades au soufre et à la résorcine sont également indiquées.

L'ichtyol aurait réussi entre les mains de Unna et de Stelwagon.

G. Browning dit avoir obtenu des guérisons au moyen d'applications répétées de trois à six fois d'une couche épaisse de collodion au bichlorure de mercure à la dose de 1 p. 30 ou de 1 p. 20.

Pour les tumeurs volumineuses, on pourrait suivre le conseil de Le Dentu qui propose l'extirpation chirurgicale et les scarifications linéaires dès les premiers symptômes de récidive. Toutefois E. Gaucher proteste toujours contre l'excision au bistouri qu'il considère comme un danger, les tumeurs opérées récidivant sous une forme plus volumineuse.

Balzer et Monsseaux ont obtenu la disparition complète d'une chéloïde récidivante de la grosseur d'un œuf au moyen d'injections d'huile créosotée à 20 p. 100 ; traitement déjà préconisé par P. Marie.

Grunert (de Brême) et Voltka ont constaté de bons résultats par les injections intra-musculaires de thiosinamine à 10 p. 100 (1).

---

(1) On associe la thiosinamine au salicylate de soude (Mendel) ou mieux à l'antipyrine.

Thiosinamine	15 grammes.
Antipyrine.	7 gr. 50
Eau distillée.	100 grammes.

solution ni irritante ni douloureuse (Michel).

En l'état actuel, nous estimons que c'est à l'électricité qu'il faut avoir recours. On peut l'employer d'ailleurs sous diverses modalités : l'électrolyse bipolaire ou monopolaire négative (1) (W. A. HARDAWAY et L. BROCQ), les courants continus (STÉPHANE LEDUC, de Nantes, DARCOURT, de Marseille, qui emploie de 10 à 30 ou 40 milliampères), les étincelles statiques (DERVILLE et J. BÉCUE) ; c'est notre traitement de choix : au bout de quelques séances (cinq ou six en moyenne) les phénomènes secondaires : démangeaisons, douleurs, etc., disparaissent, et la tumeur commence à régresser. Les courants de haute fréquence seraient à recommander (BERTHON).

Les rayons X donnent des résultats certains mais pas dans tous les cas (Th. NOGIER, de Lyon, M. LAQUERRIÈRE, W.-M. HARSHA et A.-J. OCHSNER, de Chicago).

Enfin, MALCOLM MORRIS a essayé la photothérapie. FOVEAU DE COURMELLES a obtenu de bons résultats dans des chéloïdes récidivantes avec la lampe de PIFFARD (de New-York) à électrodes de fer nickelé dont l'arc se forme par étincelles de machine électro-statique ; il y joignait des applications de radium en vernis à 100.000 activités.

Pour WICKHAM et DEGRAIS le radium possède vis-à-vis des chéloïdes une action véritablement élective ; F.-H. WILLIAMS s'en serait bien trouvé.

CHLOASMA

(Voy. la Planche III.)

Synonymie. — Chloasma utérin. — Chloasma hépatique d'ALIBERT. Masque. — Chloasma symptomatique de KAPOSI.

Définition. — Le terme de chloasma doit être réservé aux macules pigmentaires, de forme plus ou moins irrégulière, développées ordinairement sur le visage.

(1) DE W. KEATING-HART a obtenu d'excellents résultats par la galvanisation négative sur des cicatrices varioliques.

D'autre part, R. LEWANDOWSKI, de Bade (Autriche), a décoloré, assoupli, rompu les adhérences des cicatrices au moyen d'applications simultanées du courant constant et du courant induit.

Symptomatologie. — Le chloasma est constitué par des taches plus ou moins grandes, ordinairement symétriques, à contours déchiquetés, à bords nets et diffus; la teinte de ces taches est variable : elles sont tantôt brunes, noirâtres, tantôt grises, tantôt jaunâtres ou verdâtres.

Siège. — Ces taches siègent habituellement sur le front où elles sont disposées sous forme de traînées, sur les tempes, les joues, développées sous l'influence solaire jusqu'à un certain point. On peut les rencontrer au sein et sur différents points de l'abdomen.

Diagnostic. — Le chloasma diffère :
Du *lentigo*, par la dimension de ses taches;
Du *hâle*, dont les taches plus diffuses sont aussi plus étendues : elles disparaissent d'ailleurs spontanément dès que cesse la cause provocatrice ;
Du *pityriasis versicolor* (rare à la face), par le signe du coup d'ongle.

Étiologie. — Le chloasma est surtout fréquent dans la grossesse et dans les affections utérines (*chloasma uterinum*), ou ovariques. La coloration bistrée qui cercle les yeux de beaucoup de femmes au moment des règles est certainement une macule de même nature (P. MULLER). On pourrait l'appeler *chloasma menstruel*.

Traitement. — En dehors du traitement général de l'état avec lequel le chloasma peut coïncider, on le traite localement surtout au moyen de lotions et d'applications de solutions de sublimé dosées de 1 p. 100 à 1 p. 500, maintenues sur les parties hyperpigmentées pendant plusieurs heures (quatre en moyenne).
Il se produit une phlycténisation à la suite de laquelle il est bon de saupoudrer avec une poudre inerte quelconque : poudre d'oxyde de zinc, de talc, etc.
Nous obtenons le même résultat en remplaçant le sublimé par le savon noir de potasse.
L. BROCQ conseille de frictionner matin et soir les parties malades avec une solution de sublimé à 1 p. 500 ou à 1 p. 300 si on peut la supporter, puis d'appliquer pendant la nuit un morceau d'emplâtre de Vigo; le lendemain matin on l'enlève

et l'on applique soit une pommade à l'oxyde de zinc ou au sous-nitrate de bismuth, soit le fard suivant :

Kaolin	4 grammes.
Vaseline	10 —
Glycérine	4 —
Carbonate de magnésie	} ää 2 —
Oxyde de zinc	

DALCHÉ et FOUQUET modifient un peu ce procédé : ils font appliquer le soir une couche de :

Onguent de Vigo	} ää 15 grammes.
Vaseline	

et, le matin, après un nettoyage à l'eau chaude, une couche de :

Carbonate de bismuth	} ää 10 grammes.
Kaolin	
Vaseline	15 —

SHŒMAKER préconise l'oléate de mercure.

HAGER fait lotionner les taches matin et soir avec :

Sulfophénate de zinc	4 grammes.
Glycérine	60 —
Alcool	30 —
Hydrolat de fleurs d'oranger	45 —
— de rose	250 —

et onctionner tous les deux jours avec :

Précipité blanc	} ää 4 grammes.
Sous-nitrate de bismuth	
Glycérolé d'amidon	15 —

E. SAALFELD, de Berlin, recommande également les deux pommades suivantes :

Précipité blanc	} ää 2 gr. 50
Sous-nitrate de bismuth	
Huile d'olive	1 —
Glycérolé d'amidon	4 —

Appliquer au moment du coucher :

Naphtol β	5 à 10 grammes.
Oxyde de zinc	} ää 12 gr. 50
Poudre d'amidon	
Vaseline jaune	30 à 35 grammes.]

Appliquer cette pâte plusieurs jours de suite pendant une demi-heure à une heure.

Monin fait laver le visage matin et soir avec une serviette mouillée sur laquelle on a versé quelques gouttes du vinaigre suivant :

Vinaigre aromatique du Codex	80 grammes.
Teinture de benjoin saturée à chaud . . .	30 —
Acide chrysophanique	1 gramme.
Essence de reine-des-prés	XXX gouttes.

On peut aussi toucher chaque tache deux fois par jour avec :

Chlorhydrate d'ammoniaque . . . . } ââ 4 grammes.	
Acide chlorhydrique dilué . . . . . }	
Glycérine	30 —
Lait virginal (1)	60 —

Contre les pigmentations des femmes enceintes on peut employer :

Beurre de cacao . . . . } ââ 8 grammes.	
Huile de ricin . . . . }	
Oxyde de zinc.	4 —
Précipité blanc	0 gr. 10
Essence de rose	X gouttes.

(Von Monier.)

A. Lanz (de Moscou) a fait rapidement disparaître des taches pigmentées consécutives à la syphilis par des attouchements avec une solution concentrée d'acide trichloracétique.

On pourrait peut-être essayer, comme l'a fait Ch. Allen (de New-York), les applications de pyrozone (solution à 50 p. 100 de bioxyde d'hydrogène dans l'éther sulfurique).

L'eau oxygénée employée avec persévérance nous a donné de bons résultats. A. Masotti fait faire avant chaque badigeonnage pratiqué tous les cinq jours, des scarifications très fines. Les Romaines avaient la plus grande confiance dans l'efficacité du lait d'ânesse pour faire disparaître les rides et les taches de la grossesse (2).

---

(1) Mixture { Teinture de benjoin . . . . . 1 partie.
{ Eau de rose . . . . 4 parties.

(2) Il y a quelques années, le bain de lait de vache était encore utilisé comme agent thérapeutique dans certains endroits de la Suisse.

Hardy conseillait les eaux de Barèges et de Bagnères-de-Luchon, en douches.

Séréno recommande l'électricité statique ou le courant de haute fréquence avec localisation sur les taches de fines étincelles; il a également obtenu quelques succès avec les applications de courant continu.

Raoul Leroy se serait bien trouvé du massage plastique de L. Jacquet.

(Voir les articles : *Éphélides, Lentigo, Vitiligo*.)

CHROMIDROSE (Le Roy de Méricourt.)

Synonymie. — Chromocrinie partielle et cutanée (Le Roy de Méricourt et Féréol).

Définition. — On désigne sous ce nom la coloration de la sueur en noir (*stearrhœa nigricans* de Neligan, Erasmus Wilson, Bærensprung, *mélastéarrhée* de Gintrac, *blepharomelæna* de Law); en bleu (*cyanopathie cutanée* de Billard, *cyanidrose* d'E. Besnier et A. Doyon); en jaune, en violet, en vert (sueurs vertes des ouvriers en cuivre), en rouge (*érythridrose* d'E. Besnier et A. Doyon).

Siège. — Ce phénomène s'observe surtout aux paupières, principalement à l'inférieure, à toute la face, sauf les oreilles, plus rarement au cou, à la poitrine, à l'abdomen, aux mains et aux pieds, dans la coloration noire ou bleue; aux aisselles, dans la coloration rouge.

Étiologie. — Il se montre surtout chez les femmes nerveuses, chloro-anémiques, quelquefois sans causes directes.

Pathogénie. — Ce serait pour Parrot « une névrose sudoripare, de nature hystérique; une idradénonévrose hystérique », disent E. Besnier et A. Doyon.

La genèse de ce phénomène pourrait sans doute être éclairée par la remarque faite par Hermann, que les cellules sudoripares du cheval contiennent des granulations pigmentaires pouvant, dans certains cas, se mélanger avec le produit de la sécrétion glandulaire.

La sueur rouge des aisselles coïncide fréquemment avec de petits grains colorés, jaunes ou rouges, appendus aux poils, formés, d'après Babès, F. Balzer, Barthélemy, etc., par des micrococci divers.

Cette forme, que l'on observe surtout chez les individus blonds ou roux, s'accompagne souvent de prurit.

Dans un cas observé par P. Blanchard les taches étaient formées par un dépôt pulvérulent, noir, se rapprochant des pigments par ses caractères microscopiques et que l'auteur considérait comme provenant de l'oxydation au contact de l'air du résidu laissé par l'évaporation de la sueur dans la région sous-orbitaire.

Un malade de J. Amann (de Lausanne) tachait son linge de petites taches bleues foncées dans lesquelles l'examen chimique permit d'établir la présence de l'indigo.

Diagnostic. — L'erreur contre laquelle il faut se mettre en garde est celle qui consisterait à prendre pour de la chromidrose des colorations de la peau dues à la décoloration par la sueur des vêtements de flanelle ou autres diversement colorés.

Traitement. — Le traitement est celui de l'hyperidrose et des éphidroses (Voy. ces mots).

COLLOÏDOME MILIAIRE (E. Besnier et A. Doyon)

Synonymie. — Colloïd milium (E. Wagner). — Dégénérescence colloïde du derme (Balzer, Feulard, Robert Lieveing). — Dégénérescence colloïde nodulo-miliaire du derme (H. Leloir). — Hyalome cutané (H. Leloir et E. Vidal, Auspitz). — Pseudo-milium colloïde (Pellizari et Balzer).

Définition. — C'est une dégénérescence colloïde du tissu dermique.

Symptomatologie. — Cette affection, très rare, se présente sous l'aspect de petits nodules arrondis ou inégaux, transparents, brillants, de couleur jaune citron « vésiculoïdes », disent E. BESNIER et A. DOYON.

Les saillies sont solides et résistantes, comme enchâssées dans la peau; leur volume varie de celui d'une petite tête d'épingle à celui d'un grain de millet.

Parfois des élevures sont isolées; ordinairement elles sont groupées, mais distinctes.

Elles donnent issue, quand on les écrase, à une matière gélatineuse translucide et, à la piqûre, à une gouttelette de sang « qui suffisent à individualiser objectivement cette affection rare » (E. BESNIER et A. DOYON).

Leur confluence forme de véritables placards d'un jaune brunâtre; à leur niveau, la peau est granuleuse et dure.

Il n'existe aucun symptôme subjectif, ni douleur, ni démangeaison.

Siège. — On rencontre le colloïdome miliaire chez les individus vivant au grand air et au soleil, aux joues, aux pommettes, aux ailes du nez, au front, aux tempes, parfois aux oreilles, au cou, aux bras, aux jambes (cas de PETRINI, de Galatz), quelquefois sur la conjonctive.

Marche. — La marche de l'affection est lente et sa durée très longue.

Anatomie pathologique. — BESNIER a démontré qu'il s'agissait d'une dégénérescence colloïde du tissu conjonctif et élastique transformé en élacine (UNNA) et des vaisseaux dermiques. Pour UNNA, elle présente d'étroits rapports avec la dégénérescence sénile de la peau.

Traitement. — Le traitement consiste purement et simplement dans la rugination des éléments saillants.

COR

Synonymie. — Clavus. — Gemursa. — Tylosis gompheux d'ALIBERT.
— OEil-de-perdrix. — OEil-de-pie. — Hyperkératose traumatique.

Définition. — Le cor est un épaississement des couches
cornées épidermiques dont la face inférieure est munie d'un
prolongement dur et corné, sorte de clou qui s'enfonce dans le
derme (*racine du cor*).

Symptomatologie. — Il consiste objectivement en une
petite saillie arrondie, de la couleur du tégument ou gris sale,
analogue à celle de la callosité ; la surface est lisse et unie ordinairement, parfois rugueuse : la partie centrale est plus dure
et souvent excavée à sa surface supérieure (*cor dur*). Dans les
espaces interdigitaux, le cor est plus mou, les bords sont
renflés et détachés (*cor interdigital, cor mou, œil-de-perdrix,
œil-de-pie*).

Le cor est douloureux à la pression, quelquefois spontanément, surtout par un temps humide, en raison du gonflement de l'épiderme qui comprime les parties sous-jacentes.

Il peut arriver que les régions voisines s'irritent et s'en-
flamment, produisant autour du cor une rougeur et un gonflement quelquefois suivis de la production de pus, surtout
lorsqu'il existe dans l'hypoderme une petite bourse séreuse qui
communique, dans certains cas, avec l'articulation.

Siège. — On le rencontre aux pieds, dans les régions saillantes (faces latérales des orteils, particulièrement la face
externe du cinquième orteil, faces dorsales des phalanges, plante
du pied, au-dessous du gros orteil, moins souvent au talon).

Souvent il en existe plusieurs, parfois très voisins, confluents,
dont les racines seules sont distinctes.

Étiologie. — Le cor est pour ainsi dire toujours occasionné
par l'usage de chaussures mal faites, trop étroites, trop larges,
trop pointues ; toutefois on l'a vu se développer spontanément.

Anatomie pathologique. — Le cor est formé par des cellules cornées superposées, au milieu desquelles on rencontre assez souvent de légers foyers hémorragiques.

Traitement. — En dehors de la suppression de la cause provocatrice de la lésion, le traitement consiste à enlever les couches épidermiques, au moyen d'un instrument tranchant. On peut encore extirper complètement le cor, en le décollant peu à peu à l'aide d'instruments mousses, comme font les pédicures, ou chirurgicalement comme FREEDLAND qui n'a obtenu que des guérisons en pratiquant après une injection d'eucaïne à 1 p. 100 ou de cocaïne à 2 p. 100, la dissection complète du cor au moyen de deux incisions hémi-elliptiques.

Pour faciliter l'extirpation ordinaire, on peut ramollir les cors avec des emplâtres salicylés, de savon, de Vigo, de diachylon, de gutta-percha, les bains, les fomentations locales, etc.

Légion sont les corricides, citons : les rondelles de citron (bon moyen) appliquées la nuit, le collodion cantharidé, les collodions salicylés ; en voici deux formules :

Résorcine	àà 1 gramme.
Acide salicylique	
— lactique	àà 10 grammes.
Collodion riciné.	

(E. GAUCHER.)

Acide salicylique.	1 gramme.
Extrait alcoolique de chanvre indien . . .	1 —
Alcool à 95°	3 grammes.
Ether officinal.	8 —
Collodion riciné	16 —

(COURTOIS-SUFFIT et LAFAY.)

Notons, pour terminer, les bons effets obtenus par GUILLE-MONAT à l'aide des rayons X, mais d'une action trop lente (18 mois !) pour avoir quelque chance d'entrer dans la pratique.

Un moyen prophylactique qui nous a souvent réussi consiste à entourer le cor d'un anneau formé de plusieurs rondelles superposées de diachylon et par là assez épais pour empêcher toute pression (*corn plaster*).

Dans tous les cas, il est indiqué de porter des chaussures en cuir souple à bouts larges et arrondis.

CORNE CUTANÉE

Synonymie. — Corne humaine. — Excroissance cornée. — Tumeur
ou production cornée.

Définition. — C'est une lésion rare de la peau ou des
muqueuses ressemblant presque complètement aux cornes des
animaux.

Symptomatologie. — L'apparition des cornes cutanées
est parfois précédée de démangeaisons et même de douleurs
plus ou moins violentes.

Les cornes sont plus ou moins dures, plus ou moins coniques,
plus ou moins droites, bifurquées à leur pointe, enroulées sur
elles-mêmes, etc.; leur coloration varie : ordinairement grisâtres ou brunâtres, elles peuvent être d'un jaune rougeâtre ou
bien encore diversement colorées à la base et à la pointe, parfois opaques ou translucides ; leur surface est lisse, unie,
luisante, ou bien inégale, rugueuse, parfois striée longitudinalement ou transversalement ; leur longueur varie de quelques
millimètres (*corne filiforme* ou *fibrokératome* de UNNA) à
10 centimètres en moyenne, parfois elles atteignent 20, 25,
30 centimètres (*corne cutanée* proprement dite).

La base est plus large que le sommet et adhère d'une manière
intime au tégument ; elle est séparée de celui-ci par un bourrelet circulaire, « démarcation entre les téguments et la corne,
assez semblable à celle que l'on observe à l'insertion du cordon
ombilical » (COURTOIS). Ordinairement, il n'existe qu'une seule
corne ; certains sujets, jeunes généralement (*cornes multiples
juvéniles*, rapprochées des nævi kératosiques), en ont toutefois
présenté plusieurs, 16 dans le cas de HESCHL (de Cracovie),
exceptionnellement un nombre considérable, 133 dans le cas de
MANSSUROW (de Moscou).

La corne n'est douloureuse que dans le cas de complications :
ulcération de la base à la suite d'un traumatisme, transformation épithéliomateuse.

Siège. — On rencontre les cornes sur la peau : face,

cuisses, tronc, et les muqueuses (base du gland et sillon balano-préputial) ; LEWIN en a constaté trois dans la paume de la main.

Marche. — Elles s'accroissent avec plus ou moins de lenteur et peuvent persister indéfiniment, ou tomber d'elles-mêmes, souvent pour se reproduire ensuite.

Pronostic. — La corne cutanée ne constitue pas une affection grave ; elle a cependant, par suite, des douleurs occasionnées par l'inflammation cutanée due à un grand nombre d'éléments cornés, amené la mort dans le cas rapporté par FABRICE DE HILDEN, et LEBERT a observé la transformation de la corne en épithélioma.

Diagnostic. — L'âge des malades et la disposition des lésions distinguent entre elles les cornes *séniles* et *juvéniles* (ces dernières n'étant très probablement que des nævi).

La même raison d'âge sert encore au diagnostic des *verrues* différentes aussi par leur nombre et la multiplicité de leurs pointes attenant à une base commune.

L'*épithélioma* croûteux ressemble parfois à une corne, mais la croûte, détachée, met à nu une surface suppurante.

Étiologie. — Les cornes, plus fréquentes dans le sexe féminin, se développent généralement à un âge avancé (cornes séniles ou vraies, rapprochées des épithéliomes), au-dessus de soixante ans ; elles ont pour point de départ un kyste sébacé, des papilles hypertrophiées, des cicatrices de brûlure, de lupus, etc.

Anatomie pathologique. — Les lésions anatomo-pathologiques diffèrent suivant les points où l'on pratique l'examen.

A la base, on trouve des papilles dermiques hypertrophiées ; vers le sommet, on ne rencontre que des cellules épidermiques cornées analogues au tissu unguéal.

Traitement. — L'ablation totale de la corne et la cautérisation des papilles de la surface d'implantation est l'unique traitement à appliquer.

DERMALGIE

Synonymie. — Dermatalgie.

Définition. — Ce nom désigne une douleur cutanée indépendante de toute lésion appréciable de la peau ou du système nerveux (BEAU, PIORRY, VALLEIX, AXENFELD, MONNERET).

Symptomatologie. — La dermalgie est caractérisée par une douleur spéciale comparée à une sensation de cuisson, de brûlure ou de froid, de dénudation du corps muqueux par l'application d'un vésicatoire; cette douleur, ordinairement plus intense pendant la nuit, est permanente et spontanée avec des paroxysmes intermittents spontanés ou provoqués par un contact quelconque; parfois la sensibilité tactile est diminuée; il existe de l'anesthésie.

La peau a un aspect normal : on ne constate aucun changement de température ni de coloration, rarement voit-on une teinte rosée.

On n'observe ordinairement aucun phénomène général.

Siège. — Rarement étendue à tout le tégument, la dermalgie est plus souvent localisée à la tête et aux membres inférieurs, plus particulièrement aux régions pileuses (VALLEIX), occupant des espaces de 2 ou 3, parfois de 10 ou 15 centimètres, envahissant quelquefois toute la surface d'un membre.

Marche. — La plupart du temps l'affection n'existe que pendant un ou deux septénaires.

Pronostic. — C'est une maladie de courte durée et disparaissant le plus habituellement d'une façon complète.

Diagnostic. — La dermalgie diffère de la *névralgie des nerfs sous-cutanés* par sa douleur superficielle n'ayant aucune

relation avec les trajets nerveux, et du *rhumatisme musculaire*
par ce fait que, dans ce dernier cas, la douleur existe surtout
pendant la contraction du muscle.

Étiologie. — On a distingué la dermalgie idiopathique
(indépendante de toute lésion appréciable de la peau ou du système nerveux), de la dermalgie symptomatique du diabète, de
la syphilis, de l'hystérie. La première serait souvent consécutive à un refroidissement (*dermalgie a frigore*) et par conséquent de nature rhumatismale.

Traitement. — En dehors du traitement général s'appliquant à la cause de la dermalgie symptomatique, il faut :

Donner du sulfate ou du valérianate de quinine (HARDY) ; les
préparations de datura stramonium et de valériane, la poudre
de DOWER, les pilules de MÉGLIN, l'antipyrine, le salicylate de
soude.

Prescrire des bains de vapeur.

Enfin, garantir les malades contre le froid et l'humidité.

Localement, appliquer des cataplasmes chauds, laudanisés;
faire des onctions avec des liniments calmants : baume tranquille, huile chloroformée ; pratiquer des injections hypodermiques morphinées ou cocaïnées.

Nous autorisant des résultats observés par S. V. STEIN, qui
dans treize cas avait obtenu la disparition de l'élément « douleur » par la lumière d'une lampe à incandescence, nous avons
dans trois cas enregistré trois succès par la lumière bleue, émanant de la lampe à arc.

DERMATITE BULLEUSE HÉRÉDITAIRE

Synonymie. — Tendance héréditaire à la formation bulleuse (GOLDS-
CHEIDER, VALENTIN, JOSEPH). — Dermatose bulleuse héréditaire et
traumatique (BLUMER). — Epidermolyse bulleuse héréditaire (KÖB-
NER). — Pemphigus héréditaire.

Définition. — C'est une affection pemphigoïde familiale et
héréditaire (malformation congénitale, dit L. BROCQ) survenant

pendant l'été sous l'influence d'un contact épidermique quelconque, à laquelle, dit ce même auteur, se rattache probablement le pemphigus successif à kystes épidermiques.

Siège. — La maladie siège surtout aux extrémités des doigts
et des orteils, à la paume des mains et à la plante des pieds, au
cou, aux coudes et aux genoux et même sur les muqueuses
(bouche), pouvant d'ailleurs envahir toute la surface du corps
(HERZFELD, de Berlin).

Pronostic. — Celui-ci est bénin ; l'affection constitue en
somme une infirmité.

H. HALLOPEAU et L.-E. LEREDDE distinguent trois formes de
dermatite bulleuse héréditaire : une forme bulleuse simple,
une forme bulleuse dystrophique et une forme fruste.

Traitement. — Le traitement, palliatif, consiste en onctions avec des corps gras et antiseptiques.

DERMATITES EXFOLIATIVES
OU EXFOLIATRICES

Synonymie. — Erythrodermies exfoliantes généralisées. —
Dermatites exfoliantes (E. VIDAL et LELOIR).

L. BROCQ a isolé sous le titre d'ÉRUPTIONS GÉNÉRALISÉES
ROUGES ET DESQUAMATIVES PRIMITIVES quelques-unes des affections tégumentaires désignées sous le nom d'*Erythrodermies
exfoliantes*, par E. BESNIER et A. DOYON ; il décrit sous le
titre de dermatites exfoliatives trois types principaux :

1° L'érythème scarlatiniforme desquamatif ou dermatite
exfoliative aiguë bénigne (*dermatite scarlatiniforme généralisée
récidivante* d'E. VIDAL) ;

2° La dermatite exfoliative généralisée proprement dite ou
subaiguë ;

3° La dermatite exfoliative généralisée chronique.

1° DERMATITE EXFOLIATIVE AIGUË BÉNIGNE OU ÉRYTHÈME SCARLATINIFORME DESQUAMATIF (L. BROCQ).

Synonymie. — Erythème scarlatiniforme desquamatif récidivant (FÉRÉOL et E. BESNIER). — Erythrodermie exfoliante érythémateuse (E. BESNIER). — Dermatite exfoliative récurrente (GRAHAM). — Dermite érythémateuse exfoliative aiguë récidivante. — Exanthème récidivant (VOGLER, de Wetzikon). — Exanthème récidivant scarlatiniforme (BURCHARDT-MÉRIAN, D. BERNOUILLI). — Dermatite scarlatiniforme généralisée récidivante (E. VIDAL et H. LELOIR, ORO MARIO).

Symptômes. — « Je désigne sous ce nom, dit L. BROCQ, une sorte de pseudo-exanthème caractérisé par un début assez franc, fébrile, simulant celui de la scarlatine ; puis, après un laps de temps variable (deux ou trois jours en moyenne), par une éruption d'un rouge plus ou moins intense, uniforme, parfois piquetée de points purpuriques, surtout aux membres inférieurs, qui tend assez rapidement à devenir généralisée, mais qui ne l'est pas toujours, et qui se localise alors surtout aux grands plis articulaires, au cou, aux parties latérales du tronc, à la paume des mains et à la plante des pieds. »

Trois ou quatre jours après l'apparition de cette éruption et alors que la rougeur persiste encore, il se produit une desquamation sèche, lamelleuse, excessivement abondante, composée de squames de grandeurs variables suivant les divers points du corps ; elles sont pityriasiques au visage, lamelleuses aux membres ; elles forment aux mains des doigts de gant, et aux pieds de véritables sandales.

Parfois il survient une angine érythémateuse légère ; la langue peut se dépouiller comme dans la scarlatine. Il se produit sur les ongles des rainures plus ou moins profondes, suivant l'intensité de la maladie ; on a même vu tomber les ongles des mains et des pieds, plus rarement les cheveux.

La guérison est ordinairement complète en trois à six semaines, deux mois au maximum. Un des caractères les plus curieux de cette dermatose est qu'elle peut récidiver plusieurs fois : les poussées successives semblent dans ce cas devenir de moins en moins longues et sévères.

Étiologie. — On ne sait rien de précis sur son étiologie. Il est certain que la prédisposition individuelle des sujets joue un rôle majeur dans sa pathogénie.

« On a vu des éruptions identiques comme durée et comme aspect survenir à la suite d'ingestions de médicaments, du mercure en particulier (1). Il est probable que la plupart des cas d'érythèmes scarlatiniformes desquamatifs décrits reconnaissent pour cause l'ingestion d'une substance toxique pour l'individu atteint en raison d'une idiosyncrasie particulière. Cependant ils peuvent se produire aussi en dehors de toute influence médicamenteuse. Cette maladie n'est pas contagieuse, ce qui la différencie de la scarlatine, dont elle diffère d'ailleurs par la longue persistance de la rougeur, par l'abondance de la desquamation, qui commence à se faire avant la disparition de la rougeur, et par l'absence des complications habituelles. Elle diffère des érythèmes scarlatinoïdes par sa durée et par l'intensité des phénomènes éruptifs. »

2° DERMATITE EXFOLIATIVE GÉNÉRALISÉE PROPREMENT DITE SUBAIGUË ET CHRONIQUE (L. BROCQ).

Synonymie. — Dermatite exfoliative généralisée (E. WILSON, E. VIDAL). — Dermatite exfoliative primitive (BUCHANAM, BAXTER). — Herpétide exfoliatrice d'emblée (BAZIN). — Dermatite aiguë grave primitive (QUINQUAUD). — Dermatite exfoliatrice idiopathique (E. VIDAL, L. BROCQ). — Maladie de E. WILSON (L. BROCQ). — Dermatite exfoliative généralisée primitive (DE AMICIS).

Symptomatologie. — « La dermatite exfoliative généralisée est une maladie générale qui ne paraît pas être contagieuse (2) et qui a une évolution cyclique (périodes d'augment, d'état et de déclin). Elle est fébrile dans ses deux premières périodes avec maximum vespéral et la fièvre y offre le type

---

(1) A rapprocher de l'opinion fort juste de GAUCHER, pour lequel un grand nombre de cas de dermatite exfoliatrice, décrits jadis comme des éruptions pathogénétiques, sont le plus souvent des hydrargyries méconnues.

(2) TH. D. SAVILL a décrit, en 1892, une dermatite exfoliative épidémique, observée également par RICHARD.

continu rémittent. Le début est parfois soudain, rapide, plus souvent insidieux ; on voit apparaître une ou plusieurs taches rouges prurigineuses, qui s'étendent et se généralisent à tout le corps en deux ou dix jours. A la période d'état, les téguments dans leur totalité ou dans leur presque totalité sont envahis par une rougeur intense ; ils sont un peu épaissis, quelquefois même lardacés et comme tendus : quelques jours après l'apparition de la rougeur, l'épiderme s'exfolie et dès lors commence une desquamation en fines lamelles nacrées, sèches, de dimensions très variables, mais qui ont en moyenne de 2 à 3 centimètres de long sur 1 centimètre à 1 centimètre et demi de large ; elles se recouvrent parfois comme des tuiles de toit et reposent sur un fond rouge vif.

Les poils tombent presque toujours en totalité ou en partie ; il en est souvent de même des ongles, qui sont tout au moins altérés et présentent de profonds sillons transversaux. A certaines périodes de la maladie et en certains points du corps, surtout vers les plis articulaires, il peut se produire un suintement plus ou moins abondant, d'une extrême fétidité, et dès lors l'éruption simule l'eczéma. Quelquefois on voit survenir des bulles pemphigoïdes, des pustules, des furoncles, de la séborrhée, des cônes circumpilaires. Les démangeaisons sont un phénomène presque constant ; il en résulte des excoriations et du suintement. Les malades éprouvent aussi assez souvent une sensation pénible et fort intense de cuisson ou de chaleur ; ils ont froid dès qu'on les découvre.

Les muqueuses peuvent être prises. Nous avons noté des conjonctivites, des coryzas, des stomatites, des phénomènes de glossite superficielle. Les ganglions sont souvent tuméfiés.

Comme complications, nous signalerons des anthrax, des abcès tubériformes ou profonds, de véritables phlegmons, des escarres, de la surdité, de l'iritis, des manifestations articulaires, des complications cardiaques, des paralysies partielles, des paraplégies, de l'obnubilation intellectuelle.

Quand elle est bénigne, la maladie évolue en trois ou quatre mois ; quand elle est intense, en cinq ou six mois ; quand elle est prolongée par des complications graves ou par des poussées successives, elle met de six à dix mois et même un an pour arriver à la guérison complète. Il persiste souvent, pendant longtemps après la disparition de la rougeur et de la desquamation, de la pigmentation marquée des téguments.

La dermatite exfoliative généralisée peut aussi se terminer

par la mort vers le troisième ou quatrième mois avec diarrhée, épuisement graduel ou complication grave, surtout du côté des poumons.

Les rechutes et les récidives sont possibles.

Anatomie pathologique. — L'anatomie pathologique de la dermatite exfoliative n'est pas encore bien connue : on a surtout décrit des infiltrations de cellules embryonnaires dans le derme, des atrophies du système pilo-sébacé, etc.

Diagnostic. — On voit que l'*érythème desquamatif scarlatiniforme* est l'affection qui se rapproche le plus de la dermatite exfoliative subaiguë : on a pu le considérer avec quelque raison comme une dermatite exfoliative au petit pied et de courte durée. Il existe d'ailleurs des faits d'érythème scarlatiniforme desquamatif prolongé, avec chute des poils et des ongles, qui constituent des faits de passage entre les formes légères de la dermatite exfoliative généralisée proprement dite et des formes communes de l'érythème scarlatiniforme desquamatif (L. BROCQ).

3° DERMATITE EXFOLIATIVE GÉNÉRALISÉE CHRONIQUE.

Symptomatologie. — « Je crois pouvoir décrire à côté de la forme typique ou subaiguë de la dermatite exfoliative une forme chronique de la même maladie.

« Elle est caractérisée : 1° par une période de début fort longue pendant laquelle l'affection simule l'eczéma et s'étend progressivement ; 2° une période également très longue d'état, pendant laquelle elle présente les principaux caractères objectifs de la dermatite exfoliative typique, rougeur absolument généralisée et infiltration du derme, desquamation incessante et très abondante en grandes lamelles, chute des poils, lésions et chute des ongles, engorgements ganglionnaires, complications telles qu'abcès, amblyopie, surdité, etc. ; 3° enfin une période de déclin, pendant laquelle la desquamation et la rougeur disparaissent peu à peu en laissant une pigmentation brunâtre, laquelle ne s'efface que fort lentement. La durée est de plusieurs années.

Diagnostic. — Cette dermatose diffère du *pityriasis rubra chronique grave* de HEBRA par l'infiltration et l'épaississement beaucoup plus marqués de la peau, par les altérations beaucoup plus prononcées des phanères et par leur chute, par une desquamation en plus grandes lamelles, par des complications plus fréquentes d'abcès, d'amblyopie, etc., enfin par la guérison possible (L. BROCQ).

Notons que certains cas d'*eczéma rubrum* pourraient prêter à la confusion.

Nature. — Pour QUINQUAUD, ORO et PETRINI, la dermatite exfoliatrice ou herpétide maligne exfoliatrice constitue une maladie d'ordre trophique reconnaissant pour point de départ des altérations médullaire et ganglionnaires.

Traitement. — Dans les dermatites exfoliatives, l'expectation est la règle, au point de vue général.

ALLAN JAMIESON a employé une fois avec succès le tartrate d'antimoine, et CASSIN fils, d'Avignon, une fois également l'huile de chaulmoogra.

BOINET s'est bien trouvé de l'absorption de corps thyroïde.

Le cas échéant nous recommanderons bien volontiers les extraits dermiques de FAIVRE (de Poitiers), qui lui réussissent dans les érythrodermies parapsoriasiques ou pemphigoïdes exfoliantes.

Comme traitement local, on peut employer, suivant les indications, les onctions huileuses, les glycérés d'amidon, tartrique, les lotions avec une décoction de racine d'aunée contre le prurit (L. BROCQ), particulièrement dans la dermatite exfoliatrice généralisée proprement dite ou subaiguë et chronique.

Dans certains cas mieux vaut employer les poudres sèches; dans d'autres, les bains.

Le bain permanent, dit GUIMBAIL, serait indiqué. Pour A. HARDY les bains alcalins seraient nuisibles, mais il ordonne les bains sulfureux et a envoyé les malades aux eaux de Saint-Gervais et de Schlangenbad.

DERMATITE EXFOLIATRICE DES NOUVEAU-NÉS

Synonymie. — Erythrodermie congénitale ichtyosiforme hyper-épidermotrophique (L. Brocq et Lenglet).

Ritter von Rittersheim, Billard, Baer, Hervieux ont signalé une maladie caractérisée par une desquamation soit furfuracée, soit en larges lamelles analogues à celles du pemphigus foliacé avec lequel elle a été confondue (G. Behrend), survenant chez les nouveau-nés pendant les premiers jours ou les premières semaines, parfois les premiers mois (Méry, Comby) de la vie.

Dans quelques cas, la peau reprend peu à peu son aspect normal et l'enfant guérit ; plus fréquemment se produisent des vésicules, des bulles, des croûtes, et les enfants meurent rapidement.

Ritter von Rittersheim pense qu'il s'agit d'un processus pyémique, épidémique, dit Pick, tandis que Kaposi considère cette affection « comme une aggravation de l'exfoliation physiologique de l'épiderme des nourrissons ».

C'est, dans tous les cas, une affection rare, du moins en France, où les cas observés ne semblent pas pouvoir tous rentrer dans le cadre d'une dermatite exfoliatrice.

DERMATITE HERPÉTIFORME DE DUHRING

Synonymie. — Dermatite polymorphe douloureuse chronique à poussées successives. — Dermatites polymorphes douloureuses aiguës et chroniques (L. Brocq). — Dermatose herpétiforme récidivante de H. Leloir et E. Vidal. — Hydroa (Unna). — Dermatose de Duhring (H. Hallopeau).

Définition. — La dermatite herpétiforme de Duhring est une affection *sui generis*, dont l'isolement, comme entité morbide, repose sur :

1° La polymorphie absolue de l'éruption ;

2° Les phénomènes douloureux presque constants (1) ;

3° La longue durée de cette maladie à poussées successives ;

4° Le bon état général du malade.

Symptomatologie. — 1°' La polymorphie absolue de l'éruption est constituée par ce fait que, chez un même sujet, on peut constater soit simultanément, soit alternativement toutes les lésions élémentaires connues : érythème, vésicules, bulles, papules, squames, croûtes, lésions purpuriques (*forme hémorragique* de L. BROCQ et TENNESON), etc. Donc, dans le premier cas, la *dermatite herpétiforme type*, et dans le second cas, suivant la prédominance de tel ou tel genre de lésion élémentaire, les variétés suivantes : *dermatite herpétiforme érythémateuse, dermatite herpétiforme érythémato-papuleuse, dermatite herpétiforme érythémato-vésiculeuse, dermatite herpétiforme érythémato-bulleuse, pustuleuse, hémorragique, gélatineuse, papillomateuse*.

H. HALLOPEAU a observé une forme de *dermatite herpétiforme* de DUHRING en cocarde.

2° Les phénomènes douloureux sont presque toujours constants ; ce sont des sensations variables d'hyperalgésie, d'hyperesthésie, de chaleur (38°,5 à 39°), de fourmillement, de cuisson, de brûlure, de picotement, mais surtout de démangeaison. Ces phénomènes douloureux sont toujours plus intenses à la tombée de la nuit ; ils deviennent plus accentués au moment des poussées ; ils peuvent précéder l'éruption, se manifester en même temps qu'elle et persister après la disparition des lésions tégumentaires.

3° La maladie a pour caractère essentiel sa chronicité ; elle peut durer plusieurs mois ou plusieurs années (de six mois à vingt ans et plus) ; elle est composée d'une série indéfinie de récidives espacées ou subintrantes.

4° Enfin, la bénignité relative de la dermatite herpétiforme de DUHRING est encore un de ses grands caractères. L'état géné-

---

(1) Nous disons que ces phénomènes existent presque toujours et non toujours, comme tous les dermatologistes, car nous avons souvenance d'un cas observé à l'hôpital Saint-Louis dans le service de M. le docteur TENNESON, pendant les mois de mai et juin 1891, dans lequel la dermatose à diagnostic d'abord indécis, non douloureuse, prit plus tard tous les caractères d'une dermatite herpétiforme de DUHRING typique.

ral du sujet reste bon pendant très longtemps : la fièvre et les complications du côté des séreuses, des reins, du tube diges- tif, sont rares ; toutefois, en dehors des cas mortels qui ont été observés, la récidive des éruptions et les douleurs qui en sont la conséquence ne laissent pas que de tourmenter singu- lièrement le malade.

Marche. — La dermatite herpétiforme de DUHRING, géné- ralement précédée par des douleurs prémonitoires, par une dermalgie localisée ou généralisée, semble débuter ordinaire- ment par les membres qu'elle envahit d'une façon symétrique. On voit d'abord au voisinage des articulations (genoux et coudes), des taches érythémateuses ou des papules, des vési- cules ; les bulles surviennent communément plus tard ; mais, d'une façon générale, toutes ces lésions existent simultané- ment ou alternativement, et persistent plus ou moins long- temps, de un à plusieurs mois (*variété chronique à poussées successives*) ; elles sont assez superficielles, laissant à leur place non pas des cicatrices, mais des macules qui s'éteignent elles- mêmes peu à peu, sauf dans le cas de transformation puru- lente des formations cavitaires, vésicules, bulles (UNNA et H. HALLOPEAU).

Dans certains cas (H. HALLOPEAU), on a constaté un épaissis- sement de la peau comparable aux lésions du lichen simplex ou des végétations (*dermatite herpétiforme végétante* d'H. HAL- LOPEAU et L. BROCQ).

L'affection s'observe aussi sur les muqueuses, parfois at- teintes les premières, et en particulier sur la muqueuse buc- cale et nasale, peut-être même sur la muqueuse intestinale (cas de L.-E. LEREDDE).

Suivant que les poussées sont plus ou moins violentes, L. BROCQ distingue plusieurs variétés de dermatite herpétiforme de DUHRING :

1° *Variété intense*, caractérisée par des douleurs violentes et des lésions multiples ;

2° *Variété moyenne*, à localisations un peu spéciales sur les membres supérieurs et inférieurs, laissant sur le tronc de larges espaces complètement indemnes ;

3° *Variété bénigne*, à poussées peu intenses, eu égard à la fréquence et à la multiplicité des éléments éruptifs ;

4° *Variété latente*, dans laquelle l'affection, après avoir pré- senté le type ordinaire, ne consiste plus ensuite qu'en phénomènes douloureux sans lésions tégumentaires bien nettes.

Le même auteur distingue encore, au point de vue de la marche et de la durée de la maladie, une variété chronique à poussées successives (Voy. plus haut) et une variété subaiguë ou bénigne, divisible elle-même en deux formes :

1° La *dermatite polymorphe douloureuse subaiguë récidivante*, dans laquelle des poussées éruptives subintrantes, de durée variable, sont séparées par des intervalles de pseudo-guérison ;

2° La *dermatite polymorphe douloureuse subaiguë* ou *bénigne*, composée d'une grande attaque unique, à poussées éruptives successives et subintrantes, évoluant en un espace de temps qui peut varier entre cinq et dix-huit mois.

Depuis ces travaux (1888), L. BROCQ a classé sous le nom générique de *dermatites polymorphes douloureuses* toute une série d'affections dont les caractères se rapprochent de la dermatite herpétiforme de DUHRING, tels :

Le *Pemphigus chronique* de l'école de Vienne ;

Une partie de l'*Érythème polymorphe* de HEBRA ;

Le *Pemphigus circinatus* de RAYER ;

Le *Pemphigus pruriginosus* de CHAUSIT ;

Le *Pemphigus pruriginosus* de HARDY ;

Le *Pemphigus diutinus* à petites bulles ;

Le *Pemphigus composé* ou *Herpès pemphigoïde* de DEVERGIE ;

L'*Hydroa bulleux* et le *Pemphigus arthritique* de BAZIN ;

L'*Herpès généralisé* ;

L'*Herpès gestationis* de MILTON ;

Certains cas d'*Impétigo herpétiforme* ;

L'*Hydroa herpétiforme* des Anglais.

L. BROCQ subdivise ce groupe en trois grandes classes :

1° Les dermatites polymorphes douloureuses aiguës ;

2° Les dermatites polymorphes douloureuses chroniques à poussées successives ;

3° Les dermatites polymorphes douloureuses récidivantes de la grossesse.

Pronostic. — Le pronostic de la dermatite herpétiforme de DUHRING ne saurait être porté d'une façon ferme ; on a noté des cas de guérison, même avec des sujets chez lesquels l'affection avait été remarquable par son intensité, mais il est des cas rapidement mortels, surtout chez les vieillards.

Diagnostic. — La dermatite herpétiforme de Duhring se différencie des affections cutanées vésiculeuses et bulleuses (*eczémas bulleux*, les *divers pemphigus aigus* et *chroniques*, les *éruptions médicamenteuses*, l'*érythème polymorphe*, le *lichen plan bulleux*, l'*urticaire bulleuse*, l'*impétigo herpétiforme*, le *prurigo gestationis*), par l'ensemble de ses caractères, sa terminaison différente et, dans certains cas, par les renseignements anamnestiques fournis par le malade.

Dans tous les cas, l'examen du sang et du liquide des vésicules et des bulles confirmera le diagnostic.

Unna considère la récidive de la dermatite herpétiforme comme le seul signe pathognomonique.

Dans la Prusse rhénane, il faut parfois songer à la variole de dentition (*Zahnpocken*, E. Pfeiffer).

Étiologie. — La dermatite herpétiforme de Duhring s'observe à tous les âges (*hydroa héréditaire*, *hydroa des enfants* de Unna ; *dermatite herpétiforme récidivante infantile* de H. Leloir et E. Vidal, *summer prurigo* d'Hutchinson) et semble trouver une cause prédisposante, très sérieuse, dans le tempérament nerveux ; les émotions morales favorisent la maladie. La grossesse constitue encore une prédisposition à une variété de dermatite herpétiforme (*herpes gestationis*, de Milton, Bulkley, Living, *herpes circinatus bullosus* d'E. Wilson), désignée par L. Brocq sous le nom de *dermatite polymorphe douloureuse récidivante de la grossesse*, dont elle ne diffère que par « son étiologie si singulière et une moins grande fréquence d'apparition des pustules ».

Anatomie pathologique et pathogénie. — L'anatomie pathologique et la pathogénie de cette intéressante maladie sont encore à l'étude ; au point de vue anatomo-pathologique, on peut retenir, d'après L.-E. Leredde, que : une affection où l'on rencontre l'excès de cellules acidophiles dans le sang, et où toutes les bulles à contenu transparent comprennent un très grand nombre d'éosinophiles 30 à 95 p. 100 du nombre total des leucocytes (L.-E. Leredde et Perrin), est une maladie de Duhring.

Bogolepoff a constaté, dans un cas, un adéno-carcinome du corps thyroïde (1), et une sclérose conjonctive avec atrophie des capsules surrénales.

(1) Les recherches de Gastou et Bogolepoff sur les rapports entre

En ce qui concerne la pathogénie, L.-E. LEREDDE en fait une maladie du sang, une hémato-dermite (1); H. HALLOPEAU, une toxihémie ; mais, pour la plupart des auteurs, STEPHEN MAC-KENZIE en particulier, il s'agit d'une névrose de la peau.

Traitement.— Au point de vue général, les divers médicaments employés contre la dermatite herpétiforme de DUHRING sont l'arséniate de soude et les toniques ; malheureusement dit MALCOLM MORRIS, en parlant de l'arsenic, l'action thérapeutique n'est trop souvent que passagère.

GIMBERT, LEREBOULLET et H. HALLOPEAU ont vanté les injections intrafessières de sérum de lait, et DARIER les injections de sérum artificiel. L.-E. LEREDDE recommande l'emploi de la lactose et des sels de potasse, exception faite des iodures et bromures.

L'ergotine est également indiquée comme médicament vasoconstricteur.

DANLOS a employé l'acide cacodylique à une dose moyenne et quotidienne de 30 à 60 centigrammes donné à l'intérieur ; 40 centigrammes en injection sous-cutanée.

Contre la fièvre, le pyramidon qui n'est pas globulicide convient mieux que la quinine (LAUMONIER).

MACKENZIE donne le chloral et l'opium et comme traitement journalier la teinture de cannabis indica, il se loue également de la quinine, des purgatifs et des alcalins.

BOUVEYRON, de Lyon, qui considère la dermatite herpétiforme comme relevant d'un désordre primitif des fonctions du foie, donne le sulfate de soude à la dose de 1 gramme, 3 fois par jour.

On pourrait essayer les extraits dermiques de FAIVRE, de Poitiers. (Voir eczéma, pp. 214 et 215.)

Il y a un traitement empirique très efficace, dit E. BESNIER, c'est l'arséniate de soude et la belladone à fortes doses.

Cependant il n'y a pas de guérisons complètes de la maladie

les altérations fonctionnelles de la glande thyroïde et les affections à caractère bulleux sont intéressantes au point de vue de l'emploi de l'opothérapie thyroïdienne.

(1) L.-E. LEREDDE donne ce nom aux « dermatoses dans lesquelles des altérations sanguines jouent un rôle déterminant et engendrent directement les altérations de la peau. . dermatoses dans lesquelles on est en droit de soupçonner la formation de produits toxiques secondaires, dus aux réactions provoquées par un premier agent toxique dans les organes hématopoiétiques et leucocytopoiétiques »

de Duhring, mais seulement des améliorations très prolongées.

Localement, il faut envelopper les malades dans le liniment oléo-calcaire, ou, au contraire, employer les pansements secs suivant les indications de chaque cas en particulier.

Elliot recommande le liniment suivant, en onctions, plusieurs fois par jour :

> Sulfo-ichtyolate d'ammonium . . . .)
> Huile d'amandes douces . . . . . . } ââ 30 grammes.
> Eau de chaux . . . .)

Les bains sulfureux, les bains salins, les bains de mer sont nuisibles, dit E. Besnier ; L. Brocq partage la même opinion en ce qui concerne les bains alcalins et les bains d'amidon ; il conseillerait les bains prolongés à 35° et les bains continus.

Enfin, dans un cas, chez un malade de 71 ans, le même auteur a considérablement amélioré l'état général au moyen de l'électricité sous forme de bains statiques.

Dauban a signalé une guérison obtenue au moyen de l'air sec surchauffé.

DERMATITE PUSTULEUSE CHRONIQUE
EN FOYERS A PROGRESSION EXCENTRIQUE

d'H. Hallopeau.

Synonymie. — Pemphigus végétant de Neumann. — Pyodermite végétante d'H. Hallopeau. — Dermatite herpétiforme végétante de L. Brocq, Hudelo et Wickham. — Erythème bulleux végétant de Unna. — Condylomatose pemphigoïde maligne de Tommasoli. — Maladie de Neumann, d'H. Hallopeau. — Dermatite pustuleuse circinée et excentrique (A. Morelle).

Pour H. Hallopeau, cette maladie n'est que la forme pustuleuse du pemphigus végétant.

« Ce type morbide, dit cet auteur, est caractérisé par la production successive et ininterrompue de foyers de suppuration qui débutent, soit isolément, dans des parties jusque-là indemnes, soit au pourtour d'anciens foyers, par des vésico-pustules miliaires, s'accroissent excentriquement, s'accompagnent de tuméfaction avec rougeur des téguments et d'un prurit intense, prennent une forme circulaire en plaques polycycliques, s'éteignent au centre tout en s'agrandissant progressivement et ne laissant généralement d'autres traces que les macules pigmentées ; ils occupent plus particulièrement les régions recouvertes de poils, le cuir chevelu, les aisselles, le pourtour de la vulve, mais on les observe également sur des parties glabres, telles que les mains, le tronc et les cuisses. Ils ne sont pas limités à la peau ; la muqueuse buccale présente les mêmes éruptions. Les lésions peuvent également gagner en profondeur ; nous les avons vues à plusieurs reprises s'étendre au tissu cellulaire sous-cutané et se compliquer ainsi de phlegmon.

« Ces suppurations ne s'accompagnent pas de troubles prononcés dans la nutrition générale: c'est à peine si, dans les moments où les désordres locaux ont été le plus accentués, la température s'est momentanément élevée un peu au-dessus de la normale (37°,9). Jamais nous n'avons vu survenir les accès intermittents de la pyémie.

« Les foyers se régénèrent le plus souvent au niveau de plaques anciennes ; sans aucun doute, des agents infectieux y séjournent à l'état latent et reprennent, après une période d'incubation plus ou moins longue, une nouvelle activité, comme le font les foyers de syphilis, et de tuberculose.

« L'examen bactériologique, pratiqué à quatre reprises différentes par M. L Wickham, interne du service, a dénoté presque constamment la présence de staphylocoques et particulièrement de l'albus. Des recherches réitérées n'ont pu faire découvrir d'autres éléments parasitaires.

« La marche de la maladie, les récidives au niveau et au voisinage des anciens foyers, les auto-inoculations ne permettent guère de douter qu'il ne s'agisse là d'une affection parasitaire. »

Le diagnostic de l'affection n'est pas sans présenter de sérieuses difficultés ; elle ressemble à certaines *syphilides vésiculo-pustuleuses, annulaires, impétigineuses, pustulo-crustacées*. Quelles que soient les ressemblances objectives, l'inutilité du traitement spécifique éclairera le diagnostic.

La *dermatite herpétiforme* de Duhring, dans sa forme pus-

tuleuse, en diffère par sa marche toute spéciale et la polymorphie des lésions comparées à la lésion vésico-pustuleuse de la
dermatite d'HALLOPEAU.

Enfin, l'*impétigo herpétiforme* de HEBRA ressemble beaucoup
à cette dermatite qui s'en distingue par « sa durée, ses récidives
incessantes, les altérations profondes que subit la muqueuse
buccale, l'extension au tissu cellulaire des suppurations, l'épaississement et l'induration du derme qu'elles entraînent à leur
suite, la perte de substance qu'elles peuvent provoquer,
l'absence de troubles de la nutrition générale, enfin sa bénignité » (H. HALLOPEAU).

Dans un autre travail H. HALLOPEAU et LE DAMANY formulent
les conclusions suivantes : il faut considérer comme l'un des
éléments constants et pathognomoniques de cette dermatite
les végétations des lésions ainsi que les altérations pustuleuses
et scléreuses de la langue ; il convient de lui ajouter l'épithète
de végétante. Les narines peuvent être intéressées et rétrécies
par ces saillies végétantes.

L'éruption peut être polymorphe et constituée par des éléments bulleux ainsi que par des vésico-pustules ; celles-ci sont
toujours les éléments prédominants. La maladie coïncide avec
un bon état de la santé générale. On trouve en abondance
dans le liquide exsudé le bacterium coli commune ; il est doué
d'une grande virulence ; il est possible que ce parasite soit la
cause prochaine des altérations.

DERMATOLYMPHANGIOMES

« Les dermatolymphangiomes (*angiomes lymphatiques de
la peau*), disent E. BESNIER et A. DOYON, représentent des néoformations du système lymphatique, des aberrations forma-
tives, ayant leur origine et leur principe dans la constitution
du tissu qui en est le siège — constitutionnelles — innées,
bien que leur évolution ou leur apparition puissent être postérieures à la naissance.

« Les varices lymphatiques, simples ou parasitaires (filariose),
les lésions des lymphatiques dans l'éléphantiasis, les tumeurs

diverses, ne sont pas des lymphangiomes ; ce sont des *lymphangiectasies* (Voy. ce mot). »

D'après WEGNER, les lymphangiomes reconnaissent trois formes :

1° Le lymphangiome simple ;

2° Le lymphangiome caverneux ;

3° Le lymphangiome cystoïde (kystique).

·Voici d'après E. BESNIER et A DOYON, les principaux caractères de chacune de ces trois formes :

1° LYMPHANGIOME SIMPLE. — S'observe sur tous les points du corps ; sa localisation, sa limitation, son caractère circonscrit. le distinguent assez aisément de la *pachydermie éléphantiasique simple* avec laquelle il peut être et il a été confondu, particulièrement dans les cas que l'on a rapportés à une pachydermie congénitale (*éléphantiasis congénital*).

Aux lèvres, il constitue la *macrochilie congénitale*, et, à la langue, une variété de *macroglossie*.

2° LYMPHANGIOME CAVERNEUX (*lymphangiome circonscrit* de MALCOLM MORRIS, lymphangiectodes). — S'observe sur des régions variables mais limitées ; il est constitué par des groupes d'éléments miliaires, rarement pisiformes, de couleur jaune rougeâtre ou rougeâtres, dont la base est plus ou moins opaque et le sommet transparent, parfois translucides, dysidrosoïdes, dans certains cas hématiques ; ils forment des amas mûriformes de petits conglomérats verruciformes, papuliformes, avec des télangiectasies veineuses, et prennent dans les parties déclives un aspect gélatiniforme, phlycténoïde ; autour du groupe central, on rencontre toujours des îlots détachés et des éléments isolés.

La piqûre ou la rupture de tous ces éléments laisse écouler un liquide clair, séreux, chargé de cellules lymphatiques et dépourvues d'hématies s'il n'y a pas de vaisseaux sanguins intéressés dans le traumatisme.

La partie épidermique et sus-dermique (épiderme et étage papillaire du derme de la région atteinte) est constituée par un agglomérat de lymphatiques papillaires et sous-papillaires considérablement ectasiés.

Le lymphangiome peut être observé en tous pays ; on le rencontre surtout dans les pays chauds avec la filariose, l'éléphantiasis endémique, etc.

Ce seraient des cas de ce genre qu'ont décrit JONATHAN HUT-
CHINSON sous le nom de *lupus lymphaticus*, *lymph-lupus* et
RINDFLEISCH sous le nom de *pachydermie lymphangiectasique*.

3° LYMPHANGIOME CYSTOÏDE. — Cette forme est constituée
par des tumeurs parfois volumineuses, « kystes séreux multi-
loculaires congénitaux », rencontrées surtout au cou, mais
pouvant s'observer sur toutes les régions du corps.

DERMATOLYSIE (ALIBERT)

Synonymie. — Dermatolysis. — Chalazodermie. — Cutis pendula. —
Cutis lapsus. — Cutis laxa. — Molluscum pendulum. — Nævus
mollusciforme. — Cutis pensilis.

Définition. — Symptomatologie. — Ce nom désigne un
état spécial du tégument caractérisé par une extension considérable de la peau qui arrive à former des plis plus ou moins
profonds sans altération des tissus qui conservent à peu près
leurs caractères normaux.

C'est une difformité soit congénitale, soit acquise, quelquefois
généralisée, ordinairement partielle : *dermatolysie palpébrale*,
faciale, *cervicale*, *ventrale*, *génitale* (tablier des Hottentotes).

Elle est complètement indolente, sauf en cas de complications dues à l'adossement des replis cutanés (intertrigo, exulcérations).

Tout récemment chez un malade de KAPOSI dont la peau du
front et celle du cou étaient assez flasques pour recouvrir, la
première, toute la moitié supérieure du visage, et, la seconde,
le visage entier, SEIFFERT a excisé un fragment de peau et a
constaté qu'il y avait une absence complète de tissu conjonctif
fibrillaire ; le tégument n'étant constitué que par du tissu
muqueux.

O. SEIFFERT a décrit sous le nom de cutis laxa cet état que
MARCEL SÉE distingue après UNNA sous le nom de *cutis hyper-
elastica* dans lequel « le derme semblable à une membrane
de caoutchouc se laisse attirer à distance des parties sous-

jacentes, mais revient ensuite à sa place normale avec un cla-
quement perceptible ».

Traitement. — Le plus rationnel serait l'électrisation conseillée d'ailleurs par L.-A. DUHRING.

DERMATONEUROSES

Définition. — Par dermatoneuroses, disent H. LELOIR et
E. VIDAL, nous entendons toute affection cutanée secondaire à
une modification du système nerveux central, ganglionnaire
ou périphérique.

Ces auteurs en distinguent un certain nombre de classes et
en font une étude que nous résumons ici.

Première classe : Les DERMATONEUROSES SENSITIVES PURES,
constituées seulement par des troubles de la sensibilité.

1° Les différentes variétés de l'hyperesthésie cutanée : hyperesthésie proprement dite, dermalgie, prurit, hyperalgie,
paresthésie, etc.

2° Les différentes variétés de l'anesthésie cutanée.

Deuxième classe : Les DERMATONEUROSES MOTRICES PURES,
caractérisées par un seul phénomène : la contraction des fibres
musculaires cutanées, et en particulier des fibres musculaires
glandulaires des follicules pilo-sébacés, et dont le type est la
« cutis anserina ».

Troisième classe : Les DERMATONEUROSES VASCULAIRES OU DER-
MATONEUROSES VASO-MOTRICES PURES, caractérisées par les phénomènes résultant de la dilatation ou de la constriction anormale des vaisseaux sanguins et des troubles de nutrition qui
peuvent en être la conséquence, comme certaines hyperémies
cutanées, certains érythèmes, certaines anémies cutanées, l'urticaire, certaines hémorragies cutanées.

Quatrième classe : LES DERMATONEUROSES TROPHIQUES OU TRO-
PHONÉVROSES CUTANÉES proprement dites, en général liées à des

modifications assez permanentes et prononcées de l'influx nerveux, comprenant :

1° Des érythèmes chroniques [érythème trophoneurotique,
glossy-skin (1), pellagre] ;

2° Des dermites plus ou moins superficielles (panaris nerveux de MORVAN, de QUINQUAUD), certaines dermatites encore
mal conues (2);

3° Des affections papuleuses (certains eczémas);

4° Des affections vésiculeuses (certains eczémas, certains
herpès, le zona) ;

5° Des affections bulleuses (certaines éruptions bulleuses
localisées, certains pemphigus);

6° Des affections pustuleuses (certains ecthymas);

7° Des ulcérations (certaines ulcérations trophiques peu étudiées, le mal perforant);

8° Des grangrènes (gangrènes symétriques des extrémités,
gangrènes d'origine nerveuse centrale comme le décubitus
aigu, gangrènes d'origine nerveuse périphérique) ;

9° Certains œdèmes chroniques durs ou demi-durs ; certains
états éléphantiasiformes ;

10° Certains sclérèmes ;

11° La sclérodermie? la morphée? la trophonévrose faciale?
certaines atrophies cutanées?

12° La lèpre systématisée nerveuse ; la lèpre mixte ;

13° Certains états ichtyosiques de la peau ;

14° Certaines hyperkératinisations; callosités ;

15° Des troubles de la pigmentation cutanée (augmentation
du pigment, diminution du pigment, vitiligo).

Cinquième classe : LES DERMATONEUROSES GLANDULAIRES,
caractérisées par une perturbation de la sécrétion glandulaire
secondaire à un trouble de fonctionnement du système nerveux, comprenant :

1° Les dermatoneuroses glandulaires sudorales (hyperidrose,
anidrose? hématidrose?) ;

---

(1) Peau parcheminée, peau luisante, liodermie essentielle d'Aus-
PITZ, dermite nerveuse essentielle de KAPOSI, affection décrite par
WEIR MITCHELL et constituant un état spécial de la peau des extrémités, lisse, luisante, amincie, atrophiée, avec altérations glandulaires, unguéales, etc., douleurs névralgiques (*causalgie*).
(2) Dermatite exfoliative généralisée?

2° Les dermatoneuroses glandulaires sébacées (certaines acnés rosées ? certaines séborrhées ?) ;

3° Les dermatoneuroses glandulaires pilaires (certaines variétés de canitie, certaines variétés d'alopécie, les peladoïdes trophoneurotiques) ;

4° Les dermatoneuroses glandulaires unguéales (chute des ongles, déformations et altérations diverses des ongles).

Les lésions du système nerveux central ou périphérique qui ont présidé aux dermatoneuroses ont été constatées anatomiquement (DERMATONEUROSES CUM MATERIA) ou non (DERMATONEUROSES SINE MATERIA).

Les premières sont des affections permanentes, en général des dermatoneuroses trophoneurotiques, des trophonévroses ; sous la dépendance de lésions de l'encéphale, de la moelle (en particulier des zones radiculaires postérieures et de la substance grise postérieure et centrale), des racines postérieures, des ganglions spinaux, des nerfs périphériques (nerfs sensitifs et peut-être symphatiques).

Les secondes sont en général caractérisées par de simples troubles sensitifs, vaso-moteurs, moteurs, isolés ou concomitants. Lorsque l'action nerveuse a été plus intense, assez intense pour produire une véritable lésion trophique permanente de la peau, l'affection cutanée est néanmoins toujours superficielle, non destructive, et encore peut-on se demander si, dans ce cas, il n'existe pas de lésions du système nerveux tellement légères parfois, qu'elles échappent à nos moyens actuels d'investigation. Telles les dermatoneuroses réflexes (eczémas de la dentition, eczéma, urticaire, acné rosée, secondaires aux affections utérines), les dermatoneuroses par choc moral (des anémies et hyperémies cutanées, érythèmes, urticaire, hémorragies cutanées, eczéma et psoriasis, herpès, dermatoses bulleuses et pemphigoïdes, troubles pigmentaires de la peau et des poils, peladoïdes trophoneurotiques, etc.).

Les lésions cutanées précitées peuvent, dans certains cas, faire diagnostiquer une affection nerveuse qui, sans elles, serait passée inaperçue ou n'aurait été reconnue que plus tard ; le traitement et le pronostic se trouvent ainsi complètement modifiés.

Ces dermatoneuroses ont été désignées sous le nom de *dermatoneuroses indicatrices* (H. LELOIR et E. VIDAL).

C'est évidemment dans la classe des dermatoneuroses

qu'on doit faire rentrer des types encore à l'étude comme la *trophonévrose dyschromique et lichénoïde* d'H. HALLOPEAU et LARAT, le *vitiligo avec éruption lichénoïde* de NEISSER, *l'angionévrose* avec *achromie et dépilation* d'H. HALLOPEAU, le *zona gangreneux* de KAPOSI, le *pemphigus neuroticus*, *l'urticaire gangreneuse* de RENAUT, la *trophonévrose bulleuse et gangreneuse* de W. DUBREUILH, etc.

GASTOU a insisté sur la coexistence fréquente d'exagération des réflexes en particulier sur le réflexe Ranien (spasmodique généralisé) qu'il nomme ainsi parce qu'il ressemble à ce que l'on obtient sur une grenouille décapitée dont on excite une patte.

Traitement. — Le traitement doit avoir pour but d'agir sur le système nerveux soit par une médication interne (arsenic, sulfate de quinine, atropine, ergotine, bromures), soit par une médication externe (électricité, révulsion) dont les éléments varieront dans chaque cas particulier.

DIABÉTIDES

Définition. — A. FOURNIER a désigné, en 1883, sous le nom de *diabétides* les éruptions cutanées qui se manifestent chez les sujets diabétiques.

On peut faire rentrer dans ce cadre les lésions observées chez les personnes appelées à manipuler le sucre ou les matières sucrées.

Symptomatologie. — Ces manifestations peuvent être d'ordre érythémateux, vésiculeux, bulleux, pustuleux, papuleux, gangreneux (rare dit A. FOURNIER), etc.; les plus intéressantes et les plus fréquentes sont, sans contredit, les éruptions eczématiformes ou le simple prurit généralisé ou localisé aux organes génitaux. On a constaté l'astéatose et l'anidrose diabétiques.

Étiologie et Complications. — Les diabétides génitales sont occasionnées et entretenues par le contact des quelques gouttes d'urine séjournant sur les organes génitaux après la

DYSIDROSE   159

miction d'où, chez l'homme, *érythème du méat, eczéma craquelé, herpès ulcéreux (diabétides pustulo-ulcéreuses,* BARTHÉ-
LEMY), *phimosis, postho-balanite, posthite,* compliqués parfois
d'épaississement scléreux du prépuce et de végétations, et,
chez la femme, *intertrigo, œdème, fissures, indurations dermiques* et *végétations,* toutes lésions secondaires dues à des
associations microbiennes.

Traitement. — Les diabétides réclament d'abord le traitement général du diabète et une hygiène appropriée, puis un
traitement local variable suivant la lésion : bains généraux et
locaux, lotions fréquentes avec une solution d'acide borique, de
borate de soude ou de carbonate de soude, applications de
poudres inertes : talc, etc.

L. BROCQ recommande la formule suivante :

Talc . . . . 60 grammes.
Sous-nitrate de bismuth . . . . . . } àà 19   —
Oxyde de zinc . . . . }
Borate de soude   2   —

LASSAR fait faire des badigeonnages avec des solutions de
nitrate d'argent.

La gangrène diabétique peut être guérie par l'air chaud (1) à
haute pression et à haute température à l'aide de l'appareil
de PRAT qui donne une pression pouvant dépasser 15 kilo-
grammes et une température pouvant atteindre 5 à 600°
(BONAMY, MAROT et VIGNAT, TUFFIER, RICARD, QUÉNU, DELBET).
CLAISSE recommande également de dessécher cette gangrène
soit par l'air chaud, soit par le vide.

DYSIDROSE

Synonymie. — Dysidrosis de TILBURY FOX. — Cheiro-pompholix
d'HUTCHINSON. — Pompholix de ROBINSON.

Définition. — C'est une affection qui se présente sous
l'aspect de vésicules plus ou moins volumineuses (Voy. la planche I, fig. 3, *c.*) parfois même de bulles siégeant surtout aux

(1) GUYOT l'employait dès 1857.

extrémités des membres, et contenant un liquide limpide, séreux, très fluide, transparent et alcalin lorsqu'il est pur.

Symptomatologie. — Les éléments éruptifs sont souvent
précédés par des démangeaisons, des sensations de brûlure,
de cuisson, variables d'intensité, mais qui manquent rarement. Les vésicules sont perlées, comparables à des grains de
sagou cuit, d'un volume variant de celui d'une tête d'épingle à celui d'une lentille et situées profondément sous l'épiderme.

Isolées et discrètes au début, elles se groupent ensuite, deviennent confluentes, formant par leur cohérence des ampoules
de couleur jaunâtre ; elles se multiplient sous l'influence des
grattages (L. Brocq) et finissent, à la longue, par se rompre
en laissant le derme à nu ou s'affaissent après desquamation.

Siège. — La dysidrose siège surtout à la paume des mains,
dans les espaces interdigitaux, sur les bords latéraux des doigts
et à la plante des pieds, souvent d'une façon symétrique ; on l'a
notée à leur face dorsale (Broamhead) et au visage (Jackson,
Rosenthal), une fois au nez (H. Hallopeau) ; ces deux dernières localisations complètement niées par G. Thibierge.

Marche. — **Durée**. — La dysidrose, dont les récidives
sont fréquentes, se termine généralement en deux septénaires.

Diagnostic. — Les vésicules de l'*eczéma* plus petites, éphémères, avec sécrétion gommeuse reposant sur une surface
inflammatoire, ne ressemblent en rien à celles de la dysidrose
qui peut toutefois être compliquée d'un véritable eczéma ; dans
certains cas cependant, la marche seule de la maladie affirmera
le diagnostic.

Les *sudamina* se différencient des vésicules dysidrosiques
par leur généralisation, leur volume moindre et leur durée
moins longue.

Il y aura parfois lieu de songer au *zona palmaire* ou *plantaire* dont les lésions limitées à un territoire nerveux se distinguent encore de la dysidrose par les troubles de la sensibilité :
douleurs, etc.

Dans quelques cas, il faudra faire le diagnostic avec la *gale*,
les formes bulleuses de l'*érythème polymorphe*, certaines *tri-*

chophyties cutanées ou certaines *dermatites artificielles médicamenteuses* dont les vésicules peuvent rappeler celles de la
dysidrose ; le meilleur signe ici sera celui des localisations pré-
férées de la dysidrose.

Enfin, parfois, l'œdème diffus dont l'affection s'accompagne
simule le *spina ventosa*.

Étiologie. — Plus fréquente au printemps et en été, la
dysidrose semble atteindre de préférence les arthritiques ou
les neurasthéniques, et en général les adultes ; on l'a notée
cependant chez les individus jeunes et anémiques ; elle est, en
tout cas, sensiblement en rapport avec les sueurs profuses et
favorisée par les rayons solaires, la chaleur des fourneaux, les
irritants chimiques, etc. ; les sujets qui en sont atteints ont
souvent les mains humides, moites, froides et gluantes.

Nature. — On a placé le siège de la dysidrose dans les
glandes sudoripares (1) (TILBURY FOX et CROCKER) ; on en a fait
de l'eczéma (HARDY, HEBRA, KAPOSI) ou des sudamina, ou bien
encore la résultante de troubles trophiques (J. HUTCHINSON et
ROBINSON).

Pour P. FAREZ, la dysidrose est une toxinévrodermite, une
dermatose vasomotrice toxique.

UNNA la considère comme une infection cutanée locale due à
des bacilles de forme spéciale ?

Traitement. — La médication générale a pour but de
ralentir la transpiration ; c'est dans cet ordre d'idées que l'on
a donné la tisane de feuilles de sauge.

En raison des expériences de COMBEMALE il y aurait lieu
d'essayer l'agaricine qui agit en paralysant l'appareil nerveux
périphérique des glandes sudoripares (HOFFMEISTER).

Nous avons employé une fois avec succès le tellurate de soude
à la dose de 2 centigrammes prescrit chez les tuberculeux et
les rhumatisants par COMBEMALE et DUBIQUET ; dès 1890,
E. NEUSSER (de Vienne) avait traité les sueurs nocturnes des
phtisiques par le tellurate de potasse.

---

(1) On pourrait rapprocher de la dysidrose la maladie désignée par
ROBINSON sous le nom d'*hydrocystomes* et qui consiste en une dilatation des canaux sudoripares excréteurs formant de petits kystes sur
la peau du visage.

Au moment des crises, on prescrira le bromure, la quinine, la belladone.

Enfin, pour prévenir les récidives dans la mesure du possible, on traitera suivant les cas l'état constitutionnel par l'arsenic, le fer, les alcalins.

Localement, le mieux est de ponctionner et de vider les vésicules, puis d'envelopper les régions malades dans du coton hydrophile imbibé de liniment oléo-calcaire boriqué ou de les recouvrir d'une pommade à l'oléate de zinc (R. CROCKER). O. ROSENTHAL a eu des résultats rapides avec la pommade suivante :

Dermatol.	10 grammes.
Lanoline	20 —
Vaseline jaune	70 —

DU CASTEL conseille, dans les cas légers, les lavages à l'eau vinaigrée suivis d'onctions avec la vaseline boriquée ; dans les formes plus intenses, il prescrit, au début, tant que dure la période inflammatoire, les bains et les enveloppements humides, puis les poudres et pommades à l'oxyde de zinc additionnées d'acide salicylique ou de menthol à faible dose.

Les bains locaux émollients, de son, d'amidon, les bains alcalins ou vinaigrés ont été conseillés par L. BROCQ.

L'air sec et chaud a donné un bon résultat (DAUBAN).

ECTHYMA

(Voy. la planche IV.)

Définition. — On désigne, encore actuellement (1), sous ce nom une lésion de la peau à marche aiguë, caractérisée cliniquement par une pustule souvent isolée, volumineuse, régulière, arrondie, entourée d'une aréole inflammatoire (*pustule phlyzaciée* d'Alibert), dont le contenu, inoculable et auto-inoculable (E. Vidal), se répand sur le tégument et forme, assez rapidement, une croûte brune ou jaunâtre qui laisse après elle une cicatrice indélébile plus ou moins marquée.

Symptomatologie. — Au début, la pustule d'ecthyma est précédée d'une petite tache rouge, punctiforme, prurigineuse, devenant bientôt papuleuse, puis vésiculeuse ; ce n'est que le quatrième jour environ, que, le contenu de la vésicule devenant louche et purulent, contenant parfois une certaine quantité de sang (*ecthyma hémorragique*), la pustule se trouve véritablement constituée ; sa grosseur est alors variable, elle peut avoir la dimension d'une tête d'épingle, le volume d'un pois ou même atteindre quelques centimètres de diamètre.

Quelques jours encore, et l'épiderme qui formait l'enveloppe extérieure de la pustule se rompt, le pus s'épanche au dehors pour se concréter en forme de croûte jaune ou brune, épaisse et assez saillante ; au-dessous d'elle, existent une exulcération (*ecthyma simple, ecthyma vulgare*, de Willan et Bateman, *ecthyma à ulcération superficielle* de H. Leloir et E. Vidal) ou une ulcération (*ecthyma ulcéreux*) très douloureuse au contact de l'air.

Suivant la profondeur de l'ulcération, l'affection ne laisse comme trace, quand la croûte est tombée, qu'une tache vio-

---

(1) A Vienne on n'admet pas l'ecthyma comme entité morbide (Hebra, Kaposi, Neumann, etc.).

lette s'effaçant peu à peu, une maculature rougeâtre, ou une cicatrice déprimée.

Les pustules d'ecthyma sont en général discrètes, se succédant souvent les unes aux autres, formant cependant parfois de véritables placards plus ou moins larges ; elles sont ordinairement volumineuses, entourées d'un cercle érythémateux.

Les symptômes subjectifs consistent en un peu de cuisson, de chaleur, de démangeaison, de picotement, de douleurs, qui cessent lorsque la croûte est formée.

Comme symptômes généraux, on note, dans certains cas, des frissons, du malaise, de l'inappétence, de la fièvre, et, comme complications, des lymphangites, adénites, phlegmons, etc.

Siège. — L'ecthyma se développe sur toutes les régions, mais de préférence sur les mains, les pieds, les fesses et les membres; il est plus rare au tronc, exceptionnel à la face et au cuir chevelu (HARDY).

J. DARIER et CHAILLOUS ont constaté chez un adulte un *ecthyma térébrant* de la verge.

Durée. — Dans l'ecthyma vulgaire, la durée d'une pustule prise en particulier est relativement courte, chaque élément évoluant en seize ou vingt jours, mais l'affection peut persister longtemps grâce aux auto-inoculations successives (*ecthyma diutinum* de DEVERGIE).

Variétés. — On a distingué plusieurs espèces d'ecthyma dans lesquelles la marche de l'affection est modifiée surtout par le terrain sur lequel elle se développe.

Parfois les croûtes manquent (*ecthyma fruste*) ; d'autres fois, l'ecthyma se généralise (*dermatite pustulo-ulcéreuse* de GASTOU et CANUET).

C'est ainsi que chez les enfants très jeunes, âgés de quelques mois, on a décrit sous le nom d'*ecthyma chronique des enfants*, d'*ecthyma infantile*, d'*ecthyma ulcéreux des nouveau-nés* (LAILLER et JARRY), d'*ecthyma térébrant*, de *rupia escarrotica* (BATEMAN), *de pemphigus gangreneux* (BAZIN), une forme d'ecthyma caractérisée par des pustules petites, souvent sans aréole rouge ou entourées d'un cercle livide et violacé (*ecthyma luridum* de BATEMAN, *ecthyma constitutionnel scrofuleux* de BAZIN), donnant naissance à des ulcérations profondes, à marche lente, suivies de cicatrices indélébiles et déprimées.

En même temps existent des phénomènes généraux sérieux : douleurs violentes, fièvre, gastro-entérite et phénomènes athrepsiques, comportant un pronostic grave, souvent fatal.

Cet ecthyma, ordinairement plus ou moins généralisé, siège surtout aux cuisses, aux fesses, aux régions inguinales, au dos ; on l'a observé sur le tronc et, d'une façon exceptionnelle, à la face et à la tête.

Les muqueuses buccale et labiale sont fréquemment atteintes d'ulcérations.

Cette forme, ainsi que la suivante, est désignée par H. LELOIR et E. VIDAL sous le nom d'*ecthyma à ulcération profonde*.

Chez les sujets débilités (*ecthyma cachecticum, ecthyma arthritique* ou *dartreux* de BAZIN), les pustules, qui siègent surtout aux membres inférieurs, sont discrètes mais larges et contenant un liquide formé de pus, de sang et de sérosité mélangés qui se dessèche sous forme de croûte noirâtre ; elles sont entourées d'une aréole inflammatoire (cercle escarrotique), s'étendant peu à peu sur l'épiderme avoisinant qui se soulève, distendu par le liquide sécrété ; ce dernier forme bientôt une croûte saillante, de dimension plus considérable que la première (*rupia proeminens* de HARDY) ; sous ces croûtes existent des ulcérations atoniques, profondes, qui suppurent indéfiniment ; c'est à cette forme que l'on peut rattacher l'*ecthyma gangreneux* de HARDY, qui relève le plus souvent de l'infection staphylococcique (HULOT).

Les symptômes généraux sont rares ; les symptômes subjectifs bénins ; mais les membres atteints sont souvent le siège de lymphangite et de phlébite ; on trouve parfois dans le voisinage des abcès dermiques et sous-dermiques. Le pronostic est mauvais.

Pronostic. — Ce qui rend le pronostic de l'ecthyma essentiellement variable suivant ses diverses formes, c'est qu'il dépend absolument de ses conditions pathogéniques.

Diagnostic. — Assez facile à diagnostiquer dans les cas ordinaires, l'ecthyma peut néanmoins offrir quelquefois certaines ressemblances avec plusieurs affections.

Le *furoncle*, au début, ressemble à l'ecthyma, mais sa pus-

tule initiale est plus petite, plus acuminée, l'aréole inflammatoire est plus étendue et de couleur plus foncée, la douleur est
beaucoup plus forte,

L'*acné pustuleuse* vulgaire a des pustules petites et acuminées ; l'*acné indurée* a une base résistante qui n'existe pas dans
l'ecthyma ; enfin, l'acné a des sièges de prédilection tout autres.

Les pustules d'*impétigo* sont plus petites, plus nombreuses,
plus confluentes ; les croûtes forment de vastes placards jaunâtres et réguliers ; l'affection siège habituellement à la face.

Le *pemphigus*, lorsque le contenu des bulles est transformé
en croûtes, ressemble à l'ecthyma ; mais, dans le premier, les
croûtes sont moins volumineuses et moins adhérentes ; les ulcérations consécutives sont moins profondes et donnent lieu à
une suppuration moins considérable ; enfin, l'affection est plus
généralisée et l'on constate, soit *de visu*, soit dans les renseignements fournis par le malade, l'existence de lésions bulleuses.

On ne saurait confondre l'ecthyma vrai avec les lésions ulcéreuses de la *dermatite herpétiforme* de Duhring dont le polymorphisme assure le diagnostic.

Dans les *angiodermites toxi-tuberculeuses* d'H. Hallopeau
et L.-E. Leredde, on constate toujours des nodules durs intra-
dermiques dont l'évolution est lente et torpide.

Les ulcérations de l'ecthyma scrofuleux ressemblent à s'y
méprendre aux *gommes syphilitiques* ulcérées, mais les *syphilides ulcéreuses* diffèrent de l'ecthyma par la profondeur de
leurs ulcérations, l'aspect de leurs croûtes inégales, verdâtres,
leur mode de groupement, leur aréole brune et cuivrée.

Cependant, il est quelquefois impossible de différencier objectivement l'un de l'autre le *chancre induré* et l'*ecthyma scabieux* ou *phtiriasique*.

Quant au *chancre simple*, l'inoculation affirmera, le cas
échéant, la présence du bacile de Ducrey.

Enfin dans quelques cas, rares, les commémoratifs éloigne-
ront l'idée du *prurigo varicelliforme* de J. Hutchinson.

Étiologie. — L'ecthyma est toujours dû à l'inoculation,
plus fréquente dans certaines professions (cavaliers, vétérinaires).

Le liquide des pustules les plus développées, même à la quatrième ou à la cinquième génération, peut reproduire une nouvelle série (Tanturri). Toutefois il est intéressant de noter

que Wickham a essayé sans succès de s'inoculer l'ecthyma.

Celui-ci est favorisé par la débilité du sujet atteint, que cette débilité tienne à la vieillesse, aux excès (marche, travail, surmenage physique), aux maladies (diabète, mal de Bright, fièvre typhoïde = *ecthyma symptomatique* de Bazin), en somme à une dépression organique,

Du Castel l'a observé à l'état épidémique chez les varioleux ; Gilles de la Tourette l'a vu, dans l'hystérie, coïncider avec une hyperesthésie cutanée.

Les parasites (poux et acares), en déterminant des lésions de grattage, ouvrent des portes d'entrée aux microbes pyogènes vulgaires et favorisent la production de l'ecthyma (*ecthyma de cause externe* de Bazin).

Pour Radcliffe Crocker l'ecthyma est toujours une lésion secondaire.

H. Leloir admettait un ecthyma de cause interne, une pyodermite, consécutif à l'angine phlegmoneuse.

Il n'est pas rare, disait Devergie, de voir l'ecthyma survenir après la suppression de la transpiration.

Anatomie pathologique. — La pustule de l'ecthyma forme dans le corps de Malpighi une « petite cavité anfractueuse, remplie de pus, de liquide fibrineux... et de micrococci » (H. Leloir et E. Vidal).

C'est une pustule renfermant des microorganismes. On y a rencontré le staphylocoque doré, le streptocoque (Mathieu et Netter, Beaudoin et Wickham, Unna, Thibierge et F. Besançon, Achalme) et même le bacille pyocyanique (Ehlers).

Traitement. — En dehors des soins spéciaux que peut exiger l'état général du malade et qui consistent surtout en toniques, l'ecthyma réclame un traitement antiseptique.

Après la chute des croûtes, les ulcérations seront lavées avec les solutions de sublimé ou d'acide phénique, l'alcool salolé à 1 p.100, le vin aromatique ; saupoudrées de poudre d'iodoforme, d'aristol, d'iodol, de dermatol, etc. ; arrosées avec l'huile phéniquée au dixième (1) (H. Hallopeau), enduites de vaseline naphtolée au dixième (Hutinel), ou recouvertes de ban-

(1) Ch. Périer a montré que l'acide phénique cristallisé neigeux dissous par la chaleur sans addition d'alcool n'était pas irritant mélangé à l'huile ou à la glycérine pure.

delettes imbriquées d'emplâtre rouge d'E. VIDAL(1) ou, ce qui
nous a bien réussi encore, d'épithème adhésif à l'ichtyol.

A. NEISSER (de Breslau) se loue des bons effets du tuménol.

ED. CROUZEL (de Bordeaux) a employé avec succès le bleu
de méthylène en solution gaïacolée.

> Bleu de méthylène . . . . 1 gramme.
> Gaïacol. . . . . 2 grammes.
> Glycérine. 47   —

Comme dessiccant et agent kératoplastique, HODARA recommande le sucre et emploie la pommade suivante :

> Sucre en poudre. . . . .)
> Oxyde de zinc. . . . . } ââ 20 parties.
> Lanoline. . . . .)
> Vaseline. . . . .)
> Glycérine . . . . } ââ 10   —
> Soufre précipité. . . . .)

Dans les cas d'ecthyma gangreneux, il y a lieu de se servir
de lotions toniques avec l'alcool camphré, le vin aromatique
(E. RAYER), et de couvrir les plaies d'onguent Canet, ou encore
de cautériser avec une solution de nitrate d'argent :

> Nitrate d'argent . . . . 1 gramme.
> Eau distillée. . . . . 50 grammes.

L. BROCQ conseille la solution de chloral :

> Hydrate de chloral . . . . 1 gramme.
> Eau distillée. . . . . 200 grammes.

Chez les enfants, les pansements se font surtout avec les
poudres astringentes : ratanhia, quinquina, écorce de chêne.
L'iodoforme devra être réservé à l'ecthyma térébrant (K. LASCO-
RONSKY).

MARFAN regarde l'eau oxygénée comme un antiseptique de
choix; on peut l'employer pure à 10 ou 12 volumes, mais, comme
l'a fait observer LOCHARD, à condition que ce soit en lotions et
non pas en applications permanentes.

D'ailleurs, comme le fait remarquer LÉON d'ASTROS, de Marseille, une notion essentielle doit dominer les indications théra-

---

(1) Minium . . . . 5 parties.
    Cinabre. 3   —
    Emplâtre diachylum 52   —

peutiques, c'est celle de la délicatesse toute spéciale de la peau du nourrisson. A certaines applications intempestives, leur peau réagit par des érythèmes qui créent un terrain favorable à l'extension de certaines infections.

C'est pour cette raison que nous repoussons, d'une manière générale, les grands bains soit alcalins, soit sulfureux, soit de gélatine recommandés par beaucoup d'auteurs depuis J.-L. ALIBERT jusqu'à L. BROCQ.

MILIAN, cependant, se loue des bains savonneux bien chauds de vingt à trente minutes de durée, additionnés de carbonate de soude.

Personnellement, nous nous contentons des douches locales ou des pulvérisations suivies d'un asséchement de la région et d'une cautérisation des lésions à l'aide de l'air chaud.

Si l'on avait recours à la photothérapie, il y aurait lieu, avec la lampe à arc, de remplacer les charbons classiques par des tiges de fer, ALFRED CHATIN et S. NICOLAU ayant remarqué que la lumière est alors vingt fois plus efficace à l'égard du staphylococcus pyogenes aureus.

Dans tous les cas, le repos de la région affectée est absolument indispensable.

ECZÉMA

Synonymie. — Eczème, eczémation. — Dermatoses eczémateuses. Herpès squameux. — Dartres squameuses humides (ALIBERT). — Crusta lactea (PLENCK). — Herpès miliaire. — Dartres vives, etc. — Eczématisation et épidermodermite (E. BESNIER).

Définition. — On décrit encore aujourd'hui, tant en France qu'à l'étranger, sous le nom d'eczéma des affections qui, objectivement plus ou moins semblables, diffèrent cependant d'une façon considérable par leur cause, leur nature, leur marche, leur durée, leur terminaison et les indications thérapeutiques qu'elles comportent.

« Les épidermodermites exsudatives du type catarrhal, — catarrhes humides de la peau, — auxquelles la tradition médicale donne le nom commun d'eczémas, dit E. BESNIER, sont à ce point différentes de nature, de causes, et de réaction thérapeutique, que leur réunion en un groupe uninominal semble un comble d'irrégularité nosologique.

« Cependant, en fait, tous ces états pathologiques de la peau, si disparates, sont reliés par une communauté de lésions, dont l'ensemble réalise l'état d'eczéma, que nous avons proposé de désigner, abréviativement et synthétiquement, par le mot eczématisation. »

Depuis quelques années, néanmoins, l'immense groupe des eczémas tend à se dissocier et, en France particulièrement, existe une tendance à réserver le nom d'eczéma à une affection de nature inflammatoire, aiguë, subaiguë ou chronique, caractérisée par des rougeurs, des vésicules, des croûtes et des squames existant simultanément ou successivement, accompagnée de prurit et prenant sa source dans la constitution propre·de l'individu lui-même.

Quoi qu'il en soit, pour les anciens dermatologistes français (école clinique), l'eczéma était une maladie essentiellement vésiculeuse ; pour les Viennois (HEBRA), l'eczéma était une inflammation superficielle de la peau et essentiellement du derme, un catarrhe superficiel (AUSPITZ) ; c'est l'école anatomique à laquelle appartient UNNA, avec son eczéma séborrhéique et à laquelle se rattache E. BESNIER avec son eczématisation.

Pratiquement, les eczémas doivent être étudiés surtout au point de vue de leur siège ; c'est celui-ci, en effet, qui, la plupart du temps, détermine l'aspect objectif, influe considérablement sur la marche, la thérapeutique, etc., de l'affection ; toutefois, il est bon de décrire classiquement l'*eczéma en soi*, afin d'en faire bien saisir les aspects multiples et divers, véritablement protéiformes.

L'eczéma est aigu ou chronique, généralisé ou localisé et peut affecter toutes les formes connues des lésions élémentaires.

ECZÉMA AIGU

PREMIÈRE PÉRIODE. — PÉRIODE DE VÉSICULATION.

Symptomatologie. — Précédé ou non de symptômes généraux : anorexie, malaise, courbature, fièvre, frissons, — et

locaux : sensation de chaleur (appréciable à la main et au thermo-
mètre qui montre une différence de un et même de deux degrés
entre la température des régions saines et celle de la région
malade), de tension, de démangeaisons, etc., l'eczéma débute
sur une partie limitée ou sur plusieurs points du corps à la
fois par une tuméfaction (œdème, stade de papulation, dit
BALZER, pré-vésiculation d'E. BESNIER) de la peau brûlante et
douloureuse et une rougeur plus ou moins accentuée (*eczéma
érythémateux, eczéma érysipéloïde* d'E. BESNIER), diffuse ou
punctiforme, sur laquelle se manifeste bientôt un semis de
vésicules (*eczéma vésiculeux*, forme très rare d'après TENNE-
SON (1), qui la nie presque) extrêmement petites, acuminées,
fines comme des pointes d'aiguille et serrées côte à côte, parfois confondues et donnant lieu à des sortes de bulles (*eczéma
à grosses vésicules, bulleux, pemphigoïde* d'E. BESNIER), arrondies ou irrégulières, simulant l'éruption caractéristique du
pemphigus, comme cela se voit dans les régions du corps (pieds
et mains) où l'épiderme dur et épais se rompt difficilement.

Les vésicules contiennent un liquide clair et transparent, du
moins au début, sorte de sérosité alcaline, parfois acide (dans
l'arthritisme goutteux, J.-B. HILLAIRET), citrine, collante et
poisseuse au toucher, empesant le linge d'une façon assez
caractéristique ; son odeur est fade.

(1) En règle générale, des vésicules ou des bulles dans l'eczéma
doivent faire penser à autre chose, à une irritation artificielle de la
peau ou à une complication, à la gale par exemple. Elles ne doivent
être considérées comme appartenant à l'eczéma que si elles persistent.

Alors l'eczéma vésiculeux se présente sous l'aspect de taches toujours peu nombreuses, symétriques, de la dimension d'une pièce de
5 francs en argent, rouges, à bords nets, couvertes de vésicules serrées, grosses comme un grain de chènevis, qui se rompent et qui se
reproduisent indéfiniment.

Cette affection résiste à tout traitement ordinaire de l'eczéma et à
celui des épidermophyties.

S'il s'agit vraiment d'un eczéma, c'est un eczéma bien spécial qui
mérite d'être distingué. En dermatologie, où il y a tant de mots inutiles, il n'a pas encore reçu de dénomination.

Nous l'appellerons *eczéma herpétiforme*, mot créé par DEVERGIE qui
n'avait peut-être pas en vue la même chose que nous qui voulons
tout simplement indiquer la ressemblance de ces placards avec
l'herpès (TENNESON).

DEUXIÈME PÉRIODE. — PÉRIODE DE SÉCRÉTION.

(*Flux eczématique* d'E. BESNIER.)

Les vésicules ont une durée très courte ; elles peuvent s'effacer et disparaître par desquamation à la suite de la résorption de leur contenu ; le plus souvent, elles sont très vite excoriées par le grattage ou se rompent spontanément au bout de vingt-quatre ou quarante-huit heures et leur contenu se répand sur la peau en même temps que se forment des exulcérations superficielles ; celles-ci donnent lieu à un suintement de liquide citrin (*eczéma humide, eczéma fluidum* de HEBRA) jaune clair, à réaction neutre, comme gommeux, parfois sanguinolent, empesant le linge et se concrétant sous forme de croûtelles plus ou moins consistantes, plus ou moins épaisses, plus ou moins colorées. D'autres fois (*eczéma croûteux*), comme chez les lymphatiques, elles sont épaisses, grises, jaunes ou noirâtres, adhérentes ; elles reposent sur une surface rouge vif, humide, saignant avec facilité, offrant un aspect piqueté caractéristique, parsemée qu'elle est de petits orifices desquels sortent de fines gouttelettes de sérosité bientôt concrétée en croûtelles.

La rougeur s'étend au delà de la surface exulcérée se confondant peu à peu avec le tégument sain par ses bords diffus et irréguliers.

Pour quelques auteurs (H. LELOIR et E. VIDAL) ces deux premières périodes, la période de vésiculation et la période de sécrétion, forment la période érythémato-vésiculeuse.

TROISIÈME PÉRIODE. — PÉRIODE DE SÉCRÉTION SÈCHE
OU DE DESQUAMATION.

Au bout d'un temps plus ou moins long, les croûtelles se détachent d'une façon définitive ; les ulcérations se sèchent et la surface rouge eczémateuse devient le siège d'une desquamation épidermique, catarrhe épidermique, dit BALZER, qui passe par plusieurs phases : troubles de kératinisation, dyskératose, stéatokératose, dyskératinisation d'E. BESNIER, parakératoses d'AUSPITZ ; le premier épiderme est mince, transparent, recouvre une surface

lisse, luisante et comme vernissée, pelure d'oignon ; il se flétrit
rapidement, se fendille (*eczéma fendillé* et *craquelé*) et tombe
sous forme de lamelles (*eczéma lamelleux* de TENNESON) étendues,
superposées ou de squames plus ou moins épaisses (*eczéma psoriasiforme* ou *psoriasis eczémateux* de A. DEVERGIE, *lamelleux*
d'E. VIDAL, *eczéma psoriasoïde* ou *psoriasis eczématoïde* de
TENNESON), humides, sèches, ou graisseuses (stéatokératose), qui
s'amincissent progressivement pour ne plus consister ensuite
qu'en lamelles pityriasiques (*eczéma pityriasique*), diminuant
peu à peu d'abondance pour cesser enfin en même temps que
la rougeur disparaît et que la peau reprend sa coloration ordinaire et son aspect normal.

Comme symptômes subjectifs, on rencontre toujours des
sensations de cuisson, de démangeaison, de picotement plus
ou moins intenses et variables selon les individus, exagérées
chez les nerveux, à peine sensibles chez les lymphatiques.

Cette troisième période (période de formation d'épiderme
de transition et période de desquamation de H. LELOIR et
E. VIDAL) peut succéder immédiatement à la première.

Au point de vue objectif pur et simple, l'eczéma peut être
constitué par toutes les lésions élémentaires connues ; on
pourrait dire sans trop d'exagération, suivant l'expression de
E. GAUCHER, qu'il y a autant d'eczémas que d'eczémateux.

L'affection peut ne consister qu'en une rougeur et une desquamation (*eczéma sec des arthritiques*) ; les vésicules peuvent être considérables (*eczéma bulleux phlycténoïde*) ; parfois
la vésicule repose sur une papule (*eczéma papulo-vésiculeux*) ;
dans d'autres cas, il existe seulement une papule rouge ou
pâle, dure (*eczéma papuleux*) ; lorsque le suintement est très
abondant (chez les lymphatiques), on voit se produire des
croûtes jaunâtres, épaisses, impétigineuses (*eczéma impétigineux (microbien*, DUCREY), *eczéma tuberculeux des nourrissons*
de UNNA, *scrofulide bénigne exsudative* de BAZIN.

Pour un certain nombre d'auteurs (W. DUBREUILH, etc.),
l'eczéma impétigineux n'est autre chose qu'un eczéma inoculé
par les agents de la suppuration.

Parfois l'eczéma n'est constitué que par des fissures épidermiques parallèles et perpendiculaires entre elles, tantôt superficielles et sèches, tantôt profondes ; cette forme, plus ou
moins suintante, douloureuse, siège surtout aux régions tégumentaires tiraillées par des mouvements : poignets, articula-

tions diverses, commissures labiales, anus (*eczéma fissuraire ou fissurique*).

On constate encore une forme d'eczéma sec, plus particulièrement à la face dorsale des mains, formant de petits placards limités, ovalaires ou arrondis, de couleur rouge pâle et parsemés de cannelures caractéristiques (*eczéma cannelé* de L. Brocq).

Suivant la disposition des lésions élémentaires, on désigne l'eczéma sous les noms d'*eczema sparsum*, lorsque les éléments sont épars çà et là ; d'*eczéma nummulaire*(1) (Devergie, *eczéma diathésique* de Bazin, *discoïde, circiné, eczéma herpétoïde* de Unna ?), lorsque ceux-ci forment des taches arrondies et isolées, sèches ou suintantes, à peine grandes comme une pièce de cinq francs en argent, siégeant sur le tronc et sur les membres, surtout les supérieurs, se continuant insensiblement avec les parties saines, variété chronique, tenace et rebelle ; on donne le nom d'*eczéma marginé* à un eczéma à forme circinée dont le centre est sain (Hardy) ; l'*eczema marginatum* de F. Hebra n'est qu'une complication eczématiforme de diverses dermophyties telles que la trichophytie circinée (*érythème trichophytique crural* de Duhring), l'érythrasma, le pityriasis versicolor, lorsqu'elles siègent dans certaines régions comme le pli inguino-scrotal, la face supéro-interne des cuisses, la région pubienne et quelquefois les fesses. Cette opinion est à rapprocher de celle de Spiegler pour qui l'eczéma marginé n'est qu'une affection trichophytique, mais il est bon d'ajouter que, à l'encontre de Köbner, Pick et R. Sabouraud, Törock, dans le cas qu'il a examiné, n'y a pas trouvé de trichophyton.

On a encore décrit l'eczéma *unisquamosum* (Liévain, Devergie), variété très rare, cantonnée sur un espace d'un centimètre carré dans la région intersourcilière, à la racine du nez, recouvert d'une seule croûtelle toujours remplacée par une suivante lorsqu'elle vient à tomber, perpétuant ainsi l'affection pendant un temps plus ou moins long.

Parfois l'eczéma, localisé, n'est pour ainsi dire qu'indiqué (*eczéma incomplet, eczéma avorté*), ou bien il envahit la presque totalité du tégument : l'*eczema rubrum* en est une forme ; plus

(1) De l'avis, différent, de nombre d'auteurs (Unna, L. Brocq, Du Castel, H. Hallopeau, R. Sabouraud, etc.), il résulte qu'en dehors des eczémas nummulaires vrais d'emblée, il existe de faux eczémas qui ne sont nummulaires que par leur aspect ou le sont devenus par infection secondaire.

fréquente chez la femme, cette variété est presque toujours
précédée, comme les fièvres éruptives, de phénomènes généraux : courbature, inappétence, fièvre ; on a noté de l'agitation
et du délire chez les alcooliques ; au début, ce sont des taches
rouges, plus ou moins étendues, arrondies ou ovoïdes, prurigineuses, bientôt recouvertes de vésicules nombreuses, plus
ou moins volumineuses, dont la confluence forme parfois des
bulles aux mains et aux pieds. La peau est rouge, tuméfiée,
présentant de petites dépressions qui correspondent aux vésicules détruites (*état ponctué* de DEVERGIE, *perforations ponctuées* d'E. BESNIER) ; elle est suintante, excoriée même (*eczema
ichorosum* d'ERASMUS WILSON, *eczema madidans* de F. HEBRA) ;
la desquamation se fait par larges placards et la maladie se
termine par résolution complète après une durée de quinze
jours à six semaines ; on la confond souvent avec les érysipèles
de menstruation (*eczéma érysipélatoïde* de L. BROCQ).

Parfois, elle est le point de départ d'un eczéma chronique
d'une région limitée ordinairement ; néanmoins, cette forme
qui envahit simultanément le visage, le cou, le tronc et le tégument presque tout entier, quelles que soient les parties atteintes
d'abord, est généralement peu grave malgré les abcès et les
adénites suppurées ainsi que les accidents pulmonaires et cérébraux que l'on a signalés (HARDY). Elle n'est sérieuse que par
l'intensité de ses démangeaisons.

Bien d'autres variétés d'eczéma ont été décrites : l'*eczéma
œdémateux*, dans lequel le tissu cellulaire sous-jacent est plus
ou moins infiltré ; l'*eczéma hypertrophique* ou *spargosiforme*
(*eczéma élevé, pachydermie* d'E. BESNIER), avec infiltration et
induration considérables des tissus rappelant celles de l'éléphantiasis des Arabes ; l'*eczéma scléreux* ou *verruqueux,* à
squames sèches ou abondantes ; l'*eczéma muqueux.* localisé
principalement aux aisselles, aux aines, sous les seins et dans
lequel la peau ramollie, rouge, humide, prend l'aspect d'une
muqueuse ; l'eczéma *papillomateux* ou *verruqueux* de WILSON,
dans lequel on constate une tendance à la formation des saillies verruqueuses ; l'*eczéma lichénoïde* avec épaississement parfois considérable de la peau.

Enfin, trois autres variétés d'eczéma, importantes par leur
nature, méritent d'être signalées plus explicitement, ce sont :
l'*eczéma récidivant des arthritiques*, l'*eczéma nerveux* et l'*eczéma séborrhéique.*

Chez les arthritiques il se produit des poussées eczémateuses,

accompagnées de malaise, frissons, fièvre, etc., dans lesquelles
une région quelconque du corps, la figure et la tête plus particulièrement, deviennent tuméfiées, rouges, sèches ou couvertes
de bulles, véritable *eczéma récidivant des arthritiques*, dit
L. BROCQ.

ERASMUS WILSON donnait le nom d'eczéma nerveux à une
variété d'eczéma s'accompagnant de névralgies intenses ; c'est
encore sous ce nom que l'on décrit, actuellement, diverses
formes d'eczéma dont la pathogénie semble prendre sa source
dans le système nerveux central ou périphérique (dermatoneuroses), tel l'*eczéma de dentition* de UNNA.

On peut ranger à côté de cette dernière forme l'*eczéma réflexe* ou *neurotique,* fréquent chez les enfants, siégeant de préférence sur le front, les oreilles et les joues ainsi que sur les
faces antérieures des jambes et postérieures des bras, formant
des placards symétriques, arrondis, elliptiques ou ovoïdes à
contours très nets ; enfin récidivant avec la plus grande rapidité à la suite d'une disparition rapide également, preuves,
comme le fait remarquer G. HOLSTEN (de Brooklyn) de l'origine
réflexe de l'affection (Voy. § *Étiologie*).

La troisième variété comprend l'*eczéma séborrhéique* de
UNNA (*eczéma sec, circonscrit* des auteurs, *lichen annulaire
serpigineux* d'ERASMUS WILSON et COLCOTT FOX, *eczéma* ou
pityriasis acnéique de BAZIN, *eczéma acnéique* de LAILLER, *circinaria* de PAYNE, *séborrhée sèche du cuir chevelu, lichen acnéique circiné, eczéma érythémateux à bordures circinées*
d'E. BESNIER et A. DOYON, *eczéma marginé* de HARDY) considéré
par certains auteurs (AUDRY, etc.) comme une maladie bien spéciale tout à fait distincte de l'eczéma, dans lequel le célèbre
dermatologiste de Hambourg range l'eczéma séborrhéique du
thorax (*eczéma flanellaire,* Voy. la planche XLIV), l'eczéma
séborrhéique de la face (*pityriasis simplex*), étudiés actuellement sous le nom de séborrhée, et surtout cette forme d'eczéma
à éruption suintante avec infiltration et rougeur des téguments
localisé au cuir chevelu (tempes), au sillon post-auriculaire
(*eczéma de la ménopause* de BOHN) aux sourcils, aux paupières, au conduit auditif, aux plis articulaires, pouvant exceptionnellement se généraliser, s'accompagner de symptômes
graves et devenir mortel (cas d'E. VIDAL). Cet eczéma est,
en outre, caractérisé par sa forme arrondie, circinée, festonnée, annulaire, par l'épaisseur, la coloration jaunâtre et l'état
graisseux de ses squames, son point de départ au cuir chevelu

et sa marche descendante vers les autres régions du corps, enfin par sa nature compliquée souvent de parasitisme et sa thérapeutique spéciale.

E. Besnier et A. Doyon rattachent à l'eczéma séborrhéique de Unna l'*eczéma « de la portion exposée de la surface rouge des lèvres »* et l'eczéma *« en aires »* ou *eczéma marginé desquamatif de la langue* (*glossite exfoliatrice marginée* d'Alfred Fournier et Lemonnier, *exfoliation en aires de la langue* de Mibelli), dont Bénard donne la synonymie suivante :

Pityriasis lingual (Rayer, Betz, Vogel). — Excoriations chroniques de la langue (Moeller). — Intertrigo lingual, Zungerfratt (Santlus). — Langue en carte de géographie (Bergeron). — État lichénoïde lingual (Gubler). — État tigré de la langue (Bridou). — Circulus annulus migrans, prurigo linguæ (Barker). — Rash erratique (Barker, Butlin). — Lichénoïde lingual (Vanlair). — Plaques fugitives bénignes de la muqueuse linguale (Caspary). — Syphilide desquamative de la langue (Parrot). — Exfoliation en aires de la langue (Unna). — Desquamation épithéliale de la langue (Gautier). — Excoriations superficielles de la langue (de Hack). — Éruption circinée de la langue (Colcott-Fox).

D'après E. Besnier, cette maladie serait un eczéma de la langue et non une affection parasitaire comme le croyait Garrod.

C'est dans ce cadre qu'il faut faire rentrer les cas de *desquamation aberrante en aires de la surface linguale* observés par L.-M. Bonnet (de Lyon), pour lequel l'affection représente une *manifestation trophoneurotique* consécutive à une irritation locale.

ECZÉMA CHRONIQUE

Quelle que soit sa forme, l'eczéma peut affecter une marche rapide, quelquefois même très rapide (*eczéma fugace*), ou évoluer en quelques semaines, de trois à six environ, comme dans la forme aiguë, ou persister pendant des mois et des années (*eczéma persistant*), soit cantonné aux mêmes régions, soit en s'étendant çà et là, avec des périodes alternées de recrudescence et de repos, sans réaction générale, ce qui constitue l'eczéma chronique, évoluant parfois excentriquement, se guérissant au centre et évoluant à la périphérie (*eczémas trichophytoïdes*).

L'eczéma chronique peut s'établir primitivement sous cette
forme ou succéder à l'eczéma aigu ; dans les deux cas, le
derme, de couleur rouge plus ou moins foncé, est épaissi,
induré (hyperdermie d'E. Besnier) ; les lésions épidermiques
ont cédé le pas aux lésions dermiques de lichénification, attribuée par L. Brocq et L. Jacquet au grattage, mais qui est,
disent H. Hallopeau et L.-E. Leredde, une sclérose lichénienne due à des causes beaucoup plus complexes (dermite
chronique artificielle ou lichénification d'origine interne analogue à celle du lichen simplex chronique).

VARIÉTÉS D'ECZÉMA SUIVANT LE SIÈGE

Un des principaux facteurs de la manière d'être de l'eczéma
(variable dans ses modalités, on ne saurait trop le dire, suivant les âges et les tempéraments) est le siège qu'il occupe ;
l'étude de l'eczéma suivant le siège affecté est d'une importance
capitale en raison des données qui en découlent cliniquement
pour instituer un pronostic sûr ou une thérapeutique conve-
nable.

Nous passerons donc successivement en revue les eczémas de la tête, du tronc, des membres, des régions ano-génitales, etc.

ECZÉMA DU CUIR CHEVELU

Au cuir chevelu, l'étude de l'eczéma (*eczema capitis*) se confond avec celle de la séborrhée sèche (*pityriasis capitis*) ou
huileuse (*eczéma squameux* ou *eczéma impétigineux, teigne
furfuracée* ou *teigne muqueuse* d'Alibert).

La peau est souvent rouge et suintante (*eczéma suintant*) ;
les cheveux peuvent s'agglutiner et se feutrer (*plique*) ; dans
certains cas rares, on a constaté, accompagnant l'eczéma, des
folliculites et périfolliculites ou des placards arrondis, rouges,
grands comme une pièce de cinquante centimes ou une pièce
de cinq francs en argent, mamelonnés, saillants, suintants et

saignants (*teigne granulée, achor, mucor granulatus*) ; cette forme coïncide souvent avec la phtiriase.

L'eczéma impétigineux du cuir chevelu (et de la face) est souvent lié à la dentition (Baumel, etc.).

Le véritable eczéma du cuir chevelu peut se distinguer du *pityriasis capitis* vulgaire en ce que cette dernière affection est toujours localisée au cuir chevelu, donnant lieu à une desquamation furfuracée, sans suintement, tandis que dans l'eczéma existent toujours du suintement, des croûtes envahissant souvent les oreilles.

La *séborrhée sèche* a ces croûtes molles et malléables au-dessous desquelles on peut voir l'épiderme intact et les orifices entr'ouverts des glandes sébacées.

Dans le *psoriasis*, les plaques sont nettement limitées, les squames épaisses, feuilletées, sèches et nacrées, tandis que dans l'eczéma, prurigineux, on constate du suintement au-dessous des croûtes ; l'examen complet du malade éclairera presque toujours encore le diagnostic.

La desquamation de la *teigne tondante* est toujours bien moins abondante que celle de l'eczéma ; les surfaces malades sont bien arrondies et présentent des cheveux cassés ou cassants sur la nature desquels le microscope ne laissera pas de doute.

ECZÉMA DES OREILLES

En même temps que le cuir chevelu, les oreilles, surtout chez les enfants et les adolescents, sont souvent atteintes de la forme d'eczéma séborrhéique décrite ci-dessus ; l'affection donne lieu à un suintement très abondant à mode impétigineux ; les oreilles, rouges, sont fortement gonflées, épaissies, déformées, chaudes, douloureuses, écartées de la tête ; on constate fréquemment des fissures dans le sillon post-auriculaire.

Constantin Paul a vu un cas de ce genre, à la suite du percement opéré pour placer les boucles d'oreilles, déterminer la section complète du lobule.

Souvent l'inflammation gagne le conduit auditif externe d'où une surdité relative due à la présence du liquide sécrété, des croûtes ou des squames.

HERMET subdivise l'eczéma du conduit auditif externe (eczéma auriculaire aigu) en deux catégories : l'eczéma sec, et l'eczéma humide, et pose en principe que, abstraction faite des otites externes périostiques, consécutives aux otites de la caisse, et des accidents syphilitiques, secondaires ou tertiaires, les otites et les furoncles du conduit ont pour point de départ une poussée eczémateuse.

Celle-ci est souvent due, au cours d'une otite moyenne, à une irritation, soit médicamenteuse, soit provoquée par le passage du pus qui sort de la caisse.

Le froid a également une action indéniable, mais dans ce cas l'eczéma débute par le panclon.

Enfin, il faut incriminer les écarts de régime et, dit HERMET, chez les enfants, l'absorption prolongée d'huile de foie de morue.

ECZÉMA DE LA FACE

A la face, l'eczéma aigu, généralisé, par la rougeur, la tuméfaction, le gonflement des tissus, l'œdème des paupières qui peuvent à peine s'entr'ouvrir ou restent même complètement fermées, simule souvent l'*érysipèle* (*eczéma aigu érysipélatoïde*) auquel il ressemble encore par la bouffissure des oreilles et la tuméfaction des lèvres et ses symptômes généraux, frissons et fièvre ; mais ceux-ci sont moins intenses dans l'eczéma que dans l'érysipèle qui diffère encore de cette affection par sa marche progressive et sa limite bien nette, alors que l'eczéma envahit la figure d'emblée et s'unit avec les parties saines du tégument par une gradation insensible.

ECZÉMA DE LA BARBE ET DES SOURCILS

Synonymie. — Polydermites pilaires d'E. BESNIER. — Séborrhéides pustuleuses et végétantes pyofolliculaires d'H. HALLOPEAU. — Stéatodermite des sourcils d'E. BESNIER.

Lorsqu'il atteint la barbe ou les sourcils (*eczéma pilaire*), l'eczéma est souvent confondu avec les folliculites et les périfolliculites du sycosis (*eczéma sycosiforme*, *sycosis arthritique*), grâce aux vésico-pustules qui siègent à la base des poils enchevêtrés dans les croûtes ; mais, dans l'eczéma, les poils sont normaux tandis que dans le sycosis ils s'arrachent facilement, sont courts, cassés, bifides, grossis par le trichophyton dans le sycosis parasitaire ; de plus, dans l'eczéma, la peau est rouge et lisse, tandis que dans le sycosis elle est parsemée de tubercules noueux. L'eczéma de la barbe peut ne consister qu'en une desquamation pityriasique avec rougeur, suintement très léger, souvent nul, sans croûtelles, forme qu'il ne faut pas confondre avec le *pityriasis alba parasitaire* qui, comme dit LAILLER, est une affection à forme circinée, à contours nettement tracés, à marche envahissante et excentrique, et dans laquelle le tégument est toujours moins rouge que dans l'eczéma.

ECZÉMA DU FRONT ET DE LA FACE

Le front est souvent pris chez les enfants à la mamelle par un eczéma croûteux et squameux (*croûtes de lait*, *crusta lactea*, *porrigo larvalis*, *lactumen*), généralement très prurigineux, envahissant aussi les joues et les oreilles, avec petits furoncles dans le conduit auditif externe et fissures douloureuses aux commissures labiales et dans les sillons du nez ; il peut d'ailleurs gagner toute la surface cutanée (VARIOT, MARFAN).

Cet eczéma est dangereux, surtout par ses complications : impétigo etc., et ses manifestations : broncho-pneumonie et endocardite, septicémie mortelle (MARFAN, BERNHEIM, KARRER).

On l'observe particulièrement chez les nourrissons soumis à une mauvaise hygiène alimentaire, atteints de dyspepsie gastro-intestinale chronique ; ce serait une auto-intoxication.

Pour E. LEULLIER, partisan de l'origine cutanée de l'eczéma, celui-ci, dans la première comme dans la seconde enfance, serait surtout un eczéma d'origine alimentaire évoluant à la faveur de la diathèse héréditaire arthritique ; celle-ci étant une « bradytrophie », caractérisée par la présence dans les excreta de produits incomplètement élaborés dont les plus importants sont les acides organiques et surtout l'acide urique (théorie de l'uricémie).

L'eczéma serait produit « par l'élimination au niveau de la peau des principes toxiques qui caractérisent les maladies par ralentissement de la nutrition, acide urique pour les uns, dérivés alloxuriques pour les autres (TOMMASSOLI). .

Pour BAUMEL (de Montpellier), l'eczéma impétigineux de la face chez l'enfant est toujours lié à la dentition et serait dû, grâce à une prédisposition particulière de l'organisme, pléthore et lymphatisme, à une irritation réflexe partant du trijumeau.

Quoi qu'on en ait dit, l'alcoolisme de la nourrice, son impressionnabilité nerveuse, sa menstruation, etc., ont une influence sur l'état de l'enfant.

MARFAN a appelé l'attention sur l'importance des microbes du pus dans l'eczéma des nourrissons. Qu'il s'agisse de l'eczéma séborrhéique graisseux observé spécialement chez les enfants gros, gras, nourris au sein, suralimentés, ou de l'eczéma sec à petits placards disséminés, rouges, secs, squameux, fissurés, atteignant surtout les enfants soumis à un allaitement artificiel défectueux, rachitiques ou cachectiques, à gros ventre, la surface cutanée malade est facilement infectée par le staphylococcus pyogenes aureus.

MORITZ KAPOSI décrit une forme spéciale d'*eczéma facial des nouveau-nés* caractérisé par des poussées successives de vésicules nombreuses et groupées en partie, grosses comme des lentilles, transparentes, remplies d'une sérosité limpide, aplaties et en général ombiliquées, siégeant sur la peau eczémateuse et un peu sur la peau saine (front, oreilles, cou, épaules et bras).

Cette éruption, à marche aiguë, s'accompagne d'une grande agitation et d'une fièvre intense (40° et plus).

La terminaison, ordinairement favorable, de cette affection se fait par la guérison des vésicules et la cicatrisation des points exulcérés où elles siégeaient, laissant souvent des taches pigmentées ou même des cicatrices aplaties sans modification de l'eczéma préexistant.

KAPOSI pense que cet « exanthème varicelliforme que l'on pourrait rapprocher de l'eczéma herpétiforme » est dû « à un champignon qui a trouvé sur l'épiderme ramolli par l'eczéma un terrain de culture propice et qui, par sa végétation, provoque la formation d'efflorescences spéciales et, par le nombre de celles-ci, engendre la dermite ».

L'eczéma de dentition de UNNA, sous la dépendance de troubles digestifs, atteint plus particulièrement les joues qui sont rouges, suintantes, prurigineuses ; c'est une forme très rebelle.

ECZÉMA DES YEUX

Synonymie. — Eczéma de la base des cils. — Blépharite ciliaire eczémateuse. — Marginalite eczémateuse.

Aux yeux, l'eczéma donne lieu à des sortes de blépharite (blépharo-conjonctivites, blépharadénites), très rebelles (*eczéma palpébral, eczéma ciliaire*); dans certains cas existe une blépharite ciliaire squameuse, affection certainement séborrhéique ; dans d'autres cas, le bord des paupières est rouge, douloureux, épaissi, croûtelleux ; les cils, entourés de pustulettes, tombent ou dévient (*trichiasis*) et irritent la conjonctive ; les paupières, épaissies, diminuent l'ouverture de la fente palpébrale (*œil de lapin* de HEBRA).

Cette forme, fréquente chez les arthritiques et les scrofuleux, symétrique, est assez tenace ; elle s'accompagne de démangeaisons violentes, et envahit quelquefois le globe oculaire lui-même.

GALEZOWSKI a vu, dans des cas d'eczéma impétigineux, de véritables ulcérations occupant les quatre paupières.

D'autre part, A. CHEVALLEREAU a appelé l'attention sur une particularité très regrettable de l'eczéma des paupières qui produit en quelques jours une rétraction considérable de la peau avec renversement en dehors du bord libre, avec ectropion, lequel ne disparaît pas toujours quand l'eczéma guérit.

Lorsque la face cutanée des paupières supérieure et inférieure est prise en même temps, l'affection a un aspect spécial (*eczéma orbiculaire*); dans certains cas les commissures palpébrales sont le siège de fissures douloureuses (fissures angulaires des paupières).

Les oreilles, comme aussi la face, les paupières des eczémateux sont souvent envahies par voie réflexe (?) consécutivement à l'existence de placards eczémateux sur des points quelconques du tégument.

E. GAUCHER, dans le cas d'*eczéma fissurique* des commissures palpébrales, fait remarquer avec raison que s'il n'existe pas d'autres localisations eczémateuses, on pourrait confondre la lésion avec des *plaques muqueuses* de l'angle externe de l'œil ; on reconnaîtra ces dernières à ce qu'elles ne suintent pas et ne constituent pas de simples exulcérations superficielles.

L'eczéma limité à la partie interne de la paupière inférieure et au sillon naso-génien, très souvent consécutif, comme le fait remarquer A. Chevallereau, à l'instillation d'un collyre à l'atropine est plutôt une éruption artificielle qu'un véritable eczéma.

ECZÉMA DU NEZ

Au nez, l'eczéma, très fréquent chez les adolescents, facilement récidivant, souvent de nature scrofuleuse et malgré cela très prurigineux, est caractérisé par des croûtes jaunâtres, plus ou moins épaisses, siégeant habituellement près des orifices antérieurs, mais pouvant s'étendre plus ou moins loin ; la muqueuse est tuméfiée, occasionnant une sensation de gêne et de cuisson, parfois fissurée ; l'affection s'accompagne souvent de folliculites et coïncide fréquemment avec la *couperose variqueuse*, la *séborrhée du nez*, l'*acné hypertrophique du nez*, l'*eczéma éléphantiasique de la lèvre supérieure*, et plus rarement avec l'*œdème chronique gélatineux des paupières* (A. Vérité).

Chez l'adulte, l'eczéma narinaire, souvent la suite du coryza, soit aigu, soit chronique, peut être lui-même la cause de l'*érysipèle récidivant de la face*.

EZCÉMA DES LÈVRES

Synonymie. — Herpès orbiculaire d'Alibert.

Les lèvres, suivant qu'elles sont glabres ou pileuses, offrent des formes spéciales d'eczéma.

Sur les premières, on constate, et cela fréquemment chez les enfants, un eczéma squameux, fendillé, craquelé, fissuré, partant du bord libre des lèvres et s'étendant plus ou moins sur les parties voisines (*eczéma orbiculaire rayonné*), s'éternisant aux commissures ; l'alimentation et la parole peuvent être entravées par la douleur que causent les fissures incessamment tiraillées par les mouvements (*eczéma fissuraire* ou *fissurique*).

Chez les adultes on a noté (H. Hallopeau et L.-E. Leredde) comme causes particulières les altérations de la salive et l'usage des dentifrices irritants, *salolés* principalement ; la maladie rentre alors dans la classe des éruptions artificielles. (Voir ce chapitre).

Chez les enfants scrofuleux, consécutivement au coryza chronique, la lèvre supérieure peut être le siège d'un eczéma chronique aussi, caractérisé par un gonflement souvent volumineux (*eczéma hypertrophique* ou *hypertrophiant* ou *éléphantiasique de la lèvre supérieure, œdème lymphatique proliféralif*), une coloration rouge et des fissures linéaires (si l'affection est en activité), ou leurs cicatrices, visibles à la face postérieure de la lèvre.

Chez l'homme, la lèvre supérieure, en raison des folliculites pilaires qui s'y développent, est affectée d'une lésion spéciale : l'*eczéma récidivant de la lèvre supérieure* (*eczéma sous-nasal, sous-narinaire, épidermodermite poro-folliculaire à staphylocoque*), provoqué le plus souvent par une rhinite chronique irritant les parties sous-jacentes aux orifices du nez. La lèvre supérieure est d'abord le siège de démangeaisons et de sensations de cuisson, puis elle rougit, se couvre de vésicules, de pustules et de croûtes (*eczéma impétigineux* ou *sycosiforme, impétigo sycosiforme, sycosis* de certains auteurs (Voy. la planche VI), qui persistent plus ou moins longtemps ; lorsqu'elles tombent, le tégument reste infiltré et cette infiltration ne disparaît pas dans la poussée des folliculites.

Cette variété spéciale est souvent sous la dépendance de l'arthritisme

L. Marchand a bien démontré le rapport de l'*eczéma pilaire* de la lèvre supérieure, qu'il appelle *eczéma de la moustache*, avec les affections des fosses nasales : rhinite chronique, polypes, déviations, etc.

L'eczéma des lèvres peut simuler la *syphilis* et le *lupus* ; la première de ces deux affections est presque toujours cantonnée aux commissures sous forme de fissures plus profondes mais moins nombreuses que celles de l'eczéma ; la seconde est caractérisée par sa teinte violacée, ses lésions profondes, ses cicatrices et sa circonscription moins nette.

ECZÉMA DU COU

Au cou, ainsi que le font remarquer H. HALLOPEAU et L.-E LEREDDE, l'eczéma se manifeste avec des caractères particuliers et sous deux formes différentes : l'une (*eczéma séborrhéique*) coïncidant avec la séborrhée du cuir chevelu et siégeant à la région postérieure, l'autre (*eczéma vrai*) rouge, suintante, œdémateuse et prurigineuse entourant le col à la manière d'un collier.

ECZÉMA DES SEINS

L'eczéma des seins (mamelon et plus fréquemment aréole) se montre d'une façon presque exclusive chez la femme, surtout chez les chlorotiques (FUNCK, de Varsovie), et coïncide pour ainsi dire toujours avec la gale, la grossesse, l'allaitement, la galactorrhée (E. BESNIER et A. DOYON), et la scrofule (J.-B. HILLAIRET); il envahit d'abord le mamelon qui grossit, devient saillant, puis s'étend circulairement sur les régions voisines ; ses bords sont assez bien limités ; sa surface est rouge, suintante, recouverte de croûtes et de croûtelles jaunâtres et de crevasses douloureuses (Voy. la planche VII), dont l'ensemble constitue la *polydermite eczémato-impétigineuse* d'E. BESNIER.

Il est ordinairement symétrique, quelquefois unilatéral, s'accompagne de démangeaisons vives, surtout pendant l'époque menstruelle.

On l'observe souvent chez les jeunes filles pubères (GÉRARD et LEMOINE).

Sa durée est longue (un an quelquefois), c'est une affection d'un traitement difficile et qui, grâce à ses récidives, devient fréquemment chronique, particulièrement à l'époque de la ménopause.

On a noté comme complications de petits abcès mammaires (HARDY), de la mammite dans la grossesse et l'allaitement et des folliculites dans la gale (E. BESNIER et A. DOYON).

Le diagnostic est souvent facile ; mais, lorsque l'orbicularité est bien nette, la coloration rouge vif, quand il existe de l'induration et surtout une rétraction du mamelon, il y a lieu de songer au diagnostic différentiel avec la *maladie de Paget*.

ECZÉMA DE L'OMBILIC

L'eczéma de l'ombilic, fréquent chez les gens obèses, dû maintes fois à l'accumulation des produits décomposés des sécrétions cutanées, parfois parasitaire, est caractérisé par de la rougeur et un suintement assez abondant pour former des croûtelles jaunâtres impétigineuses ; quelquefois il se complique de fissures.

Il est fort rebelle et coïncide assez souvent avec d'autres lésions eczémateuses.

Il est plus fréquent chez les femmes particulièrement les scrofuleuses ou les lymphatiques (J.-B. HILLAIRET).

Il ne faut pas confondre l'eczéma de l'ombilic avec les *plaques muqueuses syphilitiques* plus saillantes, plus fongueuses, non recouvertes de croûtes et coïncidant avec des manifestations analogues sur d'autres muqueuses.

ECZÉMA DES MAINS ET DES PIEDS

L'eczéma se montre aux pieds et aux mains sous des formes particulières en raison des causes spéciales d'irritations diverses auxquelles ces organes sont continuellement soumis ; aux pieds on l'observe surtout chez des hyperidrosiques.

C'est aux mains, particulièrement à leur face dorsale et à la partie latérale des doigts, que l'on observe cette variété spéciale d'*eczéma* (*eczema manuale*) *professionnel*, appelé *gale des épiciers*, que l'on considère aujourd'hui comme une éruption artificielle, mais qui peut être étudiée ici en raison de sa connexion intime avec un eczéma vrai dont elle est souvent le point de départ.

Cet eczéma que l'on rencontre chez les gens qui manipulent des substances irritantes : sucre, produits chimiques, etc., ou sont en contact prolongé avec l'eau (*eczéma des blanchisseuses*), est caractérisé par des placards plus ou moins étendus, arrondis, plus ou moins nets, secs ou suintants et alors couverts de croûtelles, au niveau desquelles la peau est rouge et épaissie. De la face dorsale des mains, l'eczéma s'étend jusque sur les avant-bras; les doigts sont le siège de nombreuses crevasses quelquefois profondes et alors douloureuses (Voy. la pl. VIII).

Il n'y a, en général, que peu de symptômes subjectifs. Très fréquemment on constate de l'hyperidrose, parfois cependant de l'anidrose.

L'affection est souvent symétrique, chronique avec poussées récidivantes.

Chez les cuisinières, on remarque un eczéma fendillé (*ichtyose professionnelle*), succédant souvent à la forme vésiculeuse ou papuleuse et caractérisé par une peau sèche, rugueuse, desquamante, sur laquelle s'entrecroisent, surtout à la paume de la main et à la face palmaire des doigts, des plis nombreux.

Kaposi signale : un eczéma non artificiel de la face palmaire, observé surtout chez les femmes, dans lequel l'épiderme, à la paume des mains et sur les doigts, du côté de la flexion, est calleux mais lisse, d'une couleur brun sale (*eczéma tylosique, eczéma hyperkératosique* de la paume des mains et de la plante des pieds, *eczéma corné* d'E. Besnier, *eczéma hyperkératodes* de Unna); et un eczéma chronique à poussées successives bulleuses et pustuleuses, particulier aux mains cyanosées des sujets chlorotiques.

Chez les strumeux et les arthritiques, les mains et les pieds sont souvent le siège d'eczémas rebelles, à placards nummulaires (*variétés nummularisées* d'E. Besnier), rouges, indurés, secs ou suintants et alors couverts de croûtes et de squames; d'autres fois, la peau est sèche, fendillée, calleuse, épaissie avec fissures douloureuses qui gênent les mouvements des articulations.

C'est dans l'eczéma palmaire et plantaire que, grâce à l'épaisseur de l'épiderme, on voit la desquamation se faire par larges lambeaux laissant à nu un épiderme nouveau, rouge et violacé, parce que le liquide des vésicules s'est absorbé sans que celles-ci soient rompues (Voy. la planche VIII).

A la face dorsale des mains et des doigts on rencontre souvent l'*eczéma cannelé* de L. Brocq et aussi l'*eczéma trichophytoïde* d'E. Besnier, simulant à s'y méprendre la *trichophytie cutanée*.

A la paume des mains et à la plante des pieds, les lésions eczémateuses ressemblent souvent aux *syphilides* ; mais celles-ci sont constituées par des placards d'un rouge cuivré, à bords nets, circulaires ou annulaires, s'étendant excentriquement et qui sont le siège de fissures profondes à base indurée ; en outre les lésions de la syphilis ne sont pas prurigineuses et sont souvent asymétriques, mais ce dernier caractère est loin d'être aussi constant qu'on l'écrit généralement.

Le diagnostic du *psoriasis* limité aux régions palmaires et plantaires est difficile ; on se rappellera que ses squames sont sèches, épaisses, blanches, abondantes, tandis que dans l'eczéma elles sont jaunâtres ou grisâtres, moins épaisses. Les placards eczémateux sont plus diffus que ceux du psoriasis ; ils sont le siège de fissures humides, suintantes et saignantes, tandis que les fissures psoriasiques sont toujours d'une sécheresse remarquable.

Aux mains il faut toujours songer à une *dermite artificielle* et à la *dysidrose* dont les lésions ne se rencontrent pas fréquemment à la face dorsale, et dans laquelle on retrouve la trace persistante de lésions vésiculeuses plus volumineuses que celles des eczémas vrais (THIBIERGE).

De même, il faudra souvent faire l'examen microscopique des squames comme l'a signalé DJELALEDDIN-MOUKTAR, pour différencier cette localisation de la *trichophytie palmaire* et *plantaire*.

ECZÉMA DES ONGLES

Synonymie. — Eczéma unguéal et péri-unguéal. — Dystrophies unguéales des eczémateux d'E. BESNIER et A. DOYON.

Les ongles participent assez fréquemment au processus eczémateux, surtout dans l'eczéma vésiculeux et craquelé des doigts ; ils sont ordinairement secs, rugueux, cassants, dépolis, épaissis, quelquefois amincis, fendillés, sillonnés de points ou de stries longitudinales ou transversales.

L'ongle peut être atteint primitivement d'eczéma (*eczema unguium*) ; parfois il est le siège, à sa face interne, d'une production squameuse très intense qui le soulève et le détache (*eczéma sous-unguéal*).

Dans certains cas aigus, le derme péri-unguéal s'enflamme, le tégument devient trop étroit pour les tissus (sensation de doigtier); l'ongle est terne, opaque, quelquefois d'un brun noirâtre (*eczéma périonyxique* de H. Leloir et E. Vidal), parfois il se détache et tombe, il en est de même dans l'*eczéma tourniolique* de H. Leloir.

Ces phénomènes s'accompagnent de douleurs alors que, généralement, l'eczéma des ongles est indolent, du moins aux mains, car aux pieds la pression des chaussures sur les orteils peut rendre l'eczéma extrêmement douloureux.

Le diagnostic de l'eczéma unguéal et du *psoriasis unguéal* est impossible si les lésions sont limitées aux ongles.

Oulmont et Touchard l'ont noté particulièrement dans l'hystérie.

ECZÉMA DES JAMBES

Aux jambes, l'eczéma est souvent fendillé et les fissures, disposées sur un fond rouge vif, plus ou moins larges ou linéaires, donnent, lorsqu'elles s'entrecroisent, un aspect craquelé (*eczéma craquelé*).

L'eczéma des jambes est remarquable par sa coïncidence fréquente avec les dilatations variqueuses (*eczéma variqueux*), d'où le développement d'ulcères variqueux concomitants (Voy. la planche IX).

Ce que l'on désigne sous le nom d'eczéma variqueux consiste en une inflammation chronique de toutes les parties du derme qui est infiltré (*eczéma lichénifié*), d'une couleur rouge, sombre ou brune, quelquefois sec, lisse, luisant et squameux d'autres fois couvert de croûtes épaisses (*eczema crustosum, eczema squamosum*). Ce sont souvent, dit L.-E. Leredde, des lésions de lymphangite chronique.

Il existe fréquemment des démangeaisons violentes.

L'affection est de longue durée et laisse après elle une coloration brunâtre de la peau, une pigmentation noirâtre qui persiste indéfiniment; dans certains cas, l'hypertrophie incessante du derme avec production de saillies papillomateuses (*transformation papillomateuse* de J.-B. Hillairet, *eczéma dégénéré* de Bazin, *lichen hypertrophique* de Hardy, *eczéma papilloma-*

teux, eczéma variqueux) amène même une véritable pachydermie (*eczéma spargosiforme* de H. LELOIR et E. VIDAL).

En ce qui concerne l'ulcère variqueux, sa pathogénie est
complexe :

On a incriminé l'arthritisme plus ou moins lié à l'alcoolisme
(FÉLIZET, VERNEUIL, KIRMISSON), le système nerveux : paralysies
vaso-motrices, troubles trophiques, névrites (QUENU, GOM-
BAULT, REYNIER, TERRIER, CHARCOT).

Pour MILIAN qui a noté la fréquence d'un pourtour sclérodermique dans les ulcères variqueux, ils seraient, dans cette
forme, de nature tuberculeuse.

Dans nos observations personnelles, la plupart des malades
rattachaient leur affection à un traumatisme qui semblerait
alors être le résultat d'une cause déterminante agissant sur un
locus minoris resistentiæ.

ECZÉMA DES ORGANES GÉNITAUX

Les lésions eczémateuses des organes génitaux doivent être
étudiées séparément chez l'homme et chez la femme.

ECZÉMA DES ORGANES GÉNITAUX DE LA FEMME

Les régions génitales externes : orifice vulvaire, grandes et
petites lèvres, surtout les grandes, sont rouges, suintantes,
tuméfiées, épaissies, souvent exulcérées, dépilées par le grattage.

L'éruption peut envahir le vagin, dont la muqueuse est alors
rouge, infiltrée, donnant lieu à une sécrétion séro-purulente,
poisseuse, grisâtre, abondante, à odeur fade (*vaginite herpétique*) ; le col utérin (BAZIN) lui-même participe quelquefois à
l'irritation voisine.

La démangeaison est très violente : les malades se grattent
et se déchirent avec les ongles, d'où parfois un onanisme spécial ; la miction est quelquefois douloureuse.

L'eczéma des régions génitales chez la femme reconnaît
souvent comme causes le diabète. les écoulements leucor-

rhéiques vaginaux ou utérins, diverses affections vésicales et la grossesse.

ECZÉMA DES ORGANES GÉNITAUX DE L'HOMME

Chez l'homme, l'eczéma peut siéger séparément au scrotum, au pénis, au gland et au prépuce (HARDY fait rentrer dans ce groupe l'*herpès récidivant des parties génitales* d'A. DOYON) (Voy. cet article).

Chez les arthritiques et chez les diabétiques, le gland et le prépuce peuvent être atteints d'eczéma vrai ou d'une eczématisation, provoqués chez ceux dont le prépuce est long, par une irritation que détermine le séjour de l'urine ; le gland et le prépuce sont alors rouges et suintants parfois exulcérés superficiellement ; assez souvent, le gland est recouvert d'une fausse membrane caractéristique, tous signes importants pour le diagnostic de la glycosurie.

Les démangeaisons et sensations de cuisson qui accompagnent ces lésions sont d'ordinaire très vives.

S'il n'est pas suintant mais psoriasiforme, l'eczéma du gland est très rebelle (E. BESNIER).

Dans les cas d'eczéma aigu (souvent artificiel et dû aux parasites), le pénis et le scrotum sont extrêmement œdématiés et suintent abondamment ; mais, dans l'eczéma du scrotum, rare dans l'enfance, l'aspect est ordinairement celui de l'eczéma chronique : la peau, qui n'était au début que rouge et desquamante, s'excorie, s'indure et s'épaissit à un degré plus ou moins élevé ; parfois elle se fendille ; souvent les replis cutanés se développent d'une façon exagérée.

L'affection, toujours lente, s'accompagne de démangeaisons véritablement insupportables, se reproduisant plusieurs fois par jour sous forme d'accès avec exacerbations nocturnes.

Souvent cet eczéma s'étend progressivement au périnée, à l'anus, au pli interfessier, ce qui constitue la variété d'eczéma nommé *eczéma en 8 de chiffre*, remontant quelquefois vers le sacrum qui est fréquemment alors le siège d'une fissure très douloureuse.

ECZÉMA ANAL

Synonymie. — Herpes orbicularis d'ALIBERT.

Lorsque l'eczéma gagne l'intérieur de l'anus qui devient rouge, tuméfié, brûlant, le grattage effectué par le malade provoque une sorte de sécrétion séreuse, suivie d'un soulagement momentané ; dans ce cas, l'anus est le siège de fissures et d'exulcérations superficielles qui rendent la défécation difficile, d'où alternatives de constipation et de diarrhée.

L'eczéma anal, consécutif à la diarrhée chronique, aux hémorroïdes, ou primitif (arthritisme) doit être distingué du *prurit anal*, dans lequel il n'y a pas d'éruption, et de la *syphilis*, dans laquelle, dit LAILLER, « la marge de l'anus présente une apparence laiteuse spéciale qu'on ne trouve pas dans l'eczéma » ; en outre, les lésions anales de la syphilis sont presque toujours hypertrophiques.

ECZÉMA DES RÉGIONS PILEUSES

Le pubis et certaines autres régions pileuses, comme les aisselles, peuvent être le siège d'un eczéma presque toujours chronique, suintant et croûteux ; on constate fréquemment en même temps que lui une inflammation des glandes sudoripares, provoquant de petits abcès (*hydrosadénites* d'A. VERNEUIL).

Au pubis, dit H. HALLOPEAU, l'eczéma est le plus souvent une séborrhéide ; il peut être l'une des localisations d'un eczéma disséminé ou résulter de l'extension d'un eczéma vulvaire ; il est prurigineux au plus haut degré et présente fréquemment des complications de folliculite pilaire.

ECZÉMA DES PLIS CUTANÉS

Dans les plis de flexion des articulations, dans les plis génitaux, à la face inférieure des seins chez la femme, on constate une forme d'eczéma rouge et suintant (*eczéma intertrigineux*), due aux altérations sébacées et sudoripares principalement chez les sujets obèses et négligents des soins de propreté, avec, dans certains cas, une infiltration du derme en hauteur (*eczéma lichénoïde végétant* de TENNESON).

ECZÉMA DES PLIS ARTICULAIRES

Au niveau des plis articulaires des membres supérieurs et inférieurs, on observe souvent un eczéma chronique, se développant fréquemment d'une façon symétrique, limité par des bords nets très prurigineux dans la forme sèche, compliqué de fissures (*eczéma fissuraire des plis de flexion*) qui rendent l'extension douloureuse ou l'empêchent complètement (pseudo-contractures par douleur fonctionnelle souvent non diagnostiquées, et sur lesquelles E. BESNIER et A. DOYON appellent tout particulièrement l'attention pour qu'on ne les confonde point avec les contractures vraies).

C'est surtout aux plis des avant-bras que l'on rencontre les lésions les plus diverses de l'eczéma sous toutes leurs formes ; le plus souvent les régions sont très irritées, rouges et œdématiées et le siège d'un prurit intense ; en outre l'avant-bras, dans les formes chroniques, présente le type de la lichénification.

ECZÉMA DES MUQUEUSES

Sur les muqueuses, l'eczéma n'est souvent que consécutif à des lésions eczémateuses du voisinage ; les surfaces atteintes sont rouges, gonflées, luisantes, douloureuses, souvent ulcérées.

Aux yeux (*eczéma conjonctival* ou *conjonctivite eczémateuse*), l'affection est presque toujours la conséquence de l'eczéma des paupières.

Au nez, chez les enfants strumeux, les narines sont le siège de croûtes qui encombrent les fosses nasales.

Aux lèvres, E. BESNIER et A. DOYON signalent tout spécialement l'*eczéma exfoliant des lèvres* (*psoriasis labialis* de BATEMAN ; *psoriasis* et *pituriasis des lèvres* de RAYER, *eczéma de la partie rouge* ou de la *semi-muqueuse des lèvres* d'E. Besnier), localisation particulière de l'eczéma séborrhéique, s'observant sur les deux lèvres, surtout la lèvre inférieure qui rougit, s'épaissit, se gerce et desquame.

C'est une variété rare et peu connue, notée principalement chez les femmes nerveuses atteintes de séborrhée (*eczéma séborrhéique de la partie rouge des lèvres*) du cuir chevelu ou du visage. Elle est tenace et rebelle.

E. Vidal a observé l'eczéma primitif de la muqueuse palatine à la période vésiculeuse.

On l'a noté à l'urètre et dans la vessie (Catois).

(Voy., pour l'eczéma des muqueuses anale, vaginale, etc., les paragraphes : *Eczéma anal, génital, etc.*)

ECZÉMA GÉNÉRALISÉ

Ce que l'on désigne sous le nom d'eczéma généralisé est une forme d'eczéma aigu ou chronique dans laquelle les téguments sont envahis non pas d'une façon tout à fait générale, mais en plus ou moins grande partie, présentant alors, suivant les régions, tous les aspects et toutes les formes de l'eczéma précédemment décrits.

Cet eczéma est accompagné de fièvre ordinairement assez intense avec exacerbation vespérale, d'inappétence, d'insomnie; les démangeaisons sont absolument insupportables : les malades qui frissonnent continuellement sont forcés de garder le lit par suite du suintement et de la desquamation dont la peau est le siège.

Il faut le distinguer des dermatites exfoliatrices qui ne présentent pas de suintement.

L'affection peut durer très longtemps et présente souvent une série de complications diverses.

Complications. — Les complications qui peuvent survenir dans le cours d'un eczéma sont de deux ordres bien distincts : les unes, externes ou d'origine extérieure; les autres, internes. Les premières, peu sérieuses par elles-mêmes, souvent dues au grattage, aux traumatismes cutanés répétés, etc., consistent en lésions ecthymateuses, impétigineuses, en éruptions furonculeuses que E. Vidal regarde « comme un signe annonçant la

guérison ou la rémission prochaine de l'éruption eczémateuse »,
ou en œdèmes et en dermatite dans l'eczéma chronique, n'ayant
toutes, en somme, qu'une importance relativement secondaire ;
les secondes consistent en manifestations bronchitiques et pulmonaires (bronchite chronique et asthme), stomacales (dyspepsie), vésicales, intestinales (diarrhée), nerveuses (migraines,
névralgies, congestion cérébrale, etc., etc.).

C'est ainsi qu'on peut quelquefois constater dans l'eczéma
(comme dans les brûlures et les dermatoses chroniques) une
albuminurie dont la cause initiale est variable : infection consécutive à la lésion tégumentaire, auto-intoxication par résorption de toxines, irritation due à des troubles réflexes de la
circulation.

BERNHEIM-KARRER qui a observé plusieurs cas de mort au
cours de l'eczéma croit qu'il existe une forme toxique de sta-
phylococcie et qu'il se fait dans l'eczéma comme après les
brûlures de la peau une résorption de produits toxiques.

MAILLE, qui a étudié la mort rapide dans l'eczéma chez
l'enfant, conclut qu'elle résulte d'une insuffisance hépato-
rénale due à des toxi-infections d'origine gastro-intestinale et,
souvent, à une infection nouvelle d'origine cutanée fréquente.

D'autres auteurs (SALVIOLI, A. BLUHM, LIVEING, MULLER,
BRUHNS) ont également noté la néphrite comme complication
de l'eczéma.

Les phénomènes métastatiques ou de répercussion, bien
exposés dans sa thèse par G. DUPEYRAT, présentent une gravité
beaucoup plus considérable, parfois extrême et ont, avec
l'eczéma, des relations encore mal expliquées, se manifestant
souvent sous forme d'alternances.

Ces métastases, admises pendant des siècles, reconnues par
J.-A. ALIBERT, considérées comme rares, mais comme indéniables par BIETT, R. RAYER, GIBERT, A. DEVERGIE, BAZIN, reje-
tées il y a quelques années (1) comme une grossière erreur,
sont de nouveau mises en lumière par l'abondance même des
faits.

BOUDRY, de la Bourboule, étudie les rapports et l'alternance
de l'eczéma et de la bronchite arthritique (celle-ci niée par

(1) GERMAIN SÉE avait écrit déjà : *Tant qu'il s'agit d'une exsudation
catarrhale on peut supposer un eczéma des bronches coïncidant ou alternant avec la dartre, l'éruption serait de même nature sur le tégument
interne que sur la peau. La théorie est séduisante, mais elle ne repose
sur aucune preuve anatomique.*

Ball, Hayem, reconnue par Bazin, Homolle, E. Besnier, Gueneau de Mussy, Lancereaux, etc.)

Grancher rapporte le cas d'un enfant qui, atteint d'eczéma généralisé et presque guéri par l'application de simples cataplasmes, mourut de convulsions et sans autres lésions qu'une congestion des centres nerveux (1).

E. Gaucher, L. Brocq, Hutinel et Rivet, etc., citent des cas analogues.

Rehn a vu un enfant de seize mois mourir par paralysie cardiaque au cours d'un eczéma diffus et suintant du cuir chevelu, de la face, des deux membres supérieurs et des fesses.

P. Boulloche et H. Grenet ont constaté un cas de collapsus grave au cours de l'eczéma coïncidant avec la disparition des lésions cutanées chez un nourrisson n'ayant jamais présenté de troubles digestifs.

Les exemples fourmillent d'ailleurs dans la littérature contemporaine. Comby en cite de multiples.

« Chez un bébé, dit-il, qui avait eu de l'eczéma sec prurigineux de la face, pendant les premiers mois de la vie, j'ai vu cet eczéma disparaître tout à coup pour être remplacé par un accès d'asthme. Chez un autre gros nourrisson ayant un eczéma rebelle de la tête, j'ai pu constater une alternance frappante entre les manifestations pulmonaires et la dermatose. Chaque fois que, sous l'influence d'un topique ou spontanément, l'eczéma s'atténuait ou disparaissait, l'enfant était pris de crises de dyspnée formidables, avec sibilances qu'on entendait à distance. Aussitôt que l'eczéma rougissait et suintait, le calme de la respiration revenait. La métastase était évidente. Chez ces enfants, de souche arthritique, l'eczéma semblait bien être un émonctoire salutaire ; chaque fois que cet émonctoire semblait tarir, la *matière peccante* se portait sans doute du côté des bronches et son élimination par la muqueuse respiratoire n'allait pas sans une réaction douloureuse et parfois inquiétante.

Personnellement, nous avons, parmi bien d'autres, observé deux cas typiques : l'un, chez un enfant d'un an atteint d'eczéma impétigineux du visage, que nous avons soigné pendant sept mois et qui, six fois, nous a présenté des alternances de gué-

_____

(1) La mort subite n'est pas exceptionnelle chez les enfants, au cours d'affections cutanées diverses (eczémas, impétigo, avec ou sans ulcérations). Le plus souvent la cause de la mort échappe à l'observation (H. Triboulet).

rison de l'affection cutanée et d'apparition d'accidents pulmonaires ou méningitiques, avec cette note particulière que le
traitement cutané le plus intensif était celui qui provoquait
les phénomènes méningitiques.

Le second cas concernait une femme de cinquante ans,
atteinte depuis de longues années d'eczéma du tronc et des plis
de flexion (forme séborrhéique); le tégument redevenu normal,
la malade fut prise de troubles stomacaux (1) qui nous firent
d'autant plus penser à un carcinome que la grande courbure
de l'estomac offrait à la palpation un placard nettement induré,
constaté aussi par la radiographie. La patiente maigrissait de
jour en jour et un pronostic fatal semblait devoir se réaliser à
brève échéance; nous eûmes l'idée de rappeler l'eczéma par des
applications externes irritantes et, six semaines après, la malade était rétablie. Il y a dix ans de cela, l'estomac est resté
souple et la malade eczémateuse.

Marche. — Pronostic. — La marche et le pronostic des
eczémas sont extrêmement variables suivant les formes, les
sièges, les variétés de l'affection; d'une façon générale, on peut
dire que l'eczéma, soit aigu, soit chronique, a une marche
variable et irrégulière, une durée souvent difficile à préciser et
qu'il est sujet à des récidives fréquentes.

Comme maladie prise en elle-même, l'eczéma n'est pas une
maladie grave, puisque, quelque grande qu'ait été son intensité, il disparaît sans laisser de traces ou peut persister pendant
très longtemps avec la conservation d'un bon état général;
mais ses symptômes subjectifs divers, en particulier ses démangeaisons, sa marche souvent chronique, ses récidives fréquentes
en font une affection désagréable. Il comporte donc un pronostic réservé, parfois très sérieux, particulièrement chez les
enfants et surtout chez les vieillards chez lesquels il peut devenir mortel, et, dans certains cas, chez les adultes, puisque,
comme le font justement remarquer E. Besnier et A. Doyon,
il peut être ici le point de départ de dermatoses mortelles
(*mycosis fongoïde, herpétide maligne exfoliatrice* de Bazin).

---

(1) Campbell a relaté un cas d'eczéma alternant avec une dyspepsie
grave, celle-ci s'améliorant à l'apparition des lésions de la peau et
inversement.

Butte a remarqué que les dimensions de l'estomac sont en rapport
direct avec l'intensité et l'étendue des lésions de la peau.

Diagnostic. — Le diagnostic de l'eczéma est parfois entouré d'une véritable difficulté.

Ce n'est pas seulement sur l'aspect des lésions élémentaires que l'on doit, comme cela est enseigné par la plupart des classiques, se baser pour établir le diagnostic de l'eczéma : un grand nombre de maladies cutanées ressemblent, en effet, objectivement, à s'y méprendre, à l'eczéma dans ses diverses périodes ; la marche seule de l'affection et l'étude complète de la maladie et du malade peuvent assurer le diagnostic (Voy. le diagnostic différentiel aux divers paragraphes de l'*eczéma* suivant le siège) (1). ⁝

Étiologie. — L'eczéma est de tous les âges ; il atteint plus souvent les hommes que les femmes, l'enfant et le vieillard que l'adulte, chez lequel il se montre de vingt à trente ans ; il est dû soit à des causes constitutionnelles ou prédisposantes, comme l'arthritisme (maladie par ralentissement de la nutrition de C.-H. BOUCHARD), la névropathie (H. LELOIR et TÖROK, L. BROCQ), le lymphatisme, le diabète, l'hérédité, admise en France sans conteste (HARDY, E. BESNIER, L. BROCQ), soit à des causes occasionnelles créées par la dentition, les professions (surtout à un certain âge, L.-E. LEREDDE), l'alimentation (indigestions, écarts de régime), la dyspepsie (A. ROBIN et L.-E. LEREDDE) à laquelle TENNESON accorde une importance considérable dans le développement de l'eczéma, le mauvais fonctionnement du foie, les saisons, les émotions morales (HARDY), les chagrins, le surmenage, les chutes, les frayeurs, les excitations nerveuses réflexes (*eczéma trophoneurotique*), les troubles nerveux (épuisement ou neurasthénie), la ménopause, l'hystérie (STOUKOVENKOF et NIKOLSKI), la dysménorrhée et les affections

(1) Mentionnons comme fort intéressant le procédé d'ANDRÉ BROCA pour déceler, au moins douze heures avant qu'elle ne devienne perceptible à l'œil nu, une apparition d'éruption eczémateuse : examinant la région suspectée, près d'une fenêtre vivement éclairée, au travers d'un verre coloré au bleu de cobalt « la peau et tous ses accidents se présentent sous l'aspect d'un camaïeu bleu sur lequel les éruptions apparaissent et disparaissent comme des taches donnant une sensation de papillottement ».
Personnellement, faisant photographier un malade atteint de verrues multiples, nous fûmes surpris de constater sur le cliché l'apparition d'une série de taches invisibles à l'œil nu sur le tégument. Cinq jours après nous pouvions diagnostiquer une magnifique roséole syphilitique.

utérines (KAPOSI), les altérations rénales (TILBURY FOX), etc.
Comme causes de l'eczéma, THIBIERGE admet tous les troubles
viscéraux engendrés par les états constitutionnels : gastropa-
thies, affections des reins, du foie, auto-intoxications d'origine
alimentaire, excès d'acide urique ou de matières extractives
dans le sang, en un mot, tous les états qui entraînent une
modification dans la constitution chimique du sang.

De plus, comme causes déterminantes, il faut citer : les
irritants physiques : chaleur, lumière, froid, et chimiques : le
sucre chez les épiciers, le mortier chez les maçons, le savon et
les sels de soude chez les cuisinières et les;blanchisseuses, les
parasites animaux, etc.

Les étrangers, en particulier les Anglais et surtout les Américains, décrivent un eczéma d'origine réflexe (*eczéma neurotique* de BULKLEY), vésiculeux sur les mains, érythémato-squameux sur le visage, reconnaissable à ses localisations symétriques ; il peut envahir une grande partie du corps, mais
respecte toujours les plis articulaires et les orifices naturels
(ISIDORE DYER). Cet eczéma serait exclusivement sous la dépendance du système vaso-moteur (CUTHBERT BARHAM).

Enfin, quelle que soit l'opinion qu'on ait sur ce point, il
n'est pas permis de passer sous silence les idées sur l'étiologie
parasitaire de l'eczéma, émises par UNNA le premier en 1890 et
1892 et basées surtout sur la présence constante d'un parasite
qu'il nomme morocoque (1) (*cocci* en amas mûriformes) dans
les lésions eczémateuses, bien distinct du *Staphylococcus pyogenes aureus*.

L'eczéma, dit UNNA, est une maladie contagieuse et, dans
certaines circonstances, épidémique.

Pour établir sûrement le rôle étiologique d'un parasite de
l'eczéma, il faut avant tout, prouver que les lésions histo-bactériologiques produites par l'inoculation de ces parasites correspondent exactement aux lésions histo-bactériologiques de
l'eczéma. Parmi les nombreux micro-organismes qu'on a trouvés
dans l'eczéma, il y en a plusieurs qui, inoculés, reproduisent
l'eczéma.

Cet exclusivisme dans l'origine parasitaire accepté par les uns
(SCHOLTZ et RAAB) est rejeté par les autres (L. TÖROK et ROTH,

---

(1) Pour MORGAN-DOCKRELL, le morocoque n'est qu'un staphylocoque
lequel ne se rencontre dans un tissu profond que par suite d'auto-
inoculation due à une piqûre.

Ch. Kreibich, Neisser, Jadassohn et Frédéric, James Galloway, J. de Azua et A. Mendoza, à l'étranger; L. Brocq et
A. Veillon et Aslanion, en France).

Pour Scholtz, l'eczéma est dû au staphylocoque doré, pour
R. Sabouraud au streptocoque.

Dans l'eczéma chronique Veiel a établi que toujours, quelle
que soit la forme de la lésion eczémateuse, on trouve le staphylocoque ordinairement le staphylocoque aureus, plus rarement le staphylocoque albus, exceptionnellement le citreus.

Pour H. Hallopeau et L.-E. Leredde, l'eczéma est une maladie parasitaire, survenant chez des sujets prédisposés.

« Nous considérons, disent-ils, la présence de parasites, dont
certains ont des caractères spéciaux (morocoques d'Unna), dans
les vésicules de l'eczéma aigu et les squames de l'eczéma chronique, l'auto-inoculabilité (Leredde), la transmission par contagion de l'eczéma séborrhéique (Perrin), l'identité des lésions
dans les eczémas d'origine externe et d'origine interne (Leredde),
l'action souvent curative de certains parasiticides (Hallopeau)
tels que l'acide pyrogallique, l'huile de cade, l'acide salicylique
et le nitrate d'argent, comme des arguments suffisants à l'appui
de la théorie parasitaire.

« Nous donnons ainsi au mot eczéma un sens étiologique; les
dermatites artificielles en sont éliminées ; l'impétigo est considéré comme une dermatose parasitaire qui en est distincte.

« L'origine parasitaire de l'eczéma étant admise, le mode
d'action des conditions dans lesquelles il se développe peut
être conçu ainsi qu'il suit :

« La peau devient un milieu de développement favorable
pour le parasite et susceptible de réagir sous son influence
suivant le processus eczémateux en raison de causes externes
ou de causes internes. »

Jadassohn estime « qu'il faut admettre dans l'eczéma une
suppuration simple de nature non parasitaire et une suppuration résultant d'infection secondaire par les microorganismes banaux qui se trouvent sur les téguments ou dans les
milieux environnants. »

Duncan Bulkley, se basant sur la non-contagiosité de l'affection, rejette (avec raison, croyons-nous) l'origine microbienne
tout au moins spécifique de l'affection.

Pour L. Brocq et Veillon, l'existence d'un microbe spécifique
reste encore à démontrer; les infections sont secondaires, les
lésions primitives ne contenant aucun microbe.

L'eczéma, dit E. Besnier, n'est pas une maladie parasitaire
dans le sens que Unna attache à cette expression.

Pour E. Gaucher, la théorie humorale indiquée par Willan
et Bateman est la seule vraie.

« Quelque peu connues qu'elles soient dans leur essence,
écrivait-il en 1889, les altérations humorales des eczémateux
peuvent être comparées aux altérations chimiques du sang et
des humeurs qu'on observe dans le diabète, dans la goutte et
dans l'urémie. »

Ces affirmations sont basées non seulement sur des observations cliniques, mais sur les analyses chimiques d'E. Gaucher et
Desmoulières qui prouvent par l'analyse systématique complète
des urines les troubles de la nutrition générale : abaissement
constant du rapport azoturique, dénotant l'élaboration incomplète des matières azotées, présence de traces de peptone, de leu-
cine, de tyrosine, d'albumine, augmentation absolue ou relative
d'acide urique et des composés xanthiques, hyperacidité, présence d'acide lactique et oxalique, d'urobiline, abaissement
de l'oxydation du soufre, forte proportion de chlorures, etc.

Les recherches de Quinquaud ont du reste confirmé les doc-
trines humorales attribuant à la constitution du sang une part
importante dans la pathogénie de certaines affections cutanées ; c'est ainsi que le sérum du sang, dont la toxicité a été
démontrée par Bouchard à l'état normal, acquiert dans les
eczémas disséminés ou généralisés une grande toxicité. Au
moment des poussées, on rencontre un sérum qui tue à la dose
de 3 centimètres cubes par kilogramme, puis la toxicité
décroît, et pendant l'accalmie, il est hypotoxique.

D'autre part, les expériences de P. Colombini (de Sienne), ont
démontré qu'au cours de l'eczéma, la toxicité de l'urine dimi-
nuait par suite très probablement de l'élimination plus considérable de toxines par le tégument.

A. B. Griffiths de son côté a extrait de l'urine des eczémateux une nouvelle ptomaïne vénéneuse qu'il a nommée *eczé-
mine*.

Il (l'eczéma) nous paraît produit par l'élimination au niveau
de la peau des principes toxiques qui caractérisent les maladies
par ralentissement de la nutrition, acide urique pour les uns,
dérivés alloxuriques pour les autres (Tommasoli).

Enfin pour Vysin (de Prague), l'eczéma n'aurait guère d'influence sur la composition du sang ; il n'a trouvé dans aucun
cas de diminution extraordinaire des érythrocytes.

Pour notre part, nous pensons que la prudence conseille de s'en tenir en l'état actuel à l'appréciation d'E. Besnier qui avec la majorité des dermatologistes et des bactériologistes « déclare le phénomène de l'eczématisation primitivement amicrobien, mais reconnaît également que l'infection micrococcique des champs eczématisés est normale, régulière, et que par conséquent tout eczéma, bien que né pur et amicrobien, devient rapidement une lésion mixte, ce que nous avons appelé une polydermite.

Dans tous les cas, la surface eczématique infectée reçoit, de l'infection, une action plus ou moins considérable qui se traduit par des modifications de forme, d'évolution, de durée, d'extension, etc. ; mais la persistance de cette infection n'est pas nécessaire au développement du processus eczématique, qui peut continuer à progresser à l'état amicrobien après la suppression de l'infection.

Ce fait constaté, il n'en est pas moins manifeste que l'élément infectieux développé sur champ eczématique, avec une grande variété individuelle, constitue une complication aggravante, une condition surajoutée d'intensité, une cause d'extension sur place ou à distance, de prolongation de durée; et qu'il y a un intérêt majeur à asepsier les surfaces d'eczématisation infectées, et à protéger les parties saines contre l'action irritante, et souvent pré-eczématique des contaminations micrococciques.

Mais il ne faut pas omettre d'ajouter que, quels que soient les éléments micrococciques prédominants; qu'ils aient infecté un champ eczématique amicrobien ou qu'ils aient prélude à une eczématisation secondaire, ils restent subordonnés dans leur évolution, et dans leur durée, aux conditions du milieu intérieur et aux actions thérapeutiques locales. »

Anatomie pathologique (J.-B. Hillairet et E. Gaucher, H. Leloir et E. Vidal). — Il est admis que l'eczéma est une inflammation de la peau : les vaisseaux superficiels du derme et des papilles sont congestionnés ; parfois le derme est infiltré de globules rouges (*eczéma purpurique*), les papilles et le derme sont hypertrophiés par suite de l'infiltration d'éléments embryonnaires au début, se transformant plus tard en tissu fibreux.

Un certain nombre de cellules du corps de Malpighi ont subi une dégénérescence caractéristique des lésions inflammatoires et dégénératives de l'épiderme (transformation vésiculeuse,

VULPIAN, J. RENAULT, E. GAUCHER). Les cellules centrales des colonnes interpapillaires sont plus ou moins détruites, et dans leurs intervalles s'accumule la sérosité qui produit la vésicule ; celle-ci peut aussi naître au-dessous de la couche cornée (1). C'est dans ces cavités formées par ces processus que UNNA a découvert son microbe spécial : le morocoque, dont la personnalité ne serait pas suffisamment différenciée (JAMES GALLOWAY).

L'épiderme, dont le *stratum granulosum* et le *stratum lucidum* ont disparu et dans la couche cornée duquel se montrent des noyaux (BUCHANAN BAXTER, E. VIDAL et L. BROCQ, H. LELOIR, SUCHARD), se décolle en masse (E. GAUCHER et E. CHAMBARD) et se trouve par places complètement séparé du corps papillaire (kératinisation anormale).

Dans l'eczéma chronique, la lichénification, « terminus » des lésions, consiste en une sclérose dermique envahissant le corps papillaire (2).

Traitement. — « Il n'y a pas de traitement général de l'eczéma, disent E. BESNIER et A. DOYON, il n'y a que des eczémateux qu'il faut traiter non seulement selon l'espèce particulière d'eczéma dont ils souffrent, mais encore selon leur état diathésique, selon les conditions d'organes et de fonctions qu'ils présentent. Celui qui traitera le mieux un eczémateux, au point de vue général, sera celui qui analysera avec le plus de sollicitude et de compétence la situation particulière de chaque malade, et qui fera le nécessaire pour rectifier dans son hygiène, dans sa situation locale, dans ses conditions morales, en même temps que dans ses organes et ses fonctions, tout ce qui peut être défectueux. »

Il n'y a rien à ajouter à ces éloquentes paroles qui sont l'expression exacte et supérieure des idées et des opinions de presque tous les représentants actuels de la dermatologie française, en opposition la plus complète avec les tendances des dermatologistes étrangers, en particulier les Allemands, pour lesquels le traitement externe de l'eczéma est de beaucoup le plus important.

(1) GOLDING BIRG a signalé la présence de l'acide urique dans le liquide des vésicules (*pustules* ?) d'eczéma.
(2) Dans un cas d'eczéma chronique du métacarpe, la biopsie a révélé à HUDELO la présence de tissu tuberculeux : il propose pour cette forme le nom d'*eczema tuberculosorum*.

Dans certains cas d'ailleurs l'abstention thérapeutique est indiquée.

Il y a un eczéma à respecter, dit E. GAUCHER..... Il serait ou pourrait être périlleux chez un vieillard atteint d'eczéma étendu et invétéré de vouloir faire disparaître totalement la dermatose. Il est bon de rappeler le retentissement que peut avoir une cure trop rapide sur l'intestin (NOUS-MÊME), les centres nerveux : convulsions généralisées suivies de mort (VARIOT), etc.

Certains eczémas, dit E. BESNIER, représentent, dans des conditions déterminées, soit une surface de dérivation ou de révulsion, soit un champ émonctorial : il y a lieu, alors, de discuter la question de savoir s'il est prudent de les supprimer.

Dans la première enfance, cette question doit toujours être agitée ; et c'est toujours avec ménagement, et sous le bénéfice d'une surveillance effective, que le médecin doit intervenir.

L'état des bronches, du cerveau, du tube digestif, doit être, de sa part, l'objet simultané d'une attention constante, et il lui appartient d'avertir les parents de la nécessité de cette surveillance.

En pareil cas, dit COMBY, il faut se garder de traiter trop radicalement l'eczéma et procéder avec prudence pour éviter de fâcheuses métastases. Il semble que chez ces enfants ce soit un exutoire à respecter. Avant de fermer cette soupape de sûreté, il faut chercher à tarir la source des poisons qui paraissent s'éliminer par la peau. C'est le tube digestif qu'il faut viser.

Hygiène. — L'eczémateux devra se soumettre à une hygiène sévère, éviter la fatigue morale ou physique, mener une vie régulière, diminuer l'alimentation, s'abstenir de liqueurs alcooliques, de vin pur, de thé, de café ; supprimer dans le régime les aliments trop épicés ou trop salés, la charcuterie, les poissons de mer, à moins qu'ils ne soient très frais comme sur le bord de la mer (GAUCHER), les coquillages, les crustacés, le gibier, les viandes faisandées, les fromages fermentés ou salés ; les sauces, ragoûts, jus de viande, aliments conservés ; les choux, oseilles, tomates, asperges ; les fruits acides : groseilles, cerises, fraises, framboises ; les crudités : radis, salades, concombres.

Les eczémateux sont de gros mangeurs dont il faudra restreindre la nourriture en quantité, et la modifier en qualité.

Nous avons, sous forme de tableau, dressé la liste générale des aliments permis ou défendus.

Permis.

Potages : Bouillon. — Pâtes.
— Printanier. — Au lait. —
Riz. —Tapioca.
OEufs : Brouillés. — A la
coque. — En omelette.
Corps gras : beurre,
graisses.
*Viandes de boucherie ou
blanches :* Bœuf rôti. — Mou-
ton.—Agneau.—Veau.—Cer-
velles (?). — Ris de veau (?).
— Viandes gélatineuses : Pieds
de mouton. — Pieds de veau.
— Tête de veau. — langue.
Volailles : Poulet. — Dinde.
Gibier : Perdreau. — Caille.
Charcuterie : Jambon
d'York.
*Poissons de rivière et de
mer :* Truite. — Goujon, —
Carpe. — Sole. — Turbot. —
Merlan.
Grenouilles.

*Légumes herbacés. Racines
et tubercules :* Céleri (?). — Sal-
sifis.—Haricots verts.—Fèves.
— Lentilles. — Petits pois (en
petite quantité frais ou secs).
— Épinards (?). — Choux-
fleurs. — Pommes de terre en
robe de chambre. — Petites
carottes. — Choux (?). — Salades cuites. — Oseille (?). —
Artichauts. — Chicorée. —
Laitue. — Romaine. — Car-
dons. — Crones. — Navets. —
Oignons (?). — Raves. — Cresson.

Défendus.

Bisque. — Soupe aux choux.

OEufs durs.

Viandes noires ou faisan-
dées ou salées. — Ragoûts.
— Foie de veau. — Rognons
sautés. — Cervelle(?).—Toutes
les sauces à l'oignon ou à l'ail,
au vin. — Mayonnaise. — Les
sauces anglaises.
Canard. — Oie. — Pigeon.
Lièvre. — Lapin. — Salmis.
Porc. — Charcuterie salée.

Sardines. — Maquereau.
— Dorade. — Hareng. —
Saumon. — Raie.
Mollusques et coquillages.
— Homard. — Langouste. —
Crabe. — Crevettes. — Écre-
visse, etc.
Oseille (?). — Tomates. —
Concombres. — Choux. — Au-
bergines. — Céleri (?). —
Champignons. — Oignons (?).
— Salades. — Rhubarbe. —
Asperges. — Truffes. — Pom-
mes de terre frites. — Épi-
nards (?). — Radis.

? Permis ou défendu suivant le cas.

Permis.

Entremets : Compotes. — Confitures (?). — Biscuits à la cuillère. — Soufflé.

Fruits bien mûrs : Cerises. — Pêches. — Raisins. — Figues. — Poires. — Reine-Claudes. — Abricots. — Compotes de fruits. — Pruneaux.

Fromages : Les fromages frais à la crème ou au lait.

Boissons : Vins rouges et blancs (non acidulés), coupés de tisane d'Uva ursi. — Bordeaux rouges et blancs. — Bourgogne blanc. — Vin de Hongrie (pris modérément). — Bière, coupée de tisane de petite centaurée (MONIN). — Cidre (?). — Café au lait et à l'eau. — Cacao. — Thé. — Lait.

Défendus.

Sucre et sucreries. — Confitures (?). — Pâtisseries. — Petits fours. — Gâteaux aux amandes. Melon. — Fraises. — Groseilles. — Noix. — Prunes noires. — Framboises. — Oranges. — Amandes. — Pommes.

Fromages salés et fermentés : Brie, Camembert, Coulommiers, Pont-l'Evêque, Roquefort, etc., etc.

Vins de Bourgogne rouges. — Du Rhin. — De la Moselle. — Vins de liqueurs. — Cidre (?). Cafés et thés forts.

Chez l'enfant, le régime alimentaire sera plus réglé encore ; COMBY l'a parfaitement établi ainsi qu'il suit ;

Si l'enfant est à la mamelle, on limitera strictement le nombre, la durée et les intervalles des tétées ; si la réglementation est inefficace, on s'occupera du régime de la nourrice.

S'il s'agit d'allaitement artificiel, on sera encore plus sévère, suppression des biberons à tube, stérilisation du lait, lait pur ou coupé suivant l'âge et la tolérance de l'enfant, sucrage du lait, propreté absolue dans la manipulation et l'usage du lait. Si le lait de vache continue à n'être pas supporté, on essaiera du lait d'ânesse ou du lait décaséiné de GAERTNER, etc. Si l'enfant est sevré et mange déjà comme ses parents, on insistera sur le choix et le rationnement des boissons et des aliments.

? Permis ou défendu suivant le cas.

Boissons : pas d'alcool (vin, bière, cidre, etc.), ni thé, ni café ; lait pur, coupé ou écrémé, eau pure, eau d'Évian ou d'Alet, tisanes, régime lacté absolu ; on rationnera les liquides, l'enfant ne devra pas boire en dehors de ses repas et se contentera d'une dose modérée, c'est-à-dire de 400 à 500 grammes par jour.

Aliments : pas de poissons de mer, de crustacés (langoustes, homards, crevettes, coquillages, écrevisses), pas de viande de porc ni salaisons, pas de charcuterie, de viandes faisandées, de viande noire et gibier sauvage, pas de choux, choux-fleurs, salades et crudités, asperges, tomates, épinards, oseille, fraises, framboises, groseilles, oranges, pas de mets épicés, de fromages forts et salés (roquefort, brie, camembert, stilton, chester (etc.). On interdira les aliments trop acides, épicés, salés, sucrés.

On donne trop tôt la viande, surtout la viande rouge, aux enfants à peine sevrés ; on abuse des viandes saignantes, des beefsteaks, des jus de viande ; en agissant ainsi on donne souvent le ténia aux enfants, mais on ne les fortifie pas, bien au contraire, et quand ils ont de l'eczéma, on l'exaspère. On devra toujours commencer par les viandes blanches (sauf le veau) : poulet, pigeon, ris de veau ou d'agneau, cervelles, côtelettes d'agneau ; on en donne d'abord à un repas, et, après trois ans, on peut en donner deux fois. Les viandes de canard, oie, dinde, paon sont trop lourdes, et trop indigestes pour les jeunes enfants. A la viande on doit préférer, en général, les œufs, les laitages et les végétaux : pain grillé et biscottes, soupes et panades, féculents en purée (pommes de terre, haricots, pois, lentilles). On se défiera des sucreries, des bonbons, des pâtisseries. Nombre d'auteurs insistent également et avec raison sur l'hygiène, particulièrement alimentaire, de la nourrice, en écartant les causes qui pourraient affecter son lait : alcool, abus des viandes, etc.

La mère qui allaite, dit MARFAN, doit surveiller son alimentation et régler sa vie d'une manière spéciale. Guidée par un appétit et une soif plus intenses, la femme qui nourrit mange et boit plus qu'à l'état normal.

L'hygiène générale et sociale doit être surveillée également : exercices quotidiens, vie calme et régulière, éviter la constipation, les ennuis, les émotions morales « dont l'influence n'est pas douteuse dans l'étiologie de l'eczéma des nourrissons » (SCHWAB).

Lorsque, dans certains cas, la diète liquide est indiquée, elle peut être lactée ou hydrique.

Dans ce dernier cas on pourrait utiliser les tisanes si fort en honneur dans l'ancienne pharmacopée.

Elles sont généralement beaucoup plus utiles qu'on ne le croit : non seulement elles favorisent la diurèse, mais elles possèdent des propriétés particulières dans nombre d'affections. C'est ainsi que dans les eczémas suintants, dans l'impétigo, on devra donner la pensée sauvage ; la douce amère, dans les affections prurigineuses ; chez les rhumatisants : la bardane, la bourrache, le buis, le gaiac, la saponaire ; le sassafras, la salsepareille, la squine chez les syphilitiques ; la petite centaurée, le fumeterre, la gentiane, le houblon, la feuille de noyer chez les lymphatiques ; l'aunée, la chicorée sauvage, l'ortie blanche, le pissenlit, le trèfle d'eau dans la dyspepsie (LIÈGEOIS).

BOUCHARDAT père recommandait le suc d'orties.

DUNCAN BULKLEY insiste d'une manière toute particulière sur la cure lactée. Pour en éviter les inconvénients : constipation, migraine, etc., il donne le lait à la température du corps quand l'estomac est à l'état de repos, c'est-à-dire entre les repas, prétendant qu'ainsi il est absorbé directement par les vaisseaux chylifères, son alcalinité et sa température ne réveillant pas le travail des sucs digestifs, en particulier du suc gastrique.

D'autre part, dans le traitement de l'eczéma des nourrissons, FINKELSTEIN préconise, principalement chez les enfants issus d'arthritiques, un lait dessalé obtenu en remplaçant les quatre cinquièmes de sérum de ce lait, préalablement caillé, par une décoction d'avoine non salée. L'aliment contient alors la totalité de la caséine et de beurre de lait et seulement le cinquième des sels de sérum.

Ce régime déchloruré a donné également d'excellents résultats à Léo LANGSTEIN.

Traitement interne. — A l'intérieur, suivant la constitution de l'individu, on prescrira : aux arthritiques, les alcalins, le bicarbonate de soude, le benzoate de soude, le salicylate de soude, l'acétate de potasse, le benzoate et le carbonate de lithine, les eaux minérales alcalines : Vichy, Vals, Royat, Châteauneuf, Renlaigue ; aux lymphatiques, l'huile de foie de morue (à surveiller, car elle peut provoquer des poussées), l'iodure de potassium, le sirop d'iodure de fer, le sirop iodo-tanique phosphaté et arsenié (E. GAUCHER), les sulfureux en poudre ou en sirop, les eaux minérales sulfureuses : Enghien, Saint-Honoré, Barèges, Bagnères-de-Bigorre, Labassère, Saint-Gervais, Luchon, Cauterets ; aux nerveux, les médicaments sédatifs ; mais il faut se méfier des bromures, du chloral, des opiacés.

Mieux vaut généralement employer le sulfonal ou le trional et surtout la valériane (en pilules), le musc, l'assa fœtida en suppositoire.

Dans l'eczéma aigu et surtout chez les nerveux, E. Vidal et L. Brocq prescrivent l'assa fœtida, mais le dernier préfère encore la teinture mère de belladone (1) et l'atropine.

Dans le prurit eczémateux, Eliza W. Dunbar a employé la belladone avec avantage.

Blaschko a obtenu d'excellents résultats avec l'antipyrine qu'il a mélangée à du sucre à parties égales, prescrite le soir, au moment du coucher, par pincées ou par demi-cuillerées à café. Chez les enfants il donne une cuillerée à café de :

> Antipyrine . . . . 5 grammes.
> Sirop simple . . . . 25 —

A la période aiguë, quand le suintement est très abondant, L. Brocq donne quotidiennement pendant une dizaine de jours de 4 à 8 des pilules suivantes :

> Bromhydrate de quinine . . . . . 0 gr. 05
> Extrait de belladone . . . . 0 gr. 001 à 0 gr. 002
> — de gentiane. . . . . 0 gr. 05
> Excipient et glycérine . . . . . Q. S.

Pour une pilule ; 4 à 8 pilules par jour.

G. Holstein (de Brooklyn) recommande l'ergotine, dans l'eczéma neurotique.

On a également donné le guaco (Butte), et, dans l'eczéma chronique, l'eczéma impétigineux, l'huile de chaulmoogra (A. Bories), l'ichtyol dans du thé, à la dose de 30 à 60 gouttes par jour (Ravoglis).

Dans l'eczéma chronique, rebelle et très prurigineux, Robert-M. Simon a essayé avec un certain succès la pilocarpine en injections sous-cutanées.

---

(1) L'action de la teinture de belladone diffère suivant le moment de la récolte (Schroff) et suivant que la plante est cultivée ou non (Millet et Léon Marchand).

Les tisanes, désignées sous le nom de dépuratives, sont souvent utiles, ne fût-ce que pour aider à la régularisation des garde-robes. On recommande habituellement les tisanes de saponaire, de houblon, de gentiane, de douce-amère, etc. (1). Nous prescrivons plus ordinairement l'absorption quotidienne, le matin à jeun, d'un verre ou d'un demi-verre de tisane obtenue en faisant infuser pendant une demi-heure dans un demi-litre d'eau l'un des paquets suivants :

Follicules de séné . . . . 3 grammes.
Pensées sauvages . . . . 6 —
(Pour un paquet.)

On peut aussi bien employer la formule suivante :

Bardane . . . . ⎫
Gentiane. . . . . ⎬
Pensée sauvage . . . . ⎬ àà 3 grammes.
Saponaire . . . . ⎬
Séné épuisé par l'alcool . . . . . ⎭
Bicarbonate de soude   2   —

A faire bouillir pendant un quart d'heure dans un litre d'eau. En faire prendre une tasse tous les matins (LUTAUD).

Il y aura souvent intérêt à associer les sudorifiques, les dépuratifs, les laxatifs et les alcalins.

Donner chaque jour en trois ou quatre fois 50 ou 100 grammes de :

Bicarbonate de soude . . . .   8 grammes.
Acétate de soude.   8   —
Rhubarbe. . . . .   1-6 —
Follicules de séné . . . .   1-12 —
Jalap . . . .   1-12 —
Excipient renfermant de la salsepareille,
de la squine, du sassafras, de la gen-
tiane, de l'aristoloche . . . .   500 —
(LEFORT.)

Quand la diurèse est indiquée on peut recourir aux eaux de Vittel, Contrexéville, Martigny-les-Bains.

Chez les brightiques on instituera le régime lacté absolu ; on ordonnera les tisanes de queues de cerises, de chiendent, la lactose.

---

(1) La douce-amère était particulièrement recommandée au commencement du dix-neuvième siècle par CARRÈRE, BERTRAND-LAGRÉSIE, RAYER, en France, CHRICHTON, en Angleterre.

Pour les enfants arthritiques, pas de dépuratifs, mais les alcalins; COMBY donne chaque jour deux paquets de :

Bicarbonate de soude . . . . } ââ   0 gr. 20
Magnésie calcinée. . . . . }
Poudre de noix vomique . . . . . . 0 gr. 01 centigr.

Chez les enfants également, BALZER donne de une à trois cuillerées à café de :

Bicarbonate de soude . . . . 10 à 15 grammes.
Eau distillée   300   —

On peut aussi prescrire la préparation suivante :

Sirop iodo-tanique . . . .   300 grammes.
Biphosphate de chaux   15   —
Liqueur de Pearson   10   —

(GAUCHER et PERRIN.)

Une cuillerée à bouche matin et soir.

Aux enfants pâles et anémiques, COMBY donne le protoxalate de fer : 2 à 5 centigrammes par jour et par année d'âge.

Chez les nourrissons, on devra régler le régime ; donner, tous les quinze jours, au-dessus de trois mois, après une diète hydrique de 12 à 24 heures, une faible dose de calomel : 1 centigramme en quatre fois (MARFAN).

KISTLER ordonne le calomel trois fois par semaine à la dose de 0 gr. 06 à 0 gr. 12 centigrammes chaque fois.

VARIOT préfère la magnésie anglaise ou même l'huile de ricin ; il ajoute souvent à chaque tétée une cuillerée à dessert ou à soupe d'une solution de citrate de soude : 5 grammes pour 300 (excellent eupeptique).

Contre les éruptions de la dentition et de l'auto-intoxication, P. SCHARFF donne, suivant l'âge de l'enfant, de 10 gouttes à une cuillerée à café dans un peu d'eau de la préparation suivante :

Ichtyolate d'ammoniaque. . . . . 10 parties.
Eau de menthe poivrée 80   —
Sirop simple 20   —

Chez les enfants SILBERSTEIN, de Vienne, donne chaque jour 20 gouttes de :

Thigénol . . . . 10 grammes.
Eau de menthe. 20   —

Quant à l'arsenic, qui a ses détracteurs comme ses partisans, il semble être non pas inutile mais nuisible à la période aiguë d'un eczéma. Toutefois, E. Besnier dit que *chez les sujets qui tolèrent les doses élevées d'arsenic*, cette action peut être utilisée quelquefois, d'une façon très brillante, *même dans les périodes actives* et dans les eczémas les plus florides.

On le prescrira, dans l'eczéma chronique, sous forme de liqueur de Fowler (1), ou de Pearson (2), de Boudin (3), de granules de Dioscoride (4), de pilules asiatiques (5), de solution d'arséniate de soude, d'eaux minérales, comme la Bourboule ou Vals (source Dominique). Il convient dans les eczémas nerveux (Malcolm Morris), dans l'eczéma chronique des petits enfants (Anderson, Lewis, Neuberger, de Nuremberg).

Danlos, à l'instigation d'A. Gautier, a donné, le premier, l'arsenic organique sous forme d'acide cacodylique et de cacodylate de soude bien moins toxiques que les sels minéraux. On peut également prescrire l'arrhénal ou l'arrhénate de soude (méthylarsinate disodique).

Broadbent, se basant sur ce que le phosphore, l'arsenic, le soufre et l'antimoine forment un même groupe chimique et partant doivent avoir les mêmes effets thérapeutiques, a essayé le phosphore et s'en est fort bien trouvé.

Cheadle, Malcolm Morris, W. Allan Jamieson ont employé avec succès le tartrate d'antimoine à la dose de 6 à 7 milligrammes, trois fois par jour.

Dessaux a traité avec plein succès l'eczéma par la levure de bière (6). Bolognesi s'en est également bien trouvé, sauf, dit-il, dans le cas d'eczéma palmaire.

Augagneur et Bertolus ont, pendant des semaines et des mois, donné à l'intérieur l'acide phénique à la dose de 0,4 à 0,8 chez l'adulte et 0,3 à 0,5 chez l'enfant dans les eczémas peu suintants, lichénoïdes.

---

(1) Un gramme de liqueur de Fowler contient un centigramme d'arsénite de potasse.

(2) Un gramme de liqueur de Pearson contient un milligramme et demi d'arséniate de soude.

(3) Un gramme de liqueur de Boudin contient un milligramme d'acide arsénieux.

(4) Le granule de Dioscoride contient un milligramme d'acide arsénieux.

(5) La pilule asiatique contient cinq milligrammes d'acide arsénieux.

(6) Il est juste de rappeler qu'il y a plus de 25 ans de Backer préconisait dans les eczémas un mélange à parties égales de miel et de levure de bière.

D'après Albert Robin, lorsque l'eczéma, « effet », est sous la dépendance d'une dyspepsie, « cause », avec fermentations intenses, il faut donner les purgatifs salins, le fluorure d'ammonium et l'érytrol (iodure double de bismuth et de synchonidine) qui agissent contre les ferments figurés sans empêcher l'action des ferments solubles, tous les autres antiseptiques étant en même temps antipeptiques.

Dans les eczémas d'origine gastrique L.-E. Leredde donne le matin une tasse de macération de 2 grammes de quassia amara et 6 gouttes de teinture de noix vomique ou de fève de Saint-Ignace dix minutes avant le déjeuner.

Parhon et Urechié (de Bucarest) ont guéri un eczéma de la face par l'administration interne du chlorure de calcium (1).

Depuis, Arnold Netter emploie le chlorure de calcium chez les eczémateux et n'a qu'à se louer de ses effets.

Marchaux traite l'eczéma des pays chauds par l'administration de l'acide chlorhydrique à la dose de 5 gouttes dans un verre d'eau immédiatement après le repas.

A l'occasion, nous recommanderions volontiers d'essayer à l'intérieur l'iodure de calcium, qui a bien réussi à Hunt contre les ulcérations chroniques.

Devergie, dans les eczémas localisés, se trouvait bien de l'hydrocotyle asiatica délaissé aujourd'hui.

Parhon et Papinian, Léopold Levi et H. de Rothschild ont, dans des cas d'eczéma très étendu accompagnant l'hypothyroïdie, obtenu une amélioration notable, voire la guérison, par la médication thyroïdienne. On a donné la nucléine (pulpe splénique) ; Neil T. Kerr a constaté un résultat des plus remarquables par la médication splénique dans un eczéma chronique de l'abdomen, du dos, du cou et de la tête.

Gilbert et Carnot ont également guéri un arthritique atteint depuis longtemps d'eczéma, grâce à l'opothérapie hépatique.

Il y a lieu de mentionner les essais de Tommasoli (de Palerme), dans la cure des eczémas à l'aide d'un sérum artificiel (chlorure de sodium et bicarbonate de soude) ; il a obtenu des guérisons, notamment en ce qui concerne deux cas d'eczéma chronique diffus et symétrique.

Dans les ulcères variqueux, Faivre (de Poitiers) a eu l'idée (physiologiquement suggérée par Delaunay, de Poitiers) d'ad-

---

(1) Antagoniste des sels de sodium (Netter), nocifs aux eczémateux.

ministrer des extraits dermiques de porc et de grenouille soit *ab ore* soit en injections sous-cutanées (1).

Personnellement, sans pouvoir encore en tracer les règles d'une façon ferme nous retirons d'excellents effets d'une méthode que nous appelons *substitutive* et qui consiste à appeler sur une région cutanée quelconque (le dos généralement) une éruption dérivative de l'eczéma.

Pour ce faire, nous employons des plaques métalliques mi-partie cuivre, mi-partie zinc que le malade porte, la nuit de préférence, 8, 10, 12 heures quotidiennement, suivant sa susceptibilité. En effet, au bout de quelques jours, trois ou quatre généralement, la région d'application devient sensible, prurigineuse, rougit et se parsème de vésicules, papules et même pustules ; en même temps, la maladie elle-même s'amende, et rétrocède petit à petit. C'est surtout dans les cas paraissant nettement résulter d'une intoxication, soit d'origine externe, soit d'origine interne (auto-intoxication alimentaire ou organique), que l'effet curatif se produit (2).

Les bons résultats obtenus nous semblent dus à l'élimination artificielle des toxines par dérivation et seraient à rappro-

---

(1) E.-A.-C. GAUDICHARD, dans son excellente thèse de doctorat en pharmacie, a pris les conclusions suivantes :

1° La peau étant une glande à sécrétion interne peut être employée comme méthode thérapeutique et mise sous toutes les formes pharmaceutiques ;

2° Nous avons choisi le porc et le cheval, parce que, au point de vue anatomique, la peau de ces animaux se rapproche de celle de l'homme ;

3° Nous avons démontré que le meilleur enrobage pour les pilules d'extraits organiques en général était l'enrobage à la maïsine, avec la manne comme excipient pilulaire. La dissociation des principes et leur absorption n'ont lieu que dans l'intestin ;

4° Les extraits pepsiques, pancréatiques, etc., donnent un meilleur rendement ;

5° L'extrait dermique n'est pas toxique ;

6° Mieux vaut faire prendre l'organe tout entier, même si on fait absorber des principes inutiles, que de chercher à isoler les principes actifs ;

7° La filtration est plus rapide si l'on emploie comme gaz presseur un gaz inerte tel que l'hydrogène, préférable à l'acide carbonique qui coagule les ferments ;

8° La médication dermique paraît d'autant plus augmenter le poids des animaux qui en font usage que la quantité absorbée est plus considérable.

(2) D'un autre côté, AMAT a publié un fait *d'eczéma curateur* dont, l'apparition amena la guérison d'une plaie contuse de la jambe en très mauvais état.

cher de ceux observés dans les processus septicémiques par la pyogenèse aseptique artificielle (1).

Cette action semble d'ailleurs bien connue des vétérinaires dont un certain nombre soignent par le séton les éruptions cutanées des animaux.

Il est bon d'ajouter que les néo-lésions provoquées se guérissent avec un traitement fort simple : lotions ou pommades légèrement antiseptiques et souvent même la seule suppression de nos agents provocateurs.

Dans l'eczéma aigu avec fièvre, GUINARD et GELEY (d'Annecy) ont obtenu l'abaissement de la température et la disparition de l'exanthème par des applications de pommade de spartéine au vingtième (2) sur la peau saine (cuisse de préférence) avec enveloppement imperméable.

BACHMANN aurait enregistré des succès par la phlébotomie et THIBIERGE et RAVAUX estiment utile la ponction lombaire dans l'eczéma sec.

L'exposé précédent permet de comprendre qu'il n'y a pas de

(1) Pour FOCHIER, l'abcès est un organe d'attraction, de fixation des microbes et des toxines.

REVILLIOD exprime la même façon de voir : pour lui, l'abcès artificiel est un filtre dépurateur qui fixe, enlève et rejette en dehors la saleté de l'intérieur.

DIEULAFOY, partisan des idées hippocratiques sur les métastases fait de l'abcès artificiel un lieu de dérivation qui appelle à lui le flux leucocytique qui aurait été nocif pour un viscère.

TRIFON reprend dans sa thèse, la théorie de la fixation toxinémique, mais la transforme : l'abcès devient un centre de neutralisation. La toxine est annihilée avant son rejet au dehors par l'incision de l'abcès.

Enfin MERCANDINO et PINNA, considérant comme capital ce fait d'observation clinique que la maladie s'aggrave ou continue si on ouvre trop tôt l'abcès sans en pratiquer un autre (cette observation peut servir à défendre toutes les autres théories), ont admis que l'abcès artificiel était non un point d'appel toxi-infectieux, mais un laboratoire où se fabriquent des substances bactéricides, antitoxiques, immunisantes, qui par résorption pénètrent dans le torrent lymphatique (THIROLOIX).

(2) Précédemment il avait été constaté que des applications périphériques d'alcaloïdes, anesthésiques locaux, avaient « une action régulatrice sur la température des fébricitants et une action curative constante sur les affections aiguës à détermination cutanée : érysipèle, scarlatine, variole, etc. »

L'action antifébrile s'expliquerait par un effet local sur les terminaisons des nerfs centripètes mettant en mouvement par voie réflexe, le système de la thermogenèse ; l'action curative par une modification de terrain par les phénomènes vaso-moteurs.

traitement spécifique de l'eczéma et nous répéterons avec
E. BESNIER et A. DOYON : « Il n'y a pas de traitement général
de l'eczéma, il n'y a que des eczémateux à qui l'on doit appliquer le traitement général indiqué par leur état constitutionnel
et c'est l'honneur de l'école dermatologiste française, d'avoir
maintenu le principe de pathologie générale et d'avoir refusé
de séparer la vie de la peau de la vie de l'ensemble de l'économie. »

Traitement externe (1) :

Eczéma aigu. — A la période aigüe de l'eczéma, il faut
employer une médication émolliente : cataplasmes de farine
de lin déshuilée, de fécule de pommes de terre (LUCAS CHAM-
PIONNIÈRE les recommande froids) ; lotions avec les décoctions
de camomille (2), de mauve, de têtes de pavot (excellent), de
bouillon blanc, de fausse jacinthe, de laitue, de pariétaire, de
bette, etc., d'eau de son, d'eau de sureau, d'althœà, une infusion de mélilot, d'oliban, d'euphraise, de plantain, de german-
drée, l'enveloppement dans la toile fine caoutchoutée (COLSON,
LAILLER, TENNESON), particulièrement dans les eczémas des
membres ; ce dernier moyen n'est applicable qu'à la condition
d'être surveillé directement par le médecin, et changé fréquemment. LEREDDE, outre l'application du caoutchouc, fait,
sur la surface décapée, un attouchement avec une solution
aqueuse de nitrate d'argent au quarantième, puis au trentième,
au vingtième si, comme cela arrive le plus ordinairement, il
ne se produit aucune réaction inflammatoire. Après chaque
attouchement on laisse sécher la surface et on applique de nouveau le caoutchouc.

J. SIMON a appelé l'attention sur le danger de l'emploi de
la toile caoutchoutée chez l'enfant, en raison de l'intoxication

---

(1) Pour éviter des redites et pouvoir présenter sous une forme
plus attrayante une sorte de tableau des applications actuelles des
agents physiques et naturels au traitement des eczémas, nous avons
condensé l'état de la question en un chapitre qui fera suite à celui de
l'eczéma.

(2) SAALFELD, qui s'est particulièrement bien trouvé de l'emploi prolongé des lotions à la camomille, recommande d'examiner dans les
cas très prurigineux quelles sont les lotions préférables : tièdes, très
froides et très chaudes. En général ce sont ces dernières qui réussissent le mieux.

par le sulfure de carbone ; il conseillait en remplacement le taffetas gommé.

L. Brocq préfère ce qu'il appelle l'enveloppement indirect qu'il fait appliquer de la façon suivante :

En premier lieu il faut nettoyer les parties malades avec la vaseline, puis les laver avec de l'eau bouillie.

On prend ensuite de la vaseline pure de première marque, additionnée d'oxyde de zinc avec laquelle on enduit les parties malades.

Par-dessus cette application on fait l'enveloppement. Pour cela on prend un morceau de tarlatane aseptique pliée en douze doubles que l'on trempe dans la décoction de camomille, ou de feuilles de noyer. On enveloppe soigneusement les membres et, au lieu d'employer le taffetas gommé, on applique de la ouate hydrophile au-dessus de ce pansement pour qu'il n'y ait pas de macération excessive de l'épiderme.

E. Gaucher substitue généralement l'acide borique en solution à 4 p. 100 aux préparations émollientes diverses.

Nous employons avec avantage la lotion suivante :

Acide borique	40 grammes.
Fleurs de camomille	15 têtes.
Racine d'aunée	40 grammes.
Eau	1.000 —

Quelle que soit la méthode choisie, avoir soin de renouveler le pansement cinq ou six fois par jour, en un mot chaque fois que la démangeaison tend à se manifester.

Un certain nombre d'auteurs : Mac Lennan (de Glascow), E. Gaucher, Scitchepotieff (de Yazh), Francesco Radæli (de Florence), F. V. Milward, P. Thiéry, Gauthier, Marcus, etc., ont préconisé dans les eczémas aigus l'usage de l'acide picrique en solution :

Acide picrique	1 gramme.
Eau distillée	100 grammes.

s'en servir en badigeonnages, tous les deux ou trois jours.

C'est un excellent astringent qui resserre les tissus et chasse le sang des vaisseaux ; son affinité pour les albumines fait qu'il coagule la sérosité qui suinte et réalise d'emblée le pansement sec (Delacour).

Il convient, dit L. Brocq, dans les eczémas aigus sans trop grande réaction inflammatoire, prurigineux, et dont le suintement s'éternisé ; il calme alors les démangeaisons, sèche les téguments, les épidermise et active la guérison.

Ce procédé est certainement excellent, il nous a bien réussi dans les formes vésiculeuses et suintantes : le prurit disparaît rapidement, la rougeur inflammatoire et le suintement diminuent déjà au bout de quarante-huit heures, mais il doit être appliqué sinon par le médecin lui-même, du moins sous sa surveillance directe, car l'acide picrique peut n'être pas toléré et même devenir un sujet d'intoxication (cas de CHÉRON et de MASINI).

BROWN obtient un résultat analogue par les applications de compresses imbibées de peroxyde d'hydrogène.

C'est aussi dans ces cas qu'on a recommandé le borate de calcium :

Borate de calcium . . . . } ââ 5 grammes.	
Glycérine. . . . . }	
Lanoline.. . . . . 20 —	
Baume du Pérou. . . . . 1 gramme.	

Dans les formes suintantes L. BROCQ a particulièrement employé les solutions de bleu de méthylène au millième, soit en badigeonnages, soit en enveloppements.

BUTTE et UNNA ont utilisé avec un certain succès le guaco dans l'eczéma aigu et prurigineux, sous forme de lotions, de compresses.

BULKLEY obtiendrait les mêmes résultats avec des badigeonnages d'une solution de permanganate de potasse à 1 ou 2 p. 100 répétés deux fois par jour.

Dans l'intervalle, on peut employer une pommade à l'oxyde de zinc.

JORDAN recommande les badigeonnages de thiol liquide.

A la période de suintement, on peut aussi se servir de liquides légèrement astringents : décoctions de feuilles de camomille, de chêne, de noyer, de rose, solution d'alun à 1 p. 100, de tanin à 4 ou 5 p. 100, eau blanche plus ou moins coupée, liqueur de BUROW.

Acétate d'alumine. . . . . 8 grammes.	
Eau distillée . . . . 100 —	

une cuillerée à bouche dans un demi-litre d'eau (BALZER).

R. DREWS, de Hambourg, traite avec succès l'eczéma infantile et l'eczéma chronique du vieillard par des lotions avec l'eau blanche et des applications de la pâte molle suivante :

Oxyde de zinc. . . . . 30 grammes.
Huile d'olive 50   —

Quand le prurit est accentué, BALZER ordonne les lotions alcooliques faites rapidement avec :

Acide salicylique . . . . } àà 1 gramme.
Résorcine . . . . }
Alcool. . . . . 100 grammes.

Contre l'eczéma vésiculaire, SCHWIMMER recommande la gélatine salicylée :

Acide salicylique. . . . .) àà 10 grammes.
Glycérine . . . .)
Gélatine . . . . } àà 30   —
Eau. . . . . }

R. KAUFFMANN a employé la stypticine sous forme de pommade à la lanoline à 5 p. 100 dans l'eczéma aigu.

WINTERNITZ badigeonne les points eczémateux avec un sirop de fruits de l'airelle myrtille ; la peau se recouvre d'une croûte vite desséchée et un, deux ou trois jours après, on lave avec la solution physiologique de sel de cuisine.

Lorsque l'eczéma est très étendu, il sera plus facile d'employer le glycéré d'amidon, la vaseline lorsqu'elle n'irrite pas, le liniment oléo-calcaire, recommandé par E. BESNIER, dans les eczémas hyperesthésiques ; parfois les bains tièdes d'amidon, de son, de camomille, de gélatine, de dix à vingt minutes de durée et à une température d'environ 30°.

UNNA a formulé toute une série d'excellentes pâtes ou pommades rafraîchissantes dont voici quelques exemples :

Huile de lin. . . . . } àà 20 parties.
Eau de chaux . . . . }
Oxyde de zinc. . . . . } àà 30   —
Craie préparée . . . . }

Carbonate de magnésie . . . . 2 gr. 5
Eau distillée . . . . 5 grammes.

Mélanger et ajouter :

Vaseline . . . . 5 grammes.

Lanoline. . . . . 10 grammes.
Axonge benzoïnée 20   —
Eau distillée de rose 20   —

L'eau de rose peut être remplacée, suivant le résultat à

obtenir, par une quantité égale d'extrait de saturne, d'eau de chaux, etc,

De même UNNA recommande la pâte suivante :

Eucérine (1) . . . . 5 parties.
Pâte de zinc . . . . 5 à 15   —

Nous préférons la pommade rafraîchissante à l'ichtyol :

Lanoline . . . . 10 grammes.
Axonge benzoïnée 20   —
Eau distillée 24   —
Ichtyol 6   —

Dans l'eczéma très étendu, L. Brocq recommande l'axonge fraîche préférable au cold-cream et surtout à la vaseline ; VEIL conseille les lotions avec :

Liqueur d'acétate d'alumine . . . . 10 grammes.
Borax . . . . 3 gr. 50
Acide salicylique . . . . 0 gr. 30
Eau distillée . . . . 170 grammes.
Glycérine 30   —

GLASSNER et A. SACK emploient une solution de goudron de houille acétoné additionnée, suivant les cas, de résorcine ou d'acide salicylique ou des deux agents réunis.

Goudron de houille . . . . 10 parties.
Benzol 20   —
Acétone 70   —

MAZOYER, d'Ax-les-Thermes, JAMBON, de Lyon, et NICOLAS, L. Brocq ont préconisé le traitement de l'eczéma par le coaltar (2) étendu en couche mince.

Dans les eczémas généralisés, LEWITH (de Littau) a utilisé les applications de blanc d'œuf qui, étalé sur la peau, forme, après dessiccation, une pellicule fine, adhérente et légèrement compressive qui calme très bien le prurit.

Voici le mode de procéder : vider un œuf de poule, verser le blanc dans un verre en ayant soin de bien agiter avec le doigt afin de lui donner une consistance homogène, puis en étaler, toujours avec le doigt, une mince couche sur les parties malades et l'y laisser sécher (3).

---

(1) L'eucérine s'obtient en fondant une partie d'alcool de Lifschütz avec 20 parties d'onguent de paraffine.
(2) Le coaltar est un remède populaire chez les marins.
(3) Dans le même but on peut se servir de la balatine = produit natu-

Dans ces cas on pourrait également employer la gelée de
GALLOIS.

Oxyde de zinc. . . . . 10 grammes.
Glycérine 10   —
Gélose. . . . . 1 gr. 25
Eau. . . . . 100 grammes.

Chez certains sujets, il vaut mieux se servir de poudres inertes : amidon, lycopode, farines d'arrow-root et de riz, charbon ;
nous préférons aux poudres végétales fermentescibles les poudres minérales, oxyde de zinc, craie préparée, sous-nitrate de
bismuth, kaolin et surtout le talc.

ALEXINSKY a donné une bonne formule (quant aux quantités) :

Oxyde de zinc. . . . . 1 gr. 25
Sous-nitrate de bismuth. . . . . 1 gr. 75
Poudre de riz. . . . . }
Poudre de lycopode. . . . . } ââ   7 gr. 50

HALLOPEAU, et L.-E. LEREDDE recommandent, après VEYRIÈ-
RES la ceyssatite ou randonite « remarquable par sa puissance
d'absorption ».

On peut aussi employer le dermatol (gallate basique de bismuth, HEINZ et LIEBRECHT), l'alumnol, le xéroforme (GRÜNFELD,
A. FASANO, de Naples, H. PASCHKIS, de Vienne (1), et, suivant
l'indication de L. BROCQ, incorporer à ces diverses poudres un
peu de camphre pulvérisé pour calmer les démangeaisons.

Si l'eczéma aigu ne sécrète pas, on peut recommander (VEIL)
la colle de zinc de UNNA :

Oxyde de zinc . . . . }
Gélatine . . . . } ââ 15 grammes.
Glycérine 25   —
Eau distillée 45   —

faire chauffer au bain-marie, appliquer avec un pinceau en poil
de blaireau ; laver à l'eau tiède au bout de quelquesjours, quand
la colle commence à se fissurer et rebadigeonner à nouveau.

PELAGATTI a formulé une pommade-colle (2) qui, liquéfiée

rel d'un arbre de l'Amérique du Sud, se présentant sous la forme de
crème blanche (G. Fox).

(1) $C^6H^2Br^3O^2Bi$ (combinaison de bismuth et de tribromophénol).

(2) On peut y incorporer facilement, l'acide salicylique, la résorcine,
le minium, le cinabre, le mercure métallique, etc.

au bain-marie, peut être appliquée en couche très mince à
l'aide d'un pinceau ;

> Colle à l'oxyde de zinc . . . . 30 grammes.
> Glycérine neutre. 20   —
> Eau stérilisée. 50   —
> Lanoline pure. 48   —
> Oxyde de zinc. 20   —

On pourrait également sur les régions visibles employer un
vernis cuticolor comme celui recommandé par H. RAUSCH,
d'Essen-sur-la-Ruhr.

> Argile rouge . . . . 0 gr. 03
> Solution d'éosine rouge à 2 p. 1.000. . . . . . 2 gouttes
> Oxyde de zinc. . . . . 0 gr. 40
> Glycérine. . . . . 3 grammes
> Gélatine . . . . . , ... 20   —

Quand les surfaces sont rouges et suintantes en certains
endroits, dénudées ou croûteuses en d'autres, CARLE, de Lyon,
préconise le tuménol comme médicament de choix ; voici ses
formules :

> Tuménol . . . . 1-5 grammes.
> Amidon 5-10   —
> Oxyde de zinc. . . . . ⎫
> Lanoline. . . . . ⎬ āā 10   —
> Vaseline . . . . ⎭

ou bien :

> Tuménol. . . . . 2 grammes.
> Kaolin. 5   —
> Oxyde de zinc 10   —
> Vaseline 30   —

Personnellement, nous préférons les formules à l'ichtyol
dont le tuménol est d'ailleurs très voisin.

A la période croûteuse, il faut employer les agents cités plus
haut : cataplasmes, caoutchouc, etc.

Un peu plus tard, on essaiera les pommades à l'oxyde de
zinc :

> Oxyde de zinc . . . . . 3 grammes.
> Vaseline 30   —
> Essence de menthe . . . V-X gouttes (en cas de prurit seul¹).

A l'oxyde de zinc benzoïné :

Axonge lavée et purifiée. . . . . 25 grammes.
Poudre de benjoin . . . . 0 gr. 50
Oxyde de zinc purifié. . . . . 5 grammes.

Par-dessus ces applications, on saupoudre avec les agents indiqués ci-dessus.

Dans l'eczéma érythémateux, HARTZELL, de Philadelphie, conseille :

Résorcine. . . . . 0 gr 60-1 gramme.
Glycérine . . . . X gouttes.
Eau de chaux. . . . . 30 grammes.

pour légers badigeonnages plusieurs fois par jour.

Une fois les démangeaisons calmées, et le suintement diminué, on emploie deux ou trois fois par jour la pommade suivante :

Résorcine . . . . 1 gramme.
Poudre d'amidon . . . . ⟩ ââ 5 grammes.
Oxyde de zinc. . . . . ⟨
Vaseline 20   —

Dans l'eczéma impétigineux, CHAMBERS a obtenu d'excellents résultats avec des pansements humides de sérum artificiel additionné d'acide borique à 1 p. 60.

De même, CERASI s'est bien trouvé d'une solution éthérée d'acide picrique.

Dans l'eczéma rubrum, PATRICK DUN-KINGS, de Dublin, a préconisé la lanoline avec addition d'acide phénique et de plomb.

Dans les eczémas humides, divers auteurs (R. HEINZ, de Breslau, LIEBREICHT, EICHHOFF, HARTZELL) recommandent l'usage du dermatol.

O. ROSENTHAL conseille la pommade :

Dermatol. . . . . ⟩ ââ 2 grammes.
Oxyde blanc de zinc . . . . ⟨
Vaseline jaune. 20   —

ou la pâte :

Dermatol . . . . 5 grammes.
Oxyde blanc de zinc . . . . ⟩ ââ 22 gr. 50
Amidon . . . . ⟨
Vaseline jaune . . . . 50 grammes.

Menahem Hodara (de Constantinople) obtient des résultats particulièrement favorables avec une pâte à l'oxyde de zinc et au soufre additionnée de sucre, ainsi formulée :

```
Lanoline . . . . . . . . . . . . . . . 20 grammes.
Vaseline . . . . . . . . . . . . . . . 20  —
Sucre en poudre . . . . . . . . . . . 20  —
Glycérine  . . . . . . . . . . . . . . 10  —
Soufre . . . . . . . . . . . . . . . . 10  —
Oxyde de zinc . . . . . . . . . . . . 10  —
```

A la polyclinique de Unna on se sert avec succès, pour le traitement de l'eczéma humide, de la pommade suivante :

```
Axonge benzoïnée . . . . . . . . . . 28 grammes.
Poudre de talc . . . . . . . . . . .  2  —
Oxyde de zinc . . . . . . . . . . . .  6  —
Soufre précipité . . . . . . . . . . .  4  —
```

Chotzen prescrit :

```
Alumnol . . . . . . . . . . . . . . . 10 grammes.
Lanoline anhydre  . . . . . . . . . . 50  —
Vaseline liquide . . . . . . . . . . . 40  —
```

ou, dans les cas modérément humides :

```
Vernis au     ( Tubercules de salep  . . . . 10 grammes.
   salep-     { Glycérine . . . . . . . . .  20  —
bassorine.    { Eau distillée . . . . . . . 200  —
              ( Alumnol . . . . . . . . . .  20  —
```

(Elliott et Chotzen.)

Un médecin russe, Achvlédiani, emploie la naphtaline : assécher d'abord la région malade à l'aide du mélange suivant :

```
Acide salicylique . . . . . . . . . . .  0 gr. 15
Oxyde de zinc . . . . . . . . . . . .  30 grammes.
Talc . . . . . . . . . . . . . . . . . 70  —
```

puis, laver au savon, appliquer :

```
Naphtaline . . . . . . . . . . . . . .  3 grammes.
Axonge  . . . . . . . . . . . . . . . 30  —
```

et après recouvrir d'ouate.

Chatelain. — 4e édit.   15

Si la guérison se fait attendre, il faut recourir aux pommades plus énergiques :

Ichtyol . . . . 3 grammes.
Vaseline . . . . { àà 15   —
Lanoline . . . . }

Tuménol . . . . 2 gr. 50 à 5
Oxyde de zinc . . . . { àà   2 grammes.
Sous-nitrate de bismuth . . . . }
Cold-cream . . . . { àà 25   —
Axonge . . . . }

(A. Neisser, de Breslau) (1).

ou :

Huile de cade vraie . . . . . . 1-3 grammes.
Extrait fluide de Panama . . . Q. S. pour émulsionner.
Vaseline . . . . 30 grammes (2).

(1) Cet auteur, qui a particulièrement étudié le tuménol, en résume ainsi les propriétés :

Les enveloppements humides avec une solution aqueuse de 2 p. 100 de tuménol (acide) sont très utiles dans les eczémas aigus récidivants.

Les emplâtres au tuménol sont aussi indiqués dans les affections suintantes.

L'huile de tuménol en nature peut être employée avec profit dans l'eczéma humide et vésiculeux.

La poudre de l'acide tuménol sulfonique dans les eczémas peut être usitée en état pur, avec application préalable de graisse, ou en mélange avec la poudre de zinc.

(2) Un point très important consiste dans le choix de l'excipient : ainsi que l'a fait remarquer L. Brocq, l'axonge pure doit venir en première ligne, mais elle rancit rapidement ; il y ajoute du benjoin pour parer à cet inconvénient. Fox, de New-York, remplace l'axonge par le baume du Pérou dans toutes les pommades à base d'oxydes ou sels métalliques : oxyde de zinc, calomel, magnésie, oxyde de bismuth, sous-nitrate de bismuth, etc., trois parties de baume pour une partie du remède choisi.

Chevreul avait constaté dans ses recherches chimiques sur les corps gras d'origine animale, que les diverses espèces de graisses variaient non seulement par les proportions relatives de leurs principes constitutifs, mais encore par la présence ou l'absence de certains principes accessoires pouvant exercer une influence sur leur action thérapeutique ; c'est ainsi qu'on a recommandé (E. Rayer) les onctions pratiquées avec l'huile ou les graisses de mouton, de bœuf, d'ours, de chapon, de castor, etc.

Hufeland a préconisé contre les dartres les frictions d'huile de noix et d'huile d'olive ;

Odier employait l'huile pour guérir les brûlures ; Delpech pour guérir la gale.

D'après Sutton, de Kansas-City, l'axonge simple ou benzoïnée, la

ou :

    Lanoline . . . . 30 grammes.

ou :

    Axonge fraîche . . . . , ... 30 grammes.

ou :

    Cérat, sans eau . . . . 30 grammes.

ou :

    Glycéré d'amidon à la glycérine neutre à
      30° . . . . 30 grammes.

    Calomel . . . . 0 gr. 25
    Excipient . . . . 30 grammes.

    Oxyde rouge de mercure . . . . 0 gr. 10-0 gr. 50
    Excipient . . . . 30 grammes.

    Précipité jaune . . . . 1 gramme.
    Excipient . . . . 30 grammes.

    Naphtol . . . . 0 gr. 50
    Excipient . . . . 50 grammes.
                         (A surveiller.)

graisse d'oie sont le plus rapidement absorbées ; la vaseline en onctions pénètre peu ; de même que la lanoline ; celle-ci, associée à un corps plus liquide, comme l'huile d'olive, s'absorbe rapidement. En règle générale, on augmente beaucoup la rapidité de l'absorption d'une pommade quelconque en l'additionnant d'une petite quantité d'essence de cèdre.

ADAM et SCHOUMACHER qui ont expérimenté sur le chien des pommades à la strychine arrivent aux mêmes conclusions en ce qui concerne la vaseline et l'axonge.

Pour AUBERT, de Lyon, la lanoline dont la pénétration est la plus lente en onctions pénètre le plus rapidement en frictions ; de même un mélange de miel et d'huile de ricin.

Un grand nombre d'auteurs, allemands surtout, O. LIEBREICH, de Berlin, LASSAR, EDMOND STERN, de Neustadt, W. G. SMITH, de Dublin, B. FRAENKEL, de Berlin, MACKEY, L. K. PAVLOWSKY, de Charkow, GEORGE-HENRI FOX, BERNARD BRANDIS, d'Aix-la-Chapelle, SHOEMAKER, de Philadelphie, CHARLES ARNOLD, M. WULFSBERG, de Christiania, RUSSEL, STURGIS, etc., etc., ont vanté les bons effets de la lanoline dans les affections cutanées.

SIEBELS a obtenu en faisant agir le soufre sur la lanoline ordinaire une lanoline brune sulfurée (thilanine) que E. SAALFED, de Berlin, recommande comme privée de toute action irritante.

UNNA incorpore souvent les substances actives suivantes : huile de cade, ichtyol, soufre, amidon, camphre à l'*unguentum domesticum* mélange de 20 grammes de jaune d'œuf à 30 grammes d'huile d'amandes douces.

Oxyde de zinc. . . . .   5 grammes.
Acide salicylique. . . . .   0 gr. 50
Naftalan (1). . . . .   30 grammes.

Glycéré d'amidon . . . . ⎫
Glycérine . . . . ⎬ parties égales.
Naftalan . . . . ⎭

D'après Unna, le naftalan trouve surtout son utilisation dans les cas où l'on a affaire à des territoires cutanés en état d'hyperexcitabilité comme les eczémas ayant résisté à des traitements énergiques antérieurs et surtout les eczémas universels tendant à dégénérer en herpétide maligne exfoliatrice.

Citons également une formule compliquée qui aurait donné à Grippon des résultats tout à fait satisfaisants :

Goudron . . . .   18 grammes.
Huile de cade   15   —
Résorcine   2   —
Menthol   5   —
Gaïacol   5   —
Camphre.   40   —
Soufre   15   —
Borate de soude   36   —
Glycérine.   54   —
Acétone   80   —
Huile de ricin   43   —
Lanoline.   100   —

Chez les enfants, dans l'eczéma neurotique, G. Holsten (de Brooklyn) prescrit l'ergotine *intus* et *extra* et, d'accord avec Crocker, la révulsion sur la colonne vertébrale.

Chez les enfants également, dans les cas d'eczéma squameux, de même que dans les formes légères de l'eczéma papuleux et de l'eczéma vésiculeux, Leistikow a eu recours, avec succès, aux applications de la pommade suivante :

Lanoline. . . . . ⎫
Oxyde de zinc. . . . . ⎬ ãã   5 parties.
Amidon . . . . ⎭
Vaseline jaune   10   —
Oxyde jaune de mercure . . . .   0 gr. 25-0 gr. 50

et, dans les formes humides, il emploie le pyrogallol en pom-

---

(1) Le naftalan est un produit naturel extrait d'une source spéciale de naphte du Caucase; d'une nuance brun verdâtre et d'une odeur aromatique *sui generis*.

made, en commençant par 0,5 p. 100, de manière à arriver, s'il y a lieu, jusqu'à 3 p. 100 (surveiller les urines).

Pour combattre le prurit de l'eczéma squameux, C. VANDER-BECK fait des applications de la pâte :

Oxyde de zinc. . . . .   9 gr. 60
Gélatine . . . . } àà 15 grammes.
Glycérine. . . . . }
Eau. 25   —

Lorsqu'il s'agit d'eczéma squameux, UNNA fait appliquer des compresses imbibées d'une solution de résorcine à 1 p. 100 ; et, dans les eczémas secs squameux invétérés des vieillards, la pommade ci-dessous :

Chrysarobine . . . . } àà   5 grammes.
Sulfo-ichtyolate d'ammonium . . . . . }
Acide salicylique 2   —
Vaseline jaune. 93   —

A. NEISSER emploie la teinture suivante :

Tuménol . . . .   5 grammes.
Éther sulfurique . . . .)
Alcool rectifié. . . . . } àà 15   —
Eau distillée ou glycérine . . . . . .)

On peut aussi nettoyer prudemment avec du savon noir, puis badigeonner avec la solution suivante :

Acide chrysophanique. . . . . 15 grammes.
Chloroforme 100   —

et recouvrir d'une couche de traumaticine.

On a également employé l'acide chrysophanique en injections hypodermiques.

Acide chrysophanique. . .   0,005 millig. à 0,01 cent.
Eau distillée. . . . . . .   1 gramme.

pour une injection (BRICON).

A Nouméa on utilise (BONNAFY, CHOVÉ, DEBERGUE, LE DAN-TEC, LEGRAND, LE SCOUR, VILLARD) la pommade suivante dont l'action est due à l'acide chrysophanique :

Extrait acétique de cassia alata (1) . . . 20 grammes.
Lanoline 80   —

(1) Casse à gousses ailées, vulgairement appelé *dartrier* ou *herbe à dartres.*

L'acide pyrogallique a été également employé avec succès par LEISTIKOW dans les cas d'eczéma suintant et récidivant, dans les formes rebelles de l'eczéma papuleux, mais à dose très légère : 1/2 pour cent pour commencer et aller jusqu'à 2 ou 3 p. 100.

Nous ne saurions trop recommander, si l'on employait cette formule, de surveiller attentivement l'urine pour cesser le remède dès qu'elle prendrait une teinte foncée.

Dans l'eczéma subaigu prurigineux, avec tendance au suintement, PAUL DIETZ recommande l'empyroforme incorporé à la pâte de zinc : 5 à 10 p. 100, employé aussi par P. KORNFELD, de Vienne, dans des cas aigus ou chroniques où le goudron était mal toléré.

KRAUSS (de Prague) a obtenu instantanément la disparition des plus violents accès de prurit eczémateux à l'aide de l'empyroforme en pommade à 5 p. 100.

L. BROCQ et L. JACQUET ont employé la scarification dans le traitement des eczémas secs, limités, prurigineux. Faire les scarifications à 2 ou 3 millimètres l'une de l'autre, sans excéder en profondeur un millimètre et demi. Après la scarification, JACQUET laisse saigner abondamment la plaie, l'entretient en appliquant des compresses d'eau chaude.

Dans plusieurs cas d'eczéma subaigu, rebelles aux procédés usuels de traitement, B. RICHARDSON a obtenu une guérison rapide au moyen de badigeonnages des parties atteintes pratiqués quotidiennement à l'aide d'un pinceau mou avec une solution saturée de tanin et de fulmicoton dans l'alcool absolu et l'éther sulfurique pur. Le collodion forme avec les croûtes eczémateuses une couche qui, lorsqu'elle tombe, laisse une surface cutanée complètement saine.

Eczéma chronique. — Après l'emploi des moyens désignés plus haut contre les poussées inflammatoires possibles, il faut employer les médications plus fortes.

Le glycéré tartrique d'E. VIDAL :

Acide tartrique . . . . 1 gramme.
Glycéré d'amidon à la glycérine neutre à 30°. 20 grammes.

L. BROCQ y ajoute un peu d'acide salicylique :

Acide tartrique . . . . 1 gramme.
— salicylique. . . . . 0 gr. 50-1 —
Glycéré d'amidon à la glycérine neutre . . 25 grammes.

Nous nous servons souvent de la formule suivante qui n'est pas irritante.

Acide tartrique . . . . . : . . . . 1 gramme.
Huile d'amandes douces . . . . 30 grammes.

LASSAR a donné la formule de la mixture suivante, légèrement irritante, qu'il faut employer en badigeonnages :

Teinture alcoolique de fougère mâle . . . 30 grammes.
Alcool rectifié. 15   —
Teinture de myrrhe. . . . . { àà 4   —
Opium brut pulvérisé . . . . {

Dans les variétés très prurigineuses, avec infiltration profonde de la peau, UNNA emploie :

Lanoline . . . . 20 grammes.
Chlorure de calcium liquide 40   —
Huile de cade. 10   —
Pommade de zinc 30   —

LEISTIKOW recommande une émulsion de chlorure de calcium à 5 ou 10 p. 100 dans du vasogène solidifié.

Contre le prurit et l'induration, C. BOECK se sert du liniment suivant :

Poudre de talc . . . . { àà 50 grammes.
  —   d'amidon. . . . . {
Glycérine. 20   —
Eau blanche 100   —

Ajouter à la préparation deux fois son volume d'eau afin d'obtenir un liniment de consistance très liquide dont on étend une couche, au moyen d'un pinceau, sur la partie atteinte. Laisser sécher jusqu'à dessiccation du liniment. On obtient alors une fine couche pulvérulente exerçant une action à la fois réfrigérante, antiprurigineuse, astringente et antiseptique. Si l'application produisait une cuisson désagréable, on remplacerait la moitié de l'eau blanche par une même quantité d'eau boriquée à 1 p. 100.

Dans l'eczéma chronique BALMANO-SQUIRE emploie le glycérolé de sous-acétate de plomb :

Acétate de plomb. . . . . 5 parties.
Litharge . . . . 3 parties 1/2
Glycérine. , , , , ... , ... ; 20 parties.

Lorsque les placards indurés sont limités, P. Unna fait usage de la préparation suivante :

Pâte à l'oxyde de zinc (1). . : . . . . } àà 40 grammes.
Résorcine . . . . }
Ichtyol. . . . . } àà 10 —
Vaseline . . . . }

S'il s'agit d'induration étendue il prescrit un mélange moins énergique :

Pâte à l'oxyde de zinc. . . . . 60 grammes.
Résorcine . . . . } àà 20 —
Vaseline . . . . }

Étendre la pâte tous les matins sur la région indurée jusqu'à ce que l'épiderme commence à se détacher, ce qui arrive au bout d'un jour avec la pâte forte et de trois avec la faible.

J. C. Kellogg relate les services rendus par la résorcine dans beaucoup d'eczémas, principalement chez les enfants.

Contre l'eczéma lichénoïde, E. Gaucher recommande le collodion acétoné cadique :

Huile de cade pure de genévrier . . . . 10 grammes.
Collodion à l'acétone . . . . 20 —

Dans les cas d'eczéma chronique avec épaississement de l'épiderme, H. Hebra conseille la pommade suivante :

Craie préparée . . . . : . . . } àà 2 grammes.
Soufre sublimé . . . . }
Goudron. . . . . 8 —
Amidon . . . . 20 —
Mucilage de gomme arabique . . . } àà 15 —
Glycérine . . . . }

Dans l'eczéma chronique, la créoline, dit L. Lichtwitz (de Bordeaux) aurait la même action favorable que le goudron sans en posséder la toxicité. On peut la prescrire sous forme de liniments savonneux créolinés, de pommades, etc.

Dans des cas aigus ou chroniques où le goudron était mal toléré, P. Kornfeld (de Vienne) a employé l'empyroforme.

Dans les eczémas infiltrés, Rozsas (de Vienne) a proposé

(1) La pâte de zinc ordinaire de Unna a pour formule :

Oxyde de zinc. . . . . 10 grammes.
Terre fossile . . . . 2 —
Axonge benzoïnée . . . . 28 —

d'employer directement le crayon de nitrate d'argent en attouchements.

Si l'épaississement de l'épiderme est très considérable, constituant ainsi une véritable kératose, il use de :

Acide salicylique. . . . . } àà 20 grammes.
Glycérine . . . . }
Mucilage de gomme arabique. 30   —
Huile de ricin 10   —

Voici également une formule d'onguent due à LASSAR.

Acide salicylique . . . . 1 gramme.
Teinture de benjoin. . . . . 2 grammes.
Lanoline 50   —

J. EGBERT insiste sur les heureux effets de la papaïne associée à l'acide salicylique.

Papaïne . . . . 6 grammes.
Acide salicylique 2   —
Glycérine. 15   —
Onguent de benzoate ou d'oxyde de zinc. . 60   —

On peut encore employer les pommades ou les badigeonnages avec l'huile de cade qui, pour E. GAUCHER, est le remède de choix des dermatoses.

Dans certains eczémas secs avec vives démangeaisons, DANLOS prescrit la pommade suivante :

Huile de cade . . . . 80 grammes.
Talc 20   —
Poudre d'oxyde de zinc . . . . . 100 à 120   —

Cette pommade extrêmement adhérente ne peut s'enlever qu'avec de l'huile ou du savon. — Son adhérence permet de n'en renouveler l'application que tous les deux jours, si l'on veut. Elle est moins froide à la peau que le glycérolé cadique et ne salit pas le linge.

Contre l'eczéma infiltré, la lichénification de la peau, BALZER conseille le bain d'huile de cade (Voir article : *Psoriasis*). CARLE emploie l'huile de cade sous forme d'emplâtre :

Emplâtre simple . . . . 1.000 grammes.
Cire jaune 500   —
Huile de cade. 300   —

ou de glycéré :

Huile de cade. . . . . 50 grammes.
Glycéré d'amidon 50   —
Extrait de bois de Panama ou teinture
de Quillaya 10   —

Bien d'autres remèdes ont été encore préconisés, surtout à l'étranger; citons, parmi les principaux : le sapolan (1) (KAPOSI, F. LESSER, JOSEPH, MRACEK), le lenigallol (triacétate de l'acide pyrogallique). Voici deux formules de KROMAYER :

Lenigallol . . . . 20 grammes.
Pâte de zinc (2) . . . . 80 —

Lenigallol . . . . 10 —
Onguent de Wilkinson (3) . . . . 90 —

et encore l'épicarine (KAPOSI), l'euphorine (C. CAO, de Turin), le losophane, triiodure de crésol (E. SAALFELD), DESCOTTES, le thigénol (MAZZINI(4), SAALFELD, de Berlin), huile sulfitée sodique sulfurée, le thiol (SCHWIMMER, E. LEREDDE), le pixol (DONKALSKY, de Keltzy,) goudron de sapin traité par le savon mou de potasse et la potasse caustique, le savon mou de potasse, le bleu de méthylène (L. BROCQ), le nitrate d'argent introduit par ALIBERT dans la pratique dermatologique, conseillé même dans l'eczéma humide et employé par LEVEN (d'Elberfeld), qui s'en servait sous forme de compresses imbibées d'une solution à 1 p. 100 et appliquées pendant une demi-heure au moins, plusieurs fois par jour. SPIEGLER traite comme suit par le nitrate d'argent et la potasse :

Savonner, laver et assécher la région malade, puis la frotter énergiquement avec un petit tampon de ouate enroulé autour d'une tige de bois et imprégné d'une solution de potasse caus-

---

(1) Composé de naphte, lanoline et savon anhydre.

(2) Oxyde de zinc . . . . ⎱ ââ 1 partie.
   Amidon . . . . ⎰
   Vaseline jaune . . . . 2 —

(3) Huile de cade . . . . 10 grammes.
   Soufre précipité . . . . 20 —
   Savon vert . . . . 5 —
   Pâte de zinc . . . . 65 —

(4) Voici une bonne formule d'HÖNIGSCHMIED, rapportée par RENÉ MARTIAL.

Thigénol . . . . 20 grammes.
Acide borique . . . . ⎱ ââ 5 —
  — salicylique . . . . ⎰
Sous-nitrate de bismuth . . . . . . ⎱
Oxyde de zinc . . . . ⎱ ââ 25 —
Vaseline blanche . . . . ⎰
Alapurine . . . . ⎰

tique à 50 p. 100 ; laver ensuite à grande eau, sécher avec le coton hydrophile et enfin badigeonner avec une solution de nitrate d'argent à 50 p. 100.

Oindre de vaseline tous les jours.

Quand les lésions, suintantes, rouges, sans vésicules sont agglomérées avec bourrelet périphérique, on peut employer le nitrate d'argent en solution au millième ; il diminue la rougeur, active la desquamation et aide puissamment à la prolifération épidermique.

Le nitrate d'argent, bon dans l'eczéma suintant où il agit comme antiseptique et astringent, est à rejeter dans l'eczéma aigu, squameux, pilaire, compliqué d'infection secondaire et chez les enfants (JUGEAT).

HEFFERMANN, après avoir épuisé toutes les médications, a imaginé un procédé qui lui a fort bien réussi et qui consiste, après avoir anesthésié une petite portion de la région malade, à la badigeonner avec un mélange à parties égales de teinture d'iode et de liniment iodé, de manière à traiter successivement toute la surface malade.

G. CUTLER, dans l'eczéma chronique circonscrit, a aussi recours à la teinture d'iode mélangée à parties égales d'acide phénique et de chloral ; nous n'avons pas expérimenté ce remède, mais il nous semble à priori difficile à manier, par suite de l'irritation ou même de l'intoxication qu'il pourrait provoquer.

Dans un cas rebelle d'eczéma chronique généralisé avec épaississement considérable et pigmentation de la peau, R. SIMON (de Birmingham) a pratiqué avec succès des injections hypodermiques de pilocarpine.

Enfin, les collodions pour les petites surfaces, les vernis de UNNA (1) et les épidermols, les épithèmes adhésifs, les emplâtres, les épithèmes antiseptiques, comme ceux de JOSSET,

---

(1) BERLIOZ, de Grenoble, a proposé un vernis antiseptique qu'il a baptisé du nom de stérésol et dont voici la formule :

Gomme laque purifiée entièrement soluble dans l'alcool.	270 grammes.	
Benjoin purifié.		
Baume de tolu.	ââ 10	—
Acide phénique cristallisé.		
Essence de cannelle de Chine. . .	6	—
Saccharine		
Alcool q. s. pour faire un litre.		

de Rogé-Cavaillès, de Vigier, fabriqués sur le modèle de ceux de Unna (de Hambourg) et de Beiersdorf (d'Altona), peuvent, dans bien des cas, remplacer les pommades ordinaires ; ils assurent une action plus constante du médicament et sont d'un maniement et d'une application généralement plus commodes sur les parties glabres.

Voir également : Traitement de l'eczéma par les agents physiques et naturels, page 269.

TRAITEMENT DE L'ECZÉMA RÉGIONAL

Eczéma du cuir chevelu. — Au cuir chevelu, après avoir, chez les hommes et les enfants, fait couper les cheveux ras pour faciliter le traitement, il faut ramollir les croûtes avec le bonnet de caoutchouc ou de taffetas gommé, les douches de vapeur, les pulvérisations d'eau boriquée, de phénosalyl à 1 p. 300, les onctions huileuses, avec :

Huile de foie de morue	àà 50 grammes.	
— d'amandes douces.		
Naphtol	1-4	—
Résorcine	1-3	—

(G. Thibierge.)

graduer les doses suivant l'effet.

Puis employer les pommades soufrées, à l'huile de cade, à l'ichtyol, au naphtol, au baume du Pérou, à la résorcine.

F. Cérasi a utilisé avec succès l'acide picrique.

A New-York, après la chute des croûtes, on lotionne avec:

Nitrate d'argent	0 gr. 25
Eau distillée	30 grammes.

et ensuite avec :

Acide phénique cristallisé	àà 4 grammes.	
Borate de soude.		
Glycérine	60	—
Eau de Cologne	120	—

Pour E. Gaucher, le seul médicament qui donne de bons

résultats est l'huile de cade appliquée en badigeonnage une fois par jour sous la formule suivante :

Huile de cade . . . . 20 grammes.
— d'amandes douces . . . . 80 —

Dans l'eczéma prurigineux du cuir chevelu l'acide pyrogallique en solution alcoolique à 5 p. 100 donne de bons résultats (PAUTRIER).

On peut également employer une des pommades suivantes :

Acide pyrogallique . . . . . ⟩
— salicylique . . . . . . / ââ 2 gr. 5 à 5 grammes.
Aristol . . . . ⟨
Ichtyol . . . . ⟩
Excipient . . . . 100 —

ou encore :

Acide pyrogallique . . . . 2 grammes.
Coaltar . . . . 5 —
Lanoline . . . . 10 —
Vaseline . . . . 12 —

Dans l'eczéma sec du cuir chevelu, L. LEISTIKOW (de Hambourg) préfère l'emploi du goudron minéral (goudron de houille) au goudron de bois (huile de cade). Il fait, à l'aide d'un pinceau, des applications de la teinture suivante :

Goudron minéral . . . . . . : . . . . . 6 grammes
Alcool à 95 . . . . 4 —
Ether sulfurique . . . . 2 —

La fine couche de goudron déposée sur la peau après évaporation de l'alcool et de l'éther s'enlève facilement au moyen d'onctions avec l'huile d'olive.

SAALFELD qui déconseille les applications de goudron comme trop irritantes (chez les jeunes enfants) les remplace par :

Précipité blanc . . . . 1 gramme.
Baume du Pérou . . . . 5 grammes.
Onguent de Wilson . . . . 30 —

Eczéma des oreilles. — Aux oreilles, si l'eczéma est aigu, on fait des lotions avec l'infusion de têtes de camomille, on emploie les cataplasmes de fécule de pommes de terre, les injections émollientes dans le conduit auditif ; plus tard la vaseline boriquée.

H. CHATELLIER préconise une méthode de traitement dont la

base est l'iodol en poudre et qui lui a toujours réussi dans le traitement de l'eczéma de l'oreille.

Dans l'eczéma humide généralisé et confluent du pavillon et du pli rétro-auriculaire ou dans l'eczéma vésiculeux du conduit on fera d'abord un lavage avec de la liqueur de Van Swieten étendue de trois ou quatre fois son volume d'eau chaude ; on séchera soigneusement les parties avec du coton hydrophile, puis on saupoudrera les parties extérieures et l'on remplira le conduit avec la poudre d'iodol. Un morceau de coton hydrophile maintient le tout en place. Renouveler ce pansement matin et soir jusqu'à guérison.

Dans l'eczéma sec du pavillon ou des régions extérieures voisines laver les parties malades avec de la liqueur de Van Swieten étendue d'eau, sécher, puis enduire soigneusement de la pommade :

> Iodol . . . . 1 gramme.
> Lanoline . . . . 30 grammes.

Recouvrir le tout d'une couche de ouate.

Dans le conduit auditif mêmes soins préliminaires et quand le conduit sera bien sec le remplir du mélange suivant :

> Iodol . . . . 1 gramme.
> Huile de paraffine . . . . , . 30 grammes.

Maintenir le liquide dans le conduit avec un tampon de ouate et renouveler le pansement matin et soir. Au bout de quinze jours l'eczéma est guéri ; on fait alors un lavage soigneux du conduit pour le débarrasser complètement, et l'on cesse tout traitement.

Hermet n'emploie que la cautérisation du conduit à l'aide d'un tampon d'ouate imbibé d'une solution de nitrate d'argent à 1 p. 100 laissé en place vingt-quatre heures.

Dans l'eczéma aigu et suintant de l'oreille, Lermoyez conseille d'abord les poudres minérales, les pommades simples, puis les pommades au calomel au vingtième, à l'huile de cade au dixième, à l'oxyde jaune de mercure au vingtième ; enfin le nitrate d'argent au quarantième ; lutter contre la sténose (le rétrécissement du conduit) à l'aide de mèches d'ouate.

Dans ce même eczéma du conduit, Rohrer (de Zurich) se loue des bons effets de la pyoctanine.

Dans l'eczéma du conduit auditif du pavillon de l'oreille et

de l'entrée des fosses nasales, EILTERBERG a obtenu de bons
effets avec une pommade créolinée à 2 p. 100.

Nous nous sommes parfaitement trouvé dans l'eczéma du
sillon rétro-auriculaire des applications de baume du Commandeur préconisé d'ailleurs par DELACOUR et R. SABOURAUD.

Eczéma de la face. — C'est dans cette forme que PAR-
HON, PAPINIAN et URECHIÉ (de Bucharest) ont constaté les bons
effets de l'administration du chlorure de calcium surtout en ce
qui concerne le prurit ; BLASCHKO a employé avec avantage
l'antipyrine.

Comme soins externes : traitement émollient dans l'eczéma
aigu, pommade d'E. VIDAL dans l'eczéma impétigineux :

<pre>
Précipité jaune . . . .   1 gramme.
Huile de cade vraie. . . . .   5 grammes.
Glycéré d'amidon 30   —
</pre>

Contre l'eczéma pityriasiforme de la face, MENAHEM HODARA
a employé avec succès la pommade suivante :

<pre>
Chrysarobine. . . . .   0 gr. 01 à 0 gr. 05
Ichtyol . . . .   0 gr. 05 à 0 gr. 20
Vaseline . . . . 50 grammes.
</pre>

ou la mixture :

<pre>
Chrysarobine. . . . .   0 gr. 05
Huile de ricin . . . .   0 gr. 50
Alcool absolu . . . . 100 grammes.
</pre>

Dans l'eczéma humide, G. ROTHE fait appliquer deux ou trois
fois par jour une couche de :

<pre>
Créoline pure . . . .   1 gr. 50
Craie préparée . . . . ⎰
Axonge . . . . ⎱ àà 15 grammes.
Essence de menthe poivrée . . . . . .   V gouttes.
</pre>

Dans cette même forme, impétigineuse, F. CERASI s'est bien
trouvé de l'acide picrique.

Dans l'eczéma squameux, lavages avec l'eau tiède et le savon
d'ichtyol, pommades à l'ichtyol.

WINTERNITZ fait étendre au moyen d'un pinceau de blaireau
une couche épaisse d'extrait de myrtille et par-dessus un badigeonnage de poudre de riz.

Dans l'eczéma chronique récidivant de la face, HEBRA recommande la mixture suivante :

Acide salicylique. . . . . 5 grammes.
Ichtyol. . . . . } ââ 10 — .
Glycérine . . . . }
Alcoolature de menthe poivrée . . . } ââ 20 —
— de lavande. . . . . . . }
Alcool rectifié . . . . 60 —

Badigeonner les plaques eczémateuses une ou deux fois par jour.

LASSAR a obtenu de bons résultats avec la lanoline additionnée d'acide salicylique à 2 p. 100 ou une pâte à la lanoline salicylée :

Acide salicylique. . . . . 2 grammes.
Oxyde de zinc. . . . . } ââ 24 —
Poudre d'amidon. . . . . }
Lanoline. . . . . 50 —

Dans l'eczéma infantile de la face on peut prescrire :

Oxyde de zinc. . . . . } ââ 15 grammes.
Soufre. . . . . }
Terre d'infusoire. . . . . 10 —
Adeps lanæ. . . . . 20 —
Huile de sésame. . . . . 10 —
Eau distillée . . . . 30 —

Dans la forme humide chez les enfants, IHLE recommande :

Oesipus (1). . . . . } ââ 10 grammes.
Huile d'olive . : . . . . }
Poudre d'amidon. . . . . 20 —

Eczéma de la barbe et des sourcils. — A la barbe et aux sourcils, les pulvérisations, les cataplasmes, les pommades suivantes :

Sous-nitrate de bismuth . . . . 4 grammes.
Glycérine . . . . 2 —
Cold-cream . . . . 30 —

ou :

Oxyde de zinc. . . . . 4 grammes.
Acide oléique . . . . } ââ 15 —
Vaseline . . . . }

(1) L'oesipus est la graisse brute de laine de mouton ; on en masque l'odeur par l'adjonction de baume du Pérou, d'essence de rose ou de bergamote.

lorsqu'il se produit de l'irritation ; dans le cas contraire, les pommades soufrées au calomel ou au turbith minéral à 1 p. 10 et à l'huile de cade sont particulièrement recommandées (surtout dans la forme squameuse).

C'est cette dernière que préconise E. Gaucher et, si elle est insuffisante, la suivante :

```
Oxyde de zinc. . . . . . . . . . . .   6 grammes.
Calomel . . . . . . . . . . . . . .   3   —
Vaseline pure ou axonge. . . . . . .  30   —
```

Quand l'affection est sycosiforme, il faut épiler (E. Besnier) et, au besoin, scarifier (E. Vidal).

Au préalable, faire des lotions d'eau boriquée chaude ou mieux d'eau d'Alibour :

```
Sulfate de zinc . . . . . . . . . . .   7 grammes.
  —   de cuivre. . . . . . . . . . .   2   —
Safran. . . . . . . . . . . . . . . .   0 gr. 40
Camphre à saturation. . . . . . . . .       —
Eau. . . . . . . . . . . . . . . . . 200 grammes.
```

même formule modifiée par Buchardat.

```
Sulfate de cuivre . . . . . . . . .     3 gr. 50
  —   de zinc . . . . . . . . . .       1    30
Camphre. . . . . . . . . . . . . .      0    60
Safran. . . . . . . . . . . . . . .     0    03
Eau . . . . . . . . . . . . . . . . 1.500 grammes.
```

E. Gaucher fait également appliquer le soir la pommade suivante :

```
Turbith minéral. . . . . . . . . de 1 à   3 grammes,
Axonge . . . . . . . . . . . . . .        30   —
```

L. Brocq recommande les compresses de tarlatane trempées dans l'eau de la Bourboule.

Eczéma du front. — La face et le front sont souvent envahis concurremment dans l'eczéma des nourrissons et de la première enfance ; le même traitement convient aux deux régions.

Au début, lorsqu'il y a du suintement, lotions émollientes avec les décoctions tièdes de têtes de camomille ou de racine de guimauve ; Marfan fait faire des lavages à l'eau boriquée à 3 p. 100 ou encore, si l'eczéma est impétigineux, avec une solution très faible et non alcoolique de sublimé : 10 centigram-

CHATELAIN. — 4° ÉDIT.   16

mes pour un litre d'eau. Si la lésion suinte beaucoup, COMBY se
loue du pansement sec; il emploie la formule suivante :

Amidon . . . .)
Talc. . . . . } àà 20 grammes.
Lycopode . . . . }
Sous-nitrate de bismuth . . . . . .)
Acide salicylique. . . . . 1 gramme.
Menthol . . . . 0 gr. 50

S'il y a des croûtes, les faire tomber par les moyens ordinaires ; huile (CHAPIN), cataplasmes de fécule de pommes de
terre (JEMMA), masque en toile imbibée d'eau amidonnée
(BRUNON), etc., etc.

Le résultat obtenu, MARFAN recommande le badigeonnage avec
une solution à l'acide picrique à 1 p. 100 et, plus tard, la pommade à l'oxyde de zinc ou la suivante :

Soufre. . . . . 1 gramme.
Oxyde de zinc. . . . . 4 grammes.
Vaseline . . . . } àà 15 —
Lanoline . . . . }

SAALFELD prescrit :

Acide borique . . . . 1 gr. 50
Oxyde de zinc. . . . . 5 grammes.
Vaseline . . . . } àà 30 —
Amidon pulvérisé . . . . }

Nous préférons la formule suivante :

Craie préparée. . . . .)
Oxyde de zinc. . . . . }
Huile de ricin . . . . } àà 5 grammes.
Eau de chaux . . . .)

Un peu plus tard encore, on pourra employer les pommades
légèrement excitantes ; se méfier toutefois des préparations de
goudron, comme le conseillent RILLE et SAALFELD ; ce dernier
préfère :

Précipité blanc . . . . 1 gramme.
Baume du Pérou. . . . . 5 grammes.
Onguent de Wilson. . . . . 30 —

BECK dit avoir obtenu des résultats surprenants et rapides
avec la pâte suivante :

Xéroforme . . . . 2 parties.
Oxyde de zinc. . . . . } àà 4 —
Talc de Venise . . . . }
Lanoline . . . . } àà 5 parties.
Vaseline . . . . }

Nous employons le plus souvent une pommade à l'ichtyol :

Ichtyol . . . . 1 à 5 grammes.
Vaseline. . . . . 10 —
Lanoline. . . . . 20 —

Il est bon, pour éviter le grattage, de couper fréquemment les ongles de l'enfant et mieux de tenir ses mains enveloppées de coton.

Eczéma de dentition. — Contre cette variété d'eczéma, E. Besnier prescrit une pommade à l'oxyde de zinc :

Oxyde de zinc. . . . . 5 grammes.
Vaseline . . . . 15 —

puis, pour calmer l'irritation des gencives, des attouchements fréquents (toutes les heures) avec la pulpe du doigt trempée dans la solution suivante :

Chlorhydrate de cocaïne. . . . . 0 gr. 10
Bromure de potassium . . . . 1 gramme.
Eau distillée . . . . } àà 20 grammes.
Glycérine à 30°. . . . . }

et, s'il y a lieu, une cuillerée à soupe toutes les heures de :

Bromure de potassium . . . . 0 gr. 50
Sirop de fleurs d'oranger . . . . 60 grammes.

Contre l'eczéma impétigineux de dentition, Baumel (de Montpellier) applique, après l'enlèvement des croûtes, la pommade suivante :

Iodoforme . . . . de 1 à 4 grammes (1).
Vaseline . . . . 30 —

Eczéma facial des nouveau-nés. — Dans l'eczéma facial des nouveau-nés, de Kaposi, il faudrait surtout insister sur un traitement légèrement antiseptique.

Eczéma des paupières. — L'eczéma du bord des paupières sera traité par les lotions boriquées chaudes, la pommade à l'oxyde de zinc, plus tard la pommade au précipité jaune.

S'il y avait un peu de conjonctivite concomitante E. Gaucher

(1) 1 gramme jusqu'à un an, 4 grammes à quinze ans.

recommande d'instiller dans le coin de l'œil, matin et soir, une goutte de :

```
Alun calciné . . . . . . . . . . .    . 0 gr. 10
Eau bouillie . . . . . . . . . . . . . 12 grammes.
```

FAGE (d'Amiens) se loue fort dans toutes les blépharites impétigineuses et eczémateuses vraies des badigeonnages et attouchements avec des solutions aqueuses d'acide picrique à 5, 8 et 10 p. 100 généralement coupées par moitié de glycérine pour les rendre plus adhérentes.

Le sublimé a été recommandé par TROUSSEAU et F. KUHN en solution variant de 5 à 25 centigrammes pour 500 grammes d'eau ; avoir soin de détacher doucement les petites croûtelles à la base des cils (1), et employer alors une pommade à l'acide borique, à l'iodoforme, à l'ichtyol, etc.

S'il le faut, on fera comme les ophtalmologistes, VALUDE, etc., des attouchements avec une solution de nitrate d'argent à 0,5 ou 1 p. 100.

Le port de lunettes bleues, l'abstention de tabac seront indiqués.

Contre la blépharite marginale, CARRA a utilisé avec succès le topique suivant :

```
Sulfure d'antimoine. . . . . . . . .     5 parties
Vaseline jaune. . . . . . . . . . .   10   —
Lanoline (pour faire) . . . . . . . . .   30   —
```

LANDOLT et GYGAX recommandent, contre le prurit, la pommade suivante :

```
Acétate neutre de plomb . . . . . . .  0 gr. 10
Chlorhydrate de cocaïne. . . . . . . .  0 gr. 15
Vaseline blanche. . . . . . . . . . . . 3 grammes.
```

S'il y a de vives démangeaisons, appliquer des compresses d'eau alcoolisée, pulvériser une solution phéniquée à 1/2 p. 100 et donner à l'intérieur le sulfate de quinine (L. BROCQ).

GALEZOWSKI préfère la pommade à l'oxyde rouge de mercure :

```
Précipité rouge . . . . . . . . . . . .  0 gr. 10
Acétate de plomb cristallisé. . . . . . .  5 grammes.
Axonge . . . . . . . . . . . . . . .  5   —
Huile d'amandes douces . . . . . . . .  V gouttes.
```

(1) Si l'on était tenté de traiter le trichiasis, il faudrait songer chez les enfants à la possibilité des hémorragies persistantes (SHIRLEY a vu un nouveau-né mourir d'hémorragie consécutive à la scarification de la conjonctive palpébrale).

JEANSELME préconise les lotions avec l'eau d'Alibour.

Personnellement nous recommandons les lavages à l'eau de plantain très chaude additionnée de quelques gouttes d'eau de Cologne.

Enfin, nous avons soigné deux malades femmes, chez lesquelles un eczéma squameux avait envahi complètement la face cutanée des paupières et obtenu un résultat rapide et complet au moyen de badigeonnages à l'ichtyol pur.

Eczéma des narines. — Contre l'eczéma des narines, E. BESNIER conseille les lotions avec une solution de sulfate de cuivre à 0,50 ou 1 p. 100 ou avec l'eau ferro-cuivrique de Saint-Christau, puis on met dans l'intérieur des fosses nasales des tampons de coton hydrophile enduits de :

Emplâtre diachylon . . . . }
Huile d'olive . . . . } ââ parties égales.

ou de :

Acide salicylique . . . . 0 gr. 10
Huile d'amandes douces . . . . 100 grammes.
(E. BESNIER.)

ou de :

Précipité blanc . . . . 2 grammes.
Lanoline 30   —

ou :

Axonge 30   —
(L. BROCQ.)

ou de :

Sous-nitrate de bismuth . . . . . . }
Précipité blanc . . . . } ââ   1 gramme.
Vaseline . . . . 10 grammes.
(SUBLINSKY.)

KOHN (de Wurtzbourg) a obtenu une guérison rapide avec :

Myrrhe . . . . 1 partie.
Cire et huile . . . . 10 parties.

BONNE, contre les croûtes et fissures, emploie avec succès en onctions deux fois par jour.

Pommade au précipité blanc . . . . . . 10 grammes.
Vaseline boriquée 10   —
Oxyde de zinc 5   —
Acétate de plomb . . . . 0 gr. 25

Rosenthal préfère la pommade de Wilson :

Oxyde de zinc. . . . . 6 grammes.
Axonge benzoïnée . . . . 30 —

E. Gaucher recommande également les vaselines au tanin au dixième, au calomel, l'huile salicylée à 1 p. 500 ou 1 p. 100.

Dans tous les cas, il est indispensable de soigner le vestibule des fosses nasales : s'il y a de la rhinite chronique, des polypes muqueux, une déviation de la cloison, il faut d'abord y remédier, puis désinfecter la région des narines et des vibrisses par des bains de nez fréquents ou des lotions chaudes avec une solution de sublimé ou d'aniodol à 1 p. 2.000; ensuite appliquer la pommade suivante :

Acide salicylique. . . . . 0 gr. 30
Goudron . . . . 0 gr. 50
Lanoline . . . .)
Vaseline . . . .) ãã 15 grammes.

L. Brocq fait aspirer matin et soir, de manière à ce qu'elle pénètre dans les fosses nasales, un peu de la pommade suivante :

Thiol . . . . 0 gr. 50
Acide borique porphyrisé . . . . 5 grammes.
Menthol . . . . 0 gr. 04
Vaseline pure. . . . . 30 —

Hebra conseille d'introduire, sur des plumasseaux de charpie, le glycérolé suivant :

Sulfate de zinc . . . . 0 gr. 50
Hydrolat de laurier-cerise . . . . 5 grammes.
Glycérine . . . . 10 —

Hardaway emploie la glycérine additionnée du glycérolé de Balmanno Squire :

Acétate de plomb . . . . 5 parties.
Litharge . . . . 3 p. 333.
Glycérine . . . . 20 parties.

Mélanger; porter à 350° Fahrenheit et filtrer.

Neumann introduit dans la narine un suppositoire ainsi formulé :

Oxyde de zinc. . . . . 15 centigrammes.
Beurre de cacao . . . . 1 gramme.

LUBLINSKI prescrit la pommade suivante :

> Sous-nitrate de bismuth . . . . . . ⎫ ã ã   1 gramme.
> Précipité blanc . . . . ⎬
> Vaseline. . . . .   10 grammes.

SHMIEGELOW remplit alternativement chaque narine d'un gros tampon d'ouate imbibée d'une solution de sublimé à 1 p. 100, qu'il laisse en place deux heures.

La pommade de PAUL TISSIER :

> Iodoforme . . . .   1 gramme.
> Vaseline . . . .   10 grammes.

serait excellente ; elle est à la fois analgésique et antiseptique ; mais son odeur est un très sérieux inconvénient dans la pratique de la ville.

L. BROCQ recommande encore la pommade suivante :

> Oxyde jaune. . . . .   1 gramme.
> Axonge . . . . ⎫ ã ã   7 gr. 50
> Lanoline . . . . ⎬

Il ordonne souvent une médication un peu complexe. Lorsque les surfaces sont bien détergées, on applique une pommade qu'on change tous les jours :

Le premier jour, onguent styrax, coupé de deux parties d'huile ;

Le deuxième jour, une pommade au précipité jaune à 1 p. 20, additionnée ou non d'huile de cade ;

Le troisième jour, une pommade à l'oyxde de zinc à 1 p. 10 ; et ainsi de suite.

A la période terminale de l'affection (période érythémateuse), les poils repoussent presque toujours difformes, très gros, doubles ou au contraire très fins, pâles et décolorés, il faut alors épiler pour permettre au follicule de reproduire une racine neuve et saine à la place de l'ancienne dont la nutrition avait été troublée.

L. BROCQ recommande également la destruction des vibrisses par l'électrolyse. Cette façon de procéder est préférable à l'épilation, repoussée d'ailleurs par un certain nombre de dermatologistes : P. TISSIER, MOLDENHAUER, etc. ; ce dernier insiste sur l'utilité des scarifications. C'était aussi l'avis de VIDAL qui, dans les cas où l'affection laisse après elle quelques indurations ou un peu d'hypertrophie, conseillait les scarifications qui décongestionnent rapidement le derme ; elles ne nous ont donné aucun résultat.

Chez les enfants prescrire l'huile de foie de morue.

Eczéma des lèvres. — Dans la forme squameuse on peut employer la pommade d'E. VIDAL :

Beurre de cacao	4 grammes.
Huile d'amandes douces	1 gramme.
Acide tartrique	0 gr. 25-0 gr. 30

S'il y a des fissures, on emploie :

Tanin ou extrait de cachou	0 gr. 50-1 gramme.
Huile de bouleau	II gouttes.
Beurre de cacao	10 grammes.
Huile de ricin	3 —
Essence de badiane	V gouttes.
	(L. BROCQ.)

E. GAUCHER recommande les lotions astringentes au tanin ou au borax au trentième.

Dans la forme chronique et hypertrophique des scrofuleux, on fait des onctions avec une pommade au précipité jaune, on exerce une compression avec les divers emplâtres ou épithèmes ou la bandelette de caoutchouc d'E. BESNIER.

Dans l'eczéma pilaire de la lèvre supérieure ou eczéma de la moustache (L. MARCHAND) cette même bandelette est excessivement utile. Depuis plus de 10 ans nous la remplaçons volontiers par une bande en peau chamoisée, moins irritante.

On fait des onctions trois fois par jour avec :

Vaseline	40 grammes.
Glycérine	5 —
Calomel	1 gramme.
Extrait de ratanhia	3 grammes.
Acide lactique	2 —

Ensuite on emploie la pommade de L. BROCQ :

Huile d'amandes douces	15 grammes.
Soufre précipité	0 gr. 50
Styrax	5 grammes.

ou la pâte de LASSAR :

Vaseline	20 grammes.
Oxyde de zinc	) ää 10 —
Amidon	)
Acide salicylique	0 gr. 40

Le malade entretiendra en permanence sur sa lèvre cette couche de pâte; il faudra, en outre, percer les pustules qui se développeraient.

Un peu plus tard, lorsque la surface n'est plus que rouge, nous employons les badigeonnages à l'ichtyol :

> Ichtyol. . . . . 10 grammes.
> Eau distillée . . . . 25 —

ou la pommade à l'ichtyol recommandée également par un certain nombre d'auteurs (L. MARCHAND, etc.).

D'une façon générale, il faut employer l'épilation (E. BES-NIER, HOUEL, KINGELBACH, H. HALLOPEAU, qui badigeonne ensuite à l'huile phéniquée à 1 p. 10); T. WEIEL ne fait enlever que les poils qui centrent les pustules; nous nous contentons souvent de faire couper la moutache au ras de la peau avec des ciseaux courbes et fins comme dans la rasure juive, c'est aussi la manière de faire de JAKSON, ROSENTHAL, NEVINS HYDE, SHŒMAKER, L. BROCQ, P. TISSIER; RADCLIFFE CROCKER, lui, fait raser la moutache.

De plus, on doit utiliser les pulvérisations tièdes, les cataplasmes pour faire tomber les croûtes; plus tard, les emplâtres, l'épithème adhésif à l'ichtyol en particulier, et, au besoin, les scarifications.

Ne pas omettre chez les enfants atteints de coryza chronique le traitement des cavités nasales.

Eczéma de la langue. — Contre l'eczéma de la langue (*glossite exfoliatrice marginée*), E. BESNIER conseille l'application biquotidienne, au moyen d'un pinceau, de la pommade suivante :

> Chlorhydrate de cocaïne. . . . . 0 gr. 05
> Baume du Pérou. . . . . ⎫ ââ 1 gramme.
> Acide borique pulvérisé . . . . . . ⎭
> Vaseline . . . . 40 —

UNNA recommande particulièrement l'hyposulfite de soude.

On a prescrit l'acide borique, le soufre, l'acide lactique, le salol (que nous déconseillons formellement), l'acide salicylique, etc.

PAUL GALLOIS, convaincu de la nature parasitaire de l'affection, recommande les bains de bouche avec la liqueur de VAN SWIETEN.

En dehors des soins diathésiques et du traitement des lésions
dentaires qui s'imposent, PAUL DE MOLÈNES insiste sur l'indis-
pensabilité de traiter les troubles des fonctions digestives; il
s'est bien trouvé du lavage de l'estomac, du naphtol, du salicylate
de bismuth. Il recommande particulièrement contre la constipation la poudre suivante à la dose d'une cuillerée à dessert
dans un quart de verre d'eau, chaque soir, au coucher :

Follicules de séné passés à l'alcool en
   poudre. . . . . } àà 6 grammes.
Soufre sublimé . . . .)
Fenouil en poudre . . . . } àà 3 —
Anis étoilé en poudre. . . . . .)
Crème de tartre pulvérisé . . . . 2 —
Réglisse en poudre. . . . . 8 —
Sucre en poudre. . . . . 25 —

(DUJARDIN-BEAUMETZ.)

Eczéma des seins. — Dans cette région l'eczéma, souvent
chronique, doit être traité par les pommades au goudron, à
l'huile de cade, les badigeonnages au nitrate d'argent, le savon
noir, le collodion au sublimé :

Sublimé . . . . 0 gr. 50
Collodion . . . . 50 grammes.

(KAPOSI.)

la pommade à l'acide pyrogallique (L. BROCQ) :

Acide pyrogallique. . . . . 1-2 grammes.
Axonge fraîche ou vaseline . . . . . . 20 —

la pommade suivante (dans l'eczéma de l'allaitement) :

Calomel. . . . . 3 grammes.
Carbonate de magnésie. . . . . 2 gr. 50
Onguent rosat . . . . 30 grammes.
   (Nettoyer le sein, avant la tétée.)

(BRAUN.)

Dans l'eczéma aigu, JAMBON a particulièrement recommandé
les applications combinées d'une solution aqueuse de bleu de
méthylène à 1 p. 200 et de coaltar.

Dans l'**Eczéma du mamelon**, VAUCAIRE conseille d'appliquer des compresses trempées dans l'eau boriquée à 3 p. 100,
de recouvrir de taffetas gommé, et d'employer la pommade :

Acide salicylique. . . . . 1 gramme.
Oxyde de zinc. . . . . } àà 2 grammes.
Poudre d'amidon. . . . .)
Vaseline . . . . 30 —

ou :

<pre>
Acide pyrogallique . . . . 1-2 grammes.
Vaseline 20   —
</pre>

ou :

collodion au sublimé, solution de résorcine à 5 p. 100, solution de nitrate d'argent à 1 p. 100;

ou appliquer sur les parties affectées le mélange :

<pre>
Ichtyol . . . . 4 grammes.
Lanoline . . . . ⎰ àà 10 —
Glycérine . . . . ⎱
Huile d'amandes douces . . . . 1 gramme.
</pre>

ou employer la pommade suivante :

<pre>
Beurre de cacao . . . . 20 grammes.
Huile d'amandes douces 4   —
Extrait de ratanhia . . . . 1 gramme.
</pre>

GÉRARD et LEMOINE font un pansement occlusif, renouvelé chaque jour avec :

<pre>
Glycérolé d'amidon . . . . 30 grammes.
Lanoline 30   —
Bicarbonate de soude 3   —
Baume du Commandeur 5   —
Goudron . . . . 0 gr. 50
</pre>

LASNIÉE fait badigeonner la partie malade au moyen d'un pinceau avec du monol pur qu'on laisse sécher à l'air.

Enfin, à recommander les lavages et pulvérisations avec une solution de tanin à 1 p. 100.

Eczéma de l'ombilic. — Ici, ce qui réussit le mieux, ce sont ou bien les poudres inertes ou soufrées, ou bien les tampons imprégnés de pommade à l'huile de cade, au goudron, à l'ichtyol.

GÉRARD et LEMOINE recommandent les badigeonnages avec :

<pre>
Goudron de Norvège . . . . 1 gramme.
Alcool à 90° . . . . 20 grammes.
</pre>

et les pansements avec :

<pre>
Vaseline . . . . 50 grammes.
Oxyde de zinc 20   —
Acide salicylique . . . . 1 gramme.
Huile de cade . . . . 2 grammes.
</pre>

Eczéma des mains et des pieds. — Dans l'eczéma des mains, CHAMBARD-HÉNON, de Lyon, a obtenu des résultats intéressants par le vin doux (moût de raisins frais n'ayant pas encore fermenté, riche en levure par conséquent) donné à la dose quotidienne de deux ou trois demi-verrées.

Dans presque tous les cas, il y a lieu d'employer d'abord l'enveloppement dans la toile fine de caoutchouc, les gants ou les bas en caoutchouc non vulcanisé, fréquemment lavés dans une solution boriquée faible.

Les régions malades seront elles-mêmes lavées ou baignées plusieurs fois par jour dans des décoctions émollientes ; plus tard, on emploiera les pommades d'abord à l'oxyde de zinc, ensuite à l'ichtyol ; aux orteils, il sera souvent utile de se servir de poudres sèches :

Acide salicylique.	1 gramme.
Oxyde de zinc.	5 grammes.
Poudre de talc	10 —

(MALBEC.)

Dans certains cas rebelles, on fera des badigeonnages au nitrate d'argent (ROZSAS, de Vienne).

G. A. WEIL, de Paris, s'est loué, dans un cas d'eczéma rebelle de la face dorsale de la main dont il était atteint, des badigeonnages d'une solution d'adrénaline au millième.

Un autre topique à employer, surtout dans les crevasses eczémateuses des mains des ménagères, serait la glycérine iodée :

Iode pur.	0 gr. 10
Iodure de potassium.	0 gr. 25
Glycérine	10 gr. 50

(EDLESFEN, de Hambourg.)

Badigeonner matin et soir dans les cas graves ; le soir, seulement, dans les cas légers.

Dans les cas d'eczéma calleux il faut ramollir l'épiderme par les bains, les cataplasmes, le caoutchouc ; faire des frictions ou des applications de savon noir jusqu'à irritation. QUINQUAUD pratiquait le raclage. Ensuite les pansements occlusifs avec l'emplâtre rouge de VIDAL précédés de lavages à l'éther sulfurique à 62°.

A la fin du traitement, on emploie les pommades à l'huile de cade, au goudron, à l'ichtyol.

Voici également une bonne formule due à W.-A. Jamieson :

Acide pyrogallique oxydé. . . . . 0 gr. 30
Lanoline . . . . 15 grammes.
Huile d'amandes douces . . . . . . }
Eau distillée . . . . } āā 8 —

Il sera parfois bon d'incorporer 60 centigrammes d'acide salicylique, et de faire en même temps des lavages avec un savon résorciné et salicylé :
formule de L. Brocq ;

Acide salicylique. . . . . 1 gramme.
Savon mou de potasse. . . . . 10 grammes.
Huile de cade . . . . 20 —

Dans les cas d'eczéma ancien, L. Brocq active la guérison par l'application de la pommade suivante :

Acide salicylique. . . . . 0 gr. 50
Oxyde de zinc . . . . 10 grammes.
Lanoline. . . . . 15 —
Vaseline . . . . 20 —

Sutton, de New-York, considère le coaltar ordinaire (bitume des trottoirs) comme supérieur à l'acide salicylique et aux autres kératolytiques ; il l'emploie pur appliqué sur une étoffe de coton.

Dubois (de Villers-Bretonneux) a essayé avec un succès dans l'eczéma du pouce le blanc de céruse :

Carbonate de plomb . . . . 4 grammes.
Vaseline . . . . 30 —

Quand il s'agit d'eczéma professionnel des mains, il faut d'abord interdire aux malades de s'exposer aux causes qui engendrent leur affection. Toutefois, quand cela est absolument impossible, on peut y obvier de la façon suivante :

P. Unna a remarqué que ce n'est pas le lavage en lui-même qui est préjudiciable à la guérison de l'eczéma, mais plutôt l'exposition immédiate des mains lavées à l'air et aux autres influences nocives. Aussi recommande-t-il au patient de se laver les mains le soir, avant de se coucher, et d'appliquer ensuite une pommade médicamenteuse qu'il garde toute la nuit. Si les mains sont très sales, il est bon de les enduire préalablement d'huile. Le lavage sera fait au savon et à l'eau tiède ou chaude. Les parties saines seront frottées énergiquement à la brosse et l'on aura soin de bien nettoyer les ongles. Le malade appliquera alors une des pommades habituellement prescrites contre l'eczéma, puis il recouvrira ses mains d'une étoffe imperméable, de gutta-percha, ou bien il mettra des gants en caoutchouc. Le lendemain matin, il s'essuiera les mains sans les laver et s'abstiendra de tout lavage dans la journée, se bornant, au besoin, à enduire les mains d'un corps gras quelconque, de préférence du goudron mélangé à l'alcool, à l'huile de ricin, chez les maçons, pour protéger contre la chaux, le plâtre, le ciment ; une pâte résorcinée peu visible chez les épiciers et les blanchisseuses obligées de mettre les mains à l'eau :

Oxyde de zinc.	1 gramme.
Vaseline	9 grammes.
Résorcine	10 —
Poudre de talc.	2 —

Cette pâte stimule la production de la couche cornée.

« La suppression du lavage matinal, dit UNNA, suffit à amener la guérison de la plupart des eczémas des mains. Naturellement, on doit faire une exception pour ceux qui surviennent chez les lavandières ou les servantes ; mais ici aussi, j'ai observé que le véritable agent nocif n'est pas tant le contact avec l'eau chaude et le savon, que le dessèchement consécutif de la peau exposée à l'air et à la poussière. Si donc, dans les intervalles du travail, on emploie les corps gras, si immédiatement à la fin de la journée on fait le pansement définitif, on peut encore obtenir de bons résultats. »

Pour AUSPITZ également, l'essentiel, à la période aiguë, est de soustraire les parties atteintes au contact de l'air ; il recommande les onctions d'huile grasse.

On peut employer dans ce même but la formule de VAN HARLINGEN :

Oxyde de bismuth	4 grammes.
Acide oléique	30 —
Cire blanche . . . . , . . .	12 —
Vaseline	36 —
Essence de rose	XI gouttes.

ou la pâte de LASSAR :

Vaseline	} àà 50 grammes.
Oxyde de zinc.	
Amidon pur.	25 —

Eczéma des ongles. — Contre l'eczéma des ongl»

L. Brocq conseille les badigeonnages fréquents avec une solution à 1 p. 5 d'acide salicylique dans l'alcool, les applications de la pommade suivante :

Acide salicylique. . . . . 1 gramme.
Glycérine à 30°. . . . . Q. S.
Huile de foie de morue . . . . 10 grammes.
Cire blanche . . . . 5 —

R. Sabouraud applique chaque jour sur l'ongle un tampon de coton imbibé de la solution suivante :

Iode . . . . 1 gramme.
Iodure de potassium . . . . 2 grammes.
Eau. . . . . 1 litre.

Il faut aussi employer les doigtiers en caoutchouc, les épithèmes, les pommades fortes et, au besoin, le raclage. Nous avons, maintes fois, tiré grand profit des polissages avec la poudre de seiche.

C'est, dit Gaucher, une forme tout à fait rebelle et presque impossible à guérir.

Contre l'eczéma péri-unguéal le traitement n'offre rien de particulier à la période aiguë ; dans les formes chroniques suintantes, W. Dubreuilh et Frèche recommandent les compresses de résorcine à 2 p. 100 et les badigeonnages quotidiens avec une solution de nitrate d'argent à 1 p. 30.

Eczéma des jambes. — La difficulté plus apparente que réelle de la guérison de l'eczéma des membres inférieurs a créé la multiplicité des formules.

S'il s'agit d'un eczéma aigu, irritable, etc., la condition *sine quâ non* est le repos horizontal du membre malade.

Il n'en est pas tout à fait ainsi dans les eczémas et ulcères variqueux vrais ; dans certains cas le repos est préférable ; mais dans les formes torpides les méthodes nouvelles : massage, marche, etc., donnent d'excellents résultats. (Voir plus loin.)

D'une manière générale il est indispensable, avant d'entreprendre le traitement de l'ulcère variqueux, d'examiner à fond le malade, car contrairement à l'opinion de Kaposi qui n'hésite pas à provoquer la guérison le plus rapidement possible, E. Besnier recommande un traitement simplement palliatif lorsque, par suite d'une lésion viscérale ancienne quelconque du foie, du rein, etc., on peut supposer que l'ulcère sert d'émonctoire.

A l'intérieur, il est indiqué de donner les remèdes capables de remédier à l'athérome artériel, à la phlébo-sclérose, à la névrite, conséquence des altérations veineuses (GOMBAULT, QUÉNU, RECLUS).

TILLAUX, THIÉRY, E. VAUGRENTE préconisent la solution iodo-iodurée :

```
Iodure de potassium . . . . . . . . . 15 grammes.
Teinture d'iode . . . . . . . . . . . XXX gouttes.
Eau. . . . . . . . . . . . . . . . . 300 grammes.
```

2 cuillerées à bouche par jour.

SCHLEICH, PERRON (de Sennecy-le-Grand) ordonnent, depuis longtemps, l'iodure de potassium à la dose de 1 gramme par jour ; HUNT, de Halifax, donne dans les ulcères chroniques l'iodure de calcium.

Dans certains cas, il est bon de prescrire l'ergotine.

En ce qui nous concerne, nous nous sommes bien trouvé de l'hamamelis.

Citons enfin l'antipyrine donnée par BLASCHKO (de Berlin), contre le prurit variqueux, conséquence de l'hyperémie passive et, dans un autre ordre d'idées, les observations de MAGNANT (de Gondrecourt) qui a guéri très rapidement des ulcères atones par des injections de « lymphe humaine », c'est-à-dire du liquide séreux contenu dans l'ampoule des vésicatoires ; cette sérosité doit être, bien entendu, recueillie sur des sujets indemnes de toute maladie et conservée à l'abri de l'air après avoir été chauffée à une chaleur prolongée, mais inférieure à 70°.

Comme traitement externe de l'eczéma des jambes, il faut, contre l'eczéma variqueux, prescrire le repos du membre affecté, le caoutchouc (DUNCAN BULKLEY préfère le bandage roulé de caoutchouc pur à la toile de caoutchouc), parfois avec compression, les enveloppements humides.

Les emplâtres, les pommades fortes sont toujours d'un grand secours. Telle est celle de DAVEZAC :

```
Oxyde de zinc. . . . . . . . . . . )
Talc de Venise. . . . . . . . . . . } ââ  1 gramme.
Goudron végétal . . . . . . . . . )
Vaseline. . . . . . . . . . . . . . . . 20 grammes.
```

Onctions, matin et soir.

Une bonne formule contre le prurit et la douleur est la suivante :

Bicarbonate de soude. . . . .   3 gr. 50
Bicarbonate de potasse . . . .   1 gr. 80
Glycérine. . . . .   2 gr. 50
Teinture d'opium. . . . .   2 grammes.
Eau.   20   —

(H. Lushe.)

Thibault (d'Angers) formule ainsi :

Bicarbonate de soude. . . . .   5 grammes.
Salicylate de soude.   20   —
Eau distillée . . . .   1 litre.

G. Piquand, Heuss ont recommandé le vioforme (1) sous forme de poudre, de pommade au quarantième.

Dans l'eczéma sec, G. Beldau (de Riga) recommande la pommade suivante :

Sucre blanc pulvérisé . . . .   2 grammes.
Cire blanche   5   —
Miel rosat   8   —
Huile d'olive blanche   15   —
Suif de bœuf   15   —

Contre l'ulcère variqueux lui-même, les dermatologistes (E. Vidal) ont scarifié les bords indurés de l'ulcère ; mais, en dehors des procédés exclusivement chirurgicaux : greffes de Reverdin, greffe massive de Thiersch (greffes dermo-épidermiques d'Ollier, Broca, Lefort, Halipré), greffe épidermique de Monod, greffe d'éponge (Hamilton, Luigi Veratti, de Milan), transplantation de cellules épidermiques néoformées de la zone de cicatrisation (Franz Buttgenbach, de Liège), cure radicale des varices (Trendelenburg, Cobold, Schwartz, Lucas-Championnière, Cerné, de Rouen, Rémy, Reynier), etc., etc., incision circonférentielle (circumvallation) de Gay et Dolbeau, incision circonférentielle de la jambe, procédé de Moreschi (de Recanati), Vince (de Bruxelles), modifié par Mariani et P. Reclus, dissociation fasciculaire du nerf sciatique de Delbet basée sur ce que l'ulcère est la conséquence d'un trouble du système nerveux trophique (A. Silvy), circoncision de l'ulcère de Nussbaum, Schweninger, E. S. Lévy (de Berlin), etc., etc., qui ne sont pas du ressort de la dermatologie, nombreux sont les remèdes indiqués :

(1) Iodo-oxyquinoléine (Bischler).

CHATELAIN. — 4ᵉ ÉDIT,   17

Poudres :

Acide salicylique	8 grammes.
Acide borique.	4 —
Oxyde de zinc.	3 —
Amidon	} ââ 80 —
Poudre de talc	

(WEISMULLER.)

Europhène	} ââ parties égales.
Acide borique très finement pulvérisé.	

(NIED.)

Ce produit a été également recommandé par TASINSKI, de Warsau, P. EICHOFF, d'Elberfeld.

Iodoforme	55 parties.
Acide salicylique.	} ââ 20 —
Sous-nitrate de bismuth.	
Camphre.	5 —

(CAZZÓZZANI.)

C'est une poudre jaune, à l'odeur agréable du camphre, irritant légèrement les plaies quand on l'applique pour la première fois.

Poudre d'iodoforme	
Poudre de salol	
Sous-nitrate de bismuth.	} ââ 10 grammes.
Poudre de charbon.	
Poudre de quinquina.	
Poudre de benjoin	

(SCHWARTZ.)

Chlorure de sodium en poudre impalpable.	50 grammes.
Menthol pulvérisé	5 —

(F. SIMONELLI.)

Pendant notre stage chez JULES SIMON nous l'entendions souvent prescrire :

Charbon pulvérisé	
Quinquina gris pulvérisé.	} ââ 5 parties
Iodoforme	

V. DEHAINE a relaté les bons effets de la poudre d'aloès (ou de la teinture) dans les ulcères de petite ou de moyenne dimension.

On a recommandé l'airol, le bromol, l'indigo, le dermatol (1).

(1) Ce remède a la propriété de supprimer instantanément la douleur provoquée par une cautérisation au nitrate d'argent ; nous l'avons constaté après G. WICKE, de Heinrichstal.

(Rosenthal, R. Heinz, de Breslau), lanaphtaline (A.-A. Kriklivy), l'euphorine, C. Cao, de Turin), le sous-carbonate de fer (E. Vidal).

R. Sabouraud vante comme admirable cicatrisant des plaies la poudre très fine de sous-carbonate de fer (1), dont on remplit le creux de l'ulcère ; Saint-Philippe, de Bordeaux, le recommande également dans toutes les plaies atones de l'enfance. On peut l'incorporer aussi dans des pommades (1 p. 10).

Celles-ci sont nombreuses :

> Camphre porphyrisé . . . . 2 grammes.
> Oxyde de zinc. . . . . 20 —
> Axonge . . . . 78 —

ou :

> Camphre porphyrisé . . . . 2 grammes.
> Oxyde de zinc . . . . } àà 80 —
> Huile d'olive . . . . }
>
> (Schulze.)

En compresses renouvelées trois fois par jour.

> Europhène . . . . 3 grammes.

Faire dissoudre en chauffant dans :

> Vaseline . . . . 50 grammes.

Ajouter ensuite :

> Lanoline . . . . 50 grammes.
>
> (Nied.)

> Onguent napolitain. . . . . 20 grammes.
> Pommade camphrée . . . . } àà 10 —
> Savon médicinal . . . . }
>
> (Lucas-Championnière.)

Appliquer une compresse de gaze phéniquée enduite de cet onguent sur l'ulcère variqueux, quand il est douloureux, irrité ou enflammé ; disposer par-dessus de l'ouate hydrophile, de la

_____

(1) La poudre de sympathie, nous dit J. Roger, avec laquelle Mme de Sévigné soignait son ulcère variqueux, était un mélange de sulfate de fer et de gomme arabique.

toile gommée et une bande roulée, dans le but d'établir une certaine compression :

Nitrate d'argent . . . . 0 gr. 30
Baume du Pérou . . . . 6 grammes.
Vaseline . . . . 90 —

(Von Hoffer, de Gratz.)

Onguent Canet (1) . . . . ⎫ àà 75 grammes.
Onguent styrax . . . . ⎰
Huile (pour délayer) . . . . de 75 à 100 grammes.

(Danlos.)

Pommade à la pepsine (2) :

Pepsine extractive . . . . 3 grammes.
Lanoline . . . . 10 —

au protargol : .

Protargol . . . . 3 grammes.
Eau distillée froide . . . . 5 —
Lanoline anhydre . . . . 15 —
Vaseline jaune . . . . 10 —

(Muller.)

au peroxyde de zinc :

Peroxyde de zinc . . . . 20 grammes.
Vaseline blonde . . . . 100 —

(de Beurmann et Tanon.)

Au rouge écarlate (colorant employé couramment dans les laboratoires d'histologie et dont les propriétés cicatrisantes ont été signalées par Schmieden, Fischer, Ritter, Jores); A. Cernezzi a employé avec succès une pommade à base de vaseline et de lanoline contenant de 5 à 8 p. 100 de rouge écarlate.

La pommade d'alumnol de 3 à 6 p. 100 ou la solution, rentrant alors dans les pansements humides : pulvérisations phéniquées à 2 p. 100 (Verneuil), alcool camphré étendu d'eau (Le Fort), eau salée (Dumas, de Lédignan), solution saturée (Duplay) de chlorure de chaux ou à 1 p. 50 (Le Dentu), de sulfate de

(1) Emplâtre simple 100
— diachylon 100
Cire jaune 100
Huile d'olive 100
Faire fondre ensemble et ajouter en agitant :
Colcothar broyé avec moitié de l'huile . . . . . 100.

(2) La pepsine digère et dissout les croûtes. (H.-B. Douglas.)

cuivre à 0,5 ou 1 p. 100 (Quénu, Schwartz), la liqueur de Van Swieten (Reclus), le sérum gélatiné à 10 p. 100 (Lafond, Grelety, de Villefranche de Longchampt, la liqueur de Labarraque (solution d'hypochlorite de soude) récemment remise en honneur par Duplay, A. Robin et Vaissier, la liqueur de Burow (1), les lavages au formol et compression (Chenoweth) ; cette dernière pratiqué est observée par beaucoup d'auteurs.

Balzer aurait employé avec succès le rétinol (Barbier) ; G. Coudrain recommande l'eau oxygénée.

On pourrait essayer également l'infiltration de gaz oxygène dans les tissus à l'aide d'une canule aiguille ou dirigé à la surface de la plaie comme le fait Thiriar ; Peyre-Porcher s'en est bien trouvé.

Albert Leblond préconise l'oxydasine (2) pure ou diluée et G. Stoker, de Londres, cite des cas d'ulcères guéris par des insufflations d'air ozonisé (3).

Gallois a employé les compresses imbibées de salicylate de méthyle pur.

On a fait des attouchements avec une solution de chlorure de zinc à 5 ou 10 p. 100 pendant quatre ou cinq jours de suite, suivis d'un pansement occlusif avec l'emplâtre de Vigo (Tillaux, Thiéry, E. Vaugrente).

Marcuse (de Mannheim) recommande les compresses imbibées de liqueur de Burow (4).

Nous nous sommes parfaitement trouvé de l'emploi de l'acide picrique (dont Curie avait, dès 1876, indiqué l'action anti-suppurative), et une fois de l'acide citrique (5).

C'est à leur suc astringent et antiseptique que les feuilles de cassis ou groseillier noir doivent leur réputation méritée dans la cure de ces ulcères contre lesquels Dufour a recommandé aussi la vulgaire feuille de chou.

---

(1) Acétate d'alumine. . . . . 8 grammes.
    Eau distillée . . . . 100 —

(2) Solution d'acide vanadique.

(3) « L'oxygène dit Leuter Brunton facilite la circulation et agit comme stimulant » (E. Andreoli).

(4) Alun pulvérisé. . . . . 15 grammes.
    Acétate de plomb . . . . 25 —
    Eau distillée . . . . 500 —

(5) Muller emploie le jus de citron pur pour cautériser et cicatriser les plaies.

En cas de fétidité, on pourrait recourir aux applications
d'ouate imbibée de la solution :

Sulfate de zinc. . . . . 3 gr. 75
Acide sulfurique dilué. . . . . 15 grammes.
Eau distillée . . . . 600 —

(Bedford Brown.)

changer la ouate toutes les trois heures.

Des traitements peu usités en France sont ceux de Takow-
LEW :

Après avoir bien nettoyé la plaie, on trempe une pièce de
coton hydrophile de dimension voulue dans une solution antiseptique ; puis on saupoudre une des faces de naphtaline et on
place le tout sur l'ulcère ; par-dessus, on met un morceau de
taffetas gommé et un bandage approprié. Laisser en permanence pendant huit à dix jours ;

Et de A. Brunner (de Trieste) après Gueorguéovsky et O. N.
Tetradzé ; ces auteurs employaient le bicarbonate de soude.

Laver la plaie avec une solution chaude de sublimé et appliquer d'abord une couche de gaze aseptique légèrement enduite
de vaseline jaune ; mettre par-dessus du coton hydrophile,
imbibé d'une solution :

Carbonate de soude (1) . . . . 25 grammes.
Eau bouillie. . . . . 1 litre.

Recouvrir d'une couche de batiste, et fixer le tout à l'aide
d'une bande en toile. Renouveler le pansement chaque jour.

Ce traitement réussit surtout dans les ulcères de jambe invétérés, rebelles et torpides. Au cas où la vaseline jaune serait
irritante, ce qui arrive chez certains sujets, il faudrait la remplacer par la lanoline, ou appliquer directement sur l'ulcère des
compresses imbibées de la solution sodique.

L'occlusion est un des meilleurs traitements de l'ulcère
variqueux ; on peut, après l'avoir détergé et asséché, le recouvrir de résine de kaori, introduite dans la thérapeutique par
Forné.

L'action topique excitante de la résine de kaori, l'occlusion
constamment hermétique de la solution de continuité, enfin le
repos des tissus traumatisés derrière une cuirasse imperméable
à l'air et à l'eau, telles sont les trois conditions que réalise le
pansement des ulcères avec le kaori, et qui expliquent les

(1) Qui agit mieux que le bicarbonate.

succès vraiment remarquables obtenus avec ce nouveau mode de pansement (Le Gall).

Personnellement, nous avons employé avec succès le pansement avec le Baume du Pérou, recouvert d'un morceau de peau chamoisée, et les lavages avec le vin de sauge.

Tous ces moyens sont bons, et, bien appliqués, réussissent *toujours* si le malade conserve le repos absolu au lit, condition *sine quâ non*, la jambe horizontale et mieux un peu élevée, repos difficile à obtenir ; aussi a-t-on imaginé pour la cure ambulatoire des ulcères variqueux divers traitements plus ou moins compliqués dont le type est celui de Unna.

Méthode de Unna :

Laver la jambe à l'eau de savon, puis l'enduire dans toute son étendue, à l'exception de l'ulcère, de la colle à l'oxyde de zinc :

Oxyde de zinc	àà 10 grammes.
Gélatine pure	
Glycérine.	àà 40 —
Eau distillée	

Saupoudrer l'ulcère lui-même d'iodoforme (1), puis le couvrir de gaze imprégnée de la même substance et d'une couche d'ouate hydrophile. Avant que la colle ne soit séchée, appliquer sur le membre une bande de tarlatane amidonnée préalablement trempée dans l'eau chaude en commençant au niveau de l'ulcère et de façon à recouvrir toute la jambe, depuis les orteils jusqu'au genou. Serrer suffisamment de manière à diminuer sensiblement le volume du membre. Au-dessus de cette première bande de tarlatane, en enrouler une seconde pour renforcer les points insuffisamment couverts par la première. Laisser ce premier pansement en place pendant trois ou quatre jours, suivant que la sécrétion de l'ulcère est plus ou moins considérable ; bientôt on peut laisser l'appareil pendant huit à quinze jours sans y toucher. Pour enlever les bandes amidonnées, la méthode la plus simple est de plonger toute la jambe dans un seau d'eau chaude.

Regnault, J. Rouchkoff recommandent à peu près le même procédé en remplaçant souvent l'iodoforme par l'aristol, le traumatol ou le dermatol.

Maury, dans son traitement ambulatoire par la botte élasti-

_____

(1) Ou de xéroforme, d'aristol, de dermatol (Roger Aubouin).

que, trempe les bandes de tarlatane dans une solution de formol chaud à 2 p. 100.

Dans tous ces traitements, la marche, non seulement permise
mais ordonnée, agit en activant la circulation sanguine qui aide
à la nutrition des tissus.

Il en est de même d'un traitement indiqué par MEREAU qui
diffère en ce sens que la bande ne recouvre pas directement
l'ulcère, celui-ci est saupoudré de dermatol et recouvert d'une
plaque de caoutchouc dépassant de 1 à 2 centimètres les bords
de la lésion, le membre est badigeonné, l'ulcération exceptée,
avec la mixture suivante :

> Ether camphré sursaturé . . . . . . ⎫
> Teinture alcoolique de benzine sursa- ⎬ àà 50 grammes.
> turée . . . . ⎭
> Hydrate de chloral. . . . . ⎫ àà 10   —
> Teinture d'hamamelis virginica. . . . ⎭

Citons pour terminer le traitement de GASTOU et ANGHELORIVI
par les injections intra-musculaires fessières de calomel (1) donnant lieu à la formation de sublimé à l'état naissant (très douloureux), celui de LANGSDORFF par un mélange de sel et de
calomel; et celui, au moins curieux, de JAROSLAV BUKOVSKY et de
J. HORL qui ont traité avec un succès constant une centaine
d'ulcères de jambe par un extrait fait avec les cadavres du Bacillus pyocyaneus suivant la méthode de BUCHNER, dont on
imbibe deux fois par jour une gaze stérilisée maintenue sur la
plaie. Le malade reste couché et le membre atteint est baigné
de temps en temps dans l'eau tiède.

Eczéma des organes génitaux. — Chez la femme, soigner la cause génitale, s'il y a lieu : endométrite, vaginite, vulvite, etc., lotions fréquentes légèrement boriquées, au sublimé, au
chloral, suivies d'applications d'une légère couche de pommade
à l'acide tartrique, à l'essence de menthe, à la cocaïne :

> Oléate de cocaïne . . . . 1-2 grammes.
> Lanoline 40   —
> Huile d'olive 10   —
>
> (LUSTGARTEN.)

(1) D'après ces auteurs, l'action curative semble être le résultat
d'une véritable inflammation toxique produite par le sang mercuria-
lisé, agissant sur les éléments cellulaires des capillaires et des lymphatiques, inflammation qui substitue à un tissu d'apparence lym-
phoïde, caverneux et infiltré de leucocytes, un tissu de bourgeons
charnus à tendance conjonctive.

saupoudrée d'oxyde de zinc, de sous-nitrate de bismuth, etc.
Pendant la nuit, on emploie les cataplasmes froids ou les suppositoires vaginaux à la cocaïne, à l'opium, à la belladone :

Extrait thébaïque	0 gr. 05
Oxyde de zinc	0 gr. 10
Beurre de cacao.	Q. S.

(Pour un suppositoire.)

GÉRARD et LEMOINE conseillent :
1° Les lavages avec l'infusion tiède de feuilles de coca ;
2° Le saupoudrage avec :

Salicylate de bismuth	5 grammes.
Talc.	50 —

ou l'application de la pommade :

Goudron.	1 gramme.
Bicarbonate de soude	3 grammes.
Salicylate de bismuth.	10 —
Oxyde de zinc.	15 —
Lanoline	20 —
Vaseline	30 —

On pourrait également employer le stérésol.
LUTAUD recommande des lotions et fomentations faites avec :

Chlorate de potasse	1 gr. 50
Vin d'opium	3 grammes.
Eau simple.	250 —

Le cataplasme d'amidon roulé en forme de spéculum de
GAUCHER est excellent comme isolant et calmant.
Dans le jour, les tampons imprégnés de baume de Gurjum et
d'eau de chaux à parties égales (E. VIDAL) sont d'une utilité
incontestable.
LUSCH conseille, matin et soir, les lavages avec :

Bicarbonate de soude.	32 grammes.
— de potasse	16 —
Glycérine	24 —
Laudanum de Sydenham.	32 —
Eau distillée	1 litre.

suivis d'une application de la poudre suivante :

Camphre pulvérisé.	2 grammes.
Poudre d'amidon	98 —

Nous donnons avec JULES CHÉRON la préférence à l'ichtyol.
Dans certains cas rebelles, nous avons constaté souvent l'effi-

cacité des badigeonnages avec une solution de nitrate d'argent à 1 p. 10, et celle de l'effluve statique.

Enfin, E. Besnier signale comme très utile la cure aux eaux de Saint-Gervaïs (Haute-Savoie).

E. Gaucher prescrit au besoin l'épilation.

Dans l'eczéma vulvaire chronique et rebelle des petites filles, on fait :

1° Trois fois par jour, une pulvérisation sur la région, avec une solution phéniquée à 2 p. 100 ;

2° Une fois par semaine, un attouchement léger des surfaces malades avec un pinceau trempé dans l'acide acétique ordinaire ;

3° S'il y a des ulcérations un peu profondes, souvent déterminées par le grattage, les panser avec la poudre suivante :

> Iodoforme finement pulvérisé . . . . . . 5 grammes.
> Alun . . . . 10 —

formule adoptée par Quinquaud.

Chez l'homme, l'eczéma aigu sera traité par les émollients, puis par les poudres isolantes.

Au scrotum, dans la forme chronique, le mieux est, lorsqu'il est supporté, d'employer le suspensoir en toile fine caoutchoutée ; ici encore les badigeonnages au nitrate d'argent ou avec une solution de bleu de méthylène à 1 p. 1.000 sont très efficaces ; plus tard, le port d'un suspensoir et l'usage des poudres absorbantes sont indispensables pendant un certain temps.

> Oxyde de zinc . . . . ⎫ àà 10 grammes.
> Sous-nitrate de bismuth . . . . ⎬
> Menthol 1-3   —
> Poudre d'amidon 30   —
>
> (Colombini.)

Poudre de Gaucher :

> Carbonate de magnésie . . . . 30 grammes.
> Aristol 2   —

Cazeneuve et E. Rollet ont utilisé avec succès le gallanol (gallol purifié) soit en pommade à 1 p. 10, soit en poudre.

Dans l'eczéma sec, les badigeonnages au goudron minéral (L. Leistikow) constitueraient un excellent moyen de traitement

Dans l'eczéma du gland, L.-E. Leredde conseille les badigeon-

nages à l'huile de bouleau. E. Gaucher ordonne les bains locaux dans une solution de résorcine à 1 p. 200 et dans l'intervalle fait saupoudrer avec le mélange indiqué ci-dessus.

Chez les enfants à prépuce long, il est indispensable de pratiquer la circoncision ou, s'il y a lieu, de détruire les adhérences
préputiales (G. Holsten, de Brooklyn).

Eczéma anal. — A l'anus, comme au périnée, il faut employer le caoutchouc pendant le jour, les lavages astringents
avec une solution de tanin à 10 p. 100, les cataplasmes froids
pendant la nuit, les suppositoires calmants avec :

Extrait thébaïque . . . . ⎫
Chlorhydrate de cocaïne . . . . . ⎬ ââ   0 gr. 01
Extrait de belladone . . . . ⎭

Lustgarten recommande les suppositoires à l'oléate de
cocaïne. Chaque jour, un lavement froid suivi d'un lavage légèrement antiseptique.

Avant la défécation L.-E. Leredde recommande de graisser
la région malade avec :

Résorcine . . . . 0 gr. 50
Lanoline. . . . . ⎫
Vaseline . . . . ⎬ ââ 50 grammes.

Il faut également traiter les hémorrhoïdes et, dans les cas
rebelles avec lichénification et prurit, pratiquer la dilatation de
l'anus.

Les pommades à l'huile de cade, au goudron, etc., seront
souvent remplacées avantageusement par les badigeonnages au
nitrate d'argent.

Goodsall recommande :

Oxyde de zinc. . . . . ⎫
Huile d'olive camphrée à 25 p. 100. . ⎬ ââ   5 grammes.
Liniment oléo-calcaire 30   —

Lorsque la surface eczémateuse sera complètement sèche,
remplacer le liniment par la poudre :

Oxyde de zinc. . . . . ⎫
Camphre pulvérisé . . . . ⎬ ââ   5 grammes.
Poudre d'amidon. 30   —

Brown s'est toujours bien trouvé des applications d'eau
oxygénée.

Contre le prurit, il faut faire des lotions chloralées ou phéniquées.

GAUCHER recommande les pommades suivantes :

Hydrate de chloral. . . . .   5 grammes.
Glycérine 100   —
Eau distillée 900   —

ou :

Phénol synthétique. . . . .   1 gramme.
Glycérine. . . . .   20 grammes.
Eau distillée   80   —

ou :

Menthol . . . .   0 gr. 50
Axonge   50   —

Dans cette région, comme aussi aux lèvres, aux paupières, etc.,
le traitement de Saint-Christau est indiqué.

Eczéma des régions pileuses. — Au pubis et aux aisselles, une fois les poils coupés ras, les applications de pommades au soufre et au goudron réussissent ordinairement; à la
période aiguë, employer :

Oxyde de zinc. . . . .   4 grammes.
Acide oléique 15   —
Vaseline   15   —

(GOTHEIL.)

F. LESSER, de la clinique de MAX JOSEPH (de Berlin), préconise le sapolan (1) sous forme de pâte :

Amidon . . . . ⎤ ââ 50 grammes.
Oxyde de zinc . . . . ⎦
Sapolan 100   —

Les adénites sudoripares du creux de l'aisselle seront traitées
par les moyens ordinaires.

Eczéma des plis cutanés. — Dans ces régions, ce qui
convient le mieux ce sont les lotions très légèrement astringentes, les poudres absorbantes, parfois les pommades fortes.

Eczéma des plis articulaires. — Cet eczéma, souvent
de forme séborrhéique, réclame dans les poussées aiguës les

(1) Formule du sapolan :
Naphte . . . .   2 p. 1/2
Lanoline . . . .   1 p. 1/2
Savon anhydre . . . .   3-4 p. 100

applications émollientes, pulvérisations, etc., et rapidement le traitement par les pommades au goudron, à l'huile de cade et particulièrement à l'ichtyol.

DELACOUR préfère le baume du Commandeur en badigeonnages tous les deux jours.

WIDERHOFER, de Vienne, a recommandé une pommade de bismuth à la lanoline (médicament magnifique, dit-il) à 5 p. 100.

Quelle que soit la médication employée, il est bon de se rappeler qu'il n'y a point de règle fixe à imposer dans le traitement de cette affection protéiforme qu'on nomme eczéma et que le meilleur juge dans le choix des diverses médications proposées sera toujours celui qui se conformera aux principes énoncés au début de ce chapitre.

La plupart des agents physiques et naturels: massage (1), cha-

---

(1) Les effets du massage sur la peau ont été parfaitement résumés comme suit par G. BEAUCHEF.

a) Il débarrasse la peau des débris des cellules épidermiques en desquamation et des souillures qui l'encombrent, lui rendant ainsi sa souplesse, facilitant l'absorption et désobstruant les conduits excréteurs des glandes qu'elle contient ;

b) Il active manifestement la circulation sanguine et lymphatique de la peau, met les matériaux nutritifs en plus intime contact avec les éléments anatomiques, facilitant ainsi les échanges et provoque une active phagocytose ;

c) Il élève la température locale ;

d) Il facilite la résorption des liquides épanchés, qu'ils soient normaux ou pathologiques ;

e) Il possède une action propre sur les éléments cellulaires ; il est capable d'activer leur développement et leur multiplication et, par ce fait, de jouer un rôle important dans la réparation de l'épiderme (action kératoplastique);

f) Outre qu'il favorise l'excrétion des produits des glandes, il peut exciter leur sécrétion, car il augmente le nombre des éléments spécifiques et surtout la quantité d'eau éliminée ;

g) Enfin, il possède une action remarquable sur les terminaisons nerveuses de la peau, peut produire l'anesthésie des filets sensitifs, exciter les filets moteurs, vaso-moteurs et trophiques.

Par cet intermédiaire et lorsqu'il est étendu, il peut avoir une action sur le système nerveux tout entier ;

Ses indications qui se déduisent logiquement de son action physiologique sur la peau sont nombreuses. On s'en servira avec avantage pour :

a) Remédier aux épaississements, faciliter les résorptions dans les inflammations chroniques de la peau (eczémas chroniques, œdèmes

leur, froid, eau, électricité, lumière, etc., ont trouvé leur utilisation dans la cure des eczémas.

Le massage a été largement employé dans l'eczéma; l'eczéma séborrhéique du cuir chevelu en particulier ressent de bons effets du massage vibratoire, excellent décongestionnant; mais c'est surtout dans l'eczéma variqueux ulcéré qu'il a été pratiqué, particulièrement quand les bords de l'ulcère sont durs et rigides; dès 1888, APPENRODT combinait le massage et les greffes; KRISCH (de Breslau) se sert d'un petit rouleau à manche qu'il promène sur les parties malades tout en exerçant une certaine pression.

GUNTHER (de Montreux) pratique également sur les bords de l'ulcère un tapotement léger à l'aide d'un marteau à percussion.

ERDINGER fait des effleurages centripètes au pourtour de la plaie et au besoin sur l'ulcère lui-même protégé par un morceau de toile.

RIGNIER considère le massage comme le traitement rationnel des ulcères des jambes.

« Le massage, dit-il, est le traitement rationnel des ulcères des jambes, il n'y a pas de contre-indications à ce traitement, puisqu'il s'attaque à la cause elle-même; il supprime rapidement la douleur et les troubles de la sensibilité; il amène une

chroniques, bouffissures de la face, éléphantiasis, lichénifications, urticaire chronique, etc.) ;

b) Exciter la sécrétion et faciliter l'excrétion dans les affections des glandes sébacées (acnés, séborrhés, etc.) et des glandes sudoripares (anidrose, dysidrose, etc.) ;

c) Combattre les troubles circulatoires dans les ulcères variqueux, les télangiectasies, etc.) ;

d) Lutter contre le prurit (prurigos, prurits, psoriasis [BREDA], eczémas, etc.) ou contre la douleur (ulcères variqueux, névrites traumatiques, etc.) ;

e) Améliorer les troubles trophiques (ulcères variqueux, sclérodermie généralisée, morphée, etc.), ou même lutter contre les troubles de la pigmentation cutanée (vitiligo, etc.) ;

f) Réveiller peut-être la vitalité des zones glabres dans certaines formes de pelade (JACQUET).

Il est inutile ou contre-indiqué dans : les inflammations aiguës étendues, les dermatoses bulleuses, les dermatoses aiguës dues à une infection générale.

Toutes les manœuvres usitées en massothérapie peuvent trouver leur emploi dans la thérapeutique cutanée, à des degrés divers. Elles doivent toujours être modérées, commencées doucement et produisent des effets différents suivant leur énergie.

modification heureuse de la peau, et facilite ainsi le travail de préparation; il permet au malade de vaquer à ses occupations, dans nombre de cas, sans retard pour la cicatrisation. La guérison est durable. »

D'autre part, MAYLARD (de Glasgow) a guéri des ulcères uniquement par le massage.

MARCHAIS avait déjà montré l'avantage du massage prudent suivi de la marche rapide chez les variqueux et LUCAS-CHAMPIONNIÈRE conseille volontiers l'exercice couché, l'usage du tricycle ou de la bicylette à petite multiplication.

En somme le traitement des varices par la marche serait, malgré son apparence paradoxale, et selon l'expression de LANDOUZY, « pathogénique en ses indications et physiologique en ses moyens ».

D'après GASTON BLOCH, le bas élastique doit être supprimé sauf de rares exceptions.

V. P. BEKARIÉVITCH, de Moscou, fait suivre chaque massage de l'application d'un bandage compressif roulé.

La compression méthodique a été particulièrement prônée dans les cas d'eczémas variqueux ulcérés. PHILIP la pratique au moyen de bandelettes de diachylon dépourvues d'emplâtre sur la partie en contact avec l'ulcère pour ne pas adhérer.

DUNCAN BULKLEY emploie exclusivement le bandage roulé de caoutchouc pur. KRISCH (de Breslau) préfère la compression élastique au moyen de l'éponge par-dessus un pansement antiseptique.

REGNAULT a recommandé, surtout pour permettre la marche, le pansement ouaté et silicaté.

On pourrait essayer du procédé de LANDERER (de Leipsig) et L. ROBITZSCH qui, pour obvier aux varices, exercent sur la veine au dessus du point où commence la dilatation du vaisseau une compression à l'aide d'une pelote remplie d'eau ou de glycérine maintenue par un ressort.

L'eau a été employée sous toutes les formes : en lotions chaudes avec l'éponge dans l'eczéma sec et squameux (ROSENTHAL) comme aussi dans l'eczéma variqueux ulcéré : avec les décoctions de racine d'aunée ou de camomille dans les eczémas prurigineux (L. BROCQ); dans ces mêmes formes, SAALFELD préfère les lotions de camomille très chaudes.

L'irrigation continue a été pratiquée au commencement du

dix-neuvième siècle par ALIBERT et DEVERGIE; particulièrement dans l'eczéma rubrum par ce dernier.

Il employait également dans les eczémas impétigineux aigus
les compresses d'eau permanentes. C'est le mode de traitement
auquel est revenu P. BOUTEIGNIE en employant l'eau boriquée,
stérilisée ou bouillie.

Contre le prurit et l'induration, P. BOUTEIGNIE et E. GAUCHER
préconisent l'enveloppement systématique humide (1).

E. BESNIER, dans les eczémas aigus ,prescrit les emmaillotte-
ments émollients.

E. RAYER avait essayé l'eau froide dans les eczémas circonscrits.

Dans l'eczéma aigu, « seulement dans les cas de très violente
inflammation de la peau, s'accompagnant d'une très vive sensation de douleur et de tension, on aura recours, dit MORITZ KA-
POSI, à des applications de compresses imbibées d'eau froide,
que l'on aura soin de changer constamment, afin de maintenir une température basse.

« Comme l'eau irrite la peau et provoque sur une partie
du tégument déjà eczémateuse un eczéma léger, cet inconvénient, en pareil cas, rend très précieuse l'application de l'appareil réfrigérant de LEITER.

« Cet appareil consiste en un tube métallique extrêmement
souple, enroulé en cercles concentriques et qui peut s'ajuster
sur les différentes parties du corps, tube par lequel on maintient un courant d'eau par aspiration au moyen d'un tube
d'ajustage et d'écoulement. »

La douche a été employée par I. NEUMANN dans l'eczéma aigu
généralisé. On l'utilise beaucoup en Allemagne.

« Un moyen fort à recommander contre les eczémas très étendus
accompagnés d'une forte démangeaison, dit NIEMEYER, c'est la
douche en pluie ou en arrosoir. D'après la prescription de HEBRA,
il faut leur appliquer la douche en arrosoir au moins deux ou
trois fois par jour, dans un local chauffé, et chaque fois pendant
au moins 10 à 15 minutes.

E. BESNIER, dans l'eczéma du cuir chevelu, recommande la
douche de vapeur.

Les pulvérisations de toute nature donnent également de

(1) La meilleure substance à employer pour tous les enveloppements est le tussor, doux, absorbant et non irritant. C'est aussi l'avis
de CHARLES J. WITBY dans son excellent travail sur les enveloppements humides.

bons résultats, et, comme le remarquait Bazin après de Pui-
saye (d'Enghien), c'est à la pulvérisation doucement et habile-
ment dirigée sur la partie malade qu'il faut attribuer le succès
plutôt qu'à la nature de l'eau employée.

Les eaux sulfureuses ont d'ailleurs été particulièrement utilisées en lotions, douches, pulvérisations; elles conviennent surtout dans les eczémas secs.

Tous les bains ont été donnés : tièdes, émollients, de son,
de gélatine, de glycérine, etc., à la période aiguë; alcalins et
sulfureux plus tard; il faut tenir bonne note de la remarque de
L. Brocq qu'il est des cas où le bain de son est mal supporté,
provoquant de la raideur et de la tension. Le même auteur a
remarqué encore que les bains trop chauds peuvent déterminer
des poussées nouvelles.

Dans les eczémas secs, nos anciens disaient le plus grand
bien des bains de douce-amère, dans les formes circonscrites,
lichénoïdes, Biett, Bazin formulaient les bains alcalins ; ils
conviennent surtout dans les eczémas infiltrés et squameux
(Saalfeld).

Dans les eczémas humides Brémond a donné les bains de
vapeur térébenthinés (bien excitants !).

Dans les eczémas chroniques avec épaississement et desquamation du tégument, on donne les bains sulfureux ; Saalfeld
les prescrit volontiers ainsi que les bains de goudron, et Kaposi,
dans certaines formes, les bains de vapeur.

Le seul inconvénient réside dans le boursouflement douloureux des régions palmaires et plantaires ; on l'évite en les enduisant d'une huile quelconque.

Les bains ne doivent être employés que dans l'eczéma généralisé : les plus prolongés sont les meilleurs, les malades peuvent manger et dormir dans la baignoire.

Les bains tièdes, légèrement au-dessus de la normale (35° au
maximum) et l'effleurage des veines dit Hannequin, constituent le traitement de la phlébalgie chez les variqueux.

C'est contre l'eczéma chronique qu'agiront surtout les bains
et les eaux minérales.

On a envoyé les malades porteurs d'eczémas rebelles à tout
traitement un peu partout (1) : à Royat, Plombières, Bourbon-

(1) Il est bon d'avoir toujours présente à l'esprit la remarque fort
juste de Beyraud : il y a lieu de soumettre chaque dermatose à une
double cure hydro-minérale ; choisir dans les eaux minérales, d'une
part celles dont les éléments minéraux ont la plus grande activité

l'Archambault, Wiesbaden, Aix-la-Chapelle, Bagnères-de-Luchon, La Bourboule, Louesche, etc., et, quand il s'agissait d'eczémas liés à la scrofule, à Salins, Salies-de-Béarn, Cauterets, Eaux-Bonnes, etc.

Dans la seconde enfance, on peut envoyer les arthritiques à Vals, Vichy, Royat, Saint-Nectaire; les arthritiques affaiblis à Bussang et Orezza; les nerveux à Saint-Gervais; les obèses et les graveleux à Contrexéville, Évian, Vittel; Bazin dirigeait ses arthritiques dartreux sur Vichy.

Dans les formes subaiguës, à tendance encore inflammatoire qui serait exaspérée par l'usage des eaux sulfurées sodiques fortes, on peut envoyer les malades à Saint-Gervais.

L'eczéma arthritique à forme sèche (*eczéma palmaire ou plantaire*, E. Emond) est particulièrement justiciable des eaux du Mont-Dore données *intus* et *extra*.

Pour l'eczéma lichénisé, on choisira les eaux sulfureuses fortes, en particulier les sulfurées calciques.

Les eczémas impétigineux sont passibles des eaux sulfureuses: Barèges, Cauterets, Bagnères, Enghien. Aix-la-Chapelle; si l'eczéma est encore suintant, il vaut mieux conseiller Uriage.

Dans l'eczéma à forme papillomateuse, comme aussi dans l'eczéma variqueux, dans l'eczéma impétigineux, l'eau de Saint-Christau est à recommander en raison de son action éminemment favorable sur la circulation capillaire et sur la cicatrisation des plaies.

C'est aussi à Saint-Christau que E. Besnier et L. Brocq envoient les eczémas narinaires.

La Bourboule réclame les eczémas de la barbe et des sourcils.

C'est encore sur la Bourboule ou Châtel-Guyon que Variot dirige ses petits malades atteints d'eczéma du front.

Les eczémas du périnée, de l'anus, de la vulve se trouvent bien de Saint-Gervais (E. Besnier).

Il y aurait lieu à l'occasion de songer aux applications locales des eaux du Mont-Dore, lesquelles, comme l'indique R. Moncorgé, sont chaudes, bicarbonatées et siliceuses; or, pour Papillon et Rabuteau le silicate de soude est supérieur au borate de soude dans la suppression des fermentations putride, alcoolique, lactique. De plus, une fois les parties détergées,

sur le terrain, et d'autre part celles dont les éléments ont le plus d'activité localement sur la peau.

purifiées d'organismes, il se dépose à leur surface un véritable enduit, un vernis spécial opalescent, dont il est facile de se rendre compte, et de suivre la production au jour le jour, couches par couches. Il s'opère donc, chimiquement, un vrai processus de vitrification hâtant la kératinisation, ce qui explique la si grande rapidité avec laquelle se cicatrisent les parties humides eczémateuses.

En ce qui concerne l'eczéma variqueux ulcéré, il est intéressant de signaler une cure peu connue, croyons-nous, qui se pratique à Saxon, dans le Valais, où les malades pansent leurs plaies avec la poudre de la roche iodurée à laquelle les eaux doivent leur vertu curative.

Depuis quelque temps, dans l'eczéma infantile, VARIOT et QUINTON recommandent les injections d'eau de mer isotonique à la dose de 30 centimètres cubes injectés tous les trois jours ; les croûtes tombent dès la première ou la seconde injection et la maladie guérit en huit ou dix jours. Chez les nouveau-nés l'injection détermine assez fréquemment une poussée réactionnelle durant de trois à quinze jours, mais le processus curatif est le même ; pour éviter une réaction trop intense, il suffit de n'injecter que 10 centimètres cubes.

DE TEYSSIER, de Toulon, a réalisé une cure remarquable avec le plasma de QUINTON, dans un cas grave et rebelle d'eczéma généralisé, avec prurit extrêmement intense.

Le traitement maritime ne convient cependant généralement pas aux maladies de la peau soit aiguës, soit chroniques ; CASTEX a particulièrement appelé l'attention sur la contre-indication du séjour aux bords de la mer dans l'eczéma des oreilles. Toutefois, chez certains lymphatiques atteints d'eczémas secs le bain de mer nous a semblé utile.

ABRAHAMS s'en trouve très bien ; d'après lui, l'action curative n'est pas due seulement aux sels marins, car ces mêmes bains pris dans une baignoire ne donnent pas le même résultat. E. RAYER les recommandait dans les ulcères variqueux, dans les eczémas chroniques de la marge de l'anus ; il faisait lotionner ses malades avec l'eau salée contenue dans les huîtres. LIND recommande également les bains de mer dans les ulcères rebelles. Il n'est d'ailleurs pas de pêcheur de homards interrogé qui n'affirme la guérison rapide de ses blessures provoquées par les rochers sous la seule influence de l'eau de mer (1).

_____

(1) Les oiseaux de mer blessés baignent leur plaie dans l'eau de mer (BOUCHINET).

Schelling recommandait de saupoudrer les dartres de sel marin.

La chaleur humide a été utilisée à maintes reprises.

Pour Liberson le traitement par la vapeur d'eau chaude est le traitement spécifique de l'eczéma.

Nous l'avons employé plusieurs fois et avons· constaté avec quelle facilité il enlevait croûtes, squames, etc., les sécrétions sont taries rapidement et l'infiltration tégumentaire s'arrête et se résorbe. Toutefois Depierris a fait remarquer avec raison que la vapeur donne une chaleur inconstante, tandis que l'eau chaude animée d'un courant permet d'employer une température constante.

Dans les ulcères variqueux, excellente est la méthode employée par P. Reclus et A. Veyrassat (de Genève) : irrigations méthodiques avec l'eau salée chaude à 50° projetée en raison de 4 à 5 litres chaque fois à une pression de 1 m.50, une fois par jour au maximum. Dubois de Saujon fait suivre la douche chaude d'une application d'eau froide.

Bouilly employait également l'eau chaude à 50 ou 55°, mais en bains locaux ou en compresses. Moty porte l'eau bouillante sur la plaie à l'aide d'un tampon d'ouate; Stepanow, de Saint-Pétersbourg, se sert de sacs en caoutchouc remplis d'eau chaude.

Goldscheider et Schlesinger (de Berlin), dans l'ulcère variqueux, obtiennent la guérison en soumettant quotidiennement la plaie à un jet de vapeur surchauffée.

Le froid a été appliqué par Saalfeld, sous forme d'air liquide dans l'eczéma lichénoïde; son application provoque une démangeaison et une brûlure suivie de phlycténisation et de croûte qui, enlevée au bout d'une ou trois semaines laisse une peau normale. A. Campbell White (de New-York) a également obtenu des résultats encourageants.

Dans l'ulcère variqueux R. Werner (d'Heidelberg) et Stiassny (de Vienne) ont utilisé, le premier, les pulvérisations d'éther (1),

---

(1) E. Furst (de Königsberg) a remarqué qu'en provoquant la congélation de l'oreille du lapin ou du cobaye par des pulvérisations d'éther, on déterminait une prolifération des éléments histologiques telle que l'épiderme atteignait jusqu'à 8 fois son épaisseur normale. La même activité proliférative était constatée chez l'homme dans les mêmes conditions.

Il est certain qu'il ne se produit pas d'action microbicide puisqu'un

le second, le chlorure d'éthyle. L'éther doit être projeté quotidiennement pendant une durée de 1 à 15 secondes par-dessus une couche d'un enduit gras afin d'éviter la douleur.

STIASSNY projette le chlorure d'éthyle, soit comme dans le siphonnage, soit par-dessus un corps gras, soit comme dans le stypage.

C'est encore dans l'ulcère variqueux que la métallothérapie pourrait trouver son indication.

NETTER rappelle que, en Thessalie, on applique de temps immémorial des pièces d'argent à la surface des plaies pour obtenir leur guérison. HALSTED, de Baltimore, obtenait des résultats merveilleux au moyen de l'application de fines lames d'argent ou de gaze tissée avec des fils du même métal (1).

REBOUL, de Nîmes, emploie des feuilles d'argent laminé.

On peut également rapporter à l'action du métal les résultats observés par FOVEAU DE COURMELLES.

Quant aux varices elles-mêmes, nous avons souvenance d'avoir jadis examiné un malade qui s'en était complètement guéri par des applications permanentes de feuilles de plomb dont REVEILLÉ PARISE, et plus tard SPENCER WELLS avaient rapporté les bons effets dans le pansement des plaies.

On a attribué l'effet thérapeutique à un développement local d'électricité (2); mais quel rôle joue dans la curation la peau de daim utilisée par DAVEZAC dans l'ulcère variqueux? et que nous employons depuis plus de dix ans dans l'eczéma des lèvres !

Le bain d'air chaud et sec a été recommandé depuis longtemps par GOOLDEN et récemment par OCTAVE DAUWER (méthode de BIER) ; il réussit surtout dans l'eczéma suintant (DAUBAN).

A la période vésiculeuse de l'eczéma aigu, BOURDIN, de Saint-Florent, a essayé avec succès l'emploi de la chaleur en exposant

---

froid de — 191° ne détruit ni la levure de bière ni le bacille pyocyanique, or l'air liquéfié employé repasse à l'état de gaz à cette température.

(1) Ce fut BENNO CRÉDÉ qui utilisa le premier le collargol (corps renfermant l'argent à l'état soluble dit allotropique ou colloïdal obtenu par CAREY LEA en 1889) après avoir employé le lactate et le citrate d'argent. L'électrargol plus récent est un argent colloïdal obtenu par la voie électrique.

(2) L'effet antiparasitaire de l'électricité a été démontré à l'île d'Elbe sur des vignes atteintes de phylloxera.

la région malade à la chaleur rayonnante d'un foyer ordinaire ; personnellement nous avons obtenu d'excellents résultats dans les mêmes cas au moyen de l'air chaud, mais seulement quand il s'agissait de placards peu étendus. KNOWSLEY SIBLEY recommande les applications locales d'air sec et de chaleur dans l'eczéma sec. R. KLAPP, CARL ULLMANN, BALZER conseillent également ce procédé dans les ulcères variqueux. WALSCH a employé avec succès l'air sec et chaud dans l'eczéma des mains ; on a cité des guérisons d'ulcères de jambe par le même procédé (OSTWALT et L. KOCHER, L. DUREY) ; d'après E. VAUGRENTE, THIÉRY facilite la consolidation de la cicatrice des ulcères variqueux en l'exposant aux rayons du soleil, à la chaleur rayonnante d'un fourneau, d'un réchaud, d'une pelle chauffée au rouge, etc.

COLLEVILLE et FRANÇOIS LAURENT, de Reims, ont utilisé la chaleur lumineuse d'un bec de BUNSEN.

Il serait facile, comme aussi pour la curation vraie de l'ulcère, d'employer la pointe du thermo-cautère chauffée au rouge blanc et maintenue pendant 5 minutes environ à 2 centimètres au-dessus de la surface à traiter, comme le font CH. AUBRY (de Toulouse) et G. REYNAUD (de Marseille) dans le traitement des plaies chancrelleuses, ou le galvano-cautère, comme le fait KROSING (de Stettin) dans le traitement du chancre mou, ou encore l'appareil à souder appliqué déjà à la méthode du flambage des plaies préconisée par FÉLIZET. E. ASBECK expose le membre atteint de plaie (variqueuse) préalablement pansée antiseptiquement à la chaleur d'un fourneau jusqu'à dessiccation du pansement.

ALLARD préfère la chaleur radiante lumineuse ; c'est le procédé que nous employons, mais en interposant entre la source de lumière (lampe à arc) et la région un écran en verre de couleur rouge.

Dans la forme torpide on pourrait essayer le traitement par l'acide carbonique surchauffé, employé par GAUTHIER et PAUL PHILIPPE dans les sinusites (1).

Dans les eczémas vrais, nous préférons, en général, le bain de lumière chaud et coloré répété tous les deux ou trois jours et de durée variable suivant les cas, utilisant, lorsque les lésions

(1) Dès 1772, PERCEVAL, sur les conseils de PRIESTLEY, essayait avec succès l'air fixe contre les ulcérations.

sont irritables, le bleu et le violet, le vert contre la démangeaison, et contre les eczémacs secs et torpides le jaune et le rouge.
WINTERNITZ (de Vienne) expose directement à la lumière solaire
le plus longtemps possible (une, deux, trois, quatre heures) les
placards éruptifs, préalablement recouverts d'une fine étoffe de
soie rouge vif.

A.-V. MININE insiste sur l'influence de la lumière électrique
bleue (même avec une lampe de 16 bougies, munie d'un réflecteur) dans les eczémas chroniques, particulièrement les eczémas d'origine nerveuse.

Cette même lumière a réussi dans l'eczéma humide à GUSTAVE
KAISER, de Berlin.

C'est surtout dans l'eczéma chronique que FINSEN a employé
sa méthode de lampes à arc dont les rayons sont parallélisés par
un système de lentilles disposées pour concentrer les rayons et
en éliminer l'action thermique. Nombre d'auteurs: G. BAR-
BENSI, etc., la conseillent.

La lumière de la lampe à arc a été appliquée avec succès dans
un cas d'eczéma crural par MARGARETH CLEAVES, de New-York.

J. WETTERER (de Mannheim, Bade), PAUL WICHMANN ont obtenu de magnifiques résultats dans l'eczéma séborrhéique circonscrit de la nuque, dans l'eczéma marginé chronique de la
face dorsale de la main avec la lumière refroidie de la lampe
en quartz au mercure de KROMAYER.

Ce dernier la conseille dans l'eczéma phlycténulaire, dans
l'eczéma séborrhéique; GUIMBAIL traite les eczémas rebelles par
le bain de lumière blanche en caisse.

BELOW soumet les ulcères aux bains de lumière électrique
produite par des lampes à incandescence, ou la lampe à arc.
COLLEVILLE, de Reims, a obtenu des résultats encourageants
dans la cure des ulcères variqueux en utilisant la lumière de
l'acétylène (bec de 80 bougies); pour exclure le plus de radiations caloriques possible, il interpose entre le bec et la lentille
une plaque de verre bleu-violet.

BLOCH, WAGNER, CH. BERNARD exposent purement et simplement les ulcères aux rayons du soleil (1).

Tout récemment (1907), PELLIZZARI et J. CAPPELLI (de Florence) ont constaté les bons effets de la lumière rouge dans les
eczémas aigus, particulièrement celui du cuir chevelu; ils cons-

(1) La photothérapie (solaire) produit son maximum d'effet dans les
plaies atones (CASANOUVE-SOULÉ, de Quinsac).

tatèrent, contrairement à nos observations, des résultats moins brillants, *bien qu'encore marqués* dans l'eczéma pustuleux et impétigineux.

Par contre, ces auteurs ont observé, comme nous, qu' « en ce qui concerne les divers genres d'ulcérations, la lumière rouge a toujours exercé sur elles une action tonifiante se manifestant par une coloration meilleure des bourgeons charnus et une cicatrisation rapide (1) ».

Dans l'eczéma sec comme aussi dans les ulcères (variqueux) chroniques Knowsley Sibley (de Londres) préconise également la chaleur lumineuse.

A. Kessler qui a combiné de même l'emploi de la lumière et de la chaleur (qu'il appelle la photo-thermo-électricité) insiste sur l'influence favorable de la photo-thermie sur les vaisseaux et les nerfs cutanés : « Ce qui est certain, dit-il, c'est que l'évolution de l'eczéma est beaucoup plus favorable qu'avec d'autres modes de traitement. »

L'emploi de l'électricité dans l'eczéma ne date pas d'hier. Dès le dix-huitième siècle, Lewis Jones signalait les bons effets de l'effluve dans les dermatoses.

E. Rayer rappelle que Sigaud-Lafond employait l'électricité en dermatothérapie mais pour ramener sur le tégument l'éruption disparue afin d'éviter l'action métastatique.

Spencer Wels employait un courant continu faible (2) (disque zinc et argent) dans l'ulcération variqueuse (ou autre).

Bouveyron (de Lyon) a utilisé avec un succès constant les courants faradiques dans les eczémas prurigineux ou séborrhéiques.

Laquerrière, dans le traitement des varices active la circulation défectueuse par la faradisation « en produisant des contractions musculaires successives et assez rapprochées les unes des autres. Il se produit une sorte de massage interstitiel qui assure le drainage des veines ».

L'électrolyse simple a été conseillée par L. Brocq pour détruire les vibrisses dans l'eczéma narinaire.

(1) Sokolov et Motchan ont appliqué avec succès le traitement par la lumière rouge dans le noma des fillettes.

(2) Ciniselli a depuis longtemps déjà démontré que l'influence médicatrice était loin d'être en proportion avec la force des courants ; en d'autres termes que 'ce sont souvent les courants les plus faibles qui agissent le mieux.

Delineau a obtenu certains succès dans quelques eczémas avec les punctures électro-chimiques (aiguille de cuivre) et Foveau de Courmelles également avec l'électrolyse médicamenteuse. C'est aussi l'électrolyse médicamenteuse qui a été employée par Gautier dans les eczémas variqueux ulcérés pour obtenir une restauration rapide (1).

L'électricité statique a été largement mise à contribution, depuis Leloir, Doumer (de Lille) et S. Monell (de New-York). Ce dernier a guéri complètement et rapidement des eczémas chroniques rebelles aux moyens médicamenteux ordinaires.

Tout d'abord le prurit disparaît; puis, le suintement cesse; l'eczéma, d'humide qu'il était, devient sec; enfin les infiltrations dermiques et les épaississements cutanés diminuent peu à peu pour disparaître complètement, jusqu'à ce qu'enfin survienne la guérison définitive.

Dans certaines dermatoses prurigineuses, le souffle électrique agit suivant l'heureuse expression de J.-A. Rivière comme un cataplasme profond décongestif, qui désencombre les tissus cutanés de leurs éléments phlogosiques et infectieux.

Margareth A. Cleaves (de New-York) recommande également l'électricité statique dans tous les cas où la nutrition générale est mauvaise.

Le souffle statique a été aussi employé avec de bons résultats par Henry Bordier (de Lyon), « le traitement électro-statique, dit-il, peut être appliqué dans toutes les formes eczémateuses ».

Cet auteur a observé comme nous la guérison même de placards eczémateux sur lesquels le traitement n'était pas appliqué directement, preuve de l'action générale de l'électricité statique sur l'organisme.

Chez tous les jeunes enfants Baudet préfère la franklinisation à la haute fréquence. C'est également l'avis de Marie, Bergonié, Bordier, Leduc, etc.

Suchier (de Fribourg-en-Brisgau), Curchod (de Genève) préfèrent dans l'eczéma chronique le traitement statique à tout autre.

L. Brocq a écrit : « Chez plusieurs malades j'ai vu de la

(1) Laquerrière, Loubier, Delherm ont employé la faradisation trémulante dans le traitement des varices, Durand et Oudin les courants de haute fréquence.

manière la plus nette sous son influence (effluve) le prurit diminuer, les poussées devenir moins fréquentes et même cesser de se produire. »

C'est encore l'effluve statique qui nous a réussi dans l'eczéma anal, ainsi qu'à Doumer (de Lille), à J.-A. Rivière, etc.

Le résultat final paraît être, suivant l'expression de Doumer et Oudin, « un drainage circulatoire actif aussi utile dans les maladies générales avec nutrition ralentie que dans les inflammations locales avec stase capillaire et veineuse. Le premier de ces deux auteurs et Marquant (de Lille) ont aussi employé l'effluve dans les ulcères variqueux.

Dans les eczémas et particulièrement dans les ulcères variqueux, l'effluvation dessèche les surfaces humides et active la fonction de nutrition dans les tissus. Notre avis est celui de Lanel.

D'après Apostoli, l'effluvation statique simple hâte le travail de réparation et de cicatrisation des ulcères tant par son influence générale que par son action directe et locale.

D'autre part, Albert Weil s'est servi avec succès aussi bien dans l'eczéma récent que dans des lésions anciennes de l'effluvation par les courants statiques induits (courants de Morton (1).

G. Gautier et J. Larat estiment que si le traitement statique convient à certaines formes d'eczémas nerveux, les courants alternatifs s'adressent à un bien plus grand nombre d'eczémas et modifient la maladie avec une rapidité incomparable. C'est cette modalité qu'ils ont utilisée dans maints cas d'eczémas anciens. Boisseau du Rocher a obtenu des guérisons par les décharges de haut potentiel et de grand débit. Oudin et Barthélemy, Baudet, Bollaan, de la Haye, Bloch, W. Allen, ont employé de même les courants de haute fréquence et de grande tension.

A l'état aigu il faut pratiquer une effluvation énergique, soit en promenant au contact de la lésion l'électrode de verre, soit en donnant avec le pinceau des effluves sans étincelles. Celles-ci peuvent être employées dans l'eczéma ancien.

D'après Apostoli, il y aurait intérêt à ajouter le traitement au moyen du grand solénoïde ou du lit condensateur.

Dans l'eczéma suintant, L.-R. Régnier a obtenu des résultats

(1) Ou mieux, suivant la juste remarque de H. Bordier, franklinisation hertzienne, cette dénomination ayant l'avantage de montrer que ces courants ne sont autre chose que des courants de haute fréquence obtenus avec la machine statique.

constants par les courants de haute fréquence; parfois la démangeaison disparaît dès la première application, le suintement se tarit rapidement et la guérison est arrivée au bout de six applications faites à deux jours d'intervalle.

Le même procédé a réussi entre les mains de DOUMER dans un cas d'eczéma de la marge de l'anus.

GUIMBAIL, qui utilise avec succès également les applications de haute fréquence, se sert d'électrodes d'ouate hydrophile imprégnée de solution médicamenteuse appropriée à la dermatose qu'il s'agit de traiter; il taille l'électrode de la dimension exacte et de la forme de la région atteinte.

« Au bout de quelques applications, les poussées congestives, les sensations de tension, de démangeaison diminuent d'intensité pour disparaître et laisser la place nette et propre, alors que tous les autres traitements étaient demeurés stériles. »

Dans le but d'accroître les effets de la haute fréquence GUIMBAIL a eu l'idée d'administrer le courant dans l'eau, à la manière du bain alternatif ordinaire. Il a constaté avec ce procédé des effets beaucoup plus rapides et plus stables qu'avec l'alternatif sinusoïdal.

Non seulement, dit GUIMBAIL, l'inflammation cutanée superficielle et les lésions épidermiques de l'eczéma vésiculeux et suintant guérissent, mais l'épaississement et l'induration du derme dans l'eczéma chronique lichénoïde se modifient et disparaissent.

Je n'ai pas encore rencontré, ajoute-t-il, un eczéma qui ne se soit notamment amélioré ou qui n'ait guéri sous l'influence d'une série de bains hydro-électriques à courant soit alternatif sinusoïdal, soit continu et médicamenteux.

Dans les ulcères variqueux, le même auteur s'est bien trouvé de bains hydro-électriques à courant alternatif sinusoïdal.

Ce même bain lui a réussi contre le prurit eczémateux.

G. GAUTIER et LARAT ont retiré les meilleurs effets des bains hydro-électriques aussi bien dans les eczémas suintants localisés que dans les eczémas confluents d'origine nerveuse, dans l'eczéma rubrum sec scrotal et inguinal et dans des eczémas anciens et rebelles (l'un presque généralisé se montrait par poussées successives depuis trente-deux ans).

Quelques auteurs, qui contestent l'efficacité du bain électrolytique au point de vue de l'action de cataphorèse générale du courant, considèrent néanmoins que leur action thérapeutique locale peut être très avantageusement utilisée lorsqu'il s'agit de modifier des altérations cutanées dépendant d'une nutrition générale viciée.

Les bains électrolytiques, à courant continu, dit encore Massy, doivent être recommandés dans l'eczéma où ils donneront en effet toujours des résultats aussi rapides que réels.

Dans les lésions cutanées étendues Foveau de Courmelles trouve indiqué et efficace le système de bains électrisés de Gaertner « où le corps enserré dans son milieu dans du caoutchouc isolant force le courant à passer par l'organisme humain tout en agissant sur le liquide ambiant ».

Claudio Sagretti, de Rome, préfère le bain hydro-électrique multipolaire au bi ou au monopolaire.

Les rayons de Röntgen ont eu aussi leur part d'application : dans l'eczéma chronique, Kr. Grön, J. Hoffmann, de Vienne, en ont obtenu de bons résultats.

E. S. London (de Saint-Pétersbourg) a guéri par leur emploi un eczéma impétigineux chronique.

Hahn et Albers-Schonberg ont amélioré l'ulcère de jambe et guéri l'eczéma induré.

Lepetit (de Clermont-Ferrand) pense qu'on pourrait notamment en retirer de bons résultats pour la guérison des vieux ulcères variqueux dus surtout à un manque de vitalité des tissus. G. Gautier, dans ce cas, a obtenu un succès complet en six séances.

Dans un autre cas d'ulcère variqueux, la radiothérapie pratiquée pendant cinq minutes tous les deux jours non seulement amena la cicatrisation de l'ulcère, mais la disparition des varices (J.-C.-Mc. Guire, de Washington).

Enfin, L.-E. Leredde assure que les rayons X peuvent guérir « les eczémas les plus rebelles ».

ECZÉMA DES FOLLICULES

Synonymie. — Eczema folliculorum de Malcolm Morris. — Eczema flavum de Unna. — Folliculitis aggregata non suppurative de Jadassohn.

Définition. — L'eczéma des follicules est une variété spéciale d'eczéma papuleux à localisation folliculaire, formant au niveau de l'entonnoir folliculaire une sorte de nodule saillant à desquamation superficielle.

Symptomatologie. — Parfois isolés et disséminés çà et là sur le tronc et les membres, les éléments éruptifs sont plus ordinairement réunis en petits groupes grands comme une pièce de cinquante centimes, de un franc, de cinq francs en argent ; les plaques ainsi contituées s'étendent excentriquement par un bord érythémateux et saillant, formé de trois, quatre, six rangées de follicules, pendant que le centre devient jaunâtre, s'affaisse et desquame finement.

Pronostic. — C'est une affection rebelle, récidivant facilement.

Diagnostic. — L'eczema folliculorum est souvent décrit sous le nom de *lichen* ; il pourrait être confondu au début avec le *pityriasis rubra pilaire*. La localisation aux follicules, la marche analogue à celle des dermatoses parasitaires éclairent le diagnostic.

Étiologie. — Pour MALCOLM MORRIS, ce serait une affection parasitaire.

Traitement. — Le traitement doit consister en applications soufrées, de goudron, d'ichtyol, etc., sous forme de pommades et d'emplâtres.

ÉLÉPHANTIASIS

(Voy. la planche X.)

Synonymie. — Elephantopus. — Jambe de Cochinchine. — Mal de Surinam. — Pachydermie (FUCHS). — Jambe des Barbades. — Éléphantiasis des Arabes. — Morbus elephas. — Bucnemia tropica de MASSON GOOD et WILSON. — Spargosis (E. WILSON). — Mal des Barbades.

Définition. — On désigne aujourd'hui sous le nom d'éléphantiasis une affection qui intéresse autant les tissus sous-cutanés que la peau elle-même et qui est caractérisée par une hypertrophie considérable des régions atteintes.

Symptomatologie. — Le début des éléphantiasis observés en France consiste souvent en poussées de dermatites profondes érysipélateuses, lymphangitiques, érythémateuses, se manifestant sur la région qui va être envahie et accompagnées ou non d'un état général fébrile : chaleur, sueur, malaise, vomissement, etc. (*fièvre de l'éléphantiasis, érysipèle à répétition, synochus lymphaticus*).

Chaque poussée laisse après elle une induration, un œdème, un gonflement de la région qui gênent plus ou moins le patient.

En même temps apparaissent la démangeaison et la desquamation sur lesquelles Tribondeau a particulièrement appelé l'attention.

A cette poussée en succèdent de nouvelles à intervalles de plus en plus rapprochés.

Ces lésions progressent peu à peu et la peau qui, au début, avait, quoique sèche, son aspect normal, s'épaissit, devient rugueuse, semblable à la peau des pachydermes. Sa couleur varie : elle va du rouge au brun (*éléphantiasis brun, éléphantiasis noir, pachydermia nigra, éléphantiasis jaune, pachydermia fusca*) ; elle reste lisse (*éléphantiasis glabre, pachydermia lævis seu glabra*) ou devient noueuse (*éléphantiasis noueux, éléphantiasis tubéreux, pachydermia nodosa seu tuberosa*), mamelonnée ou papillomateuse, verruqueuse (*éléphantiasis papillomateux, éléphantiasis villeux, éléphantiasis framboesiforme, pachydermia papillosis seu verrucosa, pachydermia framboesioides*) ; l'épiderme aminci, feuilleté, se fissure çà et là, d'où production d'ulcérations rebelles (*éléphantiasis ulcéreux*), quelquefois, mais rarement d'escarres (*éléphantiasis gangreneux*), d'abcès (*éléphantiasis phlegmoneux*), influant à leur tour sur le développement de l'affection qui peut atteindre des dimensions énormes.

Les ganglions lymphatiques, plus rarement les vaisseaux lymphatiques indurés (*signe de la corde de* Brassac) sont envahis parfois au début (*maladie ganglionnaire des Barbades*), les ganglions inguinaux atteignent quelquefois un volume relativement considérable.

Comme formes spéciales, L. Brocq signale : *l'éléphantiasis lymphangiectodes,* de Rindlfeisch, constitué par de véritables varices lymphatiques, et l'*éléphantiasis télangiectodes* ou *angio-éléphantiasis* de Neumann et Virchow, caractérisé par le développement de nouveaux vaisseaux ou par une hypertrophie considérable de vaisseaux normaux.

Siège. — L'éléphantiasis est souvent unilatéral : ce sont les membres inférieurs (pieds et jambes) et les organes génitaux qui sont le plus fréquemment affectés : cette maladie peut néanmoins siéger sur toutes les régions du corps : les membres supérieurs (rarement dit Brassac), les seins chez les femmes, localisation signalée pour la première fois par Rousseau, en 1857, plus rarement la face, exceptionnellement le tronc.

Aux membres inférieurs, lorsqu'elle n'est pas unilatérale, l'affection est toujours plus accentuée d'un côté ; le pied et la moitié inférieure de la jambe, deux ou trois fois plus gros qu'à l'état normal, sont absolument déformés.; ils ressemblent à un gros bourrelet coudé et séparé, au niveau de l'articulation du cou-de-pied, par un sillon profond qui en indique la place et dans lequel la peau, macérée, exhale une odeur fétide; les orteils, aplatis les uns contre les autres, ne sont plus indiqués à leur face dorsale que par des rainures superficielles.

Le pied est parfois cependant complètement respecté (Jagot, d'Angers).

Quand les parties génitales sont envahies, ce qui est assez rare dans nos climats, la verge et le scrotum peuvent être atteints simultanément ou séparément : le pénis est volumineux, œdématié, en tire-bouchon ; l'orifice préputial se transforme en une sorte de gouttière au fond de laquelle se trouve le gland ; le scrotum peut descendre jusqu'aux genoux (1).

C'est dans cette région que les Anglais ont observé la variété d'éléphantiasis qu'ils dénomment *lymph-scrotum*, caractérisée par des vésicules lymphatiques proéminentes dont la lésion accidentelle ou voulue laisse couler abondamment un liquide rempli d'embryons de filaires.

Chez la femme, ce sont les grandes et les petites lèvres (2) et le clitoris qui sont pris.

---

(1) Dans un cas rapporté par Gaston, de Taroni, et observé chez un canaque de Marée (îles Loyalty) le scrotum affectait la forme d'une tumeur piriforme, haute de 60 centimètres avec 49 centimètres de tour à la partie la plus étroite du pédicule et d'une circonférence de 1 m. 37 à la base.

(2) Lloyd Roberts a opéré une femme dont la petite lèvre avait atteint le volume d'une tête d'enfant.

Aux membres supérieurs, où l'éléphantiasis est plus souvent secondaire que primitif, le gonflement intéresse surtout les doigts et la face dorsale de la main (*tumeur manieuse* de TRI-BONDEAU).

A la face, ce sont plutôt des hypertrophies et des bouffissures circonscrites que l'on observe aux paupières, aux lèvres, au nez.

Marche. — Durée. — Terminaison. — C'est une maladie chronique mettant dix, quinze, vingt ans à atteindre son maximum d'intensité et persistant alors indéfiniment, sauf complications locales.

Pronostic. — L'éléphantiasis, maladie incurable, comporte donc un pronostic grave, assombri. encore par les complications capables d'entraîner la mort.

Diagnostic. — Le diagnostic est facile.

Au cas où l'on songerait à un *œdème*, il suffirait de se rappeler que, dans ce dernier cas, la peau est amincie, d'une couleur plutôt pâle, et qu'enfin la durée de l'affection n'est jamais aussi longue que celle de l'éléphantiasis.

La généralisation du *myxœdème* et ses troubles généraux suffisent pour la différencier.

Si l'on songeait, par hasard, à l'*adipose douloureuse* ou *maladie de Dercum*, la généralisation relative de l'obésité « douloureuse » faciliterait le diagnostic.

Étiologie. — L'éléphantiasis s'observe plus fréquemment chez les individus qui habitent les climats chauds et qui sont soumis à une très mauvaise hygiène ; il se développe principalement à l'âge adulte et est plus fréquent chez l'homme que chez la femme.

L'éléphantiasis est souvent consécutif à des états divers (états éléphantiasiques d'E. BESNIER) : ulcères de jambe, eczémas, lésions chroniques de la scrofule et du lymphatisme, lupus (principalement aux membres inférieurs, mais aussi à la face : lèvres, joues, paupières) ; aux paupières il est souvent consécutif à des poussées d'érysipèle (FROMAGET, de Bordeaux) ; cet auteur l'a vu avoir pour point de départ une sinusite maxillaire.

Il est fréquemment dû à la *filariose*, maladie produite par un parasite microscopique, la filaire du sang (*filaria sanguinis hominis*), inoculée, dit-on, fréquemment par les moustiques.

Dans le cas de G. BUREAU (éléphantiasis du clitoris et de son capuchon) la tumeur, développée à la suite d'un traumatisme, semblait avoir pour cause le streptocoque de FEHLEISEN.

On a noté (RICHARDIÈRE, GUSTAVE BUREAU) la coïncidence de l'éléphantiasis d'une région quelconque avec l'érysipèle à répétition de la face, ce qui est en faveur de l'origine streptococcique.

Quelques auteurs désignent sous le nom d'éléphantiasis congénital une hypertrophie d'une région du corps localisée le plus habituellement à un membre.

La lésion intéresse surtout la peau, épaisse, molle et élastique; elle est lisse ou mamelonnée, variqueuse ou couverte de vésicules lymphatiques.

Cet état, parfois précédé de lésions lymphangitiques chez la mère (MONCORVO), coïncide souvent avec des nævi pigmentaires ou vasculaires.

Le facteur étiologique le plus important paraît être l'hérédité (SABERT).

Anatomie pathologique. — Les lésions de l'éléphantiasis sont multiples; elles intéressent la peau qui est hyperpigmentée, le derme et le tissu cellulaire sous-cutané qui sont indurés, lardacés (*éléphantiasis scléreux*), les vaisseaux qui sont dilatés, parfois oblitérés, les lymphatiques qui sont épaissis, dilatés, indurés; enfin, les os eux-mêmes ont été rencontrés augmentés de volume, parfois nécrosés.

Traitement. — Le traitement général de l'éléphantiasis ne comprend que la prescription d'une hygiène rigoureuse, au point de vue de l'habitation, du vêtement, de l'alimentation, etc.

Au moment des accès on donnera le sulfate de quinine, un purgatif ou un vomitif suivant les cas, les diaphorétiques; on prescrira le repos absolu au lit et l'élévation du membre atteint que l'on recouvrira de cataplasmes de fécule de pommes de terre, de compresses imbibées d'eau blanche, etc.

Contre l'éléphantiasis à la période d'état, le traitement le plus communément employé, outre les moyens adjuvants précités, consiste en une compression élastique appliquée méthodiquement sur tout le membre malade, après que les surfaces envahies ont été mises en état.

D'autres traitements ont été appliqués : la ligature et la compression digitale de l'artère du membre, l'ablation de la partie malade, les scarifications, l'ignipuncture, les incisions (Le Dentu), les vésicatoires, les cautères, etc.

L'éléphantiasis localisé aux parties génitales est absolument justiciable du traitement chirurgical.

V. Poulet (de Plancher-les-Mines) a obtenu un excellent effet dans un cas qu'il a traité par les injections sous-cutanées de pilocarpine.

On pourrait essayer la thiosinamine.

Les agents physiques et naturels ne peuvent avoir que de bons résultats.

On a recommandé le massage (Gibert, E. Besnier et A. Doyon), l'électricité (L. Brocq) soit sous la forme faradique, soit avec les courants continus, pôle + sur les parties saines, pôle — sur les parties malades (Moncorvo, Silva Araujo, Vieira de Mello, E. Besnier et A. Doyon).

L'électrolyse remplace actuellement les punctures des anciens depuis Galien et Oribase jusqu'à Pinel, Sprengel, Otto, etc., cependant les tissus éléphantiasiques offrent au passage du courant galvanique une résistance assez intense (W. Paschkis).

Les anciens (Celse, etc.), recommandaient le bain de soleil.

Les rayons X ont été utilisés à la suite d'un cas de guérison d'un état éléphantiasique de la main par les rayons Roentgen publié par Sorel (du Havre); J. Hoffmann, de Vienne, leur accorde une certaine valeur.

Comme traitement hydrothérapique, il faut user des bains alcalins et sulfureux (L. Brocq), des douches d'eau chaude et de vapeur (Gibert, L. Brocq), des douches sulfureuses.

ÉPHÉLIDES

Définition. — D'après Hardy, on doit réserver le nom d'éphélides « à des taches grises ou brunes, circonscrites, plus ou moins étendues, plus ou moins régulières, mais uniformément arrondies, ne présentant ni desquamation, ni démangeaison et déterminées par l'accumulation anormale du pigment cutané dans diverses régions ».

Symptomatologie. — La coloration des taches varie du gris jaunâtre (couleur pain d'épice) au brun jaunâtre; leur forme est irrégulière, leur dimension allant de celle d'une pièce de 50 centimes à celle de la paume de la main.

Leur surface est complètement lisse, non desquamante.

Elles ne sont le siège d'aucune sensation de chaleur ni de douleur.

Siège. — On rencontre les éphélides principalement sur les régions découvertes : face, cou, face dorsale des mains où elles affectent une forme arrondie et une coloration brune ou noire augmentant avec les années, ce qui les aurait fait désigner, dit HARDY, sous le nom de taches de mort.

J. HUTCHINSON et W. DUBREUILH ont observé chez les vieillards des taches noires au voisinage desquelles finit par naître un épithélioma. J. HUTCHINSON a nommé cette affection *lentigo malin* ou *infectieux des vieillards*.

Marche. — Les lésions persistent parfois indéfiniment, mais sont bien plus marquées pendant l'été que pendant l'hiver.

Pronostic. — C'est plutôt une infirmité qu'une maladie.

Diagnostic. — HARDY range dans les éphélides les taches de la grossesse (*chloasma*), qui en diffèrent par l'étendue des plaques à limites indécises et leur étiologie.

On peut distinguer (RAYER, BAZIN) les éphélides (*éphélides solaires* de G. THIBIERGE) du *lentigo* (*éphélides lentigineuses* du même auteur), dont les taches sont arrondies, petites et habituellement très nombreuses.

Le *pityriasis versicolor*, par son siège et surtout sa desquamation, ne se confondra pas avec les éphélides.

Enfin, JEANNIN a constaté chez des tuberculeux des *lésions pigmentaires* simulant parfaitement les éphélides.

Étiologie. — Les éphélides paraissent surtout influencées dans leur évolution par les agents atmosphériques, les rayons solaires surtout, mais comme l'avait déjà dit BOUCHARD, non par tous les rayons lumineux, mais par les rayons chimiques (1) (rayons violets et ultra-violets, HAMMER, WIDMARK, ROBERT BOWLER).

(1) Des expériences de FINSEN, il ressort que la coloration basanée

Les éphélides, communes chez les blonds, sont fréquemment en corrélation avec certains désordres du côté du grand sympathique, en particulier des troubles vaso-moteurs (GUIMBAIL).

On les a constatées chez les diabétiques et les paludéens (E. MONIN).

Anatomie pathologique. — L'épiderme est envahi de granulations pigmentaires contenant de la mélanine, pigment normal épidermique.

Traitement. — Le traitement des éphélides est souvent délicat.

Multiples sont les formules dont voici quelques-unes choisies parmi les meilleures :

Chlorhydrate d'ammoniaque	5	grammes.
Acide chlorhydrique pur	5	—
Glycérine	30	—
Lait virginal	40	—

Matin et soir, toucher les taches avec un pinceau imbibé de cette solution :

Lait d'amandes	300	grammes.
Naphtaline	10	—
Nitrobenzine	2	—
Sulfophénate de zinc	4	—
Glycérine	10	—

pour lotions matin et soir.

Appliquer tous les deux jours une couche de la préparation suivante sur les taches de rousseur :

Précipité blanc	} ââ	4 grammes.
Sous-nitrate de bismuth		
Glycérolé d'amidon.	15	—

(TOUVENAINT.)

ou :

Précipité blanc	} ââ	2 à 5 grammes.
Sous-nitrate de bismuth		
Axonge.	30	—
Lanoline.	20	—

(E. LANG.)

D'une façon générale, si le malade se traite seul, le mieux

des régions exposées aux rayons du soleil constitue un moyen de défense de l'organisme contre les rayons chimiques lumineux capables de détruire les globules rouges.

est de lui conseiller l'application quotidienne pendant cinq
minutes d'un tampon de coton hydrophile imbibé d'eau oxygénée; calmer l'irritation si elle se produit.

Sous la surveillance directe du médecin, le sublimé est préférable.

    Sublimé . . . .   1 gramme.
    Sulfate de zinc. . . . .   2 grammes.
    Acétate de plomb   2   —
    Eau de rose 250   —
                                           (HARDY.)

A employer en lotions sur le visage avec un tampon d'ouate
hydrophile.

ALBERT ROBIN fait appliquer au pinceau sur chaque tache
matin et soir, en s'arrêtant au moindre signe d'inflammation :

    Bichlorure de mercure . . . .   0 gr. 20 à 50
    Chlorhyd. d'ammoniaque. . . . . . , . . . 0 gr. 20 à 50
    Salol . . . .   0 gr. 10
    Essence de géranium . . . .   X gouttes.
    Alcool à 90°. . . . . 10 grammes.

ORNSTEIN conseille trois ou quatre lotions par jour avec :

    Sublimé . . . .   0 gr. 30
    Eau distillée . . . . 300 grammes.
    Teinture d'ellébore blanc 10   —

MONIN fait disparaître les éphélides en deux ou trois jours au
moyen de lotions faites le soir avec :

    Eau de Rabel . . . . }
    Teinture d'opoponax . . . . } āā 20 grammes.
    Acide salicylique   5   —

Enfin, citons quelques méthodes qui ne doivent être appliquées que *manu medicâ*.

Méthode de UNNA :

Laver la peau à l'alcool et appliquer sur les taches de petites
plaques d'emplâtres au précipité blanc ; les garder toute la
nuit :

Pendant le jour, appliquer avec un pinceau la mixture suivante, qu'on laisse sécher :

    Amidon de riz. . . . .   2 grammes.
    Oxyde de bismuth   2   —
    Craie préparée.   4   —
    Onguent de glycérine 10   —
    Eau de rose . . . . XC gouttes.

Quand les taches sont très rebelles, on peut employer aussi le remède énergique d'HEBRA, consistant en application de collodion élastique renfermant 1 p. 100 de sublimé.

Méthode de VAN HORN (d'Amsterdam), méthode dite *d'écorchement*, de décortication, dit E. BESNIER.

Plusieurs fois par jour frictionner avec une pommade composée de :

Résorcine . . . . 40 grammes.
Oxyde de zinc. . . . . 10 —
Silice pure et anhydre. . . . . 2 —
Axonge . . . . 20 —
Huile d'olive . . . . 8 —

Au bout de trois à quatre jours, la peau se parchemine et se gerce. Appliquer alors le pansement suivant :

Grénétine blanche . . . . 4 grammes.
Oxyde de zinc. . . . . 3 —
Glycérine à 30° pure . . . . 5 —
Eau distillée . . . . 8 —

Cette colle doit être appliquée chaude et recouverte ensuite d'une petite quantité de ouate.

En peu de jours, l'ancienne couche d'épiderme se détache de la nouvelle et peut être enlevée facilement avec le pansement, à condition de la couper avec des ciseaux tout le long de la ligne médiane.

Dans la méthode de SAALFELD, sensiblement analogue, la désépidermisation est obtenue en couvrant, pendant quatre heures, les régions affectées, de compresses de tarlatane maintenues imbibées de la préparation suivante :

Solution de sublimé à 1 p. 100 . . .)
Alcool. . . . . } ââ 20 grammes.
Eau. . . . .)

Ouvrir les bulles formées et saupoudrer avec une poudre quelconque ; résultat en huit jours environ.

On pourrait essayer l'héliothérapie directe recommandée par O. THAYER (de San-Francisco) contre les taches pigmentées. Nous avons constaté plusieurs fois de bons résultats au moyen des étincelles statiques.

RAOUL LEROY se montre enthousiaste du traitement par le massage.

HARDY a vu des cas de guérison obtenue par les eaux de

Bagnères-de-Luchon et de Barèges, administrées en douches; aussi conseille-t-il les douches sulfureuses, et les lotions alcalines.

Les sujets prédisposés doivent éviter le bord de la mer, et cependant ALIBERT recommandait les bains de mer dans les taches hépatiques.

BOUCHARDAT donnait le suc d'orties à l'intérieur.

ÉPHIDROSES

Synonymie. — Hyperidroses locales.

L'éphidrose ou hyperidrose localisée est beaucoup plus commune que l'hyperidrose généralisée; ses diverses formes ont reçu le nom générique d'éphidroses; on la rencontre plus particulièrement aux mains (*éphidrose palmaire*), aux pieds (*éphidrose plantaire*), aux aisselles (*éphidrose axillaire*), au cuir chevelu (*éphidrose cranienne*), à la face (*éphidrose faciale*).

On a décrit l'*hémidrose*, variété observée dans des maladies nerveuses (syringo-myélie, hystérie), dans laquelle l'hyperidrose était limitée à une moitié du corps.

Enfin, un certain nombre d'auteurs: HARDY, PARROT, LE ROY DE MÉRICOURT et plus récemment R. BLANCHARD ont observé des cas de mélanidrose (1).

Divers auteurs, PRINGLE, de Londres, JADASSOHN, LUITHLEN, HERMANN, de Breslau, WALTER PICK, de Prague, etc., ont observé un trouble inflammatoire secondaire à l'éphidrose et caractérisé par une tache érythémateuse localisée à l'extrémité du nez ; HENRI MALHERBE, de Nantes, a étudié cette lésion sous le nom de *granulosis rubra nasi*.

ÉPHIDROSE PALMAIRE

Aux mains la sueur est surtout abondante sur leur face pal-

---

(1) Dans le fait de R. BLANCHARD, l'auteur concluait à un trouble de la fonction sudorale, la sueur des paupières contenait des principes chromogènes se colorant et se précipitant sous forme de poussière impalpable au contact de l'air.

MAILLARD a établi l'identité de cette matière noire sudorale et de la mélanine ou fuscine des membranes oculaires.

maire et sur les bords latéraux des doigts; on la voit perler des
orifices glandulaires.

Les mains sont humides, gluantes, froides au toucher, s'accompagnant parfois d'une véritable acromégalie localisée
(E. Besnier et A. Doyon); dans certains cas se produisent des
éruptions vésiculeuses ou bulleuses (Voy. l'article *Dysidrose*).

L'éphidrose palmaire est une véritable infirmité gênant considérablement les personnes qui y sont sujettes dans leurs relations mondaines, leur profession qu'il leur est parfois impossible d'exercer.

On l'observe surtout chez les jeunes filles chlorotiques, anémiques, etc.

ÉPHIDROSE PLANTAIRE

Cette forme, dont beaucoup d'individus peuvent être atteints
par hasard, après une longue marche, à l'époque des chaleurs,
est pour ainsi dire constante chez d'autres, datant alors de
l'enfance.

Par suite de l'humidité et de la chaleur due à l'enveloppement constant par les chaussures, l'épiderme se macère surtout
entre les orteils, se soulève sous forme de bulles; les pieds se
gercent et s'écorchent, et la marche devient extrêmement pénible, parfois complètement impossible.

L'éphidrose plantaire s'accompagne communément de *bromidrose* (Voy. ce mot).

ÉPHIDROSE AXILLAIRE

C'est à l'aisselle, « le centre de la sudation » (E. Besnier
et A. Doyon), que l'hyperidrose localisée est la plus fréquente.

Elle est commune chez la femme, accompagnée fréquemment de complications d'ordre érythémateux ou eczémateux,
d'hydrosadénites et, très souvent, de bromidrose (Voy. ce
mot).

L'éphidrose axillaire, d'origine réflexe, provoquée certainement
en partie par l'émotion, est excessivement commune.

ÉPHIDROSES CRANIENNE et FACIALE

(Front et menton.)

Ces variétés, surtout la première, sont fréquentes chez les arthritiques, et l'éphidrose cranienne accompagne souvent la séborrhée et amène une calvitie précoce (*alopécie arthritique*).

L'éphidrose faciale, comme Brown-Séquard l'a constaté sur lui-même, peut être due, par action réflexe, à l'excitation des nerfs du goût.

L'éphidrose, qu'elle qu'en soit la cause, est toujours plutôt une infirmité qu'une maladie. Elle semble être sous l'influence du système nerveux agissant sur les vaisseaux capillaires et cutanés, les glandes sudoripares et les papilles.

S. Gombaud, de Sancerre (Cher), a constaté que les malades guéris de la suette miliaire conservaient une tendance aux hyperidroses.

Traitement. — En dehors de l'éphidrose plantaire, toutes les autres formes de l'hyperidrose localisée sont généralement amendées par les lavages avec l'alcool, les solutions astringentes :

Alcool ou eau. . . . . 250 grammes.
Tanin ou alun. . . . . 1 gramme.

le permanganate de potasse à la dose de 1 gramme pour 100 grammes d'eau, les lavages avec une solution de naphtol :

Naphtol . . . . 10 grammes.
Eau de Cologne 25   —
Esprit-de-vin 175   —

(Kaposi.)

Contre les transpirations fétides, Armaingaud (de Bordeaux) a préconisé des lotions chloralées avec la solution suivante :

Chloral . . . . 2 grammes.
Eau. 200   —

Après ces lavages, on saupoudre avec les poudres d'amidon,

de riz, de salicylate de bismuth, de talc, additionnées ou non
d'oxyde de zinc, de naphtol, etc.

Poudre de riz. . . . . 60 grammes.
Sous-nitrate de bismuth. 25   —
Permanganate de potasse 10   —
Poudre de talc 5   —

Franck Scott s'est servi avec succès, dans l'éphidrose palmaire, du liniment suivant, en frictions trois fois par jour :

Biborate de soude . . . . ·⎱ ââ   7 gr. 50
Acide salicylique. . . . . ⎰
    — borique. . . . .   2 grammes.
Glycérine à 30°. . . . . ⎱ ââ 30   —
Alcool. . . . . ⎰

Unna fait frotter les mains plusieurs fois par jour avec une
demi-cuillerée de :

Teinture de belladone. . . . . ⎱ ââ parties égales.
Eau de Cologne. . . . . ⎰

Voici encore une bonne formule à employer trois fois par jour.

Acide borique . . . . 5 parties.
Borax . . . . ⎱
Acide salicylique . . . . ⎰ ââ 15   —
Glycérine. . . . . ⎱
Alcool. . . . . ⎰ ââ 30   —

(Pol Vernon.)

Monin préconise :

Essence de néroli. . . . . 5 grammes.
Formaldéhyde. 20   —
Teinture de belladone. 250   —
Eau distillée d'hamamelis 500   —

Nous recommandons le lavage des mains plusieurs fois par
jour avec de l'eau chaude additionnée pour un verre d'une cuillerée à soupe de vinaigre aromatique.

Richter fait faire tous les cinq jours un badigeonnage à
l'acide chromique à 10 p. 100.

Dans l'hyperidrose palmaire et plantaire, Unna, de Hambourg,
fait prendre, lorsque les pieds et les mains sont froids, la circulation étant imparfaite, des pédiluves et des manuluves chauds
et excitants moutardés, vinaigrés, etc., et, quand les extrémités
sont chaudes, la circulation étant exagérée, des pédiluves et
manuluves simples et tièdes.

Dans l'hyperidrose axillaire, Kaposi fait frictionner plusieurs fois par jour avec :

Acide tanique pur . . . . 5 grammes.
Alcool rectifié. . . . . 200 —

Contre l'éphidrose plantaire, on conseille d'abord les mêmes traitements, puis l'emploi de badigeonnages avec une solution de permanganate de potasse :

Eau. . . . . 500 grammes.
Permanganate de potasse . . . . 1-5 parties.
(L. Brocq.)

l'usage des poudres suivantes :

Talc . . . . 40 grammes.
Sous-nitrate de bismuth. . . . . 45 —
Permanganate de potasse . . . . 3 —
Salicylate de soude . . . . 2 —
(Richter.)

ou :

Acide salicylique. . . . . 3 grammes.
Amidon . . . . 10 —
Talc pulvérisé. . . . . 87 —
(L. Brocq.)

l'acide tartrique pulvérisé (Richter).

G. Thibierge emploie une poudre inerte légèrement salicylée (2 p. 100).

On peut encore poudrer les pieds avec le mélange suivant :

Alumnol . . . . 4 grammes.
Aristol. . . . . 4 —
Amidon . . . . 15 —
(Frey.)

ou :

Estone ou formestone. . . . . 50 grammes.
Talc. . . . . 40 —
Baume du Pérou (solide). . . . . 10 —
(Taussig.)

avec l'acide borique (P. Cohn), le tannoforme (Strassburger, Grumme, Franck, Zuntz, de Buck et de Moor, Majewski, Merz, Vollbrecht, l'oléate de zinc (Shoemaker) mélangé avec de la poudre d'amidon.

Récemment Linke, de Wiederau, a préconisé le dymal, poudre-résidu de fabrication des manchons Auer.

Neebe donne des bains de pieds bi-hebdomadaires, de dix minutes de durée à l'acide chlorhydrique médicinal étendu de 25 p. 100 d'eau, et fait faire des badigeonnages avec une solution alcoolique de nitrate d'argent à 10 p. 100.

Ludwig Weiss, de New-York, prescrit la solution de permanganate de 1 à 4 puis de 4 à 6 p. 100 en pédiluves à 40°, d'un quart d'heure de durée, chaque soir; le lendemain matin il fait saupoudrer avec :

> Permanganate de potasse. . . . . 13 parties.
> Alun. . . . . 1 —
> Talc. . . . . 50 —
> Oxyde de zinc . . . . } àà 18 —
> Poudre de calamine ou chaux . . . . }

L. Brocq prescrit des lotions avec :

> Sulfate de quinine . . . . 4 parties.
> Alcool . . . . 100 —
>
> Tanin . . . . 1-3 —
> Alcool à 58° ou eau. . . . . 250 —

On saupoudrera ensuite avec :

> Acide salicylique. . . . . 3 parties.
> Amidon . . . . 10 —
> Talc pulvérisé. . . . . 87 —

ou :

> Alun pulvérisé. . . . . 45 parties.
> Acide salicylique . . . . 5 —

ou mieux :

> Acide salicylique. . . . . 3 grammes.
> Alun pulvérisé . . . . } àà 5 —
> Naphtol β . . . . }
> Borate de soude . . . . } àà 10 —
> Amidon pulvérisé . . . . }
> Talc pulvérisé . . . . 67 —

ou bien avec des poudres d'amidon, de lycopode, de craie, d'oxyde de zinc, de magnésie, de carbonate de plomb contenant 1 pour 15 d'acide salicylique.

Kaposi préconise le traitement suivant :

Faire matin et soir un lavage des pieds avec la mixture suivante :

> Naphtol . . . . 5 grammes.
> Glycérine. . . . . 10 —
> Alcool . . . . 100 —

Puis saupoudrer les pieds avec une poudre ainsi composée :

Naphtol pulvérisé . . . . 2 parties.
Amidon en poudre 100   —

On peut encore, le matin, saupoudrer les pieds avec le mélange suivant :

Poudre de talc . . . . 40 parties.
Sous-nitrate de bismuth 45   —
Permanganate de potasse 3   —
Salicylate de soude 2   —

Du Castel, dans les cas intenses, conseille tous les quatre à cinq jours des badigeonnages avec :

Bichromate de potasse . . . . 30 grammes.
Essence de lavande 2   —
Eau 200   —

ou :

Oxyde rouge de plomb . . . . 1 gramme.
Sous-acétate de plomb liquide . . . . . 20 grammes.

E. Lang fait badigeonner avec :

Extrait d'agaric blanc . . . . 0 gr. 50-1 gramme.
Alcool rectifié. . . . . 50 grammes.

On a prescrit encore (L. Brocq) :

Le perchlorure de fer : bains froids pendant deux jours dans de l'eau de feuilles de noyer, badigeonnages le troisième jour avec :

Glycérine. . . . . 10 grammes.
Perchlorure de fer. 30   —
Essence de bergamote . . . . XX gouttes.

L'acide phénique sous forme de savon.

L'atropine et les préparations de belladone pure ou associée à la liqueur de Van Swieten.

Le badigeonnage avec une solution concentrée d'acide borique dans la glycérine.

Les préparations suivantes :

Eau de Cologne. . . . . 120 grammes.
Teinture de belladone. 25   —

Faire deux à trois frictions par jour.

Sulfate de zinc. . . . .) àà 450 grammes.
   —   de fer . . . .)
   —   de cuivre 150   —
Naphtol . . . . 1 à 5   —
Essence de thym . . . . 3 à 5   —
Acide hypophosphoreux. . . . . . . 7 à 5   —
Eau distillée . . . , ... 2.500   —
                                  (Tshoppe.)

Dans l'armée allemande lorsqu'il n'y a aucune excoriation, le médecin fait lui-même tous les huit ou quinze jours un badigeonnage avec une solution d'acide chromique à 5 ou 10 p. 100.

S'il y a des ampoules, on emploie :

Savon noir	52 parties.
Eau	27 —
Vaseline.	15 —
Oxyde de zinc	6 —
Essence de la vande	Q. S.

On utilise beaucoup (VAILLARD), surtout dans l'armée française, le formol ou formaline (solution de formaldéhyde à 40 p. 100) qu'ADLER recommandait déjà en 1896; étendre la solution de 8 à 30 p. 100 suivant les susceptibilités individuelles; se méfier des solutions fortes lorsque l'épiderme est macéré, excorié ou crevassé.

FREY conseille de laver une ou deux fois par jour la plante des pieds et les espaces interdigitaux avec une solution de formol à 2 p. 100.

GERDECK fait étendre sur le pied de 1 gramme à 1 gr. 50 de formaline, trois fois par jour; passer quatre ou cinq couches à la plante du pied et une seule couche entre les doigts, respecter la face dorsale. Avant de mettre les chaussures y verser quatre à six gouttes de formaline. Au lieu de formaline pure, on peut employer une solution à 30 p. 100; mais dans ce cas, on doit faire sept applications par jour. Il faut, pour l'emploi de ces remèdes, qu'il n'y ait pas de lésions épidermiques : crevasses, etc.

On peut aussi envelopper les pieds de tarlatane imbibée d'une solution formalinée à 4 p. 100, laisser les compresses un quart d'heure, attendre que les pieds sèchent à l'air et poudrer (E. BŒCHER, de Copenhague).

ORTH recommande également l'aldéhyde formique. Cependant VILLARET lui reproche, ainsi qu'à l'acide chromique, de supprimer toute sécrétion en durcissant la peau par la destruction des glandes sudoripares et d'exposer à certains accidents d'intoxication par l'inhalation des vapeurs.

FISCHER n'est pas de cet avis, mais il préfère les applications de vasenol en poudre, contenant 10 p. 100 de formaline.

Pour ménager la susceptibilité de la peau, il est bon de suivre le conseil de DOMBROVSKY : badigeonner la face plantaire avec une solution à 20 p. 100, et la face dorsale, de même que les espaces interdigitaux, avec une solution à 10 p. 100.

L'action du formol sur les matières albuminoïdes donnant naissance à un composé insoluble, imputrescible, devenant corné en se desséchant doit inciter à l'employer à titre préventif.

Dans l'armée suisse on se sert de la poudre suivante :

Talc de Venise . . . . 10 parties.
Alun ordinaire . . . . 2 —

Pour saupoudrer les pieds matin et soir.

CHANDÈSE (de Cherchell) badigeonne les pieds, d'abord quotidiennement et ensuite une fois par semaine, avec une solution alcoolique d'acide picrique à 5 p. 100.

P. GORODTZEV, médecin militaire russe, indique un moyen bien simple qui lui a toujours réussi chez les soldats et qui consiste à frotter à sec, avec un morceau de savon de cuisine, — de préférence après un bain de pieds, — les parties qui sont le siège de la transpiration excessive. Prolonger les frictions assez longtemps pour que la peau se recouvre d'une couche uniforme de savon. Répéter d'abord tous les jours, puis à des intervalles de plus en plus prolongés. Désinfecter les chaussures bien entendu. Des cas très graves d'hyperidrose ont exigé parfois plusieurs mois de traitement par le savon.

Enfin, dans les cas les plus rebelles, on pourrait avoir recours aux traitements de UNNA ou de HEBRA.

UNNA, suivant que les pieds sont chauds ou froids, donne, le soir, dans le premier cas, des bains tièdes simples suivis d'onctions avec :

Ichtyol . . . . |
Eau. . . . . | ãã 50 grammes.
Lanoline . . . . 20 —

le matin, lavage à l'eau tiède et au savon d'ichtyol; laisser sécher; dans le second cas, il prescrit des bains de pieds chauds vinaigrés ou sinapisés et l'application de l'emplâtre :

Ol. térébenthine . . . . |
Ichtyol. . . . . | ãã 5 grammes.
Unguentum zinci . . . . 10 —

le matin, friction à l'eau glacée, suivie de l'application de poudre d'amidon sinapisée.

HEBRA conseille l'emploi de la pommade suivante (onguent de HEBRA) ;

Litharge . . . . 100 grammes.
Huile d'olive . . . . 40 —

faire chauffer doucement et ajouter :

Aqua fontis . . . . Q. S.

pour obtenir un onguent de consistance assez ferme, auquel on ajoute :

Huile de lavande . . . . 10 grammes.

On enveloppe complètement le pied (faces dorsale et plantaire, doigts séparément) dans cet emplâtre dont on a étalé sur un linge une épaisseur de 2 millimètres environ, le malade se chausse avec des bas et des souliers neufs; le lendemain, on enlève le linge, on frotte le pied sans le laver et on refait un nouveau pansement, cela pendant dix ou quinze jours. Au bout de ce temps, on poudre avec des poudres inertes; quelques jours après, l'épiderme tombe et l'affection est guérie, sauf dans certains cas où l'on doit recommencer le même traitement immédiatement.

Ce traitement, infaillible d'après HEBRA, KAPOSI, etc., a échoué entre les mains de L. BROCQ.

Nous-même, intéressé par un article d'ADRIEN LOIR sur la désinfection de certains locaux par le lusoforme, avons obtenu un réel succès avec une solution de ce produit à 2 p. 100.

Généralement nous nous trouvons bien de recommander les bains de pieds chauds additionnés de sel marin et à l'intérieur la tisane de sauge (1).

Feuilles et sommités fleuries . . . . . . 20 grammes.
Eau . . . . 1 litre.

Boire froid.

---

(1) Un médecin allemand, KRAHN, a signalé aussi l'action antisudorale de la sauge connue d'ailleurs de toute antiquité. COMBEMALE (de Lille) avec MEURISSE et G. DASSONVILLE ont confirmé cette action d'une manière certaine chez les tuberculeux ; ils donnaient de 30 à 50 gouttes de teinture.

COMBEMALE également a reconnu l'action antihydrotique de l'acide agaritique, recommandé et employé contre les sueurs par KOHLER (de Prague) et KLEMPERER (de Berlin).

On pourrait à l'occasion essayer le tellurate de soude, l'acide camphorique, l'hydrastis canadensis préconisé par CRUSE (de, Banske, Courlande).

Enfin, le cas échéant, il serait indiqué de recourir aux bains locaux d'acide carbonique électrisé employé par G. GAUTIER avec succès dans un cas d'éphidrose palmaire, ou, plus facilement à la faradisation (L. A. DUHRING).

E. KROMAYER a obtenu la guérison définitive de l'hyperidrose palmaire par les rayons de RÖNTGEN, qui déterminent une atrophie totale ou partielle des glandes sudoripares.

On devra à titre hygiénique conseiller comme le fait NEEBE le port de chaussures en tissus et non en cuir.

Pour le traitement général, voir l'article *Hyperidrose*.

ÉPITHÉLIOME

Synonymie. — Epithélioma. — Cancroïde. — Cancer épithélial. — Ulcère chancreux. — Ulcère rongeant. — Ulcus rodens. — Ulcère cancéreux primitif. — Carcinome épithélial. — Chancre malin. — Cancer bâtard. — Cancer faux. — Noli me tangere. — Cancer des ramoneurs. — Cancer cutané. — Cancer cellulaire plat. — Ulcère cancroïdal. — Polyadénome. — Épithéliomatose cutanée.

Définition. — C'est une lésion du tégument due à la prolifération maligne dans l'épaisseur des tissus d'éléments plus ou moins semblables à l'épithélium normal.

Symptomatologie. — A sa période d'état, l'épithéliome consiste en une ulcération plus ou moins grande, de forme arrondie ou allongée, parfois irrégulière, inégale, dont le fond, d'un rouge sombre, granuleux, bourgeonne et fournit une suppuration peu abondante, quelquefois sanguinolente ; les bords de l'ulcération sont saillants, durs, renversés en dehors en bourrelets, recouverts de petites croûtelles.

L'épithéliome est ordinairement unique ; lorsqu'il en existe plusieurs, ils sont presque toujours voisins les uns des autres, quelquefois même confluents.

John A. Fordyce a observé une jeune femme atteinte d'épithéliomes bénins (1) multiples disséminés sur la face, le cuir chevelu, la nuque et la région interscapulaire. De même Poncet, Lumière et Lucien Bérard ont vu un cas d'épithélioma multiple primitif des glandes sébacées de la tête, du tronc et des membres.

L'affection ne provoque aucun symptôme subjectif accentué : rarement de la douleur, parfois quelques élancements ou une légère sensation de prurit.

Siège. — L'épithéliome se rencontre ordinairement à la face : nez, front, joues, angles des paupières, lèvres, surtout l'inférieure ; on l'a vu au pénis, sur les orteils, sur les doigts.

J. Ducos a appelé l'attention sur l'épithélioma sébacé du pénis.

Trendelenburg et Von Winiwarter ont signalé le cancer bilatéral des paupières (2) ; précédemment d'ailleurs Wolkmann, Billroth, von Bergmann, Schuchardt, Schimmelbusch avaient confirmé l'existence du cancer primitif multiple.

Marche. — La marche de cette affection, quelquefois rapide, est le plus souvent très lente, l'épithéliome mettant dix ou vingt ans à évoluer. La guérison spontanée a été observée (Hardy) ; dans la plupart des cas, l'ulcération gagne en surface et en profondeur, les ganglions lymphatiques se prennent en même temps que les tissus sous-jacents sont envahis, et bientôt survient la cachexie cancéreuse (*épithéliome térébrant, malin, phagédénique, mutilant*, etc.)

Pronostic. — Toujours sérieux, même sans parler de la question « contagion » le pronostic varie suivant le siège de l'affection, plus grave lorsqu'elle est située au voisinage des muqueuses ; la malignité du cancer des lèvres est un fait d'observation courante (Jeanselme) (3).

(1) L'examen microscopique a montré que c'était de véritables épithéliomas et non pas des hydradénomes comme on aurait pu le supposer.

(2) Rollet a observé la coexistence chez le même malade d'un épithélioma de la paupière droite et d'un sarcome mélanique de l'œil gauche.

(3) Les maladies qui emportent le plus fréquemment les opérés de cancer de la lèvre sont les affections de l'appareil respiratoire (Giuseppe Serafini).

Diagnostic. — L'épithéliome diffère de la *verrue* simple en ce que celle-ci ne desquame ni ne s'ulcère.

Il se différencie de l'*acné sébacée concrète* et de la *séborrhée* en ce que, dans ces affections, lorsqu'on enlève la plaque grise, on constate qu'au-dessous d'elle l'épiderme n'est pas ulcéré. Enfin, le diagnostic des ulcérations épithéliomateuses et des *ulcérations syphilitiques* et *scrofulo-tuberculeuses* se fera grâce aux caractères suivants : dans l'épithéliome, les bords de l'ulcération, qui saignent facilement, sont durs, saillants, renversés en dehors ; dans la syphilis, les bords sont limités à pic, taillés à l'emporte-pièce, non saillants ; dans la scrofule, les bords sont minces, déchiquetés et décollés ; la douleur, lancinante dans l'épithéliome (lorsqu'elle existe), manque dans la syphilis.

Dans tous les cas, l'âge du malade, la dimension, le siège et la longue durée de l'affection aideront singulièrement à établir le diagnostic.

Étiologie. — L'épithéliome ne s'observe guère que chez les gens ayant dépassé la cinquantaine dont la peau est atrophiée, sèche, dépourvue d'élasticité ; ce sont les hommes qui en sont le plus fréquemment atteints.

Depuis quelques années, on tend à démontrer que l'épithéliome est de nature parasitaire.

Un point acquis, c'est que les irritants locaux ont sur sa production une certaine influence comme on a pu le constater très fréquemment chez les fumeurs, les ramoneurs (PERCIVAL POTT), les raffineurs, etc., (DERVILLE), les goudronniers (GEISSLER), les ouvriers qui fabriquent les briquettes de houille (PONCET et ÉTIENNE ROLLET, de Lyon).

Pour VIRCHOW les causes irritatives ont une grande importance dans la croissance anormale des tissus.

Il est souvent consécutif aux lésions cicatricielles, suites de brûlures, d'eczéma solaire (J. HUTCHINSON) (1) d'applications de corps caustiques, d'ulcérations prolongées, lupiques et autres (2).

« Les verrues et les vieilles cicatrices jouent un grand rôle

(1) D'après NEVINS HYDE la lumière aurait une grande influence sur la production du cancer de la peau; les races colorées semblent jouir d'une immunité relative ; c'est aussi l'avis d'ORTHOLAN.

(2) On a signalé, chez l'animal (la souris et le rat) il est vrai, la coïncidence du cancer et des helminthes (A. BORREL).

dans la production des cancers de la face. » Rapok (de Strasbourg) ; G. Marcou (de Paris) a constaté la dégénérescence épithéliomateuse d'une loupe datant de vingt ans.

A tort ou à raison on a incriminé la vaccination par le vaccin
de génisse (Jackson Clarke) ; et depuis leur emploi fréquent, les
rayons X. : Mendes da Costa (d'Amsterdam), Mac Leod (de Londres), Wyss (de Zurich), Riehl (de Vienne), Sick (de Hambourg), Porter et Ch.-J. White (de Boston), Fouleton (de
Londres), Gaucher, Cornil, etc., et, récemment Tédenat, Lévy
et A. Rives (de Montpellier).

Mais comme l'a fait remarquer Thiem, de Cootbus, la plus
grande partie des tumeurs cancéreuses se forme sans l'influence
des agents nuisibles que nous venons de nommer.

Enfin, il est intéressant de noter les recherches récentes de
Borrel qui a constaté très fréquemment dans les zones cancéreuses la présence de nombreux acariens qui semblent pouvoir
servir d'agents d'inoculation s'ils n'amènent pas par eux-
mêmes la transformation cancéreuse.

Variétés. — L'épithéliome comprend deux variétés principales : l'épithéliome papillaire et l'épithéliome perlé.

1° L'épithéliome papillaire ressemble pendant longtemps à
un papillome, qui devient un peu douloureux, saigne, se
recouvre de croûtelles noirâtres.

Cette forme est rangée par E. Besnier et A. Doyon dans l'épithéliome multiforme (*épithéliomes maculeux, papillaire ou
papilliforme, verruqueux, rhagadique, papyracé, hyperkératosique, corné, eczématoïde, végétant, épithéliome papillomateux,
papillome malin* (Kaposi), *ulcérant, cratériforme*, etc., etc.

2° L'épithéliome perlé consiste en une plaque souvent arrondie, couverte au niveau de ses bords, légèrement saillants, de
petites tubérosités blanches, nacrées, lisses et brillantes, véritables perles épithéliomateuses ; le centre en est squameux ou
ulcéreux (*épithéliome perlé, ulcérant, rongeant, cratériform-
ulcer* de Jonathan Hutchinson, *rodent ulcer* des auteurs anglais : Arthur Jacob, W. Tilbury Fox, T. Colcott Fox, etc.),
ou cicatriciel (*épithéliome perlé, superficiel, plan, syphiloïde,
lupoïde*).

Cette forme est généralement bénigne et superficielle.

E. Besnier range sous les noms d'*épithéliome acnéique,
séborrhéique, sébacé, sudoripare*, les épithéliomes « à début
acnéiforme », comme l'*acné sébacée concrète* (*cancroïde* d'Au-

DOUARD), dans lesquels des croûtes, molles et graisseuseś, possèdent des prolongements qui partent de l'intérieur des follicules et recouvrent une surface rouge, saignant facilement et bordée ou non de perles.

Ces formes prolifèrent souvent plus ou moins (*épithéliome végétant*, *en tumeur*, *fongueux*, etc.) avant de s'ulcérer.

Ce sont des variétés analogues qui se développent sur les *verrues plates séborrhéiques* ou la *crasse des vieillards*.

J. DARIER distingue les *épithéliomes adénoïdes* (*adénomes sudoripares* de VERNEUIL et *polyadénomes* de BROCA) et les *épithéliomes calcifiés*.

On a séparé, suivant sa position anatomique, l'*épithéliome superficiel ou papillaire* de l'*épithéliome dermique ou profond*.

H. HALLOPEAU et L.-E. LEREDDE divisent les épithéliomes cutanés en deux catégories :

1° Le *cancer primitif* dont les formes initiales comprennent l'épithéliome verruqueux ou papillaire, les cornes épithéliomateuses, l'ulcus rodens de JACOB, les épithéliomes acnéiformes de la face, l'épithéliome de PAGET, les épithéliomes perlés, les épithéliomes sudoripares; la forme terminale consistant d'une façon générale en tumeurs proéminentes, presque toujours ulcérées au centre, s'étendant en surface et en profondeur jusqu'à envahir les os eux-mêmes.

C'est le tableau symptomatique que nous avons tracé plus haut.

2° Le *cancer secondaire*, squirre en cuirasse (KAPOSI, E. BESNIER, PRINCE O'MORROW), généralement du ressort chirurgical, mais duquel on peut distraire la forme observée par L.-E. LEREDDE et A. ROBIN d'un carcinome miliaire tubéreux.

CORNIL et RANVIER ont décrit trois types d'épithéliome de la peau (épithéliome pavimenteux) : lobulé, perlé et tubulé.

Cliniquement, l'intérêt sera grand le jour où l'on pourra distinguer les proliférations épithéliales malignes des proliférations épithéliales bénignes.

SPENCER a démontré la présence de granulations de suie dans les cellules du cancer des ramoneurs (*chimney-sweep's cancer*) cellules cornées du réseau de MALPIGHI, etc., dépassant souvent les limites du néoplasme ce qui explique le début dans certains cas par les glandes inguinales.

On a cité le cas d'un jardinier, maniant souvent la suie pour préserver les jeunes plantes des limaçons, atteint d'un cancroïde de la main (EASLE), mais ici l'influence peut être multiple. On a en effet soutenu (L. NOEL, FIESSINGER, d'Oyonnac) la similitude entre le cancer humain et le cancer des arbres. Personnellement nous avons eu à notre service deux jardiniers atteints de carcinome de l'avant-bras chez lesquels l'affection s'était nettement développée sur la cicatrice d'une coupure de serpette effectuée en taillant des formations cancéreuses d'arbres fruitiers.

Anatomie pathologique. — Pathogénie. — L'anatomie pathologique de l'épithéliome est encore à l'étude; on le considère comme un épithéliome lobulé ou tubulé.

On n'est pas encore non plus fixé sur sa nature; est-il parasitaire? dû à des parasites végétaux (SAN FELICE, RONCALI) ou animaux (METCHNIKOFF et SOUDAKEWITSCH)? dû à un parasite animal ressemblant à celui de la malaria (?), produit par le champignon inférieur de BRA (?), par des formations anormales microbiennes, granulations, etc., etc.. F.-J. Bosc (?), par les corps à fuschine de RUSSEL(?), les corpuscules de PLIMMER (de Londres), les parasites de GAYLORD (de New-York), le rhopalocephalus carcinomatosus, parasite animal de KOROTNEFF (Saccharomyces ruber), DEMME, WUILLEMIN (de Nancy), la coccidie de L. BERARD, le micrococcus neoformans de DOYEN, le protozoaïre de SAUL, de Berlin, les coccidies et les psorospermies observées par MALASSEZ, WICKHAM, CORNIL, ALBARRAN, THOMA (de Dorpat), NILS SJÖBRING, H. VINCENT, etc., etc.

Toutes ces hypothèses sont possibles et même probables, mais actuellement on en est encore réduit à accepter sur la nature parasitaire du cancer la conclusion de DUPLAY et de CAZIN.

« De l'ensemble des observations que nous avons pu faire sur un nombre de cancers épithéliaux relativement important, disent-ils, il résulte que si, dans les épithéliomas à globes épidermiques principalement, nous avons rencontré de nombreuses figures qui pouvaient donner l'impression de parasites unicellulaires inclus dans les cellules épithéliales, nous ne nous sommes trouvés en aucun cas autorisés à ranger d'emblée les coccidies parmi ces productions, dont la nature parasitaire n'est même pas suffisamment établie par les données anatomiques que nous possédons actuellement. »

D'après LENEVAR, le cancer est le produit d'une fécondation cellulaire par un parasite.

LAMBERT-LACK aurait démontré expérimentalement que « le cancer est le résultat de la pénétration de l'épithélium normal dans les espaces lymphatiques, où il prolifère. L'épithélium serait donc l'agent infectieux du cancer, et les alvéoles de la tumeur cancéreuse ne seraient autre chose que des espaces lymphatiques dilatés. Il est probable aussi que la pénétration de l'épithélium dans le système lymphatique se fait sous l'influence du traumatisme.

Quoi qu'il en soit, comme le dit THIEM, l'hypothèse de COHNHEIM joue toujours un grand rôle. Sa théorie, complétée par ses élèves, se formule de la façon suivante : toute séparation de la cohésion organique, toute dispersion des germes en dehors des liaisons organiques formées aussi bien intra-utérine qu'extrautérine, peut devenir la cause d'une tumeur.

Traitement. — Comme traitement interne, RENAUT (de Lyon) a préconisé le cacodylate de soude administré sous forme de pilules et à la dose de 5 à 25 centigrammes par jour ; JABOULAY donne la quinine *intus* et *extra* (Voy. l'article *Cancer*).

LASSAR (de Berlin) préconise hautement l'administration journalière à petites doses de la liqueur de Fowler; il administre aussi l'arsenic sous la peau.

Dans les épithéliomas des muqueuses, RENAULT recommande le cacodylate de soude à haute dose.

Nous pensons que l'on peut donner avec succès la teinture de thuya occidentalis (variété canadensis). On a emprunté d'ailleurs, au règne végétal, avec des résultats satisfaisants (N. DENISSENKO), le suc de la grande chélidoine (Chelidonium majus) fraîchement cueillie (ou additionné de chloroforme) *intus*, en solution aqueuse de 1 gr. 50 à 5 grammes d'extrait, et *extra*, en badigeonnages et en injections dans la tumeur, mélangé à parties égales de glycérine et d'eau distillée.

IVANOW, ROBINSON, KRAISKY ont prescrit la chélidonine.

On a donné le condurango (Gonolabus-condurango herbe à cancer), employé comme contre-poison du venin des serpents : CZERNY (de Heidelberg), CASARES, EGUIGUREN, CHIRIBOGA, COSTA, FRIEIDREICH, HEILIGENTHAL, A. OBOLINSKI, WILHEMY, JURGENSEN (de Copenhague), Frantz RIEGEL, REICH, NUSSBAUM, SAENGER, DE SANCTIS, etc.; etc.

GORDON (d'Exeter) a de même employé *intus* et *extra* la macération de feuilles de violette, 50 feuilles dans un demilitre d'eau, recommandée également par POTTS, PARKER DOUGLAS, LANDER BUNTON : ses bons résultats ont été contestés par GOULD (de Londres).

Jadis on avait employé les figues, le jus de carottes : la ciguë est encore en honneur. LEGRAIN, de Bougie, rapporte que les Arabes guérissent le sarcome de la face au moyen d'essence de genévrier.

On pourrait essayer la médication iodo-iodurée (BOUDREAU, de Bordeaux ; MICHAÏLOW, d'Odessa), ou, comme l'a fait BRISSAUD dans le cancer de l'estomac, donner le chlorate de soude à l'intérieur ; on peut prescrire de 8 à 16 grammes par jour. On a donné le trypanroth (1) (HORAND et JABOULAY, de Lyon ; SCHOULL et VULLIEN, de Tunis).

Localement, la destruction complète de l'épithéliome est la base du traitement, quels que soient les moyens employés ; le raclage, dit L. BROCQ, constitue une méthode de choix pour l'épithéliome superficiel.

On peut détruire la lésion à l'aide de tous les caustiques connus, mais ils doivent être maniés par le médecin, seul capable de les utiliser avec assez d'énergie pour détruire la lésion et non l'irriter, ce qui irait contre le but et aggraverait la maladie ; les caustiques les plus usuels dans ce cas sont la pâte de Vienne :

Potasse caustique. . . . . 50 parties.
Chaux vive . . . . 60 —
Alcool à 90°. . . . . Q. S. pour délayer.

ou de Canquoin :

Chlorure de zinc (2). . . . . 1 partie.
Farine de froment. . . . . 2 parties.
Eau simple . . . . Q. S. pour délayer.

la pâte du Frère Côme :

Acide arsénieux . . . . 1 partie.
Cinabre. . . . . 5 parties.
Éponge calcinée . . . . 2 —

l'acide lactique (MOSETIG) sous forme de pâte :

Acide lactique . . . . 60 parties.
  — salicylique . . . . 30 —

(1) Le trypanroth est un corps colorant de la série benzo-purpurique.
(2) Nous avons entendu LAILLER dans ses cliniques reprocher au chlorure de zinc de favoriser les cicatrices chéloïdiennes.

la pommade à l'acide pyrogallique à 1 p. 10 (KAPOSI), le mélange de MANEC :

Acide arsénieux	2 parties.
Sulfure de mercure	6 —
Éponge calcinée	12 —

E. GAUCHER lui reproche la vive inflammation qu'il détermine ;

ou l'un des deux suivants :

Fleur de froment	60 parties.
Amidon	60 —
Arsenic	1 partie.
Cinabre	5 parties.
Chlorure ammoniaque	5 —
— mercurique	0 p. 5
Solution saturée de chlorure de zinc . . .	245 parties.
	(BOUGARD.)

Farine de froment	112 grammes.
Amidon	37 —
Sublimé corrosif	1 gramme.

Iodol pur . . . .
Croton chloral . . . . $\left.\begin{array}{l}\\ \\ \\ \\ \end{array}\right\}$ ââ 10 grammes.
Bromure de camphre . . . .
Acide phénique cristallisé . . . . .

Chlorure de zinc sec . . . . 110 —

Eau . . . . $\left\{\begin{array}{l} \text{Q. S. pour obtenir une} \\ \text{masse homogène de} \\ \text{la consistance du} \\ \text{mastic du vitrier.} \end{array}\right.$

(J. FÉLIX.)

Pour rendre la pâte plus ductile, on peut ajouter encore une petite quantité de glycérine.

Tous ces caustiques, appliqués sur la lésion préalablement nettoyée, mais non raclée recommande GAUCHER, y sont maintenus pendant un temps variable, au bout duquel le néoplasme se détache et tombe spontanément.

La méthode arsenicale connue en France depuis bien des années a été rénovée par le procédé de CZERNY-TRUNECEK, employé avec succès par LAVRAUD, DANLOS, JABOULAY et VORON, HENRIOT, A. COSTINIU (de Bucharest), PONTREMOLI (de Monaco), FROMAGET, CLARAC et VILLAR (de Bordeaux), MONSERET, de Montpellier, etc., etc., mais abandonné par DU CASTEL en raison de sa réaction inflammatoire.

Voici comment il faut procéder : après avoir soigneusement nettoyé et abstergé la surface épithéliomateuse, au besoin et de préférence même en la faisant saigner légèrement, on badigeonne avec l'une des mixtures arsenicales suivantes :

Acide arsénieux . . . .   1 gramme.
Alcool éthylique . . . . } ââ 75 grammes.
Eau distillée . . . . }

ou :

Acide arsénieux . . . .   1 gramme.
Alcool. . . . . } ââ 40-50 grammes.
Eau distillée . . . . }

L'application est généralement douloureuse pendant quelques heures, le lendemain on constate une escarre ; on pratique chaque jour un nouveau badigeonnage jusqu'à ce que l'escarre devienne jaunâtre, puis brune, et enfin noire ; alors elle se détache, on badigeonne de nouveau et on recommence jusqu'à ce que la croûtelle jaunâtre et peu adhérente indique la disparition totale du tissu néoplasique. On se trouve alors, au bout d'un temps variable entre trois semaines et trois mois (MARCEL VIGNAL), en présence d'une plaie bourgeonnante ordinaire.

GINESTOUS, pour diminuer la douleur, associe l'orthoforme à l'arsenic :

Orthoforme. . . . . } ââ 1 gramme.
Acide arsénieux . . . . }
Alcool. . . . . } ââ 40 grammes.
Eau. . . . . }

Dans le même but, DANLOS propose :

Chlorhydrate de cocaïne. . . . . } ââ 1 gramme.
Acide arsénieux . . . . }
Orthoforme . . . . 10 grammes.

NOTTA emploie la pâte de frère Côme ; HUE la modifie ainsi :

Acide arsénieux . . . . 1 gramme.
Gomme arabique pulvérisée 1   —
Talc pulvérisé. . . . . 12 grammes.
Cocaïne (chlorhydrate de) . . . . . . 1 gramme.
Traces de cochenille pour colorer légère-
    ment.

HARMET base son traitement sur la fixation par l'air de l'acide arsénieux, nécessitant par conséquent l'exposition permanente de la surface ulcérée à l'air libre ; il ne semble pas avoir obtenu de bons résultats de la méthode de CZERNY.

L'une des meilleures poudres pour le pansement est celle de LUCAS-CHAMPIONNIÈRE :

Poudre d'iodoforme . . . .)
   — de quinquina. . . . . } àà 100 grammes.
   — de benjoin . . . . }
   — de carbonate de magnésie . .)
Essence d'eucalyptus . . . .   12 gr. 50

Il est bon de noter, après TRUNECEK, que les badigeonnages arsenicaux constituent un excellent moyen de diagnostic; en effet, alors que dans les tissus sains l'arsenic détermine la formation d'une croûte jaune clair, il fait apparaître dans les tissus cancéreux une teinte d'un brun foncé ou noirâtre.

Contre les épithéliomes ulcérés, E. BESNIER et A. DOYON recommandent le bromure de potassium et le nitrate de plomb en poudre.

HARTZELL, de Philadelphie, a vu l'épithélioma de la face guérir complètement sous l'influence d'un emplâtre résorciné :

Résorcine . . . .   4 gr. 50
Cire blanche . . . . }
Résine pulvérisée . . . . } àà   6 grammes.
Huile d'olive . . . .   Q. S.

NIARCALIS prescrit :

Résorcine. . . . .   3 grammes.
Lanoline.   2   —
Vaseline   4   —

GAVINO assure n'avoir obtenu que des succès avec :

Acide nitrique fumant. . . . .   10 grammes.
Bichlorure de mercure   4   —
Papier Berzélius . . . .   Q. S.

pour faire une pâte fluide; 2 applications suffisent à douze jours d'intervalle l'une de l'autre.

Un fait indéniable, c'est que l'injection de calomel agit (passagèrement) sur le cancroïde (A. FOURNIER).

SHERWELL (de New-York) traite le *cancer de la peau* à l'aide du nitrate acide de mercure à 60 p. 100; il neutralise le caustique avec le bicarbonate de soude en nature.

D'autres auteurs ont employé soit sous forme de badigeonnages, soit en injections sous-cutanées, l'aldéhyde formique à 2 p. 100 (MEREDITH POWEL), préparée par le simple mélange d'une partie de formol du commerce avec dix-neuf parties d'eau distillée, les applications de formaline pure ou de glycérine formalinée à 30 ou 50 p. 100 (J.-D. MAC FEELY), les injections sous-cutanées d'eau savonneuse (WEBB, de Mulhouse) et de térébenthine de Chio (1) (LINGESTWOOD et SHAW-MACKENZIE, médecins militaires anglais), de gélatine (FRANZ HAUER).

On a employé les préparations d'or (chlorure), les acides chromique (DARIER), phénique, le peroxyde d'hydrogène, le suc gastrique, l'arsenic (BILLROTH) ; le permanganate de potasse en solution à 30 p. 100 après thermo-cautérisation (GALAND, de Cambrai) ; l'aristol (L. BROCQ), l'acide osmique (HÉRARD, de Bessé) ; l'acide acétique (ARNOZAN, GRUCHOT), la poudre de cynoglosse (ISACONAS et POULOPONTOS), l'acide picrique à 2 p. 100 (H. MOREAU et QUINQUAUD), l'hydrate de potassium ou de chaux à 0,5 ou 1 p. 100 (CARL-JACQUES ROSSANDER, de Stockholm), l'adrénaline (MARPLE, GASTON SARDOU, de Nice), en badigeonnages, qui calme la douleur et arrête l'hémorragie dans les épithéliomas ulcérés (MAHU, A. ROBIN, GASTON SARDOU, MARPLE, FIESSINGER, PASQUIER, de Saint-Martin-du-Bois, etc.). BLACK (de Jacksonville, Illinois) fait des pansements avec l'essence de casse.

On a utilisé l'éosine en badigeonnages ou en injections interstitielles (VON TAPPEINER) ; les couleurs d'aniline : fuschine (DYER), trichlorate d'aniline (MOSETIG), le carmin, le violet de méthyle [pyoctanine DE MERK], (STILLING, NEUDOERFER, MOSE-TIG MOORHOF, MANU, de Bucarest, GALEZOWSKI, LE DENTU, RICHELOT, GRIFFITH DAVIS, de New-York), qui a échoué dans les mains de LE BEC, le bleu de méthyle (MOSETIG-MOORHOF, ABADIE, COPPEZ, MEYER, DU CASTEL, LEPRINCE, A. DARIER, CLAVELIER et LANDREVIE, de Toulouse). LEPRINCE y adjoignait l'acide lactique.

DARIER a tracé la technique suivante :

Débarrasser d'abord la surface ulcérée des croûtes qui la recouvrent au moyen de cataplasmes antiseptiques et, s'il existe un bourrelet épidermique trop saillant, le toucher légèrement au galvano-cautère. Avant l'application du traitement, insensibiliser la surface atteinte au moyen d'une légère compresse d'ouate trempée dans une solution de cocaïne à 10 p. 100; puis

(1) Recommandée il y a plus de 30 ans par CLAY, de Birmingham.

la badigeonner entièrement avec un fin pinceau trempé dans une solution concentrée de bleu de méthyle :

Bleu de méthyle.	1 gramme.	
Alcool. . . . . }	ââ 5 grammes.	
Glycérine . . . . }		

toucher alors très légèrement toutes les parties teintées en bleu avec un stylet d'acier trempé dans une solution d'acide chromique au cinquième; il se produit une réaction couleur pourpre. Réappliquer du bleu une deuxième fois et terminer en lavant soigneusement le pourtour du mal, pour enlever l'excès de couleur. Panser ensuite avec des cataplasmes de fécule de pommes de terre ou de simples compresses au sublimé en permanence pour éviter la formation de croûtes. Répéter les attouchements quatre ou cinq fois à deux ou trois jours d'intervalle; puis ne plus se servir que du bleu de méthyle.

On compte pour la durée du traitement environ un mois par centimètre carré pour les épithéliomas superficiels.

Enfin, on peut noter les traitements par le sérum anti-cellulaire, le sérum d'animaux immunisés par les injections de blastomycète pathogène isolé des tumeurs malignes de l'homme (WLAEFF, de Saint-Pétersbourg), par la cancroïne extraite des tissus cancéreux (ADAMKIEWICZ), par les produits solubles du cancer des arbres, la nectrianine, extraite de la *nectria ortissima*, parasite du chancre des arbres (BRA et MONGOUR).

AUGAGNEUR a constaté des rémissions passagères à la suite d'injections de 8, 10 et 12 centimètres cubes de sérum d'âne.

De même, RICHET et HÉRICOURT avec du sérum d'animaux ayant reçu au préalable du suc cancéreux, ARLOING et COURMONT avec du sérum d'animaux normaux, EMMERICH et SCHOLL avec du sérum de mouton infecté avec le streptocoque ont obtenu des effets heureux mais passagers.

DELBET a proposé l'hémothérapie.

On a essayé les toxines du microbe de l'érysipèle (COLEY, GERNY, FEHLEISEN, G.-M. MOULIN, H. SPRONCK, d'Utrecht, RONCALI). ; les injections d'une émulsion de tumeurs cancéreuses (LEYDEN et BLUMENTHAL); l'inoculation de toxines extraites de l'urine (FLASSCHOEN, de Paris), l'injection du sang d'un malade atteint de malaria (LOEFFLER).

On a signalé des résultats passagers par inoculation de sérum anticancéreux préparé avec les organes d'animaux qu'on avait infectés spécifiquement (rouget du porc, charbon, etc.) (LOEFFLER, LE TOUX, de Vannes).

De même, TUFFIER avec du sérum antidiphtérique et antitétanique.

« Continuez, dit TUFFIER, les injections en variant la nature du sérum employé, et vous verrez leur effet s'atténuer progressivement; et bientôt la lésion et le malade resteront indifférents à votre thérapeutique. La maladie reprendra alors une marche inexorable, et peut-être plus rapide que si vous l'aviez abandonnée à elle-même. »

Il y aurait peut-être lieu de reprendre l'étude du traitement par les ferments hépatiques basé sur les recherches de E. Von LEYDEN, PETER BERGELL, LEWIN, STICKER, desquelles résulte que le suc de foie normal contient des substances détruisant rapidement le tissu cancéreux. Cependant, on a échoué avec la trypsine et la pepsine (traitement né de la théorie de BEARD, d'Édimbourg, W.-A. PUSEY, A. CARLE, de Turin, SHAW-MACKENSIE, de Londres).

Ces méthodes, intéressantes à coup sûr, sont bien à surveiller, car il y a du vrai dans l'appréciation formulée rudement par RONCALI : « Il est absurde de vouloir obtenir à l'aide d'une substance toxique un accroissement de la capacité de résistance de l'organisme, une augmentation de la puissance combative des leucocytes. Les leucocytes sont touchés et anéantis, dans les cas d'intoxication, comme les autres éléments anatomiques. »

LUCAS-CHAMPIONNIÈRE a dit : « La thérapeutique du cancer est certainement dans les médications qui modifient l'état des sujets. »

Lorsque les malades y consentent, la cautérisation ignée est préférable aux caustiques; on se sert du galvano-cautère ou de la pointe fine du thermo-cautère et l'on panse avec la pommade boriquée ou aristolée, la poudre de salol, d'aristol, les emplâtres de même nature, etc.

Le meilleur traitement médical consiste dans la rugination à fond avec la curette, enlevant complètement tous les tissus malades; l'hémorragie est arrêtée avec le coton hydrophile et l'on panse avec le chlorate de potasse (FILARETOPOULO, d'Athènes, L. BROCQ), en solution trois fois par jour, très douloureux, ou le chlorate de magnésie en pommade associé à la cautérisation ignée (HERSCHER et GAUCHER), les poudres de cynoglosse (TSACONAS et POULOPONTOS), de bismuth, d'aristol, de salol, etc.

CONCEPTION (de Valence) utilise ensemble le chlorate de potasse et l'acide acétique cristallisable.

Les agents physiques et naturels peuvent être mis à contribution avant l'intervention sanglante.

Il y a plus de dix ans nous avons guéri un cancroïde du nez à l'aide de l'air chaud. Actuellement, DOYEN recommande l'aérocautérisation et récemment ALIBERT (de Paris) a obtenu un succès avec la thermo-cautérisation chez un malade atteint de cancroïde de la face.

Le froid semblerait également devoir réussir (emploi du chloralyl ou anathyl par HOWITZ), mais a échoué (sous forme d'air liquide) entre les mains de BARTHÉLEMY, C.-T. PEARCE, PARKER et A. CAMPBELL WHITE s'en seraient montrés satisfaits.

SAUERBRUCH a traité avec succès à l'aide de l'acide carbonique congelé des épithéliomes de la face.

REBOUL (de Nîmes) a obtenu une excellente cicatrisation dans cinq cas d'épithéliomas cutanés superficiels de la face, en les recouvrant de feuilles d'argent laminé et stérilisé : précédemment ROLLIN et FOLLET avaient constaté l'action bactéricide de ce métal.

On a employé le courant continu : pôle positif sur la lésion, pôle négatif au voisinage ; BETTON MASSEY (de New-York) a utilisé le courant galvanique, parfois sous forme de petites lancettes en zinc amalgamé reliées au pôle positif. GUSTAVE DARIN a obtenu par l'application des courants continus la guérison d'une ulcération ombilicale (de nature maligne) datant de onze mois.

NEWMANN (de Philadelphie), J. INGLIS PARSONS (de Londres) ont employé l'électrolyse simple ; GARNAULT (de Paris) s'est servi d'une aiguille en or. FOVEAU DE COURMELLES, G. GAUTIER ont réussi avec l'électrolyse médicamenteuse. GEORGE ADAM (de San-Francisco) et DELINEAU ont obtenu des succès à l'aide de l'électrolyse cuprique interstitielle. STÉPHANE LEDUC (de Nantes) a guéri un cancroïde de l'aile du nez datant de cinq ans après une seule séance d'introduction électrolytique de l'ion zinc ; de même, JONES.

D'après TUFFIER, qui a expérimenté l'ion argent, le médicament traverserait bien la peau mais sans pénétrer plus profondément.

L'électricité statique a été employée diversement : FRESTIER et C. BECKENSTEINER ont imaginé d'électriser (ozoniser) l'eau au moyen d'une électrode d'or ; FRESTIER emploie cette eau chrysophore *intus* et *extra* : elle modifie toujours, dit-il (quand elle ne guérit pas) les épithéliomas de la peau et des muqueuses accessibles. J.-A. RIVIÈRE, LÉON LARRIVÉ, SUCHIER, de Fribourg-en-Brisgau. Nous-même avons employé l'électricité statique(1) : effluves et aigrettes ; nous avons obtenu quelques succès.

STREBEL (de Munich), BERGONIÉ, OUDIN, H. BORDIER (de Lyon), LACAILLE, J.-A. RIVIÈRE, DE NOBELLE et TYTGAT, DE KEATING-HART et G. JUGE, ALLAIRE, CZERNY (de Heidelberg), BIZARD, FLEIG, DELHERM, DESTARAC, etc., ont utilisé les courants de haute fréquence : fulguration de la lésion, avec ou sans intervention chirurgicale, par des étincelles uni ou bipolaires de plusieurs centimètres. DOYEN a préconisé la voltaïsation bipolaire (qui exige l'anesthésie générale).

« On doit, dit OUDIN, considérer l'étincelle de haute fréquence comme le traitement de choix des petits épithéliomas, préférable même à la radiothérapie, parce que beaucoup plus facile à employer dans certaines régions difficiles à atteindre, comme l'aile du nez ou l'angle de l'œil, et parce que, plus constante dans son action, plus rapide comme résultat immédiat, au moins aussi belle comme résultats éloignés, elle permet en une ou deux séances de détruire complètement les tissus malades et de ne détruire qu'eux, en laissant après elle une cicatrice parfaite. »

DE KEATING-HART combine actuellement la *mortification de la tumeur par étincelage* de haute fréquence avec l'*extirpation de la tumeur cadavérisée* par le bistouri.

La cure de lumière est déjà ancienne dans l'épithélioma, pour ne parler que des faits scientifiques.

Il y a longtemps que O. THAYER (de San-Francisco) s'est servi de la chaleur solaire concentrée à l'aide d'une lentille biconvexe. HIRSCHBERGER (de Francfort-sur-le-Mein), WIDMER ont eu, depuis, recours à l'héliothérapie directe.

VON TAPPEINER (de Munich) et JESIONEK agissent de même, mais après avoir badigeonné les lésions avec des substances fluorescentes (en particulier l'éosine à 5 p. 100).

Depuis FINSEN, les meilleurs résultats ont été obtenus par la lumière refroidie des diverses lampes à arc (BIÉ, L.-E. LEREDDE, GASTOU, FOVEAU DE COURMELLES, JACKSON, CHARLES R. DICKSON, de Toronto, Canada, STEINER, de Rome, E. KROMAYER).

En ce qui nous concerne, c'est à la lumière chaude et violette de l'arc que nous avons recours ; nous avons toujours constaté un arrêt subit dans l'accroissement de la lésion et souvent la curation complète dans les formes superficielles.

---

(1) Action déjà connue au dix-septième siècle (MARAT, MAUDUYT, CAVALLO).

MORTON (de New-York) a conseillé en radiothérapie l'emploi combiné des rayons X et des injections de chlorhydrate de quinine comme substance fluorescente mêlée au liquide sanguin et capable d'émettre de la lumière sous l'influence des rayons de ROENTGEN.

Ce sont les rayons X qui ont été le plus employés. « Si la radiothérapie ne guérit pas toujours, dit BÉCLÈRE, n'est-elle pas le meilleur des palliatifs ? » Pour MAUNOURY cependant « seuls certains épithéliomas cutanés superficiels sont curables par les rayons X ».

C'est en effet dans ces formes que les plus beaux résultats ont été contatés par des centaines pour ne pas dire des milliers d'observateurs : depuis STENBECK et MAGNUS MÖLLER (de Stockholm), L. FREUND et E. SCHIFF (de Vienne), BERGONIÉ (de Bordeaux), FOVEAU DE COURMELLES, O. VON PETERSEN (de Saint-Pétersbourg), MARSCHALKO (de Kolozsvâr), GUIDO HOLZKNECHT, G. P. COROMILAS, CH. NOGIER (de Lyon), J. BELOT, J. REBOUL, TUFFIER, HARET et DESFOSSÉS, HEURARD (de Bruxelles), W.-B. COLEY, MONTGOMERY, LEWIS JONES, W. J. MORTON (de New-York), W. JOHNSON et W. MERRILL (de Washington), DANLOS et GASTOU, BÉCLÈRE, MONOD, LEREDDE, J.-F. RINCHART (de Oakland), J.-A. RIVIÈRE, LASSAR, LESSER, SJÖGREN et SEDERHOLM, FERGUSSON, W. MERRILL, A. DARIER, L. BROCQ et BISSÉRIÉ, CLARENCE-EDWARD SKINNER (de New-Haven, Connecticut), LACAILLE, H. DOMINICI, J. DE NOBELLE (de Gand), JAMES SEQUEIRA, HOLL EDWARDS, E. ALBERT, AUDAN, WEIL et GAULLIEUR L'HARDY, HARET, MALCOLM MORRIS, AUDAN, THOR STENBECK, BOLLAAN, W. JOHNSON, P. V. BRUNS, CHAMBERLAIN, TOWLE, H. B. WILLIAMSON, TAYLOR, SHIELDS, SWEET, PUSEY C., etc., pour ne citer que la mineure partie de ceux qui ont été plus particulièrement satisfaits de l'emploi des rayons de ROENTGEN dans la cure des épithéliomas ; les cellules néoformées étant très sensibles aux rayons X (BEAUJARD).

« La méthode, dit W. A PUSEY, peut défier la comparaison, si l'on compare ses résultats avec ceux obtenus par tout autre procédé. »

L'enthousiasme des uns n'a pas empêché certains auteurs (et ils sont nombreux aussi) de signaler les insuccès, voire les méfaits attribués à tort ou à raison aux rayons X (C. W. ALLEN, GUILLEMONAT, GASTOU et DECROSSAS (1), DANLOS, LÉVY et RIVES, TÉDENAT (de Montpellier), etc., etc.

(1) Pour ces auteurs, la radiothérapie pourrait déterminer la propagation rapide aux ganglions.

« Pour les cancers superficiels, dit ce dernier, elle fait perdre un temps précieux et si elle n'est pas cause active d'aggravation, elle en est occasion. »

Quelle part faut-il faire à chacune des opinions opposées ? qui faut-il incriminer dans les échecs : la lésion ou la technique ? l'avenir le dira. Pour l'instant, on peut s'en tenir au conclusions fort justes de L.-M. Pautrier :

« 1° Dans le traitement de l'épithéliome cutané, la radiothérapie constitue, sinon une méthode exclusive, du moins la méthode de choix. Dans les formes bénignes, où d'autres traitements peuvent se substituer à elle, elle donne toujours des résultats au moins égaux, sinon supérieurs. Dans les formes graves, l'ablation chirurgicale, suivie de radiothérapie, pourra être employée s'il s'agit d'un épithélioma du tronc ou des membres, mais la radiothérapie seule devra toujours être préférée, s'il s'agit d'une tumeur de la face.

2° En ce qui concerne le traitement de l'épithélioma des muqueuses et, en particulier, le traitement du cancer de la langue, il est impossible, à l'heure actuelle, de formuler une appréciation.

L'impression qui se dégage des faits publiés paraît plutôt défavorable. Cependant, ces faits sont encore trop peu nombreux pour qu'on puisse s'en tenir là. L'étude de cette question doit être poursuivie.

3° La radiothérapie du cancer des muqueuses soulève un autre problème que l'expérimentation doit élucider : nous voulons parler de l'action des rayons de Roentgen sur les adénopathies cancéreuses, qui est aujourd'hui très mal connue.

4° L'ablation chirurgicale devra toujours être préférée à la radiothérapie dans le traitement du cancer du sein, chaque fois que l'opération est possible. Mais celle-ci devra être suivie, le plus rapidement possible, d'irradiations au niveau de la cicatrice, de l'aisselle et de la région claviculaire. On peut ainsi espérer éviter les récidives opératoires, qui sont encore aujourd'hui si fréquentes. L'avenir nous fixera sur ce point.

Dans les formes inopérables, la radiothérapie amènera des améliorations souvent considérables, parfois des rémissions plus ou moins prolongées ; elle agit en même temps sur l'état général, vraisemblablement en amenant la disparition des douleurs. »

Le radium a eu également sa part de succès dans le traitement des épithéliomas et certains auteurs n'hésitent pas à le préconiser à la place des rayons X.

On emploie généralement les sels de radium : Béclère, qui se sert du bromure de radium, a fait construire un instrument spécial qui permet de traiter, centimètre carré par centimètre carré, la région malade. Dans la pratique, on pourra, comme l'a fait remarquer Foveau de Courmelles, utiliser de faibles radio-activités en pommades, tubes, etc.

Le pouvoir du radium contre l'épithélioma cutané a été mis en valeur par Abbe (de New-York), Foveau de Courmelles, Béclère, Alfred Exner (de Vienne), Schiff, Pozzi et Zimmern, Pérugia, Gussenbauer (de Vienne), Davidson (de Londres), Schamberg, Laurence, Danlos, de Beurmann, Wickham et Degrais, A. Darier, Bayet, de Bruxelles, Guido Holzknecht, Mac-Intyre, Neisser, Schotz, Mac-Léod, E. Gaucher et H. Dominici (1), etc.

Les réactions observées et les résultats obtenus par les rayons de Becquerel sont sensiblement analogues à ceux des rayons X.

Perugia a constaté l'efficacité curative du radium dans un carcinome de la voûte palatine.

Pour Valude, la radiothérapie (radium ou rayons X) est d'une efficacité absolue dans les cas bénins, mais vouée à l'insuccès dans les cas difficiles.

Des échecs ont d'ailleurs été signalés (Phimmer, etc.) et, fait également important, des accidents plus ou moins sérieux (cas de Curie, Becquerel), radiumdermites, etc.

ÉRUPTIONS ARTIFICIELLES

Synonymie. — Éruptions toxidermiques (Prince O'Morrow et James C. White). — Éruptions toxiques d'H. Hallopeau et L.-É. Leredde.

Définition. — Ces éruptions peuvent être dues à des causes externes, à des contacts irritants divers appliqués directement sur la peau : *éruptions artificielles par action locale de*

(1) Pour ces auteurs, les épithéliomas de la portion muqueuse de la lèvre sont aggravés par les rayonnements de forte intensité (méthodes de Danlos ou de Wickham et Degrais), mais améliorés ou guéris par le rayonnement ultra-pénétrant (méthode de Dominici).

Hardy; *éruptions artificielles provoquées directes* de Bazin; *dermatites traumatiques et vénéneuses des dermatologistes américains, dermatoses traumatiques* ou *traumatismes cutanés* d'H. Hallopeau et L.-E. Leredde ou à des causes internes, ingestions d'aliments (intoxications alimentaires par les poissons de mer, les crustacés, les coquillages, la charcuterie) ou de médicaments (*éruptions hématogènes* (1) de Behrend), injections de sérums thérapeutiques (*éruptions sérothérapiques* de G. Thibierge) ; *éruptions artificielles de cause interne ou provoquées indirectes ou pathogénétiques* de Bazin ; *dermatites toxiques des Américains*, ou encore à des sécrétions microbiennes : choléra, diphtérie, fièvre typhoïde (P. Poleza, Gaillard, Quéyras, Broca), parfois en pleine convalescence (Hutinel) ; blennorragie (Orlipski) (2), urétrite médicamenteuse (Lewin, du Mesnil, Heller), colite (Galliard) (érythèmes infectieux déjà connus des anciens et bien étudiés de nos jours par Hutinel).

Enfin on pourrait faire rentrer dans ce cadre les éruptions observées chez les goutteux, les diabétiques, les malades atteints d'affections gastro-intestinales, hépatiques, rénales, etc. (auto-intoxications), dans la néphrite interstitielle chronique (Burlow), dans l'urémie (Lancaster, Mott); (chez ces derniers malades, ces éruptions d'abord maculeuses ou papuleuses, puis pustuleuses et eczémateuses, sont presque toujours d'un pronostic fâcheux (Lancaster), dans la trypanosomiase humaine chez les sujets de race blanche (Nattau, Larrier et Tannon).

C. Shelly a constaté un grand nombre de fois (47 fois sur 48 malades observés) au début de l'influenza une éruption vésiculeuse sur le voile du palais, qui serait un symptôme presque pathognomonique de la maladie.

Pour certains auteurs, ces érythèmes relèveraient d'une infection secondaire, comme l'érythème de la diphtérie dû au streptocoque (Mussy), l'érythème du choléra et de la fièvre typhoïde dû au coli-bacille (Lesage et Macaigne).

---

(1) Provoquées non par les substances médicamenteuses elles-mêmes, mais par des substances chimiques qui apparaissent dans le sang sous leur influence.

(2) Pour Buschke, les exanthèmes de la blennorragie seraient dus à une résorption du virus gonococcique.

J. Paulsen qui les a observés chez des enfants nouveau-nés atteints d'ophtalmie blennorragique en fait des phénomènes métastatiques.

ÉRUPTIONS ARTIFICIELLES DE CAUSE EXTERNE

Symptomatologie. — On ne saurait décrire les éruptions artificielles : non seulement tous les types de lésions élémentaires y sont représentés, mais ils se succèdent les uns aux autres, s'enchevêtrent les uns dans les autres, parfois dans un polymorphisme de nature à dérouter le débutant en dermatologie, auquel on peut donner le bon conseil, lorsqu'il hésite dans un diagnostic d'affection cutanée, de songer à une dermite artificielle.

Les éruptions, variables suivant l'agent provocateur, peuvent être :

Érythémateuses : iodoforme (NEISSER, WOLLICH, TAYLOR HEPFL, VALUDE) ; mercure, chrysarobine et acide chrysophanique, sulfate de quinine, arsenic, acide pyrogallique, acide picrique (G. THIBIERGE, PAUL THIERRY, MONTHUS, SCYPIORSKI, de Longwy, CASSEDEBAT) ; acide borique (NUSSBAUM, CH.-L. BEST) (1) ; ichtyol (H. HALLOPEAU et WEILL) ; europhène (TRAKA et R. U. TAYLOR ; orties, canne de Provence, oranges amères, vers à soie (mal de bassine) ; antipyrine provoquant un érythème roséolique (pseudo-roséole syphilitique [LOUIS WICKHAM] ; sécrétions toxiques de certains animaux, chenilles processionnaires, piqûres de moustiques, de puces, de punaises (MOREL LAVALLÉE) ; orthoforme (L. BROCQ, VEILLON) (2) ; acide phénique,

---

(1) Cet auteur a relevé dans la littérature médicale cinq cas et a observé lui-même un cas d'empoisonnement grave à la suite de lavages prolongés de plaies avec des solutions saturées d'acide borique, ou après des applications de poudre.

D'autre part, on a signalé une série d'accidents à la suite de lavements boriqués (*érythèmes polymorphes*, HERVIAULT) ; aussi comprenons-nous difficilement le traitement du muguet inauguré par ESCHERICH qui consiste à donner aux enfants un suçon formé d'un tampon de coton imprégné d'acide borique et enfermé dans un sac de batiste stérilisée et celui de la constipation chronique guérie par l'acide borique déposé sur la muqueuse anale ou insufflé dans l'ampoule (procédé FLATAU).

On aurait constaté la présence d'arsenic dans l'acide borique (LAUMONIER).

(2) De nombreux auteurs ont signalé les accidents dus à l'orthoforme ; MAILLAND, LAUNOIS, MICHEL (de l'Arbresle), WUNDERLICH, MIO-

salol (CARTAZ, MOREL-LAVALLÉE) ; eau oxygénée (MULLER) ; chlorure de méthyle (TENNESON).

On a observé un rash érythémateux scarlatiniforme ou ortié consécutif à des lavements d'eau savonneuse ou d'eau salée (CRAWFORD).

Urticariennes: piqûres d'orties, salol (TALAMON), orthoforme (L. BROCQ) ; acide borique (NUSSBAUM) ; ion chromique (STÉPHANE LEDUC) ; spartéine (E. PETIT, de Lille), piqûres de guêpes (urticaire généralisée (P. LÉGER, de Caen) ; piqûres de l'acare des grains (*Aleurobius farinæ* [BOUNHIOL], *parasite du foin et de l'orge* (G. MARTIN, CAMBILLET).

Purpuriques: punaises, puces, moustiques (purpura pédiculaire) ; iodoforme (très rare) ; acide borique (NUSSBAUM) ; ion lithium (STÉPHANE LEDUC).

Papuleuses : ipéca, digitale (FRIEDHEIM), ion chromique (STÉPHANE LEDUC) ; iodacétone (GALLOIS et COURCOUX), baume tranquille (VARIOT et DUFESTEL).

Vésiculeuses : arnica, thapsia, mercure, térébenthine, iodoforme (CATHELINEAU, COLLIGNON, NEISSER, WOLLICH, KONIG) ; sulfate de quinine, arsenic, canne de Provence, oranges amères, acide picrique (H. HALLOPEAU et VIEILLARD) ; acide phénique, salol (E. VIALLE).

Pustuleuses : sulfate de quinine, arsenic, huile de croton, acide phénique, huile de cade (acné cadique), chlore (acné chlorique) chez les ouvriers qui en manipulent les dérivés, hydroxyle O. H. (STÉPHANE LEDUC), salol (E. VIALLE), composés arsenicaux, digitale (FRIEDHEIM), baume du Pérou (1), calomel (A. FOURNIER), canne de Provence, oranges amères, certaines actinies, térébenthine, opium (sous forme de mouche, H. GOUDARD).

MOREL-LAVALLÉE a observé à la suite d'une application d'essence de térébenthine une éruption eczémateuse qui pouvait être attribuée à deux ordres de phénomènes, les uns dépendant de l'action irritante directe sur les téguments, les autres sous la dépendance d'une intoxication générale par absorption.

DOWSKI, VOIGT, etc., etc. Cette substance, dit L. BROCQ, est des plus dangereuses ; elle donne souvent lieu à des éruptions artificielles quand on l'applique sur une dermatose.

(1) H. HALLOPEAU et LÉRI ont observé une dermite pustuleuse chez un enfant galeux à la suite d'une friction avec le baume du Pérou. Une mort rapide par intoxication a suivi des frictions faites avec ce produit.

Il en est de même pour l'eau oxygénée commerciale (Courtade) (1) et surtout pour l'iodoforme (Floucaud, Hoepfl, Koenig, Zeller) dont les méfaits en chirurgie ne se comptent plus (*iodoformisme chirurgical*, Tussau) à tel point que nombre de chirurgiens ont absolument renoncé à son emploi (Brun, Cazin, Iscovesco, Kocher, Le Dentu, Terrier, etc.).

Bulleuses: iodoforme (rarement, Wollich), cantharide, certaines anémones de mer, acide phénique, salol (E. Vialle), ion arsénieux (Stephane Leduc).

Escarrotiques : iodoforme (rarement), arsenic, arnica, chaux, potasse, acide phénique, surtout chez les diabétiques (Pouchet) (2).

Gangreneuses : bains phéniqués (Vallas, de Lyon).

Cyanotiques : lysol (3).

Anomochromiques ou pigmentaires : mélanodermie et tatouages chez les ouvriers qui fabriquent les briquettes de houille (Manouvrier, Poncet et Étienne Rollet, de Lyon); sidérose des piqueurs de meule (Blashko) ; *hyperchromie* à la suite de pulvérisation de chlorure de méthyle (Tenneson).

Ictère survenu à la suite de pansements à l'acide picrique (Roger Voisin) et à l'acide phénique (R. Landau) (4), et après des injections vaginales avec une solution de lysol à 1 p. 100 (Kramer).

On a signalé sous le nom d'*ochronose* un curieux symptôme d'intoxication phéniquée au cours de laquelle on voit se produire surtout au niveau des parties cartilagineuses du visage: oreilles, nez, paupières, une coloration brune, parfois noirâtre sur les muqueuses et la cornée.

---

(1) Dans l'eau oxygénée du commerce on trouve de l'acide chlorhydrique, de l'acide fluorhydrique, de l'acide oxalique.

(2) Tillaux, Laugier, Lucas-Championnière, J. Carle, de Bordeaux, Gaston Cotte, de Lyon, ont constaté des accidents gangreneux à la suite d'applications prolongées de solutions phéniquées ou d'acide phénique pur ; toutefois certains auteurs estiment que les solutions sont plus redoutables que l'acide phénique pur (Levai, Lucas-Championnière) ; Bardet a toutefois établi des expériences desquelles paraît ressortir que les solutions glycérinées d'acide phénique ont le pouvoir antiseptique des solutions aqueuses sans en avoir la causticité.

(3) Observation d'un vétérinaire (Roeland) frictionnant un cheval atteint de gale avec du lysol à 2 1/2 p. 100.

(4) Senator a démontré que l'intoxication phéniquée peut produire un ictère toxique polycholique et que l'acide phénique, détruisant les globules rouges, peut par le fait déterminer un ictère hémaphéique.

L'acide chrysophanique peut donner lieu à un aspect *pseudo-phlegmoneux* de la peau.

Ces lésions coïncident souvent les unes avec les autres; certaines d'entre elles sont toutefois plus spéciales à certains irritants déterminés, exemple: la bulle pour la cantharide, la pustule pour l'huile de cade, le tartre stibié.

Enfin, on voit parfois de véritables affections cutanées (1) (eczémas, lichens, etc.) s'établir chez des sujets prédisposés atteints depuis longtemps ou fréquemment d'éruptions artificielles.

Les symptômes subjectifs varient avec l'agent producteur de la lésion, avec l'intensité de cette dernière et avec la sensibilité de l'individu atteint.

Ce sont, en général, des sensations de chaleur, de cuisson, de démangeaison ; parfois, lorsqu'elles sont intenses, on a constaté de la fièvre, de l'anorexie, de la céphalalgie, etc.

Siège. — Ces éruptions siègent toujours aux endroits irrités, mais peuvent, dans certains cas spéciaux, se généraliser.

Pronostic. — Le pronostic est toujours favorable en raison de l'adage: *sublatâ causâ, tollitur effectus ;* il peut néanmoins être assombri par suite d'une complication, relativement fréquente, consistant dans le développement d'une dermatose véritable, sous la dépendance de certaines conditions de terrain, encore mal déterminées, mais en rapport avec une faible résistance individuelle.

Diagnostic. — En dehors des commémoratifs, les éruptions artificielles de cause externe possèdent des caractères qui

---

(1) Eczéma artificiel dû à la menthe poivrée (GALEUSKI), à la teinture d'arnica, au terpinol, au savon au formaldéhyde ; eczéma périlabial à la suite de dentifrices au salol (CARLE et PONT, E. BESNIER, G. THIBIERGE, R. SABOURAUD, NOUS-MÊME).

Tous les dermatologistes s'accordent pour signaler le danger de l'usage du salol que LEREDDE considère comme un agent si dangereux qu'il faudrait l'abandonner à tout jamais. CARLE et PONT trouvent cette opinion excessive, mais admettent qu'elle contient une grande part de vérité.

Le salol, supporté sans gêne à hautes doses par le tube digestif, est au contraire facilement décomposé en applications externes, par les pommades et les corps gras, en ses deux composants si toxiques.

leur sont propres et qui permettent de les distinguer ; ce sont :

1° Le siège : régions découvertes comme la face, les mains, les avant-bras, ou facilement accessibles comme les régions génitales ;

2° La limitation à la région sur laquelle a agi la cause provocatrice ;

3° La forme bien nette dans certains cas ;

4° La symétrie complète dans certains autres ;

5° Enfin l'évolution.

Étiologie. — Ces éruptions se produisent sous l'influence d'agents irritants d'ordres différents :

Agents atmosphériques, physiques et naturels : le froid : gelures et engelures, celles-ci plus fréquentes chez les enfants et les adolescents lymphatiques, localisées surtout aux extrémités et se montrant sous forme de lésions érythémateuses, bulleuses, papuleuses ; l'angiokératome en serait souvent la suite (W. Dubreuilh) ; — le chaud : *acné des fondeurs* d'Hillairet ; — le vent ; — la chaleur du feu ; — le soleil : *eczéma* ou *érythème solaire* (1), *érythème igné* ou *calorique, dermatitis calorica, eczema caloricum ;* — l'électricité : *coup de soleil électrique* (Turner, Defontaine, Maklakoff) ; *brûlures électriques* (Carlos Oliveira Nery) ; *érythème lumineux* (Desprez).

L'érythème solaire (coup de soleil) et l'érythème électrique sont dus non pas à la chaleur (Bouchard, Charcot, Widmack et Nous-même), c'est-à-dire à l'action des rayons calorifiques, mais à l'action des rayons chimiques ultra-violets.

C'est pour cela que les explorateurs et les alpinistes sont passibles de l'érythème solaire par suite uniquement de la réverbération de la lumière sur la glace, la neige ou une simple nappe d'eau.

Le soleil ou la lampe à arc (2) ne provoquent que des lésions, la plupart du temps relativement bénignes (3) : érythèmes dou-

---

(1) Cet érythème présente parfois le caractère spécial d'être récidivant (Dreyfus).

(2) Foucault fut atteint d'ophtalmie en maniant une des premières lampes à arc. L'ophtalmie électrique est aujourd'hui relativement fréquente.

(3) Néanmoins on a également constaté (Hutchinson, Woodruff, Nevins Hyde) le développement d'un épithélioma à la suite d'une dermatite provoquée par les rayons solaires.

loureux (1) et quelquefois lésions bulleuses (2) (*hydroa vacciniforme* de Bazin, *summer-eruption* de J. Hutchinson) suivies de cicatrices.

Les rayons X donnent lieu à de véritables accidents allant de l'érythème simple (*érythème électrique, érythème radiographique* (Paul Richet et Albert Londe), la pigmentation et la chute des poils (Balzer et Monsseaux, L. Brocq, Darier, Barthélemy, S. Conrad Schiff, Oudin, G. Gautier) en passant par les vésicules et les phlyctènes jusqu'aux escarres et aux ulcérations les plus graves (*dermatites* et *dermites radiologiques, radio-dermites*); aux lésions trophiques de la peau et des ongles (*main de* Röntgen des Allemands).

La littérature médicale française et étrangère fourmille déjà d'observations de ce genre (faits de Thomson, Conheim, Wirchow, Radcliffe Cröcker, Sorel, du Havre, Bizard, Laussedat, Lévy-Bing, Barthélemy, Paul Richer et Albert Londe, Gilchrist, de Baltimore, Apostoli et Planet, Bernard et Ruotte, E. Destot, Bordier, L. Salvador, de Lyon, Henry C. Drury, de Dublin, Patrick Cassidy, Jeanselme, Balzer et Monsseaux, Février et Gross, de Nancy, etc., etc., sans parler des cas ignorés (officiellement) dont les observateurs furent quelquefois les victimes).

On a signalé des manifestations *myxœdémateuses* (Peppo Achioté, de Constantinople), et, fait plus grave, la production de véritables épithéliomas (Rielt, de Vienne, Sick, Wyss, Mac-Leod, Mendez da Costa, Ch. A. Porter, Ch. J. White, de Boston) (3).

D'après Unna, la dermatite consécutive à l'action des rayons de Röntgen présente trois types distincts: 1° la dermatite aiguë survenant chez des individus radiographiés dans un but diagnostique; 2° la dermatite chronique des radiographes pro-

---

(1) Dans les usines où l'on opère des soudures à l'aide de lampes à arc. les ouvriers dont les bras sont nus offrent souvent des accidents analogues à ceux provoqués par le coup de soleil.

(2) Les immigrants américains originaires du nord de l'Europe sont souvent atteints sur les parties exposées à la lumière de graves dermatites solaires caractérisées par une rougeur intense et de grosses bulles.

Ces immigrants sont particulièrement susceptibles aux piqûres de moustiques provoquant chez eux une véritable dermatite veineuse.

(James C. White).

(3) Linderborn a rapporté 29 cas avérés de tumeurs dues aux rayons de Röntgen parmi lesquels 25 épithéliomas.

fessionnels; 3° la dermatite chronique qu'on provoque à dessein chez des individus atteints d'affections cutanées. D'une façon générale, cette dermatite est rare; si l'on fait abstraction du cas où il s'agit d'une véritable idiosyncrasie, elle tient soit à la durée de l'exposition aux rayons X, soit à la répétition trop fréquente de séances, soit enfin à la trop grande proximité du tube de CROOKES. Mais les agents effectifs de la dermatite sont à la fois les rayons mêmes et les courants électriques. Ce qu'il y a de remarquable dans ces dermatites, c'est qu'il existe toujours une période d'incubation de trois semaines environ.

Dans le lambeau de peau qu'il a examiné, UNNA a trouvé une accumulation de pigment dans les couches superficielles du chorion et une modification du tissu collogène. Les fibres collogènes sont tuméfiées, prennent avidement la couleur d'orcéine et présentent une dégénérescence basophile particle.

Les autres formes d'électricité, employées en médecine, ont été également incriminées:

LORRY dit avoir observé un cas où l'étincelle électrique avait occasionné le développement à la peau de taches que l'on ne parvint jamais à faire disparaître. Elles étaient peut-être consécutives à des lésions analogues aux exulcérations que nous avons vues se produire à la suite d'applications un peu rudes d'étincelles statiques.

D'autres auteurs ont noté des lésions : rougeurs, vésicules, escarres, etc., développées à la suite d'applications de courant galvanique et qui ne sont souvent nullement en rapport avec l'intensité employée,

H. KOEBNER a observé ces troubles trophiques se produisant régulièrement chez une malade et ne pas reparaître quelques semaines plus tard avec le même traitement appliqué dans les mêmes conditions.

L'irritation cutanée développée par le courant galvanique semble plus intense et plus fréquente lorsqu'on a recours à la thérapeutique ionique (cas de G. HASTEMBERG, etc.).

Enfin, le dernier venu des agents physiques et naturels, le radium, a déjà quelques méfaits à son actif, de même que les substances radio-actives (faits de H. BECQUEREL, CURIE, HALKIN, LONDON, WALKOFF, GIESEL, W. SCHOLTZ, J. REHNS, F. RAYMOND et A. ZIMMERN).

Parasites animaux : puces, *pulex irritans*, poux, acares, guêpes, abeilles (P. LÉGER, de Caen) [d'après LAMARCHE, médecin-apiculteur, les piqûres répétées immuniseraient contre le venin].

cantharides, scorpions, méduses, etc., chenilles, déjections de la liparia auriflua (MASURE), vers à soie (*mal de vers ou de bassine, dermatite des dévideuses ou fileuses des cocons de vers à soie*), anémones de mer (*maladie des pêcheurs d'éponges* (SKRIVAS, d'Athènes), ixodes ou tiques (*ixodes reduvius ou ricinus*) argas, rougets ou vendangeurs, *leptus autumnalis*, dermanysse, *dermanyssus gallinæ* (*prurigo dermanyssique* de MÉGNIN), cousins, punaises, *acanthia lectularia*, *cimex lectularius*, moustiques (1), culex, chiques, *pulex penetrans*, *rhynchoprion penetrans* (L. PERRIN) muscides et œstrides, etc. (2).

Parasites végétaux : trichophyton tonsurans, microsporon furfur, achorion SCHOENLEINII.

Substances âcres et irritants divers végétaux: farine de moutarde, sucs végétaux divers (euphorbes, primevères (3), W. DUBREUILH, NESTLER, DUBOIS-HAVENITH), renoncules, rhubarbes, les feuilles d'eucalyptus (GALEWSKY), les chrysanthèmes, thuya, rhus, les feuilles de scille, appliquées sur une brûlure et inoculant le suc par les raphides des squames (TILLOY), les pêches au moment de la cueillette (fait observé aux États-Unis), huile de cade, poils de chenilles ou de plantes (*erythema venenosum*), huile de jusquiame, arnica montana, canne de Provence (4), roseau (*maladie de Sainte-Maxime*, HECKEL, de Marseille), teinture de cachou, lin, quinine, oranges amères, huile de noix d'acajou enduisant les gousses de vanille (HARNING, de Hambourg). (BROCQ et FAGE pensent que l'arôme de la vanille joue un rôle particulier dans la production de l'éruption, mais nous devons faire

---

(1) A Paris même les eaux stagnantes de la Bièvre en favorisent le développement (FARABEUF).

(2) Chez une vieille femme qui souffrait depuis six mois d'un exanthème en partie vésiculeux, en partie squameux, FISCHER, de Breslau, a vu le grattage des vésicules mettre en liberté de petits insectes ailés qui étaient vivants et finissaient même par s'envoler. C'étaient des Braconides longs de 6 millimètres et pourvus d'une tarière longue de 5 millimètres. Les entomophages peuvent donc parfois pondre leurs œufs même dans la peau de l'homme, mais le fait constitue une rare anomalie.

De même GUIBERT, de Chateaubriant, et H. MALHERBE, de Nantes ont observé un cas curieux de douve sous cutanée (*distoma hepaticum*) et SAMSON, après SOKOLOCO de véritables vers, ayant l'aspect d'une larve d'insecte.

(3) Particulièrement les *Primula obconica* et les *Primula sinensis*.

(4) On a trouvé dans la poudre des feuilles et dans les vésicules des sujets atteints un bacille : bacillus graminearum (GIOVANNI MONTANO, de Milan).

remarquer qu'elle ne siège que sur les parties découvertes) (1),
sucre, huiles essentielles, térébenthine (chez les peintres),essence
d'amandes amères, poils de feuilles de primevère (OESTERREI
CHER, BLASCHKO), lupulin du houblon (DANLOS), huile de croton, thapsia, tartre stibié.

JOAL a observé des exemples indiscutables d'urticaire provoquée par des émanations odorantes de lilas, jacinthes, lis, roses,
et surtout des plantes aromatiques : mélisse, menthe, hysope,
angélique, et particulièrement l'absinthe.

On nous a signalé également une dermatite gangreneuse chez
les bûcherons employés à abattre les châtaigniers, et due, paraît-
il, à la présence d'une substance irritante le *phloobacène* provenant de la fermentation du tanin. Une maladie analogue serait
observée chez les individus manipulant le teck.

Irritants chimiques : goudrons et dérivés (*gale des goudronniers* de VOLKMANN), acides chrysophanique, pyrogallique, picrique, phénique (éruptions phénolées chez les chirurgiens, les phar-
maciens), chlorhydrique (eau de javelle chez les blanchisseuses
et les plongeurs), ichtyol (H. HALLOPEAU et WEILL), alcalins, carbonate de potasse, bisulfite de soude, agents réducteurs (chez les
photographes et les chimistes), en particulier le métol (BEERS)
et le formol (*Épidermatite des photographes*, E. MASSART, de
Honfleur), iode, iodoforme (WOLLICH, NEISSER), orthoforme,
salol, arsenic, couleurs d'aniline (chez les teinturiers) (2), mer-

---

(1) LAYET attribue la dermatite à la présence d'un acare spécial.

(2) Les teintures diverses ont fréquemment provoqué des accidents
cutanés et généraux sérieux, mortels même (cas de SCHOTTEN): CATHE-
LINEAU, J.-V. LABORDE et MEILLÈRE, L. BROCQ, GEORGES PETIT, DE
BEAUVAIS ont pu incriminer dans les teintures capillaires le chlorhydrate de paraphénylènediamine, la résorcine, le diamidophénol (cas
suivi de mort, GALLOIS).

D'autre part, on a cité de nombreux cas d'accidents dus à l'usage
de chaussures teintes ou cirées avec des produits à base d'aniline et
de toluïdine (LELOIR, L. LANDOUZY et DE BEAUVAIS, GEORGES BROUAR-
DEL et A. RICHE et L. THOINOT, MONGOUR, de Bordeaux), de gants ou
de chaussettes teints en rouge avec l'aurantia, un héxanitrodi-phény-
lamine (PUY-LE-BLANC, de Royat), la fuchsine (BARTHÉLEMY), l'aniline
(BALL, BLACHE), de bas de soie teints avec une préparation à base
de chlorure d'étain (JOLLES), de chaussettes teintes en noir et vert
d'aniline (BALZER et GAUCHERY) et qui subissant au contact de la
sueur une oxydation exagérée produisaient de la quinone, principe
volatil des plus irritables (BALZER et PORTES). Nous-même avons soigné
chez une jeune fille un eczéma artificiel dû nettement au port de

cure [hydrargyrie fréquente, parfois mortelle (cas de Sackin, Crippa et Feichtinger, et dernièrement Stein, de Gœlitz), à la suite de frictions avec les onguents mercuriels, les pommades au calomel, et les lotions au sublimé (A. Fournier) *hydrargyria mitis, febrilis, maligna, scarlatiniformis, eczéma mercuriel* (1), l'usage interne du calomel (Robinson, de Constantinople); des injections intra-musculaires (C. Nicolle et Delamare). Une idiosyncrasie spéciale est une condition *sine quâ non* de l'hydrargyrie pathogénétique, le froid humide, dit Alley, en serait une cause occasionnelle], litharge (fait de Paessler à la suite d'un traitement topique de l'eczéma par l'emplâtre diachylon), nitrate d'argent, sulfate de cuivre (Tarnier), bichromate de potasse, chlorure d'éthyle en pulvérisations (Tenneson), chlorure de sodium ou de potassium (dans la fabrication du chlorure de chaux et de la soude ou de la potasse par l'électrolyse du chlorure de soude ou de potasse (*dermatose chlorique électrolytique* de Paul Fumouze), *acné comédon généralisée* d'origine chlorique chez les ouvriers employés à la fabrication du chlore par l'électrolyse du chlorure de sodium (Thibierge et Pagniez, Hallopeau et Lemière). Herxheimer, Louis Rénon et Latron ont également publié des cas intéressants de malades atteints d'acné comédon (et de

gants de fil teints avec du chromate de plomb qui devrait être remplacé par le chromate de zinc.

Cathelineau a observé une éruption pustulo-érosive due très probablement à une chemise de couleur bleue sur laquelle on trouvait de l'arsenic.

Les fards peuvent être également incriminés : les blancs sont composés de céruse, les rouges au lieu de carmin contiennent de la fuschine et du vermillon; Milian a vu une dermatite labiale extrêmement suintante et douloureuse à la suite de l'application d'un fard rouge de mauvaise qualité de même qu'un eczéma aigu des paupières consécutif à l'emploi d'un crayon bleu dans lequel l'analyse chimique a révélé la présence d'azotate de baryte.

(1) Il est intéressant de signaler les symptômes inflammatoires (chaleur, brûlure, suppuration même) observés sur les muqueuses buccales (Eilertsen) chez les porteurs de dentiers en caoutchouc durci (vulcanite) rouge et rose, colorations obtenues avec le vermillon (sulfure de mercure) qui se transforme en albuminate (sel soluble).

Cette *maladie du caoutchouc* s'observe surtout chez ceux qui négligent les soins de propreté de l'appareil et de la bouche laquelle se prête merveilleusement aux fermentations microbiennes (Frenkel) qui reçoivent une certaine virulence de sels mercuriels en trop faible quantité pour les détruire (Maurel, de Toulouse).

tuberculose pulmonaire) à la suite d'intoxications professionnelles par les vapeurs de chlore ; le chlore, d'après CHASSEVANT, agirait en provoquant une hypersécrétion des glandes sébacées, et en modifiant le sérum produit, le solidifiant et élevant son point de fusion de telle sorte que cette substance séjournant dans les conduits glandulaires y forme les comédons.

Le vernis, la chaux (dans la fabrication des couleurs d'aniline, BLASCHKO), le plâtre, le ciment chez les maçons (*lichen polymorphe mitis* d'E. VIDAL).

Toutes ces manifestations constituent les éruptions professionnelles ou dermatoses professionnelles (*gale des épiciers, gale du ciment, eczéma professionnel, eczéma des blanchisseuses, acné des fondeurs, eczéma des galvaniseurs* dû au nickelage galvanique (KRISTIAN GRON, etc., etc.).

A noter encore :

Le savonnage quotidien (*dermite savonneuse*) chez les jeunes enfants (TENNESON), et chez les femmes du monde (une cliente de MERRILL RICKETTS se lavait la figure à fond treize fois en douze heures !).

L'hydrothérapie sous certaines formes a pu aussi être incriminée : BARBIER signale l'irritation produite par des compresses imbibées de solutions salines fortes analogues aux eaux-mères de Kreutznach.

Les bains chlorurés sodiques ont également déterminé des érythèmes, des sudamina, des éruptions papuleuses, de l'eczéma pustuleux (WÉGELÉ, E. DE LA HARPE, de Lausanne).

Les bains sulfureux chez les jeunes femmes, les enfants, les hommes à peau délicate provoquent facilement des éruptions artificielles, de même les bains de boue (*faux eczéma des boues*).

Les liquides et sécrétions de l'organisme comme le pus de la blennorragie, de la vaginite, du coryza, la sueur (*intertrigo*), la crasse, l'urine (*diabétides génitales*), les matières fécales (*érythème paratrimme* d'ALIBERT, *érythème lisse* d'H. HALLOPEAU et L.-E. LEREDDE), provoquent chez les nouveau-nés des érythèmes qui constituent étiologiquement une grande partie des dermites infantiles d'H. HALLOPEAU et L.-E. LEREDDE, dont ces auteurs admettent quatre formes : dermite érythémateuse simple, dermite érythémato-vésiculeuse, dermite papuleuse, dermite ulcéreuse.

Ce sont des affections analogues, mais non identiques qui ont été décrites sous les noms d'herpès vacciniforme (A. FOURNIER),

érythème vacciniforme infantile, syphiloïde vacciniforme infantile (E. Besnier), érythème vacciniforme syphiloïde et dermatite vacciniforme des jeunes enfants d'H. Hallopeau.

ÉRUPTIONS ARTIFICIELLES DE CAUSE INTERNE

Les éruptions artificielles de cause interne peuvent reconnaître pour cause tous les remèdes introduits dans l'organisme,
quelles que soient leur forme et leur nature.

Leur action nocive dépend d'une susceptibilité particulière du
sujet désigné sous le nom d'idiosyncrasie à laquelle s'ajoute souvent l'anaphylaxie (1).

Symptomatologie. — Malgré que, comme le dit A. Fournier, la plupart des médicaments (mercure, copahu, etc.) aient
leur style éruptif, ces éruptions peuvent affecter tous les types :
elles se présentent sous forme :

D'*érythèmes* : stramoine, sulfonal, mercure, salicylates et
acide salicylique, borax, chloral, quinine, antimoine, copahu,
santal, cubèbe, térébenthine, iodures alcalins, bromures,
opium (2), morphine (Pignatti. Morano), seigle ergoté, lactophénine (Strauss, de Giessen), antipyrine (*rougeole antipyrinique*) (3), (particulièrement si le sujet prend en même temps du
vin ou de l'alcool, Labric), belladone et atropine, santonine (4),
véronal (Kuhn), acide phénique (G. Thibierge), acide chro-

---

(1) Mot de Richet qui désigne un phénomène consistant dans la
diminution de la protection de l'organisme à l'égard des substances
toxiques, la faculté pour un sujet d'être plus impressionné par une
seconde injection de sérum par exemple que par la première, par la
troisième que par la seconde, etc.

(2) Bergé a observé un cas curieux d'éruption scarlatiniforme typique avec desquamation à la suite de l'absorption de sirop d'opium
prescrit contre un catarrhe bronchique : celui-ci alternait avec l'éruption suivant que le sirop était pris ou non.

(3) A noter l'opinion de Verrière pour qui l'antipyrine préparée depuis quelque temps peut seule être cause d'éruptions.

(4) Nous avons vu fréquemment en ville des érythèmes scarlatiniformes diagnostiqués « scarlatine » alors qu'il s'agissait de l'ingestion
de quelques bonbons de chocolat à la santonine ordonnés par le phar-
macien contre les vers. On juge des suites ennuyeuses de l'erreur :
déclaration officielle, isolement, séjour à la chambre, exclusion de
l'école, désinfection, etc.

mique (G. Thibierge), cacodylate de soude (Baldocci), [Balzer a observé une véritable dermatite exfoliatrice à la suite de l'administration du cacodylate de soude; Breton (de Dijon), un érythème scarlatiniforme dû aux injections sous-cutanées de cacodylate de soude; Köbner, un cas analogue à la suite du sulfate de quinine]; pyramidon (Klein), acide borique en lavements (L. Herviault), digitale (Traube, Morrow, Friedheim, de Leipzig), salol. [E. Vialle a relaté le cas très intéressant d'un nourrisson d'un mois atteint d'érythème papulo-vésiculeux consécutif à l'absorption du lait de la mère intoxiquée elle-même par le salol (1)], arsenic, bismuth (cas unique de W. Dubreuilh,) bromoforme, noix vomique, belladone, datura, jusquiame, ciguë, digitale, exalgine, ipéca, lactophénine (Strauss, de Giessen).

Tuberculine de R. Koch (2), sérum antidiphtérique (Sénator Berg, Ignatio Calvo, de la Havane), Romniciano (de Bucarest), V. Cuyrim (de Francfort-sur-le-Mein), sérum antitoxique de Behring (3), éruptions précoces post-sérothérapiques (d'Espine, de Genève, W. Dubreuilh), — les érythèmes tardifs considérés comme étant d'infection secondaire (Sevestre) (4), — les préparations thyroïdiennes, les dermatoses vaccinales bien étudiées par J. Patoir, Corlett, de Cleveland, et Courtellemont [éruptions vaccinales indirectes (Hervieux), éruptions cutanées postvaccinales (Despine), érythèmes circiné, ortié, figuré, vésiculeux — rash vaccinal (H. Dauchez), déjà connus des premiers vaccinateurs (5) : Jenner Pearson, Husson] : Ces éruptions

---

(1) L'enfant avait certainement absorbé du salol à l'intérieur.

(2) Les tuberculines de Koch, surtout la première lymphe de Koch, provoquent des roséoles maculeuses, papuleuses, des exanthèmes scarlatiniformes, des éruptions vésiculeuses en particulier l'herpès labial (Ewald), un érythème morbilliforme (Underwovd, Nous-même).

(3) D'après Llorente, certains chevaux fournissent un sérum prédisposant aux éruptions.

(4) Dans un cas cité par E. Gaucher, on constatait des abcès en série ininterrompue sous forme de petite épidémie.

(5) Il ne faut jamais vacciner un enfant atteint d'eczéma ; d'une part il risque d'avoir sur les régions eczémateuses des pustules vaccinales (des centaines dans un cas de Chambon et Saint-Yves Ménard); d'autre part, la vaccine peut par elle-même déterminer des poussées psoriasiques ou eczémateuses ; nous l'avons maintes fois constaté au cours de milliers de vaccinations que nous avons pratiquées quand nous étions Médecin-inspecteur des Écoles de la Ville de Paris et Médecin de l'Assistance Publique.

De même le grattage facilite l'inoculation de la vaccine sur les ré-

peuvent d'ailleurs affecter tous les types des lésions élémentaires ; et même l'*ictère* (LÜRMANN) ; à noter au point de vue pronostic que A. FOURNIER a vu un herpès vacciniforme avec gangrène vulvaire et péri-vulvaire suivi de mort subite.

De papules : arsenic, bromures, iodures, opium, calomel, morphine, chloral, antipyrine, iodoforme, borate de soude et acide borique, digitale, santonine (grandes papules urticariennes), vaccine, glande thyroïde.

De vésicules : iodoforme (1), santonine, arsenic, iodures, bromures, mercure, antimoine, antipyrine, belladone, huile de foie de morue, quinine, opium, tuberculine, eau de laurier-cerise (GAUCHER, BOISSEAU et DESMOULIÈRE), santonate de soude.

HUBERT cite des cas dans lesquels une éruption vésiculeuse sur le tronc et les membres fut la conséquence de l'administration de santonate de soude.

De pustules : arsenic, bromures, iodures alcalins, mercure, antimoine, aconit, rognons crus de porc (TEISSIER, de Lyon).

De bulles : iodures, bromures, arsenic, antipyrine, lactophénine, quinine, morphine (KEREN, CUMANOS, etc.), aconit, copahu, iodoforme, salicylate de soude, vaccine, mercure, cubèbe (A. FOURNIER).

Elles peuvent ressembler :

A l'urticaire (2) : moules, fraises, noix, copahu, antipyrine, chloral, quinine, mercure, sérum antidiphtérique (IGNATIO CALVO), salol, belladone, corps thyroïde, spartéine (F. COMBEMALE et E. PETIT), santonine (SIEVEKING, STEWART ABRAM, DE READING), acide salicylique (rare, dit G. THIBIERGE), antimoine, calomel, mercure (GLAZTEIN), salicylate de soude (GLAZTEIN), acide phénique, rognons crus de porc (TEISSIER, de Lyon) contre l'insuffisance rénale.

A l'acné : iodures et bromures (*dermatite tubéreuse, acné anthracoïde bromo-potassique*) ;

Au purpura : quinine, iodure de potassium (LEMOINE, A. FOURNIER, G. THIBIERGE), iodoforme, antipyrine, mercure,

gions eczémateuses. BESANÇON a rapporté le cas d'un enfant présentant dans ces conditions une vaccine généralisée du visage absolument comparable à une véritable éruption de variole.

(1) NEISSER a vu deux fois un eczéma de l'anus et du périnée succéder à l'emploi d'un suppositoire iodoformé.

(2) GAUCHER, BOISSEAU, DESMOULIÈRE et GAUTIER ont observé une éruption urticarienne généralisée avec desquamation à la suite de l'absorption de 3 gouttes d'eau de laurier-cerise (Homme de 40 ans).

chloral, sulfonal, arsenic, stramoine, acide salicylique et salicylates, vaccine.

Elles peuvent être simplement :

Pigmentaires : arsenic, nitrate d'argent, antipyrine (*érythème pigmenté fixe* de L. BROCQ) ; adrénaline (SCHÜKING), salicylate (*purpura systématisé* par intoxication de salicylate de soude, RAMOND), chloroforme (*ictères post-chloroformiques* de GUÉRIN et HÜSS).

A noter les taches bleues consécutives à des injections de morphine (MOUTARD-MARTIN, THIBIERGE).

Kératosiques : arsenic (E. BESNIER, EDOUARD LANG).

Ou s'accompagner de *gangrène :* arsenic, adrénaline (F. NEUGEBAUER), ergot de seigle, de *lésions escarrotiques*, de *rhagades* et *tumeur* très douloureuse prenant le caractère d'un carcinome (EDOUARD LANG).

FÉRÉ a constaté à la suite de l'absorption du borate de soude donné contre l'épilepsie des accidents cutanés consistant particulièrement en un *eczéma séborrhéique* du cuir chevelu avec chute des cheveux, et GOWERS des *lésions psoriasiformes*.

De même, LEMOINE, de Lille, a vu un liséré gingival analogue à celui des saturniens à la suite de l'administration du borate de soude, et COMBEMALE, de Lille, le même liséré chez un chien qui absorbait régulièrement du sulfate de zinc.

L'ictère a été observé chez plusieurs malades par STRAUSS, de Giessen, MÖRK, K. WITTHAUER, à la suite de l'usage interne de la lactophénine qui a provoqué également une fois un *exanthème érythémateux* et une autre fois de véritables *plaques cuivrées*.

BERG qui a étudié particulièrement les exanthèmes provoqués dans la diphtérie par le sérum antitoxique les a classés en quatre formes :

1° Érythème simple ;

2° Érythème scarlatiniforme avec ou sans desquamation ;

3° Érythème morbilliforme avec ou sans desquamation ;

4° Érythème polymorphe, la plus fréquente des formes, certaines éruptions affectant le type de pityriasis rubra.

GALITSIS divise au point de vue pathogénique ces érythèmes en trois variétés :

1° Érythèmes toxiques dus au sérum (1) ;

(1) On s'accorde à incriminer le sérum du cheval ayant servi de véhicule à l'antitoxine diphtérique (BEREDKA).

2° Érythèmes infectieux dus à une association microbienne (diplococcus hemophilus de Deguy et Legros) ;

3° Érythèmes mixtes dus à la réunion sur le même sujet des deux variétés précédentes.

Enfin, Marfan qui a étudié la pathogénie des accidents sérothérapiques n'hésite pas à absoudre le sérum antidiphtérique de la production des érythèmes morbilliforme et scarlatiniforme (1) (*scarlatinoïde métadiphtérique*).

Cet érythème décrit déjà d'ailleurs par Germain Sée en 1858, bien avant l'emploi du sérum serait un érythème infectieux à streptocoques ou à diplo-streptocoques ou plutôt une scarlatine vraie, modifiée par la diphtérie elle-même et par le traitement sérothérapique.

Rappelons que dans un but expérimental, Quinquaud a fait absorber chez l'homme des doses d'acide urique variant de 20 à 40 centigrammes par jour. La lésion la plus commune est pustuleuse ou plus exactement furonculeuse ; ce sont de petites papules, devenant cratériformes après la chute de l'opercule pustuleux ; plus rarement, on voit des taches érythémateuses en petit nombre, quelques papules ou papulo-vésicules, jamais les caractères cardinaux de l'eczéma ou de tout autre grande dermatose.

Donc l'acide urique provoque positivement des éruptions, mais non, contrairement à l'assertion de Gigot-Suard et de Garrod, de véritables dermatoses; il s'agit de simples lésions élémentaires.

En dehors de l'éruption urticarienne provoquée par l'ingestion de moules (2), et des intoxications par les toxines alimentaires généralement d'origine animale : viandes avariées, gibier faisandé, viande de porc, saucisson, canard à la rouennaise, choucroute, fromages fermentés(éruptions ortiées, œdémateuses, très prurigineuses), il faut savoir que les poissons frais ou conservés peuvent donner lieu à une forme cutanée d'ichtyosisme (G. Vignon) comprenant des manifestations urticariennes,

---

(1) Ces érythèmes étaient du reste connus des anciens (Hippocrate, Galien, etc.).

(2) Rendu a rapporté l'observation d'une éruption d'herpès remarquable par sa généralisation et sa disposition symétrique due à l'ingestion d'un litre de moules crues.

scarlatiniformes, rubéoliformes, papuleuses, vésico-bulleuses ou même purpuriques ; comme le fait remarquer RAPHAEL BLANCHARD, il faut distinguer dans les intoxications alimentaires deux mécanismes distincts : 1° le botulisme occasionné par des viandes infectées par des microbes qui produisent des ptomaïnes; 2° des intoxications déterminées par des viandes fraîches mais chargées de leucomaïnes d'origine purement physiologique (1).

Les éruptions artificielles de cause interne les plus communes et les plus connues sont les éruptions antipyriniques, copahiques ou mieux balsamiques, iodiques et bromiques, arsenicales.

ÉRYTHÈME COPAHIQUE

(Voy. la Planche XI.)

Occasionné chez des individus en puissance de blennorragie (E. BESNIER, PERRIN), par l'absorption d'une dose faible ou modérée de copahu ou de substances résineuses du même ordre (térébenthine, matico, cubèbe, santal), cet érythème, qui est souvent précédé ou accompagné au début d'un peu de fièvre, d'anorexie, de malaise général, se présente sous la forme d'une éruption composée de taches rouges plus ou moins larges, plus ou moins saillantes, disséminées çà et là ou confluentes. Ces taches, dans certains cas, se localisent à des régions bien spéciales; poignets, mains, coudes, pieds, malléoles, genoux ; dans d'autres cas l'éruption est généralisée.

En même temps que la rougeur apparaît, le malade ressent des sensations de chaleur et des démangeaisons provoquant un grattage assez intense parfois pour amener l'insomnie.

L'éruption, dès que l'on cesse l'emploi du médicament, disparaît en moins d'une semaine.

La guérison spontanée est donc toujours la règle.

On pourra calmer les démangeaisons par des moyens

_____

(1) Sans parler de certains poissons dans le sang desquels on a pu isoler un produit toxique : l'ichtyotoxine, d'autres animaux de la même classe donnent lieu à des phénomènes d'intoxication remarquables tels la *meleletta venenosa* des mers de Cuba et le *diodon cétrodin* des côtes du Japon: dans la meleletta le poison paraît se trouver dans les muscles tandis que pour le diodon l'agent toxique, d'après les recherches de RÉMY, existerait exclusivement dans les glandes.

appropriés (Voy. l'article *Prurit*) et débarrasser au besoin le tube digestif à l'aide d'un purgatif.

Les autres basalmiques, santal, cubèbe, térébenthine, provoquent également des érythèmes tantôt localisés, tantôt généralisés soit sous la forme d'érythème polymorphe ou d'herpès iris, soit sous les formes maculeuse, papuleuse, papulo-tuberculeuse, circinée, etc., parfois avec des plaques urticariennes (*érythème ortié*) ou hémorragiques (*érythème purpurique*).

ÉRUPTIONS IODIQUES ET BROMIQUES OU IODURIQUES ET BROMURIQUES. ÉRUPTIONS IODO-POTASSIQUE ET BROMO-POTASSIQUE. IODURIDES D'E. BESNIER

Ces éruptions sont provoquées par tous les iodures et bromures de potassium, de sodium, d'ammonium, voire l'iodure de fer (ZIMMERMANN). C'est l'iodure de potassium qui est le plus souvent incriminé (SYDNEY-RINGER) et l'iodure de sodium (GAMBÉRINI, BRIQUET) qui l'est le moins (1).

L'iodure et le bromure de potassium donnent lieu à des éruptions d'aspects divers sauf la forme squameuse (G. LYON) :

Érythèmes (*pseudo-rougeole iodurée, rougeole artificielle*, TALAMON).

Papules (BARTHEZ, BAZIN, FISCHER, BRIQUET, (d'Armentières). GALLOIS et COURCOUX ont observé un érythème papuleux généralisé à la suite de badigeonnages d'iode métallique acétoné (iode 4 grammes + acétone 10 grammes).

Éléments papulo-pustuleux (CZERNY).

Pustules (*acnés iodique* et *bromique*, disséminée ou conglomérée (2).

Vésicules (*eczéma iodique*, FISCHER ; *eczema rubrum généralisé*, MERCIER), parfois à l'état isolé (FISCHER et PETITJEAN).

---

(1) D'après ROBINSON, le bromure de strontium chimiquement pur serait le seul à employer.

(2) FRANZ a vu une acné généralisée suivie de mort chez un vieillard de soixante-dix ans (*ecthyma iodique*, qui ne se distingue pas de l'ecthyma syphilitique, dit MAURIAC).

GERMAIN SÉE a observé une éruption d'acné chez un fœtus dont la mère prenait de l'iodure.

Bulles, *pemphigus iodique* (Hallopeau (1), Neumann, Polland, Feulard), *pemphigus iodé.*

Purpura, parfois généralisé, parfois pétéchial (E. Gaucher, Lemoine, Fournier), quelquefois mortel (Mac-Kensie), *purpura iodique* ou *iodo-potassique* assez fréquent aux membres inférieurs (G. Thibierge).

Urticaire (Pellizzari), exceptionnelle.

Tumeurs à forme mycosique (Rosin, Canuet et Barasch). Furoncles, gangrène (Audry, Malherbe), œdème, etc.

On a relevé des adénites cervicales et sous-maxillaires. Nous-même avons observé un cas que nous qualifierions volontiers de gommes iodiques (*Nodules hypodermiques* de Mauriac).

Abcès : *dermatite tubéreuse* (Taylor, Gemy) ; *dermatite phlegmoneuse iodique circonscrite* (Duhring) ; *iodides furonculo-anthracoïdes* (Fournier) ; *acné anthracoïde iodo-potassique* (E. Besnier), *bromisme anthracoïde* (H. Hallopeau).

Dans le bromisme chronique on rencontre une éruption acnéique conglomérée caractérisée par de véritables placards allongés de couleur ardoise, douloureux, siégeant surtout et symétriquement à la face extérieure des jambes. Quand les éléments s'ulcèrent ils restent toujours entourés d'une zone violacée. H. Hallopeau et Trastour en ont relaté un cas (*bromisme suppuré en placards agglomérés*). Des lésions analogues, constituant une forme très rare d'iodisme, ont été observées à plusieurs reprises par H. Hallopeau et Macé de Lépinay).

G. Thibierge signale particulièrement comme suite à l'ingestion de l'iodure ou du bromure de potassium une forme d'érythème présentant tous les caractères de l'érythème noueux, nodosités observées d'ailleurs par beaucoup d'auteurs : Ricord, Pietro et Celso Pellizarri, Talamon, Janowski, H. Hallopeau, Léon Perrin, Richardière, Mounier.

Feulard a constaté de grosses plaques végétantes condylomateuses d'aspect véritablement syphiloïde.

H. Hallopeau et Watelet ont observé un cas de bromisme anthracoïde déterminé par l'usage du bromure de calcium et un cas d'éruption iodique remarquable par ses caractères nécrotiques, bulleux et végétants capable de se localiser dans les cornées et de déterminer une cécité complète.

---

(1) Hallopeau a vu une éruption pemphigoïde à la suite de l'absorption de sirop de raifort iodé chez un enfant de quatre ans. Wolff a signalé un cas de mort à la suite d'une éruption pemphigoïde.

G. Pini (de Bologne) a suivi un cas curieux d'*éruption noueuse et fongoïde*, d'origine bromique (*bromoderma nodosum fungoïdes*) ; l'urine donnait une réaction bromique évidente.

Enfin, on a appelé l'attention (G. Thibierge) sur l'éruption succédant à l'emploi simultané de l'iodure et du mercure, par exemple la balano-posthite chez un sujet traité par l'iodure de potassium à l'intérieur et la pommade de calomel sur le gland.

De même Richter a observé un malade atteint d'ulcérations du cuir chevelu consécutives à des frictions mercurielles faites pendant l'absorption de 45 gouttes de teinture d'iode. Pour Ch. Audry, de Toulouse, un grand nombre de cas d'exanthème iodoformique auraient pour cause l'emploi simultané de préparations mercurielles ; ce serait donc des exanthèmes iodo-mercuriques.

L'éruption survient au début, particulièrement avec l'iodure d'ammonium (Morrow), ou dans le cours du traitement.

Au début, elle indique une prédisposition particulière du malade et est alors érythémateuse, papuleuse ou bulleuse ; souvent, dans ce cas, coexistent de la fièvre, un malaise général et des phénomènes d'iodisme (coryza, larmoiement, céphalalgie, etc.),

Plus généralement, l'éruption iodo-potassique survient dans le cours du traitement quels que soient (1) la dose et le mode d'administration du remède ; elle indique alors une saturation de l'organisme (2) et se présente sous la forme de pustules acnéiques, isolées, dont le siège est la face principalement, puis les membres et le tronc.

Dans une observation fort curieuse de Ramond l'intoxication iodée à l'état latent se réveillait sous forme d'éruption scarlatiniforme avec prurit chaque fois que la malade prenait un purgatif soit salin, soit huileux.

(1) Les doses ne signifient rien (50 centigrammes d'iodure de potassium, XV gouttes de teinture d'iode chez un néphrétique [Richter]. Malgré la faible quantité d'iode absorbée dans la médication thyroïdienne (0,0003 d'iode pour 1 gramme de corps thyroïde de mouton) on a noté (Ewald) des troubles cutanés : érythème, eczéma, urticaire.

(2) Bielogolovy attribue dans la pathogénie de l'iodisme un rôle très important aux nitrites du contenu stomacal de certains malades provoquant le dédoublement des préparations iodées et la mise en liberté de l'iode.

Dans un cas très intéressant de BILLARD, les muqueuses du nez et la lèvre inférieure furent envahies par un processus ulcéreux dû, d'après l'auteur, à la mauvaise qualité de l'iodure qui « joue le plus souvent un rôle capital dans les accidents de ce genre ».

Dans les cas observés par NEUMANN (*enanthème iodique* de la muqueuse de l'estomac) et P. POLLAND, la muqueuse stomacale participait à l'éruption pemphigoïde.

BRIQUET a signalé un *herpès labial* d'origine iodique et L. JACQUET un *zona ophtalmique*.

Marche. — Si l'emploi du médicament est continué, les éruptions persistent ; elles disparaissent dans le cas contraire, sans laisser ni trace, ni cicatrice, ni pigmentation (KAPOSI).

Pronostic. — Le pronostic est donc, en général, peu grave, puisqu'il suffit pour enrayer l'affection de suspendre l'usage du médicament. Toutefois H. HALLOPEAU, FEULARD, TRAPEZNIKOW, ROSIN, ont vu des végétations condylomateuses se développer sur des ulcérations consécutives au pemphigus iodé.

Diagnostic. — W. DUBREUILH a insisté avec raison sur la difficulté du diagnostic que pourraient présenter certaines éruptions bromuriques à forme papillomateuse pouvant être confondues avec la *syphilis*, le *lupus* ou le *clou de Biskra*.

D'autres éruptions iodo-bromuriques à type pustulo-crustacé et à tendance ulcéro-végétante peuvent prêter à confusion avec la *syphilis* ou le *cancer*.

GEMY a vu, chez un même sujet, des syphilides tuberculeuses de la face et une éruption iodique que seule l'observation du malade pouvait faire diagnostiquer.

Anatomie pathologique. — Pour DARIER, l'acné bromique disséminée ou conglomérée est constituée par de la folliculite accompagnée de périfolliculite suppurative et proliférative.

De même, d'après les recherches de GIOVANNINI, de Turin, les lésions de l'acné iodique sont une folliculite et une périfolliculite pilaire aiguë, suppurative, superficielle, opinion diamétralement opposée à celle de DUCKWORTH et HARRIS, PELLIZZARI, DUCREY, DE AMICIS qui sont unanimes à nier la participation

des follicules pileux au processus acnéique, Les glandes sébacées annexées aux follicules pileux intéressés ne présentent que
de simples lésions irritatives manifestement secondaires
(GASTON LYON).

Dans un cas de pemphigus iodé généralisé, DANLOS et LE-
REDDE ont trouvé dans les bulles une teneur de 50 à 70 p. 100
d'éosinophiles.

On a décelé l'iode dans le contenu des pustules (ADAMKIEWCZ),
folliculites et périfolliculites agminées.

De même GUTTMANN, seul, a constaté la présence du brome
dans le contenu des pustules.

A. PASINI a reconnu par la biopsie dans un cas d'éruption
bromique papulo-pustuleuse végétante des lésions déjà décrites (NEUMANN, SÉGUIN, etc.) « la formation d'amas leucocy-
taires dans l'épiderme et dans le derme, la prolifération de
l'épiderme, l'œdème du derme avec lésions des vaisseaux, néoformation de cellules conjonctives, destruction du collagène et
du tissu élastique et présence des chorioplaxes. Il a constaté,
en outre, une transformation spéciale des cellules conjonctives.

Ces cellules présentent d'abord tous les caractères des cellules écumeuses ordinaires d'UNNA ; puis elles acquièrent un
pouvoir phagocytaire, d'où le nom que PASINI leur donne de
cellules *écumophagocytaires* ou *écumophagocytes*. Ces écumophagocytes dérivent des cellules écumeuses d'UNNA et, comme
elles, sont un produit de dégénération œdémateuse des cellules
conjonctives avec disparition du granuloplasme et modification
pathologique du spongioplasme. Elles peuvent être considérées
comme l'élément le plus caractéristique de l'éruption bromique.

ÉRUPTIONS ARSENICALES

Ce sont : des taches grises ou brunâtres pigmentaires (*mélanodermie arsenicale*), comme on l'a observé chez les psoriasiques traités par l'arsenic à l'intérieur ; des éruptions eczémateuses, papuleuses, vésico-pustuleuses, bulleuses (C. RASCH),
ecthymateuses, des ulcérations à aspect chancreux siégeant aux
mains, aux avant-bras, à la face et sur les parties génitales
chez les ouvriers qui manipulent des substances arsenicales,

rarement des ecchymoses et pétéchies (cas de F. SAMBERGER), parfois des œdèmes.

On a vu la mélanodermie généralisée (ENRIQUEZ et P. LEREBOULLET, WIHLAW, SIEVENS) ; dans le cas de ce dernier le visage était indemne.

On constate, outre un prurit parfois très intense, de la sécheresse de la gorge, de l'inappétence, des troubles de la digestion et des phénomènes nerveux analogues à ceux qu'on observe dans les névrites périphériques alcooliques (E.-S. REYNOLDS), dans l'empoisonnement par la bière arséniquée.

On a aussi signalé, en Angleterre, des cas de zona, conséquence probable de névrites.

On a noté (ERASMUS WILSON, JONATHAN HUTCHINSON et depuis E. BESNIER, LOUIS NIELSEN, C. RASCH, de Copenhague, EDMOND LANG), comme conséquence de l'arsenic pris pendant de longues années une hyperkératose des mains et des pieds (*keratodermie arsenicale*) rattachée par RADCLIFFE CROCKER à l'hyperidrose fréquente dans ces cas et pouvant se terminer par une dégénérescence épithéliomateuse (*cancer arsenical* d'HUTCHINSON), des saillies cornées (JULIANO HEREIRA) siégeant aussi sur la face dorsale des mains (HARDAWAY) et des pieds (*mélanose lenticulaire et cancer arsenical*, DARIER).

ÉRUPTIONS ANTIPYRINIQUES

L. BROCQ, MIBELLI, WECHSELMANN ont décrit une forme d' « éruption érythémato-pigmentée fixe » particulière, due à l'antipyrine, ne consistant qu'en une ou plusieurs plaques arrondies ou ovalaires, saillantes et infiltrées, rouges, sur lesquelles se forment des vésicules se terminant au bout d'une quinzaine par une macule pigmentaire récidivant facilement *in situ* sous l'influence de la cause provocatrice, laissant une marque indélébile que nous avons vu confondre avec la syphilis pigmentaire. V. MOREL-LAVALLÉE insiste sur le prurit féroce qu'il a observé dans cette forme.

En dehors des éruptions spéciales et caractéristiques qui sont de véritables antipyrinides (L. BROCQ), on a constaté sous l'influence de l'antipyrine la production de toutes les lésions élémentaires.

A. Fournier a observé l'herpès préputial, le psoriasis palmaire; Queyrat, l'œdème scrotal; Danlos, l'ensemble des lésions de l'érythème polymorphe; Grawl, Wickham et Georges Beaudoin, l'érythème noueux.

L'urticaire antipyrinique est très commune (Georges Baudoin, Nous-même).

Paul Guttman a vu un cas exanthémateux. Barié, Daremberg, Spitz, Leroux, Pignot, Talamon, etc., ont observé des cas à aspect scarlatiniforme; l'érythème roséolique a été vu par Louis Wickham; l'éruption rubéoliforme a été notée par Schwartz, Huchard et Gouël, Tonnel et Raviart, Papillon, Glaztein, Dransart, Ruyssen, Bonnet, de Romans, Combemale et G. Brongniard, etc.

Veil a vu une éruption nettement pemphigoïde.

Talamon a observé un érythème framboisé presque purpurique.

Un cas d'hypiridrose généralisée antipyrinique a été observé par Victor Breton.

Nous-même avons suivi un malade chez lequel l'absorption de 1 gramme d'antipyrine déterminait *régulièrement* au bout de cinq ou six heures, l'apparition d'une bulle suivie d'escarre sur l'un des orteils (le cinquième ordinairement).

A. Fournier, en 1899, et H. Malherbe (de Nantes), en 1904 ont observé chez plusieurs malades, sur le prépuce et le gland, des taches gris-ardoise (*verge noire*) manifestement causées par l'absorption d'antipyrine; et Danlos, des plaques noires recouvertes de bulles énormes, auxquelles succédèrent des macules noirâtres de très longue durée mais non indélébiles (E. Besnier).

Enfin, on a noté un herpès buccal, *stomato-glossite herpétiforme antipyrinique* (Delobel, Grawl, Muller, etc.), mais les localisations aux muqueuses sont plutôt rares. Dalché a décrit un cas de stomatite ulcéreuse.

Morel-Lavallée a observé chez une jeune femme une glossite simulant des plaques muqueuses agminées et dues *probablement* à l'antipyrine.

Le diagnostic est souvent intéressant, en raisons des erreurs auxquelles il peut donner lieu et dont Morel-Lavallée cite les plus intéressantes :

1° Les plaques muqueuses linguales (Morel-Lavallée);

2° La rougeole (Fournier, Besnier);

3° La roséole syphilitique (Fournier et Wickham);

4° Le psoriasis palmaire (FOURNIER) ;

5° La syphilide pigmentaire (MOREL-LAVALLÉE), la morphée.

On a trouvé dans le liquide des vésicules (TONNEL, RAVIART, MIBELLI) la réaction de l'antipyrine avec une solution iodo-iodurée, ou avec du sesquichlorure de fer, ce qui semble bien démontrer (MIBELLI, TONNEL, RAVIART, TOMMASOLI) que l'antipyrine agit par action locale, alors que pour E. BESNIER, elle n'agirait que par un simple trouble d'angionévrose.

Pour HAYEM ce serait une auto-intoxication d'origine gastro-intestinale.

D'après HENRI FOURNIER les femmes seraient plus fréquemment atteintes que les hommes.

Traitement. — Dans les éruptions artificielles, qu'elles soient de cause externe ou de cause interne, la première indication à remplir est la suppression de l'agent provocateur de l'éruption (1).

Cela ne suffit pas toujours pour les raisons suivantes exposées par L. BROCQ :

« 1° Parce que le médicament n'est éliminé que lentement ;

2° Parce que les lésions cutanées produites ont une évolution assez longue ;

3° Parce que, dans certains cas, l'ingestion du médicament n'est en quelque sorte que la cause occasionnelle de l'apparition d'une dermatose de longue durée...

Ce sont les prédispositions individuelles qui font tout : le médicament peut ne jouer que le rôle de cause occasionnelle réveillant la disposition de l'organisme à une dermatose donnée. »

En outre, il est bon de soumettre le malade au régime lacté pour favoriser l'élimination du remède.

D'une manière générale les anciens (ALIBERT, etc.) recommandaient à la période aiguë les bains d'amidon et de gélatine et à l'état chronique les douches de vapeur, les douches sulfureuses froides (E. RAYER).

Le principe à suivre est de s'attacher à diminuer l'irritation que la lésion a pu déterminer ; on emploiera à cet effet des cata-

----

(1) Toutefois C. NICOLLE et DELAMARE ont insisté sur la possibilité de la reprise du traitement mercuriel aussitôt après la disparition de l'éruption.

plasmes émollients de fécule de pommes de terre, des lotions boriquées ou légèrement astringentes suivant les cas; on saupoudrera avec des poudres inertes, ou bien on se servira de pommades boriquées, parfois de glycéré cadique.

P. Thiéry et Pierrides recommandent l'acide picrique en solution.

Il est, d'ailleurs, impossible de tracer des règles générales.

Contre les piqûres d'animaux, L. Brocq prescrit les lotions alcalines, vinaigrées, phéniquées, de sublimé, à l'eau de Cologne; Gaston Sardou, l'adrénaline en badigeonnage, solution au millième. Réaumur recommandait les lotions froides; les bains d'amidon sont excellents.

Dans les éruptions bulleuses et prurigineuses dues à l'iodoforme, G. Albert obtient les meilleurs résultats avec le sulfate de protoxyde de fer ou une solution saturée d'alun à 10 ou 30 p. 100.

Contre la kératose, il faut employer les bains savonneux, les emplâtres salicylés.

Dans le bromisme et l'iodisme sont recommandés l'hydrothérapie et les bains de sublimé et de permanganate de potasse.

Ch. Féré donnait la préférence à une solution faible de permanganate de chaux, 4 centigrammes pour un litre.

Pour remédier aux rugosités, gerçures et crevasses provenant du contact avec les solutions de sublimé et d'acide phénique, on peut employer la pommade suivante :

Acide borique porphyrisé . . . .   10 grammes.
Glycérine   20   —
Lanoline   30   —

Au début des lésions quelques auteurs ont recommandé contre les accidents phéniqués l'application locale des solutions alcalines.

S'il s'agit d'éruptions déterminées par des acides, il est logique de faire des lotions alcalines, de même que dans les éruptions produites par des bases, il faut employer les lotions vinaigrées, mais, dit L. Brocq, éviter le sublimé.

Pour éviter la dermatite occasionnée par le métol (sulfate de monométhylparamidophénol) employé en photographie, Beers conseille d'enduire les doigts d'une solution saturée de paraffine dans la benzine; celle-ci s'évapore et la paraffine forme une couche protectrice.

Doukalsky (de Keltzy recommande comme un excellent

moyen de traitement des dermatites aiguës médicamenteuses (pommades contre la gale, frictions mercurielles, etc.) les badigeonnages avec une solution aqueuse de pixol (goudron de sapin traité par le savon mou de potasse et la potasse caustique) à 10 ou 13 p. 100.

Petrini (de Galatz) s'est bien trouvé dans un cas d'hydrargyrie bulleuse d'onctions avec une pommade au thiol.

Charles Audry (de Toulouse) recommande d'éviter l'emploi concomitant de l'iodoforme et des préparations mercurielles, dont l'association favorise la production de l'exanthème iodoformique qui ne serait en réalité qu'un exanthème iodo-mercurique (1) (voir plus haut).

Contre les éruptions dues au contact des solutions antiseptiques, le meilleur moyen, d'après Frick, consiste à badigeonner chaque placard éruptif avec de l'ammoniaque liquide ou avec la solution de potasse caustique coupée de moitié d'eau, à l'aide d'un petit tampon d'ouate enroulé autour d'une baguette de bois. Dès que la partie badigeonnée est devenue sèche, on la recouvre d'une couche de collodion. Recommencer s'il y a lieu. La desquamation définitive s'effectue au bout de quelques jours.

Dans une dermite artificielle causée par le chlorure d'éthyle, Gaston Sardou, de Nice, s'est servi avec succès d'un badigeonnage avec l'adrénaline.

Pour remédier aux dermatites consécutives aux bains chlorurés sodiques, E. de la Harpe (de Lausanne) conseille d'enduire les régions envahies d'un corps gras quelconque. Une de ses malades employait avec succès un remède populaire dans le Caucase : cendre de bois humectée d'eau.

Contre l'érythème solaire, il est bon de faire porter des voiles colorés, orangés, verts, rouges (Weiel) des lunettes bleues; Hammer recommande la glycérine ou une solution aqueuse de sulfate de quinine qui, comme corps fluorescent, ne laisse pas

---

(1) A titre diagnostique, on pourrait recourir au procédé de Balzer qui a imaginé un petit instrument révélant la présence de quantités infinitésimales de mercure dans l'organisme. Cet appareil se compose d'un anneau d'or placé à l'intérieur d'un anneau de cuivre dont il est séparé par un isolant ; ces deux métaux constituent une petite pile électrique lorsqu'ils sont mis en contact avec un liquide acidulé, il suffit donc de les appliquer sur la gencive, par exemple, pour que l'anneau d'or acquière des traces d'amalgamation lorsqu'il y a présence du mercure.

passer les rayons ultra-violets qu'il rend moins réfrangibles et par suite indifférents pour l'épiderme; le verre d'urane a la même propriété (1).

UNNA vante son onguent à la caséine (voir *acné*, page 28).

Nous prescrivons souvent des pommades rouges ou jaunes, couleurs qui retiennent également les rayons violets. Les premières sont obtenues par l'addition de quelques gouttes d'une solution d'éosine rouge à 2 p. 1.000; et les secondes avec un peu d'ocre blanc (qui est jaune).

De même, c'est en se barbouillant de suie, pour traverser les glaciers que les alpinistes se préservent de l'érythème.

CLERC recommande les verres jaunes pour les marches d'hiver en montagne et par la neige.

CHARLES ARNOLD prescrit la lanoline additionnée de 2 p. 100 d'acide sulfo-ichtyolique et d'un peu de baume duPérou.

Enfin pour remédier aux dermatites occasionnées par les rayons X il est indispensable de protéger les parties de la région non traitées par une plaque d'aluminium.

Il est également indiqué de tenir compte des expériences de GEORGE FLEIG et MICHEL FRENKEL sur l'interposition d'écrans métalliques en argent afin d'obtenir (avec le maximum de pénétration) l'élimination des rayons nuisibles secondaires et cathodiques nés à la surface du métal. De cette façon ces auteurs ont pu, sans provoquer la moindre irritation cutanée faire 4 fois par semaine pendant 2 mois des séances massives (5 H.).

On évite : la pigmentation en espaçant les séances; l'érythème, en variant la dureté de l'ampoule, la distance de celle-ci à la région malade, le temps d'exposition; la chute des poils en protégeant les régions.

Voici d'ailleurs ce que dit ALBERT WEIL :

« Il ne faut pas laisser croire que la radiothérapie est un procédé dangereux; l'on priverait ainsi les malades d'une méthode curative de premier ordre dans nombre d'affections jusqu'alors au-dessus des ressources de la médecine.

Les accidents de la radiothérapie peuvent être à l'heure actuelle presque toujours évités : nous possédons en effet des procédés de mesures qui, quoique empiriques, nous permettent

---

(1) Il y a bien longtemps que sur les conseils de FOUCAULT, LANNE-LONGUE, à l'hôpital TROUSSEAU, tamisa à l'aide de verres de strontiane, la lumière solaire qui arrivait sur une cour sablée où jouaient des enfants pour éviter la production d'érythèmes, suppurations, etc.

de doser les rayons X aussi bien que les drogues de la pharmacopée. Par le radiochronomètre de BENOIST on peut apprécier la qualité des rayons, c'est-à-dire leur pouvoir de pénétration; par le chromoradiomètre de HOLZKNECHT, c'est-à-dire par le moyen de petites pastilles (1) de sels colorés qui virent du jaune à des verts plus ou moins francs, sous l'influence des rayons, on peut mesurer la quantité de rayons absorbés et l'on peut de la sorte se tenir toujours en deçà de la dose dommageable à la peau. Par la mesure de l'ampérage, par la mesure de la résistance de l'ampoule, on a d'autres points de repère moins importants, mais néanmoins utiles.

Si l'on note bien toutes ces mensurations, si l'on est très prudent, on peut opérer pour ainsi dire à coup sûr. »

Ajoutons que les rayons X produits par la machine statique nous ont semblé moins irritants que ceux produits par la bobine d'induction, notre avis est partagé par A. FREI, E. DESTOT, etc.

J. SABRAZÈS a remarqué que le thiol liquide était très efficace contre l'érythème radio-thérapique: il conseille, en raison de sa qualité d'imperméabilité aux rayons X, d'en badigeonner la peau autour de la région à soigner. On a dans le même but utilisé l'acide picrique.

SCHIFF, A. SCHONBERG recommandent contre l'érythème l'eau de GOULARD.

BAR a obtenu un bon résultat en traitant par la lumière rouge une vaste ulcération radiographique. Un courant d'oxygène réussit également. APOSTOLI a eu, dans le même cas, recours à l'effluve statique; il conseille aussi, pour accélérer la chute de l'escarre, l'application polaire d'un courant galvanique ou mieux d'un courant ondulatoire et le courant de haute fréquence par le lit condensateur; de KEATING-HART a traité les radiodermites par l'étincelle de haute fréquence.

De même, dans la dermatite iodoformée, ALBERT WEIL a employé l'effluvation et les courants statiques induits; après une première séance de 10 minutes, diminution du prurit; après la deuxième, disparition; après 5 séances, guérison.

En ce qui concerne les effets du radium, comme ils sont dus, d'après BECQUEREL, non aux rayons eux-mêmes, mais aux

---

(1) Pour VIGOUROUX qui utilise peu les écrans protecteurs, les pastilles doivent être considérées « comme un moyen de dosage illusoire et, par conséquent, dangereux ».

rayons secondaires qu'ils provoquent, on peut les éviter en entourant les sels d'une plaque de verre.

Il serait intéressant de porter dans la pratique les expériences de S. Samuel (de Kœnigsberg) qui a démontré l'action antiphlogistique du froid à distance (1).

A l'intérieur, on peut essayer, contre les intoxications médicamenteuses, les laxatifs et les diurétiques. Contre les lésions eczémateuses, purpuriques, érythémateuses, Rossignol donne les alcalins. On a recommandé d'une façon particulière : contre les iodures = l'arsenic, l'atropine, la belladone, l'eau de Vichy; contre les bromures, = l'arsenic et le sulfure de calcium; contre la quinine, = l'acide bromhydrique; contre la chrysarobine, le pyrogallol et le soufre, = l'acide chlorhydrique.

A titre préventif contre l'iodisme, l'iodoformisme et le bromisme, on a donné l'arsenic (Brunton, Ricord) et l'acide naphtionique (50 centigrammes en cachet, Riégler), la levure de bière, le benzoate d'ammoniaque (Bretonneau).

D'autre part, dans les cas d'hyperacidité gastrique, il serait bon de surveiller l'administration des préparations iodées, l'iode étant mis en liberté dans ce milieu acide, grâce, comme nous l'avons dit, à la présence des nitrites observés dans l'estomac de certains malades (Bielogolovy).

Mounier a constaté le bon effet du tanin dans les accidents d'iodisme.

Gaucher a obtenu la guérison d'un cas de purpura iodique avec l'extrait de ratanhia. Lieven, pour prévenir les manifestations de l'iodisme, associe la strychnine et le fer à l'iodure de potassium, il donne une cuillère à café de :

Iodure de potassium	30 grammes.
Citrate ammoniacal de fer	4 —
Strychnine	2 centigrammes.
Glycosaccharure de menthe poivrée . .	5 grammes.
Eau de fleurs d'oranger	120 —

(1) En voici le résumé :
Si sur l'oreille préalablement rasée d'un lapin, on étale, au moyen d'une baguette de verre, deux ou trois gouttes d'huile de croton tiglium et si l'on plonge l'autre oreille de l'animal dans l'eau à 15°, les phénomènes d'inflammation crotonique n'apparaissent pas tant que dure l'immersion de l'oreille saine dans l'eau fraîche.

L'effet inhibitoire sur la dermatite crotonique de l'oreille du lapin est le même si, au lieu de l'oreille saine, on tient plongée dans l'eau à 15° les pattes postérieures de l'animal.

En outre, dans l'iodoformisme, PAUL CHÉRON recommande les injections sous-cutanées stimulantes et le bicarbonate de soude à l'intérieur.

JOSEPHSON (de Baltimore) cite le cas d'une éruption iodoformée eczématiforme quasi-mortelle guérie par la teinture de belladone.

Pour prévenir les manifestations du bromisme, MATERAZZI recommande d'alterner les bromures avec le quinquina et l'arsénio-phosphate de fer.

CH. FÉRÉ pour qui les phénomènes d'intolérance ne se produisaient que chez les malades dont la sécrétion rénale ne se faisait pas bien, guérissait rapidement des éruptions bromiques très étendues par l'antisepsie intestinale au moyen du naphtol et du salicylate de bismuth. Le cas échéant, il employait le collargol (préconisé par NETTER), en pilules à la dose de 4 centigrammes par jour chez les adultes.

Personnellement, la liqueur de FOWLER associée au bromure nous a presque toujours donné satisfaction.

V. GALIPPE conseille purement et simplement l'antisepsie intestinale dans les stomatites septiques, en particulier la stomatite mercurielle dont il nie l'entité morbide, « les phénomènes réputés d'origine mercurielle n'étant en réalité que des accidents d'ordre septique, se propageant par auto-inoculation. En cas de mort, les malades succombent non à l'action du métal ingéré, mais à celle des toxines fabriquées dans l'économie. »

Pour éviter les éruptions consécutives aux injections de sérum antidiphtérique, NETTER donne pendant deux ou trois jours le chlorure de calcium à la dose de un gramme par jour (1). J. GEWIN, d'Amsterdam, s'en est bien trouvé dans plus de 200 cas.

SPRONCK (d'Utrecht) soumet les sérums recueillis aseptiquement à une chaleur de 50° pendant une demi-heure. Ce chauffage détruirait les matières toxiques du sérum sans altérer son action antitoxique.

Dans l'iodisme et le bromisme, le lait est l'un des meilleurs remèdes à employer pour son action diurétique. On a essayé la levurine (G. VITOUX).

CONSTANTIN PAUL recommandait les tisanes diurétiques; HUCHARD associe la scille à l'iodure.

---

(1) On peut remplacer le chlorure de calcium par le lactate exempt d'amertume et aussi par le lactate de strontiane.

Notons enfin que SIEVE KING rappelle le cas d'un enfant chez
lequel 0 gr. 15 de santonine occasionnèrent une urticaire généralisée avec gonflement considérable de la face et œdème des
paupières; on mit l'enfant dans un bain chaud et l'éruption
disparut au bout d'une heure environ.

ÉRYTHÈMES CHRONIQUES

H. HALLOPEAU et L.-E. LEREDDE rassemblent sous cette dénomination une série de formes d'érythèmes chroniques d'origine indéterminée: *érythème circiné persistant* d'H. HALLO-
PEAU; *erythema elevatum* et *diutinum* de R. CROCKER et CAMP-
BELL; *érythème folliculaire* de KAPOSI, types qui probablement rentreront dans des classes déterminées lorsque les faits
de passage en auront facilité la compréhension.

ÉRYTHÈME INDURÉ

Synonymie. — Maladie de BAZIN (HUTCHINSON). — Tuberculide
nodulaire (L.-E. LEREDDE).

Symptomatologie. — Cette affection dont l'entité est niée
actuellement par un certain nombre d'auteurs (H. LELOIR et
E. VIDAL), acceptée par d'autres (HARDY, etc.), est caractérisée
par des taches érythémateuses d'un rouge sombre ou violacé et
des nodosités soit profondes, soit superficielles avec tendance
à l'ulcération.

Marche. — La marche est lente, procédant surtout par
poussées hivernales.

Siège. — L'érythème induré siège presque exclusivement à
la région inféro-externe des membres inférieurs, mais peut
atteindre les membres supérieurs et même la face.

Pronostic. — Presque toujours indolente, la maladie n'est séricuse que par la gêne qu'elle provoque dans la marche, les cicatrices qu'elle laisse et surtout ses rapports étroits avec la tuberculose.

Étiologie. — Plus fréquente chez la femme que chez l'homme, l'affection se rencontre surtout chez les jeunes filles lymphatiques.

Diagnostic. — L'érythème induré se différencie de l'*érythème noueux* par son processus ulcératif et des *gommes tuberculeuses* et *syphilitiques* en ce que les premières sont molles avant de suppurer, et, comme le font remarquer H. Hallopeau et L.-E. Leredde, suppurent en totalité; les secondes sont quelquefois d'un diagnostic assez difficile pour nécessiter le traitement d'épreuve.

Anatomie pathologique. — Les lésions, étudiées par G. Thibierge et Ravault, Audry, L.-E. Leredde, consistent en somme en lésions vasculaires, œdèmes et proliférations cellulaires.

Pour Boeck, L.-E. Leredde, il s'agit ici d'une toxi-tuberculide érythémato-nodulaire.

Traitement. — Au point de vue général, il faut donner les reconstituants: huile de foie de morue, iode, arsenic, fer; ordonner le séjour au bord de la mer ou dans une station d'altitude.

Localement on doit prescrire le repos absolu du membre malade et la compression.

ÉRYTHÈME NOUEUX

(Voy. la planche XII.)

Synonymie. — Dermatite ou dermite contusiforme. — Urticaire tubéreuse (Franck, Willan). — Érythème tubéreux. — Érythème ou exanthème contusiforme.

Définition. — L'érythème noueux, qu'il soit ou non, comme nous le croyons d'ailleurs, une simple variété de l'éry-

thème polymorphe, forme très évidemment une entité morbide bien individualisée.

C'est une affection inflammatoire caractérisée par la production sur les membres et principalement les membres inférieurs
de saillies rouges et dures.

Symptomatologie. — Les nodosités de l'érythème noueux
peuvent être plus ou moins nombreuses, quatre à six au mininum, quinze à vingt au maximum, plus ou moins volumineuses, plus ou moins saillantes; elles ont une forme oblongue,
arrondie ou ovalaire, une coloration rouge foncé au début,
variable ensuite; elles sont toujours dures et parfois rénitentes
au toucher. Elles sont toujours symétriques.

Quelquefois douloureuses spontanément, elles le sont toujours plus ou moins à la pression.

Leur apparition s'accompagne, dans la plupart des cas, de
malaise, courbature, grande pâleur, fièvre, *érythème noueux
fébrile* (Rondot), phénomènes gastriques et de douleurs rhumatoïdes, parfois même de véritable arthrite.

Fréquemment, surtout chez les adultes, existent des complications analogues à celles que l'on observe dans l'érythème
polymorphe (péricardites, endocardites, pleuro-pneumonie).

Sayre et S. Ketch ont constaté un état inflammatoire des
veines.

Siège. — L'érythème noueux siège surtout aux deux
jambes, à la face antérieure du tibia, à la face dorsale des
pieds; on le voit plus rarement aux cuisses et aux bras, jamais
sur le tronc.

Millard a constaté un cas d'érythème noueux intra-buccal.

Marche. — L'affection a une marche aiguë; les placards,
rouges au début, gardent cette coloration pendant deux ou
trois jours, puis ils deviennent violets, ensuite d'un bleu jaunâtre comme les ecchymoses; ces phénomènes se produisent
graduellement et se montrent du centre à la périphérie. Peu à
peu la saillie cutanée diminue, et l'élément noueux disparaît
en l'espace de quinze jours environ, en laissant à sa place une
pigmentation brunâtre; mais, comme il se produit de nouvelles
tubérosités, l'affection dure généralement plusieurs septénaires,
trois, quatre, cinq, six et même davantage.

Pronostic.—Le pronostic est favorable ; cependant l'affection peut incommoder le malade par ses poussées successives, et, d'un autre côté, certains auteurs (UFFELMANN, BIRCH-HIRSCHFELD, W. OEHME) ont, il y a longtemps déjà, constaté une corrélation assez étroite entre la tuberculose et l'érythème noueux.

Diagnostic. — Le diagnostic repose sur la saillie des tubercules sensibles au toucher, sur le siège spécial de l'éruption, sur la transformation ecchymotique.

Des *lésions de traumatisme* peuvent simuler celles de l'érythème noueux ; mais, dans ce dernier cas, on trouvera toujours des éléments jeunes de couleur rouge.

Les *gommes syphilitiques* et *tuberculeuses* non ulcérées diffèrent des nodosités de l'érythème noueux en ce qu'elles sont indolentes, plus faciles à délimiter entre les doigts et, signe fort important pour L. BROCQ, « il est toujours possible dans un élément érythémateux noueux ou induré de déterminer facilement une cupule marquée par une pression digitale légère prolongée quelques minutes ».

Enfin, les *nodosités rhumatismales vraies* ne sont pas érythémateuses et sont moins faciles à circonscrire que celles de l'érythème noueux.

Pour HEBRA, la fièvre qui accompagne toujours l'érythème noueux le différencierait suffisamment de l'*érythème polymorphe.*

S. KETCH a observé un cas dans lequel le diagnostic était flottant entre l'érythème noueux et une *névrite* (neuromata).

Étiologie. — Nature. — La constitution des sujets (rhumatisants) chez qui on l'observe, son association à des plaques d'érythème papuleux, sa physionomie spéciale, l'ont fait rapporter tantôt à l'arthritisme (BOUILLAUD, RAYER, SCHOENLEIN, SIREDEY, SHANAHAN, FERRAND, VIGLA, WATSON, COPLAND, A. OLLIVIER, MILLARD, BAZIN, LABBÉ, MONNERET, NEUMANN, LEGROUX, DECHAMBRE, LAVERAN, RENDU, etc., *dermopathie rhumatismale* d'E. BESNIER), et tantôt l'on fait considérer comme une affection spéciale (HARDY, etc.), de nature infectieuse, disent HOEHSIAGER et COMBY, mais sans rapport avec le rhumatisme (GRISOLLE, TROUSSEAU (1), TALAMON, CHOMEL, G. SÉE, RONDOT, DE MOLÈNES, COMBY, H. HALLOPEAU, NICOLLE, etc.).

(1) TROUSSEAU écrivait magistralement : L'érythème noueux n'est pas

HEBRA, LEWIN, E. BESNIER, THIBIERGE, NICOLLE, RICHARDIÈRE, GERHARDT font de l'érythème noueux une simple variété de l'érythème polymorphe. Pour KOEBNER et LEWIN, c'est une angionévrose consistant en une atonie des nerfs vaso-constricteurs, due à une cause directe ou, plus fréquemment, à une cause réflexe.

On rencontre l'érythème noueux dans le lymphatisme, plus souvent chez les filles (en relation avec le surmenage (1), accompagné de violentes douleurs dans les muscles : *érythème induré des jeunes filles*, BAZIN) que chez les garçons (2), plus fréquemment au printemps et à l'automne (influence du froid et de l'humidité).

MONCORVO l'a signalé dans le cours de l'impaludisme (3), G. THIBIERGE dans l'érysipèle et la fièvre typhoïde, etc., LACOMBE dans la convalescence du choléra, COMBY dans la grippe et dans l'endocardite ulcéreuse, LE GENDRE et CLAISSE dans l'angine infectieuse, et BOECK dans l'angine folliculaire ; OBEDENARE dans l'infection puerpérale. PONCET l'a observé dans le rhumatisme tuberculeux.

Nombre d'auteurs : LEWIN, A. FOURNIER, BÈS, NOUS-MÊME, etc. l'ont noté dans la blennorragie, la vaginite, la syphilis.

Ce sont là des cas d'érythème noueux secondaire, dit RICHARDIÈRE qui l'a observé dans la rougeole et la scarlatine, assimilables aux éruptions érythémateuses bien connues de la septicémie, des infections puerpérales, de la fièvre typhoïde, de la diphtérie, etc. (4).

plus une variété de l'érythème que la variole n'est une variété de l'ecthyma, bien que, considérée isolément, la pustule variolique ressemble souvent à s'y méprendre à une pustule d'ecthyma. L'érythème noueux est une maladie à part, spécifique ; celle-ci, à côté de ses manifestations locales, présente aussi un ensemble de symptômes généraux qui ne sont pas plus sous la dépendance de l'affection locale de la peau que la fièvre de la variole ou de la rougeole n'est sous la dépendance de l'éruption.

(1) F. BARTHÉLEMY, après DEVERGIE, a cru voir dans un cas un rapport entre l'érythème polymorphe et l'établissement de la menstruation.

(2) COMBY dit le contraire et estime que l'érythème noueux vrai est peu fréquent chez les enfants. OLLIVIER le considère comme rare dans la première enfance mais non dans la seconde.

(3) LAVERAN dit que les rapports entre l'érythème noueux et le paludisme lui semblent extrêmement douteux ; l'érythème dans la malaria d'OBEDENARE et MONCORVO serait plutôt polymorphe que noueux.

(4) On a produit l'érythème noueux à l'aide de l'intra-dermo-réaction à la tuberculine (CHAUFFARD et JEAN TROISIER, CARNOT), avec le sérum antidiphtérique (THIBIERGE).

On a signalé sa fréquence dans la scrofule (Hardy), la tuberculose pulmonaire (Oehme, Uffelmann, Chauffard et Troisier, Birch-Hirchfeld).

Enfin on l'a noté dans quelques affections nerveuses : ataxie, chorée, hémiplégie (Lewin).

Bronnum, Para ont observé des cas qui leur semblent démontrer la nature infectieuse et contagieuse de l'éruption.

Quant à nous, nous ne croyons pas à cette contagion et il n'a d'ailleurs jamais été possible d'isoler un agent pathogène microbien (Manssurow, Luzzato, etc.).

Anatomie pathologique. — Les lésions anatomo-pathologiques de l'érythème noueux consistent en une infiltration séreuse et en une stase sanguine dans les tissus affectés.

Sacquépée et Loiseleur ont constaté dans le sang la présence de l'entérocoque, du tétragène et du streptocoque.

Traitement. — L'érythème noueux ne réclame pas d'autre traitement que celui des divers érythèmes étudiés plus haut. Dans le cas de douleur violente, on pourrait user de tous les liniments calmants employés en médecine générale.

Moncorvo (de Rio de Janeiro) dit n'avoir pas d'insuccès dans l'érythème noueux palustre avec la quinine.

L'iodure de potassium, à la dose quotidienne de 4 à 6 grammes, facilite la résorption des nodosités.

Geley, d'Annecy, a utilisé avec succès les applications périphériques de spartéine en pommade au vingtième dont il explique l'action par une modification du terrain par les phénomènes vaso-moteurs.

Knowsley Sibley recommanderait volontiers les applications locales d'air sec et de chaleur.

W. Allen a employé avec beaucoup d'avantages les courants de haute fréquence.

ÉRYTHÈME PERNIO (Bazin)

Synonymie. — Engelure. — Congélation. — Dermite par congélation. Érythème papuleux pernio (E. Besnier).

Définition. — L'érythème pernio est une forme d'érythème produite par l'action du froid.

Symptomatologie. — Il consiste en taches d'un rouge livide ou violacé au centre et d'un rouge vif à la périphérie, luisantes, disparaissant sous la pression du doigt, de dimension variable allant de celle de l'ongle à celle d'une pièce de cinq francs en argent ; elles sont plus ou moins saillantes ou de forme arrondie ou ovalaire, affectant quelquefois une disposition circinée, marginée avec aspect irisé (E. Besnier).

Parfois ces taches se couvrent de papules ou de bulles et deviennent le siège d'ulcérations de mauvais aspect (*érythème pernio ulcérant*, engelures ulcérées, entamées, crevasses) qui succèdent à des phénomènes phlycténulaires ; les bords en sont déchiquetés, le fond sanieux, couvert de bourgeons charnus, pâles et sanguinolents ; ces ulcérations peuvent laisser après elles des cicatrices indélébiles.

Dans quelques cas rares, les taches sont remplacées par de petites papules miliaires rouges ou violacées (Hutchinson, W. Dubreuilh, Sabrazès) ; qu'on peut déceler facilement par les applications d'adrénaline (F. Winkler).

D'abord insensible, le tégument au contact de la chaleur devient chaud, brûlant ; il est le siège de picotements, de démangeaisons parfois très vives,

Siège. — L'érythème pernio a pour siège les mains (doigts), les pieds (orteils, talons), le nez, les oreilles, les joues.

Marche. — Étiologie. — Les lésions évoluent avec les changements de température ; en même temps que le froid cesse, les taches sont le siège d'une exfoliation épidermique, elles s'affaissent ; les ulcérations se cicatrisent et le tégument reprend son aspect antérieur sauf sur les points cicatriciels.

C'est une affection essentiellement récidivante et les sujets prédisposés, lymphatiques (Marjolin), les enfants et les adolescents en particulier, en sont presque fatalement atteints chaque année. Jacquet et Regnard ont montré que les engelures ulcérées pouvaient être familiales et héréditaires.

Gastou et Emery ont observé un cas de cyanose des extrémités avec engelures chez un hérédo-tuberculeux microsphygmique infantile.

Pronostic. — Le pronostic varie dans chaque cas avec l'intensité de l'affection qui, dans la forme dite *escarre a frigore*, peut nécessiter une intervention chirurgicale grave ; en

outre l'angiokératome, d'après W. Dubreuilh, en serait souvent
la suite.

Diagnostic. — L'érythème pernio et le *lupus érythémateux* pourraient parfois être pris l'un pour l'autre ; en dehors
des commémoratifs, le diagnostic du lupus érythémateux
s'établira surtout grâce à ses petites cicatrices superficielles
caractéristiques.

L'*érythème polymorphe* envahit la face dorsale des poignets,
les membres inférieurs et comporte des phénomènes généraux
qui n'existent pas dans l'engelure.

Enfin, il faudra également songer, dans certains cas, *à la
sclérodactylie*, à la *maladie* de Maurice Raynaud, à l'*érythromélalgie* (très rare), à la *syringomyélie* ; ce sont surtout les
symptômes concomitants qui éclaireront le diagnostic.

Traitement. — Au point de vue général, on obéira aux
indications particulières fournies par l'état du sujet atteint, ordinairement lymphatique ou de complexion délicate et auquel
on prescrira l'huile de foie de morue et le sirop d'iodure de fer,
la teinture d'iode, etc.

Netter conseille le chlorure de calcium. L. Brocq dit s'être
bien trouvé dans deux cas de l'emploi des pilules suivantes :

Sulfate de quinine . . . . } àà 0 gr. 05	
Ergotine . . . . }	
Poudre de feuilles de digitale. . . . . . 0 gr. 005	
Extrait de belladone . . . . 0 gr. 001	

(Pour une pilule, 4 par jour, avant les repas.)

Comme prophylaxie, on interdira l'exposition directe au feu,
le passage brusque du froid au chaud et réciproquement.

On protégera les régions sensibles à l'aide de bas, gants, fou-
lards ; on prescrira les douches locales froides de cinq à dix
secondes suivies d'onctions avec :

Sous-acétate de plomb . . . . 2 grammes.	
Acide phénique . . . . 0 gr. 50	
Oxyde de zinc. . . . . 15 grammes.	
Vaseline . . . . } àà 20 —	
Lanoline . . . . }	

(Gillet.)

Certains auteurs préfèrent les douches très chaudes (Campbell, Rosenthal, Nous-même) ; L. Brocq, cependant, prescrit
l'eau dégourdie.

Il faut ordonner l'usage quotidien de bains tièdes dans une décoction de feuilles de noyer, d'eucalyptus (E. BESNIER) ou de céleri (1) ; dans une infusion de mélilot, de thé vert, de tilleul, de racine d'aunée, de houblon, etc. (E. RAYER prescrivait les bains sulfureux), les frictions excitantes avec l'eau alcoolisée, suivies de l'application de la poudre suivante :

> Salicylate de bismuth . . . . } ãã 10 grammes.
> Amidon . . . . }
>
> (L. BROCQ.)

ou :

> Salicylate de bismuth. . . . . 10 grammes.
> Amidon . . . . 90 —

ou d'un badigeonnage avec :

> Glycérine pure . . . . 30 grammes.
> Teinture d'iode . . . . } ãã 1 gramme.
> — d'opium. . . . . }
>
> (MONIN.)

On peut encore badigeonner avec :

> Ammoniaque . . . . 1 gramme.
> Essence de cannelle . . . . 0 gr. 25
> Eau-de-vie camphrée . . . . 60 grammes.

ou :

> Extrait de Saturne. . . . . 20 grammes
> Eau-de-vie camphrée . . . . 40 —

ou encore :
Acide picrique en solution au centième.
Ou avec le réactif citro-picrique (2) pour la recherche de l'albumine (LEMAIRE).

ou avec :

> Nitrate d'argent. . . . . 0 gr. 15
> Eau distillée . . . . 30 grammes.

Pour le visage, sur lequel on ne peut employer le nitrate d'argent, on le remplace par la pommade suivante :

> Sozoïodol de zinc . . . . 3 grammes.
> Vaseline . . . . 30 —

---

(1) Les fraises écrasées, le jus d'oignon ont une action analogue.
(2) Acide picrique . . . . 1 gramme.
    Acide citrique . . . . 2 grammes.
    Eau . . . . 100 —

L. Brocq recommande les lotions biquotidiennes avec :

Eau de laitue . . . . 200 grammes.
Glycérine pure 50   —
Teinture du Pérou 15   —
Salicylate de soude. 4   —

Dans les engelures non ulcérées, Camus s'est bien trouvé des badigeonnages avec une solution de formol pure ou dédoublée.

E. Besnier conseille, pour calmer les démangeaisons vespérales, les onctions avec :

Glycérine . . . . 50 grammes.
Eau de rose. 50   —
Tanin . . . . 0 gr. 10

Gillet préfère :

Huile camphrée . . . . 2 grammes.
Lanoline 20   —
                          (Formule de Liebreich).

Après un léger badigeonnage à la cocaïne :

Chlorhydrate de cocaïne. . . . . 0 gr. 25
Glycérine . . . . }
Eau de laurier-cerise . . . . } ãã 3 grammes.

Liebreich recommande de badigeonner les mains, une fois par semaine, de teinture d'iode *fraîche et non acide* ; les autres jours, badigeonner plusieurs fois dans la journée les doigts avec :

Alun . . . . }
Borax. . . . . } ãã 5 grammes.
Eau de rose. 300   —
Teinture de benjoin 15   —

Osiecki (de Sainte-Menehould) emploie le mélange suivant :

Teinture de benjoin. . . . . }
Iodure de potassium . . . . } ãã 20 grammes.

Badigeonner le matin la moitié des engelures, et le soir l'autre moitié. On évite ainsi une décongestion trop brusque qui peut nuire à certains tempéraments.

On a aussi prescrit de nombreuses pommades employées en onctions deux ou trois fois par jour ; telles sont les suivantes :

Huile de lavande ou d'eucalyptus. . . . Q.Q. gouttes.
Axonge ou huile de ricin . . . . 10 à 20 grammes
Lanoline. . . . . 80 —

(WALTER G. SMITH.)

Graisse de bœuf . . . . } àà 25 grammes.
— de porc . . . . }
Oxyde noir de fer . . . . / àà 3 —
Essence de térébenthine. . . . . . . \
— de bergamote . . . . 0 gr. 20

(L. BROCQ.)

Camphre en poudre . . . . 1 gramme.
Craie blanche. . . . . 40 grammes.
Huile de lin. . . . . 80 —
Baume du Pérou. . . . . 1 gr. 50

(KAPOSI.)

Menthol . . . . 1 gr. 50
Salol . . . . 2 grammes.
Huile d'olives. . . . . 2 —
Lanoline. . . . . 50 —

(STEFFEN.)

Chlorure de chaux . . . . 2 grammes.
Vaseline. . . . . 18 —

(BINZ.)

Voici également une bonne pommade de VIGNE :

Baume du Pérou. . . . . } àà 4 grammes.
Camphre. . . . . }
Extrait de Saturne. . . . . 2 —
Cocaïne . . . . 1 gramme.
Oxyde de zinc . . . . 15 grammes.
Vaseline . . . . } àà 15 —
Lanoline . . . . }

et une autre de LEMOINE et GÉRARD :

Glycérolé d'amidon. . . . . 40 grammes.
Lanoline. . . . . 10 —
Acide borique. . . . . 1 gramme.
Baume du Pérou. . . . . 10 grammes.
Tanin. . . . . 1 gramme.

La pommade de MORROW à l'acide phénique :

Acide phénique neigeux . . . . . . } àà 4 grammes.
— tanique . . . . }
Teinture d'iode . . . . 8 —
Vaseline. . . . . 120 —

celle de LASSAR, également phéniquée :

Acide phénique. . . . . 1 gramme.
Onuent plombique. . . . . } ââ 20 grammes
Lanoline . . . . }
Huile amygdaline. . . . . 10 · —
— de lavande. . . . . XX gouttes.

La pommade *à tout faire* de RECLUS :

Vaseline. . . . . 200 grammes.
Antipyrine . . . . 5 —
Acide borique. . . . . 3 —
Salol . . . . 3 —
Iodoforme . . . . 1 gramme.
Acide phénique neigeux . . . . 1 —
Sublimé corrosif. . . . . 0 gr. 10

Pour les engelures du nez, MONIN conseille :

Beurre de cacao . . . . 40 grammes.
Huile d'amandes douces. . . . . . . 10 —
Acide citrique . . . . 0 gr. 50
Précipité blanc . . . . 0,30 centigr.
Teinture de musc. . . . . XX gouttes.

Pour empêcher les crevasses de suppurer, PILATTE prescrit les onctions avec :

Teinture de digitale . . . . 0 gr. 60
Thymol cristallisé . . . . 0 gr. 30
· Alcool à 70°. . . . . } ââ 15 grammes.
Glycérine . . . . }

Quelques auteurs (UNNA, KLONK, LORENZ, CARL KOPP, NILS. OSN. GADDE, LUND, CHARLES ARNOLD, A. DAMIENS et DUJARDIN-BEAUMETZ et NOUS-MÊME) ont employé avec succès les préparations ichtyolées :

Ichtyol . . . . }
Tanin . . . . } ââ 2 grammes.
Résorcine . . . . }
Eau . . . . 10 —

(BOECK et JADASSHON.)

A l'aide d'un pinceau, badigeonner, le soir, les parties malades ; laisser sécher.

LEISTIKOW recommande le vasogène solidifié avec 5 p. 100 d'ichtyol.

Chez les scrofuleux Iscovesco conseille :

Iodoforme . . . . 0 gr. 50
Naphtol β . . . . 0 gr. 50
Vaseline . . . . 40 grammes.

Aux personnes qui redouteraient de s'enduire les doigts avec un vernis, on peut conseiller le mélange suivant :

Talc . . . . 1 gramme.
Résorcine . . . . 4 grammes.
Mucilage de gomme . . . . } ää 10   —
Eau . . . . }

Cette préparation peut aussi être employée pour combattre les gerçures des lèvres occasionnées par le froid.

On a conseillé encore le collodion simple (E. Vidal), iodé à 1 p. 40 (Billroth), iodoformé à 1 p. 20.

Quand les engelures sont ulcérées, il faut faire des lavages avec des solutions boriquées, de sublimé, appliquer le liniment oléo-calcaire, les emplâtres à l'oxyde de zinc ou rouge de Vidal, l'huile europhénée à 6 p. 100 (H. Fournier).

Malcolm Morris prescrit un badigeonnage de teinture de benjoin et un pansement avec :

Oxyde de zinc . . . . 28 grammes.
Lanoline 4   —
Huile d'olives 30   —
Eau de chaux 30   —

Herzen recommande la pommade suivante :

Salol . . . . } ää 5 grammes.
Baume du Pérou . . . . }
Vaseline 30   —

On peut aussi avec avantage toucher les points ulcérés avec la teinture d'iode ou le naphtol camphré, l'alcool camphré, le vin aromatique, une solution faible de chlorure de sodium ou de chlorure de chaux.

Voici également une bonne formule de crayons :

Camphre . . . . 2 gr. 50
Iode . . . . 5 grammes.
Huile d'olives 50   —
Paraffine 45   —
Alcool 9   —

Le camphre sera dissous dans l'huile, l'iode dans l'alcool et le tout mélangé à la paraffine fondue pour être coulé dans un moule *ad hoc*.

Un dernier traitement par l'eau oxygénée, préconisé par COURTIN (de Bordeaux), offre cet avantage qu'il peut être employé à toutes les périodes de la maladie, que les engelures soient ou non ulcérées. Voici la technique préconisée par cet auteur :

Chez les petits enfants, faire réduire l'eau oxygénée du commerce, qui est à 12 volumes, à 3 volumes, par addition d'eau bouillie chaude. Faire prendre un bain des extrémités atteintes dans ce mélange pendant une demi-heure chaque jour.

Chez les enfants au-dessus de trois ans et chez l'adulte, faire réduire l'eau oxygénée à 6 volumes et faire prendre un bain de même durée.

Dans tous les cas, si le sujet présente des engelures ulcérées, mélanger à l'eau oxygénée une solution saturée de borate de soude pour en réduire l'acidité et diminuer la douleur de l'application.

On a conseillé aussi d'allonger l'eau oxygénée d'eau de Vichy.

D'autre part, « les inhalations d'oxygène, sérieusement exécutées, ont une action manifeste contre les engelures du nez et des oreilles (BESNIER) ».

Il en est de même de la faradisation qui, d'après T.-W. FORBES Ross (de Londres), donne un succès complet en trois ou quatre séances.

H. HELBING (de Nuremberg) emploie un courant galvanique d'intensité moyenne, et obtient la guérison constante en dix, quinze et parfois trente séances.

G. GAUTIER, qui avait remplacé le courant d'induction par le courant ondulatoire, y substitue actuellement les bains locaux d'acide carbonique électrisé.

LEWIS JONES utilise le bain électrique local (courant continu), recommandé aussi par E. GAUCHER ; BAUDET préconise l'emploi des courants de haute fréquence et THIELLÉ (de Rouen) l'électricité statique qui lui donne satisfaction en quelques séances

C. RITTER utilise l'air sec surchauffé dans une étuve avec le plus grand succès, que les engelures soient ulcérées ou non.

Enfin, CH. BERNARD a traité l'érythème pernio à l'aide de la lumière solaire (1).

_____

(1) Au dix-huitième siècle, le traitement des engelures par l'exposi-

Personnellement nous avons employé fréquemment l'air chaud, l'effluve statique et la lumière bleue (particulièrement bonne dans les cas prurigineux) mais comme nos malades s'astreignaient en même temps à des règles prophylactiques sévères, nous n'osons attribuer au traitement physique des guérisons qui ressortissent aussi bien du traitement hygiénique,

Comme traitement thermal, on pourrait essayer des eaux de Salins qui favorisent le mouvement de nutrition.

ÉRYTHÈME POLYMORPHE (Kaposi) (1)

(Voy. les planches XIII et XIV.)

Synonymie. — Érythème exsudatif multiforme de Hebra. — Maladie de Hebra. — Polymorphie aiguë de L. Brocq.

Définition. — L'érythème polymorphe dont l'entité morbide est encore niée par certains auteurs (W. Dubreuilh), est une affection à marche cyclique dont les manifestations cutanées peuvent appartenir à toutes les formes des lésions élémentaires : macules, papules, tubercules, vésicules, bulles.

Symptomatologie. — Le caractère le plus net de cet érythème, c'est la localisation des lésions qui siègent principalement au dos des mains et aux poignets, au cou-de-pied et aux parties latérales du cou.

Ces lésions, précédées parfois par une sensation de cuisson, apparaissent à peu près simultanément et leurs formes, varia-

tion à la chaleur d'un foyer des régions atteintes était de notion vulgaire.

(1) Dénomination mauvaise, d'après Tenneson, les lésions de l'érythème polymorphe étant généralement remarquables par l'absence de polymorphie si l'on admet que pour qu'une dermatose soit dite *polymorphe* il ne suffit pas que le malade porte des lésions cutanées diverses, il faut :

1° Que ces lésions diverses ne soient pas les phases successives d'une même lésion ;

2° Qu'elles ne soient pas dues à des complications, mais relèvent directement et en même temps de la maladie considérée.

bles, donnent lieu à un certain nombre de variétés de la maladie.

Lorsque l'affection ne consiste qu'en simples taches, disséminées, grandes au début comme une tête d'épingle, mais s'élargissant plus tard, de couleur rouge vif ou couleur cinabre (à la période d'état, le centre, déprimé, est cyanosé, rouge bleu et la partie périphérique rouge clair), lisses ou très légèrement saillantes, disparaissant momentanément sous la pression du doigt, c'est l'*érythème lisse (forme maculeuse, érythème en taches, érythème en plaques)* pouvant être *circiné, annulaire, marginé, figuré, gyralé*.

Lorsque la lésion est constituée par une papule plus ou moins saillante, à contours plus ou moins réguliers, c'est l'*érythème papuleux* dont la coloration peut aller jusqu'au violet foncé (*érythème livide, érythème purpurique*) ; suivant les dimensions des papules, l'érythème peut être *miliaire, lenticulaire, pisiforme, papulo-tuberculeux*, etc. ; parfois, la papule est très étendue comme dans l'*érythème ortié* de KAPOSI (*erythema urticatum, lichen urticatus*), souvent centrée d'une croûtelle sanguine, brunâtre, due au grattage occasionné par le violent prurit qui accompagne cette forme.

Quand la saillie est plus considérable, c'est l'*érythème tuberculeux* ou *tubéreux*.

D'autres fois, existent des lésions vésiculeuses (*érythème vésiculeux, herpétoïde*, dit TENNESON), papulo-bulleuses ou bulleuses (*érythème bulleux, érythème phlycténoïde, pemphigoïde*) (Voy. Pl. XIII), parfois suivies de végétations isolées ou confluentes, de couleur rouge pâle, d'une consistance ferme (H. HALLOPEAU et ANDRÉ JOUSSET).

Dans une forme spéciale, *érythème iris, érythème en cocarde, herpès en cocarde, herpès iris* de WILLAN et BATEMAN, *hydroa vésiculeux* de BAZIN, *hydroa vacciniforme* (1) ou *en cocarde, herpès cerclé, herpès annulaire, hydroa vrai, érythème bulleux figuré* (Voy. Pl. XIV), on voit se produire d'abord une vésicule ou une bulle se desséchant bientôt sous forme d'une croûtelle, puis, tout autour, une couronne de vésicules encadrée ou non par un troisième cercle d'éléments vésiculeux, le

---

(1) Certains auteurs (HUTCHINSON, qui l'appelle *summer eruption*, éruption d'été; RADCLIFFE CROCKER, L. BROCQ, H. HALLOPEAU qui la considèrent comme une toxidermie, etc., et J.-B. LAFITTE) en font une maladie spéciale.

tout reposant sur un fond érythémateux de couleur plus ou moins foncée, d'où un aspect en cocarde caractéristique, cocarde formée par des cercles concentriques de vésicules et de macules.

La caractéristique de ce genre d'hydroa, dit L. Brocq, c'est de n'être pas douloureux.

C'est principalement dans cette forme d'érythème que l'on rencontre les lésions des muqueuses buccale, anale, génitale, bien étudiées par E. Quinquaud (*angines hydroïques, hydroa buccal*) (1), mais qui peuvent néanmoins coexister avec les autres formes de l'érythème polymorphe.

Toutes ces lésions érythémateuses, vésiculeuses, bulleuses, etc., peuvent coïncider les unes avec les autres (*érythème polymorphe vésiculo-bulleux*), ou, comme cela arrive dans la plupart des cas, ne se montrer chez un même sujet qu'à l'état papuleux, chez un autre à l'état érythémateux, etc., d'où une variété de formes innombrables : noueuse (Talamon, Moncorvo), striée (Lassar et Peter), pityriasique et lichénoïde (H. Hallopeau).

L. Brocq isole sous le nom de *dermatite polymorphe douloureuse aiguë* (*hydroa bénin* de Unna) une variété d'érythème polymorphe vésiculo-bulleux qu'il place à côté de la dermatite herpétiforme de Duhring, et dans laquelle les phénomènes douloureux de cuisson, de prurit, de brûlure sont exceptionnellement intenses.

Souvent existent des symptômes généraux accompagnant ou mieux précédant l'éruption : courbature, céphalalgie, mélalgies, arthralgies, inappétence et embarras gastrique, fièvre, etc.

Les mains et les pieds peuvent être froids au toucher ; le plus souvent, toutefois, la température locale est plus élevée qu'à l'état sain.

Un certain nombre de complications de gravité variable peuvent survenir dans le cours de l'érythème polymorphe ; on a noté des douleurs rhumatoïdes, des arthrites, de l'endo-péricardite (Fraentzel), très rare dit Tenneson, des bronchites, de la pneumonie, des néphrites, des phlébites (Girode), etc., la pleurésie, voire des troubles psychiques (Lewin, Jolly).

_____

(1) Neumann a observé une femme atteinte d'érythème polymorphe et d'aphtes contenant le staphylocoque doré au niveau de la bouche, de la vulve et du vagin.

LEWIN dit avoir vu les taches rouges se transformer en ulcères avec tuméfaction des ganglions voisins ce qui fit faire à VIRCHOW le diagnostic de morve.

H. TENNESON décrit sous le nom d'*érythème pernioniforme* une variété d'érythème polymorphe dans laquelle « la face dorsale des mains et des doigts est le siège d'une tuméfaction diffuse, œdémateuse et d'une rougeur cyanique, comparable à celle des engelures. La peau est lisse, sans crevasses et sans squames. Quelques papules lenticulaires émergent quelquefois au-dessus des parties voisines.

L'affection est plus fréquente dans les saisons chaudes.

Marche. — L'érythème polymorphe a une marche aiguë ; l'affection dure en moyenne de dix à quinze jours ; elle peut se perpétuer pendant cinq ou six semaines, le processus réapparaissant à l'état aigu lorsque les lésions sont à leur déclin.

Elle est fréquemment récidivante ; certains sujets peuvent en être atteints deux fois par an.

En disparaissant, les lésions laissent après elles des taches pigmentaires plus ou moins foncées et dans le cas où l'éruption affecte la forme vésiculeuse ou bulleuse, des taches de même nature si le liquide a été résorbé ; des croûtes ou des squames dans le cas contraire.

HALLOPEAU et VILLARET ont signalé une forme chronique d'*érythème iris*.

Pronostic. — Le pronostic est favorable puisque, sauf lorsqu'il se produit des complications, l'affection se termine presque toujours d'une façon spontanée.

Diagnostic. — La marche de l'érythème polymorphe éclaire toujours le diagnostic ; mais, s'il fallait l'établir d'une façon extemporanée, il pourrait y avoir confusion dans la forme érythémateuse avec tous les *érythèmes*, principalement les *éruptions médicamenteuses* qui s'en distinguent par la rapidité de la poussée et les commémoratifs ; dans la forme purpurique, avec le *purpura* ; dans la forme papuleuse, avec la *variole* au début ; si les papules sont grosses, elles peuvent simuler les *nodosités lépreuses* ou *syphilitiques*.

Dans les formes circinées, il est quelquefois difficile de les différencier des *éruptions syphilitiques* (LORENZO).

L'*urticaire* s'en distingue par ses démangeaisons violentes, les sensations de cuisson, etc., qu'elle détermine; toutefois chez les enfants, il est très difficile de faire le diagnostic (A. BAGINSKY).

L'*érythème noueux* diffère de la forme tuberculeuse de l'érythème polymorphe par sa localisation souvent typique à la face antérieure du tibia.

Les *engelures* ont une évolution plus lente, une localisation plus complète aux extrémités, une coïncidence régulière avec le froid.

L'évolution et les commémoratifs différencient l'érythème polymorphe de la *dermatite herpétiforme de Duhring* et des *dermatoses bulleuses iodiques, bromiques.*

L'érythème iris, dans ses localisations sur les muqueuses buccales, peut être confondu avec la *stomatite ulcéro-membraneuse*, dans laquelle on constate une salivation abondante et l'engorgement ganglionnaire et avec les *plaques muqueuses* mais il est plus douloureux et plus diffus (A. FOURNIER, E. BESNIER, MAURIAC, G. BEAUDOIN); il faut examiner tout le corps et l'on aura souvent la chance de rencontrer une bulle dénonciatrice.

Dans le cas où l'on songerait à un *mégalérythème* on se souviendra qu'ici les parties malades sont chaudes et plutôt fraîches dans l'érythème polymorphe (MILIAN).

Enfin E. BESNIER signale « la série nombreuse des *érythèmes de la première enfance* (1) dans lesquels une multiformité spéciale et parfois étrange donne à ces érythèmes un aspect paradoxal qui éveille l'idée d'affections absolument différentes » (*syphiloïdes* d'E. BESNIER, *herpès vacciniforme syphiloïde* d'A. FOURNIER, *érythèmes papuleux fessiers post-érosifs et syphiloïdes post-érosives* de L. JACQUET, *érythème papuleux et syphilide lenticulaire* de PARROT, *érythème lenticulaire* de SEVESTRE, *érythème simple ou vésiculeux des fesses, dermo-épidermites eczématiformes* et *dermites papuleuses* de Marcel FERRAND (2). Ces affections, analogues, sinon identiques, ont toutes été bien classées et étudiées par L. JACQUET sous le nom de *dermites infan-*

---

(1) HUTINEL a récemment appelé l'attention sur les réactions méningées dans les érythèmes chez les enfants.

(2) « Il semble, dit cet auteur, qu'on doive rapprocher ces dermites des affections cutanées d'origine auto-toxique, le plus souvent à point de départ intestinal. On voit donc qu'elles peuvent, à plus d'un titre, être rangées à côté des eczémas, des eczématisations des enfants plus âgés et des adultes. Elles en sont, chez les nourrissons, l'équivalent (HUTINEL).

tiles simples. — MENAHEM HODARA, qui en a étudié l'histologie, a constaté un œdème intracellulaire avec formation de cavités.

Il est à peine besoin de signaler la *dermatomyosite aiguë* d'UNVERRICHT, maladie presque inconnue en France, et dont les manifestations cutanées peuvent affecter la diversité des formes de l'érythème polymorphe ; l'existence de lésions musculaires et les symptômes généraux éclaircront le diagnostic.

Étiologie. — Les conditions étiologiques des érythèmes polymorphes sont encore mal connues; ils peuvent être d'origine réflexe : stomacale (MRACECK), pharyngienne (CAESAR BOECK), rénale, utérine (FUCHS, L.-E. LEREDDE), urétrale (LEWIN, HELLER, DU MESNIL); d'autres se rattachent à l'ingestion de certains médicaments, de certains aliments ; coïncident avec des maladies graves : angines (HOFFMANN, LEGENDRE et CLAISSE, NICOLLE), bubons (AUGAGNEUR), impaludisme (OBEDENARE, MONCORVO), diphtérie (HUTINEL), septicémie, endocardite (LEWIN, FRAENTZEL, GEHRARDT), endocardite infectieuse (E. BESNIER, H. BARTH), rhumatisme (R. BAZLIES, WIPHAM, A. GARROD, E. BESNIER), choléra (MOREL-LAVALLÉE, E. BESNIER), rougeole (J. LEGRAIN) (1), fièvre typhoïde (E. BESNIER) et sa convalescence (2), blennorragie (PETER), lèpre (E. BESNIER), tuberculose (SCHUCUMANN, L.-E. LEREDDE, PONCET), grippe (E. BESNIER), puerpérisme (E. BESNIER), syphilis (MAURIAC, E. BESNIER), formant la classe des *érythèmes multiformes infectieux secondaires*, comme ceux dont HUTINEL et MARTIN DE GIMARD ont observé une épidémie au cours de la fièvre typhoïde (3), en opposition avec les *érythèmes polymorphes infectieux primitifs* (4) succédant au surmenage (DREYFUS-BRISAC et DUFOUR).

(1) J. LEGRAIN qui a étudié les érythèmes infectieux graves ou bénins, polymorphes, morbilliformes ou scarlatiniformes qui précèdent accompagnent ou suivent la rougeole en fait des toxi-infections, streptococciques le plus souvent.

(2) POISOT estime que l'érythème grave au cours de la fièvre typhoïde ordinairement morbilliforme, scarlatiforme ou polymorphe, est « l'expression d'une insuffisance pluri-glandulaire due elle-même à la gravité de la toxi-infection éberthienne peut-être renforcée par une symbiose bactérienne occasionnelle ».

(3) P. DE MOLÈNES-MAHON a divisé les érythèmes polymorphes en érythèmes infectieux primitifs et en érythèmes secondaires à un autre état morbide soit infectieux lui-même, soit médicamenteux, c'est-à-dire toxique.

(4) Pour SACQUÉPÉE et LOISELEUR qui ont pratiqué l'hémoculture, les érythèmes infectieux primitifs peuvent être de nature microbienne,

Les hommes sont moins sujets à l'érythème polymorphe que les femmes (atteintes de troubles utérins) (*menokelis* de FUCHS), et les adultes que les jeunes gens.

LORENZO a observé chez les enfants toutes les formes de l'érythème polymorphe provoquant dans les variétés urticariennes et intertrigineuses de l'hyperesthésie et de la douleur, souvent de la fièvre, quelquefois des convulsions.

Nature. — On a considéré l'érythème polymorphe comme une angio-névrose (LEWIN), comme une affection de nature rhumatismale (AUTEURS FRANÇAIS). On a publié des cas montrant sa nature infectieuse (DEBOVE, NICOLLE) ; le caractère contagieux et infectieux a été signalé par FURBRINGER et STRUMPELL. Pour HEBRA l'apparition constante de l'érythème polymorphe à certaines époques de l'année doit le faire considérer comme d'origine miasmatique.

Anatomie pathologique. — Il s'agit ici de lésions inflammatoires vulgaires.

Traitement. — L'érythème polymorphe ne réclame ordinairement que le repos et l'hygiène.

On peut et l'on doit même évidemment traiter l'état général du sujet atteint ; mais les divers médicaments préconisés jusqu'à présent, comme l'iodure de potassium (VILLEMIN), le salicylate de soude, le sulfate de quinine (L. BROCQ), etc., ne semblent pas avoir ici une action bien déterminée.

On a même dit que l'iodure de potassium à faible dose (1 à 2 grammes) était beaucoup plus nuisible qu'utile et aggravait la maladie dans la forme vésico-bulleuse.

E. TOUSSAINT a enrayé à l'aide du sulfhydral un érythème polymorphe récidivant.

L. BROCQ préconise comme médicament vaso-moteur le sulfate de quinine qui agit aussi comme antithermique associé à l'extrait de belladone et à l'ergotine dans la formule suivante :

> Sulfate de quinine . . . . } ãã   0 gr. 10
> Ergotine . . . . }
> Extrait de belladone . . . . 0 gr. 001
> (Pour une pilule.)

hypothèse confirmée par l'ensemencement du sang qui dans 5 cas sur 6 (4 cas d'érythème noueux, 1 cas d'érythème polymorphe) contenait deux fois le streptocoque, deux fois l'entérocoque, une fois le tétragène doré.

QUINQUAUD avait déjà montré l'hypertoxicité du sérum sanguin dans les érythèmes infectieux.

Personnellement nous avons toujours donné la préférence à l'ichtyol, 1 gramme par jour en quatre pilules.

ALBERT ROBIN pour qui l'érythème polymorphe n'est qu'un *effet* ayant pour *cause* originelle une *dyspepsie*, prescrit deux traitements : celui de la dyspepsie originelle, et celui des fermentations : il préconise le fluorure d'ammonium et l'érythrol.

Localement, suivant les formes, on emploiera les poudres séches, les lotions de sublimé ou phéniquées contre les démangeaisons, le liniment oléo-calcaire dans les formes bulleuses.

Dans l'hydroa buccale on peut employer l'eau oxygénée diluée et des solutions astringentes et antiseptiques comme :

Sulfo-phénate de zinc	1 gramme.
Eau distillée	1 litre.

ou : s'il existe de la douleur :

Teinture d'opium	5 grammes.
Eau distillée	500 —

L'eau chloratée à 1 p. 100 ou 1 pour 150,
Et, si la muqueuse est ulcérée, la toucher avec :

Teinture d'iode . . . . }	
— de ratanhia . . . . }	áà 10 grammes.

En dernier ressort on pourrait essayer le bain hydro-électrique à courant alternatif sinusoïdal (GUIMBAIL).

ÉRYTHÈMES RUBÉOLOÏDES

Synonymie. — Roséoles. — Érythèmes rubéoliformes.

Définition. — On décrit encore sous le nom de roséole une série d'affections distinctes qui ont pour caractère commun d'être constituées par des petites taches rosées, isolées les unes des autres, peu ou pas saillantes, discrètes ou généralisées, à évolution variable et se terminant toujours par résolution.

En dehors de la rougeole dont les dermatologistes ont l'habi-

tude de laisser l'étude à la médecine générale, on range dans
la roséole :

1° Des érythèmes saisonniers : *roséole estivale, automnale,
vernale*;

2° Des éruptions artificielles à type rubéolique (roséoles artificielles) : *roséole copahique, iodique, antipyrinique* (Apo-
LANT), etc., etc.;

3° Les éruptions rubéoliformes consécutives à des affections
infectieuses (roséoles infectieuses secondaires) : *roséole syphilitique, cholérique, typhique* (*taches lenticulaires rosées*), *pyo-
hémique, rash rubéoliforme de la variole, érythème mame-
lonné*, etc. = *érythèmes infectieux, dermatites infectieuses,
érythèmes toxiques* de KAPOSI, etc., etc.;

4° Des érythèmes dus à des troubles vaso-moteurs (roséoles
nerveuses) tels que la *roséole pudique*, provoquant parfois une
véritable obsession, érythrophobie ou éreuthophobie (PITRES et
RÉGIS, BECHTEREW, B. VESPA (de Rome), distincts des roséoles
primitives suivantes :

5° L'une décrite par les Allemands sous le nom de *Rotheln*,
affection niée par les uns et admise par d'autres comme entité
morbide distincte, mais qui, dans tous les cas, s'identifie presque complètement avec la rougeole (HEBRA et KAPOSI), alors
qu'elle ne serait que la roséole fébrile de TROUSSEAU comme
l'a fait remarquer TALAMON qui la distingue de la rubéole (1);

6° L'autre, à laquelle HARDY réserve le nom de roséole
(*roséole fébrile, infantile*), véritable fièvre éruptive, affectant
souvent les petits enfants, débutant par un peu de fièvre, quelques troubles digestifs, caractérisée à la période d'état par des
taches rosées, distinctes, occupant la face, le tronc, les membres
et disparaissant au bout de deux ou trois jours.

Cette affection, que HARDY admet comme contagieuse, se
termine toujours favorablement;

7° C'est dans ce cadre également que semble pouvoir rentrer
le mégalérythème épidémique (FLACKTE et CHEINISSE),*erythema
simplex marginatum, érythème infectieux morbilliforme, érythème infectieux aigu* de STICKER, observé en Autriche et en
Allemagne par beaucoup de médecins (TSCHAMER, GUMPLO-
VITZ, ESCHERICH, SCHMID). Cette maladie diffère de la rubéole
et de la rougeole par l'absence de fièvre, de phénomènes géné-

(1) Pour BOURNEVILLE et BRICON, la rubéole et la roséole seraient une
seule et même maladie.

raux, de retentissement ganglionnaire et l'indemnité des muqueuses.

On a décrit deux formes de cet érythème : l'une morbilloïde, l'autre scarlatinoïde (POPISCHILL).

Traitement — Le traitement ne consiste qu'en soins hygiéniques et en un léger purgatif dans le cas d'embarras gastrique.

ÉRYTHÈMES SCARLATINIFORMES

Synonymie. — Érythrodermies exfoliantes érythémateuses. — Érythèmes desquamatifs scarlatiniformes récidivants. — Dermites érythémateuses exfoliatrices, aiguës, récidivantes.

« Aigus ou subaigus, disent E. BESNIER et A. DOYON, ces érythèmes ou ces dermites érythémateuses se rapprochent des pyrexies érythémateuses par la réaction générale, parfois intense, qui les accompagne à leur début; de la scarlatine par les caractères de l'éruption, voire même quelquefois par des localisations ou des complications qui rendent l'assimilation plus étroite; mais leurs conditions étiologiques et pathogéniques variables, leur durée inégale, irrégulière, leur mode évolutif, leur non-contagiosité, et leur caractère récidivant (1) les ramènent beaucoup plus près des érythèmes proprement dits. » (Voy. l'article *Dermatite exfoliative aiguë, bénigne*.)

On les distingue de la *scarlatine* par la desquamation plus tardive et de l'*eczema rubrum* par l'absence de vésicules.

On a noté (LE GENDRE) des érythèmes scarlatiniformes affectant une allure épidémique chez les malades d'une même salle qui ont succombé dans des délais variant entre deux mois et dix jours; pour l'observateur, la maladie a été transmise par contagion.

BÉCLÈRE a insisté avec raison sur la difficulté du diagnostic des érythèmes infectieux et des érythèmes médicamen-

---

(1) On les a vus se reproduire huit fois en un an (cas de LOVIOT).

teux ; ces derniers toutefois apparaissent généralement peu de temps après l'absorption ou l'application de doses relativement peu considérables de remèdes.

On a dernièrement appelé l'attention sur une *pseudo-scarlatine épidémique* (CHEINISSE) analogue à la *quatrième maladie* (*fourth disease*) de CLÉMENT DUKES, de Rugby, *rubéole scarlatineuse* de FILATOW, différente de la scarlatine et des érythèmes scarlatiniformes et scarlatinoïdes, mais dont tous les auteurs sont loin d'admettre l'autonomie.

ÉRYTHÈMES SCARLATINOÏDES (BESNIER)

Synonymie. — Érythèmes scarlatiniformes (HARDY).

« Ce terme, disent E. BESNIER et A. DOYON, s'applique à des érythèmes secondaires, vraiment scarlatinoïdes par la rapidité de l'invasion, la réaction fébrile, l'hyperthermie, les localisations muqueuses et viscérales, les accidents graves et le mode évolutif ; sauf leur desquamativité souvent hâtive, l'éruption est entièrement celle de la scarlatine.

« Toujours consécutifs à une affection infectieuse (1), le plus habituellement pyrétique, ils n'en constituent qu'une localisation à la peau, ou une complication proprement dite, selon qu'ils naissent eux-mêmes de l'élément infectieux primitif, ou qu'ils procèdent d'une autotoxémie deutéropathique, ou d'une toxémie médicamenteuse (2) ou alimentaire. Le puerpérisme infectieux, la septicémie chirurgicale (*scarlatinoïdes traumatiques*), la gonohémie, etc. (3), sont au premier rang des états pathologiques au cours desquels on les voit survenir sous l'action de l'un des modes divers ci-dessus indiqués. »

(1) Érythèmes infectieux, dermatites infectieuses.
(2) Due à la quinine, à l'atropine, à la belladone, à l'antipyrine (*Érythème scarlatiniforme* d'APOLANT).
(3) On les a notés (BARTHEZ, RILLIET, ARNAUD et LOP, AD. D'ESPINE) dans la pneumonie (*rash pneumonique* de CADET DE GASSICOURT), la grippe (RÉCAMIER, BARTHÉLEMY). MARIE MACÉ propose de les appeler érythèmes pneumococciques ou pneumoniques en raison de leur nature presque indubitablement pneumococcienne.
BOGOLEPOFF a étudié les troubles fonctionnels des capsules sur-

A.-B. MARFAN a particulièrement appelé l'attention sur l'érythème scarlatiniforme généralisé fébrile consécutif aux angines diphtériques (*scarlatinoïde méta-diphtérique*) (1).

Dans ces érythèmes, QUINQUAUD a démontré qu'aux premières phases de leur évolution le sérum sanguin était d'une hypertoxicité extrême et vraiment remarquable.

ÉRYTHRASMA (BÆRENSPRUNG)

Définition. — L'érythrasma est une affection parasitaire de la peau, une épidermophytie, fréquente chez les arthritiques du sexe masculin, due à un parasite de très petite dimension (microsporon minutissimum), découvert par BURCHARDT en 1859, décrit par BÆRENSPRUNG en 1862, et observée pour la première fois en France par BALZER.

Parasite. — Le parasite est composé de spores très petites, rondes ou ovalaires, disposées en groupes ou isolées et d'un mycélium à tubes flexueux très nombreux, très grêles, irréguliers, isolés ou en réseaux.

Ce parasite n'envahit que la couche cornée de l'épiderme; il est très peu irritant; il a été inoculé par divers auteurs : DE MICHELE, DUCREY, RÉALE.

Symptomatologie. — L'affection consiste en plaques d'aspect uniforme, plus ou moins arrondies, parfois festonnées (contour géographique), circonscrites, d'un rouge orangé à l'état typique, parfois d'une couleur brune ou jaunâtre plus ou moins foncée; les bords, légèrement saillants, sont bien nets ou se continuent avec une zone érythémateuse; l'étendue des placards est variable : tantôt ils ont un diamètre de un à trois

rénales se répercutant sur le système nerveux lymphatique, et entraînant ainsi des troubles vaso-moteurs causes d'érythème, propres à expliquer certains érythèmes scarlatiniformes ou scarlatinoïdes.

NICOLAU a rapporté un cas d'érythrodermie exfoliatrice généralisée survenue chez un malade atteint de pseudo-leucémie.

(1) GERMAIN SÉE, dès 1858, le considérait comme une complication de la diphtérie.

ou quatre centimètres, tantôt ils sont grands comme la paume
de la main ou acquièrent des dimensions bien plus considérables encore.

Au niveau de la plaque, l'épiderme, farineux, est sec, rugueux, chagriné, comme surélevé; il desquame mais finement
et difficilement.

L'affection ne provoque aucun symptôme subjectif, en dehors
parfois d'une légère démangeaison qui paraît en rapport avec
l'abondance de la transpiration; la maladie n'est donc bien
souvent décelée que par le médecin chez les sujets qui en sont
atteints.

Siège. — L'érythrasma siège presque exclusivement dans
la région inguino-scrotale ou mieux scroto-crurale; on le trouve
encore aux aisselles, aux plis des seins, d'où il peut gagner les
bras, la paroi abdominale, mais on ne le rencontre presque
jamais dans les régions découvertes.

Marche. — Le parasite envahit très lentement le tégument;
il faut plusieurs années pour la formation d'un placard d'érythrasma de 5 centimètres de diamètre.

Pronostic. — L'affection comporte un pronostic bénin, sa
contagion est peu fréquente, mais elle est très tenace et sujette
à récidiver.

Diagnostic. — Le siège de l'érythrasma est déjà un bon
signe diagnostique; toutefois, on le confond encore avec l'*intertrigo* dont il diffère par sa coloration moins rouge, son caractère de sécheresse et de rugosité, sa forme moins en rapport
avec les surfaces en contact, enfin son indolence.

Dans le *lichen circonscrit*, la peau est quadrillée et le prurit
est incessant.

La *trichophytie cutanée* (1), le *pityriasis versicolor*, l'*eczéma
séborrhéique*, les *taches pigmentaires* pourraient être pris parfois pour de l'érythrasma; mais les cercles réguliers de la trichophytie cutanée, la couleur jaune, la desquamation épider-

---

(1) Pour Kaposi, Köbner et Pick, A. Weil, l'érythrasma, l'eczéma
marginé de Hebra et l'herpès tournant sont identiques; pour
O. Simon, l'érythrasma est un type de transition entre le microsporon
furfur et le trichophyton.

mique produite par le coup d'ongle dans le pityriasis versicolor, l'absence de desquamation par le raclage dans les taches pigmentaires faciliteront le diagnostic, que l'examen microscopique établira, d'ailleurs, sûrement.

Étiologie. — Plus fréquente chez l'homme que chez la femme, la maladie est très rare chez l'enfant; les obèses y sont plus sujets que les maigres.

Traitement. — Le traitement a pour but la destruction du parasite par l'exfoliation de la couche cornée où il siège. On arrive à ce résultat par les badigeonnages iodés, les lotions de sublimé, les onctions et frictions avec les pommades soufrées, cadiques, salicyliques, ichtyolées, etc.

Nous nous trouvons fort bien des lotions simplement alcalines.

HERVOUET vante l'acide salicylique.

E. MARTIN recommande, dans la forme sèche, des badigeonnages avec :

Perchlorure de fer sec	1 partie.
Collodion	4 parties.

et, dans la forme inflammatoire, des attouchements avec :

Perchlorure de fer.	30 grammes.
Glycérine neutre	70 —

P.- G. UNNA s'est particulièrement bien trouvé du collodion suivant :

Paraforme en poudre fine	2 grammes.

Mélanger à :

Éther.	2 grammes.

Ajouter :

Collodion riciné.	16 grammes.

On devra, après la disparition de la maladie, faire continuer pendant quelque temps l'usage de bains sulfureux et insister sur les soins de propreté les plus minutieux.

FARCINOSE

INFECTION FARCINO-MORVEUSE

Certaines formes de la farcinose cutanée chronique, passée jadis presque complètement sous silence dans les grands ouvrages de dermatologie français ou étrangers, sont cependant très importantes à signaler, ne fût-ce que pour éveiller l'attention des dermatologistes sur quelques lésions confondues le plus ordinairement avec celles de la syphilis, ressemblant parfois à la tuberculose ou à l'épithélioma.

E. Besnier et H. Hallopeau et E. Jeanselme en ont publié en 1891 et 1892 des exemples très intéressants.

Symptomatologie. — Les lésions consistent en pertes de substance, en ulcérations plus ou moins considérables. Ordinairement, on constate au début, sur une base infiltrée, d'un rouge violet ou livide, une saillie pustuleuse de petite dimension, grosse comme un grain de millet ou une lentille.

C'est à cette saillie, « gomme farcineuse », que succède l'ulcération à bords décollés, creusés en dessous, renversés en dehors, irréguliers, déchiquetés, dont le fond plus large que l'ouverture, fournit une sécrétion purulente, abondante, jaunâtre, gommeuse, dit H. Hallopeau (huile de farcin des vétérinaires).

Les ulcérations, dont la dimension varie suivant le plus ou moins de confluence des éléments primitifs, sont indolentes.

Siège. — Elles siégeaient, dans les cas relatés ici, au nez, au palais, aux lèvres.

Marche. — Au bout d'un certain temps, dans un des cas d'E. Besnier, on voyait se produire à la périphérie de la lésion un bourgeonnement cicatriciel « laissant au milieu de vastes ulcérations composites un mélange tout à fait caractéristique de lobules, de mamelons de toutes les formes et de dimensions très variées, qui produisent un aspect irrégulièrement granuleux et déchiqueté, comme vermoulu, vraiment particulier ».

. Deux des malades observés ont succombé à un accès de morve aiguë (cas de VIDAL).

Pronostic. — Le pronostic est donc grave.

Diagnostic. — « Chaque fois, dit H. HALLOPEAU, que des ulcérations des fosses nasales, de la voûte palatine et des lèvres présentant les caractères spéciaux que nous avons indiqués, coïncident avec des cicatrices d'abcès qui se sont développés successivement sur diverses régions du corps et sur les membres en particulier, il y a lieu de penser à l'infection farcino-morveuse, de faire une enquête et de recourir à l'expérimentation. »

Ce moyen de diagnostic est, en effet, couronné de succès et consiste en inoculation du pus sécrété à l'âne, au cobaye, au chien, au mulot, en cultures et en examens miscroscopiques.

Extemporanément, l'examen pourra faire éliminer le *lupus* dont on ne trouve pas les nodules caractéristiques et qui donne lieu, non pas à une suppuration abondante, mais plutôt à une sécrétion qui se concrète facilement en croûtelles.

La farcinose diffère de l'*épithéliome* par son indolence, sa suppuration abondante, la non-induration de ses lésions, sa tolérance au traitement ioduré et au mercure.

Cette épreuve thérapeutique différenciera encore la *syphilis* de la farcinose.

Traitement. — H. HALLOPEAU conseille exclusivement la cautérisation au fer rouge; E. BESNIER a employé les badigeonnages ichtyolés, l'iodoforme et, particulièrement, le naphtol camphré.

FAVUS

Synonymie. — Tinea lupinosa. — Tinea ficosa (Guy de Chauliac). — Teigne faveuse. — Tinea vera (Lorry). — Tinea favosa (Alibert, Gallot). — Porrigo lupinosa. — Porrigo favosa (Willan et Bateman). — Favophytie (E. Vidal).

Définition. — Le favus est une affection contagieuse siégeant de préférence au cuir chevelu (1) caractérisée, par des croûtes jaunâtres, déprimées en godets caractéristiques et produites par un parasite végétal, l'*Achorion Schœnleinii*, découvert en 1839, par Schoenlein (de Zurich) et bien décrit par Gruby en 1841.

Parasite. — Ce parasite est constitué par un mycélium abondant, à filaments ramifiés et cloisonnés et par des spores fort nombreuses, isolées ou réunies, rondes, ovalaires, etc.; l'achorion se développe d'abord sous l'épiderme, dans les follicules pileux et envahit ensuite le poil peu à peu, l'altérant en le rendant sec, de couleur sale et d'aspect lanugineux.

Les descriptions des caractères mycologiques du champignon favique varient d'ailleurs suivant les auteurs; pour les uns (Kral, etc.), il n'existe qu'un seul parasite; pour d'autres (Unna, Neebe, Bodin), les parasites diffèrent suivant les pays; Bodin en compte sept espèces différentes, parmi lesquelles il cite : l'*Achorion Schœnleinii*, l'*Oospora canina*, l'*Achorion Quinckeanum* et l'*Achorion gypseum* (récent).

Il semble actuellement démontré que des parasites différents peuvent produire des lésions identiques et *vice versa*.

On a même rencontré chez le veau et le cheval des champignons ressemblant à l'*Achorion Schœnleinii* et déterminant chez l'homme des lésions trichophytiques. D'autre part, Sabrotet, de Brengues, en inoculant à l'homme et à la souris un champignon morphologiquement trichophytique, extrait d'un sycosis parasitaire profond de la barbe, a déterminé l'appari-

_____

(1) On l'a constaté, très rarement, à la barbe où il détermine des folliculites intenses.

tion de petits godets jaune-soufre ayant nettement les caractères objectifs et microscopiques des godets faviques.

Quincke a décrit dans le favus deux champignons qui cor-
respondraient le premier au favus vulgaire du cuir chevelu, et
le second au favus herpétique du corps, mais cette distinction
n'a pas été confirmée.

FAVUS DU CUIR CHEVELU

(Voy. la planche XV.)

Symptomatologie. — Pendant une première période
(phase épidermique de Bazin), l'affection ne consiste qu'en
une desquamation légère et pityriasique du cuir chevelu accompagnée d'une rougeur peu vive formant des cercles érythémateux (*teigne rouge*) et d'un peu de démangeaison ; l'affection
s'étend plus ou moins vite jusqu'à ce qu'on finisse par apercevoir autour d'un poil qui la traverse une petite croûte sous-épi-
dermique, de couleur jaune-soufre, d'une dimension qui varie
de celle d'une lentille à celle d'un centime, s'accroissant en
épaisseur et en étendue et se creusant au centre en cupule lisse
ou villeuse, ce qui constitue ce que l'on a appelé le *godet favique*. Si l'on déchire alors l'épiderme avec la pointe d'un instrument mousse, on peut enlever le corps favique en le faisant
glisser le long du poil ; ce corps est fragile et l'on constate
qu'au contraire de sa surface supérieure qui est épidermique,
sa face inférieure est dépourvue d'épiderme ; le derme, rouge
et humide, reste pendant quelques instants déprimé après
l'enlèvement du disque ; il est parfois, lorsque les godets sont
nombreux, violacé, irrité, ulcéré par le grattage.

Quand les godets sont disséminés et isolés, ils constituent le
favus urcéolaire (*favus typique, complet, en godets*), discret
ou confluent ; quand les godets, nombreux, se pressent les uns
contre les autres, deviennent confluents, le favus dit *sculi-
forme* est constitué par de vastes placards croûteux, jaunâtres,
traversés par des poils, de forme régulière ou non (*favus scu-
tulé, en disques, nummulaire, en écu, teigne annulaire, teigne
aux petits écus, teigne festonnée*). Souvent alors, au bout d'un

certain temps, les croûtes perdent leur couleur jaune, deviennent grises ou d'une couleur blanc jaunâtre (*favus suberinus*, *favus turriformis*), dures, sèches, poussiéreuses, plâtreuses et constituent les amas inégaux et irréguliers du *favus squarreux* (*favus irrégulier*), dans lequel la matière favique englobe dans une certaine étendue la tige des poils auxquels elle adhère.

Enfin, dans les favus atypiques, formes connues sous le nom de *favus miliaire* (*favus atypique*, *favus ambigu*, *favus sans favi*, *favus multiforme*, d'E. BESNIER et A. DOYON), la totalité du cuir chevelu est envahie, soit d'emblée, soit d'une façon progressive, par des lésions qui peuvent affecter les aspects les plus divers : poussière grise et furfuracée pityriasique de la *séborrhée sèche* (*forme pityriasique* de W. DUBREUILH), croûtes lamelleuses ou grasses de la *séborrhée huileuse*, amas croûteux de l'*eczéma pédiculaire* ou de l'*impetigo granulata* (*forme impétigineuse* de W. DUBREUILH).

A la période d'état, l'aspect de la tête est particulier :

Les cheveux sont secs, frisottants, lanugineux, poudreux ; ils sont ternes, décolorés, de couleur gris-souris et tombent spontanément ou se laissent enlever facilement ; leur racine et une certaine étendue de leur portion libre est entourée d'une gaine vitreuse ; dégraissés dans l'éther et trempés dans une solution de potasse caustique ils permettent de constater d'abord la présence de bulles d'air qui, chassées par la chaleur, laissent voir les caractères du parasite.

Le cuir chevelu offre alors une odeur assez caractéristique : odeur de souris, d'urine, particulièrement d'urine de chat, et qu'on reconnaît bien quand on l'a déjà perçue.

Le parasite envahissant le follicule pileux y détermine une folliculite parfois très intense (*sycosis favique*, *favus à lésions trichophytoïdes* d'E. BODIN), d'où une alopécie définitive constituant la période atrophique du favus (*forme alopécique* de W. DUBREUILH) et laissant des espaces irréguliers complètement glabres sur lesquels la peau, comprimée longtemps par les masses faviques, est luisante, mince, parcheminée, d'aspect cicatriciel, parsemée çà et là de quelques cheveux atrophiés.

Toutes les lésions dues à des inoculations quelconques peuvent survenir dans le favus et on a noté des lésions impétigineuses, ecthymateuses, eczémateuses, des adénites, des abcès, etc., qui n'ont rien de spécial à la teigne faveuse.

Marche. — La marche de l'affection est lente et sa duré

pour ainsi dire indéfinie. Balzer admet sa disparition spontanée.

Pronostic. — Le favus n'entache en rien la santé générale,
mais c'est une affection grave par sa ténacité, sa résistance au
traitement, la facilité de ses récidives et sa terminaison par
des plaques irrégulières d'alopécie franchement cicatricielle.

Diagnostic. — A la période d'état et surtout quand les godets sont isolés, le diagnostic est facile ; mais, au début, quand
il n'existe que de la rougeur et de la desquamation, le diagnostic peut rester en suspens ; de même, quand la maladie est ancienne, on peut en confondre les croûtes avec celles de l'*impétigo parasitaire*, de l'*eczéma*, du *psoriasis*, de la *séborrhée*, etc.

Dans le *psoriasis*, les squames sont plus brillantes et plus
sèches.

Dans la *séborrhée* à forme sèche, les lésions sont plus sèches,
moins épaisses que dans le favus et dans la forme concrète, les
croûtes sont grisâtres, grosses et molles.

L'*eczéma* s'en distingue par ses bords plus ou moins figurés
et les lésions eczémateuses que l'on rencontre souvent dans le
sillon post-auriculaire.

L'*impétigo parasitaire* laisse toujours apercevoir des poux
au milieu de ses croûtes et des lentes le long des cheveux.

Dans tous ces cas, d'ailleurs, de même que dans la *syphilis*,
les cheveux ne sont pas malades, alors que dans le favus les cheveux sont peu adhérents, secs et décolorés, et l'examen microscopique tranchera toujours la difficulté, comme aussi dans
la *trichophytie*, où de plus les cheveux sont cassants.

A la période alopécique, le favus devra être distingué des
alopécies consécutives au *lupus érythémateux*, à la *pelade*, à la
trichophytie, aux *folliculites*, en particulier à la *folliculite
dépilante* de Quinquaud et L. Brocq, à la *séborrhée*, etc.; on
se rappellera, pour le diagnostic, les signes indiqués plus
haut.

Étiologie. — La contagion directe d'homme à homme ou
des animaux (souris, chats, chiens, poules, Sabrazès) à l'homme
s'exerce surtout à la campagne sur les enfants et sur les gens soumis à la misère physiologique comme aussi après un traumatisme (Aubert).

A noter également la contagion indirecte, pourrait-on dire,

d'origine saprophytique (E. Bodin), les saprophytes faviques
vivant sur des matières inertes et s'inoculant aux animaux et à
l'homme.

FAVUS DU CORPS (Voy. la planche XV)

FAVUS DES RÉGIONS GLABRES

Le favus peut affecter toutes les régions du corps (W. Du-
BREUILH l'a observé sur le scrotum), même les muqueuses (?)
(Kaposi et Kundrat).

On le rencontre sous deux formes : 1° la forme érythémateuse
ou érythémato-squameuse (*favus herpétique*) parfois circinée
(Hebra, W. Dubreuilh, Sabrazès, Léon Derville, *favus épidermique circiné*), ce qui avait porté Hebra à conclure à une
identité entre le favus et la trichophytie dont le diagnostic ne
pourra se faire parfois avec assurance qu'à l'aide de l'examen
microscopique ; 2° la forme de godets : ceux-ci, plus souvent
discrets que confluents, sont presque toujours typiques ; ils sont
entourés d'une zone érythémateuse et donnent lieu, comme à
la tête, mais à un degré moindre, à des démangeaisons et à une
odeur symptomatique ; les macules qu'ils laissent après eux
disparaissent à la longue.

Cette forme est plus bénigne que l'autre; elle était grave
jadis lorsqu'on rencontrait le *favus généralisé*, ce qui est rare
aujourd'hui. Montserret (de Montpellier) en a décrit, il y a
quelques années (1897), un cas très intéressant.

Georges Baudoin a rapporté l'observation d'un cas de favus
cutané (avant-bras droit) dû à des plumes que la malade ma-
niait continuellement pour la fabrication d'objets de literie.

FAVUS DES ONGLES (Onychomycose favique)

Cette localisation, fort rare, particulièrement rebelle, toujours
consécutive à un favus de la tête ou du corps auquel elle survit
longtemps (Kaposi, H. Fournier, J. Fabry), ne s'observe guère

qu'aux mains, à un, deux ou plusieurs ongles ; toutefois J. FABRY et E. VIDAL l'ont vue aux orteils.

Elle consiste en taches de couleur jaune, lorsque l'ongle n'est atteint que partiellement; ordinairement on constate d'abord un épaississement de la lame cornée unguéale qui devient striée longitudinalement, puis s'écaille, s'effrite et se perfore parfois au niveau d'amas gris brunâtre ou blanc jaunâtre de matière favique que l'on aperçoit au-dessous de l'ongle, et dans laquelle SABRAZÈS a trouvé un champignon reproduisant le godet favique.

Traitement. — En dehors de la mise en état du cuir chevelu du sujet atteint : coupe des cheveux, enlèvement des croûtes ramollies par les cataplasmes de ciguë, de morelle, de douce-amère (1), disaient les anciens (E. RAYER, etc.), le bonnet de caoutchouc, les lotions sulfureuses, les savonnages divers, etc.; il faut tout d'abord procéder à l'épilation des cheveux malades et, comme le recommande E. BESNIER, épiler autour de chaque point les cheveux *supposés sains* dans une étendue de 1 centimètre environ, de façon à établir une *zone de surveillance et de protection* ; l'épilation peut, si l'on veut, être rendue indolore par les pulvérisations d'éther ou les applications de chlorure de méthyle ou exécutée plus facilement par des onctions préalables avec le glycéré cadique. L'épilation doit être renouvelée un certain nombre de fois dès que les cheveux ont repoussé, jusqu'à ce que soient disparus la rougeur de la base et l'engainement du poil ou que le microscope ne révèle plus la présence du parasite.

Outre l'épilation, la tête du malade doit être tous les jours lavée avec un savon antiseptique au goudron, à l'ichtyol, au naphtol, frictionnée avec une pommade parasiticide :

Huile de cado.	2 grammes.
Soufre.	4 —
Ichtyol.	6 —
Lanoline.	} àà 30 —
Vaseline	

ou le mélange suivant :

Thymol	1 partie.
Chloroforme	8 parties.
Huile d'olives.	36 —

(1) Au Montenegro, on emploie avec succès le jus de tabac.

Dernièrement on a préconisé les badigeonnages avec :

Thigénol. . . . . 10 grammes.
Acide salicylique. . . . . 3 —
Glycérine . . . . ⎫ àà 50 —
Alcool. . . . . ⎭

Ensuite, il faut couvrir les régions malades d'épithèmes antiseptiques.

Si le cuir chevelu est très irrité E. GAUCHER conseille l'emploi
des lotions à l'eau oxygénée.

La résorcine a été particulièrement recommandée.

STEPHEN fait frictionner le cuir chevelu et les cheveux avec :

Résorcine médicinale. . . . . ⎫
Huile d'olive . . . . ⎬ àà   4 grammes.
Éther sulfurique. . . . . ⎭
Alcool rectifié. . . . .   120 —

B. HARTZELL se sert de la pommade suivante :

Résorcine . . . . ⎫ àà 3 gr. 50
Lanoline. . . . . ⎭
Vaseline. . . . . ⎫
Oxyde de zinc. . . . . ⎬ àà 8 grammes.
Amidon . . . . ⎭

J. ESTÈVES emploie les applications d'un mélange de résorcine et d'huile d'amandes douces dans la proportion de
1 p. 8 ; H. LAWRIE, les frictions quotidiennes au pétrole.

SHOEMAKER recommande l'oléate de cuivre (5 à 15 p. 100).

O. V. von PETERSEN (de Saint-Pétersbourg) obtiendrait la
guérison sans épilation par des badigeonnages iodés alternés
avec des applications de vaseline phéniquée à 1 p. 10, la tête
préalablement débarrassée des croûtes par des savonnages et
des applications de vaseline phéniquée, sous un bonnet de toile
cirée.

E. MARTIN recommande l'emploi de la pommade :

Perchlorure de fer . . . . 10 grammes.
Lanoline. . . . . ⎫ àà 50 —
Vaseline . . . . ⎭

CHOTZEN utilise avec succès une solution alcoolique
d'alumnol :

Alumnol . . . . 5-10 grammes.
Alcool . . . . 200 —

Busquet obtient en quelques jours le desséchement des croûtes faveuses et l'exfoliation de la couche épidermique voisine avec des badigeonnages de :

Essence de cannelle de Chine . . . . . . 10 grammes.
Éther sulfurique faiblement alcoolisé . . 30 —

Freund, après Schiff, a noté des succès (discutables, dit Kaposi) en obtenant la chute du cheveu à l'aide de la radiothérapie.

Scholtz a employé également les rayons X comme méthode épilatoire ; R. Benrhardt s'en est bien trouvé ; Guido Holzknecht (de Vienne) les applique dans tous les cas.

Personnellement c'est à l'air chaud que nous aurions recours en nous basant sur les expériences de Veronyski et Calderone (de Messine) qui ont constaté que le champignon était, en culture artificielle, extrêmement sensible à l'action de la chaleur ; Sabrazès (de Bordeaux) a vérifié que les spores ne résistaient pas à la température de 70°.

D'ailleurs Rosenthal (de Berlin) et H. Quincke conseillent les applications de calorique.

A signaler les intéressantes expériences de Menahem Hodara (de Constantinople), d'après lesquelles des tronçons de poils coupés en petits morceaux et implantés, après scarifications, dans les cicatrices de favus peuvent prendre racine, repousser et devenir de longs cheveux.

Sur le corps, les savonnages comme moyen de décapage et les badigeonnages avec la teinture d'iode sur les points atteints suffisent pour amener la guérison.

Aux ongles, le moyen curatif par excellence consiste dans l'avulsion de l'organe malade ; sinon, on peut l'envelopper dans l'emplâtre de Vigo et le sectionner au fur et à mesure qu'il pousse.

FOLLICULITES ET PÉRIFOLLICULITES

La question des folliculites, actuellement encore à l'étude, est extrêmement complexe.

On englobe sous ce nom, en en faisant des variétés distinctes, soit des affections anciennes : *impetigo rodens* de DE-VERGIE, *acné pilaire* de BAZIN, *acné varioliforme* de HEBRA et KAPOSI, *acne rodens* de VIDAL, *acné lupoïde* de BULKLEY, etc., soit des affections nouvellement décrites comme les *folliculites et périfolliculites décalvantes* ou ,*dépilantes disséminées* ou *agminées* de L. BROCQ (*folliculites et périfolliculites destructives du follicule pileux*), les *follicules* d'H. HALLOPEAU et LE DAMANY, les *folliculites des régions velues* de QUIN-QUAUD, le *sycosis lupoïde* de L. BROCQ, les *alopécies cicatricielles innominées* d'E. BESNIER, les *alopécies cicatricielles de la kératose pilaire*; les *folliculites suppurées* ou *conglomérées en placards* de H. LELOIR et DUCLAUX et de QUINQUAUD et PALLIER, qui pour SABOURAUD constituent simplement une forme de trichophytie, la *dermatite papillaire du cuir chevelu* de KAPOSI (*sycosis frambœsiforme* de HEBRA), les *alopécies peladiformes*, l'*acné décalvante* de LAILLER et MELCHIOR ROBERT, les *pseudo-pelades* de L. BROCQ, les *folliculites nodulaires* d'H. HALLOPEAU et L.-E. LEREDDE ou *sycosis staphylococcique* (*sycosis bacillogène* de TOMMASOLI), les *folliculites suppuratives dépilantes* d'H. HALLOPEAU, les *dépilations* des sourcils, de la barbe et du cuir chevelu dans la *kératose pilaire* de L. BROCQ, l'*ulérythème ophryogène* de TAENZER, la *pyodermite staphylococcique primitive à pustules disséminées* d'H. HALLOPEAU et L.-E. LEREDDE, la *dermite sycosiforme atrophiante* de DUCREY et STANZIALE, les *folliculites dépilantes* des parties glabres d'ARNOZAN et W. DUBREUILH, l'*impétigo* de WILSON, les *abcès épidermiques serpigineux* de W. DUBREUILH, certains *impétigos* de BOCKHART, et les *formes discrètes et disséminées de la maladie* de COLLES, de GRAVES, de JACCOUD, les *hydrosadénites suppuratives disséminées* de W. DUBREUILH, le *granulome innominé* de TENNESON, les *folliculites tuberculeuses* de KRACHT, les *tuberculides acnéiformes et nécrotiques* d'H. HALLOPEAU et BUREAU, l'*ulérythème sycosiforme* de

Unna, l'*acné pilaire cicatricielle dépilante* d'E. Besnier et
A. Doyon, certains *acnés lupoïdes* et *lupus acnéiques*, des
folliculites médicamenteuses, etc., enfin une variété rare
décrite par L. Brocq, sous le nom de *folliculites disséminées
symétriques des parties glabres à tendances cicatricielles*
distinguées par T. Barthélemy et de Saint-Germain sous les
noms d'*acnitis* et de *folliclis*, mais qui pour L.-E. Lereddе ne
sont ni des folliculites, ni des hydrosadénites, mais des toxi-
tuberculides, c'est-à-dire des lésions tuberculeuses limitées
produites à distance par des toxines de la tuberculose, de même
que le lupus érythémateux, le lichen scrofulosorum (*toxi-tuberculides papuleuses miliaires* des glandes sébacées d'H. Hallopeau), les toxi-tuberculides papulo-érythémateuses agminées d'H. Hallopeau et Laffitte, l'érythème induré (*maladie
de Bazin*, d'Hutchinson, *tuberculide nodulaire* de L.-E.
Lereddе), les toxi-tuberculides suppuratives disséminées (*acne
cachecticorum* de Hebra, *acne scrofulosorum* de C. Fox),
agminées et pemphigoïdes.

Toutes ces formes cliniques, dont les unes sont encore peu
connues, n'ont d'autres caractères communs que de se développer dans les follicules soit pileux, soit pilo-sébacés, d'envahir
ordinairement les régions pileuses (barbe et cuir chevelu) et
d'aboutir le plus souvent à une chute des poils, à une destruction complète du follicule pileux amenant une alopécie définitive et la production d'un état cicatriciel plus ou moins particulier et d'être, en général, très rebelles au traitement.

Traitement. — L. Brocq recommande, — quand la levure
de bière ne réussit pas, — le sulfure de lithium, la préparation
suivante :

Soufre lavé	0 gr. 20
Bicarbonate de soude	0 gr. 20
Cascara	0 gr. 25

(Pour un cachet.)

Localement, les divers traitements conseillés par les auteurs qui ont décrit ces folliculites comprennent presque
tous, après épilation, l'emploi des antiseptiques : sublimé,
acide phénique, pommades mercurielles.

L. Brocq recommande les lavages au savon, les badigeonnages à l'alcool camphré, les pommades suivantes :

Acide salicylique . . . . 0 gr. 30
   — borique porphyrisé . . . . 1 gramme.
Oxyde de zinc . . . . 2 grammes.
Cérat frais sans eau . . . . 18 —

(Pour le jour.)

Extrait d'hamamelis . . . . 1 gramme.
Camphre . . . . 4 grammes.
Savon noir. . . . . 0 gr. 75
Craie . . . . 2 grammes.
Lanoline . . . . 6 —
Vaseline . . . . 12 —

(Pour la nuit.)

F. Descottes, après Saalfeld, a essayé le losophane en poudre ou en pommade à 10 ou 20 p. 100.

Marfan et Lochard recommandent l'eau oxygénée chez les enfants.

S'il y a de l'irritation, la pommade de Gottheil est excellente :

Laudanum de Sydenham . . . . 2-4 grammes.
Acide phénique pur . . . . 0 gr. 50
Cold-cream . . . . 30 grammes.

Le cas échéant, on conseille les caustiques chimiques, le thermo ou le galvano-cautère, le curettage, les scarifications.

Nous n'employons jamais ces dernières, leur préférant l'air chaud ou l'électrolyse suivant la méthode de Marcus (de Munich): courant négatif allant jusqu'à 10 milliampères (à surveiller).

Enfin, dans la folliculite généralisée, on pourrait essayer le sérum de Tommassoli (Guimbail).

Si le malade peut aller aux eaux, L. Brocq conseille : La Bourboule, Bagnères-de-Luchon, Barèges, Cauterets, Saint-Honoré-les-Bains, Uriage, Salies-de-Béarn, Salins.

GALE (Voy. les planches XVI, XVII et XVIII).

Synonymie. — Scabies.

Définition. — La gale est une affection de la peau caractérisée par une éruption polymorphe provoquée par la présence d'un parasite, l'acare de la gale (*acarus scabiei* de DE
GEER, *sarcoptes hominis* de RASPAIL, *sarcoptes scabiei* de
MÉGNIN).

Parasite. — L'acare est un petit animalcule de forme
ovoïde, rappelant assez bien l'aspect d'une tortue, de couleur
jaune blanchâtre.

La femelle, un peu plus grosse que le mâle, a environ un
tiers de millimètre de longueur et un quart de millimètre de
largeur ; la tête est petite, arrondie, armée de soies ; les pattes
sont au nombre de huit, deux paires antérieures, munies de
ventouses, et deux paires postérieures, garnies de soies ; le dos
est rugueux, hérissé de poils et d'épines à direction oblique de
bas en haut et d'avant en arrière.

Le mâle, plus rare que la femelle, est plus petit, une seule
de ses quatre paires de pattes (la troisième) est munie de soies.

Les mâles vivent sous la peau, c'est une taupe de la peau,
dit A. FOURNIER, sous les écailles épidermiques ou sous les
croûtes ; les femelles vivent sous l'épiderme, dans des galeries
ou sillons qu'elles creusent et dans lesquels elles déposent
leurs œufs au nombre de un ou de deux par jour jusqu'à con-
currence de cinquante environ, pour mourir ensuite. Les œufs
qui éclosent, cinq ou six jours après la ponte, donnent d'abord
des larves qui se transforment en nymphes (mâles et femelles),
devenant ensuite des mâles et femelles pubères.

Sillon.— Le sillon, creusé sous la peau (dans le corps muqueux de Malpighi, disait KAPOSI, dans la couche cornée, a
prouvé TÖROK) obliquement par rapport à sa surface, appa-

raît comme une petite ligne d'un gris noirâtre plus ou moins
sinueuse (V. la planche XVIII), en virgule, en S, en fer à cheval,
plus ou moins longue, ayant de 2 et 3 millimètres de longueur
jusqu'à 2, 3 centimètres et même plus. Il provoque une petite
réaction inflammatoire : vésicules perlées ; celles-ci de la dimension d'une tête d'épingle, saillantes, dures et nacrées, sont
isolées dans les commissures des doigts ou leurs faces latérales. Ses extrémités diffèrent d'aspect : l'une, tête ou entrée
du sillon, est plus large, l'épiderme est éraillé à son niveau ;
l'autre, la queue, est légèrement saillante (*éminence acarienne*
de Bazin) et est la demeure de l'acare visible parfois sous l'apparence d'un petit point blanc que l'on peut extraire, mais
quelquefois avec difficulté, en passant sous son siège l'extrémité pointue d'une épingle.

Aubé a montré que c'est toujours grâce au grattage que la
femelle vient à la surface cutanée.

Le sillon est ponctué dans sa longueur de petits points noirs
que l'on a considérés comme des acares, comme des fèces ou
comme de petits trous de sortie des larves.

Ce sillon constitue le signe pathognomonique de la gale.

Siège. — Il a des sièges absolument spéciaux : on le
trouve sur les mains, les doigts (faces latérales), les espaces
interdigitaux, la paume de la main chez la femme, les poignets
(faces antérieure et interne), la face antérieure des aisselles
(Voy. la planche XVII) ; les seins, à côté du mamelon chez la
femme, le pénis chez l'homme (*chancre acarien*), les pieds
(faces dorsale, plantaire et latérales en arrière des malléoles)
chez la femme et l'enfant, les fesses dans les deux sexes (la
vulve est toujours respectée) (A. Fournier), quelquefois même
la face chez l'enfant.

En outre des sillons, le polymorphisme et les localisations
(Voy. la planche XVI) de l'éruption qui accompagne la gale
sont encore des signes absolument spéciaux et caractéristiques
de l'affection ; on trouve dans celle-ci des vésicules (*gale vési-*
culeuse), des papules (*gale papuleuse* ou *papuliforme*), des
bulles (*gale bulleuse*), des pustules (*gale pustuleuse* ou *puru-*
lente). (Voy. la planche XVIII.)

Souvent aussi coexistent de véritables dermites : prurigo,
eczéma (Unna a constaté dans la vésicule la présence de mono-
coques, parasites de l'eczéma), lichen, urticaire, impétigo,
ecthyma, furoncles, abcès, adénites, etc., vraies complications

de la gale. Chez la femme, l'abcès du sein consécutif à une
lymphangite du mamelon est relativement fréquent.

On a signalé (W. Dubreuilh) comme complication plus
grave et rare, l'albuminurie due soit à une néphrite par infection microbienne du rein, soit à une néphrite toxique par
résorption des produits toxiques élaborés dans la peau. Elle
serait assez fréquente : dix fois sur cent (J. Mathieu, de Lyon).

Dans une forme spéciale, dite *gale de Norvège* ou de Boeck
(*gale croûleuse*), l'affection, due suivant Hebra et Bergh au
sarcopte ordinaire et d'après Furstenberg et Mégnin au sarcopte des carnassiers (*sarcoptes crustosæ, acare du loup*) est
remarquable par ses amas de croûtes (*gale à croûtes géantes*
d'E. Besnier), formée de débris épidermiques, d'acares morts,
de fèces, d'œufs, etc., par les callosités épidermiques observées aux coudes, aux genoux, à la paume des mains et à la
plante des pieds, par la chute des poils et l'épaississement des
ongles.

On l'observerait également, paraît-il, à la face et à la tête.

Dans nos climats, le cheval (1), le chien, le chat, la chèvre,
le mouton, le porc transmettent à l'homme une gale produite
par des sarcoptes plus ou moins semblables aux sarcoptes hominis, mais bénigne et très facilement curable (Gerlach, De-
lafond et Bourguignon), plus tenace chez les enfants.

Bérenger-Féraud a observé au Sénégal la transmission de la
gale par le sarcopte du chameau.

Marche. — L'affection ne se déclare pas aussitôt qu'on l'a
contractée ; une période d'incubation, variant de deux à huit
jours en général, pendant laquelle le malade n'éprouve que
quelques démangeaisons, précède l'apparition des symptômes
décrits plus haut. Ceux-ci, dès qu'ils se sont produits, s'accompagnent de violentes démangeaisons qui se manifestent surtout le soir, après le coucher, variables suivant les sujets et
manquant parfois totalement (*gale aprurigineuse*) ou n'incom-
modant point le malade (*prurit inconscient* d'E. Besnier).

Les lésions de grattage provoquées par les démangeaisons
amènent une hyperchromie de la peau (*mélanodermie acarienne*) localisée surtout au-devant des aisselles, importante au
point de vue du diagnostic.

(1) Contagion très rare, malgré une croyance assez commune; on
n'en connaît qu'un cas publié par E. Besnier.

Les symptômes s'accroissent généralement si la gale n'est pas traitée ; on a même vu cette maladie entraîner à la longue une sorte de cachexie (*gale cachectique*)).

·En Bretagne cependant où la gale semble souvent héréditaire (transmise par héritage) les scabieux ne paraissent pas plus mal se porter (ATGIER).

·· Dans certains cas (maladies graves et fébriles), l'affection cutanée subit une amélioration passagère qui disparaît avec le retour à la santé. La réciproque semble vraie car DE BACKER a vu une tuberculose suraiguë arrêtée net par la gale généralisée.

Pronostic. — Le pronostic de la gale n'est jamais grave chez les adultes ; il faut toutefois réserver celui des lésions concomitantes. De plus A. FOURNIER fait remarquer que la gale est dangereuse aux âges extrêmes de la vie, « car tout est grave à ces âges. Il peut survenir, chez le vieillard surtout, des accidents locaux, tels que des ulcérations de la peau ; chez l'enfant l'absence de sommeil peut provoquer des convulsions qui bien souvent n'ont pas d'autre cause que la gale ».

Enfin, il faut savoir qu'il existe un prurit post-scabieux (*psorophobie*) pouvant survivre à l'affection plus ou moins longtemps et créant l'*acarophobie* (G. THIBIERGE) ou mieux l'*acaromanie*, suivant l'heureuse expression d'E. BESNIER (*neurodermie parasitaire* de L. BROCQ). W. DUBREUILH et MAILLARD ont même observé toute une famille atteinte de *parasitophobie* à la suite d'un cas de gale développé chez l'un des membres.·

Diagnostic. — Le diagnostic d'une gale confirmée est facile à faire ; mais, au début ou chez les gens soigneux et propres (*gale des élégants, gale des gens du monde* de A. FOURNIER), il est parfois difficile à établir et l'affection est souvent confondue avec l'eczéma par des médecins peu habitués aux choses de la peau.

On se basera sur l'heure à laquelle se produisent les démangeaisons, sur le siège des lésions, leur polymorphisme, la présence de l'acare et celle du sillon.

On ne confondra pas la gale avec le *prurigo pédiculaire*, dont les lésions siègent surtout à la face postérieure du thorax (niveau des épaules et ceinture), ni avec la *phtiriase du pubis* dans laquelle les pediculi se cantonnent dans les régions pileuses et provoquent une démangeaison aussi bien diurne que nocturne ; en outre, ils sont faciles à découvrir avec un peu d'attention.

L'absence du sillon suffira pour éliminer la *trombidiose* (LALESSE, d'Angers), produite par le rouget.

Dans certains cas, il faudra rechercher si les lésions urticariennes, eczémateuses, ecthymateuses, etc., accompagnent la gale ou constituent des affections distinctes : *urticaire vraie*, etc.

Pour HEBRA, toutes les lésions cutanées dans la gale ne seraient que le résultat du grattage, la démangeaison étant due à l'irritation par les acares des extrémités nerveuses (1).

Nous avons souvenance d'avoir entendu HARDY en 1880, dans sa Clinique de la Charité, insister sur l'*ecthyma* particulier et caractéristique de la gale : pustules larges, aplaties avec auréole rouge et point noir central siégeant particulièrement aux pieds, aux mains et aux fesses et permettant d'établir le diagnostic à première vue.

Le *prurigo de Hebra* date presque toujours de l'enfance et ses papules diffèrent de celles de la gale, *prurigo psorique* de HARDY.

Le *prurigo simplex aigu* (*lichen simplex aigu*) se différencie facilement par l'ensemble de l'éruption ainsi décrite par L. BROCQ :

Les régions qui sont de beaucoup les plus atteintes par l'éruption sont la face externe des membres, et surtout les faces d'extension des avant-bras, les coudes vers l'olécrane, les genoux vers la rotule, la face dorsale des mains et des doigts. Puis viennent le cou, les fesses, les régions antérieures et postérieures du tronc, la face dorsale des pieds. Les surfaces de flexion sont toujours peu ou point prises, ainsi que les grands plis articulaires ; la face n'est que rarement intéressée dans les formes aiguës, cependant, même dans ces cas, on observe des éléments éruptif au front, aux oreilles et un peu aux joues. Un des caractères majeurs de la maladie est la dissémination des lésions. Presque toujours les éléments éruptifs sont isolés les uns des autres suivant le type sparsus.

Dans le *strophulus pruriginosus* de HARDY, l'éruption siège jusque sur la figure des malades où l'on rencontre des papules prurigineuses particulièrement sur les faces latérales des joues à l'angle des mâchoires, ce qui ne se voit jamais dans la gale qui respecte le visage.

Étiologie. — La gale est toujours le résultat d'une conta-

(1) Ce n'est pas seulement en irritant la peau mécaniquement que l'acare détermine les accidents cutanés, mais aussi en raison de l'irritation toxique provoquée par un suc sécrété par un organe spécial décrit par GUDDEN.

gion due à un contact prolongé et ordinairement nocturne en raison de ce que ces animaux ne se promènent que la nuit ; la femelle, récemment fécondée, passe de l'individu malade au sujet sain, ce qui explique qu'on peut encore attraper la gale en couchant dans des draps de lit ou en usant de gants usagés, de vêtements ayant servi à un galeux y laissant des œufs ou des larves, en maniant des outils contaminés, en dansant, etc.

On observe moins fréquemment la gale chez les vieillards que chez les adultes ou les enfants et dans la haute société que dans les classes inférieures où elle est certainement favorisée par la promiscuité des lits ; toutefois, nous devons dire que très souvent les gens du monde sont atteints de gale méconnue en raison des soins de propreté constants qu'ils prennent, dénaturant les caractères de la maladie et permettant au médecin non prévenu de confondre la gale avec les lésions eczémateuses de l'eczéma papuleux.

La gale est endémique en Russie, en Suisse, dans le Valais, en Pologne, en Suède, en Norvège (HARDY), dans l'est de l'Allemagne, en Turquie, dans les îles de la mer Ionienne ; à Céphalonie, au Japon et en Chine (VIDAL), en Arabie, etc., etc.

Traitement. — Parfois, l'état des téguments trop irrités soit par des traitements antérieurs mal compris, soit par les complications de la gale elle-même oblige à ne pas employer le traitement rapide dit *la frotte* ; dans ce cas, après avoir calmé les symptômes aigus au moyen de bains d'amidon, de cataplasmes, on fait faire au malade tous les soirs une friction générale avec la pommade de BOURGUIGNON :

Huile de lavande.	⎫
— de menthe.	⎬ ââ 1 gr. 50
— de caryophyllée.	
Cinnamome.	⎭
Gomme adragante	5 grammes.
Carbonate de potasse	35 —
Fleur de soufre	100 —
Glycérine.	200 —

Autre formule :

Essence de lavande.	⎫
— de girofle	⎬ ââ 2 grammes.
— de cannelle.	⎭
Gomme adragante	4 —
Carbonate de potasse	30 —
Fleur de soufre	80 —
Glycérine.	180 —

ou celle de FOURNIER :

> Glycérine . . . . 200 grammes.
> Gomme adragante. . . . . 1 gramme.
> Soufre . . . . 100 grammes.
> Carbonate de soude . . . . 50 —

Il existe d'ailleurs bien des formules de pommades : celle de KAPOSI :

> Naphtol (1). . . . . 15 grammes.
> Savon noir . . . . 50 —
> Craie pulvérisée. . . . . 10 —
> Axonge. . . . . 100 —

de L. LEISTIKOW :

> Naphtol β . . . . 5 grammes.
> Soufre précipité. . . . . 10 —
> Styrax . . . . ⎱ àà 30 —
> Poudre de pyrèthre . . . . ⎰
> Axonge . . . . 100 —

friction quotidienne pendant trois jours consécutifs, durant lesquels le patient portera de la flanelle comme linge de corps ; la pommade d'E. LANG :

> Naphtol β . . . . ⎫
> Soufre sublimé . . . . ⎬ àà 20 grammes.
> Craie préparée . . . . ⎪
> Savon noir. . . . . ⎭
> Axonge . . . . 60 —
> Lanoline . . . . 40 —
> Baume du Pérou . . . . 5 —

MENAHEM HODARA (de Constantinople) a une formule analogue :

> Axonge de porc. . . . . ⎱ àà 25 parties.
> Huile d'olive. . . . . ⎰
> Soufre . . . . ⎫
> Naphtol β . . . . ⎬ àà 5 —
> Baume du Pérou . . . . ⎪
> Craie préparée . . . . . . ⎭
> Essence de violettes pour aromatiser . Q.S.

(1) L'emploi du naphtol est à surveiller de près : AUFRECHT (de Magdebourg) a vu chez deux enfants galeux une néphrite aiguë (mortelle chez l'un) succéder à quelques frictions d'une pommade à 2 p. 100.

de même HORNE :

Naphtol β	4 grammes.
Soufre	8 —
Baume du Pérou . . . . ⎱ àà 4 —	
Vaseline . . . . ⎰	

le losophane (1) est recommandé en Allemagne, en lotion ou en pommade :

Losophane	1 gramme.
Alcool	75 grammes.
Eau distillée	25 —

Losophane	0 gr. 50 à 1 gr. 50
Lanoline	40 grammes.
Vaseline	10 —

(E. SAALFELD.)

la pommade de WILKINSON :

Soufre . . . . ⎱ àà 180 grammes.	
Huile de cade . . . . ⎰	
Savon noir . . . . ⎱ àà 500 —	
Axonge . . . . ⎰	
Craie	120 —

C'est le traitement courant de la gale en Allemagne, en Angleterre et en Autriche.

Celle de V. DE LOLLIER :

Créoline	2 gr. 50
Vaseline	50 grammes.

faire tous les jours une onction abondante sur les parties malades : guérison en quatre onctions par une action rapide et exempte de toute irritation de la peau.

RILLE a recommandé l'épicarine, produit de condensation de l'acide créosotinique et du naphtol β moins toxique que celui-ci, en solution alcoolique de 10 à 20 p. 100 ou en pommade :

Épicarine	15 grammes.
Savon vert	50 —
Axonge	100 —
Craie blanche	10 —

(1) Triiodure de crésol.

Ce même remède est employé par ALOÏS MONTI chez les jeunes enfants sous la formule suivante :

Épicarine . . . . 5 grammes.
Lanoline. . . . . 100 —

COMESSATI a imaginé un traitement qui consiste en lotions générales faites le soir avec une solution d'hyposulfite de soude (200 grammes pour un litre) ; le matin, lotion générale avec une solution diluée d'acide chlorhydrique (50 grammes pour un litre) ; ce traitement est basé sur la production *in locis* d'acide sulfureux et de chlorure de sodium, tous deux toxiques pour l'acare.

OHMANN DUMESNIL donnait comme formules :

Hyposulfite de soude. . . . . } àà 250 grammes.
Eau distillée . . . . }

et :

Acide chlorhydrique dilué (solution
    officinale) . . . . 50 grammes.
Eau distillée . . . . 180 à 300 —

Cette solution peut être plus ou moins étendue d'eau, suivant les circonstances.

FURBRINGER prescrit :

Naphtaline. . . . . 10 grammes.
Huile de lin . . . . 100 —

Faire trois ou quatre frictions en vingt-quatre à trente-six heures.

En Belgique, on se sert beaucoup de la lotion de VLEMINGK, avec laquelle on badigeonne le malade :

Chaux vive . . . . 150 grammes.
Fleur de soufre . . . . 250 —
Eau. . . . . 2.500 —

Se servir d'une brosse de crin assez souple, dit E. DE SMET (de Bruxelles).

SHERWELL emploie comme suit le soufre en poudre.

Le soir, après un bain savonneux, on frotte la surface du corps avec du soufre sublimé lavé (une cuillerée à café du médicament suffit à cet effet). Linge de corps et de lit sont changés. On répand autour du galeux la valeur d'une demi-cuillerée à café de fleur de soufre en agitant les couvertures de façon à disperser cette poudre plus ou moins uniformément. En répétant ces manœuvres tous les deux ou trois jours, on obtiendrait la guérison définitive de la gale en une semaine environ.

Cette façon de procéder est à rapprocher du traitement primitif encore employé par certains pays de la Suisse et qui consiste uniquement à saupoudrer de fleur de soufre les draps du lit (PRUNAC, de Montpellier).

MACRUSE s'est servi avec succès d'un savon à la nicotine :

Extrait de tabac . . . . 5 grammes.
Soufre précipité . . . . 5 —
Savon . . . . 90 —

Les décoctions de tabac, d'ellébore, de ciguë, de staphysaigre étaient d'un usage courant au début du dix-neuvième siècle. Au Montenegro, on enduit les parties malades de jus de tabac. WALTERS (de Bonn) fait faire des frictions avec l'eudermol (salicylate de nicotine) en pommade au centième. Cette préparation présente l'avantage de ne pas irriter, d'être inodore et de ne tacher ni la peau ni le linge.

CONSTANTIN PAUL a préconisé le savon au pétrole :

Savon de Marseille . . . . 100 grammes.
Pétrole . . . . 50 —
Alcool . . . . 50 —
Cire . . . . 40 —

Trois ou quatre savonnages énergiques par jour.

HEBRA emploie le mélange suivant :

Huile de pétrole . . . . }
Alcool . . . . } àà 30 grammes.
Baume du Pérou . . . . 4 —
Huile de romarin . . . .)
— de lavande . . . . } àà 1 gr. 50 cent.
— de citron . . . .)

On a également employé (BOURGEOIS, etc.) les onctions de pétrole pratiquées le soir trois fois de suite et suivies le lendemain matin d'un bain savonneux.

Rappelons en passant que le badigeonnage au pétrole employé chez les enfants est d'un usage dangereux.

Chez les très jeunes sujets, nous avons coutume de faire tous les jours une friction avec :

Onguent styrax . . . . }
Huile d'amandes douces . . . . . . } àà parties égales,

Surveiller l'irritation tégumentaire.

La formule de ce traitement imaginé par WILLIAM PETERS
avait été ainsi modifiée par E. VIDAL :

Onguent styrax.	2 parties.
Huile.	1 partie.

Voici comment GASTOU institue le traitement de la gale chez
l'enfant en bas âge :

1° Donner le soir un bain alcalin (carbonate de potasse = 10
à 20 grammes); savonner dans le bain avec un mélange de :

Savon blanc	17 grammes.
Sulfure de potassium	8 —
Huile d'olive	6 —
— de thym	0 gr. 80

2° Après le bain, sécher et frictionner la peau avec :

Huile de camomille camphrée	100 grammes.
Onguent styrax	20 —
Baume du Pérou	5 —

(PERRIN, de Marseille.)

et faire garder la nuit ce mélange.

3° Le lendemain, bain savonneux.

4° Appliquer les jours suivants, la pommade composée de :

Soufre précipité	1 gramme.	
Borate de soude	2 grammes.	
Vaseline	} ââ 15	—
Lanoline		
Oxyde de zinc	10	—

et donner tous les jours un bain d'amidon.

Si la gale a déterminé un eczéma ou de l'impetigo, il faut les
traiter et, dans ce cas, user de frictions au baume du Pérou
très dilué à la dose de 5 à 10 p. 100 dans l'huile d'olive, et
de pommades contenant en faibles proportions du soufre et du
carbonate de soude :

Soufre précipité.	25 grammes.
Carbonate de soude	2 —
Glycéré d'amidon	25 —
Huile de cade	5 —

jointes à l'usage de bains savonneux d'abord, amidonnés ensuite.

De nombreux médecins (PETTERS, BURCHARDT, NOTHNAGEL,

Rosenbach, Tanturri, Jullien et Descouleurs, Fournier, Dubreuilh, Delabrousse (de Roubaix), E. Bodin et F. Halgand, Gillet, etc., Robinson, Porter et Baker (de l'armée anglaise) et Nous-même ont recommandé avec raison le traitement par le baume du Pérou. Nous faisons faire le soir un massage du corps préalablement enduit de baume, et le lendemain matin, nous donnons un bain émollient. Recommencer s'il y a lieu.

Ce traitement, simple, d'odeur agréable mais coûteux, doit avoir la préférence dans nombre de cas ; toutefois, il faut surveiller la pureté du produit. D'ailleurs, dit Jullien, il peut être irritant parfois, mais jamais toxique. L'ancienne pharmacopée le donnait à l'intérieur à la dose de 2 grammes.

Rosenbach fait une lotion avec :

> Baume du Pérou . . . . 10 grammes.
> Alcool à 90°. . . . . } àà 15 —
> Ether sulfurique. . . . . }

Vladimir de Holstein (de Paris) substitue au baume du Pérou la teinture de benjoin et s'en trouve aussi bien.

On a essayé également les baumes de gurjum, de copahu (Morion).

On pourrait aussi bien employer les frictions complètes à l'ichtyol ou au thigénol.

Voici le procédé adopté par Besnier dans sa pratique de la ville :

1° Pendant dix minutes, savonner la surface du corps à l'aide d'une brosse à main un peu large avec de l'eau chaude et du savon à volonté ;

2° Bain tiède de vingt minutes dans lequel le malade continue à se frictionner ;

3° Au sortir du bain, essuyer avec des serviettes un peu rudes ;

4° Faire une friction générale du corps avec une brosse à main imprégnée de la pommade :

> Lanoline . . . . 100 grammes.
> Axonge ou vaseline . . . . 100 —
> Carbonate de potasse . . . . . . 10 —
> Soufre précipité. . . . . 40 —
> Menthol. . . . . 0 gr. 25-1 gramme.

S'habiller complètement et conserver sur la peau la pommade pendant une heure, puis nouveau bain, onction calmante d'on-

guent de zinc, de cold-cream, de vaseline, et poudrage de toute
la surface cutanée à l'amidon.

Chez les femmes enceintes E. Besnier recommande la pommade suivante :

Naphtol.	5 à 10 grammes.
Éther.	Q. S. pour dissoudre.
Menthol.	0 gr. 25 à 1 gramme.
Vaseline	100 grammes

Le même auteur prescrit quelquefois quand il faut ménager
une peau irritée une onction avec :

Salol	5 grammes
Huile d'amandes douces	95 —

friction légère ensuite avec la fleur de soufre.

En ville, A. Fournier institue le traitement suivant :

1° Lotionner tout le corps avec du savon de toilette ou de la
poudre de savon parfumé ou non ;

2° Prendre, immédiatement après, un bain de son ;

3° Frictionner avec la pommade :

Glycérine	200 grammes.
Gomme adragante.	1 gramme.
Fleur de soufre.	100 grammes.
Carbonate de soude	50 —
Parfum	ad libitum.

4° Prendre un second bain ;

5° Changer le linge de corps, les draps de lit, brûler les gants ;

6° Prendre les jours suivants des bains émollients et saupoudrer de poudre d'amidon.

Lorsqu'on peut, ce qui est toujours préférable, recourir à la
cure rapide, voici la technique à adopter analogue à celle ins-
tituée par Hardy à l'hôpital Saint-Louis.

1° Friction générale pendant vingt minutes à l'aide d'une
brosse, avec de l'eau chaude et du savon (savon mou de potasse
si la peau n'est pas irritée) ;

2° Bain d'une demi-heure dans lequel on continue la friction ;

3° Friction générale, en insistant sur les lieux d'élection du
parasite, avec la pommade d'Helmerich modifiée par Hardy :

Carbonate de potasse	25 grammes.
Soufre	50 —
Axonge	300 —

Garder la pommade pendant deux heures ;

4° Bain.

KAPOSI a employé à sa clinique avec un succès invariable le
traitement suivant :

Pas de bain au début.

Friction énergique avec :

Fleur de soufre	} ââ 20 grammes.
Huile de faine	}
Savon noir	} ââ 40 —
Axonge	}
Craie pulvérisée.	5 —

envelopper le malade pendant vingt-quatre heures dans une
couverture de flanelle ou de laine qui n'absorbe pas les corps
gras comme le linge.

Poudrage à l'amidon.

Bain après la desquamation.

Le même auteur cite parmi les remèdes dont l'efficacité est
certaine pour la destruction des acares et de leur couvée : les
infusions, les décoctions et les huiles éthérées de certaines
plantes : les semences de staphysaigre, l'ellébore, les baies de
laurier, l'huile de caryophillée, de romarin, de menthe, etc.

La vieille École française (A. DEVERGIE, etc.) les employait
avec avantage ; E. RAYER ordonnait la racine d'aunée en pommade.

Comme traitement de la gale par les agents physiques et
naturels, il faut citer les bains de mer (LIND, DELAPORTE,
ZOMPITOUTE) et les traitements mécaniques, qui consistent à
frotter la peau avec de la craie ou du sable, mais, outre qu'ils
sont extrêmement douloureux, ils sont inefficaces ; cependant,
en Amérique on procède de la même façon après avoir pratiqué sur toute la surface du corps une onction huileuse et antiseptique.

Comme l'a justement fait remarquer E. GAUCHER, il semble
qu'il y ait plusieurs traitements de la gale. En réalité, ils sont
réalisés par une ou deux opérations communes à tous : la première est une friction énergique au savon noir pour ouvrir les
sillons, détruire les souterrains, mettre l'acare à nu ; la
deuxième est l'application d'une pommade parasiticide, le plus
souvent à base de soufre.

Ne pas oublier qu'il faut dans le choix de la méthode étudier
la susceptibilité cutanée du galeux, l'intégrité plus ou moins

complète de son tégument, etc. Entre la méthode de Renucchi qui démontra qu'on pouvait guérir les malades en recherchant l'acare dans chaque sillon et la frotte rapide de Saint-Louis il y a un juste milieu.

Dans tous les cas et quel que soit le traitement employé, il est indispensable de prescrire au malade la destruction ou la désinfection des vêtements et objets contaminés (gants, linge, vêtements, draps et couvertures de lits, etc.), ce qui, à Paris du moins, est facile grâce aux étuves municipales mises gratuitement, en général, à la disposition du public. Cette précaution, minutieusement observée, nous a permis de ne constater aucune récidive sur les 31 cas que nous avons soignés dans le cours d'une année au Dispensaire scolaire du XIIIe arrondissement, alors que nous en avions observé chez nos malades de la ville ou de la clinique.

Cette récidive est néanmoins moins fréquente que les malades ne le croient, en raison du prurit qui survit souvent à la frotte et que des bains d'amidon, des onctions avec la vaseline, la lanoline additionnée d'un centième d'essence de menthe, calment le plus ordinairement.

S'il le fallait, surtout chez les nerveux et les alcooliques, on pourrait donner les antispasmodiques, particulièrement l'extrait de valériane.

GANGRÈNE CUTANÉE

Une seule des formes multiples de la gangrène nous paraît devoir intéresser spécialement le dermatologiste, c'est la

GANGRÈNE CACHECTIQUE MULTIPLE DE LA PEAU
décrite pour la première fois par O. Simon, en 1878.

Depuis cette époque, bien des formes analogues ou similaires ont été étudiées sous des noms divers comme la *dermatitis gangraenosa infantum* (R. Crocker), les *éruptions gangreneuses des enfants* (Bouley et Caillault), la *varicelle gangreneuse* (Hutchinson et Abercrombie, Demme, Hutinel), le *pemphigus gangrænosus* (W. STOKES), le *rupia escarrotica* (FAGGE), l'*ecthyma infantile gangreneux* (PINEAU), l'*ecthyma térébrant infantile* (BARTHÉLEMY), l'*ecthyma térébrant de l'enfance* (G. BAUDOUIN et L. WICKHAM), la *forme aiguë érythémato-bulleuse des gangrènes d'origine infectieuse primitives* d'H. HALLOPEAU et L.-E. LEREDDE.

Cette affection, qui n'atteint que les jeunes enfants cachectiques, est constituée d'abord par des bulles apparaissant sur les régions du corps les plus diverses, simultanément ou successivement.

Le fond de l'ulcération est rempli par une escarre noirâtre, entourée d'un sillon d'élimination étroit et grisâtre (HULOT).

Après la chute des croûtes qui leur succèdent, on constate l'existence d'ulcérations plus ou moins profondes, parfois dénudant même les os, ordinairement confluentes, à bords taillés à pic.

Cette gangrène infectieuse de la peau relève le plus souvent de l'infection staphylococcique (1).

Le pronostic de cette affection considérée « comme une gangrène occasionnée par une thrombose marastique » est grave, les quatre cinquièmes des enfants succombant à la maladie (HULOT) ; il reste favorable lorsqu'on institue un traitement précoce et rationnel : fer, vin, lait ; bains, pansements au zinc et à l'iodoforme (O. SIMON).

On pourrait, le cas échéant, essayer le sérum antistreptococcique de MARMORECK.

GANGRÈNES DIVERSES

Des lésions analogues ont été observées chez les enfants et les adultes, soit à la suite de maladies générales graves : *influenza* (BUNGNER, DEVRIENT), *rougeole, variole, athrepsie, pseudo-rhumatisme scarlatineux* (HEUBNER), *diabète* (MARCHAL de CALVI, VAQUEZ, CRISAFULLI, KAPOSI, F. RAMOND, etc.), *tuberculose*, etc. ; soit compliquant diverses affections cutanées : *érythème noueux, chancre mou* (BALZER), *psoriasis, pityriasis*

---

(1) Dans un cas observé par FINKELSTEIŃ il avait constaté de la streptococcémie et G. W. KOSMAK a vu une gangrène symétrique des extrémités non précédée de bulles.

rubra, purpura, etc., ce sont les gangrènes d'origine infectieuse secondaires d'H. HALLOPEAU et L.-E. LEREDDE ; soit sous la dépendance d'un trouble de l'innervation comme le *decubitus acutus* de SAMUEL, la *gangrène des hystériques* (VULPIAN) (1) (*erythema gangrænosum*), précédée et accompagnée de lésions érythémateuses, urticariennes, bulleuses dans le cas de BALZER et MICHAUX, là *liodermie essentielle* d'AUSPITZ (*glossyskin* de MITCHELL, MOORHOUSE, KEEN, *dermite nerveuse essentielle* de KAPOSI) ; à citer aussi l'*érythème gangreneux des simulateurs* de TILBURY FOX, la *gangrène symétrique* ou *asphyxie locale des extrémités* (*maladie* de MAURICE RAYNAUD).

A signaler la *gangrène spontanée de la verge* d'A. FOURNIER et ses élèves, etc., et les formes chroniques d'H. HALLOPEAU et L.-E. LEREDDE.

DARIER et CHAILLOUX ont constaté (1896) chez un adulte un *ecthyma térébrant* de la verge.

Certaines gangrènes cutanées peuvent être produites par des toxines nées sous l'influence de maladies telles les gangrènes observées par RIEHL au cours de la diphtérie ; d'ailleurs ROUX, KOLISKO, PALTAUF ont déterminé la gangrène de la peau au moyen d'injections de cultures filtrées du bacille de LOFFLER.

Outre le traitement spécial de l'affection générale, on traitera la gangrène suivant les règles de la plus minutieuse antisepsie.

On pourrait également recommander les bains locaux d'oxygène (2) (LAUGIER, DIEULAFOY, MAGNIN, LÉON LABBÉ), voire les injections d'eau oxygénée (TERRIER, PLUYETTE, de Marseille) ; l'électricité qui a donné quelques résultats soit sous la forme de courants continus soit à l'aide de la faradisation.

RICARD, TUFFIER ont obtenu de l'emploi de l'air chaud (3) de très bons résultats dans le traitement des gangrènes diabétiques.

(1) BABINSKI n'admet pas la relation de cause à effet entre l'hystérie et les gangrènes ; d'ailleurs, comme le constate LECLERC (de Saint-Lô), la plupart des dermatologistes, E. GAUCHER excepté, nient les troubles trophiques liés à l'hystérie ; THIBIERGE, PICARD, etc., ont dénoncé la simulation dans des cas typiques.

(2) Maurice RAYNAUD a démontré que la gangrène symétrique des extrémités a comme point de départ une diminution de l'oxygène nécessaire à la nutrition des tissus.

(3) Médication inaugurée par GUYOT vers 1840.

GLOSSODYNIE

Cette affection, véritable névrose linguale, consiste essentiellement en une douleur, variable dans son intensité et ses manifestations (picotement, brûlure, etc.), des bords ou de la pointe de la langue, mais sans trouble du goût ni du tact.

Les malades se croient atteints de cancer malgré l'intégrité presque totale des tissus (ulcérations imaginaires de VERNEUIL).

Cette affection n'est intéressante que par son influence sur l'état moral du sujet atteint.

GOMMES SCROFULO-TUBERCULEUSES

Synonymie. — Tubercules celluleux. — Intumescences graisseuses. — Abcès froids (ALIBERT). — Abcès scrofuleux (GUERSENT, LEBERT, J. DELPECH, RAYER). — Abcès dermiques. — Tubercules scrofuleux cutanés et sous-cutanés. — Écrouelles cellulaires (BAZIN). — Hydrosadénite scrofuleuse. — Scrofulide phlegmoneuse (HARDY). — Scrofulides ulcéreuses. — Rupia scrofuleux. — Scrofulo-derme des Allemands.

E. BESNIER divise les gommes scrofulo-tuberculeuses en trois groupes :

1° GOMMES SCROFULEUSES DERMIQUES ;
2° GOMMES SCROFULEUSES HYPODERMIQUES ;
3° GOMMES SCROFULEUSES SOUS-APONÉVROTIQUES,
dont il donne les caractères cliniques et diagnostiques suivants que nous résumons :

1° GOMMES SCROFULEUSES DERMIQUES. — Constituées au début par de petites nodosités (*tuberculomes*) correspondant à une tache rouge livide de la peau, douloureuses à la pression, elles gagnent plus ou moins rapidement les couches superficielles du derme et se ramollissent en un ou plusieurs points constituant autant d'ulcérations en cul-de-sac plus larges que les orifices à fond bourgeonnant et blafard, recouvertes de croûtes fines et adhérentes, saignantes, dont les bords, de couleur plus ou moins violacée, sont décollés, irréguliers, s'étendant parfois excentriquement d'une manière serpigineuse; la peau forme parfois au-dessus d'elles des brides ou ponts d'un aspect particulier.

Siège. — On rencontre les gommes isolées ou confluentes, parfois en nappes, surtout sur les parties latérales de la face, le long des branches montantes du maxillaire inférieur, dans les régions sous-maxillaires, au thorax, etc.

Étiologie. — Quoique pouvant s'observer à tous les âges, la maladie est plus fréquente chez les adolescents.

WINIWARTER a rapporté une observation personnelle et une autre de KÖNIG de gomme par inoculation au moyen d'une seringue de PRAVAZ ayant servi à des tuberculeux.

Diagnostic. — Au début, les gommes scrofuleuses peuvent facilement se confondre avec les *gommes syphilitiques* ; lorsqu'elles sont ulcérées, elles en diffèrent par leur superficialité, l'irrégularité de leurs bords livides et non pigmentés comme dans la syphilis et non décollés.

Les nodosités de l'*érythème noueux* et de l'*érythème induré* de BAZIN des scrofuleux diffèrent de celles des gommes tuberculeuses en ce qu'elles siègent de préférence aux extrémités (membres inférieurs), et en ce que, lorsqu'elles s'ulcèrent, ce qui est rare, elles forment des lésions superficielles limitées par des zones de tissu induré.

L'*actinomycose* se différencie par sa marche rapide, sa suppuration peu abondante, la présence non d'ulcérations mais de fistules donnant naissance à un pus mal lié qui contient des granulations jaunâtres caractéristiques.

Enfin les *sarcomes* sont très douloureux et s'ulcèrent de la surface au centre et les *fibromes* ne suppurent jamais.

2° GOMMES SCROFULEUSES HYPODERMIQUES (*mélicéris scrofuleux, tuberculomes sous-cutanés*, etc.). — Dans cette forme, après une période relativement longue (plusieurs semaines) pendant laquelle rien n'existe du côté de la surface de la peau,

la petite nodosité, arrondie, dure au début, indolente, non
adhérente à la face profonde du derme, se ramollit, devient
alors adhérente à la peau sur laquelle on aperçoit à la loupe
quelques fines varicosités ; bientôt le tégument, douloureux,
se colore en rouge livide; la tumeur devient fluctuante, donnant naissance à une petite quantité de liquide ordinairement
séreux, sanguinolent, sanieux ; elle s'ulcère, rappelant alors
l'aspect ordinaire de l'ulcère scrofulo-tuberculeux.

Diagnostic. — Dans la *sporotrichose* les tumeurs, petites
et nombreuses, augmentent rapidement de volume et donnent
issue à un pus très fluide, café au lait (MILIAN).

3° Enfin, LES GOMMES SCROFULEUSES SOUS-APONÉVROTIQUES,
plus rares dans les muscles que dans la peau, se développant
à la face externe des gaines tendineuses, dans le voisinage du
périoste, sont souvent confondues avec les *gommes syphilitiques*, les *abcès ossifluents*, les *gommes tuberculeuses vraies*, etc.

Diagnostic. — Dans les trois formes de gommes scrofulo-
tuberculeuses, l'épreuve thérapeutique par l'iodure de potassium et le mercure éliminera la *syphilis*.

Traitement. — Ceci fait, on pourra donner le traitement
interne de la médication dite antiscrofuleuse (huile de foie de
morue, fer, arsenic, iodoforme) et traiter par les caustiques, le
raclage, ou chirurgicalement les foyers suppuratifs et les ulcérations.

On pourra toujours essayer au début les injections d'extrait
glycériné de foies frais de morue (GUERDER), les injections d'essence de girofle préconisées par A. NANNOTTI, J. TIROCH et
J. KANASZ sous la formule suivante :

> Essence de girofle. . . . .   3 grammes.
> Huile d'olive stérilisée 30   —

Injecter de 2 à 20 grammes.
Ou encore le sérum oxygéné d'E. LUTON :

> Phosphate de soude à 1 p. 10. . . . .   75 cent. cubes.
> Eau oxygénée à 20 volumes   25   —

A la période ulcéreuse, on peut faire des applications de gaïacol, ou, comme l'ont fait L. RÉNON et E. GÉRAUDEL sur des

ulcérations tuberculeuses de la langue et du voile du palais,
des applications de poudre de bleu de méthylène.

D'après ALIVISATOS, les applications de gaïacol sont très efficaces chez les sujets porteurs d'ulcérations dermo-épidermiques
de nature incontestablement tuberculeuse ; il se sert d'une préparation ainsi formulée :

Gaïcol pur . . . . `}` ãã 40 grammes.
Huile d'olive stérilisée . . . . `}` ãã 40 grammes.
Alcool à 60° 10   —

Badigeonner les ulcérations trois fois par jour, après avoir
enlevé les croûtes et détruit les bourgeons charnus exubérants
au moyen de quelques attouchements avec une solution d'acide
lactique à 10 p. 100.

Enfin, ALBERT WEIL recommande l'effluve statique induit, et
HENRI GUIMBAIL le courant alternatif.

HÉMATIDROSE

Synonymie. — Stigmates de sang.

Définition. — « La sueur sanguine, sanglante, hématique, ou hématidrose, représente une névropathie glomérulaire hémorragique... Le fait pathologique qu'elle constitue est aujourd'hui bien connu, nettement déterminé dans son siège, le réseau vasculaire idradénique, son mécanisme, la diapédèse sanguine, sa pathogénie, l'action nerveuse. » (E. BESNIER et A. DOYON.) C'est une hémorragie des glandes sudoripares.

Symptomatologie. — L'écoulement sanguin qui se fait à la surface de la peau sans aucune solution de continuité des tissus peut être précédé d'une sensation de chaleur, de douleur, de picotement, de battement, parfois d'une éruption érythémateuse, vésiculeuse dans le cas de CHAMBERS ; le liquide, d'une couleur rouge ou rosée, s'écoule habituellement en petite quantité et pendant peu de temps, mais l'écoulement sanguin apparaît presque toujours à plusieurs reprises.

Siège. — L'hématidrose est ordinairement localisée aux extrémités des doigts, au front, aux aisselles, etc., mais parfois ne se montre que d'un seul côté du corps.

Pronostic et diagnostic. — Le pronostic de cette affection, dont le diagnostic s'impose, est celui de la maladie qui l'a engendrée.

Pathogénie. — PARROT a démontré qu'elle était d'origine nerveuse ; HEBRA la rattachait à l'hémophilie.

HERPÈS FÉBRILE

Synonymie. — Herpès miliaire. — Oléophlyctide labiale d'ALIBERT. — Herpes exedens de RUSSEL. — Herpès phlycténoïde de WILLAN. — Herpès en groupes disséminés. — Fièvre herpétique (J.-B. HILLAIRET).

Définition. — On désigne actuellement sous ce nom une affection aiguë caractérisée par une éruption vésiculeuse dont les éléments, généralement groupés, reposent sur une base érythémateuse et qui évolue régulièrement en dix ou quinze jours.

Symptomatologie. — PÉRIODE ÉRYTHÉMATEUSE. — PHASE CONGESTIVE INITIALE d'A. FOURNIER, STADE PRÉ-ÉRUPTIF d'E. BESNIER. — L'herpès fébrile, annoncé par des sensations d'élancement, de picotement, de tension, de brûlure, etc., commence par une ou plusieurs taches congestives, rouges ou rosées, ordinairement de petite dimension, un peu saillantes, arrondies, allongées ou plus souvent irrégulières, diffuses.

PÉRIODE DE VÉSICULATION (A. FOURNIER). — STADE D'ÉRUPTION d'E. BESNIER. — Très rapidement, au bout de quelques heures, on voit apparaître, au centre de la tache, des vésicules grosses comme des têtes d'épingle, arrondies ou acuminées, transparentes et contenant un liquide citrin, clair et transparent. Ces vésicules sont groupées côte à côte en nombre variable, de quatre à dix ou même plus, formant des placards ayant une dimension comparable à celle d'une pièce de cinquante centimes, de un ou de deux francs ; lorsqu'elles sont confluentes, elles ressemblent à des bulles (*herpès phlycténoïde*).

PÉRIODE DE DESSICCATION. — STADE POST-ÉRUPTIF. — Au bout de vingt-quatre heures environ, on voit le liquide devenir louche et purulent dans les vésicules ; celles-ci, ou bien se dessèchent et s'affaissent du troisième au sixième jour environ et disparaissent sous forme d'exfoliation épidermique du cinquième au dixième jour, ou bien elles se transforment en croûtelles superficielles, fines, brunâtres, jaunâtres ou noirâtres qui se détachent au bout de quelques jours (de trois à huit), laissant à leur place rarement une ulcération,presque toujours une macule rosée qui ne tarde pas à disparaître sans laisser aucune trace cicatricielle.

Les malades se plaignent souvent de sensations de brûlure, de picotement, de chaleur, de démangeaison, au niveau des régions sur lesquelles se développe l'éruption.

Ces symptômes sont ordinairement précédés d'un malaise général, d'anorexie, de courbature, etc., et d'un état fébrile qui cesse assez souvent au moment de l'apparition des vésicules. Dans quelques cas, les symptômes peuvent être très graves : délire, température de 40° pendant quelques jours (*fièvre herpétique* de MORTON et PARROT).

Marche. — Durée. — Les placards éruptifs peuvent se développer en même temps ou à quelques jours d'intervalle les uns des autres, ce qui allonge plus ou moins la durée totale de l'affection.

Siège. — L'herpès fébrile peut siéger sur la peau ou sur les muqueuses.

Sur la peau, on le rencontre le plus habituellement à la face, sur les lèvres (*herpes labialis*), sur le nez (*herpes nasalis*), sur les paupières (*herpes palpebralis*), sur les oreilles (*herpes auricularis*), sur les joues, le menton, toute la face en un mot (*herpes facialis* de HEBRA); on le rencontre encore sur le cou, la poitrine, les bras, la marge de l'anus, la région fessière (FEULARD), les espaces interdigitaux (PICK), les parties génitales, etc.

Sur ces dernières régions, chez la femme, il peut acquérir une intensité considérable : *herpès vulvaire confluent, vulvite couenneuse* de BRUNEAU, forme qui s'accompagne souvent de symptômes généraux et locaux assez graves : brûlure, cuisson, démangeaison, tuméfaction des régions atteintes, écoulement muco-purulent et fétide, ulcérations, adénites.

Sur les muqueuses buccale (*angine herpétique*), vulvaire, etc., les vésicules, en raison de la conformation des tissus, sont remplacées non plus par des croûtes, mais par des ulcérations recouvertes d'un enduit blanc ou grisâtre pseudo-membraneux (*angine couenneuse commune* de BRETONNEAU et TROUSSEAU, *herpès guttural* de GUBLER); dans la cavité buccale, la déglutition est souvent fort gênée. Dans l'urètre, l'herpès constitue l'*herpès urétral* ; on l'a constaté sur la muqueuse du col utérin.

Enfin, l'herpès peut siéger sur les régions du tégument mi-partie cutanées et mi-partie muqueuses ; *herpès des régions mixtes* ou *péri-orbiculaire* ou *herpès orbiculaire* d'E. BESNIER (*herpès péri-orbitaire, sourcilier, palpébral, herpès narinaire, herpès péri-buccal, herpès labial*, etc.).

H. HALLOPEAU l'a vu occuper simultanément les lèvres, les joues, les extrémités des membres, les muqueuses gutturale et buccale.

PAUL GASTOU a publié une série de cas d'herpès fébrile siégeant sur les muqueuses buccales et le corps avec quelques phéno-mènes gastro-intestinaux et pulmonaires qu'il a réunis sous le nom de *pseudo-varicelle herpétiforme*.

Pronostic. — Le pronostic de l'herpès fébrile est bénin en lui-même, mais il est subordonné à l'étiologie ; on a signalé la fréquence de l'herpès labial dans la méningite cérébro-spinale épidémique (F. KLEMPERER), la récidivité de l'éruption herpé-tique aux lèvres, à la bouche (*herpès récidivant buccal* de FOURNIER), aux organes génitaux (*herpès névralgique zosté-roïde* de MAURIAC, *herpès génital névralgique, zona de l'ap-pareil génital*), aux mains, sur la peau (*herpès récidivant de la peau* de BERTHOLLET), dont W. DUBREUILH a étudié trois formes : *herpès récidivant de la face, herpès récidivant de la fesse, her-pès récidivant des doigts*.

Dans certains cas très rares la fièvre persiste avec une grande intensité et la mort survient dans l'adynamie (H. HALLOPEAU, LAGOUT, J. SIMON).

Diagnostic. — Les caractères de l'éruption, son siège neuf fois sur dix à la face, les symptômes généraux qui l'accompa-gnent, distinguent assez facilement l'herpès fébrile.

Il se différencie de l'*eczéma* par sa marche rapide, du *zona* par sa bilatéralité fréquente et sa non-localisation à un territoire nerveux, par l'absence de douleurs névralgiques.

Dans l'*hydroa* que l'on pourrait appeler circumbuccale, la bulle, lésion primitive, se rencontre en d'autres régions.

Aux organes génitaux, le diagnostic peut être très délicat (Voy. *Herpès génital récidivant*) ; il faut songer à la *balano-posthite érosive circinée* de DU CASTEL, à la *balanite pustulo-ulcéreuse* de BERDAL et BATAILLE, parfois le bourgeonnement des vésicules ulcérées à la vulve, simule de très près les *syphi-lides*.

Étiologie. — L'herpès fébrile apparaît à tout âge, plus fréquent toutefois chez les enfants ; il se produit à l'occasion d'un surmenage, d'un écart de régime ; on l'a noté dans un grand nombre d'affections générales (*herpès symptomatiques*), la pneumonie (1) (*herpès critique des anciens*), la fièvre inter-mittente, l'influenza, la fièvre palustre, le choléra, l'embarras gastrique, la méningite (2) cérébro-spinale, la grippe ; plus rarement dans la fièvre typhoïde, la diphtérie, la tuberculose, la puerpéralité (3), infection résultant de la rétention de produits septiques dans l'utérus (*herpès d'origine génitale*, LUTAUD, REYNIER).

Il peut être consécutif à certaines maladies nerveuses.

On l'a signalé encore comme accompagnant la menstruation (J.-B. HILLAIRET), *herpès menstruel ou cataménial* (4), ou suc-cédant à un traumatisme (VERNEUIL), *herpès traumatique, herpès accidentel* par irritation locale de DU CASTEL et même à une irritation extérieure banale : fruits huileux comme la noix, aliments épicés (E. GAUCHER).

Une forme particulière aux arthritiques est l'*herpès phlyclé-noïde* de DELÉTANG.

Enfin, on a signalé les herpétomanes chez lesquels l'herpéto-

---

(1) Pour FERNET, la pneumonie franche, conséquence d'une névrite du pneumogastrique, serait un herpès pulmonaire.

RIEHL insiste sur la fréquence de ce signe accessoire de la pneumo-nie dont la présence attire l'attention vers une congestion pneumococ-cique du poumon. D'après lui, l'éruption serait forte dans le cas de pneumonie bénigne, faible dans les cas graves, son absence indique-rait un pronostic plus grave.

(2) Pour certains auteurs, F. KLEMPERER en particulier, l'apparition de l'herpès dans le cours d'une méningite doit faire pencher le dia-gnostic en faveur de la méningite cérébro-spinale.

TOURDES pensait que c'était un signe favorable. EICHORN ne lui at-tribue aucune signification.

(3) « Chaque fois que le praticien observe une nouvelle poussée de température chez une femme qui a été localement infectée, et que rien dans les organes pelviens n'explique cette hyperthermie on peut penser à la possibilité d'une poussée d'herpès, soit à la vulve, soit sur le pourtour de la muqueuse buccale, *herpès génital spécial de la femme* (LUTAUD.)

(4) LAUSSEDAT en a observé un cas curieux à cause de son siège : la région sacro-lombaire.

manie ou mieux, dirions-nous, l'*herpétophobie* provoque l'apparition de la vésicule herpétique.

Pathogénie et anatomie pathologique. — L'herpès
est-il une névrite? Pour GERHARDT, l'herpès labial est une
névrite bénigne des ramuscules du trijumeau.

Pour RIZAT, l'herpès est toujours symptomatique d'une lésion
nerveuse centrale ou périphérique, fébrile ou non. Son apparition précéderait, ou accompagnerait ou suivrait la manifestation
nerveuse.

F. KLEMPERER admet comme causes vraies de l'herpès les
microbes trouvés dans les vésicules, dès le début : staphylocoque (BOUCHARD, F. KLEMPERER), bacille filamenteux colorant
en vert les milieux de culture (CLAIR SYMMERS), pneumocoque,
streptocoque.

Pour LANCEREAUX, l'herpès vulgaire est une manifestation
locale de la diathèse appelée improprement arthritique.

Traitement. — Sur la peau, le mieux est de laisser la lésion
évoluer et se terminer spontanément ; on peut néanmoins
prescrire avec quelque utilité des lotions antiseptiques et l'application d'une couche de vaseline boriquée.

Sur les muqueuses, il faut : faire pratiquer des lotions
astringentes, appliquer des poudres isolantes, séparer les
régions à l'aide de coton hydrophile et enfin, en dernier lieu,
cautériser avec des solutions de nitrate d'argent de 1 à 3 p. 30.

Dans l'herpès vulvaire, les eaux de La Bourboule sont spécialement indiquées.

HERPÈS GÉNITAL RÉCIDIVANT

Synonymie. — Herpès préputial. — Herpès progénital. — Herpès
récidivant des parties génitales de DIDAY et A. DOYON.

Définition. — Cet herpès, qui n'est pour HARDY qu'un
eczéma, offre ce caractère particulier de survenir, par poussées
successives, séparées par des intervalles d'accalmie plus ou

moins longs, variant de deux à six mois. C'est, comme le dit
TENNESON, un herpès chronique à poussées successives.

Symptomatologie. — L'éruption n'est pas souvent
accompagnée de symptômes généraux ; il existe parfois un peu
de cuisson, de démangeaison *loco dolenti*, mais, souvent,
l'apparition des vésicules sur une base rouge et tuméfiée est le
seul signe de l'affection. Parfois coexiste une adénite inguinale
rarement suppurative.

Les vésicules, miliaires, grosses comme une tête d'épingle,
sont en nombre restreint et ne durent que peu de temps : dans
certains cas, les exulcérations consécutives persistent un temps
plus ou moins long et peuvent affecter une évolution particulière, les faisant ressembler aux plaques muqueuses (*herpès à
circination hypertrophiante* de LEGENDRE).

Siège. — Le siège de l'affection est : chez l'homme, le prépuce, le sillon balano-préputial et la peau de la verge ; chez la
femme, le capuchon, les petites lèvres et la face interne des
grandes lèvres, le vagin, le col utérin (rare). L'herpès récidivant buccal, plus particulier aux syphilitiques (A. FOURNIER),
siège sur les lèvres, l'extrémité ou les bords de la langue ; il
peut alterner ou coïncider avec les manifestations génitales.

A. FOURNIER appelle l'attention sur l'herpès avec écoulement
urétral mal connu quoique assez fréquent ; il en a donné la
description suivante :

« Quelques jours après une poussée d'herpès du prépuce du
gland, on voit apparaître un écoulement pris, presque toujours,
pour un écoulement blennorragique. Quatre caractères différentiels vous empêcheront de commettre cette erreur de diagnostic :

1° L'écoulement est et reste peu considérable, peu intense ;
à peine produit-il, dans les vingt-quatre heures, six à dix
taches sur le linge ;

2° L'écoulement est séreux, presque aqueux, grisâtre ; les
taches qu'il forme ont un centre jaunâtre, un aspect assez
analogue à des taches spermatiques ;

3° L'écoulement est à peu près indolent ;

4° Il guérit spontanément, en huit ou quinze jours, trois semaines au plus.

En écartant le méat, vous apercevez parfois une ou plusieurs
petites érosions jaunâtres, séparées ou coalescentes. La pré-

sence de ces érosions peut, en pareil cas, expliquer le suintement urétral, mais souvent, on ne peut rien découvrir ni au
méat, ni dans l'urètre examiné à l'endoscope ; force est donc,
en pareil cas, d'admettre une urétrite herpétique essentielle
analogue aux névralgies herpétiques. Les poussées d'herpès au
niveau du méat s'accompagnent toujours, et c'est un fait important à retenir, d'une induration très nette qui fait facilement
croire à un chancre induré.

Ces herpès avec écoulement urétral permettent, je crois,
d'expliquer bien des faits extraordinaires de la pratique de la
ville : prétendues chaudepisses spontanées survenues sans
commerce sexuel ou par le commerce avec une femme reconnue
saine. Ils offrent enfin cette particularité thérapeutique que,
tandis qu'ils guérissent spontanément et rapidement, tous les
traitements, les balsamiques, et surtout les injections, les
exaspèrent et les aggravent. Les tisanes délayantes et alcalines
sont seules inoffensives et peuvent être utiles. Si vous savez
vous abstenir, la disparition spontanée de l'écoulement ne sera
jamais bien longue. »

R. LE FUR en a décrit un cas sous le nom d'*herpès génital
compliqué d'herpès urétral et d'urétrite herpétique.*

Pronostic. — L'herpès génital est une affection bénigne,
mais désagréable par ses caractères de récidivité et de
ténacité.

Diagnostic. — La récidive est un signe caractéristique de
la maladie, mais le diagnostic peut être très difficile lorsqu'il
s'agit de différencier l'herpès génital à la période exulcéreuse
(et c'est presque toujours le cas), des diverses *manifestations
vénériennes ; plaques muqueuses , balano-posthite érosive,
chancre induré* ou *chancre mou.*

Les *plaques muqueuses,* indolentes, sans prurit, fétides, sont
des lésions généralement aplaties, jamais creusées à l'emporte-
pièce et coïncident avec des plaques muqueuses de la gorge,
une roséole, etc.

Dans la *balano-posthite érosive,* les excoriations superficielles, larges, diffuses, ne dépassent pas l'épiderme ; de plus
le gland et le prépuce sont rouges d'une manière générale.

Quant aux principaux caractères différentiels des trois affec-

tions : herpès, chancre induré, chancre mou, les voici résumés
en un tableau :

Herpès.	Chancre induré.	Chancre mou.
Base souple, sauf induration thérapeutique.	Base indurée.	Base souple, sauf induration thérapeutique.
Contours micro-polycycliques (A. Fournier).	Contours arrondis.	Bords déchiquetés, décollés.
Érosions multiples.	Érosion unique le plus souvent.	Érosions multiples disséminées.
Érosions superficielles.	Érosions un peu moins superficielles.	Ulcérations creusées, profondes.
Sérosité obtenue par expression.	Peu de suppuration.	Suppuration abondante.
Pas de ganglions.	Pléiade de ganglionnaire.	Bubons.
Prurit, cuisson.		Douleur.
Évolution rapide	Évolution lente.	Évolution plus lente que celle de l'herpès.
Inoculation négative.		Inoculation positive.

Jullien a indiqué un moyen excellent de diagnostic pour
déceler les petits dessins mono ou polycycliques des érosions
herpétiques. Il badigeonne la surface malade avec une solution
aqueuse d'acide chromique au cinquantième : cette solution
présente la propriété d'adhérer intimement aux surfaces privées
de leur épithélium cutané ou muqueux, de plus elle les
colore instantanément en jaune clair, chaque contour se
trouvant dessiné par un trait jaune de forme et d'intensité
remarquables.

La supériorité de ce procédé sur le nitrate d'argent et la résorcine indiqués précédemment dans le même but est d'être
fidèle et non irritant. Il a, en outre, l'avantage de favoriser,
s'il y a lieu, l'application ultérieure du nitrate d'argent par la
formation d'un chromate d'argent caustique plus énergique
que le nitrate.

Étiologie. — Pathogénie. — Des causes différentes ont
été invoquées par divers auteurs pour expliquer la production
de l'*herpès génital récidivant* : menstruation, affections vénériennes chez les arthritiques (Diday et A. Doyon) ; troubles
digestifs (Devergie, Plumbe et Kaposi) ; on l'a regardé comme

un zona (BOERENSPRUNG); son origine nerveuse est admise par MAURIAC, VERNEUIL, UNNA; mais, disent E. BESNIER et A. DOYON, il est dû « à des causes rarement uniques, le plus souvent concomitantes, à l'ensemble desquelles un nosologiste judicieux doit impartialement faire appel ». Dans tous les cas, un fait curieux, c'est qu'il ne s'observe pas chez des sujets vierges (E. BESNIER).

L'herpès génital est une affection de la jeunesse; après trente-cinq ans il est tout à fait exceptionnel (E. GAUCHER).

Chez l'homme comme chez la femme, il est *en rapport* avec le coït, terme aussi vague que l'explication donnée par les auteurs : coït avec un conjoint atteint d'herpès, coït répété; contagiosité ou sécrétions génitales provoquant l'herpès ; affection vénérienne antérieure (DIDAY et DOYON).

S. EHRMANN (de Vienne) a constaté une coexistence fréquente entre l'herpès progénital et le pied plat, cette malformation provoquant une attitude vicieuse de la cuisse et du bassin, d'où irritation mécanique du nerf honteux commun.

Traitement. — Outre une hygiène générale appropriée, il faut prescrire, au point de vue prophylactique, l'abstention des écarts de régime, la fidélité (*homo unius mulieris*), des lavages astringents fréquents avec l'eau blanche, le vin aromatique par exemple; puis, dès les premiers symptômes, employer les poudres inertes, comme le mélange d'E. BESNIER :

Amidon de riz	100 grammes.
Tanin.	5 —
Salicylate de bismuth	1 gramme.

les pâtes isolantes :

Oxyde de zinc.	} àà parties égales.
Vaseline	

le glycéré au napthol :

Naphtol β	1 gramme.
Alcool camphré	2 grammes.
Glycérine	10 —
	(LUTAUD.)

ou :

Oxyde de zinc.	} àà 1 gr. 10
Calomel	
Sous-nitrate de bismuth.	3 gr. 30
	(MENEAU.)

ou maintenir en permanence, sur la région atteinte, des compresses ou des boulettes de coton hydrophile imbibées d'alcool à 90° additionné pour 100 grammes de 2 grammes de résorcine pure, de 1 gramme de thymol, de 3 grammes de menthol, de 25 centigrammes d'acide phénique, de 3 grammes de résorcine et de 1 à 2 grammes de cocaïne, de 2 grammes de tanin et recouvertes de taffetas gommé; renouveler le pansement douze fois par jour (H. LELOIR).

Dans l'herpès sec, E. BESNIER recommande le cérat lanoliné de STERN :

Lanoline . . . . } àà 20 grammes.
Cérat jaune . . . . }
Huile d'olive . . . . 10 —

ou l'onguent suivant :

Emplâtre plombagine . . . . } àà 25 grammes.
Lanoline . . . . }
Axonge . . . . 5 —

C. CAO, de Turin, s'est bien trouvé de l'euphorine (phényluréthane) en poudre.

Contre les ulcérations LUTAUD recommande soit une solution, soit une pommade contenant pour 20 grammes d'eau ou de vaseline, 1 ou 2 décigrammes de nitrate d'argent.

Dans la forme névralgique, il sera bon d'employer la formule suivante :

Alcool à 90° . . . . 50 grammes.
Chlorhydrate de cocaïne . . . . 6 —
Essence de menthe . . . . 50 —

ou une pommade calmante à la morphine.

Les anciens recommandaient les bains émollients (A. CAZENAVE), tièdes (J.-L. ALIBERT, A. CAZENAVE et H. E. SCHEDEL), de gélatine (A. CAZENAVE). DOYON prescrit les eaux sulfureuses.

On peut également envoyer les malades à Uriage (E. BESNIER, L. BROCQ), à Saint-Gervais, Schinznach, Luchon (L. BROCQ). Dans l'herpès vulvaire, les eaux de La Bourboule seraient tout spécialement indiquées.

Actuellement, MASSY recommande les bains électrolytiques à courant continu et GUIMBAIL son bain hydro-électrique à courant sinusoïdal.

MAX HEIM (de Swinemuende) a observé quelques résultats

favorables grâce aux bains de lumière électrique et Nous-
même avons obtenu quelques succès avec la lumière bleue et
violette.

A l'intérieur, on a fortement conseillé l'usage de l'arsenic, peu
recommandable, dit E. Gaucher ; de la santonine (Bernard) ;
Bouchardat préconisait le suc d'orties.

HERPÉTIDE EXFOLIATRICE

Synonymie. — Dermatite maligne chronique exfoliante (H. Leloir et
E. Vidal).— Erythrodermies exfoliantes secondaires terminales ou
cachectiques, pernicieuses, malignes (E. Besnier et A. Doyon).

Définition. — « L'herpétide exfoliatrice, dit Bazin, est une
forme d'éruption cutanée de nature herpétique, remarquable
par sa généralisation et par l'abondance des squames qui sont
sécrétées à la surface de la peau et dont les caractères ne permettent pas de reconnaître la lésion primitive de l'affection.

« ... Cette forme d'éruption est éminemment tardive : elle
représente, en effet, soit comme extension, soit comme produit, le dernier terme que peuvent atteindre les manifestations
cutanées de l'herpétis. »

Symptomatologie. — Quelle que soit la maladie primitive à laquelle succède l'herpétide exfoliatrice (dont H. Hallopeau considère l'existence comme problématique), cette dernière offre, une fois constituée, un tableau toujours le même.

La desquamation est ordinairement générale; dans certains
cas, cependant, la face, les régions palmaires et plantaires,
toujours envahies en dernier lieu, restent indemnes.

Les squames sont minces, légères, transparentes, noircies;
elles sont sèches, de forme et de dimension variables : petites
ou larges; elles se produisent sans discontinuer et tombent sans
cesse en grande abondance.

La peau, d'une sécheresse remarquable, est d'un rouge plus
ou moins foncé.

Parfois existent quelques démangeaisons, plus fréquentes au
début que dans le cours de l'affection.

Au bout d'un temps plus ou moins long, la fièvre apparaît, le malade maigrit, s'épuise et meurt dans la cachexie ou par le fait d'une diarrhée incoercible, ou d'une complication viscérale quelconque.

Diagnostic. — Les commémoratifs permettent de faire le diagnostic : il a existé des bulles de pemphigus de plus en plus larges et aplaties, presque sans soulèvement épidermique (*pemphigus foliacé* de HARDY); des placards d'eczéma devenant de moins en moins suintants, mais couverts de squames plus ou moins abondantes et plus sèches; des plaques de psoriasis dont les squames deviennent moins épaisses, mais plus abondantes, plus larges, plus minces.

Traitement. — Il faut d'abord relever le plus possible l'état général du malade auquel on donnera les toniques les mieux appropriés, et qu'on entourera des soins hygiéniques les mieux compris.

Au point de vue local, ce sont les onctions grasses avec le liniment oléo-calcaire, la vaseline, la lanoline, l'huile de foie de morue, etc., etc., additionnées, dans le cas de démangeaisons intenses, d'essence de menthe à 1 p. 100 qui réussissent généralement le mieux.

On recommande aussi tout particulièrement l'usage des bains continus.

HYPERCHROMIE

Ce nom désigne l'excès de la pigmentation normale de la peau.

Coïncidant avec l'achromie, l'hyperchromie constitue le vitiligo.

Congénitale, elle constitue les nævi pigmentaires.

Acquise, elle est symptomatique de diverses affections : maladie d'Addison, chloasma, lentigo, lèpre, maladies organiques diverses, ou consécutive à la présence de parasites, à l'ingestion de médicaments, etc.

Les ongles peuvent participer au processus colorant.

HYPERIDROSE

Synonymie. — Idrose. — Sudatoria.

Définition. — On donne le nom d'hyperidrose à la production exagérée de sueur.

Pour certains dermatologistes (HARDY, KAPOSI, etc.), la production exagérée de sueur à l'état normal due à la chaleur, aux efforts physiques : travail, danse, marche, etc., n'est pas de l'hyperidrose, qui, pour HARDY, est l'exagération morbide de la sueur. E. BESNIER et A. DOYON font justement remarquer que l'hyperidrose, pathologique dans le second cas, est purement et simplement physiologique dans le premier.

L'hyperidrose peut être symptomatique dans certaines maladies comme la suette miliaire en particulier, les fièvres intermittentes, le rhumatisme, la paralysie générale (MARANDON DE MONTYEL), etc., ou essentielle, idiopathique.

Cette dernière forme, seule, intéresse plus particulièrement le dermatologiste.

Elle peut être généralisée ou localisée.

HYPERIDROSE GÉNÉRALE

La sueur est sécrétée en plus ou moins grande quantité ; on la voit sur le tégument sous forme de gouttes, mouillant les vêtements ; fluide ou visqueuse (1), elle donne toujours une réaction acide.

La peau est chaude ou fraîche, si la sueur a séjourné longtemps.

Quoique généralisée, la sueur est plus abondante en certains

(1) On a constaté des sueurs visqueuses qui, d'après BOUVERET, seraient dues à la présence dans la sueur des globes colloïdes de RANVIER, portion hyaline de l'extrémité libre des cellules des glandes sudoripares s'étirant et se fragmentant sous forme de masses sphériques.

points du corps, comme les aisselles, les aines, les faces antérieure et postérieure du thorax, les régions palmaires et plantaires.

L'hyperidose est souvent précédée d'une sensation de prurit,
de cuisson, de picotement ; parfois d'un sentiment de resser-
rement, d'oppression que Hebra attribue à l'accumulation du
sang dans les vaisseaux papillaires excitant ainsi les nerfs
cutanés, toutes sensations qui disparaissent après l'apparition
de la sueur.

Sa production est parfois accompagnée de séborrhée (Campana), d'éruptions dites sudorales comme la miliaire et les
sudamina et, dans certaines conditions (absence de soins de
propreté), d'éruptions eczémateuses.

L'hyperidrose n'est pas continue ; elle se montre à la suite
d'un léger effort physique ou intellectuel, d'une contrariété,
sous l'influence d'une chaleur modérée.

On la constate surtout chez les sujets gras, les arthritiques,
les nerveux.

Victor Breton l'a observée à la suite de l'administration
de l'antipyrine. On a noté des sueurs à odeur alliacée au cours
d'un traitement arsenical, l'odeur alcoolique de la sueur chez
les ivres-morts est d'ailleurs classique.

Souques et Harvier ont observé une femme qui depuis dix
ans présentait chaque jour une crise d'hyperidrose provoquée
par le sommeil soit nocturne, soit diurne.

L'hyperidrose localisée constitue les éphidroses (Voy. ce
mot).

Kaposi a signalé, chez un jeune homme de quinze ans, un
cas d'hyperidrose à généralisation lente ayant débuté dès la
première année par le nez et ayant gagné la région sourcilière,
les oreilles, le cou, les membres supérieurs à l'exception des
mains et le tronc jusqu'à la sixième côte. L'auteur, pour qui
l'hyperidrose est due ordinairement à une excitation des fibres
vaso-motrices et sécrétoires dans leur parcours périphérique,
soit au niveau du ganglion intervertébral ou bien dans les
centres de la moelle ou du cerveau, pense qu'ici l'hyperidrose
est d'origine centrale et produite par une excitation de la partie
supérieure de la moelle.

Traitement. — Quoi qu'on en ait dit, il faut parfois être prudent dans la cure de l'hyperidrose ; au début du traitement il sera toujours utile de surveiller et d'activer les fonctions intestinales et la diurèse.

On doit instituer d'abord un traitement en rapport avec la constitution du sujet atteint : l'iodure et les alcalins, chez les arthritiques ; la valériane et les bromures chez les nerveux ; les toniques chez les anémiques. On peut aussi prescrire certains médicaments qui agissent réellement sur la sécrétion de la sueur : le sulfate d'atropine (KAPOSI, DE MOLÈNES), la quinine, l'aconit, la belladone, le phosphate de chaux, le tanin, l'ergot de seigle, l'arséniate de strychnine, l'hydrastis canadensis (CRUSE, de Banske), etc. ; l'acétate de plomb, l'oxyde de zinc, la picrotoxine, le sulfonal, le tannate de quinine, peu sûrs et fatiguant l'estomac. Meilleurs sont l'agaric blanc et l'agaricine (KAHLER, de Prague, KLEMPERER, de Berlin, COMBEMALE, de Lille) (1), l'hamamelis en extrait fluide, le camphre et l'acide camphorique, le seigle ergoté (GOLDENBACH), l'ergotine (TENNESON).

Il y aurait lieu d'essayer la sauge à la dose quotidienne de 30 gouttes de teinture. HUCHARD, L. DE MEURISSE et G. DASSONVILLE, MAX KRAHN l'ont utilisée avec un bon résultat surtout chez des tuberculeux.

Nous avons employé avec succès le tellurate de soude, à la dose de 2 centigrammes.

On a donné encore l'or et le sodium.

Localement, on lotionnera la peau avec de l'eau alcoolisée et on la saupoudrera de poudre de talc.

BOCQUILLON formulait la poudre suivante :

Oléate de zinc	30 grammes.
Kaolin	30 —
Thymol	0 gr. 50

On a conseillé des frictions sur les régions atteintes avec un liniment belladoné (SIDNEY-RINGER) ; L. BROCQ recommande les lotions biquotidiennes avec une solution de tanin, les bains vinaigrés ; UNNA prescrit les bains salins ; BOTTEY a obtenu un réel succès avec la douche froide généralisée précédée d'une application très chaude localisée sur la colonne vertébrale.

---

(1) L'agaricine agit en paralysant l'appareil nerveux périphérique des glandes sudorales (HOFFMEISTER).

Peter ordonnait les douches froides sur la colonne vertébrale et les lotions froides vinaigrées : L.-A. Duhring les repousse et conseille la faradisation dont les bons effets sont admis par L. Brocq.

HYPERTRICHOSE

Synonymie. — Hypertrophie des poils. — Polytrichie. — Hypertrichiasis. — Trichosis. — Trichauxis. — Hirsutie. — Poils accidentels, etc.

Définition. — Ces divers noms désignent le développement exagéré et anormal du système pileux.

Cet état peut être généralisé ou localisé, congénital ou acquis.

Généralisée (*dasytes*), l'hypertrichose est rare (hommes-chiens) ; même dans ce cas, les régions palmaires et plantaires, la face interne des grandes lèvres, le gland et le prépuce ne sont jamais envahis.

Localisée, l'hypertrichose, assez fréquente, est congénitale (1) ou acquise (traumatisme) ; elle peut ne consister qu'en bouquets de poils (*nævi congénitaux*) siégeant çà et là (extrémité du nez, espace intersourcilier, sourcils, narines, joues, oreilles, mamelon, région intermammaire, etc.), ou envahir de plus vastes surfaces : joues (femmes à barbe, brunes généralement), partie inférieure de la colonne vertébrale, ou n'être qu'un développement exagéré des cheveux ou de la barbe.

E. Besnier et A. Doyon appellent particulièrement l'attention sur l'*hypertrichose commune* coexistant régulièrement avec l'*hyperséborrhée* et l'*hypersléatidrose* du cuir chevelu.

---

(1) Kellner (de Hambourg) a observé un cas consistant en une touffe de poils d'une longueur de 30 centimètres (taillés déjà plusieurs fois) et dont la circonférence avait 13 centimètres de diamètre, siégeant au niveau de la partie supérieure du sacrum et des quatrième et cinquième vertèbres lombaires : elle simulait un appendice caudal et coexistait avec un spina bifida, ce qui est la règle habituelle.

Hebra a publié un cas dans lequel la pigmentation et les poils étaient disposés autour de la ceinture comme un caleçon de bain.

Lorsqu'elle est acquise, l'hypertrichose est due souvent à des irritations locales : vésicatoires, pommades irritantes mercurielles, iodurées, pâtes épilatoires, etc.

Chez un très grand nombre de jeunes filles ou jeunes femmes, notre enquête nous a permis de constater que leur hypertrichose était due à ce que, particulièrement dans les pensionnats, l'épilation à la pince se pratiquait régulièrement, ce qui n'a d'autre résultat que d'exciter le bulbe pileux d'où production d'un poil plus fort.

Chez certains enfants qui naissent avec un système pileux exagérément développé (*lanugo*) sur le cuir chevelu et la face, les poils tombent, en général, spontanément au bout de quelque temps.

Étiologie. — En dehors des irritations extérieures dont l'influence est connue, l'étiologie de l'hypertrichose est obscure ; on a dit qu'elle était héréditaire ; on a noté dans l'hirsutie de la face, chez la femme, des troubles sexuels (1).

KARWOSKI (de Posen) a observé une hypertrichose localisée au dos de la main et à la face correspondante de l'avant-bras chez une jeune femme atteinte d'arthrite blennorragique du poignet et du coude. Pour l'auteur, cette hypertrichose était due « à une excitation des papilles des poils par les toxines spécifiques que sécrète le gonocoque ».

Traitement. — L'hypertrichose généralisée est au-dessus des ressources de la thérapeutique.

Le traitement de l'hypertrichose localisée est palliatif et curatif.

S'il n'y a que quelques poils follets, la pommade de UNNA les décolore rapidement :

Eau oxygénée	20-40 grammes.
Vaseline	20 —
Lanoline	10 —

De même, PAUL GALLOIS préconise l'emploi de l'eau oxygénée

---

(1) GUIMBAIL a appelé l'attention sur la trichophobie. Elle est, dit-il, spéciale à la femme. Elle se caractérise soit par une hypertrichose réelle, soit par la crainte de la voir se développer au visage ou sur toute autre région. Elle a encore pour fréquent objet la peur de la calvitie, et sur ce point bon nombre d'hommes sont femmes.

comme épilatoire à condition de répéter les applications indéfiniment.

Le traitement palliatif consiste dans l'épilation par la pince, la rasure, l'emploi de pâtes épilatoires (pilivores), et elles sont nombreuses, en voici quelques formules :

Épilatoire dit « Américain » :

Iode cristallisé.	8 grammes.
Essence de térébenthine	1 gr. 25
Teinture de castoreum	2 grammes.
Alcool absolu	10 —
Collodion	30 —

modifié comme suit par Butte :

Teinture d'iode.	3 grammes.
Essence de térébenthine	6 —
Huile de ricin	8 —
Alcool	50 —
Collodion	100 —

Pour badigeonner trois ou quatre jours la surface velue : tous les poils restent adhérents en enlevant la croûte collodionnée qui persiste.

Voici quelques autres formules épilatoires :

Sulfhydrate de soude.	3 grammes.
Amidon . . . . } àà 10 —	
Chaux vive pulvérisée . . . . }	

Chaux vive.	15 grammes.
Gomme pulvérisée.	30 —
Orpiment pulvérisé	2 —
Eau	Q. S.

Orpiment	1 gramme.
Amidon	10 grammes.
Chaux vive.	16 —
Eau	Q. S.

Monosulfure de sodium . . . . . . } àà 1 partie.	
Chaux vive . . . . }	
Poudre d'amidon.	2 parties.
Eau . . . . Q. S. pour faire une pâte.	

(Bilouet.)

Pâte épilatoire de Unna :

Sulfate de baryum . . . . . .)	
Oxyde de zinc . . . . } àà parties égales.	
Amidon . . . . }	
Eau distillée . . . .)	

Appliquer sur les parties à épiler et retirer la pâte dès qu'elle aura séché (dix minutes).

La peau est complètement débarrassée sans irritation ni douleur. Ne pas appliquer la pâte deux jours de suite.

Boettger fait passer un courant d'acide sulfhydrique dans un lait de chaux très épais jusqu'à saturation. On ajoute à ce sulfhydrate de chaux (20 grammes) :

> Glycérolé d'amidon . . . . } àà 10 grammes.
> Amidon . . . . }
> Essence de citron . . . . X gouttes.

pour faire une pâte que l'on applique. Laver après vingt à trente minutes.

On peut encore employer directement le sulfhydrate de calcium que l'on trouve dans le commerce, l'action est plus prompte et se manifeste au bout de quatre à cinq minutes.

Le suc des feuilles de l'*Hernandia sonora*, plante de la famille des lauracées, a été également préconisé comme épilatoire ; d'après Burnett, il détruirait infailliblement le poil sans nuire à la peau.

Personnellement, nous considérons ces procédés comme plus nuisibles qu'utiles, car les poils repoussent toujours plus gros et plus foncés.

Le traitement curatif actuel consiste dans la destruction des poils par l'électrolyse, méthode d'une application relativement facile due à Michel (de Saint-Louis), introduite en dermatologie par Hardaway et utilisée à l'heure actuelle par nombre de spécialistes français et étrangers (1), et que tout médecin patient et soigneux peut pratiquer sans danger.

Il lui suffit de posséder une batterie galvanique, un rhéostat, un bon galvanomètre.

Au pôle positif est relié une électrode, soit un cylindre métallique, soit un tampon recouvert en peau de chamois et imbibé d'eau salée, tenue par la personne à épiler.

Au pôle négatif est fixé un manche portant une aiguille, soit en platine iridié, soit en acier (la meilleure est celle de X. Debe-

---

(1) G. Piffards, L. A. Duhring, Heitzmann, George Thomas Jackson, G. H. Jos. Müller, Michelson, Behrend, Lustgarten. Leviseur, etc., en Amérique, et en France : W. Dubreuilh, L. Brocq, Baratoux, Séréno, etc. ; Bayet, de Bruxelles, etc., etc., etc.

DAT: équarissoir d'horloger dont les angles de la pointe ont été usés à l'émeri) droite ou courbée ; L. Brocq préfère cette dernière ; nous n'y trouvons aucun avantage.

Dès que l'aiguille a pénétré dans le follicule pileux, la patiente serre fortement l'électrode ; au bout de quelques secondes, on voit apparaître à l'orifice du follicule une petite bulle d'air et un peu de matière sébacée blanchâtre. Presque au même moment le poil, sur lequel l'opérateur exerce une très légère tension à l'aide d'une petite pince, tombe, pour ainsi dire, dans celle-ci ; l'opération est terminée.

Comme règles opératoires, on doit savoir que :

1º Il ne faut pas employer un courant de plus de cinq milliampères ; deux à trois suffisent ordinairement ;

2º Il ne faut jamais, sous peine de petites cicatrices, épiler deux poils voisins.

Quelques auteurs préconisent les injections préalables de cocaïne ou des frictions avec la lanoline cocaïnée à 20 p. 100 (Leviseur) ; nous ne les faisons jamais ; nous avons toutefois remarqué que la pommade à l'huile de cade au trentième appliquée quelques heures avant l'opération, facilitait l'extraction. D'ailleurs, soit par accoutumance, soit par la multiplicité des cicatrices minuscules, soit par coquetterie, les malades se plaignent d'autant moins que les séances se prolongent davantage.

L'opération terminée, on doit pratiquer un léger lavage antiseptique, ce qui évite vésicules, petites escarres, etc., que nous n'observons pour ainsi dire jamais.

On peut enlever en moyenne deux poils par minute si l'opérateur est adroit et la cliente patiente ; une séance d'une heure suffit pour fatiguer les deux.

Il faut compter sur une repousse de 5 à 10 p. 100.

Quelques modifications peuvent être apportées à la technique tracée plus haut ; Smester relie indifféremment l'aiguille (1) à l'un ou l'autre pôle ; si ce procédé n'a pas d'inconvénient pour les toutes petites intensités (un ou deux milliampères), il est à rejeter pour l'extraction des gros poils ou si l'on opère sur une région plus particulièrement sensible comme la lèvre supérieure. En outre cet auteur se contente au besoin d'enfoncer son aiguille dans la direction du bulbe de manière à le traverser ou à le toucher.

(1) A condition que l'aiguille reliée au pôle positif ne soit pas en acier sous peine de laisser des taches noirâtres, traces d'oxychloride de fer.

ALBERT WEIL avait essayé l'épilation en faisant pénétrer électrolytiquement des cathions (argent d'une solution de nitrate d'argent, chrome d'une solution d'acide chromique) dans les follicules des poils préalablement arrachés.

Avant d'en terminer avec l'épilation électrolytique, c'est-à-dire l'épilation par la galvano-caustique chimique, il est intéressant de signaler le procédé employé par F. BLOEBAUM (de Cologne) qui emploie, lui, la galvano-caustique thermique.

Il se sert de deux aiguilles de platine dont la première constitue l'instrument actif de l'épilation alors que la seconde est simplement destinée à produire l'incandescence de l'autre.

La première aiguille, de 1 à 2 centimètres de longueur, se termine par une pointe bien effilée et est soudée à un fil de cuivre de 4 à 5 centimètres de longueur qui passe par une petite ouverture pratiquée sur un manche en bois auquel il est fixé par une vis. La seconde aiguille, mousse celle-là, est soudée à un fil de cuivre plus fin que le premier, tordu plusieurs fois en spirale et fixé également dans une seconde ouverture du même manche. Ce deuxième fil de cuivre est muni d'un petit anneau isolateur en bois disposé près de la seconde aiguille et permettant de la manœuvrer facilement. Quand le courant est fermé, il suffit d'appuyer avec l'aiguille auxiliaire sur l'aiguille active à quelques millimètres de sa pointe pour que celle-ci devienne immédiatement incandescente ; on peut ainsi, dit F. BLOEBAUM, supprimer facilement une centaine de poils en une séance de dix à quinze minutes de durée.

Ce résultat réduit ainsi à néant, l'opinion de VATTOLINI qui pensait que la galvano-caustique ne serait pas utilisable comme moyen épilatoire.

Nous n'avons pas employé ce procédé pour l'épilation, mais nous en avons utilisé un analogue dans le traitement des petits nodules lupiques et nous nous en sommes fort bien trouvé.

Quels que soient le procédé employé et l'habileté de l'opérateur, il n'en est pas moins vrai que l'épilation électrolytique est une méthode de luxe ; aussi n'a-t-on pas manqué d'utiliser les propriétés dépilatoires des rayons X.

Les initiateurs de la méthode : SCHIFF, FREUND, JOSEF JUTASSY, etc., s'en montrèrent satisfaits ; elle semblait devoir réaliser l'idéal de toute thérapeutique : guérir *cito, tuto et jucunde*, malheureusement, il fallut en rabattre et beaucoup (KOSBUCK, KIENBOECK, KOEHLER, SÉRÉNO, NOUS-MÊME) partagent aujourd'hui l'opinion de L. BROCQ : « les rayons X ont déçu l'espoir de ceux et surtout de celles qui espèrent qu'ils réaliseraient la cure de l'hypertrichose, car ils substituent trop souvent aux poils des cicatrices déplorables. »

GUIDO HOLZKNECHT (de Vienne), grand partisan de la radiothérapie en général, ne la conseille pas d'une façon ferme dans l'hypertrichose.

Peut-être pourrait-on recourir aux courants de haute fréquence de MORTON et d'ARSONVAL, qui, d'après la constatation de LUDWIG FREUND, provoquent la chute des poils.

Ajoutons pour être juste que d'autres auteurs ont une opinion beaucoup plus favorable, en ce qui concerne les rayons X. incriminant non le procédé lui-même mais la technique employée.

Voici celle que formule ALBERT WEIL.

« En présence d'un cas d'hypertrichose généralisée du visage ou des membres, on doit chercher, dans une première série de séances, à faire tomber tous les poils qui constituent la difformité ; on fait donc absorber successivement à chaque segment de la peau atteinte d'hypertrichose, une quantité de rayons égale ou plutôt légèrement inférieure (surtout s'il s'agit des lèvres), à la dose limite indiquée par MM. Sabouraud et Noiré, comme déterminant la chute des poils sans réaction et sans érythème ; on a ainsi, dans un temps qui varie entre quinze jours et trois semaines, une dépilation à peu près complète, mais qui n'est que temporaire. Pour la rendre définitive on doit recommencer chaque mois et cela pendant un an, des irradiations sur les diverses régions couvertes anormalement de poils en usant de doses de rayons légèrement inférieures à la dose limite indiquée par MM. Sabouraud et Noiré comme inoffensive pour la peau et en diminuant d'ailleurs la quantité de rayons à chaque série nouvelle, au fur et à mesure qu'elles s'éloignent du début du traitement. Pendant les six premiers mois de la deuxième année qui suit le début du traitement, il n'est besoin en général que de faire une ou deux séries pour produire une guérison définitive.

Sur quelques régions particulières on peut être conduit à refaire, une ou deux fois par an, des irradiations par la suite ; mais il en est très rarement ainsi. Les poils qui, dans une série d'irradiations, avaient échappé à l'action des rayons sont englobés dans l'intérieur des localiseurs aux séances du mois suivant et finalement, s'il reste quelques rares poils isolés, les malades en sont quittes pour les enlever à la pince de temps en temps.

J'ai employé cette méthode sur un assez grand nombre de malades ; il en est 22 que je suis depuis plus de deux ans et qui ont retiré le plus grand bénéfice de ma manière de faire sans en ressentir aucun inconvénient.

Ce n'est point à dire que tous les cas d'hypertrichose doivent être soumis à ma méthode ; il y a lieu certes de faire des distinctions.

Les malades qui ont tout leur duvet du visage transformé en poils, serrés et rudes, celles qui se rasent ou s'épilent, sont toutes guéries par la radiothérapie ; celles par contre qui ont simplement un duvet long et peu teinté trouvent parfois moins d'avantages à l'emploi des rayons X ; car si 4 unités H suffisent à faire tomber un poil, elles ne peuvent toujours faire tomber un duvet ; et comme on ne saurait faire absorber à la peau en une fois une quantité supérieure de rayons sans déterminer un érythème, l'on conçoit que la méthode peut ici être inapplicable.

Il en est également ainsi dans les cas où les dames à traiter ont simplement quelques poils au milieu d'un duvet assez long : il est du reste plus simple en ces circonstances de recourir à l'électrolyse qui pourra être vivement pratiquée et qui ne nécessitera qu'un nombre restreint de séances.

Il est aussi des distinctions à faire suivant la localisation des poils anormaux. Les joues, le menton, la poitrine peuvent être traités sans crainte ; il est bon néanmoins de commencer toujours le traitement fort prudemment, si l'on ne veut ni érythème, ni pigmentation consécutive, car certaines peaux sont, quoi qu'on en ait dit, plus irritables que d'autres et l'idiosyncrasie devant les rayons X n'est pas tout à fait une vue de l'esprit.

Pour les lèvres, il faudra redoubler de prudence ; il m'arrive souvent d'y donner la dose efficace, en une ou deux fois, à 5 ou 6 jours d'intervalle, ayant remarqué que la fragmentation des doses était moins dangereuse que l'administration massive.

Les mêmes remarques s'appliquent au traitement des bras ou jambes velus : les applications de rayons X sur les bras sont volontiers suivies de pigmentations ; il est donc bon de tâter la susceptibilité de ses malades, de ne commencer à traiter qu'une petite surface et de voir comment elle se comporte par la suite. La pigmentation qui suit des applications prudentes a d'ailleurs une tendance à disparaître spontanément.

1° Les insuccès et les dangers de la radiothérapie dans l'hypertrichose ne sont peut-être dus qu'à l'imprécision de la technique et des indications, surtout de celles relatives à la qualité des rayons;

2° Les dangers de la radiothérapie semblent nuls, lorsqu'on l'emploie à des doses fractionnées, sans dépasser 5 unités H. L'épilation définitive peut se produire au bout d'un certain nombre de périodes de traitement, accompagnée d'une atrophie de la peau, perceptible à la loupe, et rarement un peu visible à l'œil nu;

3° L'action efficace est d'autant plus rapide que l'hypertrichose est composée de poils plus fins;

4° Contre indiquée peut-être dans les hypertrichoses à gros poils, difficile à employer et de succès incertain dans les hypertrichoses à poils moyens, la radiothérapie bien faite deviendra peut-être la méthode de choix du traitement des hypertrichoses à duvets, c'est-à-dire des cas initiaux. »

Notons que DAVID WALSH a combiné les rayons X et l'électrolyse, celle-ci permettant de procéder en une ou deux fois à la destruction des follicules après l'extraction des poils pratiquée 8 à 10 jours après la séance de radiothérapie.

HYPOTRICHOSE

A côté de l'hypertrichose, on pourrait ranger l'hypotrichose (cas de FREUND) dans laquelle les cheveux restent dans un état de « nanisme », ne dépassant pas 3 centimètres de longueur.

ICHTYOSE

(Voy. la planche XIX.)

Synonymie. — Xérodermie. — Xérodermie ichtyoïde. — Ichyose
vraie ou congénitale.

Définition. — L'ichtyose est une difformité de la peau, congénitale (pour les Français, non pas pour Unna ni Tommasoli), mais n'apparaissant que quelques mois après la naissance, toujours avant la troisième année, caractérisée par une
sécheresse et une desquamation continues du tégument.

Symptomatologie. — L'ichtyose consiste en une grande
sécheresse de la peau qui est parcheminée, ridée, rugueuse et
desquame incessamment.

Cette desquamation épidermique se manifeste elle-même
sous diverses formes constituant par là des variétés nombreuses
parmi lesquelles on peut citer :

La *xérodermie*, quand les téguments sont simplement secs
et desquament insensiblement (*ichtyose furfuracée*) ;

L'*ichtyose nacrée* (*ichtyosis nitida* d'Alibert), quand les
squames sont luisantes, argentées ; *scutulée* (*ichtyosis scutulata*),
lorsqu'elles sont adhérentes ou déprimées au centre ;

L'*ichtyose pityriasique*, quand les squames sont semblables
à du son ;

L'*ichtyose serpentine* (*sauriderma* d'Erasmus Wilson), quand
les écailles sont larges, molles, à contours plus ou moins
arrondis ; exagérée, cette forme constitue l'*ichtyose hypotro-
phique* (Aubry, H. Hallopeau, Jeanselme) ou *pityriasis alba
atrophica* (Jadassohn).

L'*ichtyose cornée*, quand les saillies squameuses sont pleines,
dures et saillantes, rappelant l'aspect de la chair de poule, de
la peau de crocodile (*ichtyose sauriasique, sauriasis* d'Erasmus
Wilson, *saurodermie* de Lailler), du porc-épic (*ichtyose*

hystrix, hystricisme) tels les classiques *homme-hérisson, enfant alligator, enfant serpent.*

L'*ichtyose lichénoïde* (HARDY), quand la peau est sillonnée de longs plis quadrillés et s'entre-croisant.

Enfin, suivant la couleur des squames, on a décrit l'*ichtyose blanche (ichtyosis alba)* et l'*ichtyose noire (ichtyosis nigricans).*

Il est bon de savoir que les différentes formes peuvent coïncider entre elles, donnant lieu à une *ichtyose polymorphe.*

Sous les squames, la peau a sa couleur normale, mais les poils sont rares, les ongles secs et cassants.

Parfois on constate une rougeur eczémateuse plus ou moins intense (*catarrhe ichtyosique* de UNNA). D'ailleurs on a noté (H. HALLOPEAU et L.-E. LEREDDE) la fréquence des lésions eczémateuses favorisées par la diminution de la vascularisation de la peau et la diminution de la sécrétion sudorale, de même que par les lésions de la surface : hypertrophie de la couche cornée et atrophie du corps muqueux.

ERNEST DUPRÉ et MORNY ont observé un cas d'ichtyose kératosique particulièrement intense aux faces plantaires et palmaires avec séborrhée dans les plis de flexion.

Siège. — La généralisation symétrique est la règle dans l'ichtyose (toutefois HARDY, H. HALLOPEAU, GUIBEL ont admis les *ichtyoses partielles*), avec une prédisposition pour certaines régions comme les membres du côté de l'extension (coudes et genoux), respectant ordinairement les plis articulaires (le creux poplité, le pli de l'aine, le pli du coude, le creux axillaire) qui sont quelquefois le siège d'une hyperidrose locale (AUBERT); il en est de même de la paume des mains, de la plante des pieds, du visage, des parties génitales. Dans certains cas, au contraire, le siège des localisations est absolument renversé (*ichtyose paratypique* d'E. BESNIER). Au cuir chevelu et à la face, on peut observer, dans l'ichtyose nacrée, une desquamation pityriasiforme; la peau est alors sèche et écailleuse, les cheveux sont clairsemés et secs.

Il n'existe que peu ou pas de prurit, mais un sentiment de sécheresse désagréable, surtout en hiver, l'affection s'atténuant beaucoup en été.

Certains auteurs anglais et en France G. THIBIERGE ont observé des lésions sur les muqueuses des fosses nasales, la cornée, la muqueuse buccale (*ichtyose linguale*). D'autre part, on a décrit sous le nom d'*ichtyose de l'utérus* (GAUTIER, ZELLER,

EMIL RIES), des cas dans lesquels la muqueuse utérine se recouvre d'un épithélium stratifié identique au revêtement épithélial de la peau (*épidermidalisation* de VEIT).

Pronostic. — L'ichtyose constitue une difformité permanente qui, pour HEBRA et HARDY, pourrait disparaître après certaines maladies aiguës ; E. BESNIER est d'un avis opposé et dit qu'il s'agissait, dans ces cas, de *pseudo-ichtyoses*.

JAGOT (d'Angers) fait remarquer que la plupart des ichtyosiques meurent de bonne heure, frappés par une maladie générale : albuminurie, diabète, tuberculose, etc.

Diagnostic. — L'ancienneté de l'affection, son indolence, sa généralisation, avec les territoires qu'elle respecte, son apparition au début de la vie, sa résistance au traitement, la différencient des *fausses ichtyoses : ichtyoses sénile (xérodermie sénile squameuse), tuberculeuse, cancéreuse, professionnelle* (cuisinières), *ichtyose* due à des affections nerveuses, ataxie, hémiplégie, *ichtyose hystrix linéaire (nævi)*, etc.

Les mêmes caractères la distinguent de l'*eczéma généralisé* à la période de desquamation, des *séborrhées sèches* qui ont des squames plus ou moins graisseuses (*seborrhœa nigricans*) ; du *psoriasis*, dont les squames recouvrent une peau rouge qui est le siège d'un piqueté sanguinolent ; du *lichen*, formant des placards non symétriques, constitués par des groupes de papules rouges ; du *pityriasis rubra pilaire* qui offre toujours une certaine teinte rouge et envahit les plis articulaires, les faces palmaires et plantaires des mains et des pieds ; de la *kératose pilaire*, limitée aux follicules pilaires ; du *nævus verruqueux ichtyosiforme*, toujours limité.

KOREN (de Christiania) a observé chez un enfant de neuf mois une ichtyose cornée datant de la naissance et développée sous la forme de raies brunâtres papillomateuses suivant les nerfs médian, cubital et radial du bras droit. L'auteur repoussait l'idée de nævus en raison de la couche épidermique normalement développée.

Étiologie. — L'ichtyose est une difformité congénitale, parfois mais non toujours héréditaire directement ou indirectement. Pour TOMMASOLI, l'ichtyose est une véritable maladie à évolution due à une auto-intoxication !

VINCENT, WEILL et MOURIQUAND ont appelé l'attention sur

les relations pouvant exister entre l'ichtyose et la dystrophie thyroïdienne héréditaire ou acquise.

G. VARIOT a observé deux fois la coïncidence de l'ichtyose avec ce qu'il appelle la *microsphygmie permanente*.

Anatomie pathologique. — Il s'agit ici d'une hyperplasie exagérée de l'épiderme avec atrophie des follicules pileux et lésions plus ou moins accentuées des glandes sudoripares et sébacées, des nerfs cutanés et des racines médullaires.

A l'examen microscopique de la peau d'un ichtyosique mort à deux mois, VINFIELD et VAN COTT ont trouvé de nombreux micrococoques dans les espaces lymphatiques de la peau et du tissu sous-cutané; ils supposaient qu'il s'agissait d'une dermatite due à ce microbe provenant d'une infection intra-utérine.

Dans un cas de F. A. MANNING, la peau examinée au microscope par THOMAS S. SOUTHWORTH montra une grande augmentation de la couche cornée; la couche de cellules était aussi plus épaisse qu'à l'ordinaire. Le rete de MALPIGHI et le chorion ne montraient pas de changements. Les glandes sébacées et sudoripares et les follicules fibreux étaient normaux.

Traitement. — Pour certains dermatologistes, le traitement de l'ichtyose est simplement externe; pour d'autres, il doit être à la fois externe et interne.

Le traitement externe a deux buts à remplir : décaper le tégument et le lubrifier au moyen de corps gras.

Le premier desideratum est rempli par l'usage des bains plus ou moins prolongés (à Louesche; dans le Valais, l'ichtyosique reste dans le bain trois ou quatre heures et même davantage); le bain permanent est d'ailleurs nettement indiqué (GUIMBAIL, etc.).

On a donné des bains de toute nature : émollients (J.-L. ALIBERT), d'amidon, alcalins prolongés plusieurs heures (L. BROCQ), savonneux (A. HARDY, L. BROCQ), de vapeur (J.-L. ALIBERT, L. BROCQ), de vapeur térébenthinée (BRÉMOND), gélatineux (NOUS), de glycérine; les Anglais particulièrement emploient la formule suivante :

Glycérine . . . . 56 grammes.
Gomme adragante. 28   —

à jeter dans l'eau du bain.

Ces bains doivent être prolongés; on peut même employer à l'exemple de E. BESNIER le bain permanent de glycérine. Comme le dit ce Maître, il s'exécute très aisément à l'aide de linges de laine dont on enveloppe tout le corps après frictions et onctions préalablement faites avec la glycérine ou les glycérolés. Dans tous les cas où l'on a recours aux applications de glycérine *largâ manu*, surtout pendant la saison froide, on devra entourer le malade de vêtements de laine pour obvier aux inconvénients du refroidissement de la surface tégumentaire qui dérive de toutes les applications glycérinées.

Personnellement, chaque fois que nous avons utilisé le bain continu de glycérine, nous faisions porter à nos malades qui s'en sont bien trouvés un maillot serré de laine et par dessus une chemise ordinaire de flanelle.

On utilise encore comme bains émollients, les bains de tilleul (1), de camomille, de racine de guimauve.

BOCKHART dit se féliciter des bains chlorurés sodiques préparés avec des eaux-mères des salines de Creuznach.

On pourrait aussi donner le bain de BALZER à l'huile de cade (voir article Psoriasis, pages 776 et 777), mais pas chez les enfants.

Dans l'ichtyose infantile P. GASTOU combine le traitement de la façon suivante :

Enduire le corps d'un mélange de savon noir et d'axonge fraîche ou de vaseline, dans la proportion d'une partie de savon pour trois, quatre, cinq et plus de vaseline, pour éviter l'action irritante de la potasse.

Laisser ce mélange tant qu'il est supporté : quelques heures, une journée, une nuit ; s'il n'est pas toléré, employer simplement la vaseline blanche.

Le lendemain, bain avec :

Carbonate de soude . . . . 10 à 30 grammes.

s'il est irritant y ajouter :

Gélatine. . . . . 50 à 60 grammes.

ou :

Glycérine . . . . 60 à 100 grammes.

et, si l'on veut obtenir simultanément un effet tonique :

Carbonate de soude . . . . 30 grammes.
Sulfhydrate d'ammoniaque . . . . . } ââ 60 —
Chlorure de sodium . . . . }

---

(1) Le bain de tilleul se prépare en faisant bouillir dans 5 litres d'eau 1.000 grammes de fleurs de tilleul ; de même pour les bains de camomille, de valériane, etc.

Dès que l'épiderme est tombé, appliquer du glycérolé d'amidon ou :

Vaseline . . . . } ââ 15 grammes.
Lanoline . . . . }
Acide tartrique . . . . 0 gr. 50 à 1 gramme.

ou :

Vaseline . . . . 20 grammes.
Goudron . . . . 0 gr. 50 à 1 gramme.

On emploie également les douches simples, alcalines (J.-L. ALIBERT), les douches sulfureuses à l'arsenic (QUINQUAUD), les frictions savonneuses dans les cas légers ou de moyenne intensité ; l'enveloppement dans le caoutchouc, les frictions avec la pierre ponce, les applications d'emplâtres médicamenteux à l'huile de foie de morue, à l'acide salicylique dans les cas plus graves ; le raclage et le curettage chez les sujets atteints de la forme saillante.

En second lieu, la peau a besoin d'être graissée d'abord deux fois, puis une seule fois par jour, puis tous les deux, trois, quatre, six, huit jours avec l'une des pommades suivantes, selon l'effet à obtenir : axonge, vaseline, lanoline, glycéré d'amidon, pommade au naphtol à 5 p. 100 recommandée par KAPOSI (1), qui l'emploie une ou deux fois par jour concurremment avec un lavage fait tous les deux jours à l'aide d'un savon au naphtol, pommade à l'acide phénique de LASSAR :

Acide phénique . . . . 1 gramme.
Ung. plumbi . . . . } ââ 20 grammes.
Lanoline . . . . }
Ol. amyd . . . . 10 —
Essence de lavande . . . . XXX gouttes.

Pommade de L. BROCQ :

Acide salicylique . . . . }
— tartrique . . . . } ââ 1 gramme.
Résorcine . . . . }
Soufre précipité . . . . 3 grammes.
Axonge fraîche . . . . 10 —
Lanoline . . . . 30 —

(1) Il faut, dit cet auteur, en continuer l'usage alors même que la peau semble redevenue normale, mais pour éviter les effets de résorption du naphtol, il lui substitue une semaine par mois un onguent émollient.

Pommade de DUHRING :

Axonge benzoïnée . . . . 30 grammes.
Glycérine . . . . 2 —
Vaseline. . . . . 15 —

Autres pommades :

Glycéré d'amidon . . . . 10 grammes.
Hydrolat de laurier-cerise . . . . 100 —

ou :

Soufre précipité. . . . . 25 à 30 grammes.

ou :

Naphtol β . . . . 10 à 20 grammes.

ou :

Acide salicylique . . . . 10 à 15 grammes.

ou :

Ichtyol . . . . 10 à 30 grammes.
Gélanthe . . . . 500 —
Vaseline . . . . 30 —
(LEISTIKOW.)

J. EGBERT (de Holzoke) recommande le liniment suivant :

Papaïne. . . . . 10 grammes.
Acide salicylique . . . . 5 —
Glycérine . . . . } àà 150 —
Huile de ricin. . . . . }

R.-W. PAYNE rejette l'emploi de la glycérine sous toutes ses formes.

Nous employons ordinairement la pommade suivante :

Acide tartrique . . . . 1 gramme.
Naphtol . . . . 1 gr. 50
Ichtyol . . . . 2 grammes.
Vaseline. . . . . } àà 15 —
Lanoline. . . . . }

E. BESNIER et A. DOYON conseillent, comme adjuvants du traitement externe, le massage, la compression (H. HALLOPEAU et FOUQUET), les frictions, les exercices musculaires, la gymnastique.

W. ALLEN dit avoir employé avec beaucoup d'avantages les courants de haute fréquence.

Le traitement interne, qui doit avoir pour but d'exciter toutes les fonctions de la peau et particulièrement de ranimer le fonctionnement des systèmes sébacé et sudoripare, comprend l'usage longtemps continué de l'huile de foie de morue, de l'arsenic, du soufre, du goudron, les préparations iodo taniques.

Ant. Todd. Thomson dit avoir guéri une ichtyose de la face qu'il considérait comme une maladie des follicules sébacés avec la décoction de rumex acutus.

Tommasoli (de Rome) a employé avec succès dans un cas le sérum artificiel.

Bouffé a obtenu d'excellents résultats avec les injections d'orchitine ; personnellement nous avons employé utilement le chlorhydrate de pilocarpine en injections sous-cutanées, à la dose de 1 centigramme.

Barth a vu un ichtyosique, atteint de rhumatisme chronique, guérir presque complètement sous l'influence de la médication thyroïdienne; ce même effet est signalé également par H. Radcliffe-Croker.

Les malades qui peuvent aller aux eaux seront dirigés sur Schlangenbach, Louesche (J.-L. Alibert, A. Hardy, L. Brocq), Saint-Gervais (J.-L. Alibert), Schinznach (L. Brocq).

ICHTYOSE FŒTALE

Synonymie. — Icthyose des nouveau-nés. — Hyperkératose universelle congénitale de Unna. — Kératose congénitale de Lebert et Kyber. — Keratoma diffusum intra-uterinum. — Kératome malin congénital. Hyperkératose fœtale. — Ichtyose intra-utérine. — Ichtyose congénitale. — Kératome diffus congénital de Lebert et Kyber. — Hyperépidermotrophie généralisée.

Symptomatologie. — Sous ce nom, G. Thibierge a décrit l'état d'enfants naissant avec un épiderme épais, dur, couvert et incrusté de matière sébacée desséchée ; la peau est fissurée, sale, elle semble avoir été colorée en jaune sale ou en brun noirâtre (Auspitz) ; dans certains cas (G.-H. Fox), elle a l'apparence de la peau de crocodile ; la bouche et les paupières ne peuvent se clore, les mouvements des membres sont presque impossibles.

Les ongles et les cheveux sont souvent imparfaitement développés (1).

(1) Dans les deux cas observés par Georges Elliott, les cheveux étaient abondants et luisants.

L'enfant succombe très rapidement, sauf dans des formes atténuées observées par H. HALLOPEAU et WATELET, KAPOSI, CASPARY, LANG et BEHREND.

Étiologie. — Pathogénie. — C'est une maladie familiale, plusieurs enfants d'une même mère peuvent en être atteints.

Cet état serait, disent E. BESNIER et A. DOYON, un *kératome malin généralisé intra-utérin*.

Pour BOWEN et HALLOPEAU, il serait dû à la persistance chez le nouveau-né de la couche épithéliale.

Diagnostic. — Il faut, dans ces cas, songer au diagnostic différentiel avec la *dermatite exfoliatrice des nouveau-nés* et certains *érythèmes scarlatiniformes*.

Traitement. — Le traitement, palliatif, consiste en lavages répétés avec une solution boriquée à 4 p. 100, et en onctions avec la vaseline boriquée à 1 p. 30.

Dans l'ichtyose infantile fœtale, DESCROIZILLES fait faire deux frictions par jour avec :

Aristol (1) . . . . 10 grammes.
Vaseline. . . . . 100 —

IMPÉTIGO

(Voy. la planche XX.)

Synonymie. — Tinea lactea (SAUVAGES). — Tinea muciflua. — Tinea favosa (GUY DE CHAULIAC). — Impetigo larvalis. — Porrigo larvalis. — Porrigo contagiosa. — Porrigo favosa et lupinosa (WILLAN et BATEMAN). — Dartres crustacées flavescentes. — Herpes crustaceus flavescens. — Teigne granulée. — Teigne muqueuse. — Achor mucifluus. — Mélitagre (ALIBERT). — Melitagra acuta. — Meliceris. — Meliceria. — Gourmes. — Dartres croûteuses. — Galons. — Croûtes de lait.

Définition. — L'impétigo est une affection spéciale de la peau, contagieuse et inoculable (VARIOT, CH. LEROUX), caracté-

(1) Le meilleur excipient pour l'aristol est un mélange de cérat et de lanoline (FAGARDIE).

risée par de petites pustules superficielles, groupées, auto-inoculables, qui au bout de quelques jours (trois ou quatre), se
transforment en croûtes jaunâtres caractéristiques, qui tombent
sans laisser de cicatrices.

Symptomatologie. — Au point de vue purement objectif,
l'impétigo débute par une série de taches rouges, plus ou moins
grandes, plus ou moins régulières sur lesquelles se montrent
bientôt de petites vésico-pustules, acuminées et agglomérées
(pustules psydraciées).

Très rapidement, au bout de deux ou trois jours, souvent
plus tôt, les pustules se rompent, soit spontanément, soit sous
une influence quelconque, et leur contenu s'épanche au dehors
sous forme d'un liquide plastique, séro-purulent, jaunâtre,
ambré, melliforme, rappelant l'aspect de la marmelade d'abricots, qui se concrète facilement et rapidement en croûtes
épaisses plus ou moins dures, anfractueuses, allongées comme
des stalactites (*impetigo procumbens, dartre crustacée stalac-
tiforme*) jaunâtres, mélitagreuses, c'est-à-dire ressemblant à
des fragments de miel épaissi (*melitagrà flavescens*) ou verdâtres comme certaines mousses (*melitagrà musciformis*) ou
noirâtres (*impetigo nigricans*), quelquefois fendillées (*impetigo
scabida*).

Ces croûtes, détachées par l'exsudation séro-purulente qui
continue à se produire, tombent spontanément, et, au-dessous
d'elles, la région est rouge, luisante, suintante, parfois exulcérée ; d'autres croûtes se produisent alors pour se détacher
encore et ainsi de suite, jusqu'à ce qu'elles deviennent sèches
et minces et tombent pour la dernière fois en laissant à leur
place une surface légèrement desquamante, qui revient peu à
peu à l'état normal.

Parfois, les pustules sont entourées d'une aréole inflammatoire ; quelquefois, les vaisseaux lymphatiques et les ganglions
voisins peuvent être pris, tuméfiés et douloureux.

L'impétigo peut se compliquer d'abcès cutanés et même
sous-cutanés, de dactylite qui peut précéder l'impétigo
(DUPREZ).

Il n'y a, en général, pas de réaction locale, ni chaleur, ni
douleur ; toutefois, une démangeaison, légère au début (*impétigo eczémateux aigu* de LEROUX), s'accentue souvent à la
période d'état et incite le malade à se gratter, d'où auto-inoculations fréquentes.

Le plus ordinairement apyrétique pendant son évolution, l'affection s'accompagne quelquefois au début de symptômes. fébriles légers : frissons, courbature, embarras gastrique, etc., ou d'infections muqueuses : stomatite (BERGERON, COMBY), néphrite, bronchite, rhinite, blépharite, conjonctivite, kératite, otite, vulvite, enfin d'ostéomyélite dont l'agent initial serait le staphylocoque.

Siège. -- Théoriquement, l'impétigo peut occuper toutes les régions du corps, mais, en réalité, on l'observe presque toujours à la face, formant parfois de vastes placards (*impetigo larvalis*) (Voy. la planche XX), avec des lésions des narines, des paupières et des conjonctives, localisations impétigineuses de ces régions.

COMBY a décrit l'impétigo de la muqueuse buccale signalé par T. Fox, pouvant ressembler aux lésions diphtéritiques.

Durée. — La durée de l'impétigo est variable, et cela se conçoit, en raison des poussées successives dont il est l'objet ; en général, il dure deux, trois ou quatre semaines.

Variétés. — Quand les plaques d'impétigo sont circonscrites, bien délimitées en groupes plus ou moins larges, elles constituent l'*impetigo conferta* ou *figurata*, que l'on constate souvent sur la face et les joues des enfants lymphatiques (*scrofulide bénigne exsudative* de BAZIN).

Disséminée çà et là, sans formes régulières, l'affection prend le nom d'*impetigo sparsa*, l'une des formes de l'eczéma professionnel (*impétigo dartreux* ou *mélitagre* de BAZIN) ; si elle s'étend excentriquement en s'affaissant au centre, c'est l'*impetigo circinata*.

L'*impetigo contagiosa* de TILBURY FOX et E. WILSON, TAYLOR, KAPOSI, etc., est évidemment une variété de l'*impetigo sparsa ;* une forme *bulleuse* observée par HENRY ANTONY, de Chicago, rentrerait dans le cadre du pemphigus contagieux de KAPOSI.

Siégeant au cuir chevelu et constitué par de petites pustules isolées ou réunies, se desséchant sous forme de croûtes, dures, noirâtres, grisâtres, attachées aux cheveux collés ensemble et exhalant une odeur repoussante, l'*impetigo* est dit *granulata* (BIETT, CAZENAVE, GIBERT, DEVERGIE), accompagnant presque toujours les poux de tête (*porrigine granulée* d'ALIBERT ; *tinea granulata, porrigo granulata*).

Actuellement, R. SABOURAUD distingue deux formes cliniques que la bactériologie semble rattacher à l'impétigo : l'*impétigo circiné géographique, impétigo sec* et l'*impétigo cannelé* ou *pétaloïde*.

CHAUMIER proposait de réunir les diverses manifestations de l'impétigo (toujours contagieux) sous la dénomination de *pseudo-scrofule*.

Pronostic. — Quelle que soit sa forme, la guérison de l'impétigo est toujours la règle et l'affection, par suite du siège superficiel des éléments éruptifs, ne laisse jamais ni cicatrices ni taches, sauf quand elle a duré trop longtemps ; il peut persister alors une pigmentation brunâtre, ne s'effaçant jamais ou sinon après un long laps de temps.

Complications. — Toutefois il faut songer aux manifestations diverses qui peuvent se produire provoquées par une infection secondaire (SAINT-PHILIPPE, de Bordeaux); otite, ostéo-myélite, néphrite (MARFAN, GUINON et PATER), passagère ou aiguë (Yves GUIARD), broncho-pneumonie, abcès grâce à l'infection par les canaux d'excrétion des glandes sébacées ou sudoripares (ESCHERICH, ROULLAND), dactylite (tourniole) qui peut précéder l'impétigo (DUPREZ), stomatite (BERGERON, COMBY), vulvite, gangrène infectieuse de la peau (HULOT).

L'impétigo des narines peut produire la kérato-conjonctivite phlycténulaire (AUGAGNEUR) par pénétration des germes infectieux dans le sac conjonctival.

Diagnostic. — L'impétigo est quelquefois difficile à différencier de l'*eczéma*, avec lequel il se trouve souvent réuni, sous la forme d'*eczéma impétigineux* ; outre la démangeaison qui existe plus accentuée dans l'eczéma que dans l'impétigo, dans cette dernière affection les vésico-pustules diffèrent des vésicules de l'eczéma, les croûtes en sont épaisses, rugueuses, jaunâtres, tandis que dans l'eczéma, ce sont des croûtelles lamelleuses, minces et molles ; enfin l'impétigo évolue plus rapidement.

L'*ecthyma* diffère de l'impétigo par ses pustules plus volumineuses, plus enflammées, par ses croûtes plus noires, enfin par ses cicatrices.

L'impétigo du cuir chevelu ressemble quelquefois au *favus*, mais, en dehors de l'examen microscopique, l'aspect des cheveux secs, grisâtres, lanugineux, les plaques d'alopécie, l'odeur spéciale éclairent souvent le diagnostic, même en l'absence de godets caractéristiques.

On ne confondra pas l'impétigo avec le *lupus tuberculeux* ulcéré grâce à sa marche plus lente et à sa véritable ulcération.

La *varicelle* pourrait être confondue avec un impétigo généralisé, mais, dans le premier cas, les croûtes sont petites et brunâtres, non pas jaunâtres comme dans l'impétigo.

L'*herpès* à croûtes jaunes ressemble assez à l'impétigo, mais il forme de petits placards limités.

Les *syphilides impétiginiformes* (pustulo-crustacées) diffèrent de l'impétigo surtout par la cicatrice cuivrée consécutive ; au cuir chevelu, chez des enfants mal tenus, on a pu, en raison de complications ulcéreuses, prendre l'impétigo pour des *syphilides ulcéreuses*.

Il pourrait en être de même à la face dans certains cas de *lupus impétigineux*, mais ici existe toujours une ulcération à fond mou spécial.

Enfin l'*impétigo herpétiforme* est une maladie grave dont la marche assurera le diagnostic.

Étiologie. — Dû à l'inoculation de microbes pyogènes vulgaires (*séro-dermite micrococcienne* pour H. HALLOPEAU), l'impétigo est surtout fréquent dans le jeune âge et chez les adolescents (*impetigo juvenilis*), les sujets lymphatiques (*impetigo lymphatica*).

On l'observe plus fréquemment pendant l'été et l'hiver d'après DEVERGIE, au printemps d'après RAYER.

Comme causes occasionnelles, on a cité les fatigues, les excès de boissons (*impetigo a potu*).

LÉON PERRIN l'a noté souvent à la suite de la perforation du lobule de l'oreille pour y mettre une boucle.

Il se développe souvent en l'absence de soins de propreté, coexistant maintes fois avec les parasites (*impétigo galeux, scabieux, impetigo scabiei*) acares et poux ; ceux-ci sont des agents fréquents de la contagion et de la dissémination de l'impétigo (DEWÈVRE).

En Allemagne, on a constaté de véritables épidémies d'impétigo consécutif à des vaccinations soit avec la lymphe humaine, soit avec la lymphe animale conservée (PERRON, de Bordeaux).

Anatomie pathologique. — Les lésions développées autour des follicules pileux consistent surtout en une congestion œdémateuse.

On y rencontre des cocci divers : streptocoques pour KURTH BALZER et GRIFFON, staphylocoques pour BROCHER (de Genève) et pour R. SABOURAUD, d'une espèce toute particulière pour UNNA et SCHWENTER-TRACHSLER, vulgaires d'après WIDAL et F. BESANÇON.

Pour BOULARAN et CH. LEROUX, F. MARIE-DAVY et ROUX, BOUVY, l'impétigo est dû à un microbe spécial (streptocoque à courtes chaînettes, occupant ordinairement le centre de la pustule) qui, inoculé, reproduit l'éruption primitive et qu'ils désignent sous le nom de « streptocoque de l'impétigo, les staphylocoques (à la périphérie), agents de suppuration n'étant que des éléments surajoutés auxquels sont dues, par infection secondaire, les manifestations diverses : abcès, etc.

Pour DARIER l'impétigo vulgaire est un impétigo mixte avec association du staphylocoque et du streptocoque.

Traitement. — Les indications thérapeutiques qu'impose le traitement de l'impétigo sont les suivantes :

Antiseptiser la région atteinte ;

Traiter la lésion locale ;

Modifier le terrain sur lequel l'affection s'est développée.

L'antisepsie de la région atteinte sera obtenue par des lavages fréquents, des pulvérisations, avec des solutions boriquées à 4 p. 100 ou du sublimé à 1 p. 2.000, ou bicarbonatées sodiques (1).

Localement, on fera tomber les croûtes avec des cataplasmes de fécule de pommes de terre, des compresses imbibées de décoctions de guimauve ou de têtes de camomille et additionnées pour un verre d'une cuillerée à café d'acide borique et recouvertes de taffetas gommé.

FEULARD recouvrait la tête de compresses trempées dans la solution suivante :

Résorcine . . . . 50 grammes.
Eau bouillie . . . . 500 —

(1) La suie de bois, bouillie dans l'eau, est un remède populaire et *efficace* de l'impétigo.

CARRIÈRE se sert de compresses de tarlatane ou de gaze salolée (à éviter) imbibées d'une décoction de feuilles de noyer.

BALZER commence par l'application de compresses humides trempées dans l'eau bouillie ou dans une solution de sublimé à 1 p. 5.000 ; puis, les croûtes tombées, il désinfecte avec un pinceau imbibé d'une solution de résorcine dans l'alcool à 10 p. 100. Ensuite il applique une pommade résorcinée à 3 ou 5 p. 100.

Dans les cas rebelles, il fait faire des lavages plusieurs fois par jour avec l'eau d'Alibour et des lotions avec :

Soufre précipité.	30	grammes.
Résorcine	2	—
Glycérine	50	—
Eau distillée	250	—

On peut se contenter de faire matin et soir des onctions avec la vaseline boriquée à 1 p. 30 ; GAUCHER emploie :

Acide borique	3	grammes.
Glycérolé d'amidon	30	—

ou avec la pommade d'E. VIDAL :

Calomel.	1	gramme.
Tanin.	2	grammes.
Glycéré d'amidon à la glycérine neutre . .	30	—

ou encore :

Cérat	20	grammes.
Précipité jaune	0 gr. 50	
Huile de cade	1	gramme.

BESNIER emploie la pommade suivante :

Emplâtre de Vigo	} ãã	15 grammes.
Vaseline		

SEVESTRE se sert de celle-ci :

Précipité blanc	} ãã	2 grammes.
Oxyde de zinc.		
Vaseline blanche.	30	—

THIBIERGE recommande :

Vaseline.	30	grammes.
Acide borique.	2	—
Oxyde de zinc	2	—
Acide salicylique	0 gr. 50	

et Lassar :

Acide salicylique. . . . . 2 grammes.
Lanoline. 50   —
Oxyde de zinc. . . . . { àà 24   —
Amidon . . . .

W. Dubreuilh préfère :

Vaseline . . . . { àà 50 grammes.
Axonge . . . .
Oxyde de zinc 20   —
Acide salicylique 2   —
Acétate de plomb cristallisé . . . . . . 1 gramme.

On a conseillé la pommade à l'orphol (1) d'Edmond Chaumier
(de Tours).

Orphol . . . . 1 gramme.
Vaseline. . . . . 10 grammes.

Dans l'impétigo des parties velues L. Brocq fait appliquer la
pommade suivante :

Oxyde jaune d'hydrargyre . . . . 1 gramme.
Goudron. . . . . 4 grammes.
Vaseline. 20   —

sur les parties glabres, il fait faire des applications avec :

Acide borique porphyrisé . . . . : . . 1 à 2 grammes.
Oxyde de zinc 6   —
Lanoline 4   —
Vaseline. 20   —

Ajouter au besoin un peu de camphre et faire des lotions avec
l'alcool camphré pour éviter les inoculations.

Dans les cas de lésions très étendues chez les nourrissons
Hutinel préconise la vaseline naphtolée au dixième.

Une formule complexe de Griffon réunit les éléments cura-

_____

(1) L'orphol est une combinaison de naphtol et d'oxyde de bismuth.

tifs ci-dessus en combinaison avec le camphre et en dissolution dans l'acétone :

Goudron	18	grammes.
Huile de cade	15	—
Résorcine	2	—
Menthol	5	—
Gaïacol	5	—
Camphre	40	—
Soufre	15	—
Borate de soude	36	—
Glycérine	54	—
Acétone	80	—
Huile de ricin	40	—
Lanoline	100	—

Méry remplace souvent les pommades par une poudre, soit un mélange d'oxyde de zinc et de bismuth, soit le sous-carbonate de fer.

A. Cazenave employait :

Oxyde de zinc	8	grammes.
Poudre d'amidon	125	—

Nous préférons, lorsque cela est possible, faire un pansement occlusif avec des bandelettes d'épithème adhésif à l'ichtyol ou à l'aide de l'emplâtre rouge d'E. Vidal (1) ou encore de l'emplâtre à l'oxyde de zinc, moins irritant (L. Brocq).

E. Gallois utilise l'occlusion à l'aide du collodion iodoformé appliqué au pinceau.

Certains auteurs (Léon d'Astros, de Marseille) préfèrent toutefois aux emplâtres les pâtes épaisses à l'oxyde de zinc additionnées parfois d'un peu d'acide salicylique ou d'acide borique.

Menahem Hodara préconise les badigeonnages épais d'ichtyol pur.

L'acide salicylique a réussi à Hervouet.

H. Hallopeau a recommandé le stérésol dans l'impétigo infantile et, après Ch. Périer, l'huile phéniquée au dixième (employer l'acide phénique neigeux cristallisé et faire dissoudre en chauffant sans ajouter d'alcool ; l'huile annihile l'action irritante de l'acide (2).

(1)
Cinabre	3	grammes.
Minium	5	—
Emplâtre de diachylon	52	—

(2) La glycérine pure possède la même propriété.

Soerbs utilise l'essence de térébenthine dans l'impétigo du cuir chevelu.

Marfan, Caron de la Carrière recommandent l'eau oxygénée. Il n'y a aucun inconvénient à se servir d'eau pure à dix ou douze volumes pourvu que ce soit en lotions et non en application permanente (Lochard).

Dans l'eczéma impétigineux, on a préconisé (F. Césari) des applications topiques avec :

> Acide picrique dissous dans l'éther . . . .   0 gr. 35-0 gr. 70
> Eau de rose . . . .   150 grammes.

ou :

> Acide picrique dissous dans l'éther . . .   0 gr. 20
> Lanoline. . . . .   150 grammes.

Kistler recommande la pommade :

> Acide salicylique . . . .   1 gramme.
> Sous-nitrate de bismuth. . . . .   20 grammes.
> Onguent rosat   50   —
> Poudre d'amidon . . . .   7 gr. 50

Dans le même cas, Menahem Hodara s'est particulièrement bien trouvé de :

> Axonge benzoïque . . . .   12 grammes.
> Huile d'olives.   9   —
> Précipité rouge   15   —
> Sucre blanc très finement pulvérisé . . .   6   —
> Acide phénique . . . .   0 gr. 05-0 gr. 5

suivant l'intensité du suintement ou du prurit.

Le sucre (on choisira le sucre candi) doit, avant d'être pulvérisé, être déshydraté et séché au bain-marie pendant une heure environ.

Dans certains cas on peut essayer les badigeonnages avec la solution de nitrate d'argent déjà recommandée par Biett (et qui doit être employée dans tous les cas d'après Jeanselme) à 1 p. 10, à 1 p. 20, à 1 p. 30 ou 1 p. 50 ; pour Jacobsohn, *une seule application du crayon ou un seul badigeonnage avec la solution à 1 p. 10 suffit pour guérir l'impétigo*, ou bien toucher chacun des points envahis avec un pinceau imbibé d'huile de cade.

Dans l'impetigo granulata, faire en même temps le traitement de la phtiriase.

Sur les muqueuses, dans la blépharite impétigineuse, par exemple, MÉRY applique :

Oxyde jaune de mercure . . . . 0 gr. 20
Vaseline. . . . . 10 grammes.

Il utilise également les lavages à l'eau oxygénée,les attouchements directs avec le chlorure de chaux sec, les applications de pommade au calomel au vingtième.

En dehors de ces soins, SGRINI (de Paris) recommande l'épilation des cils.

Si l'œil est douloureux on instillera quotidiennement une ou deux gouttes du collyre suivant :

Sulfate neutre d'atropine . . . . 0 gr. 05
Eau distillée . . . . 10 grammes.

Dans l'impétigo narinaire streptococcique R. SABOURAUD fait faire des badigeonnages intra-narinaires au pinceau mouillé d'une solution de nitrate d'argent au vingtième ;
ou d'une solution d'ichtyol au dixième :

Ichtyol . . . . 10 grammes.
Résorcine . . . . 3 —
Eau distillée . . . . 100 —

La nuit, application d'une pommade antiseptique douce comme :

Tanin à l'éther . . . . } àà 0 gr. 30
Calomel à la vapeur . . . . }
Vaseline. . . . . 50 grammes.

ou bien comme :

Résorcine . . . . 0 gr. 30
Oxyde de zinc. . . . . 7 grammes.
Vaseline. . . . . 30 —

Enfin, deux traitements excellents ont été fermement recommandés ; ils sont surtout pratiques quand l'occlusion est difficile à bien réaliser.

Le premier, celui de NEEBE (de Hambourg), indiqué par BAROZZI, consiste à faire sur les régions malades, une fois les croûtes tombées, des lotions incessantes de sublimé à 1 p.1.000.

Le second, remis en honneur par R.SABOURAUD, est l'emploi

de l'eau d'Alibour, réduite au tiers, c'est-à-dire ainsi formulée :

Eau distillée . . . . 600 grammes.
Sulfate de zinc   7   —
    — de cuivre   2   —
Safran . . . .   0 gr. 40
Camphre à saturation . . . .   Q. S.

Voici comment Sabouraud comprend la technique :

La règle à suivre est de ne provoquer, par l'application de ce topique, qu'une cuisson légère de quelques minutes. Il faut éviter toute réaction locale douloureuse.

La meilleure manière d'employer l'eau d'Alibour est la *lotion incessante;* on la pratique avec un tampon d'ouate hydrophile.

Le *pansement humide permanent* est excellent aussi, mais moins bon cependant. La meilleure façon de le réaliser est le cataplasme de fécule ou d'amidon cuit, arrosé d'eau d'Alibour.

Pas d'occlusion hermétique du pansement avec le taffetas gommé ; le taffetas est remplacé avec avantage par une bande de laine, qu'on soulève toutes les trois ou quatre heures pour remouiller le pansement.

Avec les lotions, en quelques heures on fait tomber toutes les croûtes, les lésions deviennent à vif et dès le lendemain elle présentent un premier épiderme lisse et vernissé, la sécrétion est tarie, les croûtes cessent de se reproduire. En une huitaine tout a disparu.

On peut à la place de l'eau d'Alibour, employer la liqueur de Burow à l'acétate d'alumine.

Alun . . . .   5 grammes.   •
Acétate de plomb   10   —
Eau distillée 500   —

D'une façon générale, particulièrement dans les cas d'impétigo étendu ou généralisé, les grands bains peuvent être employés :

Bains de son, émollients, tièdes (A. Cazenave et H. E. Schedel); bains de gélatine (anciens auteurs, J.-L. Alibert, etc.) ; bains alcalins (anciens auteurs, J.-E. Rayer) ; bains sulfureux ; E. Rayer prescrivait les bains de mer ; (nous les recommandons surtout au point de vue de l'état général) ; bains de feuilles de noyer additionnés de 300 à 700 grammes de lie de vin si l'impétigo est torpide (Dauchez) ; bains d'eau boriquée L. Brocq), de sublimé de 1 à 4 grammes par bain.

Les douches ont été mises à contribution sous toutes les modalités : douches d'eau chaude (tous les anciens auteurs), douches alcalines (J.-L. ALIBERT), douches sulfureuses et iodo-sulfureuses (tous les auteurs depuis J.-L. ALIBERT, A. CAZE-NAVE et H.-E. SCHEDEL jusqu'à QUINQUAUD).

BOUREAU s'est montré fort satisfait du chauffage humide à 50° qu'ALIBERT conseillait déjà sous forme de fumigations de vapeur aromatique mais sans pression.

BOLLAAN et OUDIN ont obtenu de bons résultats avec les courants de haute fréquence ; les effluvations agissent rapidement quand les lésions sont récentes. LEVEZIER (de Lille) en a souligné les heureux effets.

On pourrait dans cet ordre d'idées recourir aux rayons de BECQUEREL dont l'action microbicide a été mis particulièrement en valeur par PACINOTTI et PORCELLI.

Personnellement, nous employons avec succès les bains de lumière rouge, dont PELLIZARI et J. CAPELLI ont également constaté les bons effets.

Le traitement général s'adressera nécessairement à la constitution du sujet atteint d'impétigo : huile de foie de morue et en particulier le sirop d'iodure de fer dont l'action antibacillaire, propre à l'iode éliminée par les glandes cutanées, agit concurremment comme reconstituant hématique, sirop antiscorbutique chez les uns, fer et toniques chez les autres, iodure de potassium chez certains, bicarbonate de soude (DESCROIZILLES), etc.

L'arsenic et le fer sous forme d'arséniate de fer nous semblent particulièrement recommandables.

R. SAINT-PHILIPPE préconise l'iodure d'arsenic.

E. PÉRIER, chez les enfants, donne une ou deux fois chaque semaine une cuillerée à café de :

Essence d'anis . . . . 1 gramme.
Soufre sublimé . . . .)
Crème de tartre . . . . } àà   20 grammes.
Magnésie . . . .)

à prendre dans un peu d'eau.

BURLAT (d'Alger) a été satisfait de l'emploi de la staphylase de DOYEN.

CHAMBARD-HÉNON (de Lyon) a obtenu une cure remarquablement rapide (en cinq jours) par l'emploi quotidien de deux ou trois demi-verres de moût de raisins frais, n'ayant pas encore fermenté, c'est-à-dire riche en levure.

Les eaux à indiquer sont : comme chlorurées sodiques : Salies-de-Béarn, Salins ; comme sulfureuses : Cauterets, Luchon, Saint-Gervais, Uriage, Barèges, Ax-les-Thermes.

J.-L. ALIBERT envoyait aux eaux d'Enghien.

IMPÉTIGO HERPÉTIFORME (DE HEBRA)

Synonymie. — Dermatite pustuleuse circinée et excentrique d'E. BESNIER et A. DOYON. — Infection purulente tégumentaire d'H. HALLOPEAU. — Pyodermite en nappes.

C'est une affection pustuleuse, décrite par HEBRA en 1872, rarement observée en France, atteignant plus particulièrement les femmes enceintes et ordinairement très grave.

Elle consiste en pustulettes groupées, formant des taches de la dimension d'une lentille ou de celle d'une pièce de cinquante centimes ; leur contenu, d'abord opaque, puis jaune verdâtre, se dessèche rapidement sous forme de croûte de couleur brun sale entourée bientôt de un, de deux ou de trois cercles excentriques de pustules analogues aux premières et dont les croûtes augmentent les dimensions de la croûte primitive.

Les lésions qui débutent par le pli de l'aine, le nombril, les seins, les aisselles, s'étendent peu à peu de façon à envahir de grandes surfaces, sur lesquelles, après la chute des croûtes, on trouve un derme rouge ou suintant, lisse ou comme papillomateux.

Les muqueuses buccale, digestive, vaginale sont envahies dans certains cas.

Une fièvre continue rémittente et des symptômes généraux graves (troubles digestifs et nerveux, albuminurie, troubles dyspnéiques, dysphonie, douleurs musculaires, etc.), et des sensations prurigineuses accompagnent cette maladie dont le pronostic est presque toujours fatal.

On la considère comme une « pustulose métastatique » (NEUMANN), une toxémie (TOMMASOLI), une infection pyogénique (cas de HALLOPEAU et de RILLE) ou une affection d'origine réflexe d'ordre trophique (E. BESNIER et A. DOYON).

Diagnostic. — La maladie avec laquelle pourrait s'établir le plus facilement une confusion, c'est la *dermatite herpétiforme* (polymorphe) dont les caractères éruptifs, le prurit et le bon état général la distinguent suffisamment.

Il faudra parfois néanmoins faire le diagnostic différentiel avec le *pemphigus végétant*, l'*acrodermatite suppurative continue* de H. HALLOPEAU et FRÈCHE (*dermatitis repens* de STOWERS) et la *dermatite pustuleuse chronique* de H. HALLOPEAU.

Traitement. — Le sulfate de quinine contre la fièvre, les toniques, doivent constituer la base du traitement interne.

Comme médication externe on a employé les applications antiphlogistiques, les bains permanents, simples ou alcalins (KAPOSI prescrit les bains continus), les pommades anodines ; H. HALLOPEAU recommande particulièrement le laurénol en compresses imbibées d'une solution à 3 p. 100.

INTERTRIGO

Synonymie. — Érythème intertrigo. — Erythema prifluens de DEVERGIE.

Définition. — Ce nom est appliqué à une forme d'érythème se développant dans des régions telles que les aisselles, la partie inférieure des seins, les aines, la face supéro-interne des cuisses, les régions anale et périnéale, les plis de l'abdomen, les plis du cou (chez les enfants), les espaces interdigitaux des pieds (H. HALLOPEAU), dans lesquelles la peau est adossée à elle même.

Symptomatologie. — L'intertrigo, outre le symptôme érythème dont la rougeur est généralement plus vive au centre de la plaque qu'au pourtour, s'accompagne presque toujours de vives démangeaisons et de cuisson ; souvent même existent des ulcérations étroites et allongées siégeant dans le fond des replis cutanés, suintantes (*intertrigo prifluens*), et produisant un liquide séro-purulent à odeur fade, parfois d'une fétidité extrême. Dans certains cas se produit une véritable dermatite érythémateuse parsemée d'excoriations recouverte parfois de membranes diphtéroïdes ou d'ulcérations gangreneuses (WER-THEIMER, JACOB HALPERN, de Varsovie).

Marche. — L'intertrigo persiste souvent très longtemps en raison même de la continuité de ses causes productrices ; dans le cas contraire, lorsque celles-ci disparaissent, sa durée n'est que de quelques jours.

Pronostic. — Son pronostic varie donc suivant la nature de la cause qui l'a engendré.

Diagnostic. — L'intertrigo non suintant se distingue assez bien de l'*eczéma* en raison des régions spéciales sur lesquelles il se développe ; lorsqu'il est suintant, il se différencie encore par le peu d'abondance de sa sécrétion qui ne forme pas de croûtes comme cela arrive dans les sécrétions eczémateuses.

Le microscope fera faire le diagnostic entre l'intertrigo et l'*érythrasma* ou la *trichophytie cutanée* quand ces dernières maladies affectent les régions le plus ordinairement atteintes de l'éruption intertrigineuse.

Étiologie. — L'intertrigo se produit surtout chez les gens obèses, les femmes principalement, les arthritiques et lorsque les produits de sécrétions comme la sueur, l'urine, séjournent sur la peau qu'elles irritent en l'absence de soins de propreté suffisants, ce qui explique la fréquence de cette affection chez les jeunes enfants, particulièrement ceux qui sont gros et mal soignés.

Il faut encore noter comme cause spéciale d'érythème inter-trigineux vulvaire, l'existence du diabète ; chez les hommes diabétiques, l'intertrigo se montre sous forme de rougeur ver-nissée, parfois eczématiforme et même d'ulcération du gland et de la face interne du prépuce; chez les femmes, il envahit les grandes et les petites lèvres, les cuisses, le périnée, l'ab-domen.

L'intertrigo rétro-auriculaire est très fréquent, surtout chez les enfants. Il s'agit, dit R. SABOURAUD, d'un impétigo du pli rétro-auriculaire, impétigo primitif ou secondaire à une lésion préalable comme l'eczéma.

Anatomie pathologique et pathogénie. — L. Brocq et L. Bernard ont constaté histologiquement un état inflammatoire de l'épiderme ; c'est donc en somme, dit Marcel Sée, une épidermite de cause externe, dans laquelle on rencontre le plus souvent le *staphylococcus cutis commune* dans les formes sèches, le *streptocoque* dans les formes suintantes, le *staphylocoque doré* dans la forme furonculeuse.

Pour R. Sabouraud et Photinos, l'intertrigo est une variété de streptococcie cutanée.

Traitement. — En première ligne viennent les soins de propreté ; les lavages, fréquents, devront être pratiqués avec de l'eau bouillie rendue légèrement astringente par l'adjonction d'alun, de tanin, et additionnée, si la démangeaison est vive, d'une petite quantité d'acide salicylique, de sublimé.

A. Wertheimer fait appliquer trois ou quatre fois par jour une solution de bichlorure de mercure :

> Sublimé . . . . 0 g. 05.
> Eau distillée . . . . 100 grammes.

Brault fait badigeonner tous les trois ou quatre jours avec une solution d'acide chromique à 3 p. 100.

R. Sabouraud recommande l'eau de Cologne additionnée de goudron ou de teinture d'iode.

> Teinture d'iode récente . . . . 10 grammes.
> Eau de Cologne 190   —

ou :

> Goudron liquide saponifié . . . . 20 grammes.
> Eau de Cologne 180   —

Nous préférons notre formule à l'ichtyol :

> Ichtyol ammonium . . . . 10 grammes.
> Eau distillée 120   —

J. Chéron fait badigeonner (légèrement) avec :

> Acide picrique . . . . 1 gramme.
> Eau distillée . . . . 120 grammes.

S'il y a des fissures, employer les badigeonnages avec une solution de nitrate d'argent au centième.

Les lavages seront suivis d'applications de poudres inertes : poudre de talc, oxyde dé zinc, lycopode, sous-nitrate de bismuth ; mais, selon la remarque de QUILLIER, il faut au préalable éponger et non essuyer.

Le mélange suivant a été conseillé par R. HEINZ :

> Dermatol . . . . 2 grammes.
> Poudre de talc 70   —
> — d'amidon 10   —

ou :

> Salicylate de bismuth. . . . . 5 grammes.
> Oxyde de zinc 10   —.
> Poudre de talc 40   —

ou :

> Poudre d'amidon . . . . ⎱ ââ 5 grammes.
> — de lycopode. . . . . ⎰
> Craie préparée . . . . ⎱ ââ 10   —
> Sous-nitrate de bismuth . . . . . . ⎰
>
> (J. CHÉRON.)

ou un mélange de poudre de talc et d'orphol.

> (EDMOND CHAUMIER, de Tours.)

On a conseillé l'oléate de zinc (SHŒMAKER) additionné de poudre d'amidon, le xéroforme additionné de talc à parties égales.

Récemment, LINKE (de Wiederau) a préconisé le dymal, poudre impalpable, inodore, représentant un résidu de fabrication des manchons Auer.

Enfin, les régions en contact seront séparées au moyen d'une légère couche d'ouate.

Pour R. DREWS (de Hambourg), l'emploi de la pâte de zinc associée aux lavages à l'eau blanche serait le meilleur traitement de l'intertrigo des nourrissons.

RABE se loue d'une pommade à l'ichtyol.

> Ichtyol . . . . 3 grammes.
> Lanoline. 50   —

L.-E. LEREDDE utilise le thiol en badigeonnages, puis en pâtes. Comme formules de pâtes on peut employer :

> Oxyde de zinc . . . . ⎞
> Amidon . . . . ⎟ ââ parties égales.
> Lanoline . . . . ⎟
> Vaseline . . . . ⎠

la pâte de Lassar :

    Acide salicylique . . . . 2 à 4 grammes.
    Vaseline   50   —
    Oxyde de zinc . . . . } àà 25   —
    Amidon . . . . }

ou :

    Acide salicylique . . . .   0 gr. 20
     — borique . . . .   3 grammes.
    Oxyde de zinc . . . . } àà 12 gr. 50
    Sous-nitrate de bismuth. . . . . . }
    Vaseline. . . . .   25 grammes.

On pourrait employer la pommade de CRONDALL contre les excoriations :

    Acide salicylique . . . .   0 gr. 50.
    Sous-nitrate de bismuth . . . .   8 grammes.
    Amidon   6   —
    Onguent de rose.   30   —

Pour onctions.

Dans l'intertrigo du périnée WOLF recommande la pommade suivante :

    Tannoforme. . . . .   3 grammes.
    Vaseline 10   —
    Lanoline 20   —

Dans l'intertrigo rétro-auriculaire, surtout s'il y a eczématisation périphérique, R. SABOURAUD prescrit :

    Oxyde de zinc . . . . } àà   5 grammes.
    Huile de cade . . . . }
     — de bouleau . . . . }
    Ichtyol . . . . } àà   1 gramme.
    Résorcine . . . . }
    Vaseline . . . . } àà 15 grammes.
    Lanoline . . . . }

L'onguent de SHOEMAKER à l'oléate d'aluminium (de 1 à 10 p. 100) rend de grands services, dit cet auteur, dans l'intertrigo des seins et des organes génitaux.

DE SANTIS (de Rome) considère l'airol ou dermatol iodé comme un excellent moyen.

TARNIER rappelle, pour l'érythème du nouveau-né, que le son est un mauvais conducteur du calorique et jouit de la propriété d'absorber les matières fécales et l'urine ; aussi recommande-t-il de verser dans les langes, chaque fois qu'on change l'enfant, du son à pleines mains.

A titre préventif également on peut employer la poudre « suisse » :

Alun calciné. . . . . } àà	15 parties.
Acide borique. . . . . }	
Carbonate de chaux.	150	—
Amidon en poudre	250	—
Acide phénique	3	—
Essence de citron	V gouttes

Enfin il est intéressant de signaler l'appareil de SMESTER (les paramers), contre l'intertrigo des cuisses chez la femme, qui consiste en deux lames minces de caoutchouc vulcanisé s'appliquant exactement à la partie interne des cuisses et fixées par des rubans s'attachant à la ceinture après s'être croisés à la hauteur de l'os iliaque. C'est en somme un sous-cuisse double.

Le traitement général sera indispensable dans un certain nombre de cas, chez les arthritiques, les glycosuriques, les jeunes enfants.

Chez ceux-ci, A. WERTHEIMER prescrit trois prises par jour de :

Craie préparée	0 gr. 10
Sous-nitrate de bismuth.	0 gr. 20
Sucre blanc	0 gr. 20

Les obèses feront bien de suivre une cure d'amaigrissement.

Dans l'intertrigo purifluent, DEVERGIE recommandait les eaux de Plombières, les bains alcalins, les douches sulfo-alcalines, les douches sulfureuses en arrosoir.

Dans l'intertrigo du pli mammaire, chez les femmes obèses, MAX DURAND-FARDEL insiste sur les bons effets des eaux de Saint-Gervais.

Dans l'intertrigo vulvaire sénile et chronique, R. SABOURAUD, si le prurit est violent, fait une demi-application radiothérapique (3 U. de Holznecht) ou une demi-teinte du radiomètre X (SABOURAUD-NOIRÉ).

KÉRATODERMIE SYMÉTRIQUE
DES EXTRÉMITÉS

Synonymie. — Kératodermies palmaires et plantaires.
Kératoses des extrémités.

E. Besnier et A. Doyon décrivent sous ce nom une affection
caractérisée par des amas épidermiques (*hyperkératose*) plus
ou moins considérables siégeant symétriquement aux régions
palmaires et plantaires (on l'a vue, rarement, envahir la face
dorsale des doigts, le nez, les oreilles, Azua), et indépendantes
d'une autre affection cutanée : eczéma, psoriasis, syphilis, etc.

Ces auteurs en reconnaissent quatre espèces :

1° La *kératodermie des extrémités congénitale et héréditaire*,
dans laquelle la kératose occupe toute la face palmaire et une
partie de la face dorsale des secondes et des troisièmes phalanges; la peau, dont les plis sont exagérés, offre une coloration
variable, jaune, brune, etc. ; aux pieds, la lésion occupe les
points soumis à la pression qui sont limités par une bordure
érythémateuse ; les dents et les ongles sont sains ;

2° La *kératodermie commune symétrique des extrémités* qui
se développe dans la seconde enfance, érythémateuse, irritable,
peut être en rapport avec quelque névrose centrale ; dans cette
forme, les lésions, permanentes, s'accentuent en hiver ; elles
sont disposées par îlots à la face palmaire de tous les doigts,
au-devant de l'extrémité inférieure des métacarpiens, aux éminences thénar et hypothénar, aux faces plantaires des orteils au
niveau des métatarsiens marginaux et aux talons ; outre l'épaississement du tissu, on constate une hypertrophie papillaire
manifeste ; les lésions sont séparées de la peau saine par une
zone érythémateuse ; les ongles sont incarnés et les phalan-
gettes aplaties latéralement ; la sensibilité et les sécrétions sont
normales ; les mouvements sont difficiles par suite de l'épais-

seur de la couche cornée, parfois douloureux quand cette dernière est fissurée ;

3º La *kératodermie des extrémités en foyers* se développant en îlots isolés et multiples, en dehors de toute proportion avec le degré des pressions supportées ;

4º La *kératodermie accidentelle des extrémités* se produisant à tout âge sous l'influence de pressions inusitées, partielle et curable.

Les trois premières formes de kératodermie sont trophonévrotiques à origine centrale.

A côté de cette affection que certains auteurs étudient avec les nævi, on peut placer la **maladie de Meleda**, kératose décrite par EHLERS et NEUMANN.

Diagnostic. — Le *durillon* se distingue de la kératodermie par sa disparition naturelle avec la cause productrice.

La *kératose arsenicale* coïncide avec d'autres troubles d'arsenicisme chronique.

Les manifestations cornées des *syphilides palmaires* et *plantaires* s'accompagnent de petits éléments cuivrés.

De même, dans les *eczémas*, *lichens*, *psoriasis*, le *pityriasis rubra pilaire*, on rencontre toujours çà et là des éléments caractéristiques.

Traitement. — On a donné à l'intérieur l'arséniate de soude.

Localement, il faut ramollir les couches épidermiques à l'aide de bains prolongés, de lavages répétés avec l'eau tiède et les savons d'ichtyol, de naphtol, de l'enveloppement dans le caoutchouc ou les compresses humides, de cataplasmes ; les enlever avec la curette ou la rugine ; on alterne ces moyens avec l'application de savon noir.

Quand le tégument est bien décapé, on applique une pommade dans le genre de celle-ci conseillée par L. BROCQ :

Acide tartrique . . . . } àà	1 gramme.
— salicylique . . . . }	
— phénique	0 gr. 50
Résorcine	1 gr. 50
Lanoline.	18 grammes.
Vaseline.	7 —

De Beurmann recommande comme agissant très vite le topique suivant :

Camphre	12 parties.
Goudron	15 —
Soufre	8 —
Huile de chaulmoogra	3 —
Vaseline	62 —

KÉRATOSES

Synonymie. — Kératomes.

On désigne actuellement avec Lebert sous le nom de kératoses toutes les affections de la peau qui consistent en un développement considérable de l'épiderme.

Suivant que les papilles participent beaucoup ou non au processus hypertrophique, on divise les kératoses en deux grandes classes : les *kératoses pures* ou *kératoses sans hypertrophie papillaire* et les *kératoses avec hypertrophie des papilles*.

Les premières comprennent les callosités, cors, durillons, etc. (Voy. ces mots).

On range dans les secondes les verrues, végétations, papillomes, etc. (Voy. ces mots).

A signaler particulièrement la kératose blennorragique (Jacquet, Widal) caractérisée par une semelle plantaire cornée et des papules cornées aussi sur la face dorsale des orteils. Cette maladie qui n'affecte guère que les sujets arthropathiques était considérée par Jacquet comme une affection tropho-névrotique ; Chauffard en fait surtout la suite d'une malpropreté persistante.

KÉRATOSE PILAIRE (L. Brocq)

Synonymie. — Lichen pilaire vulgaire. — Cutis anserina. — Lichen pilaire par hypertrophie papillaire de Bazin. — Lichen pilaire diffus. — Kératose. folliculaire. — Pityriasis pilaire et ichtyose cornée de Hardy. — Dystrophie des follicules (cacotrophia folliculorum). — Follicular malnutrition de Tilbury Fox. — Folliculite rouge (folliculitis rubra d'Erasmus Wilson). — Xérodermie pilaire érythémateuse ou congestive ou ichtyose rouge d'E. Besnier. — Ichtyose ansérine des scrofuleux de Lemoine. — Ulérythème ophryogène de Taenzer. — Ichtyoses localisées. — Ichtyose folliculaire.

Définition. — La kératose pilaire est plutôt une difformité analogue à l'ichtyose qu'une maladie de la peau, mais c'est une difformité à évolution.

Formes. — Cette difformité qui consiste principalement en petites saillies de couleur blanche ou rouge, à localisations bien spéciales, comprend deux formes distinctes suivant que les lésions siègent sur les membres ou au visage.

Symptomatologie. — Dans la première forme (*kératose pilaire des membres, xérodermie pilaire simple, xérodermie érythémateuse, xérodermie pilaire commune* (d'E. Besnier), la lésion élémentaire consiste en une papule miliaire, blanche ou grisâtre dans le premier degré (*kératose pilaire blanche*), rose ou rouge dans un second degré plus accentué (*kératose pilaire rouge*), dure, d'un volume égal à celui d'une petite tête d'épingle ou le dépassant un peu ; cette papule isolée, distincte, de forme assez régulière, porte à son sommet une squame qui, par le grattage, laisse à découvert un poil visible sous forme d'un petit point noir quand il est cassé au niveau de la peau, ou se déroulant, lorsqu'il n'est qu'emprisonné à l'intérieur de la papule; ce poil présente presque toujours des caractères athrepsiques, il est parfois complètement détruit. H. Hallopeau a plusieurs fois constaté en pareil cas l'existence d'une altération analogue pour ne pas dire identique à celle de l'aplasie moniliforme.

La région atteinte donne au toucher une sensation de rudesse râpeuse caractéristique.

Dans certains cas, la papule est remplacée par une petite tache érythémateuse au centre de laquelle on aperçoit le follicule pileux ; dans d'autres cas, celui-ci n'est plus indiqué que par de petites squames épidermiques au-dessous desquelles existe une légère .dépression atrophique ou cicatricielle ; lorsque les éléments papuleux sont confluents, ils donnent au tégument une coloration s'effaçant sous.la pression du doigt et variant avec celle des éléments eux-mêmes, tantôt grise et livide et tantôt d'un rouge plus ou moins foncé, s'éteignant peu à peu pour se confondre avec la peau saine (*lichen pilaire diffus*). Sur cette coloration qui paraît d'autant plus intense que la lésion est plus ancienne et partant plus accentuée, se détachent souvent, dans les cas les plus graves, de petits points blancs cicatriciels dus à l'atrophie des follicules pileux.

Toutes ces variétés sont fréquemment visibles à la fois chez le même sujet.

Celui-ci ne ressent en général aucune sensation subjective.

Siège. — Les localisations des lésions sont typiques ; elles siègent à la face postéro-externe des bras et des avant-bras, à la face externe et postérieure des cuisses, aux mollets, aux jambes, aux genoux, aux coudes, respectant comme dans l'ichtyose les régions lubrifiées par la sueur et la matière sébacée ; aisselles, plis inguinaux, région ano-génitale, plis de flexion des articulations ainsi que les faces antérieure. et postérieure du tronc.

Deuxième forme (*xérodermie érythémateuse progressive cicatricielle dépilante des régions velues* d'E. BESNIER, *kératose pilaire faciale* de L. BROCQ). — Au visage, en raison de la petitesse et de la confluence des éléments papuleux, la lésion change d'aspect ; elle consiste surtout en nappes ou plaques grenues, irrégulières, dont la coloration varie du rose au rouge suivant l'intensité et l'ancienneté de l'affection (plaques marbrées) ; cette coloration qui disparaît d'ailleurs sous la pression du doigt, est souvent surchargée de véritables télangiectasies.

Ce qui distingue surtout cette forme de la kératose pilaire des membres, ce sont les lésions d'atrophie cicatricielle qui envahissent le système pileux, pouvant dénuder la barbe presque entièrement, mais s'attaquant plus particulièrement aux sourcils, dans leur tiers externe presque toujours (Voy. la planche XXI).

TENNESON, L. BROCQ, H. HALLOPEAU ont noté le rapport de la kératose pilaire avec l'aplasie moniliforme.

Siège. — L. BROCQ indique dans l'ordre suivant les localisations faciales de la kératose pilaire : front, sourcils, espace inter-sourcilier, parties latérales des joues et surtout la région du maxillaire inférieur.

On a noté dans le cuir chevelu des sujets atteints de kératose pilaire des lésions de séborrhée sèche, et des recherches récentes semblent vouloir rapprocher de la kératose pilaire certaines lésions cicatricielles du cuir chevelu encore innominées.

L. BROCQ signale surtout certaines alopécies ressemblant aux alopécies séborrhéiques dont les grands caractères sont « d'aboutir à l'atrophie blanchâtre cicatricielle plus ou moins prononcée du derme et d'être disposées en clairières irrégulières avec îlots intermédiaires de cheveux plus ou moins sains, du moins en apparence. Dans la maladie nommée par TAENZER *ulérythème ophryogène*, la tendance cicatricielle est encore plus marquée.

Marche. — Les saillies de la kératose pilaire, qui débute chez les jeunes sujets, diminuent à mesure que l'individu qui en est atteint avance en âge, en ce sens que les atrophies folliculaires deviennent de plus en plus fréquentes, pouvant ainsi laisser, surtout à la face, des lésions irréparables.

Pronostic. — Le pronostic est nul dans les cas légers ; dans les cas plus graves avec alopécie, la kératose pilaire constitue une difformité et, grâce à la sécheresse de la peau, prédispose à certaines dermatoses.

Diagnostic. — La kératose pilaire faciale, qui par certains de ses caractères pourrait faire songer à la *syphilis* (alopécie du tiers externe des sourcils) ; à la *couperose* (télangiectasies), au *lupus érythémateux* (érythème), s'en distinguera dans la plupart des cas par l'existence sur d'autres régions du corps de lésions kératosiques.

Le *pityriasis pilaire*, qui ressemble à la kératose pilaire par ses cônes épidermiques, en diffère par ses localisations propres, ses grands placards rouges squameux de saillies ponctuées péripilaires, ses altérations unguéales en moelle de jonc, ses desquamations de la paume des mains et de la plante des pieds et l'absence d'épaississement du derme.

Étiologie. — Très fréquente, surtout chez la femme et les lymphatiques, la kératose pilaire est aussi héréditaire.

Brooke (de Manchester) a observé chez plusieurs sujets d'une même famille habitant ensemble une kératose folliculaire qui serait contagieuse et d'origine parasitaire.

Gastou et Émery ont étudié deux cas d'ichtyose pilaire familiale héréditaire avec microsphygmie chez des syphilitiques héréditaires. Variot a vu jadis un cas analogue.

Anatomie pathologique. — Il s'agit ici de poussées inflammatoires du follicule pileux, de folliculite chronique, aboutissant à l'atrophie. Pour Veyrières, la kératose pilaire est une lésion embryogénique qui a pour cause l'évolution incomplète des germes pilo-sébacés et surtout des germes sébacés. De cette évolution incomplète résultent l'oblitération de l'orifice supérieur du canal qui sert normalement de porte de sortie au poil et la persistance de la couche cornée superficielle qui passe comme un pont sur les invaginations épithéliales de la kératose.

Traitement. — On a conseillé au point de vue général l'usage interne de l'arsenic, de l'huile de foie de morue et du fer.

Comme traitement externe, il faut employer les bains, les frictions savonneuses, les onctions grasses.

Dans la kératose pilaire des membres, L. Brocq recommande les bains prolongés de glycérine, de gélatine, d'amidon; E. Besnier prescrit également les douches chaudes et le bain permanent; L.-A. Duhring, les bains alcalins.

Pour le corps, E. Besnier et A. Doyon recommandent les frictions de savon de pierre ponce, de savon mou de potasse, associé au soufre, à l'acide salicylique, à la résorcine, au naphtol camphré.

Pour combattre le léger degré d'inflammation qui peut exister, on prescrira, d'après Leistikow, soit une pâte de zinc résorcinée à 3 ou à 5 p. 100, soit une pâte de zinc soufrée ou la poudre suivante :

Soufre précipité . . . . ⎫
Terre fossile . . . . ⎬ àà   5 grammes.
Talc de Venise . . . . ⎭

SAALFELD recommande des pommades au soufre, au naphtol, à l'acide chrysophanique, ou encore l'une des pommades suivantes :

Soufre précipité. . . . . 15 grammes.
Savon de potasse. . . . . ⎫ ââ 30 —
Axonge . . . . ⎭
Pierre ponce pulvérisée . . . . 16 —

ou :

Lanoline . . . . ⎫
Axonge . . . . ⎬ ââ 50 grammes.
Savon de potasse. . . . . ⎭
Naphtol . . . . 15 —
Craie blanche . . . . 10 —

Certains (L. BROCQ) ordonnent les pommades à l'acide salicylique, les emplâtres pyrogallique, résorciné, salicylé ; d'autres préfèrent les glycérolés cadique ou tartrique.

MONIN recommande une friction chaque soir avec :

Alcoolé de romarin . . . . 100 grammes.
Glycérine . . . . 10 —
Naphtol . . . . 5 —
Essence de verveine . . . . 1 gramme.

Nous avons, dans plusieurs cas, obtenu un résultat remarquable par les badigeonnages répétés d'ichtyol pur, en même temps que nous usions des scarifications linéaires, contre l'élément télangiectasique.

Dans tous les cas, l'irritation produite par la médication comportera l'indication de cesser momentanément tout traitement irritant et de le remplacer par une pommade indifférente. Enfin, l'électropuncture pourra toujours faire disparaître par la destruction complète du bulbe pileux les saillies rouges circumpilaires ; c'est à l'électrolyse que nous avons recours quand le malade accepte ce traitement « de patience ».

LENTIGO

(Voy. la planche XXII.

Synonymie. — Panne lenticulaire (ALIBERT). — Taches pigmentaires spontanées. — Lentigines. — Ephélides lentigineuses de THIBIERGE. — Lentilles. — Taches de rousseur (*vulgo*).

Définition. — On doit désigner sous ce nom des taches pigmentaires, petites, arrondies ou ovalaires, siégeant sur les parties découvertes.

Symptomatologie. — Ces taches, non saillantes, sont habituellement petites, atteignant au plus la dimension d'une lentille de forme circulaire, de couleur grise, jaunâtre, brunâtre, noirâtre même parfois (*lentigines nigræ*) disséminées çà et là ou groupées.

Elles ne donnent lieu à aucun symptôme subjectif.

Siège. — On les rencontre particulièrement à la face (ailes du nez, paupières, tempes, pommettes), qui en est parfois comme criblée, au cou, à la face dorsale des mains et des avant-bras.

Marche. — Le lentigo, rarement congénital (pour H. HALLOPEAU et L.-E. LEREDDE, le lentigo est un nævus), se montre habituellement dans la seconde enfance avec des alternatives d'intensité pendant l'été, disparaissant parfois complètement pendant l'hiver. C'est une *hyperchromie acquise spontanée*.

Étiologie. — Le soleil semble donc avoir une action bien nette sur le développement des lentigines qui sont plus fréquentes chez les sujets lymphatiques, les roux principalement.

Diagnostic. — Les *nævi pigmentaires*, moins nombreux

que les lentigines sont souvent un peu saillants et siègent également sur les régions couvertes.

Les taches lentigineuses du *xeroderma pigmentosum* au début sont mélangées avec des taches télangiectasiques ; en outre elles aboutissent rapidement à des manifestations épithéliomateuses.

Traitement. — BERLIOZ fait étendre sur les plaques jusqu'à production de phlyctène des compresses imbibées de la solution de sublimé suivante :

        Sublimé. . . . .   1 gramme.
        Alcool . . . .   Q. S. pour dissoudre.
        Eau . . . .   Compléter pour faire 100 grammes.

Ou bien, lotions biquotidiennes avec les acides nitrique, chlorhydrique, acétique à 1 p. 100, l'eau oxygénée.

La solution glyco-phéniquée de DÉCLAT à 10 p. 100 est excellente.

Un grand nombre de femmes se servent avec avantage de badigeonnages de jus de concombres hachés et pilés, ou de lotions à l'eau distillée de fraises.

A titre préventif, MONIN conseille des onctions légères avec :

        Chlorure de baryum . . . .   1 gramme.
        Sulfate de quinine . . . .   2 grammes.
        Cérat sans eau   40   —

et des lotions avec quelques gouttes de :

        Salol . . . .   5 grammes.
        Teinture d'opoponax   30   —
        Acide acétique cristallisable   50   —
        Alcool de rose   100   —

Les anciens auteurs (J.-A. ALIBERT, etc.,) prescrivaient la douche sulfureuse en arrosoir ; actuellement on préconise les injections d'eau de mer (plasma de QUINTON), elles font disparaître les taches de rousseur « d'abord sur le front et les ailes du nez, puis sur les joues et le menton » (ROBERT-SIMON). J.-A. ALIBERT recommandait les bains de mer dans les taches hépatiques et cependant les lentigines se développent facilement à la mer.

Voir les articles chloasma, éphélides, vitiligo.

LEPOTHRIX (Erasmus Wilson)

Synonymie. — Trichomycose de Pick. — Trichomycose noueuse de Patteson. — Idrotrichose rouge granulée d'E. Besnier et A. Doyon. Piedra nostras.

Définition. — Erasmus Wilson a désigné sous ce nom une maladie des poils caractérisée par des granulations grisâtres, rouges ou noirâtres (L. Brocq), quelquefois jaunes (Colombini), attachées à leur tige.

Symptomatologie. — Les petites masses granuleuses, suspendues aux poils, comme les lentes des poux aux cheveux, sont très abondantes, tantôt en groupes isolés (forme nodulaire), tantôt recouvrant le poil dans toute sa longueur (forme diffuse).

Siège. — Cette affection se rencontre surtout aux aisselles et à la région génitale.

Pathogénie. — Ces nodosités seraient dues à des amas de parasites : « micrococci, érythromicrococci, micrococcus prodigiosus de l'hostie sanglante, ronds ou elliptiques, colorés en brun jaune ou rouge, enveloppés de leur glaire zoogléique, disposés en stries ou rayons convergents vers le poil » (E. Besnier et A. Doyon).

Traitement. — Soins de propreté, lotions alcalines, lotions parasiticides.

LÈPRE

Synonymie. — Lèpre des Arabes. — Éléphanthiasis des Grecs. — Lèpre des Hébreux — Lèpre des croisades. — Léontiasis. — Satyriasis. — Mal de Saint-Lazare. — Malmorto. — Léprose (Dom Sauton).

Définition. — C'est une maladie chronique envahissant la peau, les muqueuses et le système nerveux et due à un bacille spécial, le bacille de la lèpre (*bacillus lepræ*) découvert par Armauer Hansen (de Bergen), en 1871 et bien étudié par Albert Neisser (de Breslau).

Bacille. — La bactérie de la lèpre ressemble beaucoup au bacille de la tuberculose, mais elle est cependant moins longue, moins grêle, moins flexueuse et ne se cultive pas jusqu'ici (1); c'est un bâtonnet très abondant, d'une coloration facile, résistant d'une façon tout à fait spéciale à l'action du temps et des agents atmosphériques.

En outre, ARMAUER HANSEN a constaté dans les produits de néoformation de la tuberculose la présence de cellules géantes et une tendance à la dégénérescence caséeuse ; ce fait caractéristique de la tuberculose ne s'observe jamais dans la lèpre.

On rencontre le bacille lépreux abondamment dans le tégument cutané, les muqueuses, la lymphe, rarement dans le sang. Il n'y a pas jusqu'ici de fait véritablement probant d'une inoculation expérimentale à l'homme ou aux animaux (expériences de MELCHER et ORTMANN, VOSSIUS WESENER, BABÈS et KALINDERO, E. JEANSELME et MARCEL SÉE, DANIELLSEN, PROFITA), sauf peut-être le cas de COFFIN, en 1894 ; et d'autre part, ZAMBACO, DU CASTEL, H. HALLOPEAU, ROUGET ont constaté des cas de lèpre sur des individus chez lesquels on ne pouvait trouver aucun bacille.

Symptomatologie. — **Période prodromique, période germinative** (E. BESNIER). **Accidents primaires de** DOM SAUTON. — Niés par quelques auteurs (BAZIN), admis par beaucoup d'autres (DANIELSSEN, BOECK, etc.), les symptômes prodromiques qui manquent en réalité rarement et qui peuvent durer de quelques semaines à des mois ou des années, consistent en troubles divers : fièvre plus ou moins légère, abattement, insomnie, troubles digestifs, parfois douleurs vagues, rhumatoïdes (H. LELOIR), névralgies, sécheresse du nez, coryza opiniâtre et épistaxis à répétition et surtout somnolence, anéantissement, sommeil irrésistible, et en éruptions de genres différents (léprides multiformes d'E. BESNIER) : éruptions eczémateuses, bulleuses, acnéiques, impétigineuses, macules, colorations variables, roses vineuses (*mal rouge de Cayenne*), brunes, rouges, blanches, bleues, noires (*sclérodermie lépreuse* de BAZIN). — *Taches érythémateuses et pigmentaires*.

Pour GOUGEROT, la lèpre débute par une lésion unique longtemps isolée, sorte de papule que caractérise une hypoesthésie qui déborde la macule (*chancre lépreux*),

_____

(1) SPRONCK (d'Utrecht) dit avoir cultivé le bacille de HANSEN.

Période éruptive. — Quand la maladie se confirme, elle peut affecter deux types différents suivant que les troubles prédominent du côté de la peau et des muqueuses ou du côté du système nerveux ; d'où deux formes bien tranchées en principe établies par Robinson en 1819 : la forme tuberculeuse ou noueuse (*lèpre tuberculeuse, lèpre tubéreuse* de Hansen et Looft, *lèpre léonine, lèpre systématisée tégumentaire* de H. Leloir, *lèpre exsudative* ou *néoplasique* de Zambaco, *accidents secondaires* de Dom Sauton) et la forme anesthésique (*lèpre anesthésique, lèpre maculo-anesthésique* de Hansen et Looft, *accidents tertiaires* de Dom Sauton, *lèpre antonine, lèpre trophoneurotique, lèpre aphymatode, lèpre systématisée nerveuse* de H. Leloir).

En fait, ces deux formes se rencontrent souvent chez le même sujet, d'où la forme mixte (*lèpre mixte, lèpre composée*).

Enfin, ces différents types de lèpre offrent parfois des aspects divers, dus à des causes variables, d'où les variétés suivantes : *lèpre hypertrophique, lèpre maculeuse, lèpre lazarine, lèpre ulcéreuse.*

LÈPRE TUBERCULEUSE

(Voy. la planche XXIII.)

Cette forme débute, d'abord, par l'apparition de taches arrondies ou irrégulières, d'étendue variable, pouvant aller de la dimension de l'ongle à celle d'une pièce de cinq francs en argent ou à celle de la paume de la main ; la tache est rouge (*tache vasculaire érythémateuse, roséole lépreuse,* R. Sabouraud), surtout au début, parfois blanche ou décolorée (*lèpre des Hébreux, plaque achromique,* une des variétés du *vitiligo gravior* des anciens) ; plus tard, elle est vineuse ou livide, violacée, parfois d'un brun grisâtre ou jaunâtre, enfin couleur bronze (*tache pigmentée*) : quelquefois les taches sont d'emblée de couleur jaunâtre, chamois ou café au lait (*taches* de Danielssen) ; elles siègent sur le visage, sur le front, les joues, sur le tronc, les membres, les mains et les pieds (paume et plante).

A cette période, la peau, lisse et brillante, infiltrée, reste plane, huilée, disent JEANSELME et SÉE, ou légèrement saillante.

On constate des troubles divers de la sensibilité (1) : prurit,

(1) QUINQUAUD, qui a particulièrement étudié les modifications de la sensibilité dans les lésions lépreuses à l'aide d'un instrument (esthésiomètre dynamométrique) qui permet de mesurer les divers degrés de la sensibilité au contact, à la température et à la douleur, est arrivé aux conclusions suivantes:

« Dans la lèpre tuberculeuse ou dans la lèpre avec taches érythémateuses, ou dans la lèpre mixte, les troubles sensitifs sont constants au niveau des tubercules et des taches en évolution.

« La sensibilité au contact, à la pression, est diminuée au niveau de toutes les lésions élémentaires, mais à des degrés très variables. Le malade sent le simple contact, ou bien il est nécessaire d'exercer une pression de 20, 30, 50, 60, 200 grammes pour que la sensation soit positive; parfois même une pression supérieure n'est pas sentie; la disparition de la sensibilité à un tel degré est ordinairement circonscrite à une région étroite ; on peut même dire que, si une très large surface présente ce degré d'anesthésie, il ne s'agit pas de la lèpre.

« En étudiant ainsi la sensibilité on peut en suivre la disparition graduelle et progressive des parties superficielles aux parties profondes.

« La sensibilité à la piqûre, à la douleur, est perçue tantôt par simple contact, tantôt par pression de 10, 20, 40, 100, 200 grammes. Ces modifications sont très irrégulières, très inégales et cela même constitue l'un des caractères fondamentaux de ces troubles sensitifs.

« Dans certains cas enfin, malgré une pression supérieure à 200 grammes, la sensation n'est pas perçue; les zones ainsi anesthésiées sont toujours limitées à une petite surface.

« La sensibilité au froid à 0 est conservée, mais affaiblie; parfois la sensibilité à 0° est éteinte, alors que la sensation de chaleur à 50° persiste encore ; d'autres fois c'est l'inverse qui a lieu ; ailleurs la sensibilité à — 4° est éteinte alors que à — 25° le malade éprouve la sensation de froid ou une sensation de chaleur. Sur des points différents chez le même malade, on a donc une échelle très variée des divers degrés des troubles sensitifs.

« De même la sensibilité à la chaleur n'est perçue qu'à 40°, 50°, 60°, 80° et au delà, cela varie avec le point observé.

« En général on peut dire que le caractère dominant de tous ces troubles c'est l'inégalité, l'irrégularité sur des points plus voisins les uns des autres.

« Chez les lépreux, il n'est pas rare d'observer sur un ou deux points, de l'anesthésie douloureuse et des phénomènes de dysesthésie.

« Il me paraît résulter de cette étude un fait important. C'est que l'ensemble des troubles sensitifs peut constituer un précieux auxiliaire pour établir un diagnostic dans les cas difficiles et anormaux. »

chaleur, fourmillement, picotements .ou, au contraire, un amoindrissement plus ou moins notable.

Les taches changent ensuite de forme et d'aspect, formant des bandes, des cercles, etc., *lepra gyrata*, disparaissant au centre et augmentant à la périphérie ou réciproquement; quelquefois elles s'effacent complètement.

Le système pileux s'altère (*alopécie sourcilière*), les ongles deviennent rugueux, épaissis, ou se détachent complètement ou en partie.

Période déformante. — Au bout d'un certain temps se chiffrant par mois ou par années, apparaissent les *tubercules lépreux*, les *lépromes cutanés* de UNNA et H. LELOIR (*tubercules dermoïdes* de BAZIN, *léprides nodulaires* d'E. BESNIER).

Ce sont des nodosités arrondies, lenticulaires, hémisphériques ou aplaties, grosses comme un grain de plomb (*lépromes miliaires*), un pois, une noisette, dures, fermes et rénitentes, luisantes, de couleur variable : rose ou rouge, brun sale, cuivre, parfois orangée; sillonnées de télangiectasies; elles sont lisses, brillantes, vernissées, surtout à la figure, parfois desquamantes, disséminées ou confluentes, disposées alors en placards bosselés, irréguliers ou non (*sclérodermie lépreuse*).

La peau, de couleur livide ou pigmentée, est infiltrée, empâtée (*œdème lépreux, œdème bronzé*); souvent elle est fissurée; les poils sont décolorés.

Les tubercules lépreux naissent dans le derme (*léprome dermique pur* de H. LELOIR) ou l'hypoderme (*léprome hypodermique* de H. LELOIR), circonscrits ou diffus, parfois en nappes.

Certains siègent profondément dans l'hypoderme, soit primitivement (léprome hypodermique), soit par suite de leur développement (léprome dermique profond).

Siège. — La face est le siège de prédilection des nodosités lépreuses, souvent précédées de taches congestives télangiectasiques (*couperose lépreuse et pré-lépreuse*) et dont l'ensemble constitue le *facies léonin*; on les trouve au front au-dessus des sourcils où elles forment des bourrelets étendus transversalement, sur les sourcils eux-mêmes (bord externe) qui deviennent alopéciques; sur le nez, rappelant l'aspect du rhinophyma; sur les lèvres, proéminentes, léontiasiques; sur le menton, les joues, les oreilles dont le lobule, quoique libre, est infiltré en masse et bosselé (*oreille lépreuse*).

Le cuir chevelu est souvent remarquable par la conservation de l'état normal; toutefois H. HALLOPEAU a signalé une alopécie serpigineuse des régions temporo-pariétales.

Aux membres, les mains sont épaissies et infiltrées, douloureuses, les doigts sont augmentés de volume, en boudins; la peau est d'une couleur gris-bronze ou tachetée; les ongles sont secs et décolorés ou décollés en partie (*onyxis et périonyxis lépreux*,) d'E. BESNIER); les pieds sont devenus pachydermiques (*éléphantiasis lépreux* d'E. BESNIER).

Sur les muqueuses, on a rencontré des tubercules sur la cornée, l'iris, la conjonctive (les manifestations oculaires de la lèpre se voient 98 fois sur 100, JEANSELME et MORAX); ce sont surtout des lésions de la région oculaire antérieure (RAIZIS); l'ulcération et la perforation de la cornée dans la lèpre sont dues à la production d'un abcès lépreux (BABÈS et LEVADIT), la langue, le pharynx, la pituitaire, sur la cloison des fosses nasales qui s'effondre (nez en lorgnette), le larynx, d'où modifications fonctionnelles diverses et en particulier une extinction de voix toute spéciale (*voix lépreuse*) qu'E. BESNIER signale comme un des signes précoces de la lèpre.

On a noté l'absence de larmoiement dû à l'envahissement de la glande lacrymale (LOPEZ, de la Havane).

On constate souvent une inflammation des ganglions lymphatiques, en particulier ceux du triangle de SCARPA.

La virilité reste normale (LABONNARDIÈRE, de Siloë Jérusalem) ou est exagérée, *satyriasis lépreux* (FILARETOPOULO).

H. HALLOPEAU et JEANSELME ont observé une orchite lépreuse aiguë.

Marche. — Période ulcérative. — L'évolution du léprome arrivé à son entier développement est variable; il peut rétrocéder en tout ou en partie, *transformation fibreuse*, s'affaisser, se résorber et disparaître, laissant à sa place une tache déprimée et pigmentée; il peut aussi s'ulcérer (*ulcérations lépreuses*).

Ces ulcérations, ordinairement petites, plus ou moins profondes, indolentes, mais souvent le siège de prurit, ont des bords indurés, déchiquetés, festonnés, taillés à pic; elles se cicatrisent et se reproduisent à plusieurs reprises; les cicatrices, scléreuses, sont blanches ou noires (*morphæa alba* et *morphæa nigra*).

Lorsque ces ulcérations partent de la profondeur des tissus

elles détruisent toutes les parties sous-jacentes : muscles, tendons, os (*lèpre mutilante*).

La marche de la maladie est rarement aiguë ; elle est plus souvent lente, durant des années, en moyenne huit ou dix ans ; elle procède par poussées aiguës de fièvre et d'éruptions diverses suivies de périodes de calme.

Peu à peu, les viscères : poumons, tube digestif, foie, rate, les systèmes circulatoire et lymphatique, l'appareil génito-urinaire, souvent intéressés dès le début, sont envahis, l'état général s'altère et la mort survient dans le marasme ou amenée par une complication viscérale intercurrente (pneumonie, pleurésie, etc.), plus souvent dans un état d'association de la tuberculose et de la lèpre.

LÈPRE ANESTHÉSIQUE

(Voy. la planche XXIV.)

Symptomatologie. — Cette forme débute après la période prodromique déjà décrite, par des bulles (*lèpre bulleuse, pemphigus lépreux, léproïde bulleuse, pemphigus prémonitoire, pemphigus exanthématique*), ou des taches (*lèpre maculeuse, neuro-léprides* de UNNA).

Les bulles, que l'on rencontre surtout à la plante des pieds et à la paume des mains (mais aussi à la face dorsale de la main et du pied, JEANSELME), sont ordinairement peu nombreuses et laissent à leur suite soit une simple macule pigmentaire (*morphée noire*), soit une surface blanche, cicatricielle ou encore une ulcération superficielle ou profonde (*pemphigus escarrotique, lèpre lazarine* de LUCIO et ALVARADO et PONCET, *lèpre ulcéreuse*).

Les taches ressemblent à celles de la lèpre tuberculeuse ; elles sont érythémateuses, hyperchromiques, achromiques (dans la forme appelée *leucé*, l'achromie est primitive), pigmentaires ; cette pigmentation plus ou moins foncée, parfois de couleur sépia (*morphée noire des anciens*), peut se présenter sous la forme de points, de raies, de placards, d'où un aspect tacheté tout spécial; elles sont toujours lisses et brillantes, atrophiées et décolorées au centre, tandis que leurs bords, colorés en rouge, en brun, en noir, plus ou moins nets, s'étendent progressivement (*taches annulaires*); souvent il y a simultanément hyperchromie et achromie (*vitiligo gravior*).

En même temps (*névrite lépreuse*), se montrent les troubles de la sensibilité qui consistent surtout en une anesthésie, parfois en une hyperesthésie qui précède l'anesthésie. Celle-ci peut exister non seulement au niveau des taches, surtout sur les points décolorés, mais aussi sur les régions qui semblent saines; elle est profonde : les piqûres, les brûlures ne sont ressenties en aucune façon; le sens musculaire, le tact sont abolis. Cependant, on voit parfois se produire de violentes douleurs spontanées ; certains nerfs (cubital, plexus cervical, brachial, de préférence) sont augmentés de volume et douloureux à la pression.

DE BEURMANN et GOUGEROT ont insisté avec raison sur la forme sensitive douloureuse de la polynévrite lépreuse comme mode de début de la lèpre.

L'hyperesthésie se généralise plus ou moins; les extrémités sont le siège de fourmillements qui cèdent lorsque à l'hyperesthésie succèdent l'anesthésie, et, plus tard, l'atrophie de la peau (*aspect sénile*) et des muscles, en particulier des frontaux, (donnant par la disparition des rides du front l'aspect marmoréen), de ceux de la face donnant au visage un aspect grimaçant (*masque lépreux* de DANIELLSEN et BOECK), de ceux des éminences thénar et hypothénar, des interosseux, la paralysie de certains groupes musculaires (*steppage, pied bot varus lépreux* de LORAND) ; les luxations spontanées des membres; des troubles trophiques divers : desquamation épidermique (*pemphigus lépreux*), chute des ongles, des dents, des poils, ulcérations du nez, des gencives, des mains, gangrène des doigts, des mains et des pieds : *lèpre mutilante, mal perforant, spina leprosa* de LORAND pouvant ouvrir les articulations (*lepra articulorum* de PRUNER), la névrite du nerf cubital provoquant la *camptodactylie lépreuse* (FILARÉTOPOULO) (*mains en griffes*).

En même temps, la santé générale se perd, le malade devient comme inconscient et succombe peu à peu dans le marasme ou à l'albuminurie, à la diarrhée ou encore à une complication viscérale quelconque (pleurésie, pneumonie, pyémie), mais devient rarement tuberculeux.

LÈPRE MIXTE

La lèpre mixte comporte le tableau associé des deux formes étudiées plus haut; c'est elle qu'on rencontre le plus fréquemment; c'est presque la seule que l'on voit chez les vieux lépreux; la forme tuberculeuse, si elle n'emporte pas le malade en huit ou dix ans se complique presque toujours de la forme anesthésique qui amène une terminaison fatale en dix-huit ou vingt ans.

Toutefois H. HALLOPEAU et E. BESNIER ont observé des malades à forme exclusivement maculeuse. Personnellement, nous possédons une observation de lèpre (dont le diagnostic a été confirmé bactériologiquement) et qui persistait à l'état maculeux depuis dix-neuf ans.

Pronostic. — Quelle que soit la variété de lèpre dont le sujet est atteint, le pronostic en est toujours grave, fatalement mortel; toutefois ARMAUER HANSEN et LOOIT considèrent la lèpre anesthésique pure comme une guérison de la lèpre !

Diagnostic. — Le diagnostic de la lèpre s'impose quand l'affection est arrivée à sa période d'état, mais comme le dit DOM SAUTON, la léprose constitue une entité morbide et ses manifestations sont extrêmement diverses, à l'instar des manifestations de la tuberculose et de la syphilis.

Il y a d'ailleurs, comme le fait remarquer EDWARD EHLERS, des cas dans lesquels les malades ne présentent pendant nombre d'années qu'un ou deux symptômes de la lèpre, symptômes appartenant surtout au groupe des lésions nerveuses ; il les désigne sous le nom de lèpre abortive. .

L'examen de la sensibilité fera faire le diagnostic de la lèpre anesthésique ; toutefois de récents travaux montrent qu'il faut établir le diagnostic entre cette forme et la *syringomyélie* (très important pour le traitement comme l'a fait remarquer CHAUFFARD), la *sclérodermie*, l'*atrophie musculaire progressive*, la *paralysie progressive* d'ARAN-DUCHENNE, la *maladie de* MAURICE RAYNAUD, et la *maladie de* MORVAN, lèpre fruste, qui pour ZAMBACO n'est que la lèpre mutilante de même, dit cet auteur, que la sclérodermie, la sclérodactylie et l'aïnhum.

ARMAUER HANSEN s'appuie surtout, pour différencier la syringomyélie et la maladie de MORVAN de la lèpre, sur ce que les mutilations des premières diffèrent de celles de la seconde particulièrement en laissant intacte la musculature des éminences thénar et hypothénar.

KALINDÉRO (de Bucharest) a jadis tracé le tableau diagnostique suivant de la syringomyélie et de la lèpre anesthésique :

SYRINGOMYÉLIE.	LÈPRE.
Dissociation des troubles sensitifs ;	Abolition de la sensibilité tactile ;
Intégrité des muscles superficiels de la face ;	Atrophie et parésie des muscles superficiels de la face ;
Absence de taches sur la peau ;	Présence de taches (indolores) sur le corps :
Intégrité du système pileux ;	Chute complète ou partielle des poils, altérations excessives des ongles ;
Déviation de la colonne vertébrale.	Épaississement des nerfs avec renflements nodulaires, résorption spontanée des phalanges.

SABRAZÈS a fait remarquer : qu'examinée radiographiquement, la main lépreuse montre un phénomène de régression progressive et spontanée des deux dernières phalanges alors que la main syringomyélique montre plutôt une légère tendance à l'acromégalie.

« En outre, dit-il, en pratiquant sur une zone analgésique la résection d'un filet nerveux superficiel la recherche des bacilles est toujours (? !)positive s'il s'agit de lèpre ».

La lèpre tuberculeuse pourrait être, à la face, prise pour de l'*acné rosée*, du *sycosis*, de l'*acné hypertrophique* ; elle pourrait encore être confondue avec le *lupus*, les *nodosités tertiaires* de la *syphilis*, le *sarcome pigmentaire*, le *mycosis fongoïde* (lèpre nostras de BAZIN) dont certaines tumeurs volumineuses disparaissent spontanément.

La forme maculeuse pigmentaire peut ressembler :

A l'*erythème polymorphe*, presque exclusif aux membres, à la *morphée* qui, pour ZAMBACO, n'est que la lèpre maculeuse désignée par les anciens sous les noms de leuké, alphos, morbus phœnicus, lèpre blanche ; mais ici la peau n'est pas anesthésiée mais indurée et scléreuse ; au *pityriasis versicolor*

(Poncet de Cluny et Lutz), aux *éphélides*, au *lupus érythéma-teux* reconnaissable à ses squames et à sa dépression centrale ; au *vitiligo* dans lequel il n'existe ni troubles de la sensibilité ni œdème des tissus, et à la *syphilis* ; dans ce dernier cas, le traitement spécifique pourrait éclaircir le diagnostic.

A la période hyperémique, les taches peuvent ressembler à l'*érysipèle*, à la *pellagre*, à certains *érythèmes* solaires ou d'origine alimentaire (ingestion de fraises, Leloir), à l'*érythème noueux*, au *purpura*, aux *roséoles*, à certaines *éruptions prémy-cosiques* dans lesquelles le prurit est particulièrement intense.

On peut, comme l'a conseillé E. Besnier, faire l'examen histologique selon la méthode de Démosthène (de Bucharest) : Après avoir appliqué un vésicatoire, on recueille la sérosité dans laquelle on trouve des bacilles en grande quantité alors qu'on n'en trouve pas dans le sang (1).

De même l'examen du sang recueilli au voisinage des lépromes sera plus pratique que la biopsie (Marchoux).

Dans tous les cas, le point essentiel, en France, sera de songer à la possibilité de l'affection, dont l'idée sera souvent éveillée par la nationalité ou le lieu de provenance du malade et chaque fois qu'il y aura doute s'imposera l'examen biopsique qui permettra la découverte du bacille de Hansen.

Divers auteurs (Max Joseph, Kaposi, Arning, etc.) ont étudié l'action de la lymphe de Koch chez les lépreux. Certains ont noté que la tuberculine provoque dans la lèpre tuberculeuse comme dans la lèpre nerveuse une réaction générale plus précoce et plus durable que dans la tuberculose (J. Goldschmidt, de Madère, Babès et Kalindero, de Bucharest, Strauss, de Paris).

A signaler aussi le procédé de L.-E. Leredde et Pautrier pour l'établissement du diagnostic (voir lupus tuberculeux, p. 555).

Étiologie. — Due à un bacille, la maladie doit nécessairement être contagieuse (exclusivement contagieuse, dit Kaurin, de Molde, et non héréditaire) ; néanmoins la liste des non-contagionnistes est encore longue : Alibert, Bazin, Cazenave, Devergie, Gibert, Hardy, Raisin, Leloir, Andral, Danielsen, Kauvin, Boeck, Hende (de Nagpone), Gonzalès (de las

---

(1) Carmelo Calderone, de Messine, a constaté que le sérum du sang lépreux est plus toxique que celui du sang normal et possède un pouvoir globulicide plus grand mais que l'urine était moins toxique que l'urine normale.

Palmas), BACLY (de Tokio), FOWLER (de New-York), ZAMBACO,
FILARÉTOPOULO, SYDNEY, BOURNE, SWIFT, NETTER, DOM SAUTON
en particulier.

FILARÉTOPOULO croit la contagion très rare, et HUTCHINSON
incrimine presque exclusivement la mauvaise hygiène et particulièrement l'alimentation par le poisson ; mais cette question, qui ne paraît pas douteuse pour ZAMBACO, est encore très
discutée ainsi que la transmission héréditaire. E. BESNIER
estime que l'hérédité vraie de la lèpre est une pure transmission contagieuse intra-utérine.

Pour JEANSELME, la lèpre est une maladie contagieuse dont
l'expansion est subordonnée à la multiplicité des contacts ; elle
s'accroît dans ses foyers, non pas en proportion arithmétique,
mais en proportion géométrique par rapport à la densité de la
population.

H. HALLOPEAU n'hésite pas non plus : pour lui la contagion
paraît être la règle ; les lépreux ont souvent de beaux enfants
ne devenant malades que plus tard, preuve que la lèpre n'est
pas héréditaire mais contagieuse.

D'une manière générale les auteurs sont tous d'accord pour
admettre que la contagion se fait par les lésions ulcérées ; « un
lépreux, tant qu'il n'a pas d'érosions ni de plaies de la peau,
ne peut communiquer la lèpre et celle-ci ne peut être commu-
niquée qu'à des sujets portant eux-mêmes des érosions ou
plaies de la peau (BONNAFY et MIALLARET).

Pour LASSAR, et surtout R. KOCH le principal agent de la contagion serait les sécrétions nasales.

STICKER considère la muqueuse pituitaire comme la porte
d'entrée du bacille de HANSEN, dont la présence pour BABÈS
n'aurait aucune signification. étant donné qu'on le rencontre sur la plupart des muqueuses « constituant plutôt les
voies de sortie que les voies de pénétration de l'agent pathogène ».

Dans tous les cas, c'est une maladie endémique paraissant
sévir de préférence sur certaines races ou certains individus
placés dans des conditions défectueuses d'hygiène, d'alimentation, etc., abusant du poisson, du sel.

HUTCHINSON insiste sur ce fait que la lèpre est fréquente sur
les côtes et dans les îles.

Il est bon de savoir qu'il existe des foyers lépreux en France,
près de Marseille (BOUCHARD, PERRIN), dans les Alpes-Mari-
times (EHLERS, de Copenhague, et BOINET, de Marseille), chez

les cagots des Pyrénées (Magitot), en Bretagne (Zambaco) (1), à
Bordeaux (Pitres), à Toulouse (Grasset), dans les environs de
Nice (Chantemesse et Moriez, de Nice) (2).

Milian et Rouchy, de Pleaux, ont reconnu dans le Cantal la
coexistence de lèpre autochtone typique et de lèpre atypique
à forme syringomyélique ; chez certains sujets Milian a constaté la pseudo-pelade et croit qu'il peut y avoir un rapport de
causalité entre celle-ci et la lèpre.

On a observé la lèpre à Épinal (Bernheim, de Nancy) (3). H. Leloir en a signalé dans le Nord sous le nom de trophonévrose léproïde : et Nous-même en avons suivi un cas dans le Pas-de-
Calais chez un aborigène.

Anatomie pathologique. — Babès, Jeanselme et Marie
ont constaté des lésions des cordons postérieurs occupant avec
une prédilection particulière les cordons de Goll, les faisceaux
en virgule, les triangles cornu-marginaux. Ces lésions, coïncidant avec un minimum d'altération des racines postérieures et
du reticulum des colonnes de Clarke, sont probablement d'origine endogène. D'après Combemale et Marestang le processus
irritatif aboutissant à la sclérose interstitielle des nerfs est dû
à la localisation dans les faisceaux du bacille de Hansen.

Doki a rencontré dans les tubercules lépreux la présence de
cellules géantes et de bacilles de Hansen.

L'anesthésie est due à la destruction des corpuscules tactiles
au niveau des taches ou à la névrite d'un tronc d'où non-trans-
mission des impressions ressenties (Jonatham Hutchinson).

Le bacille de la lèpre se rencontre le plus fréquemment dans
la pituitaire (Félix Peltesohn, de Berlin).

D'après Gougerot, on ne peut le constater qu'au moment des
poussées aiguës, « alors que le bacille embolise partout ».

A. Borrel a trouvé dans les lépromes de la peau des acariens couverts de bacilles lépreux enfoncés dans les follicules
pileux et sébacés ; ces demodex seraient pour lui sans conteste
les agents de la contamination de la lèpre.

(1) Pour Royalski (de Folkestone), les foyers de lèpre bretonne
auraient été importés par les Phéniciens à l'époque où les Romains ex-
ploraient la Bretagne avant la conquête.
(2) D'après Chantemesse et Moriez, la période d'incubation peut
durer dix-sept ans et même davantage.
(3) Hecht a montré que la lèpre était autrefois très répandue en
Lorraine.

Traitement. — Jusqu'à nouvel ordre, il est bien évident qu'au point de vue prophylactique s'impose l'isolement de tout individu lépreux.

D'autre part la lèpre est-elle curable ? Nous le croyons.

La lèpre, dit Filarétopoulo n'est pas une maladie inguérissable : « Lorsqu'on sait instituer un traitement systématique, au commencement de la maladie, on peut avoir de grandes chances de l'atténuer dans sa marche. Ce sont surtout les cas légers qui sont susceptibles d'une guérison complète, mais souvent aussi dans les formes graves, il est possible d'obtenir la restitution *ad integrum*. »

Bakewell (de la Trinité) croit également à la curabilité de la lèpre par les alcalins à l'intérieur et l'huile de noix d'acajou à l'extérieur quand la maladie est prise dès le début.

Comme traitement général, il faut d'abord songer à l'hygiène du lépreux qui doit user de soins rigoureux de propreté (bains et lavages quotidiens), éviter toutes les substances alimentaires excitantes (alcool, salaisons, poissons de mer, etc.), habiter un climat sain, indemne.

À l'intérieur, on donne :

L'huile de chaulmoogra, à la dose de 40 à 200 gouttes par jour : elle a été considérée presque comme un spécifique par un grand nombre de médecins : Hobson, Rose, Windham Cottle, David Young, Brassac, Leclerc et Vinson (de la Réunion), Lepage (de Calcutta) ; il faut se méfier de ce remède, dit E. Besnier, quand les veines ne sont pas en parfait état. Danlos fait prendre chaque jour en quatre ou cinq fois, mélangée à un grog, la potion suivante :

Gomme arabique	15 grammes.
Huile de chaulmoogra . . . . . 0 gr. 05 à 2	—
— d'amandes douces . . . . . 9 à 10	—
Sirop d'écorces d'oranges amères. . . 30	—
Eau de laurier-cerise 5	—
Lait	} Q. S. pour faire 125 grammes.

J. Hutchinson ne croit pas à l'efficacité de ce médicament.

Chez les malades que les crampes, les nausées et les vomissements empêchent de supporter l'huile de chaulmoogra, on peut donner l'acide gynocardique (1) que certains (Zéférino

(1) 3 grammes d'acide gynocardique représentent 17 grammes ou 715 gouttes d'huile de chaulmoogra (L. Roux).

Falcao, de Lisbonne, etc.), préfèrent même à l'huile de chaulmoogra et dont le seul inconvénient est de produire une légère constipation ; le mieux est de prescrire le gynocardate de magnésie à la dose de 1 à 4 grammes par jour en pilules de 20 centigrammes.

Le baume de gurjum, à la dose de 2 à 12 grammes par vingt-quatre heures. Vidal donnait la potion suivante et immédiatement après un peu d'alcool ou de vin :

Baume de gurjum. . . . .) āā 4 grammes.
Gomme arabique . . . .)
Sirop de cachou . . . . 12 —
Infusion de badiane. . . . . 60 —

L. Brocq donne l'hoang-nan (poussière de l'écorce du strychnos gaulteriana, renfermant de la brucine et de la strychnine, Manquat), en supprimant tout alcool, et en instituant le régime lacté absolu :

Hoang-nan 2/5
Alun 1/5
Sulfure natif d'antimoine 2/5

(Remède du Père Damien.)

On a utilisé l'huile d'hydnocarpus inebrians (Kanti) prescrit par le médecin hindou Bhan Daji dans du lait bouilli, à une dose variant de 60 centigrammes à 15 grammes.

Toute une série de plantes indigènes dans les pays à lèpre doivent jouir à peu près des mêmes propriétés.

Les médecins indiens, rappelle E. Rayer, ont indiqué l'*asclepias gigantea* comme une sorte de spécifique de l'éléphantiasis (lisez lèpre). Playfair a publié sur cette plante des détails intéressants et Robinson pense qu'elle peut être utile dans l'éléphantiasis anesthésique.

Anciennement, A. Cazenave, et depuis, Boileau, Poupeau, Houbert, Hunter, dans les Indes, ont employé avec succès l'hydrocotyle asiatica.

Duque et Moreno recommandent l'extrait de palétuvier *intus* (6 à 8 grammes par jour) et *extra* (solution aqueuse à 30 p. 100).

On a prescrit l'ergot de seigle à haute dose (Zambaco), le pétrole *intus* et *extra* (Kalindero), le sulfate de quinine, le salicylate de soude, la teinture de salsepareille, la créosote de hêtre (Köbner, de Berlin) considérée comme dangereuse par quelques auteurs.

N. Goussakoff a obtenu de réels résultats dans un cas de lèpre en donnant au malade des préparations de grande chélidoine soit sous forme d'infusion, soit sous forme d'extrait ; on a donné la strychnine (Piffard), le pyrogallol oxydé dissous dans l'essence de citron (Unna), l'iodure et le bromure de potassium, le mercure, ces trois derniers sans grand résultat ; l'acide phénique (E. Besnier) à la dose de 25 centigrammes à 1 gramme, le salol, le tanin, l'arsenic comme reconstituant (Hardy), le chlorate de potasse à haute dose (J. Carreau, de la Pointe-à-Pitre, Gallais), le monosulfure de sodium (Gallais), l'atoxyl (H. Hallopeau et Aine), enfin l'ichtyol préconisé par Unna qui l'emploie généralement à la dose de 75 centigrammes par jour.

De Brun (de Beyrouth) déclare que « l'ichtyol peut être administré sans inconvénient aux doses de 8 à 10 grammes par vingt-quatre heures à condition de l'être progressivement ; cependant, dit-il, on peut sans crainte débuter par 5 grammes. Les résultats sont mauvais dans la lèpre anesthésique. »

Cependant, nous avons employé ce médicament chez une de nos malades venant de la Colombie, atteinte de lèpre mixte (taches maculeuses anesthésiques, tubercules non ulcérés), à la dose de 2 grammes par jour pendant vingt jours consécutifs, suivis de dix jours de repos pour recommencer ensuite, alternant l'usage du médicament et la période de repos.

En même temps que cette médication interne, nous avions institué un traitement externe méthodique et minutieux qui était le suivant.

Tous les matins la malade prenait un bain sulfureux suivi d'une friction sur chaque plaque avec de la mousse de savon d'ichtyol ; ensuite application de pommade à l'ichtyol à 1 p. 10 ou d'épithème adhésif suivant les régions. Tous les deux jours, chaque lésion était soumise à une pulvérisation antiseptique de quelques minutes de durée et à un badigeonnage à l'ichtyol pur.

Sous l'influence de la médication, il était possible, au bout de dix jours, de constater un commencement d'affaissement des nodules et de décoloration des taches, amélioration qui s'accentua peu à peu, mais d'une manière continue, pendant le mois que la malade est restée entre nos mains et qui persistait, nous écrivit-elle, deux mois après son départ.

Nicolas Manssouroff n'emploie que les traitements externes : scarification des tubercules et application consécutive de caustiques tels que le chlorure de zinc, le chlorure de fer, la teinture d'iode.

BHAN DAJI faisait faire des onctions sur toute la surface du corps avec l'huile d'hydnocarpus inebrians.

Dernièrement on a, de Caracas, vanté le tua-tua ? LEWIN rapporte qu'aux îles Fidschi on emploie avec succès les fumigations de feuilles vertes de l'*arbre sinu* (*Excoceria agathlotha L...*, *euphorbiacée*).

On peut se servir encore d'huile de noix d'acajou (BAKEWELL, de la Trinité), d'huile de chaulmoogra, d'huile phéniquée à 1 p. 100 (UNNA), des pommades à la résorcine :

Résorcine	5 grammes.
Huile d'olive . . . . } àà 50 —
Lanoline. . . . . }

au pyrogallol à la dose de 5 p. 100, à la chrysarobine; mais, dans ces deux cas, il faut surveiller l'irritation produite.

UNNA emploie l'acide chrysophanique.

Tous ces médicaments peuvent être employés sous forme d'emplâtres.

En injections sous-cutanées on a utilisé : l'huile gaïacolée (VIDAL) ; l'huile d'eucalyptol (POIRIER et DEKEYER) ; l'huile de chaulmoogra (UNNA) ; le calomel (FILARÉTOPOULO), le sublimé (R. DE LUCA) ; le cacodylate de soude (L. RAYNAUD, d'Alger) ; le venin du crotale ! (MARCONDES DE MOURA et LEWIN.

Et en sérothérapie : le sérum minéral ozoné (VIDAL) ; les sérums lépreux de JUAN DE DIOS CARRASQUILLA, de Colombie, et de J. OLAYA LAVERDE ; la tuberculine de KOCH ; l'orchitine de BOUFFÉ ; le sérum de chèvre ; le sérum antivenimeux de CALMETTE ; les injections de produits d'érysipèle (CAMPANA) ; la léproline de ROST, de Rangoon, en Birmanie (culture des bacilles de la lèpre), utilisée en injections, avec succès, par de BEURMANN et GOUGEROT.

De même DEYCKE-PACHA et RESCHAD-BEY ont amélioré des lépreux en leur injectant un streptothrix en culture pure provenant d'un cas grave de lèpre; la partie active du corps du streptothrix serait un corps gras, la nastine, qui, injectée pure, donne exactement les mêmes heureux résultats.

A noter les bons effets constatés par notre excellent ami PIOGEY dans les services de GAUCHER, H. HALLOPEAU, BALZER, L. BROCQ, de BEURMANN, MILIAN et dus à l'emploi de l'amyleusulfase (1).

_____

(1) C'est une solution de leucites (éléments cellulaires figurés prove-

Comme conséquence des observations de CARMELO CALDE-
RONE, de Messine, sur le sérum du sang lépreux plus toxique
que le sérum du sang normal, il y aurait peut-être une indication à remplir avec un traitement par la saignée rationnelle?

SUZOR, contre les formes nerveuses de la lèpre pratique des
injections de suc testiculaire ; FRÉMY (de Nice), également avec
BROWN-SÉQUARD (1).

FORNARA, de Taggia, a employé avec succès l'airol en pommade (2), en poudre, en injections dans les léproines :

    Airol . . . .   5 grammes.
    Eau distillée   10   —
    Glycérine   35   —

Les nodules non ulcérés peuvent être détruits par le thermo-
ou l'électro-cautère après l'application desquels on couvre la
région de pansements antiseptiques faibles.

BEAVEN-RAKE tente même l'excision des tubercules dans les
cas récents ; LELOIR, MARCANO, WURTZ extirpent la tache initiale, dans l'espoir que la destruction totale des premiers
tubercules lépreux suffira pour empêcher l'infection générale;
CRAMER, de Wiesbaden, a procédé de même, en curettant les
troncs nerveux.

Contre les ulcérations, on se sert d'iodoforme, de salol,
d'une émulsion à parties égales de baume de gurjum dans
l'eau de chaux.

FILARÉTOPOULO recommande particulièrement l'acide salicylique et l'acide pyrogallique qui amènent rapidement la cicatrisation des ulcérations.

Sur les muqueuses, on emploie la teinture d'iode, le nitrate
d'argent, etc.

Enfin, les diverses indications soulevées par la localisation des

nant des cellules végétales de la pomme de terre) saturée d'anhydride
sulfureux pur (SO^2).

(1) « Dans la lèpre, dit BROWN-SÉQUARD, c'est l'augmentation de
puissance des centres nerveux et par suite la cessation des actes réflexes morbides et l'amélioration de la nutrition qui font disparaître
l'état symptomatique malgré la persistance des lésions organiques.

(2) Un certain nombre d'auteurs, BUNGE, HONSELL, WANACH, préfèrent la pâte à l'airol :

    Airol . . . .   5 grammes.
    Mucilage de gomme arabique. . . .   5 ou 10   —
    Glycérine. . . . . }
    Argile blanche. . . . . . . } q. s. pour faire une pâte molle.

lésions sur les yeux (1), le larynx, etc., l'intensité des symptômes nerveux, les délabrements de la lèpre mutilante, etc.. seront remplies par les traitements *ad hoc*.

Le traitement hydro-minéral par les eaux arsenico-ferrugineuses de Sibrenitza (Bosnie), source Gubler, a été avantageusement essayé par EDOUARD EHLERS, GLUCK et KATZ.

ALIBERT, RAYER, HARDY envoyaient leurs malades aux eaux sulfureuses : Barèges, Bagnères-de-Luchon, Cauterets, Aix-la-Chapelle, Enghien ; L. BROCQ, dans la forme trophoneurotique, recommande les eaux iodurées sodiques et sulfureuses. On peut utiliser Louesche, Plombières, Bains-les-Bains (2).

Dans tous les cas, les pratiques hydrothérapiques sont excellentes ; parfois on devra recourir aux eaux arsenicales, aux bains de mer recommandés particulièrement en Angleterre, (RAYMOND RUSSEL, LORRY et récemment ADOLPHE RAZLAG) ; E. RAYER les faisait couper d'eau douce ; KAPOSI prescrit les bains ferrugineux et aromatiques, phéniqués, les bains d'iodures. Dans la lèpre nerveuse, les bains sulfureux et électriques sont les meilleurs. On a également utilisé les bains de vapeur (RUSSEL, LORRY, etc.).

Pour UNNA, il est indispensable de détruire le vernis graisseux qui protège les bacilles au moyen de bains chauds ferrugineux et de bains d'encre (fer sulfurique et tanin) ; de même, il conseille le massage et la compression pour désobstruer les pores de la peau occupés par les bacilles.

L'électrothérapie et les bains électriques rendent de grands services dans la lèpre trophoneurotique (L. BROCA).

WILKINSON, de Manille, HEISER ont obtenu certains succès au moyen de la radiothérapie.

A New-York, on a essayé l'air liquide sur les ulcères.

A la période maculeuse, une de nos malades s'est particulièrement bien trouvée des applications d'air chaud.

Actuellement, nous aurions volontiers recours aux bains locaux d'oxygène qui, à notre connaissance, n'ont pas encore été utilisés dans l'affection qui nous occupe.

D'ailleurs pour DOM SAUTON le meilleur traitement de la

(1) Dans les lésions cornéennes GALEZOWSKI faisait des insufflations de poudre d'acide borique additionné d'oxyde de zinc au quarantième ou au dixième. TRUC a traité avec succès un cas de lèpre oculo-cutanée par des injections intra-veineuses de cyanure de mercure.

(2) Le lavoir actuel est l'ancienne piscine des lépreux.

lèpre réside dans l'emploi des agents physiques : chaleur, lumière (essayée avec succès par A. Minine) (1), électricité et sérothérapie.

LEUCOKÉRATOSES BUCCALES

(E. Besnier et A. Doyon.)

(Voy. la planche XXV.)

Synonymie. — Psoriasis lingual (Sigmund). — Psoriasis buccal (Bazin). — Psoriasis et keratosis mucosæ oris et linguæ (Kaposi). — Ichtyosis linguæ (Samuel Plumbe). — Tylosis linguæ (Ulmann). — Plaques blanches de la bouche (Devergie). — Plaques des fumeurs (Buzenét). — Plaques nacrées commissurales (A. Fournier). — Leukoplakia buccalis (Ernst, Schwimmer). — Leucoplasie (E. Vidal). — Stomatite et glossite épithéliales chroniques. — Leucokératose (E. Besnier). — Leucoma (Butlin). — Psoriasis syphilitique, arthritique ou dartreux, épithéliomateux (Mauriac).

Symptomatologie. — Ces divers termes ont été appliqués à un état spécial de la muqueuse buccale caractérisé objectivement par des plaques pelliculaires, blanchâtres, d'aspect laiteux, d'un jaune verdâtre dans certaines régions, lisses ou rugueuses, parfois quadrillées, bridées, mamelonnées, adhérentes, à contours réguliers ou déchiquetés, peu ou pas douloureuses, sauf dans certains cas (glossodynie), mais souvent gênantes par suite d'une sorte d'induration qui envahit la muqueuse sous-jacente et des ulcérations qui peuvent se produire, siégeant sur les muqueuses commissurales (plaques nacrées commissuraires d'A. Fournier), linguale, des joues, des lèvres, palatine, etc.

Ces lésions ont été constatées chez les anciens syphilitiques (A. Fournier, Perrin, du Castel, Balzer), les arthritiques (Petersen, de Ribier), les fumeurs, etc., sans que l'on puisse, actuellement, par les seuls caractères objectifs, diagnostiquer

---

(1) Bien avant l'ère chrétienne les lépreux soumettaient leurs plaies à l'action directe des rayons solaires.

d'une façon précise l'espèce à laquelle elles appartiennent ; elles constituent « des manifestations identiques d'une forme particulière d'irritation chronique de la muqueuse buccale et de la langue, ainsi que de la surface muqueuse de l'ostium génital de la femme, laquelle peut naître des causes les plus variables d'irritation, affection chronique qui, dans son terme le plus avancé, franchit les limites du derme muqueux et aboutit à l'épithélioma proprement dit : *glossite* et *stomatite, vulvite épithéliales, chroniques, superficielles* ou *profondes* » (E. BESNIER et A. DOYON).

« Un caractère élémentaire, supérieur et commun réunit naturellement toutes ces affections *blanches* des muqueuses ; c'est le trouble de la fonction épithéliale : *kératose, dyskératose, hyperkératose* » (*leucokératoses*, E. BESNIER et A. DOYON).

D'ailleurs, comme le constate justement A. FOURNIER, le terme leucoplasie n'indique pas une affection bien déterminée. C'est un terme général s'appliquant à un symptôme qu'on rencontre dans des cas fort différents. Pour LÉON PERRIN également la leucoplasie ne constitue pas une entité morbide, mais doit être considérée comme un symptôme représentant un mode de réaction de l'épithélium à des irritations mécaniques.

Ces remarques peuvent s'appliquer aux observations de PERRIN (*posthite chronique d'aspect leucoplasique*), de ROB WEIR (*ichtyose de la langue et de la vulve*), de JOUIN (*psoriasis de la vulve*), de R. SAINT-PHILIPPE (*affection superficielle de la muqueuse vulvaire* supposée du psoriasis), de RECLUS (*cancroïdes* et *leucoplasie des muqueuses buccale et vaginale*), de BEX (*leucoplasie et cancroïde de la muqueuse vulvo-vaginale*), de PERRIN (*leucoplasie vulvaire avec épithélioma*), d'E. MONOD (*leucoplasie vulvo-vaginale et cancroïde*), de G. MARCOU, de Paris (*leucoplasie vulvaire* avec *sclérose atrophique*), de Mme L. DE PUIFFE DE MAGONDEAU (*leucokératose vulvo-vaginale*), de M. BATUAUD et DELAUNAY (*leucoplasie du col utérin et épithélioma consécutif*) donnant fréquemment (mais non fatalement) (JAYLE et BENDER) naissance au cancroïde (1).

Même observation pourrait sans doute être faite dans les cas

_____

(1) FORDYCE a décrit, il y a quelques années (1898), une affection qu'il croit commune et constituée par un semis très dense de points jaunes occupant la muqueuse des joues et des lèvres, que l'on pourrait peut-être rapprocher des leucoplasies.

de Lucien Wormser et de Minet (de Paris), *leucoplasie uré-trale*, qui pour ce dernier auteur est l'aboutissant du processus inflammatoire chronique de l'épithélium.

De même la leucoplasie laryngée est susceptible de se transformer en épithéliome (Gaston Poyet).

Dans la plupart des cas il y a peu de symptômes généraux. Georges Petit appelle l'attention sur les troubles urinaires : densité élevée de l'urine et hyperacidité marquée et persistante, parfois glycosurie transitoire.

Diagnostic. — A. Fournier a montré une cause d'erreur qui pourrait être due à un examen superficiel dans des cas comme celui observé par Tenneson et J. Darier de *varices lymphatiques de la muqueuse labiale*.

C'est surtout avec le *lichen plan de Wilson* que la leucoplasie linguale est le plus facilement confondue. Mais les lésions du lichen sont rarement localisées à la bouche, de plus les taches ont une teinte d'un blanc plus mat, formant plutôt une dépression qu'une saillie ; sur les joues le siège du lichen est la face interne en arrière des dernières molaires, principalement au niveau de la ligne interdentaire ; de plus, il existe une sorte de quadrillage absolument pathognomonique, comme le fait remarquer Milian.

Ce dernier auteur fait également observer que si le diagnostic restait douteux on pourrait l'assurer avec la biopsie, « les lésions histologiques des deux affections sont, en effet, absolument différentes : le lichen plan montre un infiltrat régulier, nettement localisé aux parties toutes superficielles du chorion, au derme papillaire, et qui amène un élargissement en dôme des papilles ; il ne s'accompagne pas de kératinisation de la muqueuse. Au contraire, la leucoplasie nous montre un infiltrat qui descend profondément jusque dans le tissu musculaire ; au lieu de former une nappe uniforme et régulière comme dans le lichen il se distribue en manchons périvasculaires en traînées entre des bandes de sclérose ; il y a des lésions d'endartérite chronique et enfin de la kératinisation de la muqueuse.

Anatomie pathologique. — H. Leloir a démontré que la muqueuse, épaissie, prenait les caractères de l'épiderme. En somme, dit Bénard, les lésions que révèle l'examen microscopique se résument en deux altérations fondamentales : la sclérose du chorion et l'hyperkératinisation de l'épiderme muqueux.

D'après J. SELLEI, l'altération principale porte sur le chorion qui est vraisemblablement le point de départ de la maladie. On y constate une infiltration cellulaire et une augmentation des fibres élastiques.

MILIAN a très justement fait observer que la blancheur de la plaque n'était due ni à l'apparition d'une couche cellulaire anormale, ni à la sclérose du derme et que « le seul élément histologique constant et obligatoire des taches blanches leucoplasiques était la *cellule du corps muqueux*. En son absence (ulcération), pas de leucoplasie possible. Seule présente (érosion, c'est-à-dire destruction des couches superficielles de l'épithélium), elle peut produire la leucoplasie.

« Le protoplasma de la cellule du corps muqueux est devenu « trouble ». Il a subi une modification chimique de ses matériaux albuminoïdes, qui, sans doute, ont une composition comparable aux ascites lactescentes dont l'aspect varie de la simple opalescence à l'état laiteux le plus accentué. »

Dans le cas de PERRIN (de Marseille), les lésions de la langue et des lèvres ont été étudiées histologiquement par MARFAN (dans le laboratoire de CORNIL) et J. REBOUL, elles sont intéressantes à connaître.

1° Lésions de la langue:

Pour les parties qui, à l'œil nu, n'ont pas l'apparence papillomateuse : inflammation de la muqueuse qui se traduit par l'infiltration embryonnaire du derme, la prolifération de l'épithélium et par une déviation du processus normal de kératinisation : l'éléidine, qui, d'après Ranvier, ferait défaut à l'état normal, apparaît en abondance ; mais il semble qu'elle soit incapable d'aboutir à la kératinisation vraie, puisqu'on la retrouve sous forme d'éléidine jusque dans la couche superficielle.

Parties présentant à l'œil nu une apparence papillomateuse très accusée : dans ces portions il y a dégénérescence épithéliale. Les globes épidermiques, les bourgeons épithéliaux qui ont pénétré dans le derme en sont la preuve. Mais il semble qu'on n'ait, en définitive, qu'une exagération du processus précédent. Il y a aussi prolifération de l'épithélium et déviation du processus de kératinisation qui aboutit à la formation de globes épidermiques, d'une part, et à la formation d'un stratum corneum typique, d'autre part.

2° Lésions des lèvres :

A. — *Études des parties qui n'ont pas, à l'œil nu, l'apparence papillomateuse.*

Différentes parties de la tumeur ont été examinées après durcissement dans l'alcool et coloration avec le picro-carmin, l'éosine ou l'hématoxyline.

Sur un groupe de préparations, on voit les papilles déformées allongées, volumineuses. Le stratum corneum très épaissi forme de nombreuses couches, surtout dans les espaces interpapillaires.

Cette région est tantôt régulièrement colorée en jaune par le picrocarmin, tantôt présente des plaques rouges d'éléidine. Le stratum granulosum est épaissi ; les cellules sont volumineuses, infiltrées d'éléidine ; quelques cellules sont vésiculeuses, le noyau est refoulé à la périphérie. Au milieu des papilles et des couches profondes de l'épithélium, on voit des amas jaunâtres formés de cellules lamellaires cornées. En d'autres points, on voit des espaces clairs où les cellules sont en dégénérescence granuleuse et ont perdu parfois leurs contours. A la limite de cette hypertrophie papillaire, la peau reprend insensiblement ses caractères normaux, les papilles diminuent de hauteur et les diverses couches de l'épithélium ont une disposition régulière. Toutefois il persiste un épaississement très marqué du stratum corneum, surtout dans les espaces interpapillaires.

Dans d'autres préparations, la coupe étant perpendiculaire, on voit une hypertrophie des papilles, mais plus régulière, le stratum corneum est toujours épaissi dans les espaces interpapillaires, des plaques d'éléidine se montrent dans les couches superficielles du stratum granulosum. Le derme est infiltré par places surtout dans les régions interpapillaires de cellules épithéliales du corps muqueux, et, en certains points, on voit des cellules arrondies ou irrégulières formant des traînées dans la profondeur et séparant les divers organes (glandes, vaisseaux). Cette prolifération cellulaire est surtout marquée autour des vaisseaux auxquels elle forme une véritable gaine. Les parois des artères sont notablement épaissies ; cet épaississement porte principalement sur la tunique moyenne. Quelques artères présentent de l'endo-artérite. Les veines présentent des lésions analogues, Ces boyaux épithéliaux se prolongent dans la profondeur et isolent les faisceaux de fibres musculaires striées.

Le ganglion est infiltré de cellules embryonnaires.

B. — *Étude des parties présentant, à l'œil nu, une apparence papillomateuse très accusée.*

Dans une série de préparations, l'épithélium est considérablement épaissi et la couche cornée atteint une grande épaisseur ; elle se colore fortement en jaune par le picrocarmin. Constitué par des cellules lamellaires sans noyau dans la plus grande partie, on ne voit des cellules nucléées qu'à la partie profonde ; ces cellules prenant peu à peu les caractères de celles de la couche granuleuse, se continuent avec les couches de Malpighi. En certains points, le derme se confond d'une part avec l'épithélium et d'autre part avec les parties profondes.

Les papilles normales ont disparu et sont remplacées par une prolifération diffuse des cellules épithéliales qui se prolongent dans la profondeur, isolant les vaisseaux, les muscles et leur formant des gaines. Dans la région sous-dermique les boyaux épithéliaux sont limités par des vaisseaux de tissu conjonctif et de cellules adipeuses.

Les parois des vaisseaux sont épaissies et altérées.

A la limite de cette coupe, on voit des papilles dermiques volumineuses, déformées et plus loin tous les éléments deviennent normaux.

Sur d'autres préparations, on voit les papilles hypertrophiées, anastomosées, poussant des prolongements profonds épithéliaux, lobulés avec globes épidermiques. On retrouve ces globes épidermiques dans la profondeur au milieu des lobules épithéliaux qui infiltrent les tissus et séparent les organes (vaisseaux, muscles), les glandes de la muqueuse ont disparu.

Étiologie. — L'influence de l'arthritisme sur la pathogénie de la leucoplasie buccale semble indiscutable.

GEORGES PETIT a observé au cours d'une attaque de rhumatisme articulaire aigu la disparition de la lésion qui durait depuis seize mois.

Pour beaucoup d'auteurs la syphilis est là cause la plus ordinaire de la leucoplasie, mais c'est aller trop loin que de dire comme LÉVY-BING « sans syphilis, pas de leucoplasie ». Pour LANDOUZY et GAUCHER également, toutes les plaques des fumeurs sont de nature syphilitique.

D'ailleurs « l'aspect objectif du tertiarisme lingual (*langue leucoplasique parcheminée de la glossite scléreuse superficielle*) peut exister en dehors des lésions dues à la syphilis, à l'alcool et au tabac » (MOREL-LAVALLÉE).

Pronostic. — Le pronostic est essentiellement variable suivant la cause et l'âge de l'affection ; il doit souvent être réservé en raison de la terminaison épithéliomateuse à laquelle celle-ci peut aboutir (Debove, Le Dentu), au bout d'un temps plus ou moins long, vingt-quatre ans dans une observation d'A. Aubeau.

Reclus a particulièrement appelé l'attention sur les formes plutôt bénignes à la langue et au vagin des *épithéliomes en surface* développés sur une muqueuse leucoplasique.

Traitement. — Le traitement général variera suivant les individus : aux syphilitiques, on donnera le traitement mixte, mercure et iodure de potassium ; aux arthritiques et aux goutteux, les alcalins ; aux diabétiques, la diététique nécessaire ; aux sujets chez lesquels on constate la prédisposition aux dermatoses, l'arsenic longtemps continué.

De plus, pour remédier à l'hypersécrétion salivaire qui entrave le traitement local, H. Köbner (de Berlin) donne deux ou trois fois par jour de X à XX gouttes de :

Extrait de belladone	0 gr. 30
Eau de laurier-cerise.	5 grammes.
Eau distillée	10 —

Si le résultat est insuffisant, on peut remplacer l'extrait de belladone par des pilules d'atropine à un demi-milligramme.

Localement, le traitement à appliquer est médical ou chirurgical.

Le traitement médical comprend :

1° Des bains de bouche avec des solutions tièdes et légères d'acide borique à 1 p. 100, de bicarbonate de soude à 1 p. 500. de salicylate de soude à 1 p. 1.000, de borate de soude à 5 p. 1.000, la décoction de racine de guimauve, de feuilles de coca à 2 p. 1.000 ;

2° Des pulvérisations faites avec les mêmes liquides pendant dix minutes matin et soir.

On peut aussi prescrire : des gargarismes avec de l'eau oxygénée médicinale à 12 volumes coupée de trois ou quatre parties d'eau; les pastilles de sublimé recommandées par H. Hallopeau sont d'un emploi commode ;

3° Des onctions avec la vaseline faiblement boriquée; avec les pommades suivantes :

Aristol	1 gramme.
Vaseline.	50 grammes.

Iodol	0 gr. 50
Vaseline	1 gramme.

Chlorhydrate de cocaïne.	0 gr. 05
Baume du Pérou	àà 1 gramme.
Acide borique pulvérisé	
Vaseline.	40 grammes.
	(BESNIER.)

4° Des attouchements sur les plaques blanches avec l'huile de cade (E. BESNIER) ; l'acide salicylique : eau distillée 50 grammes et acide salicylique de 5 à 15 grammes (SCHWIMMER) ; le nitrate acide de mercure (DARIER) employé avec grande précaution ; une solution de bichromate de potasse de 2 à 10 p. 100 (GAUCHER, WATRAZEWSKI); une solution à 50 p. 100 d'acide lactique (MAX JOSEPH); l'iodure de potassium à 1 p. 10 (ROSENBERG), l'acide trichloracétique pur, le baume du Pérou pur (LASSAR), l'acide chromique en solution à 1 p. 100.

On pourrait essayer les attouchements avec la solution de bleu de méthyle au vingtième qui a donné d'excellents résultats à R. Jocqs dans un cas de *plaque lisse de la langue chez un syphilitique ;*

5° Des badigeonnages avec les mixtures suivantes :

Alun	1 gramme.
Tanin	2 grammes.
Glycérine.	50 —
	(MILLER.)

Eau distillée.	àà 25 grammes.
Glycérine.	
Papaiotine	2 gr. 50
	(SCHWIMMER.)

Acide phénique	2 gr. 50
Teinture d'iode.	àà 12 gr. 50
Glycérine.	

les attouchements avec :

Beurre de cacao	10 grammes.
Iodoforme	0 gr. 10

Faire un crayon pour toucher la langue plusieurs fois par jour.

6° Des cautérisations au nitrate d'argent, mais seulement sur les ulcérations et les fissures ;

7° Personnellement, nous nous sommes très bien trouvé, chez un sujet qui avait épuisé toutes les médications connues, des badigeonnages avec un pinceau imbibé d'ichtyol pur.

Chez un autre malade qui présentait des ulcérations douloureuses, nous avons employé avec succès les bains de bouche avec une infusion forte de feuilles de prêle indiquée déjà dans le traitement des aphtes par JACQUES DE MONTMOLLIN (de Neufchâtel).

Depuis longtemps WINTERNITZ fait faire des badigeonnages avec une sorte de sirop d'airelle-myrtille obtenu par l'ébullition prolongée des fruits.

HEBRA a confirmé ces résultats.

En même temps, le malade sera soumis à une hygiène buccale très sévère : abstention complète de l'alcool, des épices, des acides, salade, etc., du sucre, du tabac, etc.

Enfin, le traitement par les eaux de Chalus, de Royat, les eaux cuivreuses de Saint-Christau (Basses-Pyrénées), source des Arceaux, en bains de bouche ou en pulvérisations, justement recommandé par BAZIN, est applicable dans tous les cas (1).

La leucoplasie vulvo-vaginale serait sans doute améliorée par les eaux de Saint-Christau et les bains prolongés de Louesche.

Chirurgicalement, on peut gratter ou ruginer la plaque blanche (SCHWIMMER), la détruire par l'électro-cautère (E. BESNIER), décortiquer la langue avec le thermo-cautère (LÉON PERRIN); enfin, dans les cas les plus graves, il y aurait lieu de songer à l'ablation totale des parties atteintes.

« Même dans les cas d'épithéliome secondaire avancé, même avec des ganglions indurés, on peut obtenir la guérison véritable quand on a su. autant par la perfection de la réunion chirurgicale que par la sévérité de l'asepsie, se mettre à l'abri de l'infection mixte secondaire, si rapidement funeste, des glanglions cervicaux. Toute méthode d'exérèse chirurgicale qui ne met pas immédiatement la surface de section à l'abri de la suppuration et des contaminations de tout ordre est funeste par elle-même, et doit être rejetée. Quand la récidive se produit,

(1) Les eaux d'Aulus, de Bagnères-de-Bigorre, de Saint-Nectaire sont beaucoup plus riches en sels cuivriques que celles de Saint-Christau, mais, à notre connaissance, ces stations ne possèdent pas les appareils de pulvérisation nécessaires.

ou l'infection mixte, c'est à brève échéance ; si rien ne s'est produit dans l'année qui suit l'opération, le succès définitif est à peu près assuré (E. BESNIER et A. DOYON). »

A noter l'opinion de LUCAS-CHAMPIONNIÈRE pour lequel on ne doit pas intervenir dans la leucoplasie non dégénérée.

En l'état actuel de la science, il y a lieu d'essayer l'emploi des agents physiques et naturels.

RAVITCH a essayé la galvanisation après un badigeonnage au nitrate d'argent à 15 p. 100.

SAALFELD dit avoir retiré de très bons effets des applications d'air liquide, essayé aussi à New-York sur les ulcères.

A plusieurs reprises, nous avons employé la lumière (bleue) sans pouvoir nous prononcer d'une façon nette sur les résultats à espérer définitivement.

BISSÉRIÉ préconise également la phototérapie.

G. MARCOU (de Paris) a vu des résultats momentanés par l'action combinée des courants de haute fréquence et des rayons X. Ces derniers auraient également donné de bons effets à BISSÉRIÉ, à WILKINSON, de Manille.

Enfin DANLOS, GAUCHER et DOMINICI, HARET recommandent l'emploi du radium.

LANGUE NOIRE

Synonymie. — Nigritie de la langue (BERTRAND DE SAINT-GERMAIN). — Coloration noire extrinsèque spontanée de la langue (GUBLER). — Hypertrophie épithéliale piliforme (FÉRÉOL). — Glossophytie (DESSOIS). — Langue noire pileuse (WALLERAND). — Nigritie linguale. — Hyperkératose mélanique. — Glossophytie mélanique.

Le siège anatomique seul invite à rapprocher de la leucoplasie la langue noire, affection sans gravité sur la nature de laquelle on n'est pas fixé et qui consiste en une coloration plus ou moins foncée (brune, violacée, verdâtre, noirâtre (RYDIGIER l'a vue bleue) occupant en totalité ou en partie la face dorsale de la langue, avec hypertrophie souvent considérable des papilles de la région atteinte, 1 centimètre dans le cas de P. MELCHIOR ROBERT.

Urbano Melzi (de Milan) appelle l'attention sur l'intérêt qu'il
y a à ne pas confondre la nigritie vraie avec les manifestations
linguales de la maladie d'Addison consistant en vésicules brunâtres à la face supérieure de l'organe.

Se méfier également des colorations artificielles (1) qui ne
s'accompagnent jamais d'hypertrophie papillaire.

Bizard, à la suite d'observations faites par Chatin à Uriage, a
signalé une nigritie chimique due à l'eau oxygénée employée
en gargarisme chez les syphilitiques.

Voici au point de vue pathogénique ce que dit P. Melchior
Robert :

« La pathogénie de la langue noire n'est pas encore établie,
même par les travaux de Ciaglinski et Hewelke, dont les conclusions semblaient confirmées par les recherches de Sendziak.

Jusqu'à ce jour, les auteurs qui ont étudié l'anatomie pathologique de ce singulier processus ont adopté l'une ou l'autre
des deux hypothèses suivantes, encore à vérifier :

1° Un trouble de kératinisation des cellules épithéliales des
papilles filiformes, dû à la présence, en quantité anormale, de
l'éléidine dans les cellules granuleuses de la couche de Malpighi. Il en résulte une cornification de ces cellules, leur cohésion plus forte entre elles, leur adhérence plus durable aux
papilles. Ce processus explique la formation de ces longs filaments, constitués par des cellules épithéliales kératinisées, sans
noyau, pressées les unes contre les autres ou contiguës bout à
bout.

La coloration noire spéciale est une conséquence logique de
ce trouble particulier de kératinisation. Unna en a donné l'explication pour l'ichtyose et les comédons.

Quelques auteurs ont d'ailleurs constaté des granulations de
pigment à la base de certaines cellules des filaments.

Schech, Malassez, Brosin, Mathieu, Wallerand ont établi
cette lésion épithéliale et l'âge avancé de la plupart des sujets
atteints l'explique naturellement.

2° L'existence, jusqu'à ce jour hypothétique, d'un parasite
spécial, agent primordial de la lésion épithéliale.

(1) Le jaune est produit par le laudanum, le safran, la rhubarbe,
l'acide chromique, l'acide nitrique, l'acide picrique.
Le brun est produit par les noix, les prunes, le tabac.
Le rouge brun par le chocolat.
Le noir par l'encre, la réglisse, les cerises noires, le vinaigre, les
préparations au fer et tanin combinés.

Au cas, improbable selon l'auteur, où le chevelu caractéristique de la langue noire serait uniquement formé par un mycelium de couleur noire, le champignon décrit par CIAGLINSKY et HEWELKE et, plus tard, par SENDZIAK, ne paraît pas, jusqu'à plus ample informé, différer du « Rhizopus nigricans » d'EHREMBERG. Ce dernier, en effet, semblable, de par ses caractères morphologiques au prétendu *Mucor niger*, se développe de préférence sur le pain altéré ou sur divers fruits.

Il serait alors facile de concevoir qu'un fragment de ces aliments usuels, retenu sur la langue, fût le point de départ du développement du cryptogame dont il est le terrain de prédilection. »

Dans certains cas, chez les glycosuriques, l'affection peut être produite par le saccharomyces linguæ pilosæ (ROGER et WEIL).

SCHMIEGELOW accuse un champignon noir de la classe des hypomycètes.

Récemment FERNAND GUÉGUEN y a trouvé un champignon non encore décrit « que ses caractères permettent de considérer comme un oospora (*oospora lingualis*) (1), les oospora sont des gymnoascées; et l'oospora lingualis établirait le passage entre les trichophytons et les achorions ».

CHEVALIER et MASOIN y voient un trouble trophique localisé à l'épithélium des papilles filiformes de la langue.

Pour WOLMER, ce ne serait qu'une hyperkératose de la muqueuse linguale.

Traitement. — Comme traitement, UTZ (de Lyon) recommande les badigeonnages avec le mélange suivant :

Menthol	2 grammes.
Ether sulfurique.	Q. S. pour dissoudre.
Miel rosat	40 grammes.

RAYNAUD utilisait les badigeonnages avec une solution phéniquée au cinquantième.

On a employé l'eau oxygénée; UNNA fait faire des badigeonnages avec une solution éthérée d'acide salicylique à 5 p. 100 ou de résorcine à 10 p. 100.

(1) H. ROGER pense que bien des cas rattachés à la tuberculose ne sont que des mycoses oosporiques.

LEUCONYCHIE (Unna)

Synonymie. — Leucopathie (Morison). — Canitie des ongles (Giovanini). — Leuconychose (W. Dubreuilh).

C'est une maladie consistant en une décoloration des ongles, qui deviennent blancs et opaques en totalité ou partiellement, ressemblant à celle que l'on observe dans la trichophytie et provoquée par une infiltration d'air entre les cellules cornées.

LICHEN RUBER PLANUS

Synonymie. — Lichen plan d'Erasmus Wilson et Kaposi. — Lichen à papules déprimées et Lichen pilaire par altération fonctionnelle de Bazin. — Herpes chronicus et Dermatitis circumscripta herpetiformis de Neumann. — Lichen vrai ou Lichen de Wilson (E. Besnier).

Définition. — Le lichen plan est une dermatose constituée par une éruption de papules plates et prurigineuses, ordinairement chronique.

Symptomatologie. — Les papules sont petites, surtout au début, quelquefois fines comme une pointe d'aiguille, non squameuses, du moins dans les premiers temps; elles sont plates, brillantes, à facettes, comme transparentes, à sommet d'un rouge brun spécial; plus tard, elles peuvent acquérir le volume d'une tête d'épingle, elles sont alors dures, pâles, avec un fin liséré rouge périphérique, leur forme est irrégulière, la base est souvent polygonale et le sommet la plupart du temps ombiliqué.

Les papules peuvent être isolées et discrètes (*lichen planus discretus*), se grouper géométriquement çà et là (*lichen planus annulatus, lichen planus marginatus, circinatus, zoniforme, lichen planus striatus* de R. Crocker) ou en séries linéaires comme des grains de chapelet (*lichen moniliformis*), se généraliser (*lichen planus diffusus*).

Lorsqu'elles sont confluentes, elles se présentent sous l'aspect de placards (*lichen en nappe*, dit HALLOPEAU), rouges ou roses, dont le centre, déprimé, ombiliqué et sur lequel se voient des tractus d'un blanc nacré signalés par WICKHAM, est d'un brun livide; les placards sont de forme irrégulière ou arrondie, ou quadrangulaire, à base infiltrée et saillante au-dessus du niveau des téguments qui paraissent épaissis, rugueux et granuleux (sensation de peau de chagrin); leur surface est desquamante, striée de lignes blanchâtres et ponctuée par les orifices pileux dont le poil est détruit.

H. HALLOPEAU a signalé sous le nom de *lichen scléreux* une variété de lichen dans laquelle les papules sont partiellement décolorées.

L'éruption du lichen ruber planus s'accompagne généralement de picotements, d'élancements, de sensations de brûlure et surtout de prurit qui peut exister avant l'éruption. Cette sensation de prurit est plus ou moins accentuée, variable d'un extrême à l'autre selon les sujets, assez intense parfois pour empêcher le sommeil (*lichen planus pruriginosus* d'ERASMUS WILSON). H. HALLOPEAU attribue cette furie du grattage à un trouble psychique, qu'il désigne sous le nom de cnomanie.

L'état général peut rester complètement bon comme il peut exister des troubles digestifs et nerveux.

PAUTRIER a vu des femmes nerveuses accuser de vives douleurs, des cuissons, des brûlures, au niveau de plaques linguales.

H. HALLOPEAU chez un malade gratteur depuis quinze ans a constaté la transformation des plaques de lichen en tissu de cicatrice, décoloré, alors que les congestions réitérées de la périphérie avaient déterminé une pigmentation exagérée.

Dans plusieurs cas de lichen plan des membres inférieurs, on a constaté l'engorgement des ganglions inguinaux (E. BESNIER, HÉGUY, LAVERGNE).

Siège. — Les localisations les plus fréquentes de l'éruption sont les suivantes : les avant-bras et les poignets (face antérieure), le cou, le creux poplité, la partie antéro-externe de la jambe, la cuisse, les parties latérales du tronc (pression du corset, ERASMUS WILSON ; H. HALLOPEAU l'a diagnostiquée sur une cicatrice pré-sternale), enfin le front (J.-B. HILLAIRET), la face. le cuir chevelu (E. VIDAL et L. BROCQ), le gland et les régions

génitales (DUNCAN BULKLEY), les extrémités (KAPOSI), régions
palmaires et plantaires où les lésions ressemblent à des vésicules sans cependant contenir la moindre trace de liquide.
Jamais les ongles ne sont altérés (E. VIDAL).

DJELALEDDIN-MOUKTAR (de Constantinople) a observé, chez
une petite fille de dix-huit mois, un cas de lichen plan unilatéral (gauche) ne dépassant pas la ligne médiane et suivant le
trajet de certains nerfs.

Chez les tout jeunes enfants les éléments papuleux, d'une
ténuité extrême, sont disséminés sur toute la surface du corps
(HALLOPEAU et COMPAIX).

Sur les muqueuses et principalement sur la muqueuse buccale (ERASMUS WILSON, CROCKER, NEUMANN), à la face interne
des joues, sur la langue, le palais, le rebord des lèvres, les
amygdales même, les lésions forment des plaques d'un blanc
mat, blanc d'argent, fendillées, un peu saillantes, avec de
petits points plus saillants encore, ressemblant, surtout au début, suivant la comparaison de L. BROCQ, à la lésion produite
par une légère cautérisation avec le nitrate d'argent (plaques en
pains à cacheter d'H. HALLOPEAU).

On a vu la maladie sur la muqueuse du larynx, sur la muqueuse anale; enfin HEUSS (de Zurich) a observé un cas de lichen
ruber planus de la muqueuse urétrale.

Marche. — La marche de l'affection est généralement
chronique; la maladie se développe lentement et progressivement ou par poussées successives pendant des années et peut
persister indéfiniment.

Parfois la marche est rapide (*lichen plan aigu* de FERNAND
LAVERGNE); l'affection envahissant de vastes surfaces sur lesquelles le tégument est épaissi, desquamant, sillonné de plis
quadrillés; les papules sont petites ou volumineuses et, dans
ce dernier cas, sont rouges et confluentes.

Quand l'affection guérit, les papules disparaissent; les placards éruptifs s'affaissent, laissant à leur place parfois de petites
dépressions, régulièrement une pigmentation de couleur plus
ou moins foncée, persistant toujours fort longtemps et quelquefois même indéfiniment.

Pronostic. — L'affection est peu grave en elle-même, elle
ne comporte un pronostic sérieux qu'en raison de sa durée et
des troubles nerveux qu'elle détermine.

Diagnostic. — C'est surtout avec la *syphilis papuleuse* que le lichen plan a été confondu ; les papules du lichen sont brillantes, cireuses, fréquemment ombiliquées, polygonales, prurigineuses et localisées à des régions bien nettes ; les papules syphilitiques siègent plus particulièrement aux mains, à la face ; elles sont arrondies, cuivrées, non déprimées au centre, non prurigineuses.

L'*eczéma papuleux* diffère du lichen par la coexistence de vésicules rouges et par sa desquamation.

Le *psoriasis* ponctué, discret, se développe rapidement ; ses papules, ses squames sont abondantes et micacées.

Le *pityriasis rubra pilaire*, outre sa rougeur diffuse, desquame sous forme de lamelles et de pellicules et ne présente ni papules, ni épaississement de la peau ; de plus, les lésions des ongles n'existent jamais dans le lichen ruber planus et celles du cuir chevelu et de la paume des mains sont ici bien différentes.

Le *lichen scrofulosorum* ou folliculite tuberculeuse diffère par ses papules d'un rouge jaunâtre, non prurigineuses.

Enfin, les *lichénifications* diffuses, le *lichen simplex chronique* de VIDAL (*névrodermite chronique circonscrite*) arrêtent souvent le diagnostic ; on se rappellera que le lichen simplex a certaines localisations de prédilection sur lesquelles les placards éruptifs siègent presque indéfiniment sans régression centrale.

Sur la muqueuse buccale, le lichen plan pourrait simuler les *plaques muqueuses* de la *syphilis* ou la *leucoplasie*, mais les tractus, les stries, les taches blanches, les étoiles, etc., du lichen le distinguent, et, le plus souvent, coexistent des lésions de la peau qui éclaireront le diagnostic.

Sur la langue, le lichen plan ressemble tellement aux *plaques muqueuses* que l'erreur est inévitable (MOREL-LAVALLÉE).

Sur la muqueuse du gland également le lichen plan simule aisément par la disposition de ses éléments les *syphilides circinées*.

La *kératose pilaire* (*lichen pilaris vulgaire*) est plutôt une affection de l'enfance et de l'adolescence, non prurigineuse, dont les papules sont arrondies et acuminées et à localisations bien spéciales.

Anatomie pathologique. — D'après KAPOSI et les auteurs allemands, « la maladie a son siège principal dans les

follicules pileux et dans le tissu périfolliculaire le plus immédiat; c'est essentiellement une hyperplasie des cellules de la
gaine externe de la racine à la partie inférieure de la tige du
poil, une excroissance de cette gaine en forme de prolongement
avec dilatation consécutive, ampulliforme des follicules pileux,
ainsi qu'une infiltration cellulaire des papilles qui environnent
le follicule, et une prolifération du réseau muqueux qui les recouvre. Cet état anatomique n'a rien de caractéristique pour le
lichen. »

Au point de vue histologique de la papule, DARIER dit :
« L'hypertrophie du corps muqueux est très marquée au
début, moindre plus tard, lorsque la couche cornée s'épaissit
à ses dépens. La couche granuleuse est conservée et même hypertrophiée, mais l'éléidine est inégalement abondante, suivant
les points, dans une même papule; c'est elle qui donne lieu au
réseau de stries blanches ou opalines pathognomoniques des
éléments du lichen plan.

Une biopsie étudiée par HALLKIN a établi que les localisations
péri-pilaires du lichen de WILSON n'étaient qu'une localisation
de cette dermatose et différaient essentiellement de celles du
pityriasis rubra pilaire. La couche cornée est épaisse, cohé-
rente, grasse et formée de cellules sans noyau, normales;
dans les lichens anciens on peut trouver les cellules cornées
munies de noyaux. Les papilles ne sont pas allongées, mais
élargies en forme de coupole et souvent inclinées. Dans le corps
papillaire il y a un infiltrat nettement limité de petites cellules
rondes; souvent quelques-unes de ces cellules sont en dégénérescence colloïde. La zone limite du derme et de l'épiderme
dessine des festons; elle est habituellement un peu effacée par
places. »

Étiologie. — Le lichen ruber planus s'observe à tout âge
et dans les deux sexes, mais il est rare chez les enfants et les
vieillards; toutefois H. HALLOPEAU et COMPAIN ont observé chez un
enfant de quinze mois un lichen plan datant déjà de trois mois.

On le rencontre particulièrement chez les nerveux de trente à
quarante ans, plus souvent chez les hommes que chez les
femmes et sur des points fréquemment irrités : localisations
lombaires, axillaires, etc., lichen plan en cravate (H. HALLO-
PEAU).

Pathogénie. — Aussi, on a invoqué comme cause pathogénique l'état névropathique (Kœbner, E. Besnier et L. Jac-. quet); pour ce dernier la nature nerveuse du lichen plan est indiscutable; ce serait une névrose à manifestations cutanées secondaires, artificielles, provoquées par l'irritation locale d'une peau dont l'innervation motrice est déséquilibrée.

L.-E. Leredde invoque une théorie dyscrasique se basant sur l'existence d'altérations sanguines et la généralisation des lésions.

On en fait une affection d'origine microbienne familiale ou infectieuse (Ormerod, Jadassohn). Pour H. Hallopeau et Villaret, Lassar, Unna, la maladie est une affection parasitaire malgré l'infructuosité des recherches faites pour en découvrir le microbe.

L. Brocq a signalé deux cas paraissant nettement dûs au contage. Morel-Lavallée a pensé à la transmissibilité du lichen plan par suite de l'observation d'une cliente atteinte de lichen lingual et dont le mari portait à la bouche et à la verge des lésions typiques de lichen plan.

Traitement. — En dehors de l'hygiène alimentaire ordinairement recommandée il est parfois indiqué dans les cas d'éruptions trop étendues ou très prurigineuses d'imposer le régime lacté absolu.

De plus surtout chez les névropathes il est bon d'interdire les travaux intellectuels, de prescrire le séjour à la campagne, etc. Que l'on soit ou non convaincu de l'efficacité de son action, il est admis actuellement que l'on doit donner, à l'intérieur, l'arsenic qui réussit, dit Balzer, dans les neuf dixièmes des cas. Il faut des doses élevées longtemps prolongées pour obtenir des résultats (Malcolm Morris). Heuss a obtenu un succès rapide à l'aide de ce médicament dans un cas de lichen de la muqueuse urétrale.

Quand l'estomac ne le supporte pas, on peut le remplacer par les injections sous-cutanées de cacodylate de soude ou d'arrhénal. Edmond Saalfeld (de Berlin) a également utilisé avec intérêt les préparations cacodyliques. Dans le lichen plan généralisé, Danlos a aussi constaté l'action antiprurigineuse de cette même médication.

Jeanselme conseille les injections sous-cutanées de liqueur de Fowler (II à X gouttes).

On peut prescrire une saison à La Bourboule.

Enfin, on a donné avec succès le bichlorure de mercure, le tartrate d'antimoine et de potasse (ALLAN JAMIESON, JONATHAN HUTCHINSON, d'Édimbourg, et avant lui, CHEADLE et MALCOLM MORRIS). FEUR a essayé l'atoxyl mais a dû y renoncer en raison de la diminution de l'acuité visuelle qui se manifestait.

H. RADCLIKFE CROCKER, de Londres, estime que l'administration du corps thyroïde a un effet manifeste.

H. GUIMBAIL recommande le sérum de TOMMASOLI qui a donné à cet auteur de bons résultats.

MOREL-LAVALLÉE a obtenu des effets momentanés dans la glossite lichénienne avec les injections de calomel.

D'une façon générale, on peut prescrire les médicaments calmants, tels que les bromures de potassium, de sodium, d'ammonium ; nous prescrivons le plus ordinairement :

Bromure de potassium. . . . . ⎫
—   de sodium . . . . ⎬   4 grammes.
—   d'ammonium . . . . ⎭
Sirop simple.   50   —
Eau de tilleul   130   —

3 cuillerées à café par jour dans du lait.

E. GAUCHER préfère l'extrait de valériane et prescrit deux ou trois cuillerées par jour de :

Extrait fluide de valériane. . . . . . . 40 grammes.
Sirop de menthe . . . . ⎫ ââ 15   —
Teinture de valériane . . . . ⎭
Sirop simple   30   —

et, comme antiprurigineux : la belladone, la pilocarpine, la solanine, l'acide lactique (DU CASTEL), la vératrine (NOUS).

BLASCHKO a obtenu d'excellents résultats avec l'antipyrine.

Comme traitement externe, il faut employer contre le prurit des lotions vinaigrées, de sublimé, phéniquées, à l'acide chromique :

Eau . . . .   1 litre.
Acide chromique . . . .   1 gramme.
(MONIN.)

Les applications de solution de permanganate de potasse à 1 p. 50 (H. HALLOPEAU et VILLARET).

La poudre suivante :

Camphre pulvérisé. . . . .   1 gramme.
Talc pulvérisé et tamisé. . . . . 100 grammes.
(GAUCHER.)

Les onctions avec les pommades à l'acide salicylique :

```
Sublimé . . . . . . . . . . . . . .      0 gr. 30
Acide salicylique . . . . . . . . . .    3 grammes.
Vaseline. . . . . . . . . . . . . .      50      —
```
                                        (W. Dubreuilh et J. Sabrazès.)

à l'acide pyrogallique, au goudron, au naphtol, à l'onguent de zinc :

```
Onguent de zinc. . . . . . . . . . .     50 grammes.
Acide phénique . . . . . . . . . . .     20      —
Bichlorure de mercure . . . . . . . .    0 gr. 50 à 1 gramme.
```
                                        (Unna.)

Leistikow prescrit :

```
Oxyde de zinc. . . . . . . . . . . .     25 grammes.
Vasogène épaissi. . . . . . . . . . .    225      —
Acide phénique . . . . . . . . . . .     10      —
Sublimé . . . . . . . . . . . . . .      0 gr. 3 à 1-2.
```

E. Vidal et Gaucher recommandent le glycérolé tartrique en applications biquotidiennes :

```
Acide tartrique de. . . . . . . . .      4 à    5 grammes.
Glycérolé d'amidon . . . . . . . .       100 à 120      —
```

L. Brocq formule la « pommade aux trois acides », pendant la nuit :

```
Acide phénique . . . . . . . . . . .     1 gramme.
—    salicylique . . . . . . . . . .     2 grammes.
—    tartrique . . . . . . . . . . .     3      —
Glycérolé d'amidon à la glycérine neutre
et pure . . . . . . . . . . . . . .      74      —
```

Voici d'ailleurs des formules de pommades faibles :

```
Acide pyrogallique. . . . . . . . . .    1 gramme.
Vaseline. . . . . . . . . . . . . .      20 grammes.
```

```
Acide salicylique . . . . . . . . . .    1 gramme.
Précipité blanc ou oxyde de zinc . . . . 5 grammes.
Vaseline. . . . . . . . . . . . . .      50      —
```

et de pommades fortes :

```
Acide pyrogallique. . . . . . . . . .    2 grammes.
Vaseline. . . . . . . . . . . . . .      20      —
```

```
Acide salicylique . . . . . . . . . .    1 gramme.
Précipité blanc . . . . . . . . . . .    3 grammes.
Oxyde de zinc . . . . . . . . . . .      5      —
Vaseline. . . . . . . . . . . . . .      30      —
```

C. Cutler recommande son iodo-phéno-chloral, trop irritant à notre avis.

Mracek fait faire des badigeonnages avec :

Acide phénique . . . . 5 à 10 grammes.
Bichlorure d'hydrargyre . . . . . . 1 à 5 —
Créosote . . . . 2 —
Collodion. . . . . 50 —

Bernheim conseille la traumaticine à la chrysarobine :

Chrysarobine . . . . 3 grammes.
Traumaticine . . . . 5 —

Les placards seront couverts d'emplâtres divers à l'acide salicylique, à l'acide pyrogallique, de Vigo, tous à surveiller de près. S'ils sont trop irritants, on les remplacera par des pommades calmantes.

Dans le lichen plan buccal, Gustave Bureau (de Nantes) recommande les badigeonnages soit avec une solution de sublimé au millième, soit avec une solution de sulfate de cuivre au centième, ou un collutoire au salicylate de soude :

Mertens a employé avec succès l'extrait aqueux de pin sylvestre (1) soit pur, soit mélangé avec d'autres balsamiques.

Depuis quelque temps L. Jacquet, persuadé que l'affection est une dermato-névrose, une névro-dermite, après avoir employé les moyens occlusifs tels que la colle de zinc de Unna ou le pansement ouaté, préconise très judicieusement l'hydrothé-

---

(1) On prépare l'extrait approximativement de la façon suivante :
On verse de l'eau bouillante sur les feuilles et les branches mises dans un récipient quelconque. On laisse le tout macérer pendant un certain temps ; puis on sépare l'huile éthérée formée et on évapore le liquide jusqu'à ce qu'il devienne sirupeux. Ceci fait, on réajoute l'huile éthérée.

L'extrait est d'une coloration brun-foncé, consistant comme du miel, acide, et d'une odeur qui rappelle celle du bois de sapin. Au repos, le liquide se couvre d'une couche verte d'huile éthérée — deux cuillerées à café par livre. L'extrait se mélange facilement avec l'eau en proportions différentes et avec 10 p. 100 de substances graisseuses.

Voici les propriétés de cet extrait :

Il sèche vivement entre cinq et quinze minutes. Une fois sec il devient souple et permet tous les mouvements.

Il forme sur la peau un véritable vernis.

Il n'oblige pas le malade à garder la chambre.

Il se dissout facilement dans l'eau et la glycérine.

rapie sous forme de douches tièdes à 35° environ, de deux à trois minutes de durée au maximum, avec le mininum de percussion, prises quotidiennement et suivies d'une courte affusion froide.

Page a constaté sur lui-même les heureux effets de ce traitement.

L'hydrothérapie avait été employée bien avant mais sous une forme différente. Il y a en effet souvent avantage à user des bains prolongés au tanin, au goudron, bains d'amidon vinaigrés, etc.

E. Besnier ordonne les bains prolongés tièdes à 35°; Kaposi préfère les bains mercuriels, Duhring les bains de goudron ; Bazin recommandait les bains alcalins, les lotions et les bains d'eau froide. Guimbail pense que le bain permanent est nettement indiqué; actuellement il donne le bain hydro-électrique à courant sinusoïdal.

Enfin, W. Allen, Oudin et Barthélemy ont obtenu des résultats encourageants dans un cas de lichen aigu généralisé au moyen des courants de haute fréquence que nous avons remplacés avec le même avantage dans un cas analogue par le bain statique prolongé pendant une demi-heure.

Bouveyron (de Lyon) s'est montré satisfait de l'emploi de la faradisation.

William L. Heere a obtenu la guérison du lichen plan au moyen des rayons X qui ont donné quelques résultats favorables à L.-E. Leredde et R. Martial, L. Brocq et Bissérié.

Saalfeld a employé l'air liquide.

O. Brien, Wickham et Degrais ont utilisé le radium.

Comme traitement hydrominéral on peut envoyer les malades à La Bourboule et diriger les nerveux sur Bagnères-de-Bigorre, Luxeuil, Néris, Ragatz, etc.

Enfin, il est intéressant de signaler l'opinion de G. Thibierge et Ravaut pour qui la ponction lombaire pourrait rendre des services.

Plusieurs formes de lichen ont été décrites à côté du lichen plan :

LICHEN RUBER ACUMINATUS
ou NEUROTICUS (de UNNA) (1)

Cette affection est constituée par de petites papules rouges, coniques, acuminées, de la grosseur d'un grain de millet ou d'une tête d'épingle, recouvertes de squames adhérentes et développées autour d'un follicule pileux, sans dépression centrale. D'abord isolées, elles forment ensuite, par leur confluence, des placards étendus, de couleur rouge bleuâtre, au niveau desquels la peau est épaissie, sèche, fendillée et est le siège de démangeaisons violentes; cette affection est en effet très prurigineuse. Elle est accompagnée d'un état général grave (ataxo-adynamie).

La marche est aiguë, et, si l'on n'intervient pas à temps, la maladie peut devenir rapidement mortelle.

Lorsque l'affection s'étend à toute l'enveloppe tégumentaire (*lichen ruber généralisé*), elle offre alors les caractères du *pityriasis rubra pilaire*.

H. HALLOPEAU et L.-E. LEREDDE font à juste titre remarquer la difficulté de diagnostic de cette affection, confondue souvent avec l'*eczéma papuleux*, le *lichen simplex aigu* d'E. VIDAL, le *prurigo temporaire autotoxique* de TOMMASOLI, le *prurigo simplex* de L. BROCQ.

Pour L. JACQUET, le lichen ruber acuminatus est une angioneurose.

LICHEN RUBER OBTUSUS (de UNNA)

L. BROCQ en décrit deux formes :

1° Le LICHEN RUBER OBTUSUS VRAI, « constitué par une érup-

---

(1) Le *Lichen ruber acuminatus* de HEBRA, KAPOSI, etc., est le *Pityriasis rubra pilaire* de DEVERGIE, E. BESNIER, RICHAUD (voir cet article).

tion de papules de moyenne grosseur, demi-circulaires, hémi-sphériques, semi-coniques ou aplaties à leur sommet, polies, sans squames, semblables à de la cire transparente, portant souvent à leur centre une petite dépression et variant comme coloration du rouge bleuâtre au rouge brunâtre ».

C'est une dermatose peu prurigineuse, circonscrite ou enva-hissant tout le tégument sous forme de larges placards.

Quand la guérison arrive, les éléments éruptifs laissent à leur place quelquefois une cicatrice superficielle, toujours une pig-mentation brunâtre.

2° Le LICHEN RUBER OBTUSUS CORNÉ, constitué par d'assez grosses papules siégeant surtout sur les membres supérieurs et inférieurs; « elles débutent sous la forme de papules arrondies, hémisphériques, à peine colorées en rose blanchâtre et qui sont le siège de vives démangeaisons. Puis, ces éléments grossis-sent peu à peu, fort lentement; à mesure qu'ils augmentent de volume ils prennent une coloration brunâtre plus ou moins foncée suivant leur développement, et se recouvrent à leur centre, puis sur toute leur surface, de squames sèches, gri-sâtres, des plus adhérentes, qui se stratifient et qui finissent par donner à la lésion un aspect corné. Presque toutes les papules restent discrètes. L'évolution de la maladie est des plus lentes. » (L. Brocq.)

Le même auteur range à côté de cette forme le *lichen ruber en collier de corail* de KAPOSI (*lichen ruber moniliformis*), re-marquable par ses bourrelets chéloïdiens, jaunâtres, brillants, durs, aplatis, disposés en réseaux larges, au milieu desquels on voit des papules caractéristiques et des taches pigmentaires punctiformes.

Le LICHEN RUBER CORNÉ (*lichen planus corné* d'E. VIDAL, *lichen hyperkératosique, lichen chronique circonscrit hyper-trophique* (J. SCHUTZ), *lichen ruber verruqueux, lichen corné, dermatitis circumscripta herpetiformis* de NEUMANN, *lichen géant verruqueux* de TENNESON) est caractérisé par des pla-cards arrondis ou irréguliers, de dimension variable, siégeant surtout à la face antéro-externe de la jambe, au niveau des-quels la peau est épaissie, indurée, cornée; la surface en est sèche, rugueuse, comme raboteuse, ponctuée par les orifices pileux très apparents; la couleur est souvent d'un bleu noirâtre.

Cette affection, très prurigineuse, a une marche fort lente; elle est excessivement tenace.

On a vu (H. FEULARD) le lichen verruqueux corné sur les jambes, le lichen plan typique sur le dos des mains On l'a observé également (SÉE et DRUELLE) sur les membres, accompagné de lésions buccales.

Diagnostic. — Le lichen ruber obtusus peut ressembler au *xanthome* qui en diffère par sa coloration ordinairement jaunâtre et ses localisations spéciales, à la *syphilis papuleuse*, jamais prurigineuse.

Les *syphilides papillomateuses*, le *lichen simplex chronique* d'E. VIDAL, peuvent parfois simuler le lichen ruber corné dont l'aspect est généralement typique.

LICHEN PLAN ATROPHIQUE (de KAPOSI)
LICHEN PLAN SCLÉREUX (d'H. HALLOPEAU-DARIER)

Cette forme est reconnaissable à ses cicatrices réticulées, étendues, plates, légèrement déprimées, d'un aspect blanc brillant et entourées d'un liséré brun rouge.

Ces caractères la différencient mais parfois difficilement des sclérodermies en plaques.

Traitement. — Le traitement du lichen ruber planus est applicable à ces diverses formes : l'arsenic réussit surtout dans le lichen ruber acuminatus; le lichen ruber corné réclame souvent l'emploi de la curette, la rugination ou la destruction électro-caustique.

Dans le lichen plan corné, LAILLER se contentait de badigeonnages à la teinture d'iode.

L. BROCQ et BISSÉRIÉ ont eu des guérisons à l'aide de la radiothérapie.

LICHEN VARIEGATUS

Tel est le nom donné par les dermatologistes anglais à une affection dont voici, d'après L. BROCQ, les caractères tracés par

RADCLIFFE CROCKER qui fait rentrer dans ce groupe les érythrodermies pityriasiques en plaques disséminées de L. BROCQ et les exanthèmes psoriasiforme et lichénoïde de NEISSER, JADASSOHN, JULIUSBERG, PINCUS.

« Les ressemblances cliniques de ces cas avec le lichen plan sont évidentes, dit RADCLIFFE CROCKER; et quoiqu'il y ait des différences suffisantes pour les en séparer, ils sont vraiment dignes d'être rangés dans la famille lichen : en adoptant pour eux le nom de lichen variegatus, nous avons l'avantage de laisser de côté le terme ennuyeux de parakératose qui s'applique au psoriasis, à l'ichtyose, au ring-worm, etc.

Les caractères les plus importants de cette rare affection sont un développement et une évolution des plus lents, la maladie durant plusieurs années sans prurit, sans autres symptômes subjectifs. L'éruption peut se généraliser et même envahir la face, ce qui est tout à fait exceptionnel dans le lichen plan. La disposition générale est celle de bandes ou de plaques semi-confluentes encerclant des zones de peau saine, de telle sorte que l'aspect général est réticulé. Les plus grandes plaques sont érythémateuses et infiltrées ; les plus petites ressemblent au lichen plan récent, mais sont toutes recouvertes de fines squames. Leur couleur varie du jaunâtre au rouge bleuâtre ; et, si les squames se détachent, la surface malade a un aspect brillant, de cire : les bords sont bien arrêtés, la teinte est plus foncée aux membres inférieurs. »

LICHEN DES SCROFULEUX

Synonymie. — Lichen scrofulosorum de HEBRA. — Lichen circonscrit de WILLAN et BATEMAN, RAYER, BAZIN, etc. — Lichen pilaire des strumeux d'E. BESNIER. — Lichen pilaire circonscrit. — Tuberculose papuleuse. — Folliculite tuberculeuse. — Tuberculide (DARIER). — Toxi-tuberculide papuleuse miliaire des glandes sébacées d'H. HALLOPEAU.

Symptomatologie. — C'est une affection plus rare en France qu'en Autriche, caractérisée par des papules miliaires, surmontées d'une squame, de couleur rouge pâle, jaune pâle, quelquefois rouge brunâtre ou rouge livide (*lichen lividus*), disposées par groupes affectant plus particulièrement la forme circulaire, quelquefois la forme de lignes irrégulièrement arrondies (1) (*lichen gyratus* de Biett ?). On a observé (Jadasson) une forme érythémateuse circinée et une forme squameuse sans nodules.

Les papules sont peu prurigineuses.

Siège. — Elles se développent surtout sur le tronc, le dos et l'abdomen, plus tard sur les membres.

Marche. — Leur marche est lente; les placards restent longtemps stationnaires et, lorsqu'ils disparaissent, laissent à leur place des taches pigmentées desquamant légèrement.

Complications. — Dans certains cas graves, se montrent un eczéma impétigineux, fétide, du scrotum et du pubis, des papules ou des pustules hémorragiques aux jambes et fréquemment des adénites sous-maxillaires, cervicales, axillaires, parfois des caries et des nécroses, des périostites (Kaposi).

Pronostic. — D'après la description des principaux dermatologistes, l'affection paraît beaucoup plus grave en Allemagne qu'en France où elle est souvent bénigne.

Diagnostic. — Le lichen des scrofuleux ressemble surtout au *pityriasis rubra pilaire*, mais ici la face dorsale des doigts est intacte, et à la *syphilide papuleuse circonscrite* à petites papules (*lichen syphilitique*), dans laquelle, outre les papules disséminées et volumineuses que l'on rencontrera çà et là, on constatera que toutes les papules sont dures, brillantes et d'une couleur cuivrée spéciale.

L'*eczéma papuleux* ne siège point aux lieux d'élection du lichen scrofulosorum et n'affecte pas une forme aussi nettement circulaire; de plus les éléments sont plus confluents et plus prurigineux et coexistent ou ont coexisté avec des vésicules.

La *kératose pilaire* siège aux membres du côté de l'extension et n'est point disposée par groupes en placards.

---

(1) Chez un malade pour lequel Ali-M. Emin, médecin en chef de l'hôpital d'Andrinople nous avait fait l'honneur de nous demander notre avis, les lésions étaient particulièrement remarquables par leur aspect arciforme et curviligne autour du tronc.

Le *strophulus*, le *lichen aigu* sont des éruptions passagères et les sujets atteints ne présentent pas d'affections diathésiques.

Étiologie. — Cette maladie s'observe surtout chez les jeunes filles lymphatiques. Exceptionnellement, on l'a observée chez un malade de cinquante-six ans (LUKASIEWICZ).

Anatomie pathologique. — C'est, disent E. BESNIER et A. DOYON, une variété de folliculite pilo-sébacée, probablement infectieuse, sinon microbienne, peut-être quelquefois toxidermique. On n'y rencontre point de bacilles, et un seul auteur, HAUSHALTER, a pu inoculer avec succès la maladie au cobaye.

Nature. — Pour II. HALLOPEAU, la nature tuberculeuse du lichen scrofulosorum est absolument démontrée. « Cette éruption, dit-il, n'est pas produite directement par des bacilles, mais bien par des toxines émanées d'autres foyers et exerçant sur les glandes cutanées et leur périphérie, peut-être en tendant à s'éliminer, une action irritante. » DARIER, JACOBI, SACK, etc., partagent cette opinion.

Pour JACOBI, de Fribourg, il s'agirait d'une infection tuberculeuse d'un caractère très atténué; cet auteur fait aussi remarquer que NEUMANN a vu disparaître le lichen scrofulosorum après des injections de tuberculine.

Traitement. — L'huile de foie de morue à haute dose *intus* et *extra*.

A l'intérieur, on la donne accompagnée d'iode :

Iode pur. . . . . 0 gr. 15
Huile de foie de morue. . . . . 150 grammes.
(KAPOSI.)

Une cuillerée à soupe matin et soir.

A l'extérieur on l'emploie sous forme de pommades, emplâtres, etc.

BAZIN recommandait les bains alcalins.

LICHEN SIMPLEX AIGU

Synonymie. — Strophulus. — Prurigo simplex. — Prurigo temporaire auto-toxique de TOMMASOLI. — Prurigo idiopathique d'H. HALLOPEAU et L.-E. LEREDDE. — Prurigo simplex acutus de L. BROCQ (1).

Définition. — E. VIDAL décrit sous ce nom une affection dont l'entité morbide distincte est niée par un grand nombre de dermatologistes qui la font rentrer les uns, comme HARDY et HEBRA, dans l'eczéma papuleux, les autres dans l'urticaire, le strophulus, etc.

Symptomatologie. — C'est une affection éminemment prurigineuse caractérisée par des papules petites comme des grains de millet, disséminées, rosées ou rouges, parfois ecchymotiques (*lichen lividus*), dures et acuminées, ou coniques, ou aplaties, leur sommet est fréquemment excorié par le grattage.

Suivant la disposition des éléments éruptifs, les anciens auteurs distinguaient le *lichen sparsus*, le *lichen confertus*, le *lichen circonscrit*, le *lichen général*, le *lichen diffus*.

Siège. — L'éruption, précédée ou accompagnée de cuisson ou de démangeaison, peut occuper tout le tégument; elle siège surtout sur le dos des mains, aux avant-bras, à la face, au cou, à la région postéro-externe des membres inférieurs; elle est ordinairement symétrique.

Marche. — Les papules s'affaissent et disparaissent par desquamation au bout d'une ou plusieurs semaines (deux, trois, quatre).

Pronostic. — C'est une affection sans gravité, dont les lésions anatomiques ont pu annoncer un eczéma aigu (L.-E. LEREDDE).

Diagnostic. — Il se fera surtout par exclusion et d'après

---

(1) L. BROCQ a trouvé une série de faits de passage comprenant le *prurigo simplex subacutus* et le *prurigo simplex chronicus recidivus*.

la marche de la maladie qui ressemble effectivement beaucoup à l'*urticaire*, au *strophulus*, dans lequel les papules sont volumineuses, roses ou blanches, à l'*eczéma papuleux*, à certains *érythèmes polymorphes*, à des *dermatites* d'origine animale : *gale, piqûres de moustiques*, etc.

Étiologie. — Le lichen simplex aigu atteint surtout les jeunes gens au début de l'été.

Traitement. — L'indication capitale à remplir, c'est de calmer les démangeaisons; on y arrive par les lotions et les bains vinaigrés, suivis d'applications de poudre de talc, de lycopode, d'amidon, etc.; d'onctions avec la pommade à l'oxyde de zinc additionnée d'essence de menthe :

Oxyde de zinc.	3 grammes.
Essence de menthe	V à X gouttes.
Vaseline.	30 grammes.

L'occlusion de la peau suivant l'excellente méthode expérimentale de L. Jacquet (enveloppement ouaté) ou celle de Unna (colles médicamenteuses) peut être employée avec succès.

On peut recommander les bains émollients courts et tièdes (L. Brocq) à la première période, dit Hardy; Bazin ordonnait cependant les lotions et bains d'eau froide; plus tard on enverra les malades à Vichy, Plombières, Louesche. A noter que les bains sulfureux sont nuisibles de même que les bains de vapeur.

LICHEN SIMPLEX CHRONIQUE (E. Vidal)

(Voy. la planche XXVII.)

Synonymie. — Lichen circonscrit des anciens dermatologistes. — Eczéma sec chronique de Hardy et Hebra. — Eczéma sec lichénoïde de Devergie. — Névrodermite chronique circonscrite de L. Brocq et Jacquet. — Prurit circonscrit avec lichénification.

Définition. — Symptomatologie. — Le lichen simplex décrit en France est une affection caractérisée à sa période

d'état par des placards de nombre et de dimension variables,
ayant en général de 5 à 15 centimètres de longueur, formés
d'éléments papuleux agglomérés, durs, saillants, rouges, pâles
ou livides et dont la plupart ne sont reconnaissables qu'au
pourtour de la plaque alors que celle-ci, rugueuse et inégale,
s'exfolie en une desquamation fine et furfuracée et présente
toujours un aspect quadrillé caractéristique. Cette zone centrale, d'une couleur rouge pâle ou livide, plus ou moins pigmentée, est souvent, mais non toujours, entourée de deux
autres zones excentriques, l'une érythémateuse, formée par des
papules jeunes, l'autre pigmentée.

Au niveau des régions malades, la peau est fortement épaissie,
infiltrée et indurée, parfois excoriée; les plis en sont notablement exagérés (*lichénification* de L. Brocq, *lichénisation*
d'E. Besnier).

Aux régions palmaires et plantaires, les lésions consistent
en plaques épaisses, dures, cornées, jaunies, fissurées et douloureuses.

L'éruption, que précède le prurit, s'accompagne toujours de
démangeaisons qui, dans certains cas, sont absolument intolérables, provoquant des grattages incessants et les lésions qui en
sont la conséquence forcée : excoriations, croûtes, éruptions
eczématiformes, etc.

Siège. — Les plaques de lichen siègent plus particulièrement au cou (faces postérieure et latérales), à la région
génito-anale (anus, pli interfessier, plis inguinaux), à la face
interne des cuisses, au creux poplité, aux poignets, aux avant-
bras, aux aisselles, etc.; leur configuration est très variable.
En somme, dit L.-E. Leredde, l'affection se développe surtout
dans les points où la peau est tendue et sur les régions sudorales.

Enfin, la maladie peut occuper des territoires plus ou moins
vastes, constituant des *névro-dermites diffuses, prurits diffus
avec lichénification* de L. Brocq, *lichénifications primitives
diffuses* de H. Hallopeau et L.-E. Leredde, comportant un
pronostic un peu moins sérieux que l'autre forme, par l'évolution relativement plus rapide des lésions.

Marche. — L'évolution des plaques de lichen simplex chronique est généralement toujours lente; quelques-unes peuvent rester stationnaires pendant des mois et même des années.

Pronostic. — L'affection comporte donc un pronostic réservé, car elle est très rebelle aux traitements employés.

Diagnostic. — Les diverses éruptions (*eczéma vrai, séborrhéides pityriasiques et psoriasiformes*) qui compliquent quelquefois le lichen simplex chronique peuvent embarrasser le diagnostic ; il en serait de même dans certains cas où l'affection pourrait être confondue avec le *lichen ruber planus* si l'on ne retrouvait presque toujours, en examinant le malade entièrement, des éléments isolés caractéristiques de cette dernière affection.

Dans une variété siégeant au cuir chevelu comme dans celles siégeant aux coudes et aux genoux (variétés psoriasiformes de W. Dubreuilh) caractérisées par des plaques arrondies, saillantes, pityriasiques, il faut songer au *psoriasis*, dont le lichen simplex chronique se distingue surtout par la violence du prurit.

Étiologie. — Le lichen simplex chronique s'observe principalement chez les nerveux et les arthritiques, plus fréquemment chez les femmes que chez les hommes.

Anatomie pathologique. — Comme dans l'eczéma, la papule est formée d'éléments embryonnaires accumulés dans le derme et le corps papillaire ; les vaisseaux sont congestionnés et dans le corps muqueux on constate des altérations de nutrition.

Traitement. — Le traitement général a ici une grande importance ; outre un régime diététique sévère, on s'adressera, dans la médication interne, aux médicaments indiqués par l'état général : on donnera les bromures aux nerveux, les alcalins aux arthritiques, l'huile de foie de morue aux lymphatiques.

E. Vidal insiste sur l'arsenic ; L. Brocq sur l'iodure de sodium qu'il donne aux arthritiques avérés, à des doses variant de 30 centigrammes à 1 gramme par jour, combiné à l'arséniate de soude, au carbonate et au benzoate de lithine et à l'extrait de gentiane. Bolognesi a donné avec avantage la levure de bière sèche.

Localement, il est indispensable de calmer les démangeaisons avec des lotions vinaigrées, phéniquées, de sublimé; puis on fait une onction avec le glycéré tartrique d'E. VIDAL :

> Acide tartrique . . . . 1 gramme.
> Glycéré d'amidon à la glycérine neutre . . 20 —

le glycéré cadique :

> Huile de cade . . . . ⎱ àà 50 grammes.
> Glycéré d'amidon. . . . . ⎰
> Extrait de bois de Panama. . . . . . . 10 —

ou la pommade suivante :

> Acide salicylique . . . . ⎱ àà 0 gr. 50
> — tartrique . . . . ⎰
> Oxyde de zinc . . . . ⎱ àà 3 grammes.
> Poudre d'amidon . . . . ⎰
> Lanoline. . . . . 8 —
> Vaseline. . . . . 6 —

ou encore une pommade à l'huile de cade :

> Huile de cade. . . . . 10 à 20 grammes.
> Beurre de cacao. . . . . 10 —
> Vaseline ou axonge . . . . 10 —
>
> (CARLE.)

ou, formule plus complexe, la pommade suivante :

> Huile de cade. . . . . ⎱
> Beurre de cacao. . . . . ⎬ àà 10 grammes.
> Vaseline. . . . . ⎰
> Extrait de bois de Panama. . . . . . . Q. S.
> Ichtyol . . . . 2 grammes.
> Acide salicylique . . . . 1 gramme.
> — chrysophanique. . . . . 0 gr. 50
> Essence de verveine . . . . Q. S.

Enfin, on peut substituer à l'huile de cade, le coaltar saponiné, l'huile de bouleau, etc.

SAALFELD (de Berlin) a été satisfait de l'emploi du thigénol en pommade au dixième.

S'il y a lieu, on peut employer la pommade au tanin et calomel d'E. VIDAL (Voy. p. 457); les badigeonnages avec la teinture d'iode, le mélange de LAILLER :

> Savon noir . . . . ⎱
> Soufre précipité . . . . ⎬ àà parties égales.
> Huile de cade . . . . ⎰

le nitrate d'argent, en solutions variant de 1 p. 50 à 1 p. 10.

Lanz a obtenu de bons résultats avec le bromocolle recommandé par Joseph, dans un onguent à 10 p. 100.

Dans les cas de lichen simplex chronique avec épaississement et induration de la peau, la préparation formulée ci-dessous, dit Ramond, a été employée avec succès :

> Collodion à l'acétone. . . . . 2 grammes.
> Huile de cade de genévrier . . . . . . 1 gramme.
> (E. Gaucher.)

Actuellement, il existe une grande tendance à remplacer toutes ces préparations par des emplâtres de même nature : les deux qui nous ont le mieux réussi sont l'emplâtre rouge et l'épithème adhésif à l'ichtyol; Carle déconseille toutefois l'emplâtre à l'huile de cade qu'il considère comme trop irritant.

Dans le cas où, soit antérieurement, soit ultérieurement au traitement, le lichen est irrité, il faut employer une médication émolliente : bains, compresses, cataplasmes, pommades calmantes, etc.

On peut donner les bains alcalins et sulfureux (les anciens donnaient les bains acides, les bains de vapeur); envoyer les malades à La Bourboule, Cauterets, Luchon, Barèges, Salins, Dax, Saint-Gervais, Uriage, Louesche, Plombières, Néris, Royat, Vichy, Evian, Pougues, etc., suivant la constitution du sujet ; la mer est contre-indiquée (G. Thibierge).

Enfin, Legros et Bisséré ont essayé les courants de haute fréquence, Guimbail le bain électrique à courant alternatif sinusoïdal et Bouveyron la faradisation qui a échoué plusieurs fois entre nos mains.

Localement, les effluves statiques modifient les lichénifications (Gastou et Chabry.)

Belot a obtenu en deux séances de radiothérapie (l'une de 3 H et demi. l'autre de 2 H, rayons 7-8) un succès complet.

LUPUS ÉRYTHÉMATEUX

On désigne actuellement sous ce nom une série d'affections cutanées décrites autrefois sous des noms divers, caractérisées en général objectivement par des rougeurs, des squames ou des croûtelles, évoluant différemment suivant les formes, de cause encore discutée, mais constituant en somme « une espèce particulière de dégénérescence et d'atrophie cutanée » (KAPOSI).

C'est, disent H. HALLOPEAU et L.-E. LEREDDE, une dermatose caractérisée surtout par un *érythème avec infiltration dermique suivie d'atrophie.*

Pour faciliter l'étude, dans un même cadre, de ces dermatoses, on a proposé plusieurs classements dont les plus rationnels nous semblent être ceux de L. BROCQ et d'E. BESNIER et A. DOYON.

Le premier de ces auteurs désigne sous le nom de *lupus érythémateux symétrique aberrant*, ou mieux *érythème centrifuge symétrique*, la forme caractérisée « par sa localisation très spéciale aux deux joues, en particulier aux pommettes, à la face dorsale du nez, aux oreilles, par sa symétrie absolue, par sa superficialité, par ses tendances congestives, par son évolution des plus capricieuses, par son extension rapide, par ses alternatives d'amélioration ou même de disparition, puis d'aggravation ».

L'autre forme, qu'il appelle *lupus érythémateux fixe* ou simplement *lupus érythémateux*, est caractérisée « par sa localisation en un point quelconque de la face, par son unilatéralité ou par un défaut de symétrie quand il est bilatéral, par sa profondeur (1), par sa fixité, par une évolution assez lente ; il est peut-être comme le lupus vulgaire une tuberculose locale ».

« Entre ces deux formes, ajoute L. BROCQ, existent d'ailleurs tous les intermédiaires. »

C'est pour cette raison que nous préférons la division d'E. BESNIER et A. DOYON en lupus érythémateux du type vasculaire ou érythémateux et en lupus du type folliculaire « selon que les altérations prédominent dans le système du derme vague, ou, au contraire, qu'elles se limitent particulièrement aux appareils différenciés », division qui permet une étude méthodique plus facile des diverses variétés du lupus érythémateux.

Dans la forme vasculaire, E. BESNIER et A. DOYON distinguent trois types :

1° Le LUPUS ÉRYTHÉMATEUX SIMPLE ;

2° Le LUPUS ÉRYTHÉMATEUX EXANTHÉMATOÏDE ;

3° Le LUPUS ÉRYTHÉMATEUX LIVIDE.

---

(1) *Lupus érythémateux profond.*

LUPUS ÉRYTHÉMATEUX SIMPLE

(Voy. la planche XXVIII.)

Synonymie. — Érythème centrifuge de BIETT et UNNA. — Séborrhée congestive de HEBRA. — Scrofulide érythémateuse de HARDY. — Lupus de CAZENAVE, d'E. BESNIER. — Érythème centrifuge symétrique de L. BROCQ. — Erythema atrophicans de MALCOLM MORRIS. — Erythema lupinosum de VEIEL. — Lupus séborragique de VOLKMANN. — Lupus superficialis de THOMAS PARKES. — Dermatitis glandularis erythematosa de MORISON.

Cette variété débute par des taches de dimension et de forme variables : ponctuées, larges comme une pièce de monnaie ou irrégulières, légèrement surélevées, parfois véritablement saillantes (*lupus érythémateux hypertrophique*); elles sont rouges, roses, livides, ne disparaissant pas complètement, mais sensibles sous la pression du doigt accompagnées de télangiectasies (*lupus télangiectasique*); elles évoluent plus ou moins vite, toujours excentriquement : les bords des plaques, d'une couleur rouge plus vive, s'étendent extérieurement pendant que le centre, lisse ou couvert d'une croûtelle séborrhéique ou d'un enduit huileux de même nature (*séborrhée congestive* de HEBRA, *lupus séborrhéique* ou *séborrhagique*), ou desquamant plus ou moins (*lupus érythémato-squameux, scrofulide érythémato-squameuse* de HARDY, *lupus érythémateux psoriasiforme, lupus érythémateux pityriasiforme*), se déprime souvent et prend un aspect soit cicatriciel, soit tout à fait normal dans la forme érythémateuse pure.

Cette variété a un siège assez spécial, envahissant symétriquement la face dorsale du nez et les pommettes et constituant ainsi une vaste tache rappelant l'aspect d'une chauve-souris, à ailes étendues (*lupus vespertilio*).

LUPUS ÉRYTHÉMATEUX EXANTHÉMATOÏDE

Lupus érythémateux à forme aiguë disséminée pseudo-exanthématique d'H. HALLOPEAU et L.-E. LEREDDE.

Le lupus érythémateux exanthématoïde, *lupus exanthématique* (E. BESNIER et A. DOYON), est caractérisé par sa symétrie très prononcée, sa marche subaiguë, son caractère plus ou moins résolutif.

Il est localisé à la face, au nez, aux oreilles, ou généralisé, envahissant outre ces régions le cou, les mains, plus rarement les membres supérieurs, le tronc, etc., et dans ce cas, ou bénin (*lupus-engelure* des jeunes sujets) ou grave avec complications viscérales.

Une des variétés de cette forme est particulièrement remarquable par son aspect iris (*lupus iris*).

LUPUS ÉRYTHÉMATEUX LIVIDE

Lupus chilblain d'HUTCHINSON.

Ce lupus érythémateux, *asphyxique, pernio* (E. BESNIER et A. DOYON) est remarquable à sa période d'état par sa teinte livide, violacée et ses points de nécrose superficielle ou profonde.

Il siège à la tête : oreilles, nez, régions malaires; aux mains et aux doigts.

Un certain nombre d'auteurs (DARIER, LENGLET, etc.) éliminent, après TENNESON, le lupus pernio de son cadre pour le ranger dans un groupe nouveau des tuberculides.

Dans les cas de lupus pernio, on rencontre, dit QUINQUAUD, une prédominance exclusive des cellules épithélioïdes et, en revanche, l'absence presque complète des cellules géantes. On trouve aussi des lésions diffuses; il y a une matière qui dissocie le tissu conjonctif : on rencontre également des lésions œdémateuses et enfin, sur les coupes, de véritables lacs sanguins systématisés et situés au-dessus du derme; la présence de ces lacs sanguins explique l'aspect cyanotique des parties affectées. Cet état vasculaire paraît d'ailleurs en rapport avec l'état cardiaque.

La forme folliculaire comprend le :

LUPUS ACNÉIQUE

Le LUPUS ACNÉIQUE FOLLICULAIRE (*herpès crétacé* de DEVERGIE, *acné atrophique* de CHAUSIT, *scrofulide cornée* ou *acnéique* de HARDY, *lupus érythémateux discoïde* de KAPOSI), est constitué par des placards plus ou moins nombreux, plus ou moins irréguliers, couverts d'une couche d'éléments grisâtres, rugueux, secs, plus ou moins saillants, auxquels succèdent des cicatrices déprimées.

Il siège surtout à la figure et aux oreilles.

Les formes vasculaire ou érythémateuse et folliculaire peuvent se combiner entre elles, donnant ainsi naissance à la forme mixte ou érythémato-folliculaire (E. BESNIER et A. DOYON).

LUPUS ÉRYTHÉMATO-FOLLICULAIRE

Ces auteurs distinguent dans le lupus érythémato-folliculaire ou *lupus érythémato-acnéique*, le plus commun, deux formes distinctes :

1° « Le *lupus érythémateux discret*, en plaques, en disques (*lupus érythémateux discoïde*), en îlots solitaires ou limités, occupant les divers points de la face avec une prédominance pour le nez et la partie attenante des joues, les oreilles, le cuir chevelu; à marche lente, à évolution excentrique, limitée mais pouvant atteindre localement en intensité et en profondeur dermique, aussi bien qu'en reliquats atrophiques, le degré des formes plus graves.

2° « Le *lupus érythémateux agminé*, ou *agrégé* se répandant sur des surfaces d'une tenue plus large, formant de vastes nappes qui peuvent occuper une grande portion de la face, du cuir chevelu, ou envahir une région particulière comme la portion velue du visage ou la plus grande partie du cuir chevelu. Les nappes peuvent être serpigineuses, irrégulièrement discoïdes, formant des aires à marche excentrique, extensive, érythémateuses à la périphérie pendant que le centre est devenu exfoliant, crétacé ou cicatriciel.

« Quelques variétés de cette forme sont particulièrement graves, non seulement par leur malignité locale relative, mais en ce qu'elles coexistent, à une période de leur évolution, avec des manifestations sur la muqueuse buccale : face interne des lèvres, des joues, voûte palatine, et même sur le larynx; avec des localisations pulmonaires et des déterminations synoviales. »

Objectivement les lésions sont variables : disques complets ou non, confluents ou non, vastes placards à surfaces centrales, lisses ou atrophiées ou cicatricielles, ou encore couvertes d'exsudats crétacés, plâtreux, plus ou moins considérables, ou d'un enduit croûteux jaunâtre (*lupus séborrhéique* ou *séborrhagique*) à bords plus ou moins rouges, plus ou moins élevés, parfois pigmentés, exceptionnellement effacés.

Marche. — La marche du lupus érythémateux est essentiellement lente, l'affection évoluant par poussées successives.

Siège. — Ainsi qu'on l'a vu, le lupus érythémateux siège de préférence au visage : nez et joues, au cuir chevelu; mais on le rencontre également aux extrémités : mains et pieds, envahissant les faces palmaires et dorsales, les ongles; rarement sur le tronc et toujours par extension et exceptionnellement sur les muqueuses, surtout dans la forme primitive (Capelle); on l'a constaté au pénis, sur le bord libre de la lèvre, au palais (E. Vidal).

Pronostic, — Le pronostic diffère suivant la forme, l'intensité, la marche de la lésion; il doit toujours être réservé en raison des complications pulmonaires tuberculeuses qui l'accompagnent fréquemment. Dans certaines formes aiguës, la gravité peut être très grande, amenant la mort, dit Kaposi, cinquante fois sur cent.

D'une façon générale, on voit peu de ces lupiques atteindre un âge avancé.

Diagnostic. — Le diagnostic du lupus érythémateux, souvent facile, peut, dans certains cas, être rendu très difficile.

Les principales affections qui peuvent simuler le lupus érythémateux sont :

Divers érythèmes : iris, pernio, trichophytique dont le lupus érythémateux se distingue surtout par la lenteur de sa marche, la dépression centrale des taches, les commémoratifs.

La marche de l'affection et les cicatrices consécutives élimineront aussi le *psoriasis*, l'*eczéma* et certaines *séborrhéides*.

La desquamation crétacée et la sensibilité du lupus érythémateux le séparent de la *couperose*.

La dépression centrale et l'érythème distinguent le lupus de la *séborrhée huileuse pure*.

Sur la région péribuccale, le diagnostic entre le lupus érythémateux et la *syphilis* est parfois objectivement impossible, comme A. FOURNIER l'a démontré dans son cas de *syphilide tuberculeuse laminée*.

A la face, il faut éliminer la *kératose pilaire*.

Au cuir chevelu, le *favus*, les *folliculites innominées* d'E. BESNIER peuvent simuler le lupus érythémateux, mais le premier sera toujours diagnostiqué par l'examen microscopique et les secondes, en dehors de leur petite cicatrice centrale et de leur configuration circulaire, n'offrent ni érythème, ni dépression.

Le diagnostic sera plus difficile dans certains cas de *pseudopelade* de L. BROCQ ou d'*ulérythème sycosiforme*.

Quant à la *pelade*, elle est blanche et lisse alors que le lupus érythémateux est cicatriciel au centre et rouge sur les bords.

Enfin, l'*acné sébacée concrète* (*kératome sénile* de W. DUBREUILH) ressemble objectivement au lupus érythémateux, mais ses lésions non cicatricielles ne tendent pas à la régression spontanée, sans parler de l'âge des malades qui assure encore le diagnostic, de même que dans l'*épithéliomatose*.

R. CROCKER et L. BROCQ ont signalé le cas (très rare) de lupus érythémateux dont les éléments éruptifs, nombreux et disséminés, ressemblaient à s'y méprendre à des papules de *lichen ruber planus*. Le *lichen plan* des membres diffère du lupus érythémateux de ces régions par ses facettes spéciales, polygonales et brillantes.

Dans les formes aiguës, le diagnostic devra être fait avec les *éruptions prémycosiques* qui diffèrent surtout par leur distribution en larges placards, le prurit et les adénopathies ganglionnaires.

De même avec divers érythèmes : *pityriasis rosé* de Gibert, *érythème polymorphe*, certains *érythèmes infectieux scarlatiniformes*, certaines *éruptions médicamenteuses* qui régressent dès l'abandon de la médication, la *trichophytie circinée* dont le centre, normal, est souvent entouré de quelques vésicules, sans compter le diagnostic microscopique.

Enfin, diverses formes du lupus érythémateux ressemblent tellement par certaines lésions au *lupus tuberculeux* que ces cas doivent être décrits sous le nom de *lupus érythémato-tuberculeux* ou, comme le veulent E. Besnier et A. Doyon, Gaucher et Barbe, sous celui de *lupus tuberculo-érythémateux*. Il n'est d'ailleurs pas rare de voir le lupus érythémateux se transformer *in situ* en lupus tuberculeux (Gaucher).

Frèche, d'autre part, a constaté chez un même malade la coexistence d'un *lupus érythémateux typique* du cuir chevelu et de *nodules tuberculeux* non moins *typiques* sur le visage.

Étiologie. — Évidemment en rapport avec la scrofule (*scrofulide érythémateuse*), le lupus érythémateux s'observe chez les adultes au-dessus de trente ans, plus fréquemment dans les campagnes chez les individus vivant au grand air (E. Besnier), plus souvent chez les femmes que chez les hommes, coïncidant avec la dysménorrhée et toutes les lésions utérines : métrorragies, métrites, la grossesse, la dyspepsie et les lésions gastro-intestinales (L. Perrin, Kaposi, L. Brocq, Hutchinson, Boeck, Robinson, Jadassohn).

Nature. — Quelques auteurs le considèrent actuellement soit comme une véritable manifestation tuberculeuse (E. Besnier et A. Doyon, Hutchinson, Boeck, H. Hallopeau, L.-E. Leredde et Darier); soit comme un érythème infectieux bacillaire (Boeck); d'autres (H. Leloir, L. Brocq) comme un genre morbide dont la nature de certaines variétés au moins est encore inconnue; toujours est-il qu'on n'y rencontre jamais le bacille de Koch et que les inoculations sont toujours restées négatives.

Pour H. Hallopeau, le lupus érythémateux « est lié au développement d'une forme élémentaire de tuberculose distincte

de celle que produit le bacille de Koch; cette forme de tuberculose engendre des toxines distinctes de celles que sécrète ce
bacille, d'où les différences dans la réaction des tissus et les
caractères histologiques; ces toxines, en se répandant dans la
circulation, donnent lieu aux éruptions transitoires de la forme
aiguë disséminée. « Le lupus érythémateux : typique, disent
encore H. Hallopeau et Janselme, n'est qu'une manifestation
de la tuberculose atténuée à un plus haut degré qu'elle ne l'est
dans le lupus vulgaire. »

H. Hallopeau, sous le nom de toxi-tuberculides (1), range,
avec le lupus érythémateux, le lichen scrofulosorum, l'acnitis
de Barthélemy, l'érythème induré, etc. (2).

Jadassohn a tracé un tableau fort intéressant des arguments
pour et contre la nature tuberculeuse du lupus érythémateux.

Pour.	Contre.
1. Le lupus érythémateux se rencontre de préférence ou presque exclusivement chez des individus malades ou tout au moins suspects de tuberculose.	1. Les affections et les tares tuberculeuses ne sont pas plus fréquentes chez les lupiques érythémateux que chez d'autres malades.
2. Les malades atteints de lupus érythémateux sont fréquemment porteurs de ganglions tuberculeux; ils meurent surtout de tuberculose.	2. Une affection tuberculeuse chez de tels patients est sûrement en partie purement accidentelle ou en partie une simple complication causée par la dépression de l'organisme tout entier.
3. L'aspect clinique du lupus érythémateux est très semblable à celui du lupus vulgaire qui est, lui, sûrement de nature tuberculeuse.	3. On ne peut confondre les cas de lupus érythémateux avec ceux de lupus vulgaire.
4. Il existe un terrain de transition entre les cas types de ces deux maladies.	4. Il n'existe aucune forme de transition entre ces deux processus pathologiques.

(1) Gougerot et Laroche ont récemment réussi chez le cobaye la
reproduction expérimentale des tuberculides humaines : lichen scrofulosorum, érythème induré, angiodermites, eczéma scrofulosorum,
parapsoriasis, lupus érythémateux.
(2) C'est également à côté de ces faits qu'il faut ranger, croyons-
nous, la *dermatite érythrodermique avec atrophie maculeuse d'origine
tuberculeuse*, étudiée par Bavrey.

Pour.	Contre.
5. Le lupus érythémateux peut réagir vis-à-vis de la tuberculine.	5. La réaction de la tuberculine ne se montre pour ainsi dire jamais dans le lupus érythémateux.
6. La statistique de Roth et la toxicodermie de Boeck militent en faveur de la nature tuberculeuse.	6. L'histo-pathologie du lupus vulgaire et du lupus érythémateux diffèrent de tout en tout ; on ne trouve jamais le bacille de Koch dans le lupus érythémateux ni par le microscope, ni les cultures, ni par les inoculations expérimentales.

Pour Hollander (de Berlin), il s'agit d'une maladie spécifique de l'appareil glandulaire de la peau.

Pour Ravogli, il s'agirait d'une psorospermose.

Enfin, pour Malcolm Morris, dit L. Brocq, le lupus érythémateux est une inflammation chronique de la peau, locale dans son origine et locale surtout dans son évolution, sans relations, autant que nos connaissances actuelles permettent de le saisir, avec aucune maladie constitutionnelle. Il le croit subordonné à des influences physiologiques ou pathologiques d'ordre vaso-moteur et à l'action des agents physiques.

Anatomie pathologique. — La seule constatation nette sur laquelle s'accordent aujourd'hui les anatomo-pathologistes, c'est que les lésions observées sont de nature inflammatoire, attaquant tous les éléments constitutifs de la peau, en débutant par les vaisseaux. Pour L.-E. Leredde, le lupus érythémateux est une angio-dermite.

Traitement. — Exception faite pour les formes de lupus érythémateux, qui évoluent pour ainsi dire spontanément vers la guérison, il y a lieu d'instituer un traitement à la fois général et local.

Le traitement général comprend les indications fournies par l'étiologie particulière : dysménorrhée, dyspepsie, ou l'état du sujet : chlorotique, anémique, tuberculeux, strumeux, etc.

Les médicaments les plus recommandables sont l'huile de foie de morue à haute dose, créosotée ou non, le fer, les iodures, l'arsenic, l'iodoforme, que l'on peut donner jusqu'à la dose

de 1 gramme par jour, le phosphore, administré par Duncan Bulkley sous forme de la solution dite de *Thompson*.

Phosphore . . . .   0 gr. 30

Faites dissoudre à chaud dans :

Alcool absolu. . . . .   150 grammes.

A cette solution encore chaude, ajoutez le mélange suivant
préalablement tiédi :

Glycérine . . . .   350 grammes.
Alcool   100   —
Essence de menthe poivrée   20   —

On donne cette solution dans de l'eau immédiatement après
le repas, à la dose de 15 gouttes, trois fois par jour; augmenter
journellement d'une ou deux gouttes jusqu'à la dose de 30 gouttes
(soit 90 gouttes par jour). Augmenter alors plus lentement, soit
d'une goutte tous les deux jours, continuer ainsi jusqu'à ce
qu'on ait atteint quarante à cinquante gouttes pour chaque
dose.

S'il se produisait des phénomènes d'intolérance, interrompre
le traitement pour le reprendre aussitôt que possible.

L. Brocq emploie la formule suivante :

Huile phosphorée à 1 p. 1000. . . . . . .   1 partie.
— de foie de morue . . . .   9 parties.

dont il donne de une à quatre cuillerées à café par jour.

Danlos a donné l'acide cacodylique soit à l'intérieur de trente
à soixante centigrammes, soit en injection sous-cutanée sans
dépasser quarante centigrammes.

Payne a utilisé la quinine à hautes doses; Hollander prescrit le même remède à la dose de 1 gr. 50 par jour en trois
prises et le considère comme spécifique à condition de badigeonner en même temps les régions malades avec de la teinture
d'iode et il explique le résultat par l'une de ces deux manières :
la congestion locale que provoque le badigeonnage iodé fait en
ces points un véritable appel à la quinine, ou bien l'alcool de
la teinture d'iode pénètre dans les conduits glandulaires, les
oblitère de telle sorte que la quinine apportée par le courant
sanguin s'y trouve alors en solution concentrée.

La quinine est particulièrement à recommander dans le lupus
érythémateux aigu.

On a donné également la salicine, la tuberculine. Unna a eu
de bons résultats avec le carbonate d'ammoniaque, l'ichtyol et
le salicylate de soude dans tous les cas qui s'accompagnaient
d'une tendance à l'œdème et à l'hyperémie, capable de neu-
traliser l'action des topiques.

Localement, il faut d'abord avoir recours au savon mou de
potasse en frictions et en applications plus ou moins prolongées, suivant la susceptibilité du malade, aux savonnages avec
le savon de naphtol soufré, aux applications méthodiques de
pâtes sulfureuses, de goudron, de teinture d'iode, de glycérine
iodée, de glycéré caustique de Richter :

Glycérine	10 grammes.
Iodure de potassium	5 —
Iode	5 —

aux pommades à la résorcine, à l'acide pyrogallique à 1 p. 10,
à l'acide salicylique à 3 ou 5 p. 100, à la chrysarobine, au
naphtol à 5 ou 10 p. 100, à l'aristol à 10 p. 100 (P. Eichhoff),
à l'ichtyol à 10 ou 20 p. 100, aux emplâtres divers, en particulier les emplâtres mercuriels.

Pour le jour, Unna a coutume de prescrire des applications
d'une poudre colorante dont voici la formule :

Oxyde de zinc	} àà 2 parties.	
Bol rouge		
— blanc	} àà 3 —	
Magnésie calcinée		
Poudre d'oryza	10 —	

Il prescrit également volontiers des collodions salicylés à
1 p. 10 ou ichtyolés à 1 p. 4.

L. Brocq prescrit le jour une pommade à la résorcine et la
nuit la pommade suivante :

Acide salicylique	1 gramme.
— pyrogallique	2 grammes.
Vaseline pure	20 —

ou le collodion suivant :

Acide pyrogallique	3 grammes.
— salicylique	1 gramme.
Collodion élastique	40 grammes.

On pourrait dans ce cas remplacer, comme l'a fait L. Phillips

(de Birmingham) le collodion par la cristalline élastique (1)
dont la transparence complète permet de suivre les progrès de
la cure.

Aux États-Unis, on utilise volontiers le camphroïde (2).

Camphre . . . . } àà 20 grammes.
Alcool absolu . . . . }
Pyroxyline . . . .   1 gramme.
(W. MARTINDALE.)

L. BROCQ emploie souvent également l'acide phénique sous
la formule suivante :

Acide phénique neigeux . . . . .)
Alcool . . . . > àà parties égales.
Glycérine . . . .)

et l'arsenic en applications biquotidiennes du mélange suivant
pendant dix minutes :

Liqueur de Fowler. . . . .   1 gramme.
Eau distillée . . . .   4 grammes.

SCHUTZ fait faire, matin et soir, des badigeonnages avec cette
même liqueur de Fowler, à laquelle on ajoute de quatre à six
fois son volume d'eau.

HEBRA fait promener sur les parties atteintes, sans exercer de
frictions, un tampon de coton imbibé du mélange suivant :

Alcool absolu . . . .)
Éther sulfurique . . . . { àà 30 grammes.
Alcool de menthe . . . .)

Si le traitement irrite trop les lésions ou si celles-ci sont
irritées dès l'abord, il faut employer les cataplasmes, les compresses émollientes, le liniment oléo-calcaire, le glycéré
d'amidon, la pommade à l'oxyde de zinc, la pyraloxine, la
chrysarobine oxydée, l'ichtyo-sulfone (UNNA), etc.

(1)   Cristalline . . . . 20 grammes.
      Huile de ricin. 5   —
      Beaume du Canada. 10   —
(2) Le camphroïde peut servir d'excipient à l'iodoforme, l'acide
phénique, l'iode, l'acide salicylique, la résorcine, la chrysarobine,
l'ichtyol.

Kaposi recommande les vessies remplies de glace ou les compresses d'acétate de plomb, les douches et les bains froids.

Dans le lupus érythémateux des paupières et de la face L. Brocq conseille l'application de la pommade suivante :

Acide salicylique	0 gr. 50
— lactique	0 gr. 50
Résorcine	0 gr. 75
Oxyde de zinc	2 grammes.
Vaseline pure	17 —

Block, dans les cas récents, recommande des emplâtres à l'acide phénique et au mercure et des onctions biquotidiennes avec :

Huile de cade	5 parties.
Oxyde de zinc	5 —
Savon noir de potasse.	10 —
Vaseline	Q. S. pour faire 50 grammes.

G. Cutler a utilisé avec succès son mélange à parties égales d'iode, d'acide phénique et de chloral (iodo-phéno-chloral).

On peut employer les badigeonnages avec l'acide cacodylique en solutions concentrées : 50 à 70 p. 100.

Plus tard, si l'affection résiste, il faut recourir aux méthodes dites chirurgicales : rugination, scarifications, cautérisations au thermo-cautère, au galvano-cautère, enfin les caustiques divers, en particulier l'acide lactique.

Les scarifications semblent donner de moins bons résultats ; L. Brocq les considère, surtout dans l'érythème centrifuge, comme une méthode incertaine; mais, ainsi que le faisait remarquer E. Vidal, il faut, dans l'érythème centrifuge, pratiquer des scarifications quadrillées, superficielles et un peu espacées, tandis que dans le lupus érythémato-acnéique, les incisions doivent être parallèles, profondes, courtes et serrées.

Gamberini et Monasi (de Bologne) auraient, dans deux cas, obtenu une guérison complète au moyen d'un curettage suivi de badigeonnages avec une solution aqueuse d'éthylate de soude à 10 p. 100.

Voir pages 565 et suivantes le traitement par les agents physiques et naturels.

LUPUS VULGAIRE

(Voy. la planche XXIX.)

Synonymie. — Ulcère malin de CELSE. — Lupus tuberculeux, simple, commun, profond, tumidus, famelicus, de WILLAN. — Dartre
rongeante. — Esthiomène (1). — Tuberculose cutanée lupique. —
Scrofulo-tuberculose de la peau (E. BESNIER et A. DOYON) (2).

Définition. — Rangé par les dermatologistes antérieurs à
l'époque actuelle (DEVERGIE, BAZIN, HARDY, etc.) dans les scrofulides (*scrofulide tuberculeuse*), le lupus vulgaire est une des
formes de la tuberculose cutanée; il est constitué ordinairement par des tubercules (ce mot pris dans le sens de lésion
élémentaire) évoluant vers un processus ulcératif ou cicatriciel.

Suivant que ces tubercules s'ulcèrent ou non, on a le lupus
tuberculeux ulcéré (*lupus exedens, scrofulide tuberculeuse avec
ulcération* de HARDY) ou le lupus tuberculeux non ulcéré (*lupus
non exedens, scrofulide tuberculeuse superficielle* de HARDY),
le premier n'étant parfois que la deuxième phase du second.

Les tubercules lupiques, dans les deux formes, consistent en
petites nodosités, miliaires au début, du volume d'un grain de
millet ou d'une tête d'épingle, plus ou moins saillantes à la

---

(1) W. DUBREUILH et BRAU proposent de réserver le nom d'esthiomène
(HUGUIER) à « une ulcération chronique de la vulve, d'origine variable,
entretenue par de mauvaises conditions locales ou générales, et
accompagnée d'une lymphangite hyperplasique ».

D'un autre côté, VERCHÈRE (de Paris), étudiant le *sclérème ano-vulvaire*, dit que toutes les lésions de la vulve peuvent provoquer :

a) Le sclérème superficiel érythémateux ;

b) L'esthiomène perforant ;

c) L'esthiomène hypertrophique, variété la plus fréquente qui souvent entraîne une rétraction telle qu'il se forme des rétrécissements
de l'anus, incurables si l'on n'intervient chirurgicalement.

(2) Le lupus du Pérou ou Uta, décrit par PEDRO T. BARROS, bien
qu'engendré par le bacille de KOCH, ne paraît avoir qu'un rapport
lointain, si l'on en juge par la facilité de sa guérison, avec notre
lupus.

surface du tégument dans lequel elles semblent enchâssées, d'une couleur assez spéciale, jaune rouge transparent, vieux cuivre, comparée à la couleur du sucre d'orge, disparaissant parfois un peu sous la pression du doigt (*lupus plan, lupus maculeux* de Neumann) ou s'accompagnant d'une translucidité colloïde particulière (E. Besnier); quelquefois, elles ont une teinte violacée qui se rapproche de la couleur brun foncé des tubercules syphilitiques.

On peut arriver à rendre visibles les plus petites de ces nodosités par l'emploi de l'huile d'aniline et de l'essence de girofle qui rendent complètement transparentes les surfaces lupiques (Unna).

Ces saillies lupiques, parfois isolées (*lupus tuberculeux solitaire, disséminé, discret, lupus miliaire aigu, lupus nodulaire*), sont presque toujours réunies par groupes (*lupus agminé*) formant de petites agglomérations plus ou moins arrondies, discoïdes (*lupus nummulaire* ou *discoïde, lenticulaire, en plaques*), des placards irréguliers (*lupus tuberculeux agminé*), quelquefois de petites tumeurs (*lupus turgescent*).

Les tubercules du lupus sont généralement indolents, parfois un peu sensibles à la pression; dans tous les cas, ils sont toujours rénitents et élastiques, doués d'une mollesse remarquable; ils sont le siège d'une vascularisation plus ou moins grande (*lupus myxomateux, lupus télangiectasique*), considérable dans certains cas (*lupus angiomateux*), voisin du *lupus telangiectodes disseminatus* de Majocchi et qu'il ne faut pas confondre avec le *lupus nævus* de Hutchinson, association de deux lésions ou s'accompagnant, principalement à la face, d'un œdème général (*lupus œdémateux* de Lenglet).

La marche des tubercules lupiques varie dans les deux formes, suivant qu'ils s'ulcèrent ou non.

Dans le second cas (lupus tuberculeux non ulcéré), le tubercule peut rester stationnaire très longtemps ou progresser d'une façon très lente; puis il s'affaisse, se décolore; l'épiderme, de tendu et lisse qu'il était, se plisse et s'exfolie (*lupus exfoliant*); enfin la nodosité disparaît peu à peu en laissant à sa place une cicatrice légère englobant ou non des tubercules encore en activité.

Nombreuses sont les variétés admises de lupus tuberculeux non *exedens*.

On a décrit; le *lupus exfoliant* ou *exfoliatif*, le *lupus eczéma-*

liforme (*eczéma-lupus* de Hutchinson). le *lupus squameux*, le *lupus pityriasiforme* ou *psoriasiforme*, suivant l'apparence offerte par la lésion ; le *lupus excentrique annulaire*, en *corymbe, circiné, marginé, linéaire, serpigineux*.

H. Leloir a décrit une *variété colloïde* dans laquelle les tubercules, comme vitreux, renferment de petits kystes de dégénérescence colloïde partielle (*lupus acnéiforme*).

Quand le lupus tuberculeux s'ulcère (*lupus tuberculeux exedens, lupus tuberculeux ulcéré*), il se produit des poussées inflammatoires au cours desquelles la nodosité tuberculeuse se ramollit peu à peu, se tuméfie et s'ouvre à la surface du tégument ; bientôt se forment des croûtes plus ou moins épaisses, impétiginoïdes (*lupus impetigo, tuberculide suppurative impétigineuse* d'H. Hallopeau et L.-E. Leredde, *tuberculose pustulo-ulcéreuse* de Gaucher, extrèmement bénigne, *impetigo rodens* de Devergie ; *impétigo malin* de Bazin, *scrofulide pustuleuse* de Hardy, *lupus tuberculo-gommeux à petits foyers* d'E. Besnier et A. Doyon), d'une couleur jaune noirâtre, recouvrant des ulcérations plus ou moins arrondies, à bords mous, aplatis, rouges, d'étendue et de profondeur variables, souvent creusées, anfractueuses, fongueuses, mollasses, sécrétant une sanie purulente et fétide ; d'autres fois, les lésions sont absolument rupioïdes, entourées d'une aréole rouge et recouvertes de croûtes brunes ou noirâtres conchyliformes (*lupus rupioïde* et *conchyloïde*).

C'est à cette forme qu'appartiennent les *lupus exubérants épithéliomatoïdes*.

Quand la suppuration est nulle ou peu considérable la surface lupique est dure, fendillée avec production papillomateuse ou verruqueuse entourant un cercle sclérosé (*scrofulide verruqueuse* de Hardy, *lupus scléreux* de H. Leloir, *lupus scléreux papillomateux* d'E. Vidal, *lupus épithéliomatoïde* des extrémités de Busch, *lupus papillomateux, verruqueux, corné, tuberculides scléreuses* d'H. Hallopeau et L.-E. Leredde) et déformant parfois d'une façon considérable les régions atteintes (*lupus hypertrophique, lupus éléphantiasique, lupus pachydermique*, etc.).

Ces formes, que l'on rencontre surtout aux extrémités des membres, comprennent aussi les variétés de tuberculose cutanée décrites sous les noms de *tubercule des anatomistes* et de *tuberculose verruqueuse de la peau* de G. Riehl et R. Paltauf, celles de toutes les formes de la tuberculose cutanée qu'on observe le plus souvent au cours de la bacillose pulmonaire des adultes (*tumeurs à surface lisse* de Doutrelepont, *tuberculose cutanée frambœsiforme disséminée* de Jessner, *tuberculides végétantes* de H. et P. Hallopeau, *esthiomène* de Huguier).

Parfois le bourgeonnement charnu de l'ulcération, excité par des hémorragies, prolifère d'une façon exagérée (*lupus papillaire, lupus exubérant* de Fuchs, *lupus végétant mûriforme, frambœsiforme, hypertrophique, tuberculose papillomateuse de la peau,* de Prince O'Morrow, *tuberculose fongueuse de* Rill, de Vienne).

Ces phénomènes ulcératifs peuvent se produire d'emblée et parfois avec une rapidité désespérante, détruisant successivement, de la surface à la profondeur, la peau et le tissu cellulaire sous-cutané, les muscles, les cartilages, les os (*lupus vorax* ou *phagédénique, térébrant, perforant, galopant, déformant,* ou *mutilant* de Kuttner).

Suivant la forme de l'évolution, on a décrit le *lupus tuberculo-gommeux en nappe,* le *lupus serpigineux,* etc.

Siège.—Chacune de ces variétés de lupus affecte de préférence des sièges spéciaux ; c'est ainsi que le lupus vorax atteint le nez et les joues; le lupus myxomateux, la face et les oreilles ; le lupus papillomateux ou végétant, le nez; le lupus verruqueux, les mains ou les pieds, les genoux, les coudes; la forme agminée ou isolée, nummulaire, atteint la joue ; la forme serpigineuse, les membres; la forme éléphantiasique, les jambes et les pieds.

On le voit, le lupus peut se répandre çà et là sur la surface du corps (*lupus multiple*) — (Gastou a constaté chez un enfant de huit ans atteint de lupus tuberculeux une véritable *granulie de la peau*), — ou se cantonner de préférence à une seule région, ce qui arrive surtout quand il affecte les plis cutanés.

Les tubercules lupiques siègent le plus habituellement à la face, sur les ailes du nez, le bout du nez (*lupus congestif* du nez de L. Brocq et L.-E. Leredde), les joues, le menton, le pavillon de l'oreille, les lèvres, les paupières; on peut les rencontrer néanmoins sur diverses parties du tégument, le tronc, les fesses, les parties génitales, plus rarement sur les membres.

A la face, l'aspect du vrai lupique est véritablement typique : rétrécissement des paupières en ectropion, d'où larmoiement incessant; atrophie et destruction des narines et des lèvres, rétractions cicatricielles des joues et des oreilles.

Sur les muqueuses on le rencontre au nez (*lupus polypoïde*), aux gencives, à la face interne des lèvres où il donne lieu à un bourgeonnement de végétations irrégulières, molles et saignant avec facilité, à la voûte palatine, au voile du palais, au pharynx, très rarement à la langue, au larynx (Marty, Garré, Garel, de Lyon), — (pour Samuel Bernheim, le lupus primitif du larynx est une variété à marche lente de laryngite tuberculeuse) —, à l'œil (*lupus conjonctival* et *lupus des voies lacrymales*).

On rencontre également la *tuberculose miliaire aiguë du pharynx* (Isambert).

Aux ongles le lupus des doigts attaque la matrice qu'il décolle et ulcère, mais d'une manière générale les ongles résistent beaucoup aux altérations lupiques, « comme d'ailleurs, dit E. Besnier, à toutes les lésions qui atteignent les doigts ».

Marche. — Très sensible à l'influence saisonnière, la marche du lupus est toujours lente, sauf dans le cas de lupus vorax; c'est une affection qui débute ordinairement dans la première enfance, de trois à six ans, tout au moins dans l'adolescence, évolue durant des mois et des années, peut rester stationnaire fort longtemps ou progresser indéfiniment; toutefois, on a observé la terminaison spontanée; dans tous les cas, la médication peut en arrêter les progrès et la guérison a toujours lieu par cicatrices parfois accompagnées d'une induration fibreuse (*lupus sclérosé* de H. Leloir), ce qui est l'ordinaire chez les vieillards (Dezwarte-Leloir), véritable cicatrice hypertrophique rapportée surtout par cet auteur au lupus non ulcéreux et dont les conséquences sont d'une extrême gravité lorsqu'elles siègent autour des articulations ou au pourtour des orifices naturels : paupières, narines, bouche, anus.

Complications. — Le lupus vulgaire donne lieu à une série de complications locales ou générales : adénopathies (très importantes, comme l'a remarqué P. Raymond, pour le pronostic qu'elles assombrissent beaucoup), érysipèle, chéloïdes, lymphangite (*lymphangite tuberculeuse réticulaire* de Lejars, *lymphangite tronculaire* d'H. Hallopeau et L.-E. Leredde), sarcome, érythrodermies, épithéliome (1) fréquent soit au niveau des cicatrices (*épithélioma des cicatrices*), soit sur le

_____

(1) La transformation du lupus tuberculeux en cancer paraît plus fréquente depuis l'emploi de la radiothérapie.

lupus encore en évolution (MORESTIN, V. DESBONNETS, etc.)
tuberculose viscérale, cette dernière 21 fois sur 100 d'après la
statistique d'E. BESNIER.

En outre H. LELOIR et LESPINE (de Lille) ont étudié une complication particulière du lupus vulgaire, variété exedens, consistant en l'apparition de phlycténules purulentes autour de
l'ulcération qui s'étend et accompagnée de phénomènes généraux d'une certaine intensité : état pseudo-typhique, ascension
rapide (40°) de la température. Cette complication paraît due à
une infection secondaire avec l'ulcération comme point de
départ.

Au point de vue des complications locales H. LELOIR a insisté
avec raison sur l'action combinée du bacille de KOCH et des
agents de la suppuration (staphylococcus aureus) dans l'évolution du lupus « ces derniers imprimant à l'évolution du
lupome un caractère particulier que l'on peut résumer ainsi :
mollesse, tendance suppurative et ulcéreuse de la lésion élémentaire lupeuse » d'où ulcérations, même après la cicatrisation du
lupus (*accidents suppuratifs para et post-lupiques*, H. LE-
LOIR).

Pronostic. — Le pronostic varie dans chaque cas suivant
l'intensité de la lésion, son siège (1), sa marche plus ou moins
rapide; il devra donc toujours être réservé; certaines formes,
comme le lupus rodens (très rare en France) guérissent assez
facilement; mais, dans tous les cas, il est sérieux d'une façon
générale, puisque le lupus est une affection d'essence tuberculeuse, par conséquent laissant toujours suspendue la menace
d'une tuberculisation viscérale, et au point de vue local, puisqu'il peut donner lieu à des mutilations (*lupus mutilant*) plus
ou moins graves, qu'il ne guérit jamais sans laisser une cicatrice indélébile, plissée, rougeâtre, légèrement saillante, analogue, dit BAZIN, à celle d'une brûlure au troisième degré et
qu'enfin ses récidives sont d'une fréquence remarquable.

Diagnostic. — Le lupus tuberculeux dans ses formes planes
ressemble au *lupus érythémateux* avec lequel il se confond sous
le nom de lupus érythémato-tuberculeux.

H. LELOIR a décrit une forme mixte et spéciale sous le nom

(1) Dans un cas de lupus de l'oreille moyenne et interne, observé
par GRADENIGO (de Padoue), l'audition était conservée.

de *lupus vulgaire érythématoïde* (*lupus érythémato-tuberculeux* d'E. BESNIER) observé communément chez les vieillards (*lupus des vieillards*, H. LELOIR et DEZWARTE) et ayant de nombreux points de contact avec le *lupus de W. Dubreuilh* qui affecte plus particulièrement la face d'une façon symétrique, plus voisin cependant du lupus vulgaire.

Dans le lupus vulgaire érythématoïde, dit LELOIR, l'on peut observer à la périphérie du placard une tendance à la cicatrisation qui ne s'observe guère dans le lupus érythémateux vrai. En tout cas si dans le lupus vulgaire érythématoïde la cicatrisation se fait en même temps au centre et sur les bords, elle ne se produit pas sous forme de mouchetures disséminées au centre du placard, comme dans le lupus érythémateux vrai.

En règle générale, le *lupus érythémateux* atteint les adultes ; ses placards sont plus symétriques, marginés, avec des bords rouges et légèrement saillants encadrant un milieu cicatriciel ; en outre, on constate une sécheresse particulière des lésions, l'adhérence des croûtes, l'irrégularité dans la forme des placards.

Il existe, dit L.-E. LEREDDE, des lupus érythémateux ayant tous les caractères de la réunion des deux lupus, et il existe certainement entre le lupus de CAZENAVE et le lupus de WILLAN une gamme ininterrompue de lésions; on peut observer les formes suivantes : *lupus érythémateux typique,* cliniquement et microscopiquement: *lupus érythémateux typique,* cliniquement ; *érythémato-tuberculeux mixte,* microscopiquement; lupus *érythémato-tuberculeux mixte,* cliniquement et microscopiquement; *lupus tuberculeux* où l'on peut même constater certaines lésions histologiques du *lupus érythémateux.*

Les tubercules lupiques diffèrent des *syphilides tuberculeuses* en ce que dans le lupus ils sont plus jaunes, plus transparents, plus mollasses; les tubercules syphilitiques, plus volumineux et durs, sont d'une couleur plus cuivrée; les *ulcérations syphilitiques* ont des bords réguliers, polycycliques, sont recouvertes de croûtes brunes et verdâtres et entourées d'une aréole violacée; dans le lupus, les ulcérations, entourées d'une aréole rouge, sont irrégulières, les bords déchiquetés et décollés, les croûtes molles et d'un rouge jaunâtre; les *cicatrices* consécutives à la *syphilis* sont régulières, lisses, déprimées et pigmentées; elles sont plus inégales, gaufrées, dans le lupus. PRINCE O'MORROW insiste sur la distribution des lésions, plus générale dans la syphilis; elles peuvent apparaître sur n'im-

porte quelle région du corps, alors que les lésions de la scrofule sont plus limitées dans leur localisation. ayant pour siège
de prédilection particulière les régions riches en ganglions
lymphatiques.

Enfin la marche de l'affection à évolution lente chez les
lupiques, rapide chez les syphilitiques, éclairera encore le diagnostic que le traitement spécifique viendrait juger en dernier
ressort.

Dans la forme *serpigineuse* le diagnostic de *syphilis* semble
parfois s'imposer (A. FOURNIER); dans ces cas il faudrait recourir à l'étude histologique et expérimentale (QUINQUAUD).

Les *condylomes* des régions humides demandent souvent
une grande attention pour en éviter la confusion avec le
lupus.

Le *sycosis* ressemble parfois au lupus de la barbe, mais les
poils, altérés, cassés, s'arrachent facilement des follicules enflammés, suppurés et très douloureux.

Dans le *rhinosclérome*, les lésions sont dures et non pas
molles comme celles du lupus.

Certains *nodules lépreux* ressemblent beaucoup à ceux du
lupus, mais en dehors de leur volume plus considérable et de
leur coloration différente, on rencontre presque toujours dans
une région plus ou moins éloignée un tubercule lépreux caractéristique dont le diagnostic sera confirmé par les troubles de
la sensibilité et autres.

Dans l'*impetigo* il n'y a pas d'ulcération ni de cicatrice.

Les bosselures du *cancer*, à bords durs et perlés, se distinguent des tubercules lupiques, mous et rénitents; la douleur
n'existe pas dans le lupus alors qu'on la rencontre dans le
cancer qui ne se développe d'ailleurs que chez les gens d'un
certain âge, tandis que le lupus est une affection de la première moitié de la vie; l'ulcération de l'épithéliome, lequel peut
toutefois se développer sur le lupus, est irrégulière, saignante
et douloureuse.

Le diagnostic du *lupus des muqueuses* envahies ordinairement par extension est presque impossible au début, lorsque
le lupus est primitif; plus tard, le diagnostic deviendra plus
facile par suite de l'aspect de la surface malade, rouge, granuleuse, ulcérée, saignant facilement et par la présence des rétractions cicatricielles.

Enfin, il faudra parfois songer à la *morve*, à l'*actinomycose*,
au *bouton de Biskra*, à la *sarcomatose* et à la *blastomycose*.

Dans le lupus oculaire, Gillet de Grandmont, Trousseau ont utilisé pour le diagnostic l'inoculation de la lésion dans la chambre antérieure chez le lapin. H. Leloir faisait également des inoculations positives dans le péritoine du cobaye.

Il y a lieu de noter que, le cas échéant, on peut employer avec utilité, pour éclairer le diagnostic, la tuberculine nouvelle de R. Koch; ce procédé n'est d'ailleurs pas encore entré dans la pratique courante.

Voici, d'après Lenglet, comment on procède en Allemagne pour éprouver la nature des lésions ; on emploie de très petites doses de tuberculine nouvelle T. R. de Koch en essayant d'obtenir la réaction locale sans produire la réaction générale. Cette action s'obtient assez aisément, en théorie, du moins, puisque la T. R. ne doit pas produire la réaction générale, ce qui d'ailleurs est contesté par quelques auteurs. Après une première dose, qui pourrait être d'emblée de un dixième de milligramme, on en emploie rapidement trois autres de 1 mgr., 5 et 10 milligrammes. Un essai lent et progressif entraîne l'accoutumance et peut empêcher la réaction. Jadassohn et Neisser se montrent très partisans de la T. R. Ce procédé donne de bons résultats ; malgré tout, les auteurs allemands sont loin de s'entendre au sujet de la tuberculine.

A signaler au point de vue diagnostique encore les procédés : de Pirket (dermo-réaction), qui consiste à déposer une petite quantité de tuberculine sur des scarifications superficielles, et de J. Lignières (cuti-réaction) qui se contente de raser la peau et de la frictionner avec de la tuberculine. La réaction locale inflammatoire est vive chez les tuberculeux. L.-E. Leredde et Pautrier ont institué un procédé de diagnostic rapide qui consiste à provoquer une hypersécrétion muqueuse à l'aide de l'iodure, ce qui permet de mettre en évidence dans le mucus nasal la présence des bacilles.

Étiologie. — Le lupus vulgaire est une affection qui débute ordinairement dans l'enfance et la jeunesse, rarement après trente ans; il semble plus fréquent chez la femme.

La scrofulose offre un terrain tout disposé pour l'éclosion du lupus favorisée encore par les infections générales : rougeole (Adamson, E. Besnier, du Castel), scarlatine (Philipson), fièvre typhoïde, érysipèle, rhumatisme, etc.

James G. White a noté nombre de cas où la tuberculose cutanée (lupus, scrofulodermie, gommes scrofuleuses, tuberculose verruqueuse, etc.) existait chez des enfants de mères phtisiques, de même qu'il a vu la tuberculose verruqueuse naître sur les mains de personnes ayant pansé régulièrement des ulcères scrofuleux.

La bactériologie a démontré que le lupus était une affection inoculable, bacillaire (Doutrelepont, Cornil, H. Leloir) et due au bacille tuberculeux (1) (Lebert, Friedlander), soit par contagion externe : piqûre vaccinale (E. Besnier), tatouage (Jadassohn, Priester (2), percement du lobule de l'oreille pour y mettre des boucles (H. Leloir, Constantin Paul, Unna, Darier, etc.), contagion d'une blessure par le doigt imprégné de crachat (Wolters), etc. (3) ; soit d'origine interne par voie lymphatique (L.-E. Leredde) ou sanguine (H. Leloir, H. Hallopeau et L.-E. Leredde), opinion à rapprocher de celle de Debove à propos de la bacillémie tuberculeuse aiguë. Maegeli a publié une observation démontrant l'origine hématogène d'un lupus de la cuisse. D'ailleurs Bouchard a bien mis en évidence l'importance des poisons chimiques dans la pathogénie des lésions infectieuses. C'est grâce à une cause identique que du Castel attribue à des intoxications d'origine bacillaire les éruptions érythémateuses secondaires de la tuberculose viscérale. Enfin, le lupus peut, chez un phtisique, être le résultat d'une auto-inoculation (Behrend) ; telles les ulcérations lupiques développées à l'entour des fistules anales, osseuses, etc. ; tel le lupus de la joue (Raulin) consécutif aux lésions tuberculeuses de la muqueuse nasale par l'intermédiaire d'une fistule lacrymale.

Escat (de Toulouse) confirme la loi d'Audry : « le lupus de la face sort toujours des fosses nasales » et la complète par le corollaire « le lupus pharyngo-laryngé descend toujours des fosses nasales ».

Anatomie pathologique. — Le nodule du lupus offre de

---

(1) Il serait intéressant que des histologistes s'occupassent de chercher s'ils ne pourraient y rencontrer les microorganismes polymorphes dont Aubeau affirmait déjà l'existence dans les lésions tuberculeuses en 1893.

(2) Dans ce dernier cas, le lupus s'était développé à la suite d'un tatouage fait avec du lait.

(3) C'est la même origine que reconnaît, la plupart du temps, le lupus consécutif à la blessure par instrument vulnérant (Thiem, de Cottbus).

grandes ressemblances avec le nodule tuberculeux ; c'est à peine cependant s'il renferme des bacilles de Koch.

Traitement. — La nature tuberculeuse du lupus vulgaire montre la voie à suivre dans le traitement de cette affection. On donnera donc tous les toniques et reconstituants : huile de foie de morue, iode, fer, quinquina, arsenic préconisé par Lesser ; on a donné l'huile de chaulmoogra, etc.

Nous prescrivons fréquemment la juglandine (1). On pourrait essayer l'extrait alcoolique de fougère mâle à la dose de 20 centigrammes par jour dont Tissier a signalé les bons effets.

A. H. Buck a guéri un lupus vulgaire par l'urée qui avait réussi dans la tuberculose pulmonaire entre les mains de H. Harper (de Nottingham).

E. Swales de Maidstone, associait l'urée aux rayons X.

Stepp (de Nuremberg) a guéri également un lupus datant de vingt-huit ans avec le fluoroforme (gaz liquéfié à 20° sous 40 atmosphères) ; il le donne en solution aqueuse.

Bocquillon cite aussi une guérison obtenue par le fluoroforme. Augagneur, J.-P. Creutzer et Charmeil (de Lille) ont eu des succès avec le traitement iodo-mercuriel.

Jacques, de Nancy, et Grünberg ont signalé les bons effets de la cure iodurée dans le lupus du pharynx ; l'action *locale* s'expliquerait grâce à l'élimination de l'iode par la salive.

On a également essayé le traitement thyroïdien (H. Radcliffe Crocker, de Londres) ; la nucléine (H. Mourek) — pulpe splénique — qui exerce sur les lupiques une influence identique à celle de la tuberculine de R. Koch.

La lymphe de Koch, qui avait semblé, au premier abord, surtout dans les formes végétantes (cas d'Hallopeau) donner des résultats encourageants, paraît être actuellement tombée dans un oubli profond ; elle n'est ni supérieure, a déclaré E. Besnier, ni même égale dans ses résultats, aux procédés de traitement ordinaire dont nous disposons actuellement.

Disons toutefois qu'en Suisse, Sahli, Pallard, Guder ont obtenu de bons résultats avec la tuberculine que certains auteurs français (Bergeron, Gouraud, Gérard, Guinard, Lemoine,

---

(1) A.-C. Baudelocque en 1832 recommandait, après Jurine (de Genève), Borson (de Chambéry), la tisane de feuilles vertes de noyer et de noix tendres non écalées. G. Rodionow, de Moscou, l'emploie *intus* et *extra* dans la scrofulose et ses éruptions avec le plus grand succès.

LEREDDE, etc.) regardent comme un adjuvant certain, dans bien des cas de la cure de la tuberculose; MAFFEI a signalé deux cas de guérison radicale.

Ajoutons que dernièrement J. DARIER qui a guéri en trois mois par des injections de tuberculine un lupus tuberculeux de la face datant de quinze ans, a de nouveau appelé l'attention sur ce mode de traitement « dans lequel, pour certains cas, on pourra peut-être trouver une ressource précieuse ».

Nous avions donc raison d'écrire en 1904 : « Il semble que l'abandon complet dans lequel elle (la tuberculine) est tombée en France soit quelque peu injuste et que le clinicien pourrait l'employer avec utilité, sans danger pour le malade. »

Depuis quelques années, de nombreux auteurs (KOSSEL, DOUTRELEPONT) lui ont donné comme succédanée la nouvelle tuberculine T. R. de KOCH dont ÉLIE FAURE a fait une bonne étude et qui offre cet avantage d'être inoffensive quand elle est maniée avec prudence.

JACOBS et LESPINNE (de Bruxelles) ont enregistré des guérisons avec la tuberculine du premier (T. J.) (1).

Une tuberculine extraite de liquide pleurétique et de péritonites tuberculeuses n'a donné que des résultats passagers (RENAUT, DEBOVE).

On a proposé également les injections de sérum anti-tuberculeux de J. FERRAN et H. HALLOPEAU et des injections de toxines érysipélateuses.

La sérumthérapie de MARAGLIANO n'a point donné de bons résultats (TOMMASOLI), de même que le sérum de chien tuberculisé.

A citer pour mémoire le sérum de MARMOREK avec lequel H. HALLOPEAU n'a observé que des insuccès. TOMMASOLI préfère son sérum artificiel.

On a fait également (CHARMEIL, de Lille, MARIO TRUFFEI, GASTOU et DOMINICI, SOFFIANTINI, de Milan, AMBROGIO BERTARELLI, de Milan, GAUCHER, DU CASTEL, EMERY, MILLIAIS, DUBOIS, de Bruxelles, etc.), avec des résultats variables, des injections d'huile grise ou de calomel (dont la valeur curative a été contestée par M. PAVIE), des injections intra-musculaires de cacodylate de soude (H. HALLOPEAU).

On a pratiqué, suivant la méthode d'ASSELBERGHS (de

---

(1) SAMUEL BERNHEIM, de Paris, et GEORGES PETIT, de Paris, en ont obtenu des résultats encourageants dans la tuberculose pulmonaire.

Bruxelles), des injections d'eugénol (Gavoy, de Lille), de gaïacol iodoformé (Pignol) et, localement, des injections de naphtol camphré (Motz).

J. Fédorow a, dans deux cas, utilisé avec succès des injections hypodermiques, au pourtour des ulcérations lupiques, d'une solution de chlorure de zinc à 10 p. 100 (formule de Lanne-longue).

A. Fournier et Morel-Lavallée avaient essayé à distance (dans la zone interscapulaire) les injections quotidiennes de 2 grammes d'huile de vaseline iodoformée à 1 p. 100.

Landerer injecte dans chaque nodule lupique une ou deux gouttes de la mixture suivante :

Acide cinnamylique . . . . } āā 1 gramme.
Chlorhydrate de cocaïne . . . . . . }
Alcool . . . . 18 grammes.

On a fait encore des injections intra-dermiques de sublimé (Grillo La Rocca), de même que des injections sous-cutanées de solution potassique de cantharidine. Herzfeld (malgré l'opinion favorable de Liebreich) n'en a pas été satisfait. Moreau (de Toulouse) emploie avec succès les injections sous-cutanées d'un mélange de gaïacol et de thymol ou de gaïacol et d'aristol ; voici la meilleure formule :

Thymol . . . . 2 grammes.
Gaïacol. . . . . } āā 50 —
Huile d'olive stérilisée. . . . . . . }

Deux injections par semaine de 1 gramme chacune.

On pourrait essayer les injections de chlorure d'or de Georges Bué, jadis préconisé comme topique contre les ulcères scrofuleux ; son pouvoir antiseptique est égal à celui de l'iode (Miquel) et il paraît, en outre, exercer une action élective sur les lésions tuberculeuses (G. Bué).

Enfin, il faut signaler les injections d'amyleusulfase de Piogey, dont les résultats jusqu'ici ne sont pas à dédaigner.

L. Jacquet insiste particulièrement sur les soins accessoires dans le lupus de la face : protéger la figure contre le froid et le vent, soigner les dents, l'estomac.

Le traitement externe est ici de beaucoup le plus important ; il peut être chirurgical et comprend les méthodes sanglantes ou non : extirpation recommandée par W. Kramer (de Glogau).

L. Brocq, Morestin, Jourdan (de Marseille), Morelle, Gersuny, Ferdinand Schultze (de Duisburg), Urban (de Leipzig) et surtout Edward Lang, mais dans certains cas bien déterminés (1); car, comme l'avoue A. Broca, la cure chirurgicale du lupus donne des guérisons plus apparentes que réelles.

En France, Nélaton a eu de beaux succès surtout avec le lupus du nez. L'extirpation recommandée aussi par Schulten Onni, Tavastsgerna doit être combinée avec la greffe de Thiersch. Après l'extirpation viennent la rugination, le curettage, le raclage, le grattage (Schwartz), les scarifications linéaires, un peu trop abandonnées, remarque L. Brocq, et particulièrement utilisables dans le lupus vorax et toutes les fois qu'il est vraiment utile d'obtenir un minimum de cicatrice : visage, narines et paupières.

Le Calvé (de Redon) s'est montré satisfait d'un procédé dans lequel les scarifications sont suivies de cautérisation avec une solution de chlorure de zinc au dixième.

Derville, de Lille, emploie le chlorure de zinc pur, et Barducci, le formol, après le curettage.

Pour rendre moins douloureuses les cautérisations et les scarifications des placards éruptifs, on peut, à l'exemple d'Ehrmann et Dreuw, employer le chlorure d'éthyle. Unna fait faire des applications de chlorhydrate de cocaïne mélangé à une substance inerte.

> Chlorhydrate de cocaïne. . . . 0 gr. 50 à 1 gramme.
> Carbonate de magnésie. . . . . 10 grammes.

Saupoudrer avec ce mélange les parties à traiter et les recouvrir d'une couche de coton aseptique humide maintenu en place pendant dix à quinze minutes en le comprimant légèrement avec la main.

Les méthodes non sanglantes comprennent : les cautérisations ignées (préconisées particulièrement par L. Brocq et Barthélemy contre le lupus annulaire) à l'aide du cautère actuel (cautérisation ignée en masse) ou mieux du thermo ou de l'électro-cautère (cautérisation interstitielle et fragmentée, tatouage et scarifications électro-caustiques ou thermo- caustiques d'E. Besnier) ; Gailleton, de Lyon, combine les cautérisations ignées et les applications d'acide nitrique (E. Duroux) ;

---

(1) L'extirpation du lupus, dit E. Lang, est indiquée chaque fois qu'il est possible d'enlever radicalement tout le foyer morbide. Jusqu'à présent aucune autre méthode n'a donné d'aussi bons résultats.

les caustiques chimiques, l'acide pyrogallique, l'acide chry-
sophanique, l'acide chlorhydrique (DREUW), l'acide lactique
(KADXINE), le lactate, le nitrate et le citrate d'argent (TIL-
GER, de Milan), le chloral (BONNET, de Massiac), le formol
(W. SCATCHARD, de Boughton, G. MATTEUCCI), le permanganate
de potasse en poudre (1) indiqué déjà par DEMARQUAY et RÉVEIL
(P. KACZANOWSKI, de Saint-Pétersbourg, BELOMSOFF, BALZER,
PESME, TÉDENAT), en compresses trempées dans une solution
à 1 p. 50 ou 100 (BUTTE, H. HALLOPEAU, et NORERO), l'eu-
gallol (J. SWIATIEWIG) qui peut s'employer même sur les
muqueuses des lèvres et du nez, l'iodo-phéno-chloral de
G. CUTLER, l'acide phénique pur, les crésols et les créosotes (2),
le stérésol (H. HALLOPEAU), la créosote pure ou mélangée à la glycérine, à l'huile d'olive au tiers, au dixième (ZÉRÉNINE), l'acide
picrique (G. T. SPANNOCCHI, de Citta di Castello, LEVASSORT),
l'acétate de cuivre en pommade au centième (E. LUTON), le
naphtol (LASSAR), l'aniodol (ANDRÉ, de Tripoli) (3), l'aristol
(EICHHOFF), l'airol (LOBLOWITZ), l'acide vanadique à 15 milligrammes par litre (Albert LEBLOND), l'huile d'aniline, l'essence de
girofle, le nitrate d'argent (KAPOSI), le chlorure d'éthyle en
pulvérisation (DETHLEFSEN), la paratoxine de LEMOINE, de Lille.

A. HARISSON (de Bristol) fait appliquer pendant la nuit une
compresse imbibée de :

Hyposulfite de soude. . . . . 16 grammes.
Eau distillée 200   —

recouverte de taffetas gommé ;
et, le matin, il fait faire un badigeonnage avec :

Acide chlorhydrique . . . . V gouttes.
Eau distillée . . . . 30 grammes.

et, au bout de quelque temps, des applications de pommades
indifférentes ou légèrement antiseptiques.

H. FOURNIER recommande l'europhène, soit en poudre, soit
en pommade à 3 ou 5 p. 100.

---

(1) Très recommandable, le permanganate étant un puissant agent
d'oxydation ; c'est de l'oxygène solide, dit JEANNEL, sa valeur antiseptique est considérable (DAVAINE, MIQUEL, KOCH): de plus il est hémostatique. P. SOUBEYRAN l'emploie couramment en solution au cinquantième et en poudre.
(2) Les anciens (CHAUMIER, DELAPORTE, ALIBERT, PONCELET) recommandaient l'huile animale de Dippel obtenu par la distillation de la
corne de cerf et qui entr'autres produits contient de la créosote.
(3) PINARD l'a déclaré « le plus puissant des antiseptiques connus ».

Thomann et Ehrmann emploient la résorcine au tiers (1) :

Résorcine . . . . 3 parties.
Lanoline . . . . 4 —
Vaseline . . . . 2 —

et Bertarelli :

Résorcine . . . . }
Vaseline . . . . } àà 20 grammes.

Plicque fait badigeonner matin et soir toute la région lupique avec la solution suivante :

Silicate de soude . . . . 10 grammes.
Eau stérilisée . . . . 80 —

à laquelle on peut ajouter pour lui donner une coloration rosée aussi peu que possible de fuschine.

Sympson a employé un collodion salicylé :

Acide salicylique . . . . 4 grammes.
Extrait de chanvre indien . . . . 0 gr. 60
Collodion riciné. . . . . 30 grammes.

En voici un au pyrogallol :

Pyrogallol . . . . 10 grammes.
Acide salicylique . . . . 2 —
Collodion élastique . . . . 90 —

Unna modifie ce procédé dans ce qu'il appelle le traitement transpelliculaire : il applique d'abord sur la région à soigner une couche de collodion à l'ichtyol et fait par-dessus une onction avec une pommade forte dont l'absorption se fera à travers la pellicule.

Dans la forme disséminée Funk n'a eu qu'à se louer des badigeonnages au gaïacol.

L. Philipps, de Birmingham, cautérise plus ou moins fréquemment, tous les jours, tous les deux jours ou même moins les foyers lupiques avec une sonde entourée d'un tampon d'ouate imbibé de lysol pur.

Ch. H. Gunson (de Wisbech) fait faire quotidiennement des pulvérisations d'eau oxygénée — qui d'ailleurs a donné d'excellents résultats dans le traitement des tuberculoses locales

_____

(1) S. Kaiser, de Breslau, a observé un empoisonnement grave chez un malade à la suite de l'application d'une pâte résorcinée à 50 p. 100 sur un vaste lupus végétant du dos ; H. Nothen a rapporté deux cas analogues.

(P. Redard, E. Luton, de Reims, Robert), — suivie d'applications d'une pommade à l'iodoforme.

On pourrait aussi employer les « pansements oxygénés » de Thiriar qui fait passer sous le pansement des plaies tuberculeuses un courant de gaz oxygène.

A. Elsenberg et, après lui, Barbe et Brousse recommandent des badigeonnages avec le parachlorophénol et l'application de la pommade :

Parachlorophénol. . . . . ⎱
Lanoline . . . . ⎰ àà 10 grammes.
Vaseline . . . . ⎰
Poudre d'amidon . . . . ⎱

Ces deux traitements sont douloureux.

Chotzen conseille l'alumnol sous forme d'emplâtre à 20 p. 100.

H. G. Brooke (de Manchester) emploie avec succès et conseille toujours, au moins comme traitement préliminaire, des frictions biquotidiennes pendant une dizaine de minutes avec :

Oléate de mercure (2,5 à 5 p. 100) . . . . 30 grammes.
Acide salicylique . . . . 0 gr. 70-1 gramme.
Ichtyol . . . . 0 gr. 50
Essence de lavande ou de citron . . . . Q. S.

précédées d'un massage de vingt minutes.

Shoemaker confirme ce bon résultat et emploie aussi l'oléate d'arsenic.

Billet (de Paris) préconise le traitement du lupus par les applications de phénol anhydre en solution dans l'alcool absolu.

Unna recommande la pâte suivante :

Acide salicylique . . . . ⎱ àà 2 grammes.
Chlorure d'antimoine liquide . . . . . ⎰
Créosote. . . . . ⎱ àà 4 —
Extrait de chanvre indien . . . . . . ⎰
Adeps lanæ. . . . . 8 —

qu'il applique sur les parties atteintes à l'aide d'une petite spatule, après avoir cocaïné la région malade ; on recouvre de guttapercha ou d'une pâte à l'oxyde de zinc ; deux ou trois jours après on recommence, et si par suite d'un état sclérosé le résultat n'est pas suffisamment atteint on emploie une pâte plus forte :

Potasse caustique. . . . . ⎱
Chaux éteinte . . . . ⎰ àà parties égales.
Savon noir. . . . . ⎰
Eau distillée . . . . ⎱

Dans le lupus vulgaire disséminé, Funk préconise les badigeonnages de gaïacol pur.

Plusieurs auteurs, Krzystalowicz entre autres, se sont bien trouvés de cette méthode de Unna qui, pour les foyers en profondeur, a imaginé un procédé consistant dans l'implantation au centre des nodules d'aiguilles en bois plongées pendant un quart d'heure environ dans du chlorure d'antimoine liquide; on enfonce à environ 3 millimètres, on coupe au niveau de la peau et on recouvre d'un emplâtre mercuriel; deux jours après les pointes tombent spontanément.

Schaarf, qui a emprunté cette technique à Unna, se sert de la solution suivante :

Sublimé. . . . . 1 gramme.
Acide salicylique . . . . 10 grammes.
Ether sulfurique . . . . 35 —
Huile d'olive . . . . 64 —

et E. Feibes (d'Aix-la-Chapelle) emploie une solution d'une partie de mercure métallique pour deux parties d'acide azotique fumant.

E. Besnier dans le lupus ulcéré fait faire des lotions avec :

Salicylate de soude . . . . 20 à 40 grammes.
Bicarbonate de soude. . . . . . . 10 à 20 —
Eau . . . . 1000 —

L'an dernier, Lortet (de Lyon), frappé du bon état des animaux ou des morceaux de viande conservés dans le natron (sorte de bitume) depuis six ou sept mille ans dans les tombeaux égyptiens eut l'idée, qui lui réussit, de traiter le lupus avec du natron résineux à peu près analogue à celui des Égyptiens et dont voici la formule :

Chlorure de sodium . . . . 40 grammes.
Sulfate de soude . . . . 50 —
Carbonate de soude . . . . 60 —

faire dissoudre dans 750 grammes d'eau, porter à l'ébullition et ajouter :

Myrrhe pulvérisée . . . . 50 grammes.
Oliban . . . . 50 —
Bdellium . . . . 50 —

en agitant jusqu'à refroidissement.

Lamouroux (de Montpellier) s'en est montré fort satisfait.

Dans les lupus des muqueuses (nasale, buccale, pharyngée),

comme aussi dans les lupus de la peau étendus, Doutrelepont et Unna ont employé les crayons de sublimé ; Köhner, le chlorure de zinc (pâte de Canquoix) ; le chlorure d'antimoine ; J. Félix (de Bruxelles) sa pâte caustique ; Unna leur substitue actuellement l'acide chlorhydrique brut ou saturé de chlore. Personnellement nous nous sommes toujours parfaitement trouvé des badigeonnages avec la teinture d'iode.

H. Snow (de Londres) emploie également la teinture d'iode dans le lupus de la peau après le curettage des nodules.

Les agents physiques et naturels ont été employés simultanément dans les deux grandes formes de lupus : le lupus érythémateux et le lupus vulgaire, mais non toujours avec le même succès, certains agents convenant mieux à certains lupus.

C'est ainsi que la chaleur a été utilisée avec plus de résultats, semble-t-il, dans le lupus tuberculeux (Hollander, Werther, Mengaud, Lang, Balzer, Schmeltz, de Nice) que dans le lupus érythémateux.

P. Unna applique la méthode d'Hollander à l'aide d'un Paquelin dont le cautère laisse échapper l'air par un orifice situé au centre de la pointe de platine. Nous avons employé nombre de fois avec succès un petit appareil, que nous avons imaginé et que chacun peut faire construire, consistant essentiellement en un serpentin de cuivre enfermé dans une chambre de même métal chauffé par une simple lampe à alcool et duquel l'air surchauffé à 250° ou 300° est chassé par une soufflerie analogue à celle du thermocautère.

Ces résultats ont été confirmés par un certain nombre d'auteurs : H. Quincke conseille les applications de calorique ; Balzer qualifie d'encourageants les résultats obtenus par l'air chaud, « comme l'application est assez douloureuse, dit-il, il faut autant que possible faire une anesthésie locale par une solution cocaïnée (1 p. 5 ou 10) en badigeonnage. Il faut en outre préserver les parties voisines en recouvrant toute la région d'une plaque de carton dans laquelle on découpe des trous correspondant exactement à la dimension des lésions et on limite de cette façon l'action de l'air chaud avec une précision suffisante ».

Lichtwitz recommande l'air chaud comme traitement de choix dans le lupus du nez et du pavillon de l'oreille.

« Dans le lupus érythémateux, dit encore Balzer, l'application de l'air chaud est moins facile. » Nous l'avons remplacé une fois par l'ébouillantement employé par Jeannel et Bauby, dans les tuberculoses chirurgicales.

Le froid a été utilisé dans le lupus érythémateux par Hart-zell qui conseille tous les deux ou trois jours une pulvérisation de chlorure d'éthyle. G. T. Pearce s'est particulièrement bien trouvé de l'emploi de l'air liquide appliqué au moyen d'un pulvérisateur ; Campbell White, également, toujours dans le lupus érythémateux.

E. A. Dethlefsen a employé la frigothérapie sous forme de chlorure d'éthyle dans le lupus vulgaire ; mais Pusey n'a obtenu aucun résultat avec l'acide carbonique.

En électrothérapie diverses modalités ont été utilisées :

L'électrolyse a été employée dans le lupus vulgaire (A. Wil-bur Jackson (de New-York), Gartner, Hardaway, Bowen, G. Gautier, Delineau) et par Monell dans le lupus érythémateux.

Voici quelles étaient les conclusions du premier de ces auteurs : « Que l'application de l'électrolyse n'occasionne aucune douleur à tel point qu'il est inutile d'endormir le malade.

Qu'il n'y a pas la plus légère hémorragie à redouter ; que par conséquent les malades n'ont point la crainte d'une opération chirurgicale.

Que le traitement ne réclamant aucune application médicamenteuse consécutive, le malade peut continuer à vaquer à ses occupations habituelles ; qu'en outre il n'a pas à redouter la tuméfaction de la face et des paupières, résultat habituel des traitements par l'acide arsénieux et l'acide pyrogallique.

Que l'agent curatif atteint la source même de l'affection, c'est-à-dire le tubercule, cela avec précision et avec moins de dommage pour les tissus environnants que les moyens caustiques ou les procédés chirurgicaux.

Que la cicatrice obtenue est lisse non difforme, point disgracieuse.

Que le résultat définitif est aussi bon sinon meilleur que celui donné par toutes les autres méthodes précédemment employées. »

Bayet (de Bruxelles) et G. Gautier disent n'en avoir retiré aucun résultat ; toutefois ce dernier auteur a été satisfait de l'électrolyse médicamenteuse (solution d'iodure de potassium au dixième) dans le lupus érythémateux.

L. Bonnet a guéri un lupus .érythémato-tuberculeux par la voltaïsation d'après le procédé de Gartner et Lutsgarten (de Vienne) qui consiste à appliquer sur le lupus une plaque d'argent reliée au pôle positif d'une pile; 4 milliampères suffisent pour produire de l'oxychlorure d'argent par combinaison avec les liquides chlorurés sodiques des tissus; cet oxychlorure agit comme caustique; toutefois L. Bonnet a obtenu la curation définitive à l'aide d'une aiguille en or.

Dans un cas de lupus, George Thomas Jackson a employé une électrode en zinc en forme de bouton aplati dont il promenait la surface sur les nodules pendant 6 à 7 minutes avec un courant de 5 à 7 milliampères.

Danlos a utilisé des couples de zinc-cuivre préparés par voie humide (1) et Nous-même les radiations chimiques d'un couple bi-métallique : zinc et cuivre, analogue à celui que nous employons dans le traitement de l'eczéma et de la pelade.

Sans insister sur les bons effets de l'effluve statique sur la tuberculose en général, nous pouvons dire que dans des lupus tuberculeux peu étendus nous avons été surpris des bons résultats obtenus par l'étincelle statique au début du traitement; plus tard, il nous fallait recourir à la photothérapie. De même nous avons guéri un lupique avec des insufflations d'air ozonisé répétées deux fois par jour pendant près de trois mois.

Suchier (de Fribourg-en-Brisgau) et Curchod ont traité avec « un succès surprenant » le lupus vulgaire et le lupus érythémateux, par l'électricité statique.

Derville (de Lille) et Bécue recommandent l'étincelle statique contre les chéloïdes consécutives au lupus.

E. Albert Weil s'est parfaitement trouvé du traitement par l'effluve et l'étincelle statiques induits dans le lupus vulgaire.

Mais ce sont surtout les courants de haute fréquence qui ont été utilisés particulièrement dans le lupus érythémateux où l'effluvation de haute fréquence semble agir mieux (Freund, etc.) que sur le lupus vulgaire. Brocq et F. Bissérié, G. Hann (de Marseille) en ont obtenu des résultats encourageants. Jacquot, qui en a précisé le manuel opératoire appliqué dans le service de L. Brocq, dit avec F. Bissérié que ce mode d'application de

---

(1) On verse dans un tube à expérience une solution saturée de sulfate de cuivre et on y ajoute de la poudre de zinc; après un dégagement d'hydrogène il se produit un précipité noir de consistance pâteuse.

l'électricité paraît être la méthode de choix dans le traitement de la forme du lupus érythémateux symétrique aberrant.

Les courants de haute fréquence, disent JEANSELME et A. CHATIN, peuvent rendre des services dans le lupus érythémateux centrifuge. DU CASTEL et FOVEAU DE COURMELLES s'en sont montrés satisfaits dans les deux formes de lupus; BAUDET et BORDIER dans le lupus vulgaire; DIDSBURY dans le lupus nasal pituitaire.

L'effluvation bi-polaire à haute tension et à haute fréquence a également donné des résultats excellents à OUDIN, DOUMER, MALCOLM MORRIS. H. GUIMBAIL, RIVIÈRE, GANDIL, GUIMBERT, O'FARRIL (de Puebla), LEBAILLY, ZIMMERN (de Paris).

Dans le lupus érythémateux, comme dans le lupus tuberculeux de la peau et des muqueuses, SUCHIER (de Fribourg-en-Brisgau) et après lui STREBEL (de Munich) emploient avec succès les décharges d'étincelles de haute fréquence; le dernier recherche intentionnellement l'ulcération curative.

Cet emploi de l'étincelle de haute fréquence dans le lupus tuberculeux a donné d'excellents résultats à BERGONIÉ, à OUDIN, à BARTHÉLEMY.

DE KEATING-HART, FLEIG ont utilisé la fulguration. ZIMMERN et LOUSTE ont traité les deux lupus par l'action combinée des scarifications linéaires suivies d'applications de haute fréquence.

Toutefois en ce qui concerne le lupus tuberculeux l'action des courants de haute fréquence est encore très controversée (L.-R. REGNIER).

De même A. CHATIN et DÉRUELLE préfèrent les effluves de haute fréquence dans le lupus érythémateux du cuir chevelu et la photothérapie dans les cas de lupus érythémateux fixe.

Le traitement hydro-minéral est souvent indiqué dans les lupus. BAZIN et les ANCIENS recommandaient d'une manière générale les bains sulfureux et les bains alcalins dans le lupus tuberculeux et le lupus érythémateux.

On pourra recourir aux eaux sulfureuses : Cauterets, Barèges, Saint-Gervais, Schinznach, Luchon; salines : Kreuznach, Salies, Salins, Dax, etc.; chlorurées sodiques : Uriage; arsenicales : La Bourboule; iodurées : Challes. On peut également envoyer les malades à Saint-Christau. PAUL REYNIER est très satisfait de l'emploi des eaux chlorurées sodiques dans le traitement des tuberculoses locales.

Dans l'esthiomène, Bordeu préconisait les eaux sulfureuses des Pyrénées; Alibert et Devergie donnaient les bains de gélatine, les douches sulfureuses, les douches alcalines en arrosoir.

Dans les cas de poussées congestives L. Brocq recommande les bains de pieds chauds au gros sel ou sinapisés.

G. Thibierge insiste sur l'aggravation des lésions lupiques par le séjour au bord de la mer sur les plages excitantes; toutefois, A. Hardy et E. Besnier admettent dans le lupus tuberculeux les bains de mer. Il est certainement intéressant de noter les résultats de la thalassothérapie dans la cure des scrofulides (peau, nez, yeux, oreilles) : 61 pour 100 de guérisons, dit Armaingaud (de Bordeaux) (1).

Récemment, Robert Simon et René Quinton ont employé l'eau de mer en injections sous-cutanées (sérum marin ou plasma de Quinton), contre le lupus tuberculeux. Rappelons toutefois que Jules Simon était ennemi du traitement maritime (2).

La photothérapie (cure de lumière) a été connue et utilisée de tout temps. Sans parler des cures d'air et d'oxygène ordonnées par E. Besnier, des bains d'air et de soleil recommandés par E. Singer (de Berlin), d'une manière générale dans le traitement du lupus érythémateux, l'héliothérapie a été employée rationnellement : dans l'Engadine, des plaies tuberculeuses ont été guéries par la simple exposition à la lumière solaire (Louis Régis).

---

(1) « L'action thérapeutique de la cure marine sur la scrofule, dit A. d'Espine, de Genève, est si nette, si éclatante qu'elle n'est plus contestée. »

(2) Voici un passage que nous avons retrouvé dans nos notes de clinique lorsque nous avions l'honneur d'être attaché au service de ce maître regretté.

« Les affections cutanées ne relèvent pas du traitement maritime. Ne le prescrivez jamais contre les affections aiguës, ni même contre les affections chroniques de la peau. Tenez pour certain que toutes les dermatoses démangeantes, dépendant de l'herpétisme ou de la dartre ou de l'arthritis recevront une sorte de coup de fouet préjudiciable. L'étude physiologique du bain de mer et de l'atmosphère maritime nous rend un compte satisfaisant de cette excitation artificielle. Le lupus des enfants, si souvent scrofuleux, qui devrait, en raison de cette origine, trouver une atténuation, un arrêt à son envahissement par l'emploi des eaux chlorurées, loin de ralentir sa marche destructive, reçoit une impulsion plus forte par l'eau salée et l'air maritime. »

PONCET (de Lyon) y avait recours contre les tuberculoses articulaires ; de même, E. MILLIOZ (de Chambéry).

. FAGART connaît un fait de plaie scrofuleuse qui ne se cicatrisait pas et dont la guérison a été obtenue par le chauffage au moyen des rayons solaires concentrés par une lentille ; de même, en 1890, MEHL (de Berlin) a guéri un lupique à l'aide d'une lentille et des rayons solaires; O. THAYER (de San Francisco), VIDAL (d'Hyères), RÉVILLET (de Cannes), PIERRE APÉRY (de Constantinople), J. REBOUL (de Nîmes), NOUS-MÊME avons traité le lupus par l'héliothérapie directe.

KIME a utilisé la lumière solaire dont les rayons tombaient sur un grand miroir bleu.

COLGUHOUN emploie la lumière solaire bleue réfléchie par un miroir et passant à travers une lentille biconvexe et une bouteille contenant une solution aqueuse de sulfate de cuivre ammoniacal destinée à l'absorption des rayons caloriques.

ARTAULT, de Vevey, recommande également de ne pas placer la lésion au foyer même de la lentille.

Cette lumière solaire a été remplacée par la lumière électrique : c'est ainsi que BELOW a soumis les lupiques aux bains de lumière électrique émanant de lampes à incandescence ou de l'arc voltaïque.

J.-J. MAKAVEIEV a guéri un lupus tuberculeux de la jambe au moyen de la lampe à incandescence de 50 bougies de 100 volts avec réflecteur parabolique ; séances de quinze minutes en moyenne.

LAHMANN, ZIEGELROTH, GEBHARDT, DICKSON, ont traité des lupiques avec la lumière électrique (arc voltaïque de 12 ampères avec réflecteur parabolique). Le premier de ces auteurs combinait la lumière avec la douche filiforme alternativement chaude et froide.

SYDNEY WHITAKER a soigné par la lumière bleue de la lampe à arc le lupus érythémateux et le lupus tuberculeux.

GUSTAVE KAISER, dans le lupus vulgaire et dans le lupus érythémateux, emploie avec succès la lampe à arc (20 ampères, 55 volts, intensité lumineuse de 5 à 10.000 bougies) avec interposition de verre bleu de bonne composition.

Le lupus érythémateux, contre lequel l'appareil de FINSEN est souvent impuissant, cède avec une grande rapidité à la lampe à arc et même à la lampe à incandescence (FOVEAU DE COURMELLES, MIXINE).

Il faut contre le lupus vulgaire employer un peu plus de temps, d'ampérage et de rayons chimiques

Quelques auteurs étrangers et français ont combiné la photothérapie avec des applications de substances fluorescentes.

Von Tappeiner, Gailleton (de Lyon), Seiffert, Jasioneck (de Munich), badigeonnent la peau avec une solution au vingtième ou au trentième d'éosine et exposent la région badigeonnée à la lumière solaire ou à la lumière directe de l'arc voltaïque. Il ne faut pas employer les injections interstitielles qui, dans les mains de Von Tappeiner, ont enflammé les nodules.

Dreyer cependant fait des injections interstitielles d'érythrosine (1). Le but de ces auteurs est d'augmenter le pouvoir de pénétration cutanée des rayons curatifs (2).

Une ère nouvelle s'est ouverte avec la Finsenthérapie, utilisant les rayons bleus, violets et ultra-violets du spectre après élimination par une solution ammoniacale de sulfate de cuivre des rayons caloriques, etc.

Depuis Finsen et ses élèves : Bie, Bang, Forschammer, légion sont les propagateurs satisfaits de la méthode : Lahmann, Harry, Segueirra, de Londres, Malcolm Morris, Spiegler, Gustave Kaiser, R. Sabouraud, L.-E. Leredde, Broca et Chatin, du Castel, Breiger, Foveau de Courmelles, Makaveiev, Gliebovsky, G. Barbensi, Robert-Ernest Scholefield, Schaper, de Berlin, Kummel, Lapinski, de Beurmann, P. Degrais, Mally, Jeanselme, E. Deruelle, Lesser, F. H. Montgomery, de Chicago, etc., etc., soit à l'aide des appareils Finsen, Lortet-Genoud, Foveau-Trouvé (Strebel), soit en employant les lampes à arc en fer ou les projections Dermo, la lampe Triplet (Kattenbracker, Théodore Schuler), l'appareil Finsen-Reyn (Jansen), le Marie, etc.

Le lupus érythémateux a été soigné par Gastou à l'aide de l'appareil Broca-Chatin (arc en fer sans réfrigérant).

Dans l'appareil de Lortet, le malade se trouve tout près du foyer lumineux (arc voltaïque). « On obtient, dit Leredde, en dix minutes, les réactions caractéristiques que le dispositif de Finsen ne provoque qu'au bout d'une heure. »

_____

(1) Se méfier de l'uranine qui a été employée. (Charton.)
(2) Morton avait combiné, dans le cancer, la fluorescence des tissus, (histo-fluorescence) au moyen du bisulfate de quinine *intus* ou *extra*, avec la radiothérapie.

Kromayer, dans le lupus érythémateux comme dans le lupus vulgaire, emploie la lampe en quartz à mercure à circulation d'eau donnant la lumière bleue.

Max Joseph. de Berlin, Palm trouvent la réaction trop grande. En effet, la lampe à électrodes de fer donne une réaction cutanée très intense avec des séances courtes et des intensités moyennes (8 à 10 ampères). Mais, pour Finsen, il faut différencier la réaction de l'effet thérapeutique : les rayons de l'arc de fer sont riches en rayons violets et bactéricides, mais très absorbables, ne pénétrant pas assez profondément dans les tissus et par conséquent inaptes à la cure du lupus vulgaire.

Les résultats de la méthode de Finsen sont certainement excellents, mais il ne faut pas les considérer comme un traitement spécifique du lupus ; Oudin et surtout Doumer ne la regardent pas comme supérieure à la haute fréquence, ce qui n'est pas l'avis de Leredde.

Voici d'ailleurs quelques opinions des plus autorisées à ce sujet :

« La photothérapie est particulièrement indiquée dans le lupus vulgaire « de petite taille, bien circonscrit, jeune et non encore traité par d'autres méthodes sclérogènes » (Jeanselme et Chatin).

C'est dans le lupus central des joues que l'on obtient le meilleur résultat par la Finsenthérapie, François (d'Anvers).

La photothérapie, disent Leredde et Pautrier, se montre infiniment supérieure à toutes les autres méthodes actuelles dans le traitement du lupus de Cazenave, en ce sens que peut-être aucun des cas curables par celles-ci (en dehors de la radiothérapie) ne serait incurable par la photothérapie et que celle-ci guérit des cas rebelles aux autres procédés anciens.

Dans le lupus tuberculeux, dit encore L.-E. Leredde, la photothérapie est la méthode de choix.

Foveau de Courmelles a guéri un lupus du larynx.

Breiger, qui s'est servi de l'arc en fer dont l'intensité photochimique est plus considérable, expose concurremment la lésion lupique à la lumière rouge.

Nous devons à la vérité de reconnaître que cette lumière rouge dans les formes suppuratives et la lumière bleue dans les formes torpides nous donnent les meilleurs résultats ; nous l'employons presque toujours chaude, estimant, comme nous l'avons dit ailleurs que cette méthode faisait bénéficier le

malade de deux éléments curatifs : chaleur et lumière : « le
lupus est rare dans les pays chauds, dit Paul Darbois. »

Les rayons de Roentgen ont été employés aussi bien dans le
lupus érythémateux que dans le lupus tuberculeux par nombre d'auteurs (Bang, E. Schiff, Freund, Schmidt, J. Hoffmann,
(de Vienne), Hahn et Albers-Schönberg, Kummel (de Hambourg), Robert-Ernest Scholefield, Hoffa (de Wurtzbourg),
Foveau de Courmelles, Barthélemy et Oudin, Mally (de
Clermont-Ferrand), Gliebovsky, A. Imbert (de Montpellier),
du Castel, Thurngton Holland, Lapinski, Rieder, Fiorenti,
Luraschi, Ravillet, Musham Jones, Knox, William L. Heere,
Guido Holzknecht, etc... pour ne citer que ceux qui se sont
montrés satisfaits des résultats obtenus.

Il semble cependant que la radiothérapie donne des résultats
plus brillants dans le lupus vulgaire ; néanmoins, pour Gastou
et Decrossas, la radiothérapie est le traitement le plus rapide
et le plus actif du lupus érythémateux de la face.

Bertolotti, de Turin, s'en est également servi avec succès.

Audan estime que les rayons X donnent des résultats durables dans les divers lupus, mais surtout dans le lupus érythémateux.

La radiothérapie, disent Jeanselme et Chatin, guérit le lupus
érythémateux fixe, elle est à peu près sans effet sur les formes
aberrantes ; elle est le procédé de choix pour traiter les lupus
très étendus. Gavezzoni, de Pergame, trouve les résultats excellents.

Pour Mally (de Clermont-Ferrand), les rayons X doivent
être réservés aux cas de lupus érythémateux rebelles à la photothérapie. Ce même auteur estime que les rayons X ne doivent
être employés que dans les lupus des membres, non chirurgicaux, et, exceptionnellement, dans certaines formes de lupus
de la face très limités et inaccessibles à la lumière.

Smith a guéri en douze séances chez un homme de quatrevingts ans, un lupus ulcéré (1) du tiers interne de la paupière
droite datant de quinze ans.

Linser (de Tubingue) n'a obtenu de bons résultats que
dans les formes ulcéreuses ou noueuses hypertrophiques ; aussi
avant d'employer les rayons X, provoque-t-il les ulcérations au
moyen de l'acide pyrogallique. G. J. Muller se félicite également

(1) Ne serait-ce pas un cancroïde ?

ment des bons résultats obtenus dans le lupus verruqueux.

Pour FERDINAND GIDON, de Caen, « la Röntgenthérapie est devenue, depuis l'ère des mesures en radiologie, la méthode la plus satisfaisante que nous ayons pour la cure régulière du lupus tuberculeux...

L'action curative des rayons X est, en effet, assez variée dans ses effets pour que presque toutes les lésions cutanées, dont l'association ou la succession constituent le lupus, soient sensibles à l'influence de cet unique agent, capable de remplir à lui seul, sans intervention douloureuse ni réaction vive, les indications diverses des moyens destructeurs des scarifications sclérogènes, et des topiques cicatrisants. Par l'universalité de leur action, les rayons X sont aptes, en effet, à assurer à eux seuls tout l'essentiel de la cure des lupus. La haute fréquence a sans doute ses applications, et, pour ma part, je m'en sers largement. Mais les rayons X sont l'agent dont le rôle demeure capital, celui dont on ne pourrait se passer sans dommage pour la commodité, la rapidité et le bon résultat du traitement. »

Ce même auteur recommande également l'action des rayons X sur les cicatrices lupiques difformes ou chéloïdiennes.

Dans une autre note, mentionnons que pour LOEWALD la lumière concentrée et les rayons X ne donnent pas de meilleurs résultats que les autres méthodes. Certains auteurs, en effet (KIENBÖCK, HOLZKNECHT, ULLMANN) préconisent l'association de la radiothérapie à la photothérapie.

Dans tous les cas, les auteurs s'accordent pour trouver à la suite de l'application de cette méthode les cicatrices plus lisses et plus belles qu'avec les autres procédés.

Comment agissent les rayons de ROENTGEN ? la question n'est pas encore complètement résolue. SCHIFF pense que l'effet thérapeutique des rayons X est produit par l'action chimique d'une radiation ; KAPOSI explique cette action par une hyperémie des tissus et une dégénérescence des éléments inflammatoires provoqués.

Pour KUMMEL (de Hambourg), la guérison du lupus par les rayons de ROENTGEN est due à une influence spéciale exercée sur les foyers lupiques. Peut-être s'agit-il d'un processus électro-chimique (JANKAN) ou d'une action trophoneurotique.

Les rayons X, dit BEAUJARD, possèdent une action de destruction élective sur les tissus, détruisant de préférence les tissus bien différenciés, les cellules nobles, les éléments jeunes ou en voie de multiplication... le tissu morbide est le plus sensible à leur action.

WOLFENDEN et FORBES ROSS ont d'ailleurs prouvé que les rayons X n'exercent aucune action bactéricide sur les bacilles et, cependant, d'après J. RUDIS JICINSKY, « il est clairement démontré que le bacille peut être détruit localement par les rayons X ou que quelque nécrose des tissus sains produite par les rayons rend ces parties impropres au développement des bacilles ».

Il est probable que l'action curative est multiple agissant sinon sur le bacille lui-même, du moins sur les tissus et par répercussion sur l'organisme tout entier, comme le fait la lumière.

Depuis DANLOS, le radium a été utilisé par un certain nombre d'expérimentateurs ; cet auteur l'a employé dans le lupus tuberculeux comme dans le lupus érythémateux sous forme de substances radio-actives, laissées en place plusieurs heures de manière à obtenir une radiumdermite ulcéreuse suivie d'une cicatrisation lente mais « remarquable par son aspect cosmétique comparable à celui des radiodermites superficielles. » Il employait le chlorure de radium mélangé à du chlorure de baryum entre deux lames de celluloïde ou de caoutchouc.

Les éléments qui ont donné les résultats les plus favorables dans le lupus tuberculeux, dit A. BLANDAMOUR, sont des plaques ayant un pouvoir radio-actif 5.200 et 19.000 fois supérieur à celui de l'uranium (Méthode d'estimation de CURIE).

MAC-INTYRE, HOLZNECHT ont obtenu avec le radium des résultats analogues à ceux de DANLOS : cicatrice blanche, nacrée, pigmentée parfois, mais sans nodosité ni induration.

WICHMANN (de Hambourg) filtre les rayons à travers une plaque de mica, un condom en caoutchouc et une couche de papier parchemin ; BLASCHKO (de Berlin) se contente d'une feuille de gutta-percha.

AXMANN (d'Erfurth) afin d'obvier aux suites désagréables de l'emploi des rayons radiques et en particulier aux dilatations vasculaires qui se forment autour de la cicatrice, procède à une irradiation avec la lumière de la lampe en quartz.

H. HALLOPEAU a soigné le lupus verruqueux par le radium.

BOUVEYRON (de Lyon) a employé le nitrate d'uranium soit en pommade avec partie égale de vaseline, soit en cristaux enfermés dans un sachet, en quantité calculée de manière à

être environ de 1 gramme par centimètre carré de surface.
L'opinion de l'auteur est que l'uraniumthérapie agit surtout
sur deux symptômes : ulcération et infiltration ; elle lui semble
plus active quand un grattage préalable a dilacéré les tubercules et transformé le lupus en surface ulcérée.

BELOT a constaté son action favorable dans le lupus érythémateux fixe.

MAC-LEOD a expérimenté le bromure de radium dans les
deux grandes formes de lupus ; il trouve les résultats passables
dans le lupus vulgaire et nuls dans le lupus érythémateux.

D'après GAILLETON et BOUVEYRON (de Lyon), des applications
longtemps prolongées de substances faiblement radio-actives
comme le nitrate de thorium, le nitrate d'uranium, la pech-
blende, etc., agiraient sur le lupus aussi efficacement que le
radium.

FOVEAU DE COURMELLES a obtenu la guérison du lupus érythémateux et du lupus vulgaire avec les applications de radium
suivies de badigeonnages de nitrate acide de thorium ou d'applications de pommades à l'oxyde de thorium.

O. BRIEN a guéri le lupus par le radium mais déclare que ce
mode de traitement est très inférieur à la méthode de FINSEN
et aux rayons de ROENTGEN.

MASOTTI, de Bologne, a expérimenté avec succès, dans le service de DANLOS, un procédé mixte de l'emploi du radium combiné avec les scarifications sur le lupus vulgaire.

Contre les cicatrices lupiques, VOLTKA, GRÜNERT (de Brème)
ont pratiqué des injections à distance de thiosinamine.

LYMPHANGIECTASIES CUTANÉES

VARICES LYMPHATIQUES DERMIQUES

Les lymphangiectasies cutanées sont superficielles, intermédiaires ou profondes ; elles occupent les troncs, les réseaux,
les lacunes ; souvent plusieurs points à la fois.

Superficielles, on les voit former de petites tumeurs (dilatations ampullaires) de grosseur variable, allant de celle d'un

grain de millet à celle d'un pois, de coloration variable
aussi.

Quand elles occupent les troncs, elles sont ou perçues à la
palpation seulement, ou visibles sous forme de cordons ou de
saillies, de volume ou d'aspect divers.

La pathogénie et le mode pathogénique des lymphangiectasies restent très obscurs et paraissent dépendre surtout de
causes irritatives diverses : parasitaires, septiques, virulentes.

Dans tous les cas, le caractère prédominant cliniquement
est l'écoulement de la lymphe, « la lymphorragie, continue ou
intermittente, périodique, accidentelle ou artificielle » (E. Besnier et A. Doyon).

Les varices lymphatiques ont été observées sur les muqueuses,
aux lèvres (Tenneson, Darier, du Castel), à la langue (A. Robin et L.-E. Leredde).

Elles seraient dues généralement à une infection streptococcique.

Le traitement des varices lymphatiques est celui de la lymphangite.

VARICES LYMPHATIQUES AVEC LYMPHANGITE
D'ORIGINE TUBERCULEUSE

Celles-ci, toujours secondaires, se manifestent auprès de
lésions tuberculeuses sous forme de saillies variqueuses d'un
rouge violacé, s'ulcérant et donnant issue à un mélange de lymphe et de pus.

MALADIE DE PAGET

Synonymie. — Épithéliomatose eczématoïde de la mamelle,
d'E. Besnier et A. Doyon.

L. Wickham a donné de cette affection le résumé suivant :

« 1° La période d'état ne s'observe en général qu'entre quarante et soixante ans.

« 2° Lorsque la malade vient consulter, le début réel remonte,
en général, à une époque éloignée (de sept à douze ans en
moyenne).

« 3° Au sein, unilatéralité des lésions en pleine activité. Coexistence fréquente au mamelon opposé de lésions de début.

« 4° Début par des croûtes et des concrétions cornées, adhérentes et rebelles, siégeant au sommet du mamelon, avec ou
sans démangeaisons, accompagnées quelquefois d'érythème ou
d'exulcération sous-jacente.

« 5° Sur d'autres régions (1), début par une petite surface
érythémato-squameuse, entourée d'un bourrelet caractéristique.

« 6° Rétraction précoce du mamelon.

« 7° Progression excentrique et lente des lésions superficielles ; marche serpigineuse avec arrêts momentanés, mais
jamais de régression spontanée.

« 8° Contours polycycliques légèrement surélevés en bourrelet, limitant avec une extrême netteté l'ensemble des lésions.

« 9° Surface rouge vif, brillante, plus ou moins suintante,
légèrement mamelonnée, recouverte par places de squames et
de croûtes, dans laquelle on distingue des points excoriés (premier degré), des points exulcérés (deuxième degré), des surfaces
(épidermisées) pseudo-cicatricielles.

« 10° Induration papyracée superficielle.

(1) G. Darier et Couillaud ont observé un cas de maladie de Paget
siégeant au niveau de la région périnéo-scrotale.

« 11° Sensation de brûlure ; prurit par périodes, en général peu intense. Douleurs au contact.

« 12° (Signes négatifs.) Pas de vésicules ; pas d'engorgement ganglionnaire. Incurabilité absolue par les méthodes anti-eczémateuses. En dehors des limites de la surface malade, peau saine, ni rosée, ni desquamée, ni vésiculeuse, ni épaissie, ni cicatricielle.

« 13° A une époque plus ou moins éloignée du début, en moyenne de sept à dix ans, il se produit le plus souvent, tantôt à la surface même et au centre, une ulcération de mauvaise nature, tantôt dans la profondeur un noyau carcinomateux. Le cancer une fois formé n'offre pas de caractères spéciaux. Il évolue lentement et n'est accompagné d'engorgement ganglionnaire qu'aux périodes ultimes ; il peut alors se généraliser et entraîner la mort.

« 14° La maladie de PAGET est due à des parasites de la classe des sporozoaires, de l'ordre des coccidies ou psorospermies.

. « 15° Cette affection doit, désormais, être classée dans le groupe des psorospermoses cutanées, proposé par DARIER, qui contient déjà la psorospermose folliculaire végétante, et dans lequel il faut ranger peut-être le *molluscum contagiosum* de BATEMAN.

« 16° Elle doit être considérée comme une maladie de la peau en général, avec prédominance extrême au sein, et non plus comme une affection essentiellement propre à cette région.

« 17° L'examen microscopique des squames qu'on trouve remplies de psorospermies (1), constitue un excellent et rapide moyen de diagnostic.

« 18° Les psorospermies infiltrent l'épiderme et ses prolongements. Elles y apparaissent à leurs divers stades de développement ; les formes moins avancées étant très difficiles à reconnaître.

« 19° La pullulation parasitaire a semblé se faire par voie de déhiscence et par dissémination consécutive de masses globuleuses intrakystiques, qui ont probablement la signification de pseudo-navicelles.

« 20° Les cellules épithéliales présentent une certaine tendance à se grouper en s'aplatissant autour des coccidies ; celles-ci parfois ont paru être très nettement le centre de formation des globes épidermiques.

---

(1) HUTCHINSON n'a trouvé de psorospermies que dans trois cas de maladie de PAGET sur cinq.

« 21° Jusqu'à la découverte des psorospermies, les diverses
formes que celles-ci revêtent avaient été prises par les auteurs
pour des cellules dégénérées ou en voie de transformation endogène.

« 22° Au point de vue histologique, il s'agit primitivement
d'une affection des épithéliums superficiels.

« 23° La présence des parasites parmi les cellules épithéliales et dans leur intérieur même détermine dans les tissus
des degrés divers d'inflammation et de prolifération cellulaire.

« 24° Le cancer, qui ne survient qu'à une époque fort reculée
du début, naît, au sein, le plus souvent, des conduits galacto-
phores, mais il peut aussi bien provenir de l'épiderme des
glandes pilo-sébacées et sudoripares et de leurs canaux excréteurs.

« 25° C'est un épithélioma pavimenteux, qui peut être lobulé,
tubulaire ou alvéolaire.

« 26° Dans les lobes et les tubes épithéliaux, on retrouve les
coccidies aux divers stades de leur évolution.

« 27° Les parasites semblent avoir dans la maladie de PAGET
une influence directe sur le développement de l'épithélioma.

« 28° Il résulte des conclusions précédentes que l'hypothèse de
la nature parasitaire psorospermique de certaines formes de
cancer mérite d'être prise en considération.

« 29° La maladie de PAGET, aux deux premiers degrés des
lésions, doit être traitée non plus par l'extirpation radicale, mais
par les substances anti-parasitaires, en se conformant aux indications et aux règles formulées par DARIER (1). L'affection est
curable, dans ses premières périodes, c'est un fait qui découle
très nettement de la notion pathogénique nouvelle. »

GEORGE T. ELLIOT s'est, dans un cas, parfaitement trouvé
des pansements biquotidiens avec :

Fuchsine(2) . . . . 0 gr. 15-0 gr. 30
Lanoline . . . . 30 grammes.
Eau de rose 28   . —

----

(1) Cet auteur recommande les applications de solution à 1 p. 3 de
chlorure de zinc auxquelles on ne doit avoir recours, disent E. BES-
NIER et A. DOYON, que si l'on n'obtient pas de résultat avec le traitement hygiénique, antiseptique et parasiticide ordinaire.
(2) Avoir grand soin de n'employer que de la fuchsine absolument
pure, faute de quoi on peut exposer le malade à une intoxication arsenicale.

GAMBERINI (de Bologne) et MONARI ont constaté une action très favorable avec les badigeonnages à l'aide d'une solution aqueuse d'éthylate de soude à 10 p. 100.

BELOT a observé deux cas de guérison par la radiothérapie : doses assez faibles (3 à 4 H.) rayons n" 4 à 5 B ; séances tous les huit à quinze jours, selon l'état local. Il conclut que la radiothérapie constitue le traitement de la maladie de PAGET « tant que celle-ci ne s'est pas transformée en tumeur maligne nette envahissant tout le sein en profondeur ».

MEEK, BISSÉRIÉ, JUNGMANN, POLITZER, F. H. MONTGOMERY, RAVOGLI ont obtenu des résultats intéressants. Toutefois, nombre de médecins (F. V. SHEPHERD, Z. NEVINS HYDE, J. C. GILCHRIST ne partagent pas cette opinion favorable, opposée également à celle de L.-E. LEREDDE, qui dit : « Dans une affection où les ganglions axillaires peuvent être atteints de bonne heure, l'emploi d'une méthode d'efficacité incertaine est dangereuse. Tout au plus pourrait-on faire de la radiothérapie dans un cas de maladie de PAGET tout à fait à son début, reconnu histologiquement. »

MALADIE DE SAVILL

Cette maladie, décrite par l'auteur en 1891, consiste essentiellement en une sorte d'eczéma ordinairement généralisé, mais débutant toujours par les plis articulaires avec un état général assez grave (fièvre, adynamie, etc.) pour entraîner la mort une fois sur six.

La maladie est épidémique sans qu'on ait pu déterminer la nature du parasite qui la provoque.

MÉLANODERMIE

Synonymie. — Melasma.

Définition. — Ce nom s'applique particulièrement à une hyperchromie, souvent diffuse sous forme de taches, parfois généralisée, du tégument.

On devrait, d'après J. Darier, réserver le nom de mélanodermies aux colorations étendues et diffuses, et appeler taches pigmentaires les hyperchromies circonscrites et limitées.

Étiologie. — L'affection est ordinairement acquise, soit de cause interne, symptomatique d'une maladie générale comme dans la maladie d'Addison (*maladie bronzée*), la cachexie, l'anémie pernicieuse, diverses leucémies et lymphadénies, le mycosis fongoïde, l'impaludisme, la cachexie paludéenne, le diabète bronzé avec cirrhose hypertrophique pigmentaire (Hanot et Chauffard) et même sans cirrhose (Murri), l'alcoolisme (Ph. Caramanos), la syphilis (*vitiligo syphilitique* de Bazin, *syphilide pigmentaire du col* de Hardy et Pillon, *collier de Vénus, mélanodermie syphilitique* rappelant le vitiligo (G. Thibierge et Ravaut), *leuco-mélanodermie syphilitique* (A. Fournier, A. Gémy, d'Alger, Legrain, de Bougie, G. Marcou, de Paris), la tuberculose (*mélanodermie des tuberculeux*), l'arthritisme (*érythème pigmentaire réticulaire* observé par Balzer et Griffon), la cachexie (*chloasma cachecticum* de Kaposi) ; soit de cause externe, comme dans la *mélanodermie traumatique* plus ou moins généralisée, avec mélanodermie unguéale (Chauffard, Le Play) et quelquefois pigmentation de la muqueuse buccale (E. Besnier, Grenhow, G. Thibierge, A. Chauffard, Le Play) due à la phtiriase invétérée (*maladie des vagabonds, mélanodermie phtiriasique, vagabonds disease* des Anglais) et même au demodex folliculorum (W. Dubreuilh, De Amicis, Majocchi), ou localisée, due à la lumière chimique du spectre, aux rayons X, au hâle, à la chaleur (*chloasma calorique* de Kaposi), aux pressions prolongées (1) des ceintures, des corsets, des jarretières, des colliers, des bandages (*chloasma traumatique* de Kaposi) (2), aux irritants cutanés, vésicatoires, sinapismes, teinture d'iode, chloroforme, chlorure de méthyle, acide chrysophanique ou chrysarobine (*chloasma toxique* de Kaposi) ; soit consécutive aux lésions locales de certaines affections cutanées (*ulcères vari-*

(1) Delépine a observé chez un malade dont la cuisse avait été immobilisée au moyen de bandelettes de sparadrap, des taches formées par une poussière noirâtre constituées par des amas de spores qui, ensemencées, donnèrent naissance à des touffes d'*aspergillus niger*.

(2) Gavino, de Mexico, a observé des taches bleu foncé naissant aux points où la peau est soumise à des frottements et qu'il croit microbiennes et transmissibles.

queux, syphilides) ; soit encore sous la dépendance de certains médicaments pris à l'intérieur comme l'antipyrine, l'arsenic et le nitrate d'argent déterminant :

1° L'*antipyrinisme* (Voy. page 347) ;

2° L'*arsenicisme* (*mélanodermie arsenicale*), caractérisé par une pigmentation généralisée ou limitée, d'un jaune brunâtre ou noirâtre.

Enriquez et P. Lereboullet insistent sur l'aspect tacheté fréquent dans la mélanodermie arsenicale qui a aussi été signalé dans la mélanodermie nerveuse (Féré) ;

3° L'*argyrie*, dans laquelle la peau prend une teinte ardoisée spéciale, et les muqueuses (conjonctives, muqueuse buccale) souvent une teinte bleu grisâtre. Cette coloration, habituellement généralisée, plus intense sur les parties découvertes, est indélébile.

Duguet en 1874 et plus récemment Ivonnikoff et Folmatchoff ont observé des mélanodermies localisées à la suite de cautérisations au nitrate d'argent. L'examen microscopique d'une tache montra que le pigment composé de granules brunnoirâtres, était surtout accumulé dans les parties inférieures de la couche de Malpighi et les couches supérieures du tissu conjonctif sous-cutané.

Le tatouage d'agrément ou professionnel (*sidérose des piqueurs de meules* (Blaschko), *tatouages des piqueurs* et des *rhabilleurs de meules* (Lagardère, de la Ferté-sous-Jouarre, Variot et Raoult) pourrait être dénommé *mélanodermie localisée traumatique*.

Ce sont encore des mélanodermies que la *lentiginose profuse*, observée par G. Darier, Balzer, Gaucher et Milian, et la *mélanose cutanée progressive*.

Sabareanu, de Bucarest, a attiré l'attention sur la *mélanodermie normale* des muqueuses dans certaines races.

Pathogénie. — La pathogénie de la mélanodermie est complexe. Pour G. Bohn, les pigments seraient des substances chimiques produites par des granules dit pigmentaires ou chromogènes... La production du pigment serait un mécanisme de défense.

H. Mandoul estime aussi que certains pigments (pigments intrinsèques) sont produits par l'organisme, dérivant de l'activité cellulaire. Les mélanines se distinguent par des caractères négatifs. On leur reconnaît soit une origine hématique, soit une origine autochtone. Bataillon pense que la mélanine ne provient pas de l'hémoglobine mais de la substance nucléaire ou chromatique.

Les pigments extrinsèques sont introduits par la voie digestive (argyrie, arsenicisme), ou directement sous la peau (tatouages).

Traitement. — Le traitement ne peut s'appliquer qu'à la cause provocatrice directe de la mélanodermie.

Pour enlever le tatouage dit « d'agrément » on peut employer le procédé de Variot : on recouvre les parties tatouées d'une solution concentrée de tanin, puis on les crible de piqûres d'aiguilles très serrées ; ensuite on frictionne fortement avec le crayon de nitrate d'argent. Quand les piqûres se détachent en noir foncé, on essuie; il s'est produit dans les couches superficielles de la peau un tannate d'argent auquel est due la couleur noire de la surface tatouée. La légère réaction inflammatoire déterminée s'accompagne d'une escarre qui tombe au bout de 15 ou 18 jours laissant une cicatrice rougeâtre d'abord et se décolorant peu à peu et progressivement.

Brault agit de même en employant une solution de chlorure de zinc à 15 p. 100.

Evrard recommande un autre procédé qui consiste à escarifier la peau au moyen d'une cautérisation légère à l'aide du couteau du thermo-cautère après avoir soulevé l'épiderme au moyen d'un vésicatoire. Pour rendre la brûlure moins sensible, on anesthésie avec du coton hydrophile imbibé de cocaïne à 1 p. 20; on termine en appliquant la pommade suivante :

Acide salicylique. . . . .   6 grammes.
Vaseline . . . . $\Big\{$ ââ 25   —
Axonge. . . . . $\Big\{$

L'escarre tombée et le tatouage éliminé, on substitue à la pommade salicylée un pansement à l'acide picrique humide d'abord, sec ensuite.

J. Brunet, après une vésication à l'ammoniaque, passe le crayon au nitrate d'argent.

Meirowsky a obtenu un résultat relatif par la photothérapie (lampe Finsen-Reyn).

Personnellement, sur un tatouage restreint il est vrai, nous avons eu un plein succès au moyen de l'électrolyse.

MILIAIRE

Synonymie. — Miliaire sudorale. — Gale bédouine. — Bourbouilles, etc.

Symptomatologie. — Les miliaires constituent une éruption sudorale distincte de la suette miliaire ou fièvre miliaire et consistent en papulo-vésicules minuscules, parfois à peine visibles (quelquefois en papules acuminées, rouges) (*miliaire papuleuse — lichen tropicus*), très confluentes, rouges à la base (*miliaire rouge*), contenant un liquide clair (*miliaire cristalline*), parfois louche (*miliaire blanche*) ou purulent (*miliaire jaune*).

On a observé une forme pustuleuse (TRIBONDEAU).

Les éléments éruptifs reposent sur des taches érythémateuses.

Ils sont souvent précédés de sensations diverses de picotement et plus tard de prurit.

Siège. — Les miliaires siègent sur le tronc, le cou et les membres du côté de l'extension.

Marche. — L'affection se termine par desquamation ou dans certains cas se transforme en lésions d'aspect légèrement eczémateux. Pour G. BEHREND, la miliaire comme les sudamina et la dysidrose doivent être rangées dans la classe des eczémas (1).

Étiologie. — La miliaire est toujours produite par une transpiration abondante sous l'influence de la chaleur.

Pronostic. — Elle n'offre aucun caractère de gravité.

---

(1) G. BEHREND a parfaitement démontré dès 1890 qu'on peut, avec HEBRA, comprendre sous le nom d'eczémas sudoraux tout un groupe d'affections consécutives à de fortes sueurs, telles que la *miliaria rubra* des anciens auteurs, la *miliaria cristallina* de HEBRA, la *dysidrosis* de TILBURY FOX et nous croyons comme lui que les eczémas consécutifs aux sueurs peuvent parfaitement se changer en eczémas suintants.

Diagnostic. — On ne confondra pas la miliaire, qui apparaît brusquement et cesse très vite, avec l'*eczéma papuleux* ou *vésiculeux* dont la marche est tout autre, et dont les vésicules se rompent facilement et spontanément.

Anatomie pathologique. — La lésion est due au soulèvement de la couche cornée de l'épiderme au niveau de l'orifice d'une glande sudoripare.

Traitement. — Le traitement général sera surtout prophylactique,

Localement, on peut employer soit les bains émollients (bains de son quand il y a une rougeur vive de la peau), soit les poudres sèches, soit les lotions astringentes.

MOLLUSCUM CONTAGIOSUM DE BATEMAN (1)

(Voyez la planche XXX.)

Synonymie. — Tumeurs folliculaires (ROBERT WILLIS). — Élevures folliculeuses (RAYER). — Molluscum athéromateux (JACOBOVICS). — Ecdermoptosis (HUGUIER). — Acné molluscoïde (CAILLAULT). — Acné molluscum (CHAUSIT). — Acné tuberculoïde (DEVERGIE). — Acné tuberculeuse ombiliquée (GÉRARD PIOGEY). — Condylome sous-cutané et endocystique. — Condyloma porcelaneum. — Verrues sébacées (HEBRA). — Molluscum sébacé (HEBRA et KAPOSI). — — Molluscum verruqueux (KAPOSI). — Acné varioliforme ou ombiliquée (BAZIN).— Molluscum épithélial ou épithélioma molluscum (VIRCHOW). — Epithelioma contagiosum (A. NEISSER).

Symptomatologie. — Le molluscum contagiosum est une petite tumeur globuleuse ou aplatie, assez dure, sessile ou pédiculée, blanche, grise ou rosée, grosse comme un grain de millet, un pois, souvent demi transparente, ombiliquée, avec un point noir ou blanc par lequel on peut faire sortir le contenu de la tumeur sous forme d'un magma de matière sébacée, de

(1) Dénomination fausse, fait remarquer TENNESON, BATEMAN ayant décrit sous le nom de *molluscum* tout court un kyste sébacé à contenu athéromateux.

graisse, d'épiderme, ou sous forme d'un liquide laiteux ; la tumeur devient alors aplatie, flasque et ridée. Parfois, le molluscum contagiosum atteint les dimensions d'une petite noisette, d'une noix (J. RENAUT) ; il est alors de forme irrégulière, lobulée et offre souvent plusieurs orifices.

Tantôt isolées et discrètes les tumeurs du molluscum contagiosum sont quelquefois excessivement abondantes, au nombre de cent et plus (cas rares de KAPOSI, E. VIDAL, H. HALLOPEAU).

Siège. — On les rencontre à la face (paupières et cou), aux parties génitales ; plus rarement sur le tronc, les seins et les membres.

Variétés. — Quelques auteurs (ISRAEL LAACHE, E. VIDAL) ont observé une forme géante (*molluscum contagiosum giganteum*) dans laquelle les éléments nombreux et agglomérés atteignent rapidement le volume d'une orange ; cette forme est particulière au cuir chevelu.

On a signalé (LEBER, E. VIDAL, KAPOSI) une forme généralisée, rare d'ailleurs, dans laquelle la maladie envahissait inégalement toute la surface de la peau.

Marche. — Le molluscum se développe lentement (BARTHÉLEMY) ou rapidement (VERCHÈRE). La disparition des mollusci peut être naturelle : le contenu du molluscum s'enflamme, suppure et la tumeur elle-même disparaît laissant à sa place une petite cicatrice. Sauf dans ces cas d'inflammation, les mollusci ne causent aucune douleur ni cuisson, c'est à peine si quelques malades accusent à leur niveau une légère démangeaison.

Pronostic. — C'est une affection peu grave.

Diagnostic. — La description du molluscum contagiosum en rend le diagnostic facile, surtout lorsqu'on envisage le point noir déprimé au centre de la tumeur par lequel on peut faire sortir les éléments indiqués plus haut.

De même un examen digital faisant sortir par pression le contenu des petites tumeurs empêchera de confondre les mollusci des régions génitales avec les *végétations des papules syphilitiques*.

On ne les confondra pas davantage avec la *maladie de* Darier ou certains *nævi vasculaires*, ni avec les tumeurs du *molluscum fibreux*, solides, multiples, surtout au tronc, siégeant au-dessous de la peau et atteignant principalement l'adulte.

Barthélemy a appelé l'attention sur la confusion facile du *molluscum contagiosum* avec les *végétations* dans les régions inguino-crurales, péri-vulvaires et péri-anales.

Étiologie. — La nature contagieuse du molluscum, niée par Bazin, est admise par Hardy, Erasmus Wilson, Tilbury Fox, et tous les dermatologistes modernes; on le rencontre simultanément sur le sein des nourrices et le visage de leurs nourrissons; elle a d'ailleurs été prouvée expérimentalement par Gustave Retzius (de Stockholm), E. Vidal et Haab (de Zurich); Pick et Nobl l'ont aussi inoculé avec succès.

Cette affection semble atteindre plus particulièrement les enfants, les jeunes gens et les femmes; Cazenave cite toutefois un cas de molluscum contagiosum développé sur un vieillard de soixante ans.

On a cité comme circonstances favorisant son développement le lymphatisme et la scrofule (Bazin), le tempérament nerveux ou sanguin (Hardy).

Pour H. Hallopeau, le molluscum contagiosum serait dû à des toxines microbiennes.

Anatomie pathologique. — On admettait anciennement que le molluscum contagiosum était une lésion des glandes sébacées, c'est encore l'opinion de Renaut (de Lyon). Actuellement, on tend plutôt à en faire une affection d'ordre parasitaire (Balzer, Neisser, Virchow, Quinquaud, E. Bodin). Darier, Bollinger, Touton, Török, Tommasoli, Unna, Bende, John P. Ritsch et F. Eklund (de Stockholm) admettent que les corpuscules du molluscum contagiosum sont des produits de dégénérescence. Pour H. Leloir et E. Vidal, le molluscum contagiosum est « la résultante de deux altérations différentes qui frappent les cellules glandulaires des régions profondes, et qui évoluent parallèlement.

« 1° Une altération particulière, due peut-être à l'envahissement de la cellule par des parasites de l'ordre des grégarines, qui atteint une partie des cellules du lobule dès ses régions les plus profondes.

« 2° Une altération due à la transformation cornée (par conséquent atypique) d'une partie des cellules du lobule. Cette altération débute un peu plus haut que la précédente.

« A partir de la zone où elles se trouvent réunies, ces deux altérations évoluent parallèlement et simultanément, se complétant pour ainsi dire l'une par l'autre, dans la formation des pointes d'aspect verruqueux de la tumeur d'acné varioliforme.

« Ces deux altérations parallèles ont complètement arrêté et remplacé en totalité le processus normal sébacé des cellules glandulaires. »

Traitement. — Le traitement consiste dans l'abrasion aux ciseaux, avec le thermocautère ou l'attouchement avec les caustiques; nous nous sommes jusqu'ici parfaitement trouvé de l'énucléation, très facile, avec une curette.

Bazin recommandait les lotions alcalines et les bains alcalins; A. Hardy les douches sulfureuses.

Oudin et Barthélemy ont obtenu des guérisons très rapides à l'aide des courants de haute fréquence et de haute tension, auxquels ils attribuent un pouvoir parasiticide spécial.

Enfin Tappeiner et Jesioneck ont appliqué leur méthode par la fluorescence au moyen de badigeonnages avec une solution d'éosine à 5 p. 100 suivis de l'exposition de la région à traiter à la lumière solaire.

MOLLUSCUM VRAI (Cornil et Ranvier)

Synonymie. — Molluscum simplex ou pendulum de Willan. — Molluscum non contagieux de Bateman. — Molluscum fibreux. — Nævi molluscoïdes. — Nævus mollusciforme, — Fibroma molluscum de Virchow. — Fibroma cutané. — Fibro-lipome. — Neuro-fibrome (Recklinghausen). — Fibrome mou.

Définition. — Les mollusci sont des tumeurs cutanées pouvant se présenter sous des aspects très divers.

Symptomatologie — Ces tumeurs sont plus ou moins saillantes, sessiles ou pédiculées (*molluscum sessile, molluscum pendulum*) ou rattachées à la peau par une sorte de cordon (*acrochordon*) ou pleines et aplaties, faisant parfois des replis considérables (*dermatolyse, pachydermatocèle*) ; leur volume est variable : à peine grosses parfois comme une tête d'épingle ou atteignant dans certains cas rares le volume d'une tête d'enfant; la peau qui les recouvre varie de couleur : de coloration normale sur les petites tumeurs, elle est rosée, livide, violacée, parfois parsemée de télangiectasies sur les plus grosses. La consistance des tumeurs est mollasse, parfois un peu ferme; la pression sur les plus petites peut les faire rentrer pour ainsi dire à travers la peau; dans certaines tumeurs volumineuses, on sent à la palpation des cordons durs entrelacés (*fibronévrose plexiforme*) siégeant surtout sur les côtés du cou.

Le molluscum est indolent, sauf dans le cas où il devient le siège d'une irritation quelconque.

Les tumeurs sont parfois très nombreuses (*fibroma molluscum généralisé*), au nombre de plusieurs centaines ou de plusieurs milliers (MODREZWSKI, T. HASHIMOTO), développées particulièrement à la face, au cou, dans les régions supérieures du tronc, ou bien il n'en existe qu'une ou deux, assez volumineuses et développées dans une même région (*fibroma molluscum circonscrit*), siégeant surtout aux paupières, aux tempes, aux régions génitales, etc.

Le molluscum peut d'ailleurs envahir toutes les régions du corps, même les muqueuses de la bouche.

Marche. — Les tumeurs du molluscum restent en général stationnaires après avoir acquis un certain développement; quelques-unes, cependant, disparaissent spontanément.

Pronostic. — Le pronostic dépend principalement du volume et de la localisation des tumeurs; il faut savoir qu'elles peuvent subir la dégénérescence cancéreuse (L. BROCQ).

Diagnostic. — Le diagnostic est ordinairement facile grâce surtout à la multiplicité et à la marche des éléments. Notons toutefois que les *nodules lépreux*, anesthésiques, sont d'un rouge fauve et s'ulcèrent, que le *kyste sébacé* est une tumeur liquide, fluctuante, que le *lipome* sous-cutané est plus volumineux, plus ou moins mou.

Étiologie. — Les mollusci sont des tumeurs que d'habitude on considère comme des nævi avec lesquels ils coïncident presque toujours.

Anatomie pathologique. — Au point de vue anatomo-pathologique, les mollusci sont des tumeurs fibreuses.

Traitement. — Le traitement, très simple, consiste dans l'abrasion par la ligature, l'excision aux ciseaux, au thermo-cautère, au galvanocautère, etc.

MALADIE DE RECKLINGHAUSEN. NEURO-FIBROMATOSE. MOLLUSCUM GÉNÉRALISÉ (Rayer). NÆVI NEURO-FIBROMATEUX ET FIBROMATEUX.

On a rapproché, à tort selon nous, du cadre du molluscum, une maladie générale décrite pour la première fois par Recklinghausen et désignée depuis sous le nom de *neuro-fibromatose* généralisée pigmentaire, mais dans laquelle, en somme, les mollusci peuvent être tout à fait absents. « Il peut y avoir, dit G. Thibierge, des neuro-fibromatoses généralisées sans neu-rofibrome, voire même sans fibrome. »

Souvent une des tumeurs se développe plus que les autres (*tumeur royale* de Boudet) et peut dégénérer en néoplasme.

En dehors des tumeurs, il faut noter les taches pigmentaires concomitantes, les troubles généraux plus ou moins graves : faiblesse musculaire et intellectuelle, troubles de la sensibilité, etc., etc.

On pourrait peut-être rapprocher de la maladie de Reckling-hausen le cas observé par Dufour de *dermo-phospho-fibromatose généralisée*, avec pigmentation de la peau dans lequel les tumeurs étaient constituées par du phosphate de chaux et du tissu fibreux; Profichet, de Rouen, a signalé un cas analogue.

L. Lapeyre et Labbé pensent qu'il peut en être de même de l'observation qu'ils ont publiée sous le nom de *sarcomatose extra-viscérale généralisée*.

MONILÉTHRIX

Synonymie. — Trichoptilose de DEVERGIE. — Trichoclasis d'ERAS-
MUS WILSON. — Aplasie moniliforme des cheveux et des poils de
BEHREND et H. HALLOPEAU. — Atrophie ou aplasie intermittente mo-
niliforme de VIRCHOW. — Atrophie en sablier d'H. HALLOPEAU. —
Cheveux moniliformes de KARSCH. — Pili annulati. — Nodositas pi-
lorum. — Trichorrexis nodosa de MAC CALL ANDERSON et KAPOSI.

Cette affection rare, que E. BESNIER et A. DOYON considèrent
comme « le résultat d'une altération fonctionnelle de la formation du poil qui peut se rencontrer dans plusieurs états pathologiques », est caractérisée par un aspect spécial du cheveu,
sec, cassant, lanugineux, aminci et court, présentant régulièrement de distance en distance (tous les millimètres environ)
un renflement fusiforme, avec une dischromie pigmentaire
telle que la portion renflée est plus colorée que la portion
rétrécie.

Siège. — Le système pileux en entier peut être envahi par
la maladie (H. HALLOPEAU). On la rencontre surtout au cuir
chevelu et particulièrement à l'occiput ; les cheveux tombent
en partie ou en totalité.

Diagnostic. — La *trichorrexis nodosa*, maladie parasitaire, se différencie par cela même du moniléthrix.

Étiologie. — C'est une affection dont le caractère familial
et héréditaire est bien établi (JEANSELME, etc.) ; on a compté
jusqu'à dix-sept cas dans la même famille (SABOURAUD) ; pour
E. BESNIER et L. BROCQ l'aplasie moniliforme serait une variété
de la kératose pilaire ; une dystrophie congénitale du cuir chevelu, dit SABOURAUD. TENNESON va plus loin : « l'aplasie moniliforme, dit-il, et l'alopécie héréditaire et familiale sont des
effets de la kératose pilaire ».
D'après les recherches de CIAROCCHI les nodosités existeraient
déjà dans la racine du poil avant son émergence et la formation périodique des étranglements et des nodosités (il s'en

forme une toutes les vingt-quatre heures) s'expliquerait par
une influence nerveuse trophique intermittente s'exerçant sur
toutes les papilles à la fois.

Traitement. — Une médication excitante du bulbe pileux
par les lotions alcooliques, les liniments cantharidés, etc., est
certainement le traitement le plus rationnel à employer.

MYCÉTOME

Synonymie (d'après L. RAYNAUD). — Madura foot. — Pied de Madura ou de Maduré. — Pied de COCHIN. — Mycétome ou Fongus de
l'Inde. — Dégénérescence endémique des os du pied. — Maladie
tuberculeuse du pied. — Tubercule de GODEFREY et D'EYRE. — Maladie entophytique du pied, ulcère grave du pied, ulcus grave, pied
fongueux. — Carie des os du pied. — Hypertrophie du pied avec
carie. — Pérical, Anaycal, Podelkoma, Kirudeo. — Kirina-grah (demeure des vers). — Goutlou Mandi (pied à œufs, Inde). — Tabaoucht
(petit ver. Kabylie).

C'est une maladie parasitaire qu'on n'observe pas en France.
Elle est endémique dans les Indes ; toutefois AUGUSTE HIRSCH
prétend que le climat et la température n'ont aucune influence
sur la maladie qui affecte surtout les classes pauvres chez les
Indous.

Elle consiste dans le développement, surtout aux pieds, de
tumeurs qui, d'abord dures, deviennent fluctuantes, laissent
échapper un liquide séro-sanguinolent contenant des grains
jaunes, blancs, noirs, formés par le parasite : streptothrix Ma-
duræ (VINCENT).

L'affection est généralement de longue durée et le malade
meurt dans la cachexie.

D'après G. UNNA et ERNEST DELBANCO (de Hambourg) les
études histologique et anatomique font croire qu'il s'agit d'un
fongus rayonnant. On a dit également, sans démonstration
évidente, que la maladie de Madura serait de nature actinomycosique.

MYCOSIS FONGOÏDE (Alibert)

(Voy. la planche XXXI.)

Synonymie. — Pian fongoïde. — Frambœsia. — Lèpre indigène de BAZIN. — Lymphadénie cutanée (J.-B. HILLAIRET, XAV. GILLOT, E. DEMANGE) (1). — Tumeur lymphadénoïde. — Sarcome lymphadénique myxoïde (RINDFLEISCH). — Tumeur fongueuse inflammatoire de GEBER, L.-A. DUHRING). — Fungoïd neoplasme de SHERWELL. — Granulome fongoïde (AUSPITZ). — Lymphodermie pernicieuse (KAPOSI) et Lymphomatose cutanée généralisée d'E. BESNIER.

Définition. — Le mycosis fongoïde est une affection de nature douteuse, probablement parasitaire, dont les caractères, indécis au début (période prémycosique), consistent, à la période d'état, dans la présence de tumeurs de volume variable, ressemblant grossièrement à une tomate et pouvant disparaître, soit spontanément, soit à la suite d'un processus ulcératif qui les envahit et les détruit peu à peu.

Symptomatologie. — La symptomatologie de l'affection diffère suivant ses périodes.

PREMIÈRE ET DEUXIÈME PÉRIODES. — Érythrodermies du mycosis fongoïde. — Érythrodermatite d'E. BESNIER et H. HALLOPEAU.

PÉRIODE ECZÉMATIFORME. — A la période prémycosique, c'est-à-dire avant l'apparition des tumeurs caractéristiques, l'affection est constituée soit par des plaques érythémateuses (*plaques congestives* de BAZIN, *période maculaire* d'ALLAN JAMIESON), parfois extrêmement abondantes (HOBBS, de Bordeaux), rouges ou roses, persistant sous la pression du doigt, plus ou moins squameuses, peu ou point saillantes, accompagnées d'un prurit diffus plus ou moins accentué mais constant, souvent

---

(1) Pour H. HALLOPEAU et L.-E. LEREDDE, ce terme doit être réservé « aux lésions de la peau qui peuvent se développer à titre secondaire chez les individus atteints de lymphadénie ganglionnaire, avec ou sans leucémie ».

assez intense pour provoquer par la fréquence du grattage des altérations des ongles dont la surface « brillante et vernissée a l'aspect de l'ivoire » (E. Besnier et H. Hallopeau), soit par des bulles, simulant la *dermatite herpétiforme* (H. Hallopeau et Salmon), soit par de véritables saillies urticariennes siégeant sur le tronc, la face (front), les plis articulaires ; elle est alors confondue souvent avec l'*eczéma sec*, l'*urticaire*, les *érythèmes*, maladies auxquelles elle ressemble alors complètement.

Période lichénoïde. — Dans cette période qui survient au bout de plusieurs mois, quelquefois au bout de plusieurs années (un à dix ans), la peau prend, au niveau des placards eczématiformes, un aspect sec, rugueux, parfois fissuré ; les téguments sont comme œdématiés et infiltrés ; les placards d'aspect lichénoïde (*plaques lichénoïdes* de Bazin, *lichen hypertrophique* de Hardy), de couleur rouge sombre, rouge brun, rouge pâle, s'hypertrophient plus ou moins et forment des nodosités dures (*nodules miliaires* d'H. Hallopeau) arrondies, disposées irrégulièrement ; certains se transforment en cercles, durs sur les bords et déprimés au centre ; d'autres fois, les lésions se résorbent et disparaissent complètement, laissant une pigmentation ou une dépression atrophique cicatricielle pendant que de nouvelles apparaissent çà et là.

En même temps, le système pileux s'atrophie, les ganglions se tuméfient, la peau présente des excoriations ou des ecchymoses, mais « jamais de prurigo » (E. Besnier et A. Doyon).

Troisième période. — Période mycosique. — Enfin, à la période réellement mycosique, qui peut ne survenir que longtemps après le début (seize ans chez un malade d'E. Besnier), les plaques lichénoïdes donnent naissance tout d'abord à des végétations d'aspect verruqueux, puis forment de véritables tumeurs inégales, mamelonnées, d'apparence framboisée. Dans certains cas, ces excroissances se développeraient, d'après Kaposi, sur la peau saine qui commence d'abord par s'épaissir et s'œdématier, à plus ou moins grande distance des plaques lichénoïdes. Cette aréole, fait remarquer H. Hallopeau, n'est pas le fait d'une hyperémie banale, c'est une infiltration qui représente le premier degré de la néoplasie.

Une fois constituées, les tumeurs, pédiculées ou non, sont plus ou moins volumineuses, de la grosseur d'une noisette, d'une orange et d'une tête d'enfant ; elles sont généralement distinctes et ovalaires ou irrégulières et anfractueuses par suite de l'agglomération de plusieurs saillies voisines et se confondant à leur base ; elles sont ordinairement rouges, quelquefois violacées, résultat de la présence à leur surface de nombreux vaisseaux, parfois même bleuâtres (*mycosis fongoïde à forme cyanotique* de GAUCHER et LACAPÈRE) ou complètement noirâtres (*forme pigmentaire* de QUINQUAUD).

On n'observe à cette époque aucun symptôme subjectif, sauf le prurit, mais pas de douleurs au niveau des régions atteintes. On constate souvent que la sensibilité est un peu amoindrie et que le système pileux s'atrophie.

L'état général est peu altéré, on a noté des malaises, de l'affaiblissement, des troubles digestifs.

Les tumeurs, après être restées stationnaires pendant un temps plus ou moins long, plusieurs semaines ou plusieurs mois, peuvent subir deux processus différents ; tantôt, en un espace de temps relativement restreint, de dix à quinze jours environ, elles se rétractent, s'affaissent et disparaissent sans laisser de traces ; tantôt elles sont envahies par une suppuration séro-purulente et peu abondante dans certains cas, abondante et fétide dans d'autres.

En même temps, les ganglions lymphatiques des aisselles, des aines, du cou (*adénopathies similaires* de PARROT) deviennent indurés, volumineux et douloureux, mais ne suppurent presque jamais.

QUATRIÈME PÉRIODE. — PÉRIODE CACHECTIQUE (P. FABRE, de Commentry). — Pendant un certain temps la santé générale ne subit aucune atteinte, puis, par le fait de l'ulcération des tumeurs, surviennent des symptômes généraux graves : amaigrissement, troubles digestifs (particulièrement la diarrhée), cachexie, qui amènent le marasme et la mort.

Marche. — La marche du mycosis fongoïde est toujours très lente; une évolution rapide est absolument exceptionnelle ; quelquefois les deux premières périodes manquent, les tumeurs sont primitives d'emblée (BAZIN, E. VIDAL, L. BROCQ, RIEHL, H. HALLOPEAU), leur apparition n'étant précédée ni d'érythème, ni d'eczéma, ni de lichen ; dans ce cas, le pronostic est toujours plus grave.

Siège. — Les tumeurs mycosiques peuvent siéger sur toute la surface tégumentaire ; elles sont peut-être plus communes sur la face, le tronc et à la racine des membres. On a constaté le mycosis (H. HALLOPEAU) sur la base de la langue, le voile du palais, le larynx et l'amygdale (un cas de H. HALLOPEAU et JEANSELME) ; enfin sur le prépuce (HALLOPEAU).

Pronostic. — Tous les cas connus jusqu'ici, sauf un observé par BAZIN, se sont terminés par la mort.

Diagnostic. — Le diagnostic est presque toujours impossible à établir au début ; la confusion peut exister avec les *érythèmes médicamenteux*, l'*urticaire*, les *érythèmes scarlatiniformes*, l'*eczéma*, le *psoriasis*, le *lupus érythémateux généralisé* (E. GAUCHER), etc. « On devra se prononcer en faveur d'une érythrodermie mycosique quand la peau sera notablement épaissie, indurée, facile à plisser et trop large pour son contenu ; quand il n'y aura pas traces de desquamation ; quand les malades accuseront un prurit intense provoquant un grattage incessant et frénétique ; quand il existera concurremment de très volumineuses adénopathies (E. BESNIER et H. HALLOPEAU). »

La biopsie pourrait au besoin éclairer le diagnostic, les histologistes déclarant les lésions déjà caractéristiques à la période prémycosique (DANLOS). L'examen histologique démontrant la présence de nombreux leucocytes dans le corps muqueux de Malpighi affirme le diagnostic (H. HALLOPEAU).

Quand la maladie est confirmée et que le malade présente en même temps des lésions appartenant aux trois périodes : placards éruptifs divers, tumeurs, ulcérations, le diagnostic est très facile ; toutefois, au début de la troisième période, les nodosités peuvent ressembler tellement à des *syphilomes* que l'erreur de diagnostic est fatale, comme nous l'avons observé chez une malade de l'hôpital Saint-Louis en 1892, dans le service de M. le D\` TENNESON.

Les tubercules de la *lèpre* peuvent ressembler à ceux du mycosis (*lèpre indigène*) mais en dehors de leur coloration cuivrée et non rouge tomate il existe de l'anesthésie et non du prurit.

D'autre part, les tumeurs du *sarcome cutané non pigmentaire* ressemblent aussi à celles du mycosis, mais on ne constate pas les éruptions prurigineuses prémycosiques ; quant au *sarcome hémorragique*, sa couleur est d'un violet caractéristique et son début a lieu par les extrémités.

Étiologie. — Le mycosis fongoïde peut se rencontrer à tous

les âges ; Gastou et Gabareanu l'ont vu débuter à quinze ans ;
il a été observé surtout de. trente à cinquante ans et moins fréquemment chez les femmes que chez les hommes.

Pye Smith en a décrit un cas, à marche rapide, chez un
homme de soixante-six ans.

Anatomie pathologique. — Nature. — L'anatomie ·
pathologique et la nature du mycosis fongoïde sont encore à
l'étude et très discutées. Philippson, de Hambourg, a constaté
que les tissus sont envahis par des cellules rondes, mêlées de
cellules géantes dans le derme, tandis que dans les tumeurs
on constate des cellules rondes parmi lesquelles on voit des
cellules éosinophiles et plasmatiques, mais pas de cellules
géantes. Dans le cas de Pye Smith les tumeurs cutanées présentaient l'aspect du sarcome. Les microbes trouvés dans les
tumeurs ulcérées sont dus à des infections secondaires ; E. Vidal et Marfan en avaient constaté dans le sang.

Pour les uns, le mycosis fongoïde est une maladie spéciale
probablement d'origine infectieuse, un granulome infectieux.

E. Gaucher, Auspitz (de Vienne), Vidal et Marfan y ont
rencontré des micrococoques. Néanmoins, les cultures faites avec
le sang des individus atteints de mycosis fongoïde n'ont permis d'obtenir aucun microbe pouvant être considéré comme
la cause de la maladie (Breda, de Padoue).

Pour les autres, c'est une maladie *sui generis* (Riehl et
Paltauf) ; probablement d'origine parasitaire (Allan Jamieson,
d'Edimbourg) ; pour les Allemands (Kaposi, etc.), de même
que pour Punck et Siredey, E. Gaucher, il s'agit d'une affection sarcomateuse ; le mycosis fongoïde, dit E. Gaucher, est
un néoplasme embryo-plastique occupant le derme, un sarcome cutané généralisé.

Enfin, pour nombre d'auteurs français (Ranvier, Gillot,
Demange, J. Darier, L.-E. Leredde), c'est uniquement une
forme de lymphadénie cutanée. Cette dernière théorie est
généralement admise en France depuis Ranvier.

Pour H. Hallopeau, ce n'est pas une maladie générale de
l'organisme.

« A parler clair, disent E. Besnier et A. Doyon, la nature
vraie du mycosis fongoïde est encore à déterminer. »

Traitement. — Aucun traitement interne n'a réussi :

On a préconisé à tour de rôle l'iodure de potassium, l'arsenic, les divers cacodylates.

D'après Köbner, il y aurait lieu d'expérimenter l'action de l'arsenic par la voie hypodermique.

Quinquaud employait cette méthode modifiée et au lieu de se servir de la liqueur de Fowler, potassique, qu'il considérait comme s'altérant trop vite au contact des parois du verre, il utilisait la liqueur sodique, à la dose de 2 ou 3 centigrammes par injection sous-cutanée :

Acide arsénieux	1 gramme.
Carbonate de soude cristallisé.	2 grammes.
Eau	100 —

E. Gaucher et Lacapère ont vu sous l'influence de la médication cacodylique la maladie rétrocéder en quelques semaines, mais reparaître au bout d'un an.

Danlos a eu également recours à ce même remède.

Comme traitement externe, on pourrait, si les tumeurs étaient en petit nombre, les enlever chirurgicalement, comme cela a été fait chez une malade d'E. Besnier. Contre les ulcérations il faudra recourir aux pulvérisations et pansements avec les solutions phéniquées, aux pansements salolés :

Salol.	10 grammes.
Sous nitrate de bismuth	90 —
	(E. Besnier.)

au naphtol camphré (cas observé à Beaujon et cité par L. Brocq) (1) ; au phénol camphré (surveiller l'application).

On a fait également des badigeonnages avec une solution de nitrate d'argent.

Danlos a essayé avec un succès relatif les frictions de collargol.

Unna a utilisé les pansements à l'encre qui agit surtout par le tanin qu'elle contient. Dans ce même ordre d'idées E. Gaucher prescrit une vaseline au tanin qu'il considère comme la meilleure pour éviter les excoriations et entretenir la souplesse de la peau.

Menahem Hodara (de Constantinople) a employé l'ichtyol

---

(1) Le naphtol camphré est un poison susceptible de causer *par simple absorption et sans effraction* des accidents graves, même mortels lorsqu'on l'emploie à doses trop élevées (Cazin et Hallion). En injections il faut, dit Moty, l'employer uniquement par gouttes

avec succès chez trois malades; L. Brocq, la pommade à l'aristol.

H. Hallopeau préconise les effets de la pommade au sulfonal au centième.

On a recommandé les fumigations térébenthinées, les bains alcalins et sulfureux (L. Brocq).

Pour Bissérié et H. Hallopeau le mycosis fongoïde serait justiciable de la photothérapie.

W. Allan Jamieson a vu les tumeurs mycosiques rétrocéder sous l'action des rayons X. « Cette manière de faire, dit E. Gaucher, a pu donner des résultats encourageants, mais il faut être très prudent car je connais un cas de mycosis fongoïde traité de cette façon où toutes les tumeurs ont disparu, mais le malade est mort. »

Guido Holzknecht (de Vienne) recommande l'emploi des rayons X, mais, dit-il, « il semble que même dans les cas traités de cette manière et considérés comme entièrement guéris depuis un an, la mort finit par survenir à la suite de métastases dans les organes internes.

Pour L. Brocq la radiothérapie dans les formes généralisées et la radio ou la radium-thérapie dans les formes circonscrites constitueraient « une des plus belles et des plus indiscutables applications de ces nouvelles méthodes ».

Suchier, de Fribourg-en-Brisgau, a été satisfait de l'emploi des étincelles statiques agissant par un effet photocaustique dû à la grande tension du courant statique.

Il est intéressant de noter que Bazin a vu un mycosique guérir à la suite d'un érysipèle (1) intercurrent, fait à rapprocher de celui de Jeanselme qui a suivi un malade dont les lésions s'amélioraient notablement au cours d'une éruption vaccinale généralisée.

---

(1) H. Spronck, d'Utrecht, van der Meulen, Reussen, Huysman, Salzer, etc., ont expérimenté le premier sur des chiens, les autres chez l'homme, l'influence du streptococcus erysipelatus sur les tumeurs malignes. Les résultats n'ont pas paru, en général, très favorables.

MYOMES CUTANÉS

Synonymie. — Dermatomyomes d'E. BESNIER. — Lyomomes de la peau.

Ce sont de petites tumeurs cutanées formées de fibres musculaires lisses et dont E. BESNIER et A. DOYON distinguent deux espèces qu'ils décrivent de la façon suivante :

1° Les MYOMES SIMPLES, taches ou tumeurs atteignant parfois la dimension d'une noisette (JADASSOHN), à évolution lente, à volume restreint, nombreux, indolents ou douloureux à la pression. Ce sont des tumeurs bénignes, ne récidivant pas lorsqu'on les a enlevées, et dont la pathogénie est inconnue.

Elles siègent sur le tronc et les membres, parfois disséminées en traînées linéaires.

2° Les MYOMES DARTOÏQUES (de VIRCHOW), à évolution variable, de la grosseur d'une noisette, quelquefois du poing ; sessiles ou pédiculés, contractiles, plus ou moins vasculaires.

Ils siègent ordinairement aux seins, au scrotum, aux grandes lèvres.

ARNOZAN a constaté un cas dans lequel l'abondance des tumeurs dans une même région formait de véritables placards bosselés.

Ils prennent le nom de *fibromyomes* s'ils renferment des tissus fibreux ; de *myomes télangiectasiques* (VIRCHOW) s'ils sont très vasculaires; de *lymphangio-myomes* lorsque le développement atteint les lymphatiques (L. BROCQ).

Traitement. — Le traitement doit être chirurgical.

MYXŒDÈME

Synonymie. —OEdème muqueux (myxœdème) de ORD. — Etat créti-
noïde de WILLIAM GULL. — Cachexie pachydermique de CHARCOT. —
Polysarcie adipeuse de LASÈGUE. — Idiotie avec cachexie pachydermique de BOURNEVILLE et BRICON. — Crétinisme sporadique. — Cachexie strumiprive de KOCHER. — Athyroïdie d'E. BESNIER et
A. DOYON.

Définition. — Le myxœdème est une maladie générale
intéressant le système nerveux mais dont les manifestations
cutanées doivent appeler l'attention du dermatologiste.

Symptomatologie. — Les altérations du tégument consistent en modifications profondes qui portent sur la consistance,
la couleur. le fonctionnement, l'état d'intégrité de la peau et
des annexes.

La peau est dure, épaissie, œdématiée par adipose (*pseudo-
lipomatose myxœdémateuse* d'E. BESNIER et A. DOYON) ; elle est
pâle, jaunâtre, cireuse, luisante ou terne ; sèche ou exfoliante,
quelquefois ulcérée.

La sensibilité est conservée, mais amoindrie, troublée.

Les poils tombent en plus ou moins grande quantité ; les
ongles sont malades.

Diverses muqueuses (buccale, gingivale, palatine, pharyngée)
deviennent tuméfiées.

A la période d'état confirmée, l'aspect du malade, toujours
extrêmement frileux, est caractéristique : les joues bouffies et
tombantes, les paupières gonflées, le nez élargi, les lèvres bour-
souflées, la bouche entr'ouverte donnent au visage arrondi, « en
pleine lune » (W. GULL), une expression d'hébétude ; les mains
et les pieds rappellent l'éléphantiasis.

Diagnostic. — L'examen des lésions cutanées joint à celui
des fonctions cérébrales suffira toujours pour établir le diagnostic différentiel entre le myxœdème et la *sclérodermie*, l'*éléphantiasis*, l'*hérédo-syphilis*, la *lèpre* et l'*acromégalie*.

Étiologie. — Cette maladie, dont l'étiologie est mal connue, a été observée surtout chez les femmes et chez des individus auxquels on avait enlevé le corps thyroïde (*myxœdème opératoire* de J. REVERDIN).

Anatomie pathologique. — Les lésions de la peau consistent en un développement exagéré du tissu conjonctif.

On a constaté (ORB) une grande quantité de mucine donnant à la peau sa consistance spéciale de gélatine coagulée, d'où le nom de myxœdème.

Traitement. — Il n'existe aucun traitement reconnu de cette maladie; cependant le massage a donné entre les mains de W. BEATTY une amélioration très nette.

On doit prescrire les bains alcalins et les bains de vapeur.

Les bains électriques à courants continus seraient, dit L. BROCQ, à conseiller théoriquement.

Nous ne manquerions pas, le cas échéant, d'essayer les injections sous-cutanées de liquide thyroïdique, d'après la méthode de BROWN-SÉQUARD et d'ARSONVAL, qui ont valu des cas de guérison ou tout au moins d'amélioration publiés particulièrement par G. GAUTHIER (de Charolles), par MURRAY, FENWICK. W. BEATTY, CH. BOUCHARD, CARTER, MENDEL, ROBIN (de Lyon), etc.. HOWITZ (de Copenhague), NAPIER (de Glascow), H. MACKENSIE (de Londres), E. FOX (de Plymouth), BALZER, RÉGIS, ARNOZAN, BRISSAUD, MARIE, etc.; de même, LEICHTENSTENN, KOCHER, MEYLAN, DOYEN, dans le myxœdème post-opératoire, ont obtenu des résultats satisfaisants par l'ingestion du corps thyroïde lui-même (1); HORSLEY et après lui MERKLEN, BETTENCOURT, SERRANO (de Lisbonne), BIRCHER, J. GIBSON (de Brisbane), et d'autres observateurs, des améliorations par la greffe thyroïdienne sous-cutanée. MACKENSIE a fait ingérer des corps thyroïdes frais; FOX, l'extrait glycériné.

(1) Dans ces cas l'extrait total seul doit être employé.

NÆVI

(Voy. la planche XXXII.)

Synonymie. — Nævi materni. — Envies. — Signes (*Vulgo*).

Définition. — Le nævus est une malformation congénitale et permanente d'une région limitée de la peau, produite soit par un excès de pigmentation, soit par un développement exagéré du tissu vasculaire; d'où une division des nævi en deux classes : les *nævi pigmentaires* et les *nævi vasculaires*.

On ne doit qu'une mention aux nævi glandulaires observés par Selhorst et G. Thibierge, constitués uniquement par des comédons.

NÆVI PIGMENTAIRES

Synonymie. — Taches pigmentaires congénitales. — Taches de café. — Nævi spili des anciens. — Nævi pigmentés lisses.

Symptomatologie. — Les nævi pigmentaires, qui sont des *hyperchromies congénitales*, peuvent être plans ou saillants.

Les premiers ne sont que de simples taches pigmentaires, de couleur variant du jaune au noir, de dimensions variables : grandes comme des pièces de cinq francs ou plus, à contours bizarres (*nævi en nappe*) (1); ils sont ordinairement glabres ou

(1) W.-A. Moynau a vu un nævus étendu de la septième vertèbre dorsale à la dernière lombaire et latéralement jusqu'au milieu des côtes de chaque côté.

recouverts de quelques poils arrêtés dans leur développement (*nævi pilaires*); parfois, ils sont en petit nombre (*grains de beauté*); plus souvent ils existent en plus ou moins grande quantité (*nigritie*), dispersés sans ordre sur le tégument (*nævi disséminés*) dont ils peuvent occuper une assez grande étendue (*nævi géants*), formant parfois comme dans les cas de L. LAPEYRE, de WEINLECHNER, un véritable caleçon de bain. Lorsqu'ils sont disposés suivant le trajet d'un nerf, on les appelle *nævi spili zoniformes* ou *nerveux* (TH. SIMON), *nævus unilatéral* (BÆRENS-PRUNG), *nævi systématisés, nævi linéaires, nævi nervorum*.

Ils peuvent être disposés en traînées correspondant aux limites des territoires nerveux voisins (PHILIPPSON).

Les nævi pigmentaires saillants (*nævus verrucosus, nævus hypertrophique, nævus tubéreux non vasculaire*) forment sur la peau de petites saillies parfois d'aspect complètement papillomateux (*nævus kératosique* (1), *nævi cornés, hyperkératoses congénitales circonscrites, ichtyoses partielles*), plus ou moins étendues, plus ou moins irrégulières et plus ou moins nombreuses ; leur couleur est variable, allant du rose au rouge foncé et au noir; ces nævi sont presque toujours couverts de poils noirs, durs et gros sur la peau et, au cuir chevelu, de cheveux minces et frisottants.

On a rangé dans la classe des nævi hypertrophiques des tumeurs désignées sous le nom de *nævus lipomatodes seu mollusciforme, angiomatode* et les *mollusci fibrosi généralisés*, mais qui, en raison de leur marche, de leur constitution adipeuse, de leur aspect, doivent être catégorisés à part (Voy. *Maladie de* RECKLINGHAUSEN).

Siège. — On rencontre souvent les nævi pigmentaires sur le visage, le cou, le cuir chevelu, sur les membres, au niveau des grandes articulations.

Pronostic. — On a insisté (DELISLE) sur la fréquence relative de la transformation maligne épithéliomateuse ou sarcomateuse des nævi pigmentaires. Toutefois, PAUL RAYMOND a démontré que le cancer se développe dans la peau saine irritée par le nævus et non dans les éléments de celui-ci.

De son côté, BILLROTH croirait volontiers que ces nævi peu-

(1) Beaucoup d'auteurs désignent sous ce nom un état de la couche cornée qui doit absolument rentrer dans l'ichtyose hystrix?

vent devenir infectieux, ayant vu disparaître un nævus chez un malade atteint quelque temps après de plusieurs métastases.

Diagnostic. — La congénitalité des nævi suffit pour les distinguer des autres altérations pigmentaires de la peau, néanmoins, GASTOU et EMERY concluent d'après l'observation de deux malades atteints de taches pigmentaires variqueuses næviformes que les nævi peuvent se former tardivement sous l'influence d'une infection ou d'un trouble nutritif. D'après HARDY, quelques nævi peuvent se développer après la naissance et même à l'âge adulte; dans ces cas, et quand les taches sont grandes et irrégulières, il sera bon de songer aux signes diagnostiques du *pityriasis versicolor*.

Étiologie. — FÉRÉ a noté l'extrême fréquence des nævi et des taches vasculaires chez les dégénérés. Il les a constatés dans une proportion de 82,63 p. 100, tandis que H. HALLOPEAU chez des sujets normaux ne les rencontrait que 48 fois p. 100 (1).

Anatomie pathologique. — VARIOT a constaté, outre une accumulation très marquée de granules pigmentaires dans les assises profondes des cellules épidermiques, une infiltration de pigment dans les couches superficielles du derme dont les cellules fixes ont subi une prolifération active, chacune d'elles contenant une telle quantité de granules pigmentaires que le noyau est entièrement masqué.

Traitement. — On peut détruire les nævi pigmentaires par le raclage, les cautérisations électriques ponctuées après épilation des poils dans les nævi pileux.

---

(1) On avait admis comme caractère de race mongolique les taches bleues congénitales observées chez la plupart des nouveau-nés japonais, mais KOCKO FUJISAWA les a constatées à la clinique de K. SEITZ (de Munich), chez des sujets exempts de tout sang mongol.

APERT a observé la tache mongolique chez un nourrisson européen paraissant de race pure.

ADACHI a remarqué que les cellules pigmentaires profondes sont plus abondantes chez les races colorées mais ne se rencontrent que pendant une certaine période de développement.

On a essayé du tatouage avec certaines matières colorantes non toxiques (H. Páschkis, de Vienne). Cet auteur emploie, suivant le cas particulier, le rouge, le brun, le jaune d'ocre, le blanc de baryum, d'après la teinte cutanée individuelle ; la peau, préalablement désinfectée, est recouverte de la pâte colorante, puis piquée au moyen d'aiguilles à coudre très fines fixées sur un petit manche ; on laisse sécher la pâte, on lave pour enlever l'excès et, au bout de huit jours, après un court état inflammatoire, la partie se trouve tatouée.

Billroth a obtenu un résultat assez satisfaisant dans les nævi pigmentaires pileux au moyen d'excisions répétées de petits fragments de la tumeur.

On peut toujours auparavant se servir de moyens indiqués contre le chloasma (Voy. ce mot) : lotions prolongées matin et soir avec l'eau oxygénée à 30 pour 100 ; c'est le moyen employé à la clinique de Unna (C. Cohn) qui recommande aussi dans les nævi papillomateux le paraforme en collodion paraformé à 5 p. 100.

Lotions prolongées bi-quotidiennes également avec la préparation suivante :

Chlorhydrate d'ammoniaque.	} ãã 3 gr. 85
Acide chlorhydrique dilué	
Glycérine	30 grammes.
Lait virginal (1)	60 —

(Monin.)

ou encore :

Sublimé corrosif	0 gr. 50
Sucre blanc	15 grammes.
Blanc d'œuf	n° 1
Jus de citron Q. S. environ.	30 grammes.
Eau distillée	250 —

En application tous les matins. Laisser sécher.

On pourrait aussi recourir aux agents physiques et naturels.

Pusey s'est bien trouvé des applications pendant quelques secondes de neige de l'acide carbonique.

---

(1) Le *lait virginal* est une mixture de :

Teinture de benjoin	1 partie.
Eau de rose	4 parties.

O. Thayer (de San Francisco) a utilisé les rayons solaires concentrés à l'aide d'une lentille biconvexe.

Freund a traité par les rayons de Röntgen un nævus pigmentaire pileux ayant envahi le cou, le dos et la partie supérieure des bras. Au bout de onze séances de deux heures chacune les poils commencèrent à tomber et Zeman qui en a fait l'examen microscopique a trouvé leurs racines gonflées et surtout atrophiées. Kaposi croit à la récidive.

Mazotti a obtenu une guérison à l'aide du radium.

Plus simple serait le traitement que nous employons, recommandé d'ailleurs par Kaposi, Larat, etc., et qui consiste dans l'électrolyse simple.

Foveau de Courmelles a recours à l'électrolyse négative ou bi-polaire, et Gautier emploie l'électrolyse médicamenteuse.

NÆVI VASCULAIRES

Synonymie. — Angiomes. — Angiectasies. — Hématangiomes
cutanés.

Les nævi vasculaires se divisent aussi en deux groupes : les *nævi vasculaires plans, lisses, maculeux*, et les *nævi vasculaires saillants* ou *élevés*.

Les premiers constituent les *taches de feu, taches de vin* (*envies* du vulgaire); ce sont les *nævus flammæus, nævus vasculosus, nævus vascularis, simplex* ou *planus, nævus maternus, nævus sanguineus*, les *angiomes simples* et *telangiectasis venosa* de Virchow, la *télangiectasie idiopathique* de Hebra, la *télangiectasie plexiforme* de Billroth.

Symptomatologie. — Ce sont de simples taches de couleur rose tendre, rouge vif (*nævi rouges* ou *artériels*), ou violette (*nævi bleus* ou *veineux*); cette coloration, ordinairement plus accentuée au moment de la naissance, disparaît, en partie, sous la pression du doigt et s'exagère sous l'influence des cris, des efforts, des émotions.

Ces taches, d'une étendue plus ou moins considérable, peuvent être petites comme des têtes d'épingles (*nævi ponctués*), ou couvrir entièrement toute une région (comme dans le cas d'HILLAIRET, la face, la totalité d'un membre par exemple); leur forme est extrêmement variable; elles peuvent être arrondies, irrégulières, ponctuées, en étoiles (*nævi stellaires, angiomes stellaires*), avec des prolongements plus ou moins considérables (*nævus aranæus* de RAYER), ou placées sur le tracé de filets nerveux (*nævi vasculaires zoniformes, nævus en traînée linéaire*), couvrant parfois une grande étendue, du pied à la fesse (cas de H. HALLOPEAU et JEANSELME).

La peau est généralement lisse et souple, parfois épaissie et hypertrophiée, surtout dans son système pileux.

Siège. — On a dit que les nævi vasculaires étaient assez rares au cuir chevelu (L. BROCQ); nous les y avons, au contraire, rencontrés fréquemment; mais leur siège de prédilection est la face (1), la nuque, le cou, le tronc, les membres supérieurs et les régions génitales, plus rarement la partie inférieure du corps (2). On en trouve aussi sur les muqueuses.

Les nævi vasculaires saillants (*nævi vasculaires tubéreux, tuberculeux* ou *charnus, angiomes proéminents* ou *caverneux* de VIRCHOW et HARDY, *tumeur vasculaire* et *érectile* de DUPUYTREN, *anévrysme spongieux, tumeur vasculaire spongieuse, fongus hæmatodes, télangiectasie veineuse* de SCHUH, *nævi télangiectasiques* type DARIER-PRINGLE) forment de petites tumeurs au-dessus du niveau de la peau; ces tumeurs sont arrondies ou irrégulières, rappelant la forme de certains fruits, aplaties ou granuleuses; leur coloration varie du rouge au brun violet et diminue par la pression du doigt. Lorsqu'ils sont excoriés, les nævi vasculaires peuvent donner lieu à une hémorragie difficile à arrêter (3).

(1) BERNOUD a observé en 1898, dans le service de LAUNOIS, un nævus hypertrophique monstrueux occupant tout le côté gauche de la face et la partie supérieure du cou chez une *minus habens*; ce fait et bien d'autres, analogues, sont du ressort de la chirurgie.

(2) LAPEYRE et FOY ont observé chacun un cas dans lequel le nævus angiomateux et pileux recouvrait les fesses et la partie supérieure des cuisses à la manière d'un caleçon de bain.

(3) HANÈS a récemment étudié une maladie qu'il appelle *télangiectasie hémorragique héréditaire* caractérisée par des dilatations localisées des capillaires et des vésicules siégeant généralement à la face et sur les muqueuses de la bouche et du nez et donnant lieu à d'abon-

Étiologie. — Comme les autres nævi, les nævi vasculaires
sont congénitaux (1); ils apparaissent quelquefois dans les premiers mois après la naissance, très rarement plus tard (*nævi
tardifs*); ils pourraient être consécutifs, d'après HEBRA, à une
piqûre ou à une excoriation (blessure du derme).

Chez les vieillards, on rencontre souvent, surtout au tronc,
de petits angiomes multiples (*points de poivre de Cayenne* des
ANGLAIS).

Marche. — Pronostic. — Les nævi vasculaires, soit plans,
soit tubéreux, se comportent de trois façons différentes : ils
peuvent persister indéfiniment dans le *statu quo*, c'est le cas
le plus fréquent ; ils peuvent disparaître complètement (*nævus
flammæus, angiome simple*), quelquefois par sphacèle ; enfin ils
peuvent s'accroître et prendre l'aspect de véritables tumeurs
érectiles, ce que l'on observe assez souvent dans les nævi des
muqueuses, d'où une différence dans le pronostic, moins favorable ici que dans les formes pigmentaires. Toutefois, d'après
DELISLE, la transformation maligne des nævi vasculaires est
extrêmement rare, tandis qu'elle est par contre relativement
fréquente dans les nævi pigmentaires.

BRUNS, HOFMOKL, PAUL DELBET ont vu des angiomes à marche
extrêmement rapide nécessiter l'intervention chirurgicale chez
des enfants âgés de 4 et 6 mois.

D'après PAUL RAYMOND on peut, suivant la nature du nævus,
prédire le type histologique de la transformation : épithélioma
ou sarcome. Les nævi nés aux dépens de l'épiderme, c'est-à-
dire aux dépens du feuillet externe du blastoderme, comme
les nævi pigmentaires ou verruqueux se compliqueront d'épithéliomas, tandis que les nævi d'origine conjonctive, nés aux
dépens du derme, c'est-à-dire du feuillet moyen du blastoderme, seront le point de départ de néoplasies conjonctives.
C'est ainsi que la transformation des nævi vasculaires en sarcomes est très commune.

Diagnostic. — Dans certains cas, les nævi prennent un

dantes hémorragies soit à la suite d'un traumatisme, soit spontanément.

(1) E. GAUCHER a vu un nævus papuleux, non congénital, se développer sur la poitrine d'un enfant de 5 ans après l'application d'un
papier Wlinsi ; mais E. BESNIER fait justement observer que les nævi
n'étant pas constatables à la période initiale, les nævi tardifs peuven
cependant être congénitaux.

aspect verruqueux kératosique qui pourrait les faire méconnaître ; à la face en particulier, ils ressemblent par leurs papules aux
adénomes sébacés, mais en diffèrent par leur coloration rouge.

Nature. — Pour Mauclaire et de Bonis, l'angiome vrai n'est
pas une malformation d'arrêt, mais une exagération de développement, trouble, disent M. Klippel et P. Trennannay, qui est le
résultat d'une maladie locale infectieuse, agissant pendant la vie
embryonnaire et dont les effets se poursuivent après la naissance.

Pour Virchow les angiomes sont habituellement la conséquence
d'un trouble de l'évolution des fentes brachiales et faciales ce
qui expliquerait la prédilection de leur siège à la tête et au cou.

G. Gasne en a observé un s'étendant de la fesse jusqu'au
talon avec hyperesthésie à la température, à la douleur et qu'il
considérait comme une dystrophie due à l'hérédo-syphilis ayant
probablement exercé son action sur la moelle ; les taches vasculaires étaient en effet distribuées suivant les territoires myélo-
mériques de Head.

Danlos, Apert et Flandin ont vu un nævus variqueux ostéo-
hypertrophique à forme disséminée.

Traitement. — Contre les nævi vasculaires superficiels
(non chirurgicaux) on emploie la compression, la cautérisation
chimique ou à l'aide du thermo ou du galvano-cautère, les
scarifications linéaires quadrillées fréquemment répétées ; enfin,
dans certains cas, la vaccination en plein nævus, ou s'ils sont
très accentués, au pourtour des taches, pour éviter l'hémorragie
qui entraînerait le vaccin.

Quand le nævus est circonscrit, Variot recommande le procédé suivant : piquer avec un faisceau d'aiguilles, badigeonner
avec une solution concentrée de tanin, passer le crayon de
nitrate d'argent, saupoudrer de tanin. Quand l'escarre se
détache elle laisse une cicatrice rougeâtre qui blanchit peu à peu.

On a essayé les applications astringentes et cathérétiques
d'acétate de plomb, de teinture d'iode, de perchlorure de fer,
de collodion au sublimé, tous moyens infidèles (E. Gaucher) ;
toutefois Unna traite avec succès, chez les nourrissons, les
nævi vasculaires par la compression au moyen du collodion
ichtyolé. Il badigeonne le nævus deux ou trois fois par jour
avec un mélange de :

Collodion . . . .   9 parties.
Ichtyol . . . .   1 partie.

jusqu'à ce qu'il se forme une croûte noirâtre, épaisse, qu'on laisse ensuite se détacher d'elle-même. Puis on recommence le même badigeonnage, en s'aidant au début d'un attouchement avec la pointe fine d'un thermo-cautère ou d'un galvano-cautère. Le traitement doit être continué longtemps, même après la guérison apparente du nævus.

Monteggia, Fiorani, Cösfeld (de Barmen) procèdent à peu près de la même façon, mais avec un collodion au sublimé :

Sublimé.	2 grammes.
Collodion	16 —

A. Frattini se contente d'un collodion bichloruré à 6 p. 100 ; Boing d'un collodion à 4 p. 100.

Terson recommande le collodion à l'antipyrine à 2 p. 8 pour les petits nævi ; s'ils sont plus volumineux, les injections interstitielles d'une solution hémostatique d'antipyrine :

Antipyrine.	1 gramme.
Eau	3 grammes.

Th. Anger employait les injections interstitielles de solution diluée de perchlorure de fer :

Solution de perchlorure de fer à 30° . . .	25 grammes (1).
Chlorure de sodium	15 —
Eau	60 —

II, X, XX, XL gouttes.

John Wyeth, de New-York, fait des injections d'eau bouillante pure et simple et Denbel (de Lure) a utilisé avec succès la méthode sclérogène de Lannelongue.

E. Gaucher recommande, particulièrement dans les télangiectasies plates peu étendues, la méthode de Thiéry : applications tous les deux ou trois jours sur la peau préalablement dénudée à l'aide d'un vésicatoire, de pommade stibiée, d'huile de croton, de perchlorure de fer.

Récemment Gaston Sardou, de Nice, a recommandé les badigeonnages d'adrénaline.

Richardson fait des applications d'éthylate de soude qui donne lieu à une croûte très ferme à travers laquelle on fait une fois ou deux l'acupuncture.

A. Lanz (de Moscou) a vu disparaître un nævus vasculaire du

(1) Se méfier des embolies.

nez à l'aide de cautérisations pratiquées avec l'acide trichloracétique.

J. FÉLIX (de Bruxelles) fait appliquer pendant deux ou trois
heures la pâte suivante :

Farine de froment . . . . 112 grammes
Amidon 37   —
Sublimé . . . . 1 gramme.
Iodol pur . . . .⎫
Croton chloral. . . . .⎪
Bromure de camphre. . . . .⎬ àà 10 grammes.
Acide phénique cristallisé . . . . ⎭
Chlorure de zinc sec 110   —
Eau q. s. pour obtenir une pâte consistante.

Anciennement on employait la pâte de Vienne (AUGUSTE
BÉRARD et plus tard HARDY).

NEUMANN (de Berlin) conseille d'abord le collodion suivant :

Chlorure de zinc pur et sec . . . . . . 5 à 20 parties
Collodion élastique q. s. pour   100   —

puis s'il reste encore du tissu angiomateux la pâte :

Acide arsénieux. . . . . ⎫ àà 4 parties.
Soufre lavé . . . . ⎭
Onguent à la cire   100   —

GEVAERT indique comme traitement préféré dans les angiomes
l'excision au bistouri ; c'est aussi l'avis de KIRMISSON, PHOCAS, etc.
C'est un procédé que nous avons vu réussir parfaitement pendant
notre externat chez PÉAN.

LANNELONGUE préfère l'excision partielle.

Nous pensons avec TRUCHOT que l'électrolyse est le traitement
de choix. Elle est préconisée depuis 1862 après CINISELLI,
WHITE COOPER, ALTHAUS, DUNCAN, HUME et KNOTT, BŒCKEL,
DE MONOYER (de Strasbourg), par NÉLATON, E. BESNIER, PEYROT,
KIRMISSON, QUENU, ANDERSON, BROWN, MAYOR, SCHWARTZ, BA-
RADUC, REDARD, MICHAILOW (de Moscou), E. GAUCHER, GEORGES
LÉVY, FOVEAU DE COURMELLES, CAPITAN, PRAT (de Royat), BAYET
(de Bruxelles), DUHRING, L. BROCQ, KAPOSI, GAUTIER et LARAT,
LŒDERICH, BOUDET (de Paris), SMESTER (de Paris), PÉROCHAUD
et de LARABRIE (de Nantes), MALLY (de Clermont-Ferrand),
KOPFF, GEORGE THOMAS JACKSON, etc., etc.

FROMAGET et DEBÉDAT ont électrolysé avec succès, chez une
enfant de deux ans et demi, un angiome de la paupière de la
grosseur d'une châtaigne.

Cette méthode est appliquée un peu différemment suivant le but cherché et la nature du nævus ; si l'on veut détruire le tissu, il faut employer comme pôle actif, le pôle négatif, c'est la méthode à utiliser dans les petits nævi stellaires et autres.

Dans la seconde méthode coagulante, le pôle positif est le pôle actif (mono-puncture positive); elle convient aux nævi saillants, véritables angiomes. Dans ces cas, on emploie souvent la méthode bi-polaire avec plusieurs aiguilles au pôle actif.

Quelquefois on alterne les deux pôles.

Il est difficile d'indiquer à priori l'intensité du courant à employer, il varie de 2 et 3 milliampères à 30 et 40 suivant la sensibilité du malade, l'intensité de la lésion, la profondeur à laquelle on opère, etc.

MICHAÏLOW (de Moscou) se sert de l'aiguille en platine (positive) préalablement rendue incandescente.

BERGONIÉ (de Bordeaux) qui employait d'abord l'électrolyse bi-polaire la remplace actuellement par les courants de haute fréquence ; il les a utilisés trois fois et a obtenu des résultats parfaits. Il se servait des courants fournis par le solénoïde secondaire, c'est-à-dire celui dans lequel la décharge oscillatoire des condensateurs, chargés par une bobine, induit des courants de tension très élevée.

STREBEL s'est également bien trouvé des étincelles de haute fréquence.

MÉNETREL a eu d'excellents résultats au moyen de l'air chaud à 110° obtenu sous forme de douche par la carburation de l'alcool gazéifié.

On a eu recours également à la photothérapie, soit naturelle : bains de soleil (E. SINGER, de Berlin), soit artificielle ; KROMAYER, J. WETTERER (de Manheim), utilisent la lumière mercurielle de la lampe en quartz à circulation d'eau.

L.-E. LEREDDE a obtenu par la méthode de FINSEN (appareil LORTET et GENOUD) des résultats encourageants ; elle est peut-être, dit-il, le seul traitement des nævi vasculaires étendus.

BORDIER a détruit complètement, avec l'appareil de MARIE un nævus vasculaire plan de la joue.

AXMANN (d'Erfurt) recommande l'emploi des rayons ultraviolets soit primitivement, soit consécutivement aux applications du radium.

F. RAYMOND et A. ZIMMERN, JUTASSY, ALBERT WEIL ont utilisé avec succès les rayons X de même que le radium employé également par ALBERS SCHOMBERG, LAURENCE, DANLOS, LERINS, SALMON, KREIBICH, de Graz.

WICKHAM et DEGRAIS se sont servis d'un vernis (1) dans lequel se trouve incorporé un bromure de radium : sept applications successives d'une demi-heure chacune ont suffi pour obtenir le résultat. Les tissus sont devenus souples, lisses, décolorés, unis, de belle apparence. Les applications ne sont pas douloureuses et l'on peut traiter de larges surfaces chez des enfants en bas âge même pendant leur sommeil (2).

Enfin, PUSEY, OXNER, de Chicago, SAUERBRUCH, de Marbourg, ont obtenu de bons résultats en appliquant pendant une durée de 3 à 20 et 40 secondes la neige produite par l'acide carbonique sous pression et liquéfié (température 90° C.).

NODOSITÉS RHUMATISMALES

Synonymie. — Nodosités cutanées éphémères de FÉRÉOL. — Nodosités rhumatismales sous-cutanées de TROISIER. — Tumeurs fantômes de JAMES PAGET. — Nodosités non érythémateuses des arthritiques de L. BROCQ.

Symptomatologie. — L. BROCQ en distingue deux variétés :

1° Les NODOSITÉS CUTANÉES ÉPHÉMÈRES ;

2° Les NODOSITÉS RHUMATISMALES SOUS-CUTANÉES.

Les premières, nodosités cutanées éphémères, forment au front des tumeurs peu nombreuses, grosses comme un pois ou une noisette, mobiles avec la peau en général.

Il n'existe aucun symptôme subjectif.

Elles apparaissent le soir (L. BROCQ) ou pendant la nuit,

---

(1) FOVEAU DE COURMELLES a appelé l'attention sur le danger des vernis radifères (qui peuvent s'écailler) dans les organes ou les cavités ; il préfère les tubes de radium ; rappelons toutefois que G. LE BON a démontré que le radium sous forme de vernis donnait son maximum de radiations.

(2) BÉCLÈRE a fait construire un instrument qui permet de traiter centimètre carré par centimètre carré la région malade.

pour disparaître au bout de quelques heures et récidiver sans cause connue.

Les secondes, nodosités rhumatismales sous-cutanées, sont dures et élastiques, mobiles sur les tissus profonds et sous la peau.

Elles sont plus ou moins nombreuses, distinctes, siègent surtout au niveau des articulations.

Elles persistent pendant quelques semaines (de deux à quatre) et disparaissent sans laisser de traces.

Pronostic. — Sans gravité par elles-mêmes, les lésions coïncident souvent avec des symptômes de péricardite et quelquefois de pleurésie.

Diagnostic. — Les nodosités diffèrent par l'absence d'érythème de l'*érythème noueux* et, par leur marche, des autres *tumeurs cutanées*.

Traitement. — On doit appliquer à cette affection le traitement anti-arthritique. L. Brocq conseille la solution iodo-iodurée suivante :

    Iode. . . . . 1 gramme.
    Iodure de potassium . . . . 10 grammes.
    Eau distillée. 200   —

dont on fera prendre au malade une cuillerée à soupe tous les matins, dans une tasse de lait.

ŒDÈME AIGU CIRCONSCRIT DE LA PEAU [1]

(QUINCKE, RIEHL.)

Synonymie. — OEdème angioneurotique de STRUBING. — Hydropisie
articulaire intermittente.

C'est une affection dans laquelle surviennent brusquement,
mais par poussées successives et coïncidant avec des troubles
du système digestif, des saillies œdémateuses, blanches [2], ou
plus souvent roses, à bords nets, grandes comme des pièces de
cinq francs en argent ou plus, se développant surtout à la face
et aux régions génitales, parfois sur les muqueuses.

Elles ne sont le siège ni de douleur, ni de prurit.

Elles sont de courte durée, ne persistant que quelques
heures, un ou deux jours, mais se renouvelant constamment ;
elles constituent « un état pathologique qui peut se prolonger
fort longtemps et même qui peut s'installer et persister sous
forme d'œdème chronique » (E. BESNIER et A. DOYON).

L'œdème aigu circonscrit est une affection sans gravité, sauf
dans le cas où ses localisations buccales, pharyngées et laryn-
gées pourraient déterminer des troubles sérieux.

JOSEPH a montré que l'affection peut être accompagnée
d'hémoglobinurie paroxystique.

Nous pensons avec L. BROCQ que « l'on pourrait rattacher à
ce type morbide l'*œdème pseudo-phlegmoneux* de MM. GUYON
et KIRMISSON, dans lequel on voit apparaître à la suite de douleurs intenses, siégeant aux points qui vont être atteints, un
gonflement plus ou moins étendu, accompagné de rougeur de
la peau et d'élévation de la température locale ».

(1) R. STACHELIN, KUHN, de Berlin, ont observé un cas *d'œdème
idiopathique généralisé* avec terminaison mortelle.
(2) H. DUFOUR a vu cet œdème, blanc le jour, devenir le soir bleu-
violet.

On peut également en rapprocher les œdèmes transitoires de la maladie de Basedow.

Schlesinger, H. Banke en ont observé une forme familiale.

Diagnostic. — Il ne faut pas confondre l'œdème aigu circonscrit de la peau avec l'*urticaire* (pour D. Barduzzi, H. Hallopeau et L.-E. Leredde, cet œdème n'est qu'une variété d'*urticaire œdémateuse*), en particulier l'*urticaire massive* de Rapin, l'*urticaire géante* de Milton, les *nodosités rhumatismales*, l'*œdème persistant* de Ries et Lassar, les *œdèmes éphémères* de nature arthritique de Chauvel et Negel (du Castel a observé un cas de ce genre sous le nom d'œdème rhumatismal), l'*œdème bleu des hystériques* de Charcot, alternant avec des crises convulsives comme dans le cas de E. Gagnoni (1), l'*œdème paroxystique hystérique* étudié par F.-H. Esgeworth.

De même il faut parfois songer à l'*œdème dur traumatique* de Secrétan, de Lausanne (Grunbaum, Borchardt, etc.).

Nature. — H. Banke a relaté deux cas d'œdème aigu localisé dans lesquels la nature angio-névrotique de l'affection n'était pas douteuse.

Traitement. — On a conseillé le sulfate de quinine (Matas), l'atropine (Dinkelacker), la noix vomique (Elliot), l'aspirine (Mendel), le camphre et le menthol (Higier), la belladone, le salicylate de soude (Hartzell), l'ergotine (Collin), la digitale, l'hamamelis, le fer et l'arsenic (Milton).

E. Besnier et A. Doyon indiquent les applications locales prolongées de lint imprégné d'une solution de salicylate de soude additionnée de bicarbonate de soude :

    Salicylate de soude. . . . .   2-5 grammes.
    Eau. 100   —

Ajoutez :

    Bicarbonate de soude . . . .   1-3 grammes.

Dans l'œdème vulvaire avec infiltration, nous nous sommes parfaitement trouvé de mouchetures suivies de compression.

---

(1) Dans ce cas d'E. Gagnoni la toxicité urinaire affectait avec l'œdème et les crises convulsives un rapport inverse, très intense au moment des crises, pendant la disparition de l'œdème ; les crises seraient donc provoquées par un état toxémique dû à la pénétration dans le courant circulatoire de substances toxiques provenant des issus œdématiés.

Cette dernière ainsi que le massage (E. GAGNONI) et les bains d'air chaud (O. POLANO) sont à recommander.

Chez une hystérique nous avons obtenu un succès complet au moyen de l'aimantation.

Disons toutefois avec CH. ARMAND et FR. SAVORNAT qu' « il n'y a pas de traitement spécifique de l'œdème angioneurotique et que l'on devra surtout surveiller l'hygiène, l'état nerveux et les fonctions digestives des malades ».

ŒDÈME DES NOUVEAU-NÉS

Cette affection, qui se montre dès les premières heures ou les premiers jours de la naissance, a été distinguée par PARROT du *sclérème des nouveau-nés*.

Elle peut être localisée à quelques régions : mollets, cuisses, mains, organes génitaux, atteignant surtout les parties déclives, ou quelquefois généralisée.

La peau, de couleur pâle, dépressible sous le doigt, reprend peu à peu son aspect et sa consistance primitifs quand la maladie est localisée et doit guérir ; dans le cas contraire, l'enfant meurt ordinairement dans un état comateux.

Traitement. — DEPAUL conseillait une bonne hygiène, surtout au point de vue alimentaire, des frictions, du massage, des bains chauds ferrugineux et aromatiques (L. BROCQ recommande les fumigations de vapeurs de benjoin), l'usage de la couveuse, l'enveloppement ouaté, etc., destinés à faciliter la résorption du liquide épanché dans les mailles du tissu cellulaire.

ONYCHATROPHIE

Synonymie. — Atrophie des ongles.

Cette atrophie unguéale est souvent congénitale ; elle peut être totale ou partielle et due souvent aux causes qui engendrent l'onychogryphose (Voy. ce mot).

L'ongle est petit, lamelleux, aminci, mou, se détache en s'effritant.

L. Brocq a observé « une affection singulière qui survient surtout chez les enfants et chez les jeunes sujets, et dans laquelle on voit la matrice unguéale se gonfler, se tuméfier en quelque sorte, devenir plus ou moins douloureuse ; puis l'ongle se soulève peu à peu, se casse, s'effrite, disparaît complètement, de telle sorte qu'il n'en reste plus qu'un léger vestige sous la forme d'une petite lame cornée, striée, laquelle peut elle-même manquer. Peu à peu la matrice revient sur elle-même et l'atrophie définitive est constituée. Cette affection envahit d'ordinaire progressivement plusieurs doigts de la main, quelquefois tous ; elle est symétrique.

Il est probable qu'il s'agit dans ces cas de troubles trophiques sans doute en rapport avec une lésion peu appréciable des centres nerveux : on est encore réduit aux hypothèses. Les malades étudiés ne présentaient en effet ni chez eux, ni chez leurs ascendants, aucun antécédent morbide qui pût donner quelque indication sérieuse. »

Kaposi signale un état particulier chez une jeune fille à la suite d'un psoriasis des doigts ayant duré plusieurs années et dans lequel « les ongles formaient des plaques molles, membraniformes, et ne présentaient pas la plus légère tendance à la kératinisation ». Il désigne cet état sous le nom d'*hapalonychie*.

Tous ces troubles unguéaux sont au-dessus des ressources de la thérapeutique.

ONYCHAUXIS

Ce nom désigne l'hypertrophie régulière des ongles, sans déformation.

Le traitement doit être purement mécanique.

On pourrait toutefois employer, dit L. Brocq, l'arsenic à l'intérieur et l'acide salicylique à l'extérieur, ces deux médicaments paraissant avoir une certaine action sur les hyperkératoses.

ONYCHOGRYPHOSE

ONGLES EN GRIFFES (VIRCHOW).

Définition. — On désigne ainsi l'hypertrophie unguéale se produisant d'une façon irrégulière et ordinairement acquise.

Symptomatologie. — L'ongle peut être épaissi, rugueux, opaque, jaunâtre ou noirâtre, ou mince, cassant et lisse ; recourbé en avant ou sur le côté (*onychogryphose*), ou transversalement (*déformation en cornet*, W. DUBREUILH); agrandi en largeur irritant les rebords unguéaux (*paronychie*) ; d'autres fois inégal, bosselé, creusé de sillons longitudinaux ou transversaux (*asperitas unguium, scabrities unguium*) ; parfois soulevé et décollé.

Le gros orteil est le plus souvent atteint, mais tous peuvent l'être à des degrés divers.

BILLROTH, HELLER et W. DUBREUILH ont observé aux doigts l'onychogryphose.

BALZER et GAUCHEREY ont signalé un cas chez une femme âgée de 58 ans dont l'ongle du gros orteil était remplacé par une corne lisse, arrondie, longue de 6 centimètres.

Étiologie. – Les altérations unguéales sont dues soit à des causes externes : traumatismes, professions ; soit à des causes physiologiques : âge avancé, ou pathologiques : eczéma, pemphigus végétant ou chronique, sycosis, bouton de BISKRA, psoriasis (*psoriasis unguéal*, ANDERSON), syphilis (*onychie syphilitique*, HUTCHINSON), névrites (HELLER), lèpre, ichtyose, etc.

Pronostic. — Le pronostic de l'onychogryphose dépend de sa cause ; il est parfois sérieux en raison des douleurs que l'affection occasionne pendant la marche, principalement quand il se complique d'ulcérations et de fissures.

Traitement. — Voir l'article précédent.

ONYCHORRHEXIS

W. Dubreuilh et Frèche décrivent sous ce nom un état unguéal caractérisé par des stries fissuraires longitudinales de la lamelle unguéale.

OSMIDROSE

On désigne plus particulièrement sous ce nom le trouble de la fonction sudorale caractérisé par la sécrétion d'une sueur odorante *non désagréable*, relativement fréquente chez les femmes hystériques.

Cette odeur est variable : de musc, de violette, d'ananas, de vanille, etc.

On l'a vue disparaître, en même temps que l'hyperidrose qui coexistait avec elle, à la suite de l'administration de 25 centigrammes de salicylate de soude (W. A. Hammond) !

PAPILLOME

Définition. — Le papillome consiste en une hypertrophie limitée de la couche papillaire du derme.

Symptomatologie. — Il se présente généralement sous l'aspect d'une saillie plus ou moins proéminente, composée d'excroissances papillaires plus ou moins élevées, distinctes, d'où un aspect spécial en chou-fleur, et parfois recouvertes d'un épiderme sec et corné ; dans d'autres cas, elles sécrètent un liquide visqueux, d'odeur nauséabonde ; la couleur varie du blanc grisâtre au brun.

Le volume du papillome est variable : il peut être gros comme une tête d'épingle ou avoir plusieurs centimètres de diamètre.

Parfois indolent, il peut être le siège de violentes douleurs.

Siège. — Le papillome simple se rencontre principalement à la main et aux pieds (*verrue plantaire* de W. DUBREUILH). Il peut siéger également sur la face, le cuir chevelu et même les organes génitaux. Le *papillome pénicilliforme*, décrit par GAUCHER, siège au cuir chevelu, au cou et plus rarement à la face (paupière supérieure).

Étiologie. — L'état papillomateux peut compliquer un grand nombre d'affections cutanées : eczéma, lichen, éléphantiasis, lupus, blennorragie (*papillo-kératose blennorragique*), etc.

Il peut succéder à des irritations locales répétées (*papillome des raffineurs de pétrole*, DERVILLE et GUERMONPREZ).

Marche. — Diagnostic. — Pronostic. — La marche, le diagnostic et le pronostic varieront donc suivant les causes qui ont engendré l'affection.

Notons seulement que le papillome se différencie de la *verrue*, en ce que les papilles hypertrophiées sont séparées par groupes dans le premier et ne forment qu'une seule masse dans la seconde.

Traitement. — Après avoir décapé la lésion à l'aide des cataplasmes, des bains, des enveloppements dans le savon noir, on la détruit avec la curette, le thermocautère ou l'électro-puncture (W.-A. HARDAWAY, L. BROCQ) ; GAUTIER emploie l'électrolyse médicamenteuse.

A. LANZ (de Moscou) applique sur la petite tumeur un cristal d'acide trichloracétique ; l'attouchement n'est pas douloureux, l'escarre produite se détache très rapidement sans inflammation et l'exulcération consécutive se cicatrise facilement.

MENCIÈRE se sert avec avantage contre le papillome vulvaire d'un collodion salicylé sans action sur la muqueuse saine et possédant une action élective sur les points malades :

Collodion élastique. . . . . 2 grammes.
Acide salicylique. . . . . 2 à 2 gr. 50.

Nous avons obtenu une fois, au moyen de quatre badigeon-nages à l'ichtyol pur, la disparition de papillomes de la verge.

PAPULOSE FILARIENNE

On désigne sous ce nom une affection rare décrite par DA SILVA ARAUJO et NIELLY, due à des parasites qui produisent aux mains et aux avants-bras, sur les cuisses, le dos, une éruption vésiculo et papulo-croûteuse.

Le traitement consiste dans l'application de pommades para-siticides.

PEAU LUMINEUSE

Synonymie. — Sueur phosphorescente.

Ce phénomène a été observé à la période consomptive de la phtisie et de maladies chroniques ; après un violent exercice

(Koster) ; dans la miliaire (L.-A. Duhring) ; chez un médecin qui avait mangé d'un poisson phosphorescent (Panceri, de Florence).

D'après L. Laurent, qui n'a pas été témoin du fait *de visu* une jeune mulâtresse du Sénégal présentait au moment de ses règles le phénomène de la phosphorescence quand elle écartait les draps de son lit.

On pourrait rapprocher de ce phénomène l'*état diamanté* de la peau, chez les sujets qui ont absorbé du salophène à la dose de 2 à 8 grammes, dans lequel, le tégument, après évaporation de la sueur provoquée par l'administration du médicament, se recouvre de milliers de petits cristaux scintillant comme le diamant (Drache).

PELADE (Bazin)

(Voy. la planche XXXIII.)

Synonymie. — Area Celsi. — Area Joh. Jonstoni. — Alopécie en aires. — Alopecia areata de Sauvages. — Porrigo decalvans de Willan et Bateman. — Tinea decolorans. — Vitiligo de Cazenave. — Alopécie aréatée de Hebra. — Teigne aréatée d'Anderson.

Définition. — Le nom de pelade désigne aujourd'hui une affection du système pileux, plus fréquente au cuir chevelu et à la barbe, caractérisée par une chute des cheveux ou des poils, localisée ou généralisée.

Dans sa forme la plus ordinaire, la pelade se présente sous l'aspect de plaques dénudées, lisses, circonscrites, à contours arrondis, plus ou moins larges et plus ou moins nombreuses.

Symptomatologie. — La maladie commence souvent par des démangeaisons légères que nous avons vues parfois persister très intenses pendant toute la durée de l'affection. On a noté des sensations de brûlure, d'engourdissement, de froid (*cryesthésie prépeladique* de L. Jacquet). Certains auteurs ont observé un érythème initial (Behrend, Blaschko, W. Dubreuilh);

nous avons souvent constaté chez des peladiques en activité une
rougeur plus ou moins accentuée indépendante du traitement.

A. BLASCHKO, qui a observé lui aussi ce fait, a constaté parfois également que les régions atteintes étaient très douloureuses spontanément alors que la sensibilité électro-cutanée
était diminuée considérablement.

Les cheveux perdent leurs caractères normaux pour devenir
secs, ternes, poudreux, amincis et faciles à arracher ; bientôt,
ils tombent pour ainsi dire spontanément ; d'autres fois, ils
peuvent se casser à quelque distance du cuir chevelu. Outre ces
caractères, on constate aussi que les cheveux peladiques sont
atrophiés et décolorés, présentant alternativement des dépressions et des renflements ; leur racine est mince et pointue ou
tronquée et recourbée en forme de crosse ; l'extrémité libre
encore pigmentée est en massue, « c'est un très bon signe de
pelade », disait QUINQUAUD.

A l'examen microscopique, on voit que la moelle a disparu,
remplacée par des bulles d'air.

R. SABOURAUD, qui a bien étudié la question, décrit un poil
peladique atrophié de haut en bas, dépigmenté et sans canal
médullaire à sa partie inférieure.

La chute des cheveux ou des poils, premier symptôme constaté généralement par le malade, peut être rapide ou lente ;
tantôt il n'existe qu'une seule plaque dénudée, sur laquelle se
distinguent les orifices folliculaires obstrués par le cocon
séborrhéique de SABOURAUD rempli de microbacilles, tantôt il
y en a plusieurs ; les dimensions de ces plaques d'alopécie sont
variables, comme leur nombre : elles peuvent être grandes
comme une lentille, comme une pièce de cinquante centimes,
de deux francs, etc., ou atteindre dix centimètres et même plus
de diamètre ; souvent, elles se réunissent et forment des îlots
d'alopécie plus ou moins circulaires, rappelant toujours l'existence des plaques primitives arrondies (voy. la planche XXXIII),
sauf quand, généralisée à tout le cuir chevelu, la pelade dénude
complètement ou à peu près toute la tête.

Ces plaques dénudées sont absolument lisses ou recouvertes
d'un duvet très léger, décolorées, d'un blanc de lait, comme
empâtées (œdème de DEVERGIE) et quelquefois affaissées, constituant ce que BAZIN appelait la *pelade achromateuse* pour la
différencier de ce qu'il nommait la *pelade décalvante*, dans
laquelle la peau conserve sa couleur normale et dont la marche
est beaucoup plus rapide.

D'autres fois, il existe sur la plaque quelques cheveux clair-semés (*dépilation diffuse* sur une surface *circonscrite* de Sabouraud), cassants ou présentant les signes indiqués plus haut (*pseudo-pelades* de Bazin, *pelades pseudo-tondantes* de Lailler, *pelades à cheveux fragiles* d'E. Besnier), formes dans lesquelles Vaillard et Vincent ont trouvé des diplocoques (*folliculites microbiennes tonsurantes du cuir chevelu* de H. Nimier).

Dans tous les cas, les cheveux qui entourent les plaques malades sont altérés à un degré plus ou moins élevé.

Parfois on constate une dilatation des orifices folliculaires avec exagération de la sécrétion sébacée (*hypersteatidrose* d'E. Besnier, *rosée sudorale* de Sabouraud) rapportée par ce dernier à l'hypertrophie des glandes, relation peu vraisemblable (H. Hallopeau).

En dehors de ces symptômes facilement reconnaissables, on a signalé, quand la pelade était généralisée à tout le système pileux, de l'amaigrissement, de la dyspepsie, de l'anémie (Hardy), et particulièrement une laxité extraordinaire de la peau du visage (*hypotonie* de L. Jacquet).

On a noté des altérations diverses des ongles : dépolis, opaques, plus ou moins cannelés, striés, etc. ; enfin la chute même dans certains cas de pelade en plaques limitées (cas d'Arnozan et Audry) ou généralisée (Arago, Tysan, Heuss, Darier et Le Sourd) (1).

Jacquet et Portes ont montré par une série de cas et d'analyses qu'il y a constamment dans la pelade un trouble urologique dépendant d'une viciation sanguine consistant en polyurie, hypophosphaturie, hyperchlorurie très considérable et hyposulfaturie.

Butte a insisté sur les dimensions de l'estomac en rapport direct avec l'intensité de la pelade.

Sabouraud distingue, à tort selon nous, deux formes différentes de pelade : l'une séborrhéique, *séborrhée aiguë circinée* (*pelade de Bateman*), spéciale à l'adulte et due à un microbacille séborrhéique analogue à celui que Unna, Engman, Menahem Hodara désignent comme cause de l'acné ; l'autre, *pelade ophiasique*

---

(1) E. Fournier a observé un enfant complètement glabre et atteint d'onyxis congénitaux, dystrophie pilaire et unguéale se produisant sur trois générations.

(*Area* CELSI), particulière à l'enfant, sans séborrhée, s'étendant en couronnes ou en bandes de façon à dénuder tout le cuir chevelu, avec tendance à la guérison spontanée.

Le même auteur classe encore à part une variété qu'il appelle *peladoïde en aire unique atrophodermique*, dans laquelle le cuir chevelu, déprimé, semble atrophié.

Nous avouons, pour notre part, que ces distinctions nous semblent bien théoriques, car, cliniquement, nombreux sont les cas d'ophiasis que nous avons observés chez des adultes et, d'autre part, nous avons vu maints séborrhéiques mal soignés n'avoir qu'une plaque de pelade.

Marche. — L'affection débute, le plus souvent, par une plaque unique qui s'agrandit rapidement, suivie ou accompagnée de plusieurs autres (*pelade en aires multiples*, E. BESNIER). Arrivée à sa période d'état, la maladie peut rester stationnaire plus ou moins longtemps, ou envahir peu à peu le système pileux et déterminer une alopécie locale ou générale plus ou moins complète. D'ordinaire cependant, dans les cas traités méthodiquement, on voit au bout d'un temps variable (de quelques semaines à plusieurs mois), le léger duvet cotonneux qui existait sur les plaques être remplacé par des cheveux d'abord minces, clairs, parfois même blancs et pouvant quelquefois ne reprendre jamais complètement leur couleur primitive, mais le plus souvent recouvrant peu à peu leur force et leur coloration normales.

Siège. — C'est au cuir chevelu et à la barbe que l'on observe le plus fréquemment la pelade ; cependant, comme nous l'avons déjà dit, toutes les régions velues peuvent être envahies (*pelade généralisée*).

Pronostic. — Le pronostic de la pelade n'est en général pas mauvais, puisque cette affection n'entache ordinairement en rien la santé générale et que souvent la guérison est aussi complète que possible ; à noter cependant que la pelade est plus grave chez un tuberculeux ou chez un hérédo-syphilitique que chez un sujet normal (R. SABOURAUD).

De plus, il faut savoir que la pelade peut durer longtemps — particulièrement quand elle siège à la nuque (E. BESNIER) sous forme de rubans (*pelade rubanée, pelade ophiasique* de SABOURAUD), — récidiver (rien ne prédispose plus à la pelade qu'une pelade antérieure, Jeanselme), parfois par poussées subintrantes (*pelades perpétuelles* d'E. Besnier) et se terminer quelquefois par une alopécie définitive plus ou moins complète.

Diagnostic. — Le diagnostic est facile presque toujours.

La calvitie de la *séborrhée* a des signes spéciaux de localisation et le cuir chevelu séborrhéique n'a pas l'aspect qu'il a dans la pelade.

Les pelades pseudo-tondantes se distinguent de la *trichophytie* du cuir chevelu, grâce aux caractères des poils qui s'arrachent facilement sans se casser ou, quand ils se cassent, ne s'écrasent pas dans les mors de la pince à épiler.

L'*alopécie post-favique*, outre son aspect cicatriciel, diffère de l'alopécie peladique soit par son irrégularité, soit, lorsqu'elle est généralisée à toute la tête, par la couronne de cheveux lanugineux qu'elle respecte presque toujours.

Le *lupus érythémateux*, en dehors des cicatrices qu'il présente souvent au centre de la lésion, n'est pas entouré à sa lisière, d'un rouge violacé, recouverte de squames minces et adhérentes, de cheveux à l'aspect peladique.

La *syphilis* dénude en clairières.

Les plaques de *sclérodermie* du cuir chevelu, lardacées, sont environnées de cheveux sains.

Au début de certaines formes de *tuberculose* (L.-E. Leredde), de même qu'au déclin de l'*érysipèle*, on peut constater une chute de cheveux irrégulière, bien différente des aires peladiques.

Dans les *alopécies cicatricielles,* la forme est toujours irrégulière et les cheveux voisins ne tombent pas.

Dans le *vitiligo* du cuir chevelu, on constate assez souvent une alopécie, mais en dehors de l'hyperpigmentation de la périphérie, on trouve la plupart du temps sur le corps des plaques de vitiligo.

Les *alopécies peladiformes* (*alopécies innominées, inflammatoires, alopécies pseudo-cicatricielles, atrophiques, irritatives, folliculites décalvantes,* etc.), se distinguent de la pelade vraie par une étude clinique et microscopique suivie. Il existe souvent dans ces formes de véritables bouquets de poils.

On peut mentionner sans insister l'alopécie consécutive aux injections d'acétate de thallium (Jeanselme), que l'on pourrait appeler *alopécie médicamenteuse* ; en dehors des commémoratifs, on constatera que les cheveux qui subsistent ne ressemblent en rien au poil peladique.

Enfin, mais rarement il est vrai, il faudra songer aux *alopécies congénitales* circonscrites, bien étudiées par GERMAIN.

Étiologie. — Les observateurs sont divisés en deux camps d'un avis opposé sur la nature de l'affection ; les uns admettant les autres repoussant la nature parasitaire de la pelade. Pour ces derniers (HEBRA, BAERENSPRUNG, NEUMANN, KAPOSI, DUHRING, MAX JOSEPH, MIBELLI, HORAND, de Lyon, PAVLOF, OLLIVIER, L. BROCQ, L. BULKLEY, JUHEL-RÉNOY, et surtout JACQUET, etc.), il s'agirait d'une trophonévrose (*alopécies d'origine nerveuse* de L. BROCQ comme la *pelade post-épileptique* de CH. FÉRÉ, *peladoïdes trophonévrotiques* ou *trophoneurotiques* de H. LELOIR), dans laquelle doit certainement rentrer la forme ophiasique de SABOURAUD.

C'est dans cette classe qu'il faut sûrement ranger la chute émotionnelle et généralisée du système pileux observée par H. BIDON, de Marseille.

On peut également classer dans cette catégorie les *alopécies trophonévrotiques* d'H. HALLOPEAU et L.-E. LEREDDE : alopécies en aires (*pseudo-pelade* probablement *trophonévrotique* de H. HALLOPEAU et BUREAU), alopécies en bandes (*pseudopelade en bande* de H. HALLOPEAU et BUREAU) ; alopécie symétrique et incomplète ; alopécie de l'angio-névrose achromique et dépilante ; alopécie du vitiligo (1) (*pseudo-pelade achromateuse* et *plaques hyperchromateuses* d'ARNOZAN).

Pour DE MOLÈNES la pelade ne serait qu'une affection nerveuse se produisant dans certaines conditions de vie sociale et d'hérédité et souvent confondue avec la trichophytie décalvante, ce qui en fait admettre la contagiosité.

CROCKER considère les pelades comme des exemples de teigne non reconnue et HUTCHINSON fait de la pelade une affection consécutive à la teigne.

L. JACQUET estime que la pelade, au moins dans bon nombre de cas, trouve son origine dans une irritation du système nerveux dentaire (2), et se déclare nettement ennemi de la théorie parasi-

---

(1) On a d'ailleurs constaté la coïncidence chez le même sujet de taches de vitiligo et de plaques de pelade (DU CASTEL).

(2) JACQUET et SERGENT ont publié une observation montrant la coexistence de la névralgie faciale avec la pelade d'origine dentaire

L'appareil de la dentition, dit L. JACQUET, est fréquemment le point de départ de l'irritation peladogène et le retentissement trophi-

taire et contagieuse, ayant d'ailleurs échoué dans toutes ses tentatives d'inoculations. Ce même auteur a signalé un cas de pelade, par irritation du cerveau consécutive à la présence dans le crâne de deux balles de revolver.

« Pontoppidan vit apparaître, dit Trémolières, chez un malade privé d'un côté de ses ganglions carotidiens, des plaques de pelade bilatérales et symétriques sur le territoire des nerfs occipitaux. Jacquet signala une ophiasis temporo-pariétale droite consécutive à une ténotomie du sterno-mastoïdien droit. Benden-Schweninger et Buzzi ont publié des observations analogues.

« Max Joseph et Mibelli avaient déjà démontré expérimentalement, chez le chat, par la section de la branche postérieure du deuxième nerf cervical, la production de plaques simili-peladiques sur le territoire du nerf (1). »

Enfin, nous avons fréquemment entendu Quinquaud qualifier la pelade de trophonévrose contagieuse.

Norman Valker n'admet pas la théorie nerveuse.

Dans bien des cas, en effet, la contagion et, par conséquent, l'origine probablement parasitaire de la maladie, admise déjà par Bazin, n'est absolument pas douteuse ; un très grand nombre d'auteurs autorisés : E. Besnier, Hillairet, Hardy, Lailler, Vaillard, Jadassohn, Joffroy, H. Hallopeau, Le Gendre, Sabouraud, L. Derville, Lassar, Chauvel, Bouveyron (de Lyon) et Baurand, Gaucher et Lacapère, Gibert, H. Leloir, Du Bois, Toledano, von Schlen, O. Lassar (de Berlin), Paul François (d'Anvers), etc., et Nous-même en ayant publié des observations typiques.

Ce qui n'empêche pas nombre d'auteurs de dire que « certaines d'entre elles, même, reposent vraisemblablement sur une erreur de diagnostic » (Trémolières). Pour L. Jacquet, la doctrine parasitaire de la pelade est une erreur médicale. Cepen-

que se produit avec une grande fréquence en certaines zones postéro-cervicales et maxillaires ; car la pelade est, en toutes ses variétés, une affection systématique : la zone peladophore par excellence est la région nucho-maxillaire.

A noter cependant que, d'après une statistique de Patte, il aurait constaté 83 p. 100 de lésions dentaires chez les teigneux de l'école Lailler et seulement 77 p. 100 chez les peladiques.

(1) D'autre part dans l'industrie de la préparation des poulets pour la vente, dit Saint-Yves Ménard, on leur pique le bulbe en un certain endroit et immédiatement toutes les plumes de l'animal tombent d'un seul coup.

dant, un fait est un fait et, comme l'a dit CLAUDE BERNARD
« lorsqu'un fait se produit rien ne peut le détruire, aucun
raisonnement ne peut faire que le fait ne se soit pas produit,
et pour qu'il se reproduise il faut se placer dans les conditions
où l'on se trouvait lorsqu'il a été constaté ».

Pour être juste, il est bon de signaler que dans une épidémie
de pelade observée par DU BOIS à l'orphelinat de jeunes filles de
la Pommière (Suisse), une des élèves a employé plusieurs fois
par jour les peignes de la première élève atteinte, dont elle
portait le chapeau, sans se contaminer ; mais, d'autre part, nous
connaissons le fait d'un jeune homme qui, pour attraper la
pelade se baignait tous les jours dans un abreuvoir où on lavait
des chevaux peladiques et fut contaminé, ce qui le fit réformer
du service militaire.

D'ailleurs, d'une façon générale, tous les auteurs admettent
des causes prédisposantes diverses : chevelures luxuriantes
(HEBRA), foncées (CROCKER), tempéraments anémiques et nerveux (LAILLER), émotions morales, traumatismes (ARAGO, FRÉ-
DET, TYSAN, CROCKER, SCHUTZ, JACQUET, OLIVIER, BAYET, HIRSCH-
FELD, H. BIDON, de Marseille, etc.), fatigues (HARDY), insola-
tion ou refroidissement général du corps en sueur (DE BEAUVAIS),
pertes séminales (DE BEAUVAIS), affections viscérales les plus
diverses : gastralgie, pleurésie, orchite, métrite (GASTOU) ;
maladies générales : rougeole, fièvre typhoïde, érysipèle,
influenza, syphilis (A. FOURNIER), blennorragie (MULLER), lésions
dentaires ou juxta-dentaires (JACQUET-PÉCHIN, DARIER, HUGUES
CLÉMENT (*pelade odontopathique, pelade néo-dentaire*).

Enfin, la maladie a été dans bien des cas la conséquence d'une
auto-intoxication (LÉON BERNARD).

La diversité de ces causes étiologiques est une preuve de plus
en faveur de la diversité de la nature des lésions : pelades, peladoïdes et parapelades.

Personnellement, en voyant des praticiens comme E. BES-
NIER, E. GAUCHER et L. JACQUET admettre et rejeter tour à tour
la théorie parasitaire ou nerveuse de la pelade, nous croyons
que cette affection n'est pas *une*, et que, lorsque l'avenir aura
nettement dégagé les faits parapeladiques, on reconnaîtra que
la pelade est une maladie contagieuse se développant chez des
sujets affaiblis par une déséquilibration permanente ou passagère du système nerveux, offrant en somme un terrain spécial
favorable, de même que le bacille tuberculeux se développe
plus facilement dans certains organismes.

L. Jacquet écrit : la pelade n'est pas une maladie spécifique mais un symptôme parfois négligeable, parfois prédominant d'un ensemble de troubles morbides à la fois très complexe et très banal, précédant la dépilation, l'accompagnant et lui survivant.

« Il n'y a pas, dit très justement Lassar (de Berlin), de prédisposition ou de résistance spéciale à certains individus. On ne peut acquérir d'immunité contre la pelade ; l'étiologie attend encore une explication définitive. »

Voilà le vrai mot de la fin.

Anatomie pathologique. — Pathogénie. — La pelade est caractérisée anatomo-pathologiquement par une lésion des follicules pileux et une atrophie consécutive du derme qui explique la sensation de constriction ressentie par quelques malades sur le sommet de la tête (J.-B. Hillairet et E. Gaucher).

Sébastien Giovannini (de Turin) a noté, comme première et plus importante altération, une infiltration périvasculaire de leucocytes, atteignant de préférence la partie inférieure des follicules pileux.

R. Sabouraud, qui a constaté dans les follicules de l'aire peladique le microbacille de la séborrhée, en conclut qu'il est l'agent pathogène de la maladie, laquelle ne serait souvent qu'une variété chronique de séborrhée, une infection locale aiguë de séborrhée grasse, une séborrhée aiguë circinée.

Pavlof a cultivé, huit fois sur dix, des cocci se rapprochant du *staphylococcus albus* et du *staphylococcus aureus* qui, inoculés à des lapins, ont donné de l'alopécie en aires.

Trouillet a, de même, isolé, cultivé et inoculé avec succès aux animaux de petits cocci réunis deux à deux ou disposés en amas d'un diamètre moyen de 1 millième de millimètre de diamètre.

Un microbe pathogène a été entrevu et étudié par Thin, Macé ; précédemment, d'ailleurs, Malassez, Eichorst, Pellizzari, von Schlen, Vaillard et Vincent, Robinson, etc., avaient décrit comme spécifiques des champignons reconnus ensuite comme saprophytes banaux.

Enfin Blaschko aurait, de son côté, pratiqué une inoculation positive.

Traitement. — En l'état actuel de la question « contagion peladique » et tant qu'on pourra croire à la contagiosité, sinon de toutes les pelades, du moins de certaines formes, il y aura lieu d'instituer un régime prophylactique sévère.

Si l'on n'isole plus les sujets atteints, il est bon de faire tout au moins une occlusion parfaite des plaques malades, et de pratiquer des soins de propreté et antiseptiques observés avec rigueur.

Comme traitement général, tous les dermatologistes s'accordent à conseiller une hygiène parfaite du corps et de l'esprit, un traitement approprié à la constitution du sujet atteint, etc.

BULKLEY insiste sur une alimentation riche en matériaux phosphatés.

On peut, suivant les cas, donner le quinquina, l'huile de foie de morue, l'iodure de fer, l'arsenic et les cacodylates recommandables par leur action sur la trichopoïèse.

Chez les sujets déprimés, L. BROCQ alterne l'arsenic et les glycéro-phosphates ; il donne chaque mois pendant la première quinzaine :

Arrhénal	0 gr. 50
Eau de laurier-cerise	25 grammes.
— distillée.	175 —

une cuillerée à café à chacun des deux principaux repas et pendant la seconde quinzaine :

Glycérophosphate de chaux.	0 gr. 15
— de magnésie	0 gr. 10
Phosphate de soude. . . . . : . .	0 gr. 25
Maltine.	0 gr. 03
Quassine amorphe	0 gr. 01

Pour un cachet. Deux cachets par jour (adulte).

On a prescrit à l'intérieur la teinture de jaborandi et fait des injections sous-cutanées de pilocarpine.

Dans le cas où les pertes chlorurées journalières sont au-dessus de la normale, DÉHU conseille les injections de sérum physiologique ou concentré.

L. JACQUET ordonne les injections de sérum de HAYEM ou de CHÉRON particulièrement dans les cas de dépresssion nerveuse et dénutritive et celles de cacodylate de soude (LOBSCHES).

V. BIALOBJCHESKY a administré des pilules de phosphore et d'arsenic ; il réunit les deux remèdes dans la formule suivante :

Phosphore	0 gr. 06

dissous dans :

Huile d'olive.	Q. S.

ajouter :

Acide arsénieux	0 gr. 10
Poudre et extrait de réglisse	Q. S.

pour 120 pilules, en prendre de une à quatre par jour pendant un laps de temps variant de deux à quatre mois avec des intervalles de repos de huit jours.

L. Jacquet prescrit l'acide phosphorique et les phosphates sous les formules suivantes.

Acide phosphorique officinal. . . . . . 30 grammes

trois gouttes avant chacun des deux principaux repas dans une demi-verre d'eau ;
ou bien un des cachets suivants :

Glycéro-phosphate de chaux . . . . 0 gr. 15
Phosphate de soude pur. . . . . 0 gr. 30

Chez les enfants à croissance rapide il donne le matin, à midi et le soir un des paquets suivants :

Phosphate de soude pur . . . .) ää 0 gr. 50
    —   tribasique de chaux. . . . . .)

E. Gaucher, chez les nerveux, recommande les préparations de valériane :

Ext. fluide américain de valériane . . . . 40 grammes.
Glycérine neutre 15   —
Alcool de menthe 6   —
Sirop simple... Q. S. pour faire 100   —

Une, deux, trois cuillerées à café par jour.

Chez les déprimés, il associe l'arsenic aux toniques généraux :

Sirop iodo-tanique. . . . . 300 grammes.
Biphosphate de chaux 15   —
Liqueur de Pearson 10   —

2 cuillerées à bouche par jour pour un adulte.

Jeanselme donne à chacun des principaux repas dans un verre d'eau quatre ou cinq gouttes d'acide phosphorique.

L. Jacquet insiste avec raison sur le traitement du trouble organique profond (albuminurie, lithiase, dyspepsie et surtout la gingivite) (1), cause première de la pelade.

Au point de vue local, tous les traitements indiqués, et ils sont nombreux, ont pour but une excitation, une irritation

_____

(1) Rousseau-Decelle a observé des guérisons de pelade dues à l'intervention dentaire *seule*.

directe de la région malade, après l'avoir isolée, pour ainsi dire, comme le veut E. BESNIER, par une zone épilée. Cette irritation, qui ne doit pas être poussée trop loin, dans la crainte de développer une dermite suivie de folliculites qui déterminent une alopécie définitive, peut être obtenue par la friction quotidienne avec une boulette de coton imprégnée de quelques gouttes du liniment suivant :

Hydrate de chloral.	5 grammes.
Éther officinal	25 —
Acide acétique cristallisant.	1-3 —

(E. BESNIER.)

LUCAS-CHAMPIONNIÈRE fait dissoudre l'acide acétique dans le chloroforme :

Acide acétique cristallisable	5 grammes
Chloroforme	25 —

HORAND (de Lyon), pour qui la pelade guérit spontanément ! croit que le seul traitement rationnel doit avoir pour but de réveiller les qualités vitales de la papille pileuse et il emploie pour atteindre ce but l'huile de croton tiglium. C'est aussi le remède préféré de JOSEPH (de Berlin).

On a utilisé la vésication à l'aide du vésicatoire liquide de Bidet (E. VIDAL) ;
la friction matin et soir avec :

Camphre	1 gramme.
Turbith minéral.	2 grammes.
Axonge	30 —

(HARDY.)

le badigeonnage hebdomadaire avec l'iodo-phéno-chloral (mélange de G. CUTLER) :

Acide phénique. . . . . ⎞	
Chloral . . . . ⎬	ââ parties égales.
Teinture d'iode . . . . ⎠	

(L. BROCQ.)

les frictions quotidiennes ou biquotidiennes avec le phénol sulforiciné à 30 p. 100 (QUINQUAUD et P. RAYMOND), le badigeonnage quotidien avec un pinceau de coton trempé dans :

Essence de cannelle de Chine (1). . . . . 10 grammes.
Éther sulfurique. . . . . 30 —

(Busquet.)

médication trop irritante à notre avis pour être employée d'une façon courante ;

les lotions avec la liqueur de Fowler préconisées par Gipoulou (de Libos) ;

avec la vératrine ; avec l'acide lactique (Richema et, depuis, Balzer et Milan Stoiojanowitch) :

Acide lactique . . . . 15 grammes.
Eau distillée . . . . 30 —

ou, formule moins irritante :

Acide lactique . . . . 10 grammes.
Alcool à 60° . . . . 30 —

l'acide phénique à 95 p. 100 (Duncan-Bulkley, Duhring) :

Acide phénique liquide . . . . 1 gr. 75
Alcool . . . . 50 grammes.
Huile de ricin. . . . . 7 —
Essence d'amandes amères. . . . . . . X gouttes.

l'acide chrysophanique, le chloroforme, la chrysarobine (Robinson et R. Crocker) en crayons (Galewsky, H. Hallopeau).

L. Leistikow recommande également les crayons à la chrysarobine dont voici la formule :

Chrysarobine. . . . . 30 grammes.
Colophane . . . . 5 —
Cire jaune. . . . . 35 —
Huile d'olive . . . . 30 —

les pommades :

Naphtol β. . . . . 12-14 grammes.
Baume du Pérou . . . . 1 gramme.
Vaseline . . . . 100 grammes.

(Vineta Bellaserra.)

(1) Chamberland, Cadéac, Albin Meunier ont montré que l'essence de cannelle est analogue au sublimé au point de vue microbicide.

Un de mes clients a obtenu une repousse rapide avec la rue pilée dans de l'eau-de-vie.

trois fois par semaine :

    Extrait aqueux de jaborandi. . . . . . .   5 grammes.
    Lanoline. . . . . } àà 10   —
    Vaseline. . . . . }
ou :
    Salicylate de soude . . . .   1 gramme.
    Acide phénique . . . .   2 grammes.
    Axonge   40   —
                                        (EICHORST.)

LASSAR recommande la pommade sulfo-phéniquée suivante :

    Acide phénique . . . .   1 gramme.
    Fleur de soufre . . . .   10 grammes.
    Essence de bergamote . . . .   XV gouttes.
    Baume du Pérou. . . . .   2 grammes.
    Lanoline anhydre   50   —

Dans l'alopécie en aires, JOSEPH (de Berlin) conseille les frictions avec la pâte suivante :

    Huile de croton. . . . .   2 grammes.
    Cire blanche . . . . } àà 1 gramme.
    Beurre de cacao. . . . . }

recommencer les frictions quand la dermite artificielle est disparue.

Tous ces traitements, appliqués directement sur les plaques par les malades eux-mêmes, doivent être accompagnés de lotions savonneuses et antiseptiques quotidiennes du cuir chevelu et de lotions générales légèrement excitantes ou antiseptiques comme les suivantes :

    Alcoolat de lavande . . . .   125 grammes.
    Salol ou acide salicylique . . . .   0 gr. 05-0 gr. 50
                                        (E. BESNIER.)

TILBURY FOX recommande :

    Eau distillée de rose . . . .   180 grammes.
    Vinaigre aromatique   20   —
    Glycérine   10   —
    Teinture de noix vomique   15   —
    —   de cantharides   10   —

Chez les femmes, CHATIN et TRÉMOLIÈRES préconisent l'alcoolat suivant :

    Alcool à 90°. . . . .   200 grammes.
    Coaltar saponiné . . . . } àà 50   —
    Eau distillée . . . . }
    Nitrate de potasse . . . .   0 gr. 50
    Formol du commerce. . . . .   2 grammes.
    Alcoolat de lavande Q. S. p. parfumer.

L'essence de wintergreen est également à recommander. Nous avons souvenance que Lailler l'employait de la façon suivante :

```
Essence de wintergreen  . . . . . . .   2 grammes.
   —   de bergamote . . . . . . . .  10   —
Sulfate de quinine . . . . . . . . . .   1 gramme.
Alcool à 90° . . . . . . . . . . . .  100 grammes.
```

Lassar prescrit un savonnage quotidien de toute la tête, une première lotion avec :

```
Eau distillée . . . . . . . . . . . .  150 grammes.
Sublimé . . . . . . . . . . . . . .   0 gr. 50
Glycérine . . . . . . . . . . . . . ⎫
Eau de Cologne . . . . . . . . . . ⎭ àà 50 grammes.
```

une seconde lotion avec :

```
Alcool . . . . . . . . . . . . . .  100 grammes.
Naphtol . . . . . . . . . . . . . .   0 gr. 50
```

enfin, une friction avec :

```
Huile de pied de bœuf . . . . . . . .  100 grammes.
Teinture de benjoin . . . . . . . . .    3   —
Acide salicylique . . . . . . . . . .    2   —
```

Comby préfère, après le lavage au savon, la lotion avec :

```
Baume de Fioraventi . . . . . . . ⎫
Alcool camphré . . . . . . . . . ⎬ àà 100 grammes.
Ammoniaque . . . . . . . . . . . .    6   —
```

Balzer prescrit la pommade suivante :

```
Précipité jaune . . . . . . . . . . .   2 grammes.
Fleur de soufre . . . . . . . . . . .   4   —
Huile de cade . . . . . . . . . . . .  15   —
Vaseline . . . . . . . . . . . . . .  30   —
```

Le malade applique cette pommade sur les parties atteintes, le soir avant de se coucher.

En outre, plusieurs fois par jour, il se lave la tête avec de la liqueur de Van Swieten pure ou étendue de moitié d'eau et fait chaque matin, après le lavage au sublimé, une friction du cuir chevelu, en insistant sur les plaques dénudées, avec la lotion excitante de l'hôpital Saint-Louis :

```
Alcool camphré . . . . . . . . . . .  125 grammes.
Essence de térébenthine . . . . . . .  25   —
Ammoniaque liquide . . . . . . . . .    5   —
```

P. Raymond fait savonner la tête deux fois par semaine avec un savon phéniqué et frictionner tous les matins avec :

Bichlorure de mercure	0 gr. 50
Teinture de cantharides.	25 grammes.
Baume de Fioraventi.	50 —
Eau de Cologne.	150 —

le soir frictionner avec :

Acide salicylique	2 grammes.
Napthol β	10 —
Acide acétique cristallisable.	15 —
Huile de ricin	100 —

H. Hallopeau a institué le traitement suivant :
1° Chaque jour savonnage à l'eau chaude ;
2° Lotion au tétrachlorure de carbone purifié ;
3° Friction avec :

Alcool	300 grammes.
Alcoolat de lavande	30 —
Essence de térébenthine.	60 —
Camphre	60 —
Sublimé.	0 gr. 50

4° Après épilation des cheveux massués, badigeonnage avec le crayon suivant :

Chrysarobine	3 gr. 50
Paraffine	} ââ 2 gr. 50
Beurre de cacao	
Soufre précipité	0 gr. 20
Résorcine.	1 gr. 50

ou, s'il se produit trop d'inflammation, avec :

Acide phénique cristallisé.	1 partie.
Alcool à 95°	10 parties.

Dans la pelade d'origine nerveuse, Eichhoff préconise la faradisation du cuir chevelu, associée à des frictions faites avec l'une des mixtures suivantes :

Chlorhydrate de pilocarpine	0 gr. 2
Acide thymique.	9 gr. 5
Huile de ricin	} ââ 3 grammes.
Baume du Pérou	
Alcool de vin.	200 —

ou :

Teinture de china	10 parties.
Huile de ricin	3 —
Alcool de lavande.	180 —

E. Gaucher fait pratiquer tous les soirs une friction avec un tampon de ouate imbibé du mélange :

Éther sulfurique . . . . 30 grammes.
Acide acétique cristallisé . . . . . . } ââ 1-2 —
Hydrate de chloral . . . . }

et chaque matin, après un savonnage, une lotion à l'alcool anti-septique :

Sublimé . . . . 0 gr. 20
Hydrate de chloral . . . . 4 grammes.
Résorcine . . . . 2 —
Alcool à 90° . . . . 200 —

ou bien :

Alcool à 90° . . . . 210 grammes.
Ammoniaque liquide . . . . 10 —
Teinture de cantharides . . . . 5-10 —
    — de noix vomique . . . . 3 —

Si le cuir chevelu est sec, ajouter à la formule 40 grammes d'huile de ricin.

Quinquaud préconisait les lotions avec :

Biiodure de mercure . . . . 0 gr. 20
Bichlorure de mercure . . . . 1 gramme.
Alcool à 90° . . . . 40 grammes.
Eau . . . . 250 —

et, tous les six jours, une application de la pommade aux trois acides :

Vaseline . . . . 100 grammes.
Acide chrysophanique . . . . }
    — salicylique . . . . } ââ 2 —
    — borique . . . . }

Chez les enfants, Descroizilles prescrit le cosmétique suivant :

Huile de ricin . . . . 30 grammes.
Cire blanche . . . . }
Beurre de cacao . . . . } ââ 15 —
Essence de citron . . . . X à XX gouttes.

Deux autres traitements ont été préconisés en même temps il y a près de vingt ans ; ils ont tous deux trouvé leurs partisans et leurs détracteurs, mais possèdent sur tous les autres l'avantage de pouvoir, sans grande perte de temps, être appliqués facilement par le médecin lui-même dans les polycliniques.

Le premier, traitement MOTY, consiste dans l'injection sous-cutanée au niveau des plaques de une, deux, trois, etc., gouttes, suivant l'étendue de la lésion, d'une solution de sublimé à 1 p. 400 ; BARTHÉLEMY s'en est bien trouvé. Théoriquement ce traitement peut être bon ; pratiquement, il est douloureux, surtout quelques heures après les piqûres et, dans un assez grand nombre de cas que nous avons observés, a été rapidement suivi de récidive.

On pourrait rapprocher de ce traitement celui de MOREL-LAVALLÉE qui consiste en scarifications suivies d'applications de pommades au sublimé, à l'acide phénique, au soufre, etc., et ceux d'A. MARTIN et de R. PACHINI consistant en piqûres d'aiguilles suivis tous deux d'applications de diverses substances irritantes ou antiseptiques (sublimé, acide phénique, etc.).

Le second, que nous employons depuis le mois de mai 1890, consiste dans le badigeonnage des plaques avec une solution d'iode métalloïdique dans le collodion élastique à 1 p. 30 ; cette formule a été adoptée depuis par II. HALLOPEAU et ce traitement a donné entre nos mains d'excellents résultats. Certes, nous n'avons pas la prétention d'avoir indiqué un spécifique de la pelade ; mais, malgré les attaques dont elle a été l'objet, nous pouvons inscrire à l'actif de la méthode (méthode excellente, dit L. BROCQ) un total déjà respectable de guérisons (224 à notre connaissance en 1893), dont un certain nombre ont été signalées par des praticiens distingués de Paris ou de la province, voire de l'étranger (BUTTE-PLOQUIN, TISON, MANGENOT, FERRATON, LESIEUR, PUECH, etc.).

Depuis, GAUCHER, TOUBERT, du Val-de-Grâce, P. DÉHU, etc., l'ont particulièrement recommandée.

Sans doute, nous ne pouvons pas plus d'ailleurs que nos collègues en dermatologie, tracer les règles positives qui doivent, dans le traitement des pelades, diriger d'une façon certaine la médication vers tel ou tel procédé, mais nous ne pouvons qu'être étonné lorsqu'on affirme que dans un certain nombre de cas traités par le collodion iodé le traitement aurait toujours été inutile (P. RAYMOND).

Toutefois, comme nous avons pu remarquer nous-même que le résultat dépendait beaucoup de la technique employée dans les applications, voici très exactement le mode de procéder auquel nous nous sommes arrêté.

Après avoir fait couper tous les cheveux ras aux ciseaux, s'il existe plusieurs plaques, ou tout au moins, si les plaques sont peu nombreuses, petites ou s'il n'y en a qu'une, après avoir coupé les cheveux tout autour dans une étendue de 1 centimètre environ, nous appliquons sur la plaque alopécique à l'aide d'un pinceau, d'un tampon de coton hydrophile, une forte couche de collodion iodé :

> Iode métalloïdique. . . . . 1 gramme.
> Collodion élastique . . . . 30 grammes.

après avoir, au préalable, fait un lavage minutieux avec la liqueur de Van Swieten.

Cette application est généralement suivie d'une sensation, sinon de douleur vraie, du moins de picotement, de brûlure, qui peut se montrer immédiatement ou n'apparaître qu'au bout d'une demi-heure et qui persiste deux ou trois heures chez certains sujets.

Très rarement, les malades se sont plaints de douleurs persistantes ; une seule fois, chez l'un des soldats que nous avons soignés à l'hôpital militaire du Val-de-Grâce, nous avons constaté, outre la douleur qu'accusait le malade, un œdème diffus s'étendant autour de la région badigeonnée avec dermite superficielle et engorgement des ganglions correspondants.

Nous recommandons au peladique de revenir dès que la plaque de collodion commence à s'effriter ou à se détacher, ce qui se produit communément au bout de quatre ou cinq jours. Alors, ou bien nous enlevons complètement le collodion à l'aide d'un tampon de coton hydrophile imprégné d'une solution à parties égales d'alcool et d'éther (liqueur d'Hoffmann) et faisons un second badigeonnage, ou bien, si la surface alopécique nous paraît irritée, nous nous contentons de passer une seconde couche de collodion par dessus la première ou simplement de masquer les fissures qui se sont produites.

Très ordinairement, au bout de trois ou quatre badigeonnages apparaissent des poils follets de repousse ; nous arrachons alors la plaque de collodion à la face inférieure de laquelle on voit parfaitement une quantité de follets, pratiquant ainsi une sorte d'épilation excitant le bulbe pileux ; un nouveau badigeonnage suit cette petite opération, non douloureuse d'ailleurs en raison du peu d'adhérence des nouveaux poils.

Un peu plus tard, nous nous contentons de détacher la plaque de collodion soulevée par les cheveux de repousse en coupant ceux-ci avec des ciseaux fins.

Quelquefois, nous avons cru activer la guérison en procé- .

dant avant chaque badigeonnage à une pulvérisation chaude légèrement antiseptique sur les plaques malades (les douches chaudes, sulfureuses, etc., ont d'ailleurs été recommandées par d'autres auteurs).

Entre temps, nous prescrivons, mais par éducation médicale plutôt que par conviction réelle, des lavages antiseptiques savonneux, des applications de pommade parasiticide, etc., sur la tête entière comme on doit le faire dans le cours des autres traitements.

Nous pensons, en effet, que cette antisepsie qui a pour but d'empêcher la propagation de l'affection devient inutile avec le traitement que nous employons, puisqu'il réalise un isolement parfait de la région atteinte sans crainte de contamination des régions voisines, résultat que nous croyons obtenu en nous basant sur ce fait que jamais, dans le cours d'un traitement commencé depuis quelque temps, nous n'avons vu, même en l'absence d'aucune autre médication externe, se développer de nouvelles plaques de pelade.

À la barbe, nous appliquons le même traitement, sauf lorsque le malade, pour des raisons de convenance, s'oppose à une application de collodion iodé toujours visible ; dans ce cas, nous proscrivons la rasure dont certains Maîtres sont partisans et nous faisons faire un lavage de toute la barbe avec un liquide antiseptique et légèrement excitant comme :

> Salicylate de mercure. . . . . . . 0 gr. 05-0 gr. 25
> Salol . . . . 5 grammes.
> Alcoolat aromatique . . . . 250 —
>
> (E. BESNIER.)

puis, une friction sur les plaques d'alopécie avec une brosse imbibée de :

> Teinture de capsicum. . . . . . .)
>   —   de cantharides. . . . . . }
>   —   de romarin . . . . } àà 10 grammes.
>   —   de noix vomique . . . . .)
> Huile de térébenthine . . . . 100 —

SABOURAUD préfère, comme révulsif ne rougissant pas la peau, appliquer 2 ou 3 fois par jour :

> Xylol purifié (diméthylbenzine) . . . . } àà 20 grammes
> Liqueur d'HOFFMANN . . . . }

Au début de la repousse on se trouvera bien de dissimuler les cheveux blancs ou mal colorés avec une teinture inoffensive analogue à celle de L. Brocq :

Alcool. . . . . }
Suc exprimé d'écorces de noix verte . } àà 10 grammes.

A signaler, sans le conseiller, le traitement chirurgical pour la cure radicale de la pelade quand elle ne dépasse pas quelques centimètres et qui consiste à enlever au bistouri la partie malade en débordant de quelques millimètres les limites du mal, après avoir, au préalable, rasé et antiseptisé la région environnante. Au bout de peu de temps, les cheveux repoussent sur la partie rasée et cachent la cicatrice insignifiante qui résulte de l'opération (Lorot).

Quand la maladie résiste à tous les traitements, il faut recourir aux agents physiques et naturels : massage, hydrothérapie, électricité, lumière, etc.

Les plus simples des moyens mécaniques sont le massage et le brossage.

Le massage local est facile, surtout dans la pelade de la barbe. « Au point de vue local, dit L. Jacquet, le massage cutané est un moyen excellent ; il n'est besoin pour le pratiquer d'aucune règle spéciale. Il suffit de plisser, pétrir et malaxer en tous sens entre les doigts les régions atteintes cinq à six fois par jour. »

En outre, cet auteur pratique une acupuncture spéciale de l'aire peladique en piquant cinq à six fois par jour par pressions répétées avec une brosse à crins aigus, de préférence en soies de porc, toute la plaque de pelade, en ayant soin de l'antiseptiser au préalable en la plongeant dans un liquide huileux miscible aux graisses cutanées, tel que le suivant :

Alcool à 90° . . . . 80 grammes.
Huile de ricin. . . . . 20 —
Sublimé. . . . . 0 gr. 10 ou 20
Extrait d'opoponax. . . . . }
Teinture de cochenille . . . . } àà XX gouttes.

Ce traitement crée une sorte d'hyperémie répétée, *irritante*, analogue à celle qui a été observée par Casteret (de Toulouse), à la suite d'une inoculation vaccinale sur les plaques de pelade (1).

(1) Collin et Lafeuille ont rapporté la guérison d'une plaque de pelade comme conséquence d'une desquamation du cuir chevelu, suite d'une rougeole très confluente.

A. HARDY envoyait ses malades à Ax, Aix-la-Chapelle, Bagnères-de-Luchon et à Salins, Salies-de-Béarn, Kreuznach, Ischl, Spa, Forges, etc. On peut aussi les adresser à La Bourboule.

L. BROCQ recommande Néris, Luchon, Aix-la-Chapelle, Spa, Uriage ; dans la pelade décalvante généralisée il conseille la douche froide sur la colonne vertébrale. FERRAS, de Luchon, a préconisé les grandes douches chaudes à 40° et 41°, révulsives, préparées artificiellement avec le monosulfure ou le polysulfure de sodium.

En douche locale, on applique sur les plaques une douche pulvérisée sous un jet très mince (douche en aiguille) à très forte pression et à la température de 39° à 45° pendant un quart d'heure ou une demi-heure.

L'électricité (1) a été mise heureusement à contribution depuis de longues années : WALDENSTRÖM s'en servait dès 1873 ; L.-A. DUHRING la recommande en 1883. On a utilisé les courants continus faibles dans les pelades dénudant entièrement la tête (E. BESNIER et A. DOYON). EHRMANN (de Vienne) et BLASCHKO (de Berlin) ont été satisfaits du traitement faradique.

Nous avons personnellement employé l'action irritative du pinceau galvanique ; ses effets sont plus profonds que ceux du pinceau faradique.

OUDIN, H. GUIMBAIL, VASSILIDÈS (d'Athènes), GASTOU et CHABRY ont expérimenté avec succès les courants de haute fréquence, ces deux derniers auteurs n'estimant pas la guérison plus rapide qu'avec les procédés habituels. BORDIER (de Lyon) a érigé leur emploi en méthode en provoquant, à l'aide de l'excitateur, une forte hyperémie ; au bout de quelques séances, les poils nouveaux réapparaissent ; ce même résultat nous est donné par l'effluve et l'étincelle statiques.

FINSEN, R. SPIEGLER, FOVEAU DE COURMELLES, MALCOLM MORRIS, JERSILD, R. SABOURAUD, J. WETTERER (de Mannheim), etc., ont utilisé la Finsenthérapie. E. KROMAYER, après BANG, s'est servi de la lumière froide de sa lampe en quartz avec électrodes de fer.

A l'école Lailler on emploie la lumière ultra-violette. Personnellement, nous nous sommes bien trouvé des bains de lumière

---

(1) SEURE a démontré que le collodion avait des propriétés très nettement électriques, et il croit, avec quelque raison, que ces propriétés ne sont pas étrangères aux résultats obtenus dans les diverses applications thérapeutiques qui ont été faites du collodion.

(E. ONIMUS.)

jaune. En outre, nous avons été particulièrement satisfait de
l'emploi de la douche et des étincelles statiques et nous avons
également enregistré des succès à l'aide de la métallothérapie
électrique, essayée jadis par LAILLER, que nous employons sous
forme de disques moitié cuivre moitié zinc, en prenant soin de ne
les laisser en place que huit heures par jour pour éviter les accidents escarrotiques constatés par l'auteur que nous venons de
citer.

R. KIENBOCK, FOVEAU DE COURMELLES, R. BERNHARDT, GUIDO
HOLZKNECHT (de Vienne) ont obtenu la repousse des cheveux
par la radiothérapie ; mais DAENE-BUTCHER (de Londres) appelle
l'attention sur les retentissements néfastes et à longue échéance
qu'ils ont sur le cerveau des jeunes enfants.

CHICOTOT a combiné l'action des courants de haute fréquence avec celle des rayons X (repousse par l'effluvation,
épilation à l'aide des rayons X).

A noter et à revoir l'emploi du radium (DANLOS-TRÉMO-
LIÈRES).

PELLAGRE

Synonymie. — Éruption de la Lombardie. — Male del sole. — Male
del Pedrone, della Miseria. — Scorbuto Alpino, etc. — Mal de la
rosa de CAZAL, d'Oviédo. — Maladie du maïs.

La pellagre est une maladie générale au cours de laquelle se
manifeste une éruption désignée sous le nom d'*érythème pellagreux*.

Cet érythème se développe sur les parties découvertes du
corps, particulièrement à la face dorsale des mains et des poignets.

Il est constitué d'abord par une tache d'un rouge sombre,
s'étendant peu à peu de façon à couvrir entièrement la face
dorsale des poignets, des mains et des doigts, à l'exception des
deux dernières phalanges (RAMOND); la peau, gonflée, tendue,
est le siège d'un prurit plus ou moins violent mais sans douleur véritable.

Au niveau de cette tache, sur laquelle se montre parfois une éruption vésiculeuse et bulleuse, l'épiderme se soulève et s'exfolie sous forme de lamelles, se renouvelant à plusieurs reprises; en même temps la peau s'amincit, devient luisante et se pigmente peu à peu en brun foncé, d'une couleur bronze brillant.

Cet état dure plus ou moins longtemps, avec des poussées érythémateuses au début de l'été, puis se produit une atrophie du tégument (*main ansérine*).

Diagnostic. — PAUL SÉPET (de Marseille) différencie de l'érythème pellagreux, l'*érythème pellagroïde*, pouvant être observé dans les intoxications (alcoolisme, aliments de mauvaise qualité), dans les affections nerveuses (paralysie générales, vésanies) (1) et enfin dans la dysenterie chronique; pour d'autres auteurs (CECCONI) il n'y a aucune différence, ni anatomopathologique, ni clinique, entre l'érythème pellagreux et l'érythème pellagroïde.

Pathogénie et anatomie pathologique. — Pour CH. BOUCHARD « l'érythème pellagreux n'est autre chose qu'un érythème solaire développé chez les pellagreux ».

LOMBROSO a soutenu que la pellagre était due à un microbe : *Bacterium maïdis*. On a isolé aussi le *Penicilium glaucum* remarquable par la couleur verte de ses cultures lorsque les spores sont arrivées à maturité. Actuellement il est admis que la pellagre est due à une intoxication produite par des substances développées dans le maïs altéré (TRILLER).

La théorie pathogénique de la pellagre, qui nous paraît à l'heure actuelle la plus plausible, est la théorie toxique (L. BROCQ) ; CARLO CENI, de Reggio Emilia, a démontré la toxicité du sang pellagreux.

E. BELMONDO admet également, en raison des altérations anatomiques qu'il a constatées dans la moelle épinière, l'influence d'une intoxication mais sans être convaincu qu'elle consiste dans l'ingestion d'une substance préformée provenant d'un champignon du maïs.

Traitement. — Il faut tout d'abord supprimer l'alimenta-

_____

(1) A. MARIE, au sujet des folies pellagreuses, a constaté que les Arabes aliénés pellagreux de l'asile d'Abbasieh (Égypte) étaient des pellagreux devenus aliénés.

tion maïdique, remonter l'état général, traiter les divers symptômes : diarrhée, faiblesse, excitation, etc.

GALLI a employé avec succès les injections d'arséniate de fer. V. BABÈS recommande l'atoxil. MALDARESCO donne la strychnine et de grands bains quotidiens (SUTZU). PERECHIA, TALASESCO préconisent la saignée.

Au point de vue local, il faudrait surtout faire des applications émollientes ou employer les poudres sèches, ou les pommades à l'ichtyol suivant les cas, et protéger les régions découvertes contre le rayonnement solaire.

On a aussi reconnu l'utilité de l'électricité, du massage et de l'hydrothérapie.

PEMPHIGUS

(Voy. la planche XXXIV.)

Synonymie. — Pompholix (WILLAN et BATEMAN). — Pomphix (ALIBERT). — Morbus bullosus ou phlycténoïdes. — Fièvre pemphigoïde. — Febris bullosa. — Febris ampullosa. — Febris vesicatoria. — Typhus vesicularis, etc.

Définition. — Le nom de pemphigus désignant une véritable entité morbide et non une lésion élémentaire paraît devoir être réservé actuellement à quatre affections :

1° Le *pemphigus vrai*, aigu ou chronique, remarquables tous deux par leur gravité ;

2° Le *pemphigus végétant* de NEUMANN ;

3° Le *pemphigus foliacé* ;

4° Le *pemphigus épidémique des nouveau-nés*.

Toutes les autres phlycténodermies rentrent dans le cadre tracé récemment d'affections déjà bien nettes comme l'érythème polymorphe, la dermatite herpétiforme de DUHRING, ou ne sont que des épiphénomènes secondaires à des affections générales telles que la *syphilis* et la *lèpre*; à des intoxications médicamenteuses, à des lésions angiotrophonévrotiques [*pemphigus hystérique* (1) (RAYNAUD et FRANCESCHI), *pemphigus des*

---

(1) L. BROCQ n'admet pas le pemphigus hystérique, il croit à la simulation.

jeunes filles, pemphigus virginum, pemphigus chlorotique de HARDY, de TOMMASOLI, *hydroa nummulaire*, dit QUINQUAUD ; *trouble trophique ou infection bulleuse*, disent H. HALLOPEAU et L.-E. LEREDDE], ou restent encore à l'étude (1) comme le *pemphigus solitarius*, le *pemphigus traumatique* de L. BROCQ, le *pemphigus de la conjonctive*, ce dernier toutefois bien étudié par E. BELLENCONTRE, mais en somme intéressant peu le dermatologiste.

PEMPHIGUS AIGU

Synonymie. — Pemphix acutus (ALIBERT). — Pemphigus pseudo-exanthématique ou essentiel de BAZIN. — Pemphigus aigu fébrile grave (DEMME, BARDUZZI), etc. — Pemphigus vrai.

Symptomatologie. — Considéré comme rare, ce pemphigus est caractérisé par un soulèvement épidermique formant des bulles arrondies ou ovalaires, reposant sur une peau saine ou érythémateuse, contenant un liquide séreux et transparent au début et devenant dans certains cas purulent ou hémorragique.

Le début est brusque, accompagné de frissons, de fièvre, de chaleur, de prurit (période d'invasion, GILIBERT), bientôt de phénomènes généraux graves : fièvre intense, céphalalgie, vomissements, adynamie ou ataxie, délire, albuminurie, congestions diverses.

Siège. — Marche. — L'éruption, simultanée ou successive, est ordinairement discrète et siège surtout aux parties supérieures du corps (BAZIN), et aussi sur les muqueuses : conjonctives, bouche, pharynx.

TAMERL a observé un curieux exemple de pemphigus de l'œsophage diagnostiqué au moyen de l'œsophagoscopie directe.

PURJESZ, de Klausenbourg, a constaté à l'autopsie le pemphigus de l'urèthre.

L'affection se termine le plus souvent par la mort en huit ou quinze jours (PERNET et BULLOCH).

---

(1) Ces formes généralement passagères peuvent, il est bon de le savoir, persister des années (cas de FRÈCHE).

Pathogénie. — On a considéré le pemphigus comme pouvant être ou étant d'origine infectieuse (Mosler, Kaposi, Purjesz) se basant sur ces faits (Pernet, L. Brocq) que les malades (bouchers, tanneurs) en contact avec des animaux tués étaient presque toujours blessés à la main.

D'autres auteurs, Schwimmer (de Pesth), Ehrmann (de Vienne), Neumann penchent plutôt pour l'origine tropho-névrotique.

Waldemar Peter a trouvé dans le sang et l'urine le *staphylococcus aureus*.

Quinquaud a montré que dans le pemphigus aigu l'hypertoxicité du sérum sanguin était extrême et vraiment remarquable tandis que la toxicité est normale ou même inférieure à la normale dans certains pemphigus cachectiques.

Diagnostic. — Geddings a signalé la possibilité de la confusion entre les pemphigus et la *varicelle*; il nous semble que, alors même que les lésions pourraient arrêter le diagnostic, la marche de la maladie suffit pour le confirmer.

Une autre forme de pemphigus a été décrite, sans fièvre (*pemphigus apyrétique*) et à terminaison favorable (*pemphigus bénin*); Robert Aitken en a publié un cas de forme serpigineuse; c'est aussi un pemphigus bénin que le *pemphigus épidémique* décrit au Venezuela par Alfred Machado (de Caracas), et le *pemphigus contagieux des pays chauds* (Manson, Corlett, etc.) identique, d'après W. Dubreuilh, aux *bourbouilles pustuleuses* de Tribondeau.

PEMPHIGUS CHRONIQUE

Synonymie. — Pompholix diutinus de Willan et Bateman. — Dartres phlycténoïdes confluentes (Alibert). — Pemphigus successif. — Pemphigus vulgaire (Hebra). — Pemphigus malin de Kaposi. — Pemphigus bulleux d'E. Besnier. — Pemphigus chronique vrai de L. Brocq.

Symptomatologie. — Dans cette affection, l'éruption est caractérisée par des poussées bulleuses successives, avec ou sans accalmie, et se termine le plus souvent par la mort.

Le début semble avoir lieu soit par les muqueuses de la partie supérieure du tube digestif : lèvre, bouche, par le pharynx (cas de LASÈGUE et FOLLIN, BICHATON, de Reims), — on l'a constaté dans l'estomac (DU MESNIL) — par les muqueuses génito-urinaires, par le vagin, le col de l'utérus, la muqueuse urétrale (cas d'E. VIDAL et COLSON), soit par la région sternale ; puis, peu à peu, les membres sont envahis par des placards éruptifs siégeant surtout aux faces antérieure et postérieure des articulations.

L'éruption plus ou moins discrète (*pemphigus solitarius* de WILLAN), lorsqu'il n'existe qu'une bulle unique mais volumineuse, auquel KAPOSI rattache le *pemphigus local*, extrêmement rare (1), peut se grouper de diverses manières : *pemphigus disseminatus, pemphigus confertus, pemphigus circinatus, pemphigus serpiginosus*.

Les bulles de dimension variable, souvent assez volumineuses, globuleuses, se forment sur la peau saine, s'étendent par coalescence, contenant en plus ou moins grande quantité un liquide soit séreux au début et devenant parfois purulent, soit hémorragique (*pemphigus hémorragique*).

Après la rupture de l'enveloppe bulleuse, la surface dénudée donne lieu à une sécrétion plus ou moins abondante de liquide qui se concrète sous forme de croûtelles d'un brun jaunâtre, d'abord fines et lamelleuses, plus tard humides et épaisses.

L'exulcération peut se cicatriser, ne laissant à sa place qu'une macule pigmentaire ; dans d'autres cas, il reste une cicatrice véritable ; quelquefois encore l'ulcération se recouvre d'un exsudat fibrineux (*pemphigus fibrineux*), d'une membrane couenneuse (*pemphigus diphtérique*), de végétations exubérantes (*pemphigus papillaire*), ou devient gangreneuse (*pemphigus gangreneux*).

L'éruption peut être précédée de troubles subjectifs : prurit, cuisson, etc., parfois très accentués (*pemphigus pruriginosus* de CAZENAVE), dans les endroits où l'éruption va se montrer. Celle-ci n'est véritablement douloureuse qu'après la rupture de la bulle, lorsque le derme est à nu, mais devient surtout gênante pour le patient par l'importance, le nombre et la durée de ses localisations buccales.

Marche. — Au fur et à mesure que l'affection vieillit, la

(1) Pour QUINQUAUD, le *Pemphigus solitarius* était une hydroa locale.

cicatrisation se fait de moins en moins rapidement. La lésion, qui évoluait d'abord en huit jours, traîne en longueur et les placards éruptifs restent longtemps couverts d'une suppuration croûteuse qui, jointe aux complications diverses : lymphangites, adénites, abcès phlegmoneux, etc., épuise le malade bientôt atteint de diarrhée, d'escarres du décubitus et mourant dans le marasme ou par suite d'une complication quelconque.

Pronostic. — Rares sont les cas où la lésion, au lieu de procéder ainsi, garde ou reprend un caractère bénin permettant au malade de guérir.

Diagnostic. — Le diagnostic s'impose ordinairement ; parfois il faudra songer à certains *érythèmes polymorphes*, à la *trophonévrose* bulleuse de H. HALLOPEAU, affection régionale et localisée à des territoires nerveux, à la *dermatite herpétiforme* de DUHRING, dont le caractère polymorphe est un bon signe de diagnostic.

Étiologie. — Le pemphigus chronique, plus fréquent chez les vieillards, est certainement influencé dans sa production par l'arthritisme.

GASTOU a appelé l'attention sur l'origine myélopathique possible de la maladie.

Anatomie pathologique. — On a trouvé dans le sang une diminution des globules rouges et un grand nombre de cellules éosinophiles : 8 à 10 p. 100 (COLOMBINI, de Sassari), plus de 20 p. 100 (DRYSDALE). GÉRARD, chez une malade d'AUBRY, a constaté une grande ressemblance de l'urine avec celle des maladies infectieuses.

Cette donnée serait confirmée par les recherches de FELETTI (de Catane), qui a trouvé, dans le sang d'un malade atteint de pemphigus chronique, outre le staphylocoque doré, un autre staphylocoque donnant des cultures blanches et qui, inoculé aux animaux, ne produit pas de suppuration.

PEMPHIGUS VÉGÉTANT DE NEUMANN

Synonymie. — Dermatite pustuleuse chronique en foyers à progression excentrique et pyodermite végétante d'H. HALLOPEAU. — Dermatite herpétiforme végétante de L. BROCQ, HUDELO et WICKHMAN.— Érythème bulleux végétant de UNNA. — Condylomatose pemphigoïde maligne de TOMMASOLI.

Symptomatologie. — NEUMANN a appelé *pemphigus foliaceus vegetans* une affection bulleuse dans laquelle, après la rupture des bulles, se produisent de petites élevures fongueuses reposant sur une surface rouge, dénudée, entourée d'une auréole de tissu exulcéré en dehors duquel se montrent de nombreuses vésicules disposées en circinations.

Les végétations sécrètent un liquide fétide se concrétant en croûtes minces.

Les lésions débutent chez l'homme par la muqueuse buccale puis envahissent le pubis, les fesses, les mains, les pieds, etc. ; chez la femme, c'est la région génitale qui est atteinte tout d'abord ; plus tard, les grands plis articulaires sont affectés et enfin, lorsque, plus tard encore, le tégument est pris entièrement, les végétations fongueuses diminuent d'intensité et l'affection prend l'aspect de l'herpétide exfoliatrice ou du pemphigus foliacé.

Les seuls symptômes concomitants consistent en une sensation de brûlure plus ou moins forte et fréquemment en une démangeaison intense.

QUINQUAUD admettait des complications buccales : stomatite violente, dureté et tuméfaction de la langue.

Anatomie pathologique. — Le caractère constant du pemphigus végétant consiste en une prolifération de tout le corps de MALPIGHI.

Diagnostic. — Il faut une étude attentive pour établir le diagnostic entre cette affection et la *dermatite* ou l'*impétigo herpétiforme*, le *pemphigus vulgaire végétant*, les *syphilides* *ulcéreuses* ; on aura surtout égard à l'asymétrie ordinaire des lésions et à la progression en foyers.

H. HALLOPEAU et L.-E. LEREDDE signalent également la confusion qui pourrait exister entre l'*érythème polymorphe* et la *stomatite épizootique* de SIEGEL et KÖBNER, non végétants.

PEMPHIGUS FOLIACÉ (CAZENAVE)

PEMPHIGUS OU POMPHOLIX CONFLUENT DE GIBERT

Symptomatologie. — Dans cette variété de pemphigus, des bulles nombreuses (phase hydrodermique du pemphigus foliacé, dit E. BESNIER) se produisant sur la peau saine et pouvant être au début analogues à celles décrites plus haut (pemphigus vrai), deviennent rapidement flasques et aplaties, contenant très peu de liquide et se rompant très vite de façon à former des squames jaunâtres, arrondies ou ovalaires, variant de 2 à 4 centimètres d'étendue, détachées sur les bords et peu adhérentes ; au-dessous d'elles, la peau est rouge, lisse ou exulcérée, rappelant assez bien l'aspect d'une brûlure superficielle (HEBRA).

La physionomie du malade est alors caractéristique : le visage est fendillé, comme écailleux, pâle et amaigri ; le tégument se rétracte, amenant des ectropions et des altérations conjonctivales ; le cuir chevelu, desquamant sans cesse, finit par perdre ses cheveux.

Sur le corps, l'éruption généralisée donne à l'individu tout entier un aspect foliacé tout spécial : les squames se détachent en grande abondance, laissant à nu des surfaces rouges, dans la plupart des cas peu ou pas suintantes et dans certains autres sécrétant une sérosité purulente d'une odeur nauséabonde particulière.

On a noté dans certains cas (QUINQUAUD, BESNIER) une papillomatose remarquable ; ce serait pour L. BROCQ un des caractères les plus essentiels de l'affection.

Dans quelques régions : sacrum, dos, coudes, se produisent des ulcérations profondes dues à ce que l'épiderme est détaché prématurément par les frottements.

L'affection se rencontre aussi sur les muqueuses.

Les malades éprouvent surtout des sensations de cuisson et de chaleur, peu ou pas de démangeaisons; au bout d'un certain temps (mois ou années), se produisent des complications [entérite, œdème, congestion pulmonaire, ostéo-malacie (H. HALLOPEAU et COUSTENSOUX), scoliose (AUDRY et LAUSAC), atrophies osseuses (E. LEREDDE), etc.], qui emportent généralement le sujet déjà cachectisé par l'abondance de la desquamation ou de la suppuration, par le séjour au lit, etc.

La guérison est très rare, mais l'affection peut rester longtemps bénigne.

Diagnostic. — Le diagnostic repose :

1º Sur le caractère des lamelles squameuses peu adhérentes qui ne ressemblent en rien aux grosses squames épaisses du *psoriasis* ;

2º Sur la généralisation complète de l'éruption qui distingue le pemphigus foliacé de l'*eczéma* ;

3º Sur les commémoratifs qui différencient le pemphigus de l'*herpétide maligne exfoliatrice* ;

4º Sur la coexistence ou la préexistence des bulles.

Enfin, H. HALLOPEAU, après HARDY, insiste sur l'odeur spéciale du pemphigus.

H. HALLOPEAU et HENRI FOURNIER ont montré que « le caractère d'érythrodermie suintante et exfoliante que revêt l'éruption, sa généralisation persistante, la disposition en bourrelets concentriques et serpigineux des soulèvements bulleux et enfin les troubles graves de la nutrition générale aboutissant presque constamment à une terminaison fatale » permettent de différencier le pemphigus foliacé de la *dermatite herpétiforme* de DUHRING.

Anatomie pathologique. — BOGOLEPOFF a constaté, dans un cas, un adénome du corps thyroïde et des capsules surrénales.

PETRINI (de Galatz), dans ses recherches histologiques, n'a rencontré qu'une lésion commune à tous ses cas : c'était l'hyperémie avec dilatation et sclérose de la plupart des vaisseaux sanguins.

FRANCESCO MARGONI (de Parme), a isolé, dans le sang, les fèces, l'urine, les glandes d'un malade, un bacille extrêmement toxique.

PEMPHIGUS DES NOUVEAU-NÉS

Synonymie. — Pemphigus infantile. — Pemphigus fébrile simple des nouveau-nés. — Pemphigus épidémique des nouveau-nés. — Dermatose bulleuse contagieuse des nouveau-nés d'H. Hallopeau et L.-E. Leredde. — Impétigo pemphigoïde. — Pemphigus aigu des enfants.

Définition. — C'est une affection bulleuse épidémique, inoculable (E. Vidal, Colrat) et auto-inoculable, qui atteint de préférence les enfants faibles et chétifs, sans respecter toutefois même les plus vigoureux.

L'affection se montre dès la naissance (fait nié par J.-B. Hillairet), ou dès les premiers jours (ordinairement le cinquième ou le sixième) de la vie.

Précédée par un peu de fièvre, un peu de prurit, elle débute souvent par les mains et les pieds (face dorsale), puis envahit le cou, la face, les membres.

Elle se caractérise par des bulles naissant souvent sur un fond érythémateux, de forme arrondie ou ovalaire, pouvant devenir très volumineuses, grosses comme des noix, en général nombreuses, de vingt à trente. Lorsque la bulle est rompue, ce qui arrive très vite, l'ulcération qui en résulte s'agrandit peu à peu, devient confluente avec les ulcérations voisines de façon à envahir quelquefois de grandes surfaces dénudées qui se cicatrisent très lentement ou se recouvrent de croûtelles jaunâtres tombant au bout de quelques jours, de quatre à six.

Marche. — La maladie procède par poussées, soit successives, soit subintrantes.

Quand la terminaison doit être fatale, le petit malade est bientôt atteint de muguet, de gastro-entérite, et succombe au bout de sept ou quinze jours.

Diagnostic. — L'âge des enfants malades, le caractère épidémique de l'éruption différencient ce pemphigus de l'*érythème iris*, de l'*urticaire bulleuse*, etc. ; ses localisations le font distinguer de l'*impetigo contagiosa* (dont il ne serait qu'une variété, disent L. Brocq, Henry Anthony, de Chicago, etc.), qui survient chez les enfants de deux à six ans et s'observe surtout à la face, et de la *syphilis* dont les manifestations bulleuses siègent toujours aux régions palmaires et plantaires et précèdent souvent la naissance.

Pathogénie. — Ce pemphigus serait pour beaucoup une affection parasitaire et contagieuse. On l'a observé fréquemment sous forme d'épidémie [OLSHAUSEN et MEKUS (de Halle), AHFELD et MOLDENHAUER (de Leipsig), ALMQUIST (de Göteborg), F. BROSIN (de Dresde)].

Dans une épidémie de cinq cas observée par SEMTCHENKO, la transmission était due à une sage-femme.

D'autre part, dans une petite épidémie étudiée par KNUD FABER (de Copenhague), cet auteur a pu nettement constater que l'origine de l'affection devait être rapportée à une malade atteinte d'impetigo contagiosa, car le pemphigus infantile transmis par les enfants aux femmes adultes reproduisait la maladie première. Il croit donc à l'identité de nature des deux affections soupçonnée par POUTTOPIDAN, WEYL et d'autres auteurs. Dans un cas de pemphigus toxique chez un nouveau-né observé par A. MARTINEZ VARJAS, l'affection, bénigne, ni épidémique, ni contagieuse, ni microbienne (1), fut rapportée par l'auteur à l'introduction de ptomaïnes dans l'intestin de la mère.

ALMQUIST (de Göteborg) a trouvé dans les bulles un microorganisme spécial, ressemblant au *Staphylococcus pyogenes aureus*, mais donnant lieu, quand on l'inocule sous la peau, non à de la suppuration, mais à une véritable bulle de pemphigus.

PEMPHIGUS SUCCESSIF
A KYSTES ÉPIDERMIQUES

Synonymie. — Ichtyose à poussées bulleuses d'E. BESNIER. — Dermatite bulleuse congénitale. — Pemphigus héréditaire.

L. BROCQ désigne sous ce nom « provisoire » une affection rare dont il ne connaît que trois cas, dont un étudié par E. VIDAL sous le titre de *Lésions trophiques d'origine congénitale à marche progressive*, et un autre publié par H. HALLOPEAU

---

(1) Le liquide des bulles était stérile.

sous le nom de *Dermatite bulleuse infantile avec cicatrices indélébiles et kystes épidermiques.*

Symptomatologie. — Cette affection est constituée par « des éruptions successives de bulles discrètes, peu nombreuses, irrégulières de forme, transparentes, citrines, plus souvent un peu rougeâtres, parfois hémorragiques..... Cette tendance aux légères hémorragies au niveau des bulles semble être un des caractères de l'affection.

« Les bulles se produisent sans la moindre douleur. Après avoir persisté pendant un certain temps, elles disparaissent en laissant aux places qu'elles ont occupées une surface rouge, parsemée de petits points blanchâtres multiples, de la grosseur d'une tête d'épingle, et ressemblant au premier abord à de toutes petites pustules ou à des perles. Quand on déchire l'épiderme qui les recouvre, on voit que ces points sont constitués par une matière blanchâtre, solide, épidermique et sébacée. »

Le tégument est sec, d'aspect xérodermique, rouge et lisse ou cicatriciel dans les régions atteintes.

Celles-ci, « presque toujours les mêmes chez le même sujet, sont les mains, la face, les bras et les avant-bras, les jambes, mais le reste du corps peut être envahi ».

Dans un cas observé par COLOMBINI (de Sassari), il y avait de petites vésicules sur le gland et le prépuce.

La maladie débute dès la naissance et semble avoir une durée indéfinie.

C'est à cette forme de pemphigus que l'on peut rattacher le *pemphigus atrophique* de W. DUBREUILH et le *pemphigus cicatriciel* des muqueuses.

Traitement des pemphigus. — A l'exception du pemphigus aigu dans lequel L. BROCQ recommande les toniques et surtout la quinine, l'ergotine, la caféine, le fer à doses massives et, localement, les bains prolongés ou les poudres sèches suivant les cas, toutes les autres formes de pemphigus réclament le même traitement.

Le malade devra d'abord être soumis aux règles d'une hygiène appropriée qui comportera en particulier l'éloignement de l'air humide et salin.

Au point de vue interne, on a donné et vanté l'arsenic (J. HUTCHINSON et DUNCAN BULKLEY, STERNTHAL, MORRIS) ; il serait surtout indiqué dans le pemphigus des enfants.

DAVEZAC (de Bordeaux) et BARGUES ont obtenu un excellent résultat dans un pemphigus généralisé avec l'administration du cacodylate de soude à doses progressives, jusqu'à 20 centigrammes en 24 heures.

W. ALLAN JAMIESON a préconisé l'antimoine.

MOSLER a constaté une guérison avec le chlorhydrate de quinine.

Dans un cas, vraisemblablement *a frigore* et de nature trophonévrotique, KIRCHNER a obtenu un plein succès avec les injections sous-cutanées de chlorhydrate de pilocarpine à la dose de 1 centigramme.

Contre les démangeaisons, BLASCHKO (de Berlin) s'est bien trouvé de l'antipyrine.

On a prescrit : les acides (RAYER), les limonades sulfurique et nitrique (BAMBERGER), le sulfate de strychnine (LAILLER, NEISSER, JOSEPH), l'ergotine (KIRCHNER), le calomel et le fer (JESSNER), l'opium, la quinine, la belladone (MORRIS), mais aucun de ces médicaments ne semble avoir une action spécifique.

On a récemment employé les injections d'atoxyl (LESSER et GREFF, FEHR), mais il a fallu les cesser rapidement en raison des troubles visuels consécutifs (hémorragie rétinienne, etc.).

Il y aurait plutôt lieu d'essayer un emploi opportun de l'opothérapie thyroïdienne ou surrénale (BOGOLEPOFF) et les extraits dermiques de FAIVRE, de Poitiers (voir Eczéma, pages 214 et 215).

On se contentera, dans la plupart des cas, d'obéir aux indications fournies par l'état général du malade.

Localement, on emploiera, suivant les circonstances, les poudres astringentes : quinquina, sous-carbonate de fer, l'airol (VEIEL), le liniment oléo-calcaire, la vaseline boriquée, et, suivant le conseil d'E. GAUCHER, l'acide picrique.

Dans le pemphigus végétant, MULLER s'est bien trouvé des badigeonnages iodés.

E. BESNIER et A. DOYON conseillent, contre le prurit, les lotions avec la décoction de feuilles de coca, 4 grammes par litre d'eau, et, lorsqu'il y a des poussées congestives intenses, l'enveloppement dans des compresses de lint imbibées de la solution suivante :

Bicarbonate de soude.	1 gramme.
Salicylate de soude	2 grammes.
Eau	100 —

(H. HALLOPEAU.)

Dans le pemphigus épidémique des nouveau-nés dont les lésions doivent être isolées pour éviter l'inoculation et pansées antiseptiquement, Comby ordonne tous les jours un bain de sublimé à 1 p. 10.000 ; puis un pansement sec avec :

Lycopode . . . .)
Salol . . . . } àà parties égales.
Acide borique. . . . .)

et fait faire des inhalations d'oxygène.

Il est bon de lotionner matin et soir les régions atteintes avec des décoctions émollientes : de camomille, de guimauve, de sureau, ou astringentes : de feuilles de chêne ou de noyer additionnées ou non d'acide borique.

S'il existe de petites ulcérations, les toucher avec :

Huile d'olive . . . .   10 grammes.
Eau de chaux.   90   —

Dans le pemphigus malin foliacé, A. BAGINSKY et W. BLOCH donnent des bains dans une décoction d'écorce de chêne (1 kilogramme) et recouvrent les lésions de pâte au talc et à l'oxyde de zinc.

L'hydrothérapie sous toutes ses formes a d'ailleurs été largement mise à contribution dans le traitement des pemphigus.

Dans le pemphigus soit aigu, soit chronique, les anciens auteurs (WILLAN, GIBERT), prescrivent les bains tièdes de gélatine, alcalins, émollients, toutefois A. HARDY condamne les bains dans le pemphigus aigu et BATEMAN dans le pemphigus diutinus.

KAPOSI, dans le pemphigus vulgaire, prescrit les bains sulfureux, mercuriels, alunés, de tan.

EICHHOFF et JESSNER préfèrent les bains de sublimé, et MORRIS les bains alcalins ou sulfureux. A. HARDY admettrait les bains mercuriels à faible dose, mais E. BESNIER considère comme nuisibles les bains de mer, les bains salins et les bains sulfureux.

A. DEVERGIE employait volontiers des bains résolutifs, légèrement additionnés de sous-acétate de plomb.

UNNA a donné les bains d'encre.

KAPOSI recommande les bains de goudron dans le pemphigus prurigineux.

WEBER (de Halle) a obtenu la guérison à l'aide de bains additionnés de permanganate de potasse.

Actuellement les dermatologistes ont tendance à admettre

les bains continus ou prolongés; L. Brocq les prescrit dans le pemphigus vegetans, dans le pemphigus aigu et dans le pemphigus foliacé; Kaposi également, mais E. Besnier trouve les résultats déplorables.

Hebra estime que les immersions chaudes prolongées constituent le traitement le plus rationnel du pemphigus.

Dans le pemphigus foliacé, dit Kaposi, le bain continu est supérieur à tout autre procédé pour diminuer les douleurs, et calmer la fièvre; en outre, en procurant le sommeil et l'appétit, il éloigne les périodes d'éruption auxquelles les malades auraient peut-être prématurément succombé. Nous avons maintenu pendant plus de quatre ans, de cette façon, un malade qui, sans compter de plus courtes périodes, est resté une fois huit mois, jour et nuit, dans le bain, à son plus grand avantage.

Enfin, Charles R. Dickson a utilisé la photothérapie. Max Heim (Maritoux, d'Uriage) a guéri complètement par la lumière bleue intensive de la lampe à arc le pemphigus chronique.

D'autre part les bons effets des rayons X ont été constatés dans le pemphigus foliacé par Olivier et Penneville, de Rouen.

PERLÈCHE

Synonymie. — Bridou.

Définition. — Symptomatologie. — J. Lemaistre a décrit sous ce nom, en 1886, une affection spéciale des commissures labiales chez les enfants, toujours bilatérale, limitée ordinairement au pourtour des commissures parfois fissurées, comme calleuses, rappelant l'empreinte du mors (E. Weill), bridées (Bridou).

L'épiderme des lèvres est blanchâtre, macéré, desquamant; le derme rouge.

La perlèche n'occasionne qu'un peu de gêne ou de cuisson, quelquefois une douleur assez vive ou un léger écoulement de sang au niveau des fissures; le petit malade y passe fréquemment la langue, il se *pourlèche*.

Marche. — C'est une affection à marche rapide, récidivante, contagieuse (nous l'avons assez fréquemment rencontrée dans nos visites aux écoles de la ville de Paris comme Médecin-inspecteur) et due au *streptococcus plicatilis*, hôte des eaux stagnantes, des puits et des fontaines, d'après G. Lemaistre (de Limoges), à un staphylocoque d'après P. Raymond.

Diagnostic, — La maladie pourrait être confondue avec l'*eczéma séborrhéique de la portion rouge de la partie cutanée des lèvres* dont elle se distingue par son caractère de contagiosité ; avec l'*herpes labialis* qui s'en différencie par ses vésicules et avec les *plaques muqueuses* accompagnant toujours d'autres accidents secondaires syphilitiques, diagnostic très intéressant comme l'a fait remarquer A. Fournier au point de vue médicolégal.

Edm. Weill (de Lyon) a vu une épidémie de desquamation linguale (*glossite desquamative parfois fissuraire, quelquefois un peu ulcéreuse*) associée à la perlèche.

Traitement. — Le traitement, d'après J. Lemaistre, doit consister dans l'attouchement des commissures malades à l'aide de sulfate de cuivre ou d'alun ; nous obtenons d'excellents résultats avec de simples lavages à l'eau salée suivis d'application de vaseline boriquée à 1 p. 10.

Malherbe recouvre la lésion d'une pommade à l'oxyde jaune de mercure.

Planche préconise les badigeonnages avec une solution de nitrate d'argent au cinquantième suivis d'onctions avec une pommade salicylée au centième ou résorcinée au vingtième.

PHLYCTÉNOSE STREPTOGÈNE (H. Hallopeau)

« Nous désignons sous ce nom, disent H. Hallopeau et L.-E. Leredde, une éruption caractérisée par des bulles aplaties, ou des phlyctènes, à évolution excentrique, entourées d'une aréole rouge, et contenant un liquide clair ou un peu louche ; elles sont rarement suivies de croûtes ; elles se dessèchent et guérissent le plus souvent sans laisser de traces. Elles ont été décrites par Unna sous le nom d'*impétigo streptogène* (1). Elles sont d'observation fréquente.

« Ces lésions se développent surtout sur les mains.

« Elles peuvent se compliquer de dermite. Dans un cas observé par l'un de nous (Leredde) il s'était formé, au-dessous d'une large phlyctène ouverte, une induration de la même étendue, épaisse de 2 millimètres, laissant suinter à la pression un liquide séreux et rappelant vaguement par ses limites nettes et sa couleur un chancre induré. Des lésions non indurées recouvertes de croûtes, s'étaient développées simultanément.

« Cette phlycténose peut intéresser de larges surfaces ; l'un de nous (Leredde) a observé un cas où les deux jambes étaient couvertes de bulles entourées d'une aréole rouge, l'affection datait de deux mois, grâce à des réinoculations successives. Elle n'entraîne pas, par elle-même, de conséquences fâcheuses si elle est régulièrement traitée par les pansements antiseptiques.

« Il est possible que les faits décrits sous le nom de pemphigus trophoneurotiques, c'est-à-dire de bulles consécutives à des névrites ou à des myélites soient en grande partie de même ordre et que le développement de ces bulles y soit dû à des parasites se développant dans la peau dont la nutrition est modifiée (L.). »

PHTIRIASE

Synonymie. — Maladie pédiculaire. — Pediculosis. — Phtiriasis. — Morbus phtirius ou pedicularis. — Pedicularia.

Définition. — Tels sont les noms donnés à l'affection cuta-

---

(1) « Unna a étudié, sous le nom de *pustulose staphylogène* des éruptions pemphigoïdes particulières se rencontrant dans les infections graves et généralisées et liées à la contamination de la peau par des germes apportés dans le derme par les capillaires sanguins. La phlyctène produite peut être plus ou moins volumineuse. L'éruption débute par une macule entourée d'une zone érythémateuse, assez rapidement se forme une phlyctène à contenu limpide, hémorragique ou purulent. Cette phlyctène se dessèche ou se vide, donnant lieu à une ulcération gangréneuse.

« L'éruption se fait par poussées successives avec mouvement fébrile intense. »

née produite par les poux, insectes de la famille des pédiculidés, qui sont de trois espèces : les poux de tête, les poux de corps, les poux du pubis.

PÉDICULOSE DE LA TÊTE

Parasite. — Le pou de tête (*pediculus capitis*) est grisâtre, long de 1 à 2 millimètres, large de 1 demi à 1 millimètre ; il habite la chevelure dans laquelle il dépose ses œufs (lentes) collés aux cheveux sous la forme de petits grains grisâtres, visibles à l'œil nu.

Les femelles, plus nombreuses que les mâles, pondent en quelques jours un très grand nombre d'œufs, une cinquantaine, éclos très rapidement, au bout d'une semaine, donnant naissance à des petits aptes à la reproduction en moins d'un mois d'où la multiplication considérable des parasites.

Symptomatologie. — Le pou manifeste d'abord sa présence par des démangeaisons plus ou moins violentes, se produisant surtout au niveau de la nuque et provoquant des grattages et des excoriations de la peau bientôt suivies d'éruptions (*eczéma pédiculaire*) papuleuse, vésiculeuse, pustuleuse, d'où formation de croûtes sèches, jaunâtres ou grisâtres, adhérentes aux cheveux (*impetigo granulata*) (voir la planche XXXV).

La dermite·occasionnée envahit la nuque jusqu'aux épaules et peut, chez certains sujets (enfants lymphatiques, femmes à chevelure longue et mal soignée), provoquer des adénites, lymphangites et, dans le cuir chevelu, des abcès et folliculites laissant de petits îlots alopéciques indélébiles (*alopécie cicatricielle tachetée*), des éruptions diverses : placards rouges, granuleux, humides (*teigne granulée*); éruptions eczémateuses, impétigineuses, ecthymateuses, plus ou moins suintantes, qui agglutinent les cheveux en une masse (*trichoma* ou *plique*) d'où s'échappe une odeur fétide.

Chez les jeunes enfants, la phtiriase du cuir chevelu peut être la cause de troubles généraux variés : agitation, insomnie, amaigrissement, troubles digestifs et nerveux.

JOSEPH a constaté, dans le service de DE LAPERSONNE, une coexistence fréquente de la phtiriase de la tête avec la kérato-conjonc-

tivite phlycténulaire qui se rencontrent volontiers sur un même
terrain lymphatique, anémique, scrofulo-tuberculeux, etc.

L. Jacquet a appelé également l'attention sur la dépilation
qui accompagne presque inévitablement la phtiriase et due à
ce que le grattage excite violemment les gaines épithéliales qui
poussent des bourgeons, d'où chute des cheveux.

D'autre part il est intéressant de noter que l'on rencontre
souvent (75 fois sur 100) dans les poux des typhiques le bacille
d'Eberth (Nakas-Abe) et des spirilles dans ceux des malades atteints de fièvre récurrente (Mackie). Artault a découvert trois
fois au milieu des croûtes impétigineuses de la phtiriase le *Che-
lifer cancroïdes.*

Imhoff admettrait volontiers la transmissibilité de la tuberculose par les poux, après ses recherches sur les adénites pédicu-
laires.

Étiologie. — Le pou de tête se rencontre surtout chez les
enfants des deux sexes, chez les jeunes femmes et particulièrement chez les tuberculeux.

Diagnostic. — Le diagnostic de cette forme de pédiculose
est facile par l'examen des cheveux entre lesquels on voit courir
les parasites et sur lesquels se détachent les lentes siégeant le
long du cheveu, d'autant plus près de l'extrémité libre que
l'affection est plus ancienne.

PÉDICULOSE DU CORPS

(Voy. la planche XXXVI.)

Parasite. — Le pou de corps ou mieux des vêtements, quoi
qu'en dise E. Gaucher (*pediculus humanus, pediculus corporis, pediculus vestimenti*), de couleur blanc sale, plus long et
plus gros que le pou de tête, long de 2 à 3 millimètres, large
de 1 millimètre environ, habite les parties du vêtement le
plus en contact immédiat avec la peau, comme le col et la
ceinture.

La femelle pond quatre-vingts œufs environ, ovoïdes, grisâtres et brillants, ressemblant à une gouttelette de cire (E. Gau-

CHER), prêts à éclore au bout de quinze à vingt jours, d'où une multiplication extraordinaire : d'après le calcul de LEUWENHOECK, deux femelles pleines peuvent donner naissance à dix-huit mille sujets en deux mois.

C'est au pou de corps qu'est dû le prurigo pédiculaire caractérisé, au point de succion, par une papule urticarienne accompagnée de violentes démangeaisons, d'où un grattage énergique qui écorche le sommet de la papule et produit des excoriations épidermiques linéaires plus ou moins étendues.

Symptomatologie. — L'aspect est alors typique : aux régions d'élection, on voit de petites papules urticariennes, des papules de prurigo *(prurigo pédiculaire)* à sommet noirâtre et des excoriations linéaires caractéristiques qui, une fois guéries, restent pigmentées pendant quelque temps.

Souvent se produisent des lésions de complication provoquées par les inoculations de microbes pyogènes vulgaires auxquels le grattage offre de faciles portes d'entrée, et consistant en furoncles, abcès dermiques, lymphangites, etc. ; toutes ces lésions reposent, quand la phtiriase est ancienne, sur une peau épaissie, pigmentée en brun plus ou moins clair et en noir dans certains cas de phtiriase invétérée (*mélanodermie parasitaire*).

Cette mélanodermie, bien étudiée par PAUL FABRE, et qu'il ne faut pas confondre avec la maladie d'ADDISON, a été attribuée soit à l'irritation chronique du grattage, soit à la résorption d'extravasation sanguine (G. THIBIERGE), soit à l'influence du venin inoculé par la piqûre et dont le prurit est le premier et principal symptôme (W. DUBREUILH).

H. HALLOPEAU pense, « étant donné le pouvoir chromatogène reconnu aux *pediculi pubis,* qu'on est en droit de considérer comme vraisemblable, pour ne pas dire certain, que les poux des vêtements sécrètent également une matière colorante qui pénètre dans la peau et en détermine la coloration anormale ; la présence de taches pigmentées sur la muqueuse buccale indique que cette matière peut être transportée par la circulation en des parties lointaines des téguments ».

On a observé, en effet (GREENHOW, E. BESNIER, G. THIBIERGE), des taches foncées sur le voile du palais, la muqueuse des joues, du prépuce et sur les ongles.

On s'est demandé également si ce poison colorant n'agit pas spécialement sur les capsules surrénales (LE PLAY).

Dans ces cas, on peut constater des troubles de la santé générale : insomnie, amaigrissement, diarrhée, faiblesse, etc.

Pronostic. — Le pronostic est généralement bénin, mais les récidives sont fréquentes.

En outre Laurent (de Toulouse) a observé chez une enfant de 3 ans un cas d'impétigo pédiculaire mortel. L'enfant, dit Laurent, a succombé à la manière des brûlés. « Il est à peu près certain que la mort est consécutive aux lésions cutanées déterminées initialement par les poux, causes de la vaste infection tégumentaire dont elle offrait les manifestations. »

Diagnostic. — Il est rare de découvrir le parasite lui-même sur le tégument, car il habite les plis du vêtement ; le diagnostic s'impose par le siège des lésions qui prédominent à la nuque et aux épaules d'une part, aux reins et à la taille d'autre part (double ceinture de Hebra) (voir la planche XXXVI).

La *gale* se différencie de la pédiculose du corps en ce que dans la première de ces deux affections les lésions de prurigo siègent à l'abdomen, à la partie antérieure des aisselles, dans les espaces interdigitaux, aux poignets, sur le gland.

Le *prurigo sénile* demande une grande attention, mais il est ordinairement plus généralisé que les lésions de la phtiriase.

E. Besnier a signalé ce fait que la phtiriase peut être l'origine d'*ulcérations* de la verge absolument *chancriformes*.

Étiologie. — On rencontre le pou de corps chez les adultes et les vieillards, plus particulièrement chez les individus débilités par la misère ou la maladie (misère physiologique) et chez les alcooliques (Hardy).

PÉDICULOSE DU PUBIS

Parasite. — Le pou du pubis, vulgairement appelé *morpion* (*pediculus pubis, phtirius inguinalis*), de couleur gris clair, long de 2 millimètres et large de 1 millimètre et demi, est remarquable par ses six pattes fortes et solides qui lui permettent de se cramponner fermement à la peau.

La femelle pond ses œufs, au nombre d'une douzaine environ, à la base des poils auxquels elle les fixe à l'aide d'un enduit

chitineux ; ovoïdes, grisâtres et brillants, ils ressemblent à des
gouttelettes de cire.

Siège. — Le pou du pubis peut envahir toutes les parties
pileuses du corps, pubis, abdomen, aisselles, sourcils, cils
(Burdin, Guyard, Jullien, Dève, de Reims), barbe, exceptionnellement le cuir chevelu (cas de Trouessart, Heisler, Rona,
Grindon) ; on le rencontre surtout à la région génitale et aux
aisselles sur les poils desquelles il dépose ses œufs sous forme
de lentes.

L. Audain a observé à Haïti quelques cas de phtiriase du
bord libre des paupières qu'on appelle là-bas *dran-dran*.

Symptomatologie. — Les cuissons ou démangeaisons
auxquelles le morpion donne lieu sont variables dans leur intensité : tantôt complètement nulles, tantôt intolérables.

Dans ce dernier cas, la présence du parasite se manifeste par
des lésions de grattage, de l'érythème, du prurigo, parfois des
éruptions eczémateuses.

Dans les deux cas, on trouve assez fréquemment sur l'abdomen et le haut des cuisses des taches discoïdes, grandes en
moyenne comme une lentille, dites *taches ombrées*, *taches
bleues*, ou *ardoisées*, *taches phtiriasiques*, *macules cyaniques*,
pathognomoniques de la présence du parasite et dues à une
inoculation venimeuse (Falot, Mourson), comme l'a montré
Duguet en injectant dans le derme le liquide obtenu par l'écrasement des insectes.

Celui-ci est peu visible à l'œil nu ; pour le découvrir, il faut
souvent recourir à la loupe, l'attention étant presque toujours
attirée sur les régions qu'il occupe par les lésions qui font prévoir sa présence.

Étiologie. — Il est généralement acquis dans les rapports
sexuels, mais peut se transmettre aussi par contact médiat :
cabinets d'aisances, voitures, vêtements, etc.

Un état fébrile semble favoriser la multiplication du parasite (Bertin, de Lille).

Traitement. — Dans les trois genres de phtiriase, le traitement a pour but : 1° la destruction du parasite et de ses œufs ;
2° la guérison des lésions de complication : eczéma, prurigo, etc. (voir ces mots).

Le pou de tête est plus facilement détruit chez l'homme et

chez les enfants que chez la femme, en raison de la chevelure plus ou moins longue que porte celle-ci et qu'il est absolument barbare de couper comme on le fait encore trop souvent aujourd'hui, sauf dans certains cas de plique.

Chez les premiers, pour faciliter le traitement, on devra commencer par couper les cheveux au ras ; chez tous la tête sera savonnée tous les jours et lotionnée matin et soir avec une solution de sublimé à 1 p. 500. DESCROIZILLES préconise les lotions faites avec la préparation suivante :

> Teinture de pyrèthre. . . . . 30 grammes.
> — de romarin . . . . ⎰ āā 15 —
> — de quinquina. . . . . ⎱
> Alcool . . . . 40 —

E. GAUCHER recommande les lavages de la tête et des cheveux avec l'alcool camphré.

KAPOSI fait faire des frictions avec :

> Naphtol. . . . . 5 grammes.
> Huile d'olive. . . . . 10 —

CAPITAN fait savonner largement la tête avec un savon mercuriel dont on laisse la mousse sécher sur le cuir chevelu pendant douze heures.

Excellent est le savon gris hydrargyrique de UNNA préparé avec un mélange d'axonge et de lessive de potasse auquel on ajoute 5 p. 100 d'axonge benzoïnée et un tiers de son poids de mercure : 4 grammes de ce savon équivalent à 6 grammes d'onguent gris.

VIDAL faisait faire le premier jour une friction sur tout le cuir chevelu avec l'onguent napolitain ; le lendemain un lavage à l'eau savonneuse ; le surlendemain appliquer :

> Extrait fluide de Panama. . . . . 5 grammes.
> Huile de cade . . . . 25 —
> Glycérolé d'amidon . . . . 25 —

L. BROCQ et JACQUET recommandent :

> Pétrole. . . . . ⎰
> Huile de laurier. . . . . ⎱ ā ā 5 grammes.
> Baume du Pérou. . . . . ⎰

Dans l'impétigo pédiculaire, L. BROCQ fait faire des lotions avec la solution suivante étendue de moitié d'eau :

> Bichlorure d'hydrargyre . . . . 1 gramme.
> Vinaigre. . . . . 75 grammes.
> Glycérine . . . . 50 —
> Eau distillée . . . . 125 —

puis, après avoir séché, appliquer la pommade :

Oxyde jaune d'hydrargyre	1 gramme.
Goudron purifié	4 grammes.
Vaseline pure	20 —
Baume du Pérou.	0 gr. 75

Courtois-Suffit, Lafay, F. Sabouraud font mouiller les cheveux très abondamment avec le liquide suivant :

Bichlorure de mercure	1 gramme.
Acide acétique cristallisable	4 grammes.
Alcool à 90°	
Eau distillée	} ââ 200 —

Outre ces lotions, on pourra faire une fois ou deux une application d'onguent napolitain, ou, s'il n'est pas toléré, de glycéré cadique.

Dauchez recommande avec raison pendant le traitement mercuriel, les bains de bouche avec :

Chlorate de potasse	6 grammes.
Teinture de cochléaria	6 —
Décocté de quinquina	250 —

Si le cuir chevelu est trop irrité, L. Brocq conseille, avant de commencer le traitement, de faire des applications de :

Goudron purifié	1 gramme.
Vaseline pure.	5 grammes.

Un bon traitement serait celui de R. Joly :

Formol à 40 p. 100	10 grammes.
Acide acétique.	5 —
Eau de Cologne	100 à 200 —

qui détruit les parasites après une seule lotion de trois à cinq minutes, mais nous le trouvons trop irritant.

On a employé la teinture de chrysanthème qui se prépare en faisant macérer pendant huit jours dans 10 parties d'alcool à 80°, une partie de poudre de chrysanthème (poudre insecticide de Dalmatie).

Les poudres insecticides projetées avec le soufflet nous ont souvent bien réussi, quand nous étions Médecin-inspecteur des Écoles de la ville de Paris. P. Aubert (de Lyon) est de notre avis.

Pour détruire les œufs, le meilleur moyen consiste à lotionner les cheveux avec une solution de sublimé dans du vinaigre chaud à 1 p. 300 et à les démêler avec un peigne fin, en métal, trempé dans le même liquide.

Sur les cils TROUESSART recommande d'écraser les lentes entre les mors d'une petite pince.

Pour les poux de corps, le traitement le plus simple réside dans les soins de propreté : bains savonneux et quelques bains alcalins ou sulfureux ; s'il ne suffit pas, il faut ajouter à l'emploi des bains, des lotions avec une solution de sublimé à 1 p. 1.000 ou une solution phéniquée à 1 p. 100 et des fumigations cinabrées (à surveiller).

Quand les téguments sont trop irrités, L. BROCQ se contente d'appliquer la pommade suivante :

Essence de menthe.	1 gramme.
Oxyde de zinc.	5 grammes.
Vaseline.	50 —

Dans tous les cas, le changement de linge et la désinfection complète des vêtements sont absolument indispensables.

Contre les morpions, il faut employer l'onguent gris en frictions pendant deux ou trois jours. Si ce moyen est trouvé trop sale ou trop irritant, on peut y substituer des lotions au sublimé à 1 p. 500, des bains de sublimé à 10 grammes pour 200 litres d'eau, des applications de pétrole, etc.

A. FOURNIER conseille des frictions avec :

Calomel.	1 gramme.
Axonge	20 grammes.

CANZUCH conseille de faire macérer, pendant huit jours, dans un litre d'alcool, 250 grammes de bonne poudre insecticide et de frictionner la région avec une éponge imbibée de cette teinture, à laquelle on ajoute, si l'on veut, de l'essence de bergamote.

SAALFELD emploie une solution aqueuse ou alcoolique de losophane à 1 ou 2 p. 100.

HAMEL conseille, après un bon savonnage, une friction avec 4 ou 5 grammes de chloroforme versé goutte à goutte ; puis après avoir recouvert la région pendant une demi-heure avec un mouchoir plié en plusieurs doubles on termine par un nouveau lavage à l'eau chaude et au savon qui débarrasse la peau des cadavres des pediculi.

Benvenuti recommande l'infusion de fleurs de pied-d'alouette (3 parties dans 100 parties de vinaigre). J. Bauhin employait le colchique. Au Montenegro, on enduit les régions malades de jus de tabac.

PIEDRA (Osorio, de Bogota)

Synonymie. — Chignon-fungus d'Hermann Beigel. — Maladie de Beigel. — Trichomycose noueuse ou nodulaire de Juhel-Renoy.

Symptomatologie. — C'est une affection rencontrée surtout en Colombie sur les cheveux des femmes, plus rarement dans la barbe des hommes.

Elle est caractérisée par de petites nodosités de couleur moins foncée que celle du cheveu, disposées irrégulièrement le long de la tige du poil dont la racine est intacte, mais qui devient lanugineux et frisé; son enchevêtrement avec les cheveux voisins donne lieu à la *plique colombienne*.

Parasite. — Les granulations de la piédra sont constituées par un parasite spécial à mycélium, cultivé par Desenne, Malcolm Morris, Juhel-Renoy, Behrend, Magalhaés, de Rio de Janeiro, etc.

Pronostic. — Diagnostic. — C'est une affection sans gravité que sa localisation suffit pour distinguer du *lépothrix* de Wilson et que son parasite empêche de confondre avec la *trichorrhexis nodosa* dont les lésions siègent surtout à la barbe et dans laquelle les poils renflés et incurvés sont extrêmement fragiles, le *monilethrix* où les cheveux sont rétrécis d'une façon régulière, la *trichoptilose* à cheveux secs et bifides.

Traitement. — La piédra, probablement contagieuse, se guérit, d'après Juhel-Renoy et Lion, au moyen de lotions avec l'eau très chaude ou la liqueur de Van Swieten.

PITYRIASIS CIRCINÉ ET MARGINÉ (E. VIDAL)

Synonymie.— Eczema marginatum de HEBRA.— Seborrhœa corporis de DUHRING. — Dermite médio-thoracique de L. BROCQ. — Pityriasis sur-séborrhéique de R. SABOURAUD.

C'est une affection d'aspect semblable à celui du *pityriasis rosé* de GIBERT, dont E. VIDAL la distinguait par la présence d'un parasite spécial, le *microsporon anomœon ou dispar*, par l'asymétrie de l'éruption comparée à la symétrie de celle du pityriasis rosé de GIBERT, par la marche régulière ici et irrégulière là.

Actuellement, on considère cette maladie comme une simple variété d'eczéma séborrhéique circiné.

Traitement. — Le traitement consiste en bains sulfureux et pommades au goudron ou en bains alcalins et pommades au calomel ou au turbith à 1 p. 30.

PITYRIASIS ROSÉ DE GIBERT

(Voy. la planche XXXVII.)

Synonymie. — Pityriasis rubra aigu maculata et circinata. — Pityriasis pseudo-exanthématique et Arthritide pseudo-exanthématique squameuse de BAZIN. — Eczéma érythémateux orbiculaire et circiné de WILSON. — Herpès tonsurant maculeux et squameux de HEBRA et KAPOSI. — Pityriasis circiné de HORAND. — Pityriasis disséminé et circiné de HARDY. — Erythème papuleux desquamatif d'E. VIDAL. — Pseudo-exanthème érythémato-desquamatif d'E. BESNIER. — Roséole squameuse de A. FOURNIER, NICOLAS et CHAPARD.

Définition. — Le pityriasis rosé de GIBERT, isolé comme entité morbide distincte par ce dermatologiste en 1860, est une affection pseudo-exanthématique dont la nature (parasitaire ?)

est encore inconnue et caractérisée, à sa période d'état, par une éruption siégeant surtout au tronc et à la partie supérieure des membres.

Cette éruption consiste en taches rosées (macules), de dimension variant de celle d'une lentille à celle d'une pièce de cinq francs en argent, parfois légèrement saillantes (papules) au début, mais s'aplatissant très vite, s'agrandissant et devenant rapidement squameuses (les squames sont parfois un peu grasses : *pityriasis séborrhéique*) du centre à la périphérie où la desquamation forme une sorte de collerette entourée d'une aréole érythémateuse plus ou moins complète, tandis que le centre de la tache prend un aspect plissé caractéristique.

H. Hallopeau a vu les éléments éruptifs former des saillies notables, prendre l'aspect nettement urticarien et les squames devenir épaisses.

Symptomatologie. — L. Brocq a démontré que l'éruption débutait par une plaque unique (plaque primitive), siégeant à l'orifice des glandes sudoripares et des follicules pilo-sébacés (E. Besnier), plus ou moins grande , à siège variable, de forme ovalaire ou circulaire, présentant les caractères ci-dessus décrits et persistant seule pendant un laps de temps plus ou moins long (quatre à quinze jours), parfois un mois ou plus (Tenneson), deux mois dans une observation de H. Hallopeau. Dans certains cas, il y a deux et même trois plaques primitives (Tenneson).

La maladie peut présenter plusieurs formes; les taches peuvent être plus ou moins nombreuses : ici, discrètes; là, confluentes; plus ou moins grandes : ici, larges comme un pois (*pityriasis maculata* ou *maculosa*), là, formant par leur cohérence de vastes placards; ailleurs circinées et encadrées exactement par un bord rouge (*pityriasis circinata*) : en général, leur étendue ne dépasse guère celle de l'ongle (Gibert). La couleur des éléments éruptifs est, elle aussi, variable, passant du rose au gris, parfois au rouge (Tenneson).

Les symptômes subjectifs ne sont pas constants; chez certains sujets, la démangeaison n'existe pour ainsi dire pas ; chez d'autres, elle peut être très vive et très difficile à soulager. On a signalé, comme symptômes prodromiques (Bazin, Hardy), des douleurs dans les membres, de la courbature, de l'inappétence, une fièvre légère, symptômes disparaissant quand survient l'éruption (Bazin).

Siège. — Bien que pouvant se disséminer un peu partout, le pityriasis rosé de GIBERT a des sièges de prédilection : le le cou, le thorax et la partie supérieure des bras et des jambes.

Marche. — Les éléments éruptifs apparaissent successivement et la marche de l'affection est ordinairement typique : débutant par le thorax (partie supérieure et cou), très abondante sur ses parois latérales, l'éruption descend symétriquement sur les membres supérieurs et inférieurs, ne dépassant pas souvent les poignets et les jambes et n'atteignant que rarement la tête (BAZIN disait cependant l'observer ordinairement sur la face et le cuir chevelu). L'évolution est cyclique, mais la durée est variable, le plus souvent de quinze à soixante jours, mais pouvant dépasser ce terme largement, se prolongeant des années, dit TENNESON, quatre ans dans un cas de H. HALLOPEAU.

Pronostic. — C'est une affection sans gravité, peu ou pas récidivante (G. THIBIERGE), non contagieuse et guérissant le plus souvent spontanément.

Diagnostic. — Dans les cas typiques, le diagnostic s'impose, mais parfois il y a lieu de le discuter.

L'*eczéma séborrhéique* du tronc, moins généralisé, ressemble quelquefois au pityriasis rosé de GIBERT, surtout quand celui-ci a été irrité d'une façon quelconque, mais, outre que dans l'eczéma séborrhéique le prurit est souvent plus intense, la marche de l'affection éclaire le diagnostic.

L'*herpès circiné*, que l'on pourrait confondre avec la plaque primitive, s'en distingue par ses bords plus nettement arrondis, vésiculeux et par l'examen microscopique.

Le *psoriasis* à petits éléments peut ressembler au pityriasis rosé de GIBERT, mais le grattage avec l'ongle développera dans le premier cas une desquamation nacrée caractéristique; la marche de ces deux affections est aussi bien différente.

Parfois, le *pityriasis versicolor* simule le pityriasis rosé de GIBERT, mais outre que, dans la première de ces maladies, la plaque, plus jaunâtre, laisse l'ongle détacher à son niveau une lamelle épidermique caractéristique, on aura encore, pour éclaircir le diagnostic, la découverte du parasite d'EISCHTEDT.

Enfin, on doit citer la confusion faite par les médecins peu habitués aux choses de la peau, entre les *roséoles médicamenteuses*, la *roséole syphilitique*, jamais ou presque jamais squameuse, et le pityriasis rosé de GIBERT dans lequel la présence de squames et de démangeaisons suffira pour fixer le diagnostic.

Étiologie et pathogénie. — Le pityriasis rosé de GIBERT paraît s'observer plus fréquemment en été et plus souvent chez les jeunes filles et chez les femmes (GIBERT).

On a noté dans le pityriasis rosé de GIBERT la dilatation de l'estomac (FEULARD) et l'existence de troubles gastriques (L. JACQUET).

Ce serait, pour O. LASSAR (de Berlin), une maladie de nature infectieuse. G. THIBIERGE a signalé la non-récidivité de l'affection, ce qui, joint aux faits de HORAND, R. CROCKER, observant la maladie chez deux personnes d'une même famille, peut établir une certaine analogie avec les fièvres éruptives.

Anatomie pathologique. — BALZER, DARIER, JACQUET, MOSCA et ORO, UNNA n'ont pas trouvé de parasites dans le pityriasis rosé, mais on a constaté des lésions épidermiques nommées par UNNA transformation spongoïde de l'épiderme, et des lésions dermiques de dilatation vasculaire et d'infiltration cellulaire autour des vaisseaux dans le corps papillaire et la couche sous-papillaire du derme.

Traitement. — Le seul traitement utile consiste en bains d'amidon et en applications de glycéré d'amidon pour calmer les démangeaisons et en purgatifs salins si l'état des voies digestives l'indique.

Toutefois, chez les sujets dont la peau n'est pas irritable, on pourrait user des bains sulfureux et d'une pommade soufrée.

O. LASSAR conseille la lotion suivante.

Acétate de plomb . . . . }	ââ 2 grammes.
Sulfate de zinc . . . . }	
Eau distillée 300	—

Nous employons des savonnages au goudron et une pommade salicylée à 2 p. 100.

UNNA a recommandé le collodion paraformé :

Paraforme finement pulvérisé	2 parties.
Ether	2 —
Collodion riciné	16 —

E. BESNIER estime que le moyen le plus simple à employer consiste en bains boratés ; 30 à 50 grammes de borate de soude par grand bain. Comme traitement plus actif, il conseille à l'intérieur les alcalins ; puis, le matin, des lotions savonneuses, et, le soir, des frictions avec :

Glycérolé d'amidon . . . . 100 grammes.
Borate de soude. . . . .   1 gramme.
Oxyde de zinc . . . .   20 grammes.

BAZIN prescrivait les lotions et les bains d'eau froide. E. BESNIER leur préfère les bains de son et d'amidon. GIBERT donnait les bains de vapeur.

BOUVEYRON (de Lyon) a guéri un cas à l'aide de la faradisation.

PITYRIASIS RUBRA DE HEBRA

Synonymie. — Pityriasis rouge de HARDY. — Dermatite exfoliatrice
d'E. WILSON.

Définition. — HEBRA a décrit, le premier, une dermatose spéciale, très rare et caractérisée pendant toute sa durée par une rougeur inflammatoire, uniforme, du tégument, accompagnée d'une desquamation généralement furfuracée, continue, sans jamais présenter aucune autre lésion élémentaire : papules, vésicules, bulles, pustules.

Symptomatologie. — La maladie paraît débuter, au niveau des plis articulaires, par des placards squameux, secs, de couleur rouge vif. Ces plaques augmentent peu à peu en étendue et en nombre, de telle sorte qu'au bout d'une ou deux années, la totalité du tégument est envahie.

La peau est alors uniformément d'un rouge vif pâlissant à la pression du doigt ou d'un rouge livide dans les régions déclives ; elle est sèche, desquamant finement ou en minces lamelles étroites ; les régions palmaires et plantaires sont pâles et recouvertes d'un dépôt épidermique épais et brillant.

La peau reste toujours sèche et présente une température plus élevée qu'à l'état normal.

Les malades se plaignent cependant continuellement de frissons. Ils accusent aussi un prurit très modéré surtout au début, devenant parfois d'une intensité considérable. Au bout d'un certain temps, deux ou trois ans en moyenne, le tégument s'épaissit, devient tendu, œdématié; la peau, unie, brillante, prend une teinte cyanosée et se rétracte, fléchissant les doigts, amenant les paupières inférieures en ectropion, empêchant le patient d'ouvrir complètement la bouche.

Le système pileux (cheveux et poils) devient grêle et est détruit peu à peu; les ongles deviennent minces, fragiles, vitreux, cassants ou épaissis et friables.

Sur certains points, l'épiderme se fissure, le derme s'ulcère soit spontanément, soit par suite d'un décubitus prolongé.

Bientôt le malade, complètement cachectisé, tombe dans le marasme et meurt, emporté souvent encore par une complication quelconque : pneumonie, tuberculose, diarrhée.

Pronostic. — Le pronostic du pityriasis rubra de HEBRA était jusqu'à présent toujours donné comme très grave; actuellement il semblerait y avoir des cas moins funestes (KAPOSI, L. BROCQ, E. VIDAL).

Diagnostic. — Le diagnostic est très difficile, en raison de la multiplicité des affections rouges squameuses (*érythrodermies exfoliantes* de E. BESNIER et A. DOYON) qui peuvent simuler le pityriasis rubra, telles que les *herpétides exfoliantes secondaires* consécutives à l'eczéma et au psoriasis, les *érythrodermies prémycosiques*, la *dermatite exfoliatrice généralisée*, etc.

Il se distingue de l'*eczéma rubrum* par ses caractères plus particulièrement graves.

Il y a lieu surtout de le différencier avec le *pityriasis rubra pilaire*, le *psoriasis*, le *lichen ruber* et le *pemphigus foliacé*.

Dans le *pityriasis rubra pilaire*, le diagnostic se fera grâce aux localisations phalangées.

Dans le *psoriasis* existent des papules et une infiltration du derme qui manquent dans le pityriasis rubra; en outre la généralisation de l'éruption est toujours plus évidente dans cette dernière maladie.

Les mêmes caractères séparent le pityriasis rubra du *lichen ruber généralisé*, dans lequel, d'ailleurs, la desquamation est beaucoup moins abondante.

Enfin, dans le *pemphigus*, la peau, toujours un peu suintante, contraste avec la peau sèche du pityriasis rubra de HEBRA.

Étiologie. — On ignore la cause du pityriasis rubra qui jusqu'à présent n'a été observé que chez des sujets du sexe masculin.

On le considère actuellement comme une tuberculose cutanée : « soupçonnée par JADASSOHN en 1892, la tuberculose a été reconnue certaine par VIETOWIEYSKI et KOPITOWSKI (1901), par BRUUSGAARD (1903), follicules tuberculeux avec bacilles. JADASSOHN avait déjà noté la réaction de la tuberculine (1892), PAUTRIER résumant les cas connus constate huit tuberculoses sûres sur neuf autopsies » (GOUGEROT).

Anatomie pathologique. — Dans deux cas, HANS HEBRA a trouvé des lésions inflammatoires du derme, surtout autour des vaisseaux ; plus tard, une atrophie du réseau de Malpighi, disparition des papilles, sclérose du tissu conjonctif et hypertrophie du tissu élastique.

BOGOLEPOFF a constaté une dégénérescence colloïde avec augmentation du tissu conjonctif dans le corps thyroïde et un lympho-sarcome des capsules surrénales.

PITYRIASIS RUBRA BÉNIN

E. VIDAL et L. BROCQ pensent qu'il existe des formes bénignes du pityriasis rubra de HEBRA ; l'une, le *pityriasis rubra subaigu bénin*, « caractérisé par une éruption prurigineuse généralisée, rouge, desquamant en fines lamelles pityriasiques, par une légère élévation de la température à la période d'invasion et d'état, par l'intégrité des phanères et par une terminaison par la guérison complète, au bout de six à sept mois » ; l'autre, le *pityriasis rubra chronique bénin*, caractérisé « par une éruption d'une multitude de petits éléments rouges, quasi papuleux, mais ne faisant pas de saillies bien notables, variant comme grosseur de celle d'une petite tête d'épingle à celle d'une lentille et plus, squameuses, d'abord isolées, puis confluentes et formant alors des nappes rouges ; elles ressemblent à des éléments anormaux de psoriasis ; on les voit surtout au cou aux parties latérales du tronc, aux avant-bras, à la partie externe des membres inférieurs.

« En certains autres points, surtout au devant de la poitrine, l'éruption revêt la forme d'une rougeur diffuse avec des sortes de craquelures rappelant un eczéma avorté.

« Les squames sont fines, furfuracées, blanches, comme micacées, adhérentes, psoriasiformes, surtout au niveau des papules ; mais on ne peut en ces points obtenir par le grattage la surface rouge, lisse, luisante, avec piqueté hémorragique du psoriasis.

« L'éruption est prurigineuse ; elle évolue fort lentement, met plusieurs mois ou un an à se généraliser, et encore, au bout de ce laps de temps, certains points du corps comme le visage sont-ils peu atteints.

« Au bout de plusieurs années (dix-neuf ans chez le deuxième malade que j'ai vu) la rougeur se fonce davantage, devient violacée et comme purpurique en certains points : en même temps les téguments s'amincissent et se plissent. Mais même à cette période avancée l'état général est satisfaisant, on retrouve encore des vestiges d'éléments quasi-papuleux, et çà et là, surtout au visage et au-devant de la poitrine, quelques minuscules lambeaux de peau presque indemne, particularités des plus importantes qui ne permettent pas de confondre ce type avec le *pityriasis rubra ordinaire*, mais qui en font une forme intermédiaire au *lichen ruber*, au *psoriasis*, au *pityriasis rubra pilaris* et au vrai *pityriasis rubra* . » (L. BROCQ.)

Traitement. — De l'avis unanime de tous les dermatologistes, il n'existe actuellement aucun traitement rationnel du *pityriasis rubra*.

Le traitement externe se rapproche de celui des pemphigus : poudres sèches ou applications humides ou huileuses, bains continus, etc.

Dans la forme chronique, KAPOSI prescrit les bains continus ; c'est aussi l'avis de BESNIER et A. DOYON, qui donnent les bains prolongés à 35°.

PITYRIASIS RUBRA PILAIRE
OU FOLLICULAIRE (E. Besnier)

(Voy. la planche XXXVIII.)

Synonymie. — Pityriasis pilaris de Devergie et Richaud. — Lichen ruber acuminatus de Hebra, Kaposi. — Keratosis universalis multiplex.

Définition. — « C'est une dermatose, disent E. Besnier et A. Doyon, dont l'élément essentiel est une anomalie accidentelle de la kératinisation de l'épiderme, le phénomène objectif primordial, une hyperkératose exfoliante à petits lambeaux ayant pour foyer d'origine, pour siège fondamental, la paroi de l'infundibulum folliculaire, les glandes sébacées annexes et le lit unguéal, c'est-à-dire les points où l'évolution physiologique de l'épiderme est particulièrement active.

La multiplicité de ses lésions élémentaires — aspérités des orifices folliculaires, kératolyses de types variés, rougeur avec exagération des plis superficiels de la peau — non moins que la multiformité et le caractère protéiforme des efflorescences selon les diverses phases de l'évolution ou les différentes localisations anatomo-topographiques, lesquelles reproduisent successivement ou simultanément les apparences du psoriasis, de l'ichtyose ansérine, du « lichen pilaire », de la xérodermie pilaire simple ou érythémateuse, du « lichen ruber », du « pityriasis rubra », etc., l'avaient fait confondre, et la font encore aujourd'hui confondre, par beaucoup d'observateurs, avec l'une ou l'autre de ces diverses affections.

D'après E. Besnier et A. Doyon, auxquels nous empruntons souvent textuellement les détails de cet article, le tableau clinique dermatographique du pityriasis rubra pilaire comprend trois éléments principaux :

a) Les aspérités des orifices folliculaires ;

b) La desquamation ;

c) La rougeur avec exagération des plis de surface de la peau.

a) *Les aspérités des orifices folliculaires* (cônes cornés, cônes épidermiques, circumpilaires : comédons pilaires, papules cornées, etc.) sont des aspérités de forme variable, coniques, filiformes, rondes, ombiliquées, déformées, etc. ; discrètes ou cohérentes, assez petites parfois pour n'être vues qu'à la loupe ou hautes de plusieurs millimètres ; elles desquament dès le début et sont d'un blanc grisâtre, grisâtres, plâtreuses, argentées, mates, ternes, plus rarement d'un rouge pâle ou rouge brun, rouges ou d'un rose jaunâtre, brillantes, redevenant opaques ou desquamant par le grattage. Le sommet est plein et fermé, mousse ou inégal, ou au contraire tronqué et donnant issue à un poil cassé à peu de distance du tégument engainé ou non d'un étusébacéo-squameux d'un aspect variable suivant la prédominance de l'élément pilaire ou de l'anneau épidermique, mais caractéristique de l'affection dans un lieu d'élection, la face dorsale des phalanges. Par suite de la coalescence de plusieurs éléments, se forme « une petite plaque squameuse, que l'on reconnaît à la loupe ou à un examen très attentif, composée d'éléments montrant encore le point central et conservant à la face profonde les cônes pilaires inférieurs associés ». Ces petites plaques, en devenant elles-mêmes confluentes, constituent des placards granités à aspect différent suivant la région, striés de lignes parallèles, disposées en quadrillés, en losange, ou en mosaïque plus ou moins irrégulière, desquamant uniformément et ressemblant à l'eczéma chronique lichénoïde, au psoriasis, au lichen planus, etc.

b) *Desquamation, exfoliation, élimination de la couche cornée de l'épiderme et des phanères.* — Cette exfoliation est essentielle, idiopathique, elle est souvent, principalement au cuir chevelu ou au visage, un des premiers symptômes de la maladie. La desquamation est surtout pityriasique, exagérant les plis de la peau qui est sèche, dure, rugueuse, rappelant l'aspect de la peau ansérine, de la xérodermie, de l'ichtyose ; parfois elle est lamelleuse (faces palmaires et plantaires), surtout aux pieds (*sandale kératosique* d'E. BESNIER), formant des couches épaisses et adhérentes, grasses comme dans la séborrhée (visage) ou sèches et micacées comme dans le psoriasis (coudes et genoux).

Les cheveux et la barbe sont en général peu atteints ; les autres poils peuvent rester sains, croître avec exubérance d'une manière générale, ou partiellement, ou, au contraire, tomber ou même présenter chez un même sujet tous ces caractères réunis.

Les ongles sont plus ou moins altérés ; ordinairement, dès le début de la maladie, ils sont grisâtres, opaques, couleur jaune d'ambre avec des stries blanches et noires, striés longitudinalement ou transversalement, ponctués et, « choses plus caractéristiques, régulièrement dans sa moitié ou dans son tiers inférieurs, l'ongle s'épaissit, change de consistance, prend l'aspect du tissu « moelle de jonc », est rejeté en arrière par l'hyperplasie du lit qui se tuméfie, devient visible, faisant au-dessus et en arrière de la pulpe un bourrelet exfoliant dont le dos est indistinct de la face adhérente de la lame cornée ; tout cela avec l'intégrité typique de la région matricielle, sans décollement ni chute ».

En même temps l'ongle devient douloureux soit spontanément, soit au contact des corps étrangers.

c) *Rougeur, exagération des plis de la surface de la peau. Hyperémie et infiltration de la couche papillaire du derme.* — La rougeur se montre après les aspérités soit à leur pourtour, soit dans leurs intervalles ; elle est constante, parfois masquée par la desquamation pityriasique, mais de teinte variable : rose pâle, rouge, jaunâtre, orangée, chamois, etc., disparaissant en partie sous la pression du doigt. Quand l'affection est à sa période d'état, les plaques, en se réunissant, donnent naissance à des îlots soit isolés, soit se réunissant eux-mêmes pour former de vastes nappes au niveau desquelles la rougeur, l'infiltration légère de la couche papillaire du derme, l'exagération des plis de surface de la peau, la desquamation « constituent définitivement l'état de pityriasis rouge ».

L'état général n'est jamais altéré, en dehors d'un certain degré d'amaigrissement qui n'est d'ailleurs que passager.

Il y a des malades chez lesquels on constate, pendant l'état érythémateux et desquamatif, une élévation de température manifeste, surtout le soir, la sensibilité au froid, des frissons, quelques troubles nerveux ou digestifs. Chez d'autres existent des sensations de prurit plus ou moins localisé, des sensations de picotement, de brûlure, etc., plus ou moins intenses.

Marche. — **Durée.** — Le pityriasis rubra pilaire a, en lui-même, une marche toujours lente, mais le début est brusque ; l'affection cutanée, précédée ou non de troubles de la sensibilité, envahit rapidement (en deux mois par exemple) une grande partie de la surface tégumentaire (H. Hallopeau a vu dans un cas exceptionnel toute cette surface être envahie en peu de

jours). Ce sont les parties découvertes (face, mains, plus rarement le cou, le tronc, l'abdomen, les membres) que les lésions
atteignent d'abord, variables dans leurs manifestations selon
les régions observées : à la face, on constate une rougeur plus
ou moins vive, une desquamation plus ou moins abondante ;
aux mains et aux pieds, c'est une desquamation lamelleuse avec
ou sans érythème ; au tronc et sur les membres, on remarque
soit de la sécheresse, de la desquamation, de la rougeur, soit des
saillies miliaires, rouges, papuliformes.

L'affection peut en rester là pendant longtemps et ne se généraliser en prenant les caractères plus ou moins typiques que
bien longtemps après.

Dans sa généralisation, elle procède, en principe, de haut en
bas, mais avec des rémissions, des pseudo-guérisons plus ou
moins accentuées.

Au total, la maladie a une durée indéfinie en raison des
récidives qui sont fatales.

Pronostic. — C'est donc, quoique ne compromettant pas
l'existence, une affection grave à pronostic réservé.

Diagnostic. — « Dans les cas réguliers et complets observés à une époque déjà avancée du processus, le pityriasis rubra
pilaire réunit un ensemble de caractères propres qui l'individualisent au plus haut degré comme type morbide et qui ne
permettraient à aucun observateur informé de le méconnaître,
alors même qu'il le rencontrerait pour la première fois.

« L'enveloppement épais, gras et pityriasique du cuir chevelu,
la rougeur desquamative de la face avec tension de la peau et
ectropion léger, ou son ensevelissement uniforme sous une
couche plâtreuse, sèche et adhérente, les saillies ponctuées
xérodermiques, blanches, grises ou rouges, squameuses, centrées par les poils et manifestes sur le dos des phalanges
comme lieu d'élection, les lésions exfoliantes symétriques des
faces palmaires et plantaires, les altérations en moelle de jonc
du segment inférieur des ongles et du lit unguéal, la rougeur
pityriasique avec exagération élégante et fine des plis superficiels de la peau, la marche subaiguë, lente ou chronique, l'absence de phénomènes généraux graves, etc., etc., font de cette
affection ainsi développée, l'une des plus aisées à reconnaître et
des plus caractéristiques.

« De même encore dans les cas moins avancés ou moins

complets, la réunion de deux ou de plusieurs phénomènes qui
sont propres au pityriasis pilaire, par exemple les groupes
pilaires du dos des phalanges, la desquamation spéciale du cuir
chevelu, ou de la face, les lésions unguéales, la desquamation
localisée des faces palmaires et plantaires, etc., individualisent
encore à ce point la maladie que l'apprentissage de son diagnostic est des plus courts et des plus aisés. » (E. Besnier et
A. Doyon.)

Toutefois, il y a lieu d'établir le diagnostic différentiel entre
le pityriasis rubra pilaire et l'*ichtyose*, le *lichen ruber*, le
pityriasis rubra de Hebra, le *psoriasis*.

L'*ichtyose*, à l'encontre du pityriasis rubra pilaire, est héréditaire et débute toujours dans les premiers temps de la vie,
respecte régulièrement les plis articulaires, le cuir chevelu et
le col toujours atteints à l'excès dans le pityriasis pilaire, enfin
n'offre ni la rougeur caractéristique (l'ichtyose est froide, dit
J. Brault, d'Alger), ni les altérations unguéales, ni les lésions
exfoliantes des faces palmaires et plantaires, ni les périodes
de guérison du pityriasis rubra pilaire.

Dans la *xérodermie pilaire érythémateuse* ou la *xérodermie ichtyosique* commune (*hyperkératose pilaire*), le début a lieu dans
la seconde enfance, la lésion évolue dans des proportions res-
treintes sur des territoires déterminés (face postérieure des bras,
région postérieure des joues) et manque de toutes les altérations
palmaires, plantaires, unguéales, etc., du pityriasis rubra pilaire.

Le *pityriasis rubra* de Hebra, maladie le plus habituellement
pernicieuse, ne revenant jamais en arrière, caractérisée surtout
négativement et par élimination des autres érythrodermies
connues, diffère du pityriasis pilaire dont il n'a ni les localisations folliculaires, ni les lésions unguéales, ni même les lésions
palmaires et plantaires du même type.

Ces mêmes lésions, jointes aux altérations de la face et du
cuir chevelu constatées ici, distinguent suffisamment le *lichen
ruber* de Wilson avec ses papules vraies, vernissées, polygonales, ses disques pigmentés, etc., du pityriasis rubra pilaire
que sa bénignité sépare encore des *lichens ruber pur* de Hebra
et *acuminé* de Kaposi, affections si graves.

Enfin le *psoriasis* a été souvent confondu avec certaines
formes du pityriasis rubra pilaire dont les aspérités kératosiques, les plaques granitées des sommets articulaires, les
lésions unguéales peuvent rappeler les points initiaux du psoriasis, ses placards et ses lésions unguéales, mais le cône corné

du pityriasis ne s'exfolie pas comme le point psoriasique, saigne rarement; le psoriasis offre au cuir chevelu des disques montagneux tout spéciaux, etc.

Étiologie. — Le pityriasis rubra pilaire apparaît à tout âge, le plus ordinairement dans l'enfance ou pendant la jeunesse; il a été observé plus fréquemment chez les hommes que chez les femmes, chez les descendants de nerveux, les lymphatiques, les scrofulo-tuberculeux, les rhumatisants.

L'affection apparaît d'ordinaire sans cause déterminante bien nette.

Anatomie pathologique. — Le pityriasis rubra pilaire, dit Ch. AUDRY, est dû à un processus d'hyperkératose franche probablement secondaire à une inflammation dermo-papillaire primitive: c'est une dermite hyperkératinisante. Ce n'est pas une parakératose.

Nature. — Pathogénie. — « La nature intime et la pathogénie sont aussi profondément obscures que celles du psoriasis et de l'ichtyose. » (E. BESNIER et A. DOYON.)

Pour H. HALLOPEAU, le pityriasis rubra pilaire est une séborrhéide due à un trouble dans les fonctions génératrices et éliminatrices des glandes sudoripares et pilo-sébacées.

MILIAN a observé un malade chez lequel la tuberculose donnait une réaction des plus franches pouvant faire songer à la nature tuberculeuse de l'affection.

Traitement. — Aucun traitement interne n'a donné jusqu'à présent de résultat indiscutable.

Localement, on emploie des pommades énergiques à l'huile de cade, à l'acide pyrogallique, les emplâtres irritants mercuriels, de Vigo, rouge, à l'acide salicylique, etc., remplacés, s'il survient des phénomènes d'irritation, par des cataplasmes émollients, des enveloppements humides, etc., etc.

Dans les lésions de la tête E. BESNIER recommande les douches de vapeur.

L.-A. DUHRING prescrit les bains de son et les bains de vapeur ; GUIMBAIL conseille le bain permanent; A. DEVERGIE prescrivait déjà les bains prolongés à 35° dans la période aiguë.

PITYRIASIS SIMPLEX OU BLANC

Synonymie. — Herpès furfureux volatil (ALIBERT). — Pityriasis capitis. — Porrigo furfurans de BATEMAN. — Eczéma pityroïde ou furfuracé de TENNESON.

Définition. — Le nom de pityriasis, sans qualificatif, s'applique à toute desquamation épidermique sous forme de poussière semblable à celle du son, furfuracée ou lamelleuse.

On désigne sous le nom de *pityriasis blanc* ou *simple*, ce symptôme envisagé comme espèce nosologique distincte que l'on peut faire rentrer dans le cadre séborrhéique de UNNA.

Symptomatologie, — La symptomatologie du pityriasis simplex varie suivant qu'il existe à la tête ou sur d'autres régions du corps, en particulier la face.

Au cuir chevelu, il est constitué par une poussière formée de squames épidermiques, minces, fines ou lamelleuses (*pityriasis lamelleux*), de couleur blanche ou grise, plus ou moins adhérentes, visibles sur les cheveux eux-mêmes et sur le col et les épaules des vêtements.

En même temps, existent une démangeaison plus ou moins intense et une chute des cheveux plus ou moins accentuée, d'où une alopécie transitoire ou parfois même définitive.

A la face, le pityriasis blanc est constitué par des taches ou des plaques (*dartres volantes farineuses*) plus ou moins grandes, arrondies ou ovalaires, à bord flou, d'une couleur blanche, grise ou rosée, fort peu saillantes et desquamant finement, soit spontanément, soit sous l'influence de la démangeaison légère qu'elles provoquent.

Dans l'oreille (pavillon et conduit auditif) il occasionne une surdité plus ou moins accentuée (ALBESPY).

Pronostic. — D'un pronostic bénin, eu égard au peu de gravité des lésions, sauf en ce qui concerne le cuir chevelu, le pityriasis simplex, ordinairement tenace, récidive avec facilité.

Étiologie. — Les plaques du visage s'observent surtout chez les enfants à l'époque de la dentition et chez les jeunes femmes.

(Voir l'article *Séborrhée*.)

Diagnostic. — Le pityriasis simplex diffère :

Du *psoriasis* dont les squames sont épaisses, nacrées, reposant sur un fond rouge;

De l'*eczéma séborrhéique* dont les squames, plus grasses, forment des contours arrondis;

De la *trichophytie* par la présence de poils cassés dans ce cas et par l'examen microscopique.

Traitement. — Le traitement interne s'appliquera particulièrement à l'état général du malade (alcalins, arsenicaux, sulfureux, anti-strumeux, etc.).

Localement, il faut, à la face, éviter tout irritant : vent, froid, soleil, frottement de la voilette sur la figure, de la fourrure sur le cou.

Ne pas se laver le visage avec de l'eau calcaire, mais avec de l'eau bouillie dans laquelle on ajoutera un peu de bicarbonate de soude, avec de l'eau salée; faire une onction avec une pommade comme celle-ci : .

Oxyde de zinc	1 gramme.
Vaseline.	20 grammes.
Teinture de benjoin	X gouttes.

ou :

Cold-cream	30 grammes.
Nitre	4 —
Essence de cumin	1 gramme.

(Monin.)

ou la suivante :

Cold-cream frais	30 grammes.
Bicarbonate de soude	2 —
Térébenthine de Chio	3 —
Teinture de vanille . . . . } ãã 2 —	
— d'ambre . . . . }	

(Monin.)

ou les pommades soufrées ou mercurielles (1) :

Soufre . . . . } ãã 2 grammes.	
Ichtyol . . . . }	
Vaseline . . . . } ãã 20 —	
Lanoline . . . . }	

(1) Éviter d'employer les deux en même temps pour ne pas noircir la peau en produisant du sulfure noir de mercure.

ou :

Turbith minéral	1 gr. 50
Beurre de cacao.	10 grammes.
Huile de ricin	50 —
Baume du Pérou	1 gramme.

(MALASSEZ.)

Contre le pityriasis du cuir chevelu, MARTINEAU emploie :

Hydrate de chloral.	25 grammes.
Eau distillée	500 —
Liqueur de VAN SWIETEN	100 —

GAUCHER recommande l'eau ammoniacale : une cuillerée à café d'ammoniaque dans un verre d'eau tiède.

STRZYZOWSKI conseille :

Savon vert.	100 grammes.

liquéfier à une douce chaleur et ajouter :

Alcool rectifié	50 grammes.
Glycérine	15 —

Filtrer et dissoudre dans le liquide.

Naphtol β	5 grammes.

Ajouter :

Essence d'amande amère	X gouttes.

Appliquer matin et soir et laver à l'eau tiède un quart d'heure après.

Nous employons souvent les savons au naphtol et à l'ichtyol.

On a conseillé les badigeonnages tous les deux jours avec :

Glycérine	2 grammes.
Tanin	30 —

Dans le pityriasis du cuir chevelu et de la face, CHOTZEN recommande l'alumnol sous forme de solution alcoolique de 2 1/2 à 10 p. 100.

Dans le pityriasis de l'oreille, ALBESPY, après plusieurs cautérisations au nitrate d'argent, se sert de tampons d'ouate imbibés de :

Acide salicylique	3 grammes.
Baume du Canada.	1 gramme.
Collodion	16 grammes.

Dans le pityriasis des sourcils, R. Sabouraud fait pratiquer le soir des onctions avec :

Soufre précipité	3 grammes.
Huile de cade . . . . } ââ 5 —	
Lanoline	
Vaseline.	20 —

et, si le soufre est mal supporté, une des pommades suivantes :

Ichtyol	2 grammes.
Acide salicylique	1 gramme.
Vaseline pure.	30 grammes.

ou :

Bioxyde rouge d'Hg	2 grammes.
Résorcine	2 —
Acide salicylique	2 —
Vaseline pure	30 —

Pour empêcher les squames de reparaître il prescrit des lotions quotidiennes avec :

Résorcine	3 grammes.
Acide salicylique	3 —
Sublimé.	0 gr. 30
Alcool.	300 grammes.

Dans le pityriasis de la moustache il fait faire des lotions quotidiennes avec :

Alcool à 60°	250 grammes.
Savon mou de potasse	25 —
Résorcine	2 —
Eau de lavande	25 —

ou :

Alcool à 60°	250 grammes.
Coaltar saponiné	50 —

Dans le pityriasis de la barbe, il emploie la lotion de E. Vidal :

Polysulfure de potassium	5 grammes.
Teinture de benjoin	10 —
Eau distillée	250 —

Dans la blépharite squameuse, compagne fréquente du pityriasis du cuir chevelu, Scrini (de Paris), fait faire matin et soir des lotions avec la solution suivante tiède :

Biborate de soude.	20 grammes.
Eau distillée	1 litre.

ou :

> Naphtol. . . . . 0 gr. 10
> Eau distillée . . . . 1 litre.

Le soir, il onctionne le bord des paupières avec :

> Ichtyol . . . . 0 gr. 10
> Oxyde de zinc . . . . 1 gramme.
> Vaseline neutre. . . . . 10 grammes.

ou :

> Soufre précipité. . . . . 0 gr. 20
> Vaseline neutre . . . . 10 grammes.

ou :

> Résorcine . . . . 8 grammes.
> Oxyde de zinc . . . . 1 gramme.
> Vaseline. . . . . 10 grammes.

Porter des verres fumés teinte 1 ou 2.

PITYRIASIS VERSICOLOR OU PARASITAIRE

(Voy. la planche XXXIX.)

Synonymie. — Chloasma de WILSON. — Crasse parasitaire. — Mycosis microsporina.— Pityriasis d'EICHSTEDT.— Tinea versicolor.— Taches hépatiques (*vulgo*).

Définition. — Le pityriasis versicolor est une affection produite par un champignon parasite végétal, le microsporon furfur, découvert par EICHSTEDT en 1846, bien étudié par ROBIN ; elle est distinguée cliniquement par sa couleur spéciale, en général café au lait, mais toutefois variable, plus ou moins claire, rosée, etc. (versicolor).

Symptomatologie. — La coloration particulière des taches qui tranchent sur la peau saine, d'où un aspect bigarré qui a aussi valu à cette affection le nom qu'elle porte, est souvent caractéristique.

C'est une couleur ordinairement café au lait (*pityriasis lutea* de Hardy), mais qui peut aller jusqu'au jaune brunâtre et même atteindre un ton complètement noirâtre (*pityriasis nigra* de Willan et Bateman, Hardy). Les taches sont tantôt lisses et brillantes, tantôt mates et squameuses, légèrement saillantes ; elles sont assez adhérentes, mais l'ongle peut toujours facilement en détacher des lambeaux, ce qui constitue le signe dit « du coup d'ongle », important pour le diagnostic ; leur forme et leur étendue sont extrêmement variables, elles sont en général sinueuses, irrégulières, sans cette circination nette que l'on observe dans la plupart des affections parasitaires, sauf dans une variété très rare signalée par Unna (*pityriasis trichophylique* ?), elles se présentent tantôt sous forme de points siégeant à l'orifice des follicules pileux (E. Besnier et Balzer), tantôt sous l'aspect de taches arrondies ou irrégulières de dimension plus ou moins grande, d'anneaux, de disques d'une largeur variant de celle d'une pièce de cinquante centimes à celle de la paume de la main, tantôt encore sous forme de vastes placards recouvrant le thorax presque tout entier ; tantôt enfin, l'affection envahit progressivement et complètement le tronc et une partie des membres.

Les symptômes subjectifs, en général nuls ou peu accentués, ne consistent qu'en démangeaisons d'intensité variable.

Siège. — C'est surtout à la partie supérieure du tronc et au cou que le pityriasis versicolor siège le plus souvent ; on peut d'ailleurs le rencontrer partout : à la face (E. Besnier, Payne, W. Dubreuilh), au cuir chevelu (Payne), sauf aux mains (une seule fois il y a été rencontré par Gottheil), et aux pieds, exception faite pour le cas de Smith où la lésion était circonscrite à la plante des deux pieds.

Pronostic. — Le plus souvent disparaissant avec facilité, le pityriasis versicolor récidive très fréquemment et, dans certains cas, peut résister très longtemps au traitement.

Diagnostic. — Le diagnostic est presque toujours très simple, grâce à la coloration spéciale de l'affection et au signe du coup d'ongle ; néanmoins, le pityriasis versicolor a été confondu parfois avec le *chloasma*, masque des femmes enceintes (Bazin, Hardy), les *éphélides* et les *syphilides pigmentaires* primitive ou secondaire qui n'offrent ni desquamation, ni démangeaison, et avec le *vitiligo* quand, au premier abord, on prend la partie malade pour la partie saine et réciproquement.

De même on évitera la confusion avec les *dermatoses séborrhéiques* pré-sternales et inter-scapulaires (H. Hallopeau et L.-E. Leredde); l'*eczéma séborrhéique* se distingue par le contour de ses plaques plus rouges à la périphérie.

Les commémoratifs suffisent pour faire reconnaître le *nævus pigmentaire plan* qui date de l'enfance.

L'*érythrasma* a un siège bien différent (plis inguino-cruraux) et une tout autre marche.

Le *pityriasis rosé* de Gibert a des squames plus fines et ne desquame pas au coup d'ongle.

Enfin, dans certains pays, il y a lieu de songer au diagnostic avec la *lèpre* (Lutz).

Dans les cas tant soit peu douteux, l'examen microscopique résoudra immédiatement la question de diagnostic.

Parasite. — Le parasite, microsporon furfur, qui siège toujours dans l'épiderme, est caractérisé par ses spores arrondies, groupées en amas au milieu des tubes de mycélium courts, ramifiés et entre-croisés en tous sens, formant, comme dit L. Brocq, une sorte de feutrage.

Étiologie. — Le pityriasis versicolor, dont la nature contagieuse était encore douteuse pour Hardy, en 1886 (Kaposi la nie encore) a été inoculé à l'homme par H. Köbner et Hublé, en 1864; la période d'incubation est ordinairement très longue, plus d'un mois.

L'affection paraît plus fréquente au printemps et pendant l'été, et chez l'homme que chez la femme; elle se rencontre surtout chez les individus débilités ou malpropres et chez les adolescents; on ne la voit que très rarement chez les tout jeunes enfants (cas de Fournier et R. Sabouraud) et chez les vieillards.

Le pityriasis versicolor semble avoir besoin, pour se développer, d'une peau formant un terrain de culture approprié (arthritiques et phtisiques), en particulier la peau séborrhéique.

Un certain nombre d'auteurs (L.-E. Bertrand, Piéry, Renoux, etc.), insistant sur la fréquence du pityriasis versicolor chez les tuberculeux pensent qu'ils constituent « un signe indirect de la tuberculose au début ».

On a incriminé (de Molènes et Costilhes) les fermentations

de l'estomac, grâce auxquelles se produisent des troubles dans la sécrétion des glandes sébacées et sudoripares, amenant un milieu acide et gras, extrêmement favorable à la multiplication du parasite.

Traitement. — Presque exclusivement local, le traitement a pour but de détruire les couches superficielles de l'épiderme, seules envahies par le parasite. Tous les moyens capables de produire ce résultat sont bons : le plus simple consiste, quand les plaques ne sont pas trop étendues, en badigeonnages iodés, et, lorsqu'une grande partie du corps est envahie, en frictions quotidiennes avec le savon noir, le savon de pierre ponce, les savons au goudron, au naphtol, à l'ichtyol et en bains sulfureux pris à deux ou trois jours d'intervalle.

LANGDON obtiendrait en trois jours la disparition des placards au moyen de la benzine.

PARSON se montre satisfait des applications de soufre précipité.

AUFRECHT (de Madgdebourg) considère comme le traitement le plus efficace des frictions avec une solution d'acide salicylique dans de l'alcool absolu à 4 p. 100.

BEHREND recommande l'acide pyrogallique et surtout la chrysarobine qui rend les taches plus visibles en leur donnant une teinte foncée qui en fait reconnaître de très peu perceptibles.

LASSAR emploie les badigeonnages de térébenthine et d'alcool, ou la pommade suivante :

        Acide salicylique . . . .   2 grammes.
        Soufre précipité 10   —
        Lanoline. 100   —

E. SAALFELD se loue du losophane en solution :

        Losophane. . . . .   1 gramme.
        Alcool . . . . 75 grammes.
        Eau distillée 25   —

ou en pommade :

        Losophane . . . . 0 gr. 50-1 gr. 50
        Lanoline. . . . . 40 grammes.
        Vaseline. 10   —

E. MARTIN conseille :

        Perchlorure de fer sec . . . .   5 grammes.
        Gutta-percha.   2   —
        Chloroforme 20   —

deux ou trois applications suffisent, à condition de changer chaque jour literie et linge de corps.

De Molènes et Costilhes, après J. Shoemaker, ont employé avec succès les frictions avec l'oléate de cuivre dissous dans l'éther.

P. Gallois préconise les lotions avec :

Borate de soude . . . .   4 grammes.
Eau oxygénée à 12 volumes   200   —

L. Brocq prescrit des onctions quotidiennes avec :

Résorcine . . . .   5 à 10 grammes.
Huile de ricin   45   —
Alcool à 90°   150   —
Baume du Pérou . . . .   0,50 centigrammes.

ou :

Acide salicylique . . . .   2 à 3 grammes.
Soufre précipité . . . .   10 à 15   —
Lanoline   70   —
Vaseline   18   —

Fischel (de Berlin) considère comme presque spécifique la liqueur anthracis composée (1).

Unna a employé le collodion paraformé.

Les badigeonnages avec l'ichtyol pur et les bains de sublimé (10 grammes pour un bain ordinaire) nous ont souvent réussi.

On obtiendrait encore de bons effets des bains au goudron (Saalfeld, de Berlin) ou à l'huile de cade (procédé Balzer).

D'autre part Paul de Molènes et Costilhes, ayant observé ce fait que le pityriasis versicolor se développe plus particulièrement sur la peau des dyspeptiques atteints de séborrhée,

---

(1) Dont voici le mode de préparation :

1° *Liqueur anthracis simple.* — On dissout 100 grammes de goudron de houille dans 200 grammes de benzol et on ajoute à la dissolution 200 grammes d'alcool à 90°. On expose ce mélange à une température de 35° en agitant fréquemment.

2° *Liqueur de houille composée.* — On fait dissoudre 50 grammes de sulfure de calcium dans 40 grammes de lessive de soude à 15 p. 100, chaude, et on fait chauffer le tout pendant un temps assez long avec 200 grammes d'alcool. D'autre part, on fait dissoudre 100 grammes de résorcine et 200 grammes d'acide salicylique dans 200 grammes d'alcool. Puis, on mélange les trois masses. Finalement on y ajoute quelques gouttes d'huile de ricin, pour donner au mélange une consistance élastique.

On désodorise en ajoutant quelques gouttes d'une essence aromatique.

conseillent, outre le traitement local, d'instituer un traitement
général anti-dyspeptique ainsi conçu :

1° Aider aux évacuations intestinales par les moyens ordinaires, l'hydrothérapie, le massage, etc.

2° Donner avant chaque repas un des cachets suivants :

> Bicarbonate de soude . . . .)
> Salol . . . . ` àà 10 grammes.
> Magnésie. . . . . \
> (Pour 30 cachets.)

C'est en obéissant au même ordre d'idées que nous avons
soumis avec succès au traitement interne par l'ichtyol à la dose
de 1 gramme par jour plusieurs malades dont un atteint de
cette affection par poussées récidivantes depuis dix ans.

Il y a lieu de songer aussi à la désinfection des vêtements
contaminés : linge de corps, et particulièrement gilets et che-
mises de flanelle.

Au point de vue hydrothérapique, les douches et bains de
vapeur étaient recommandés par GIBERT ; les bains sulfureux le
sont par tous les auteurs ; L.-A. DUHRING préfère les bains alcalins, A. HARDY les bains mercuriels, SAALFELD les bains de
goudron.

Dans les cas rebelles, on a conseillé un traitement tonique et
l'envoi des malades à Barèges, à Bagnères-de-Luchon, à Ax, à
Aix-la-Chapelle, etc. ABRAHAMS envoie aux bains de mer.
TAPPEINER et JESIONECK ont utilisé leur procédé de photothérapie par les badigeonnages avec une solution d'éosine à
5 p. 100 combinée avec l'exposition au soleil.

PLIQUE

Synonymie. — Plique polonaise. — Trichoma. — Trichosis plica.

Contrairement à l'opinion de quelques dermatologistes, nous
pensons que la plique ne constitue pas une entité morbide distincte, mais simplement un état spécial des cheveux et quelquefois des poils du pubis et de la barbe dû à leur inextricable enchevêtrement qui se produit surtout chez les gens malpropres

ou au cours d'affections diverses (phtiriase, impetigo granulata, eczéma impétiginoïde, ulcérations syphilitiques, etc.).

L'aspect des régions atteintes et l'odeur fétide qui s'en exhale suffisent à faire reconnaître la plique, plus fréquente chez les femmes en raison de la longueur de la chevelure.

Pour DE AMICIS (de Naples) en particulier il faut maintenir la distinction faite par J.-L. ALIBERT entre le trichoma vrai et le trichoma faux ; le premier étant une affection *sui generis* dû à un trouble trophique de la peau d'origine névropathique et le second une simple altération mécanique et accidentelle.

Traitement. — Les soins de propreté, dans les cas graves la coupe des cheveux, suffiront pour débarrasser le malade sans préjudice, bien entendu, des soins à donner aux affections concomitantes.

POROKÉRATOSE ou HYPERKÉRATOSE FIGURÉE CENTRIFUGE ATROPHIANTE de MIBELLI, RESPIGHI et DUCREY.

Cette maladie, ordinairement familiale, inobservée en France, consiste en saillies et placards hyperkératosiques pouvant envahir tout le tégument, la tête particulièrement et même la muqueuse buccale (DUCREY et RESPIGHI).

Du CASTEL et LENGLET en ont observé un cas dans lequel la muqueuse buccale était indemne, mais le gland était atteint.

PRURIGO

Le nom de *prurigo*, appliqué par les anciens dermatologistes à diverses entités morbides, doit, pour être compris aujourd'hui, être suivi d'un qualificatif : prurigo *parasitaire*, prurigo *ictérique*, prurigo *de Hebra*, etc. On refuse même actuellement la dénomination de *prurigo*, nom de la lésion élémentaire, de la papule de prurigo, aux affections prurigineuses sans papules, aux *prurits* (Voy. plus loin).

Le prurigo peut être symptomatique d'un certain nombre d'affections cutanées : gale, phtiriase, etc., de maladies générales : diabète, affections du foie (1), (sarcome primitif, SALVINI), des reins, etc.

On l'a observé au cours des leucémies (*leucémides* d'AUDRY et H. GERMÈS, *prurigo lymphadénique* de W. DUBREUILH).

STEINER et VERNER l'ont observé au cours d'une colite aiguë, ce qui vient à l'appui du fait signalé déjà par KAPOSI, le rapport entre le prurigo et l'urticaire.

Enfin, ce nom a été appliqué par HEBRA à une affection de la peau qu'il a bien catégorisée et que l'on appelle communément en France, avec E. BESNIER, *prurigo* de HEBRA (Voy. ce mot).

Définition. — Quelle qu'en soit la cause, le prurigo est une affection caractérisée par deux ordres de symptômes :

2° La démangeaison ;

2° La production de papules, plus ou moins volumineuses, distinctes, bientôt excoriées par le grattage et présentant alors à leur sommet une petite croûtelle noirâtre provenant de l'exsudation séro-sanguine.

Symptomatologie. — La démangeaison est généralement le premier symptôme observé ; elle peut être plus ou moins intense, tantôt légère et supportable, agréable même, a-t-on dit ! tantôt violente et incitant le malade à se gratter furieusement avec les objets les plus divers. Cette démangeaison, habituellement constante, possède toutefois ce caractère de s'exaspérer le soir, sous l'influence de la chaleur du lit, et, par suite de l'insomnie dont elle est la cause, elle peut amener des troubles plus ou moins accentués de la santé générale : accidents digestifs, troubles du système nerveux, etc. ; parfois même, un véritable état cachectique auquel peuvent succéder le dépérissement et la mort.

Après la démangeaison surviennent les papules : celles-ci sont ordinairement petites, pâles, de la couleur de la peau ou légèrement teintées en rose ; leur sommet, excorié par le grattage, donne à la lésion un aspect pathognomonique ; dans leur voi-

_____

(1) Le *prurigo hépatique* est dû à l'imprégnation de la peau par la bile répandue anormalement dans le sang.

sinage, on constate toujours la présence d'excoriations linéaires
(lésions de grattage).

Quand l'affection dure depuis un certain temps, la peau, sous
l'influence des grattages répétés, s'épaissit (lichénification),
s'indure plus ou moins et prend une teinte jaune brun, d'aspect sale sur lequel tranchent quelques lignes ou quelques
points blanchâtres, vestiges cicatriciels de lésions secondaires
telles que l'ecthyma, complication fréquente des affections prurigineuses due à l'inoculation de microbes pyogènes vulgaires.

PINOCHE et, avant lui, GASTOU ont appelé particulièrement
l'attention sur l'anesthésie, ou, plutôt, l'analgésie qui accompagne le prurigo intense et violent des alcooliques et des absin-
thiques (prurigo anesthésique, signe révélateur de l'intoxication alcoolique).

Siège. — Un point important dans l'histoire du prurigo,
c'est l'étude des lieux d'élection des lésions que nous venons de
décrire, permettant souvent, à eux seuls, d'établir d'emblée le
diagnostic de la nature du prurigo.

Dans la *gale*, les lésions siègent principalement dans les espaces interdigitaux, aux poignets, aux aisselles, sur l'abdomen,
aux fesses, sur les cuisses.

Dans la *phtiriase du cuir chevelu*, les lésions de grattage
n'existent qu'à la nuque et à la face postérieure du cou.

Dans la *pédiculose vestimentaire*, c'est d'une part sur la région inter et sus-scapulaire et, d'autre part, dans la région lombaire, là où les vêtements s'appliquent plus étroitement au
corps, que l'on rencontre des lésions de grattage.

Dans la *phtiriase pubienne*, les accidents locaux se voient à
la partie antéro-inférieure de l'abdomen et aux aisselles.

Enfin, le prurigo lié à des *affections générales* a pour caractère spécial d'être disséminé sans ordre sur les diverses régions
du corps.

Pronostic. — Le pronostic du prurigo dépend complètement de la cause qui l'a engendré; généralement bénin dans
les cas de prurigo parasitaire, il peut être très grave lorsqu'il
est provoqué par certaines affections générales ou chez des gens
débilités, vieux, alcooliques, etc.

Diagnostic. — Le diagnostic de la lésion élémentaire du
prurigo est toujours facile; ce qu'il faut faire en outre, c'est le

diagnostic de la variété ou de la cause de l'affection ; on y parviendra, en dehors des raisons tirées des caractères mêmes de l'éruption, en faisant l'examen complet du malade au point de vue de la médecine générale.

Traitement. — La principale indication dans le traitement du prurigo, c'est d'instituer la médication la plus propre à combattre les causes étiologiques : maladies générales, parasites, etc.

Supprimer le vin, le café, la bière, les liqueurs.

Chez les enfants donner peu de viande, mais beaucoup de légumes.

Kaposi a conseillé l'acide phénique que E. Gaucher n'admet qu'avec répugnance, repoussant les alcalins et l'arsenic.

Augagneur donne deux cuillerées à soupe par jour de :

Acide phénique cristallisé . . . . . 3 à 10 grammes.
Glycérine . . . . q. s. pour dissoudre.
Sirop d'écorces d'oranges amères. . 400 grammes.

Escherich a souvent réussi avec l'arséniate de soude à la dose de 1 milligramme par jour et des injections sous-cutanées de chlorhydrate de pilocarpine.

Blaschko recommande particulièrement l'antipyrine de 1 gr. 50 à 3 grammes par jour.

Paul de Molènes préconise le sulfate neutre d'atropine en commençant à la dose d'un quart de milligramme par jour.

Elliotson a donné le vin de colchique.

Cazenave donnait l'hydrocotyle asiatica.

Lucas-Championnière prescrit aux enfants, à chaque repas, un paquet de :

Phosphate tribasique de chaux. . . . . . 1 gramme.

Bricon a employé l'acide chrysophanique en injection hypodermique :

Acide chrysophanique. . . . . 0,005 à 0,01
Eau distillée . . . . 1 gramme.

Au besoin, on doit amener le sommeil avec les antispasmodiques et les narcotiques : chloralose, sulfonal, chloral, opium, mais éviter le bromure de potassium qui peut provoquer de nouvelles poussées (E. Gaucher).

Localement on fera des applications émollientes de guimauve, de sureau, etc.; elles nous ont souvent réussi, employées sous forme de spray.

Pour calmer les démangeaisons du prurigo, Liégeois conseille des lotions d'eau étendue de vinaigre de sauge : faire macérer 15 grammes de feuilles de sauge dans 250 grammes de vinaigre blanc; verser deux cuillerées à café de la macération dans l'eau tiède qui servira aux lavages.

On usera des lotions de sublimé à 1 pour 1.000, des eaux alcoolisées, des solutions de bromure de potassium, etc., des solutions alunées chaudes à 10 ou 30 p. 100 (ALBERT), des préparations à l'huile de cade, à l'huile de foie de morue (excellente), des pommades phéniquées à 1 p. 100, au menthol à 1 et 2 p. 100 (recommandées par E. GAUCHER), au naphtol (médicament de prédilection de KAPOSI), à l'acide salicylique.

HEBRA donnait la préférence aux pommades soufrées et préconisait un mélange de soufre, d'huile de cade et de savon noir :

Soufre . . . . } àà 15 grammes.
Huile de cade . . . . }
Savon noir . . . . } àà 30 —
Axonge . . . . }
Craie préparée . . . . 10 —

E. LANG y ajoute du naphtol :

Naphtol β . . . . }
Soufre sublimé . . . . } àà 20 grammes.
Craie préparée . . . . }
Savon noir . . . . }
Axonge . . . . 60 —
Lanoline . . . . 40 —
Baume du Pérou . . . . 5 —

KAPOSI emploie aussi le naphtol à 5 p. 100, mais SPIEGLER lui préfère le sulfo-thiophénate de soude :

Sulfo-thiophénate de soude . . 2 gr. 50 à 5 grammes.
Lanoline . . . . } àà 25 —
Vaseline . . . . }

F. LESSER préconise le sapolan en pommade.
On a utilisé le losophane :

Losophane . . . . 2 à 5 grammes.
Alcool rectifié . . . . 85 —
Huile de ricin . . . . 7 —
Eau distillée q. s. ad . . . . . . 100 —

KAPOSI a employé également l'épicarine sous forme de solution alcoolique à 10 ou 20 p. 100 ou de pommade aux mêmes doses.

GRIFFON s'est montré satisfait du baume de DURET :

Goudron.	18 grammes.
Huile de cade	15 —
Résorcine	2 —
Menthol.	5 —
Gaïacol	5 —
Camphre	40 —
Soufre	15 —
Borate de soude.	36 —
Glycérine	54 —
Acétone.	80 —
Huile de ricin.	43 —
Lanoline	100 —

TAYLOR fait lotionner deux fois par jour avec :

Feuilles de belladone	⎧ àà 7 grammes.
— de jusquiame	⎨
— d'aconit	1 gr. 80
Acide acétique	30 grammes.
Eau	350 —

et saupoudrer ensuite doucement et largement avec :

Poudre d'amidon	50 grammes.
Sous-nitrate de bismuth	8 —
Acide salicylique	0 gr. 50

MONIN conseille les frictions matin et soir avec :

Teinture d'ellébore noire.	8 grammes.
Oléate de zinc	10 —
Lanoline pure.	60 —

E. IVANOW, dans le prurigo des enfants, recommande des lavages avec une solution d'acide phénique (3 à 5 p. 100) ou d'acide acétique cristallisé (5 ou 10 p. 100) ; la guérison sera maintenue par des lotions de glycérine pure.

A. MONTI et H. WOLF n'emploient qu'un simple pansement protecteur sec consistant en poudrage avec un mélange d'oxyde de zinc, d'acide salicylique et de talc maintenu par un enveloppement avec de la batiste. C'est aussi l'enveloppement, mais ouaté, qu'avait préconisé L. JACQUET, uniquement toutefois dans un but expérimental.

R. HATSCHEK, de Vienne, a montré, après MURRAY, de Stockholm, que le massage était un excellent moyen non seulement pour calmer les démangeaisons, mais en même temps pour effacer les papules, à condition d'être continué longtemps ; la durée des séances de massage doit être de quinze minutes au début. Les expériences de BUMM ont d'ailleurs démontré l'action stimulante du massage sur la diurèse.

Dans certains cas on a utilisé la faradisation (résultat nul dans le prurigo sénile, BOUVEYRON) ; nous préférons et de beaucoup l'effluve statique ; E. LEULLIER a essayé la haute fréquence.

Quant aux bains, ils sont souvent nuisibles ; toutefois HEBRA et son école recommandent les immersions chaudes prolongées. Dans le prurigo nerveux, ROSENTHAL a obtenu des résultats surprenants à l'aide de l'eau chaude.

Les anciens auteurs, A. CAZENAVE, etc., prescrivaient les bains de Vichy ; on peut envoyer les malades à Plombières, Luxeuil, Néris, Royat, et Louesche dont les bains prolongés sont certainement efficaces.

Enfin, dans le cas de prurigo lymphadénique, en raison des améliorations obtenues chez les leucémiques par les rayons X, il ne faudrait pas, dit GUSTAVE BUREAU (de Nantes), hésiter à recourir à ce mode de traitement.

De même, dans le prurigo diathésique, G. THIBIERGE et RAVAUT pensent que la ponction lombaire peut avoir des effets favorables.

(Voy. aussi l'article *Prurit*.)

PRURIGO DE HEBRA

(Voy. la planche XL.)

Synonymie. — Prurigo agria, ferox, mitis, formicans des anciens auteurs français et étrangers. — Strophulus prurigineux de HARDY. — Scrofulide boutonneuse bénigne de BAZIN.— Lichen polymorphe ferox d'E. VIDAL. — Lichen polymorphe chronique de L. BROCQ (névrodermite chronique polymorphe). — Prurigo diathésique, type HEBRA.

Définition. — Cette dermatose, rangée encore par un certain nombre de dermatologistes dans le genre lichen, est une affection distinguée par trois caractères :

1° Son début, presque toujours dès le jeune âge (1), avant deux ans, succédant souvent à des poussées urticariennes ;

2° Les localisations de ses papules ;

3° Son extrême durée.

Symptomatologie. — Les lésions symptomatiques du prurigo de HEBRA sont, en général, précédées ou accompagnées au début par des lésions d'urticaire (COLCOTT FOX, *urticaire prurigoïde*) pouvant exister seules pendant un certain temps avec leur caractère particulier de plaques blanches, de démangeaison, etc., ou présentant les signes du strophulus de HARDY, « papules assez volumineuses ou de la grosseur d'un grain de millet, d'une couleur blanche ou rose, à sommet entier et acuminé ou déchiré et recouvert d'une petite croûte jaunâtre » (séro-papules de TOMMASOLI) décrites déjà, comme le rappelle J.-B. HILLAIRET, par les anciens auteurs : RAYER, CAZENAVE et SCHÉDEL, GIBERT et BAZIN.

Une fois constituée, la maladie offre un aspect absolument typique.

C'est sur les membres inférieurs du côté de l'extension, sur les fesses et sur les membres supérieurs (bras et avant-bras), que siègent surtout les lésions d'autant plus intenses que l'on envisage les régions du corps les plus déclives, l'affection semblant décroître d'intensité à mesure que l'on examine le malade de bas en haut, sens dans lequel la maladie paraît s'étendre.

Les papules prurigineuses (*prurigo urticans*) petites, pâles ou rouges, rapidement excoriées par le grattage incessant provoqué par les démangeaisons qui tourmentent l'individu atteint, reposent sur une peau qui a subi des altérations considérables dans sa couleur et sa consistance. Elle est, en effet, pigmentée, et cette pigmentation se présente soit d'une façon diffuse, soit sous forme de raies ; le tégument offre alors une couleur jaune brun, sale, striée d'excoriations ou de cicatricules linéaires, vestiges d'anciennes lésions de grattage. La souplesse primitive du tégument a disparu ; celui-ci est devenu sec (*lichen agrius*), rugueux (*lésions de lichénification* des auteurs modernes), épaissi, œdématié, glabre par places par suite de l'arrachement des poils follets ou offrant des signes d'hypertrichose localisée.

(1) E. BESNIER, EHLERS, H. HALLOPEAU contestent la généralisation de cette règle et admettent que le prurigo de HEBRA peut naître même chez l'adulte.

A cet état se surajoutent des lésions secondaires : pustules d'inoculation impétigineuses ou ecthymateuses, placards d'eczéma suintant ou squameux (joues, cou, front).

Enfin les ganglions lymphatiques axillaires sont souvent et les ganglions inguinaux toujours hypertrophiés (*bubons* du prurigo de Hebra), mais non suppurants.

Marche. — Le prurigo de Hebra présente ordinairement des alternatives de diminution et d'aggravation dans ses symptômes ; c'est ainsi qu'en général l'éruption et les démangeaisons diminuent ou cessent pendant l'été pour se reproduire pendant l'hiver. Cette règle, toutefois, est complètement renversée dans certains cas, les poussées se produisant pendant l'été pour cesser pendant l'hiver (Ehlers, W. Dubreuilh et Nous-même).

Les démangeaisons, qui aggravent considérablement les lésions décrites, peuvent parfois être intolérables, empêcher l'individu malade de vivre de la vie commune, le pousser au suicide par conséquent, etc. ; c'est là la forme grave, le prurigo « agria ou ferox » ; dans d'autres cas, les symptômes observés : intensité de la démangeaison et de l'éruption, fréquence des poussées, etc., sont beaucoup moins redoutables ; on a alors la forme « mitis ».

Pronostic. — La distinction de ces deux formes est importante pour le pronostic, car elles paraissent rester toujours distinctes (contrairement à l'opinion d'Ehlers, de Copenhague, pour lequel tout prurigo *gravis* devient, après la puberté, un prurigo *mitis*), le prurigo mitis ne se transformant pas en prurigo agria, mais pouvant au contraire être complètement guéri, tandis que le prurigo ferox a une durée qui semble illimitée.

Diagnostic. — Le diagnostic est facile à la période d'état ; il est délicat et doit être réservé dans le jeune âge, à la période *urticarienne*. Il est difficile aussi quand des lésions *eczémateuses* masquent les caractères propres à la maladie elle-même en envahissant, par exemple, les plis articulaires ; dans ce cas, les commémoratifs seront toujours d'un très grand secours.

L'absence de parasites et les localisations des lésions distingueront suffisamment le prurigo de Hebra des divers *prurigos parasitaires*.

Étiologie. — Comme causes étiologiques on a invoqué le

lymphatisme, l'arthritisme, la syphilis et, en ces derniers temps
les troubles digestifs, gastriques ou intestinaux (E. Besnier,
Comby, A. Robin, L.-E. Leredde).

Un fait acquis, c'est que l'on peut incriminer l'insuffisance
fonctionnelle des glandes sudoripares. Comme disait du Castel
les malades sont des individus qui ne suent pas assez.

Le prurigo de Hebra paraît plus fréquent chez l'homme que
chez la femme.

Il n'est pas contagieux, ni transmissible directement aux
enfants, dit Kaposi, mais on l'a observé dans une même famille
soit chez plusieurs enfants, soit chez ceux-ci et chez le père ou
la mère. E. Ehlers admet l'hérédité présumée par Alibert et
niée par Hebra.

Pour E. Vidal, le prurigo de Hebra n'est pas une maladie
indépendante : « c'est la résultante de plusieurs conditions
pathogénétiques dont les deux majeures sont le nervosisme et
la constitution lymphatique (diathèse scrofuleuse des anciens
auteurs) ».

Anatomie pathologique. — En dehors des lésions vulgaires inflammatoires des couches superficielles de la peau, il y
aurait, d'après H. Leloir et Tavernier, dans le prurigo de Hebra,
une lésion spéciale caractérisée par « la formation d'une sorte
de cavité kystique dans le corps de Malpighi, renfermant un
liquide clair, quelques cellules épithéliales altérées et quelques
globules blancs ». Ce fait avait été déjà signalé par Hebra.

Traitement. — Au point de vue général, il y a lieu d'instituer une hygiène (alimentaire en particulier) très sévère et de
formuler, suivant l'état constitutionnel des individus atteints,
une médication interne : huile de foie de morue, alcalins et iodures, arsenic, tous médicaments qui n'ont, bien entendu,
rien de spécifique ; toutefois l'acide phénique donné à l'intérieur
à la dose de 0,20 à 0, 80 centigrammes par jour a été considéré
par plusieurs dermatologistes (Augagneur, Bertolus, etc.),
comme traitement de choix, mais, en raison de son action sur
les muqueuses gastro-intestinales, du Castel lui préfère l'acide
lactique en injection sous-cutanée ou par gouttes (VI à XX
par jour) au commencement de chacun des deux principaux
repas.

Biett donnait l'acide sulfurique dans le sirop de guimauve
et une infusion de scabieuse.

BUTTE donne le guaco *intus* et *extra* (1).

A l'intérieur en pilules :

Extrait aqueux de guaco . . . . .   0,10 centigrammes.
Bicarbonate de soude   0,05   —

pour une pilule ; deux avant chaque repas ; .

ou en apozème :

Guaco concassé . . . .   20 grammes.
Benzoate de lithine . . . .   0 gr. 25
Eau distillée . . . .   500 grammes.

faire bouillir une demi-heure, filtrer, sucrer, à prendre par tasses.

On a également donné l'acide phosphorique et la levure de bière.

SAALFELD conseille les injections sous-cutanées de chlorhydrate de pilocarpine, et croit que la cantharidine ou le cantharidinate de potasse ou de soude pourraient exercer une bonne influence.

O. SIMON (de Breslau) recommande également les injections hypodermiques de pilocarpine, ou, à leur défaut, deux ou trois cuillerées par jour du sirop suivant :

Feuilles de jaborandi . . . .   3 parties.
Sucre   18   —
Eau   15   —

Enfin, TOMMASOLI a essayé le sérum artificiel.

Localement, si la peau n'est pas irritée ou a été calmée par les moyens appropriés, on a conseillé les enveloppements dans l'huile de foie de morue, additionnée ou non d'acide phénique dans le cas de prurit considérable, le liniment oléo-calcaire, les bains salés, de sublimé, les lotions vinaigrées, chloralées, les bains prolongés (EHLERS) excellents parfois, mais parfois aussi nuisibles, le naphtol recommandé par KAPOSI qui fait faire chaque soir une friction légère avec :

Naphtol . . . .   5 grammes.
Onguent émollient 100   —

(1) A l'extérieur sous forme de décoction employée en lotions ou compresses :

Guaco concassé . . . .   30 grammes.
Bicarbonate de soude   5   —
Eau . . . . 1.000   —

ou :

Naphtol . . . . 1-2 grammes.
Onguent émollient . . . . 100 —

(Pour les enfants.)

et, tous les deux soirs, un lavage dans le bain avec du savon de naphtol et de soufre.

HEBRA recommande la pommade soufrée.

MONIN fait faire trois fois par jour une lotion avec :

Acide chromique . . . . 1 gramme.
Eau . . . . 1.000 grammes.

ou des onctions avec :

Acide nitrique fumant . . . . XV gouttes.
Chloroforme pur . . . . 4 grammes.
Axonge fraîche . . . . 45 —

CARLE ordonne des onctions avec :

Tuménol . . . . 1 à 5 grammes.
Lanoline . . . . } ââ 15 —
Vaseline ou axonge benzoïnée . . . }

Personnellement nous employons :

Ichtyol . . . . 6 grammes.
Vaseline ou lanoline . . . . 30 —

DE BEURMANN obtient une amélioration très rapide avec :

Camphre . . . . 12 parties.
Goudron . . . . 15 —
Soufre . . . . 8 —
Huile de chaulmoogra . . . . 3 —
Vaseline . . . . 62 —

LEISTIKOW, de Hambourg, préfère le goudron de houille au goudron de bois ; il prescrit la teinture suivante :

Goudron minéral . . . . 6 grammes.
Alcool à 95° . . . . 4 —
Éther sulfurique . . . . 2 —

F. LESSER, de Berlin, préconise le sapolan.

Un excellent traitement que nous avons vu réussir plusieurs fois dans le service de M. le docteur TENNESON à l'hôpital Saint-Louis et qui nous a donné aussi en ville des résultats excellents, mais non dans tous les cas, consiste à occlure complètement la peau avec l'une des colles indiquées par Unna, la suivante par exemple :

Oxyde de zinc. . . . . 15 parties.
Gélatine . . . . 15 —
Glycérine . . . . 25 —
Eau . . . . 45 —

Nous faisons plus volontiers usage de celles-ci :

Tanin. . . . . 10 grammes.
Gélatine. . . . . 50 —
Glycérine . . . . { àà 200 —
Eau . . . .

(Tenneson.)

ou :

Oxyde de zinc . . . . 100 grammes.
Grénétine . . . . 150 —
Gélatine . . . . 100 —
Glycérine . . . . { àà 300 —
Eau . . . .

E. Vidal recommande particulièrement les toiles emplastiques à l'huile de foie de morue additionnée de menthol ou de naphtol.

Quand les lésions sont à la phase lichénoïde, du Castel insiste sur l'enveloppement caoutchouté.

Malgré l'observation de A. Hardy, qui fait remarquer que chez certains sujets et particulièrement dans les cas d'hyperesthésie cutanée, les bains sont mal supportés et paraissent augmenter les démangeaisons, nombre de dermatologistes ont employé l'hydrothérapie.

Les anciens auteurs (Bateman, A. Cazenave et H.-E. Schedel) employaient les lotions chaudes sulfureuses, salines et alcalines (ces dernières quand la peau est rude et sèche).

Dans ce même cas, A Cazenave et H.-E. Schedel, E. Rayer préconisaient les bains de vapeur ; les douches de vapeur nous ont particulièrement réussi, de même que la douche chaude sans percussion à 35°, de quatre ou cinq minutes de durée.

E. Rayer donnait les bains alcalins ou sulfo-gélatineux ; A. Cazenave et H.-E. Schedel, les bains acides ; les dermatologistes américains préfèrent les bains salins (ordonnés jadis en bains de mer par Bateman, E. Rayer, Cazenave et H.-E. Schedel et préconisés par Gibert (chauds) dans le prurigo senilis et pedicularis).

Kaposi ordonne des bains d'écorce de chêne, des bains mercuriels, alunés; DARKAU et HOLL des bains iodurés et bromurés; BARTHÉLEMY en revenait aux bains de gélatine d'ALIBERT ; ce Maître donnait également des bains d'huile et de lait.

Enfin, depuis A. DEVERGIE, HEBRA et KAPOSI, E. BESNIER et L. BROCQ prescrivent les bains prolongés à 35°.

Les eaux minérales naturelles ont été mises à contribution : on peut envoyer les malades à Ax, Bagnères-de-Luchon, Aix-la-Chapelle et mieux à Néris, Bagnères-de-Bigorre, Gastein et surtout Plombières.

GUIMBAIL se serait bien trouvé du bain hydro-électrique à courant alternatif sinusoïdal.

KR. GRÖN a eu de bons résultats au moyen des rayons X. BELOT et L. BROCQ ont également obtenu une guérison complète, du moins en apparence.

L'air sec surchauffé a donné un bon résultat (DAUBAN).

PRURITS

Synonymie. — Prurigo latent d'ALIBERT. — Prurit cutané de GINTRAC, CHAUSIT, HEBRA. — Pruritus de HEBRA et KAPOSI. — Prurigo sans papules de J.-B. HILLAIRET. — Névrodermies et névrodermites diffuses. — Prurits diffus avec lichénification de L. BROCQ.

Définition. — TENNESON donne du prurit une excellente définition : « Un prurit chronique sans cause extérieure, sans lésion causale appréciable de la peau et sans lésions de grattage consécutives. »

C'est, dit L. JACQUET, l'ensemble des sensations qui éveillent le désir et le besoin de grattage.

Le prurit, lorsqu'il n'est pas symptomatique d'une maladie cutanée prémonitoire ou consécutive (présence d'épizoaires, eczéma, etc.), constitue une affection spéciale de la peau dont le caractère essentiel, prédominant, caractéristique, est la démangeaison (quelquefois un picotement, plus rarement une sensation de cuisson ou de brûlure) non accompagnée de symptômes objectifs, en dehors des lésions de grattage la plupart du temps même très minimes.

Le prurit peut être généralisé ou localisé à telle ou telle région du corps.

Quel qu'en soit le siège, la démangeaison est soumise à une série de règles en général assez fixes. Elle survient par accès, d'une fréquence plus ou moins grande, quelquefois périodiques. Ces accès peuvent tenir à diverses causes : difficulté de la digestion, émotions morales, mouvements violents (gymnastique) ou repos forcé ; la cause déterminante du prurit le plus fréquemment notée est le changement de température, passage du chaud au froid ou réciproquement, les accès se montrant souvent le soir sous l'influence de la chaleur du lit.

Mac Call Anderson, qui a étudié le prurit au point de vue anatomo-pathologique, conclut que les éléments nerveux participant au mécanisme anatomo-physiologique de la lésion sont: 1° les ramifications terminales des nerfs cutanés épidermiques ; 2° les petits groupes de cellules en forme de coupe et de godet communiquant avec les filets nerveux et situés dans les couches superficielles du derme et les couches profondes de l'épiderme ; 3° enfin les cheveux et les poils.

PRURIT GÉNÉRALISÉ

Symptomatologie. — Dans le prurit généralisé, plus rare que le prurit partiel, le malade ressent d'abord en un point quelconque du tégument une sensation de léger chatouillement plutôt qu'une véritable démangeaison à laquelle il peut tout d'abord résister, puis il se trouve forcé de la combattre soit par une sorte de compression manuelle, soit par un grattage modéré jusqu'à ce qu'enfin la démangeaison, devenant de plus en plus violente et insupportable, oblige le patient à se gratter furieusement non seulement avec les ongles, mais encore avec les objets quelconques qu'il trouve à sa portée. Le prurit ne se calme que lorsque la peau est hyperhémiée, excoriée, saignante, mais ces traces de grattage sont peu persistantes, et bien souvent même le grattage ne détermine sur le tégument qu'une sécheresse et un état rugueux tout particuliers.

Pronostic. — On conçoit facilement que de pareils symptômes, se prolongeant indéfiniment pendant des mois et des années, puissent conduire à l'amaigrissement, aux troubles nerveux, quelquefois même à la folie et au suicide, d'où un pronostic grave.

Pinard a appelé l'attention sur la gravité particulière du prurit généralisé des femmes enceintes indépendant de toute dermatose et accompagné de rougeurs palmaires et plantaires. (Voir *Prurigo gestationis*.)

La grossesse se termine toujours mal.

Étiologie. — Le prurit généralisé semble s'observer plus particulièrement chez les arthritiques. Il apparaît fréquemment au cours de certaines maladies nerveuses : on l'a constaté dans la neurasthénie, la syringomyélie, le tabes(1), la paralysie générale (A. Sarbs).

On le rencontre dans l'ictère et les maladies du foie (prurit ictérique et pré-ictérique), le mal de Bright (prurit brightique), l'urémie (prurit urémique), l'hystérie, la neurasthénie, l'épilepsie, la maladie de Basedow (prurit nerveux).

On l'a constaté chez les alcooliques, les goutteux, certains phosphaturiques.

L. Wickham, après E. Besnier, l'a signalé comme signe révélateur du cancer abdominal, en particulier du cancer de l'estomac. D'après Wickham, ce prurit révélateur d'un cancer latent des viscères abdominaux reconnaîtrait pour cause immédiate l'irritation des nerfs cutanés par les toxines qui se forment sous l'influence des troubles dyspeptiques occasionnés par l'affection cancéreuse.

Il faut bien se garder de le confondre avec les prurits d'origine digestive (A. Robin et L.-E. Leredde), dus à des troubles gastriques et avec abondantes fermentations secondaires (2).

A signaler les prurits psychiques observés par W. Dubreuilh

---

(1) G. Milian, Lamy, etc., ont insisté sur la fréquence du prurit dans le tabes, surtout le tabes fruste ; Milian le considère comme un symptôme avertisseur par excellence ; sur six cas observés, il a constaté trois fois le prurit anal, une fois le prurit anal avec prurit péri-orbitaire et pré-temporal, une fois le prurit lombaire et pré-thoracique, une fois enfin le prurit pré-stomacal.

(2) Chez ces prurigineux, la sueur est d'une acidité extrême, le double de celle de la sueur normale, et son degré demeure invariable, qu'on le mesure au commencement ou à la fin de la sudation. A l'état normal, c'est le contraire qui se produit, l'acidité de la période terminale de la sudation étant extrêmement faible. Ici, l'acidité est en grande partie due à l'acide lactique. (A. Robin.)

et Régis, comme conséquence de la parasitophobie et indépendamment de toute lésion cutanée par H. Hallopeau, qui désigne cette furie de grattage sous le nom de *cnomanie*.

D'autre part, nous avons eu connaissance d'un cas de prurit généralisé, rebelle à toutes les médications chez un jeune homme atteint d'un lymphosarcome de la région sus-claviculaire gauche qui disparut aussitôt après l'ablation de la tumeur.

Deux variétés bien spéciales de prurit généralisé ont été étudiées séparément par les auteurs, ce sont :
1° Le prurit sénile ;
2° Le prurit de Duhring ou pruritus hiemalis.

PRURIT SÉNILE

Symptomatologie. — La description du prurit sénile rentre bien dans le cadre du prurit généralisé que nous venons de décrire.

Le développement de cette variété est certainement favorisé par la régression des éléments de la peau qui, chez les vieillards, est souvent fanée, sèche et ridée, mais ce prurit peut être produit, comme cela arrive chez les adultes, par des affections générales : diabète, albuminurie, carcinome et plus particulièrement, a-t-on dit (E. Besnier), l'insuffisance rénale (rein sénile, Boursier) ou hépatique, ou même la simple coprostase, les dyspepsies, Depierris, G. Baudouin, etc., etc.

Diagnostic. — Le diagnostic du prurit sénile se basera sur : 1° la durée de l'affection ; 2° l'absence ou le peu d'intensité des lésions de grattage ; ce sont ces deux caractères qui, seuls, permettront à l'observateur de fixer un diagnostic excluant les divers prurigos.

PRURIT DE DUHRING

Synonymie. — Pruritus hiemalis. — Prurit d'hiver.

Définition. — C'est une affection saisonnière, apparaissant avec les premiers froids, s'attaquant principalement pour les uns aux arthritiques, aux nerveux ; pour les autres, aux lymphatiques ; l'alimentation et les troubles de l'appareil génital chez la femme paraissent avoir une. influence notable sur son développement.

On a aussi songé à soulever la question de parasitisme (Moraga Porras, de Santiago).

Pour Tenneson, le prurit de Duhring est une forme typique du prurigo de Hebra, plus léger et plus tardif.

Symptomatologie. — Ce prurit se montre par accès durant une, deux et même plusieurs heures et apparaissant la nuit de préférence ; les symptômes prédominent aux membres inférieurs qui peuvent même présenter des signes plus ou moins accentués de véritable dermite (*prurigo hiemalis*) lorsque l'affection dure depuis un certain temps (vingt-deux ans dans un cas de Corlett).

Cette durée varie généralement de quelques semaines à plusieurs mois, la maladie disparaissant presque toujours complètement en été.

Diagnostic. — Les localisations et l'époque de l'apparition des symptômes du pruritus hiemalis en faciliteront le diagnostic ; il faut néanmoins songer à le différencier du *prurigo de Hebra* et des *prurigos parasitaires*.

On pourrait mettre en parallèle avec le prurit d'hiver le **prurigo d'été** (*summer prurigo* de Hutchinson) que nous n'avons jamais eu l'occasion de diagnostiquer. D'après cet auteur, il siégerait surtout aux parties découvertes : face, mains, avant-bras, accompagné de lésions papuleuses, voire pustuleuses.

PRURITS LOCALISÉS

Définition. — Le prurit localisé consiste en démangeaisons survenant par accès et d'une façon chronique dans certaines régions du corps ; on décrit :

1° Le prurit génital, du scrotum ou de la vulve ;

2° Le prurit anal ;

3° Le prurit des narines ;

4° Le prurit palmaire ou plantaire.

PRURIT GÉNITAL

Le prurit génital de l'homme (*prurigo scroti*) peut envahir, outre le scrotum, le périnée (il coïncide souvent avec le prurit anal), le méat urinaire et la muqueuse urétrale; on l'observe fréquemment dans le cours de la goutte, de l'hystérie, et surtout du diabète dont il est bon signe révélateur; il coïncide souvent avec les rétrécissements urétraux.

Nous avons fréquemment noté la coexistence de pertes séminales.

Dans cette variété, extrêmement rebelle, les démangeaisons, continuelles parfois, ou plus souvent se montrant par accès, sont absolument intolérables et commandent forcément le grattage.

Sous l'influence de ce dernier, la peau rougit, s'épaissit et se pigmente sans présenter en général d'autre altération ; parfois cependant, les irritations perpétuelles développent une dermite eczématiforme qui peut rendre le diagnostic fort difficile.

Chez les petits garçons il est souvent lié au phimosis.

Chez la femme, le prurit génital (*prurigo pudendi muliebris*) se localise aux parties génitales externes : vulve, grandes et petites lèvres, clitoris, et envahit même le vagin. On constate dans ces régions de la rougeur, un épaississement des téguments rugueux et squameux (les poils sont cassés, usés), une hyperesthésie du clitoris et parfois des excoriations et des croûtes.

Ce prurit est ordinairement amené ou entretenu par des écoulements vaginaux, des troubles utérins quelconques; dans d'autres cas, il se produit chez des femmes hystériques ou à l'époque de la ménopause. Il accompagne souvent le diabète; on l'a noté comme prodrome précoce des tumeurs utérines (cancers, fibromes, etc.) ; dans l'épithéliome de la vulve ; dans la grossesse, le prurit vulvaire coïncide avec le mal de BRIGHT ou est d'origine nerveuse.

Il est souvent associé avec la cystite du col à des phénomènes de congestion pelvienne : varices de la vulve (STAPFER).

MARTINEAU a noté le prurit vulvaire dans les végétations et les polypes de l'urètre et comme étant souvent associé à l'hyperesthésie vulvaire et au vaginisme.

GUÉNEAU DE MUSSY l'avait signalé chez les arthritiques coïncidant avec les changements de température, particulièrement les temps neigeux.

D'après A.-W. Russell, l'affection serait peut-être due à une altération des glandes sébacées.

PRURIT ANAL

Le prurit anal (*prurigo podicis*), se produisant continuellement ou par accès, se manifeste sous la forme de sensations de cuisson, de brûlure, de picotement, sensations souvent atroces, survenant surtout le soir.

Il siège à l'orifice et au pourtour de l'anus, s'étendant quelquefois à l'intérieur.

Au début l'anus n'est que rouge, la muqueuse est le siège d'un suintement séreux; plus tard, la peau s'épaissit, se ride et se pigmente. On peut constater parfois aussi des excoriations et même de véritables lésions secondaires eczématiformes ou lichénoïdes.

Les hémorroïdes, la constipation, les oxyures, les ascarides, la goutte, le diabète, l'arthritisme ou le nervosisme le provoquent. Chez les tabétiques il est souvent superposé à des douleurs fulgurantes dans la région correspondante (MILIAN).

Les affections locales (fistules, fissures, hémorroïdes, tumeurs du rectum, rétrécissements de l'urètre, phimosis, blennorrhagie (MALCOLM MORRIS), gravidité, ménopause, maladies utérines) sont souvent à invoquer dans la pathogénie du prurit anal.

Personnellement nous possédons un certain nombre d'observations dans lesquelles on ne pouvait incriminer que l'abus (et même l'usage) du tabac et du café, ce dernier signalé il y a bien longtemps déjà par BROWN-SÉQUARD.

Chez les petites filles, il peut être dû à la leucorrhée ou à l'envahissement de la vulve par les oxyures (LE GENDRE).

Le prurit anal se rencontre dans les deux sexes, mais il nous a semblé plus fréquent chez les femmes.

PRURIT DES NARINES

Le prurit des narines s'observe surtout chez les arthritiques; il est continuel et par suite fort gênant.

C'est, chez les enfants, un signe pour ainsi dire pathognomonique de la présence des lombrics dans l'intestin.

Walsch en a observé un cas consécutif à une intoxication par l'atoxyl.

PRURIT PALMAIRE ET PLANTAIRE

Le prurit palmaire et plantaire (*prurigo plantaris* d'Alibert), avec ou sans hyperidrose, est rare, mais existe chez certains arthritiques ; il est symétrique et toujours très rebelle.

PRURIT LINGUAL

Parmi les prurits localisés, on peut encore signaler le prurit lingual, très rare, mais « indicateur d'un état névropathique en préparation ou latent » (E. Besnier et A. Doyon).

Pronostic. — Le pronostic des divers prurits localisés varie nécessairement suivant leurs causes ; il sera surtout grave dans les prurits absolument vrais, sans lésions pathogéniques.

Diagnostic. — Le point le plus difficile dans le diagnostic réside dans la recherche de la cause provocatrice du prurit.

Traitement. — En dehors du traitement s'appliquant plus directement à la cause à laquelle on croit devoir rapporter le prurit et à la constitution du malade on devra tout d'abord prescrire une hygiène sévère, particulièrement au point de vue alimentaire (1) ; la diète lactée sera souvent très utile. Stopford Taylor insiste sur les exercices physiques appropriés.

Contre les prurits d'origine digestive, A. Robin préconise un régime alimentaire approprié à la situation. On ne permettra que des aliments très cuits, dénués de propriétés fermentescibles si possible : pas de poissons, ni fritures ; seront également défendus la charcuterie, les pâtisseries, les fruits crus, les bois-

(1) Ne pas oublier certaines dispositions individuelles extraordinaires : une dame avait du prurit anal quand elle mangeait des œufs (Le Gendre).

sons alcooliques ; le lait produit des fermentations, même stérilisé, il faut s'en méfier. On permettra seulement du pain
grillé.

Comme remèdes, la teinture de noix vomique ou le sulfate de
strychnine, sont indiqués pour stimuler l'estomac :

Sulfate de strychnine. . . . .   0 gr. 02
Eau distillée . . . .   300 grammes.

Une cuillerée, 10 minutes avant les deux principaux repas.

La fermentation lactique sera combattue par le fluorure d'ammonium qui laisse intacts les ferments physiologiques :

Fluorure d'ammonium . . . .   0 gr. 20
Eau distillée . . . .   300 grammes.

Une cuillerée à soupe au milieu de chaque principal repas.

Il importe aussi de combattre les fermentations butyriques et
les fermentations gazeuses ;
Donc, à la fin de chaque repas un cachet de :

Erythrol . . . .   0 gr. 02 à 0 gr. 10
Fluorure de calcium . . . .   0 gr. 02 à 0 gr. 10
Magnésie calcinée . . . .   0 gr. 10

Un certain nombre de médicaments ont une action sédative
évidente et marquée sur la démangeaison, mais comme le dit
excellemment E. Besnier: « Il n'existe pas plus d'antiprurigineux absolu pour la peau qu'il n'existe d'antispasmodique absolu
pour la vessie. »

D'après Myrtle, les meilleurs remèdes sont les diverses substances dérivées du goudron : antipyrine, phénacétine, etc., et
le chloral.

On a donné la valériane, le valérianate d'ammoniaque, l'atropine recommandée par E. Besnier et A. Doyon sous forme de
sulfate ou de valérianate, le gelsemium sempervirens (Américains), le jaborandi en infusion (2 à 4 grammes de feuilles), la
pilocarpine dans les prurits anal et vaginal par la voie hypodermique. L'acide phénique (Hebra), l'acide cyanhydrique, le
castoreum, le musc, l'assa fœtida, l'eau de laurier-cerise, l'acide
sulfurique dilué à 3 p. 200 (Léo, Kœhler), l'arsenic, la belladone, les bromures, la quinine ont, pour ne citer que les principaux, une action sédative marquée sur la démangeaison. Les
alcalins (bicarbonate de soude, lithine) ont été particulièrement

prônés dans ces derniers temps (LANGE, E. BESNIER) ; ils sont à prescrire chaque fois qu'on aura affaire à des dyspeptiques ou des dilatés.

Voici quelques bonnes formules :

```
Acide phénique . . . . . . . . . . . . .    0 gr. 05
Réglisse pulvérisé et gomme arabique. . . .   Q. S.
```

pour une pilule ; de quatre à huit par jour à la fin des repas.

```
Valérianate d'ammoniaque . . . . . . . .    1 gramme.
Sirop de menthe . . . . . . . . . .        20 grammes.
Eau de tilleul. . . . . . . . . . . . .    125    —
```

de deux à quatre cuillerées par jour.

```
Extrait de valériane . . . . . . . . . .   0 gr. 05
Poudre de valériane . . . . . . . . . .    Q. S.
```

pour une pilule ; de deux à huit par jour (L. BROCQ et L. JACQUET).

```
Bromhydrate de quinine . . . . . . . . .   0 gr. 05
Extrait de colchique. . . . . . . . . .    0 gr. 01
Poudre de valériane . . . . . . . . . .    0 gr. 15
Excipient de glycérine. . . . . . . . . .  Q. S.
```

pour une pilule ; de deux à cinq par jour.

Autre formule (E. GAUCHER) :

```
Sirop de menthe. . . . . . . . . . . )
Teinture de valériane . . . . . . . }  àà  15 grammes.
Sirop simple . . . . . . . . . . . )
```

Une cuillerée à café matin et soir.

RIZAT associe la valériane et l'arsenic, en donnant quotidiennement de 2 à 6 des pilules suivantes :

```
Arséniate de soude . . . . . . . . . . .   0 gr. 001
Valérianate de quinine . . . . . . . . .   0 gr. 01
Extrait de valériane . . . . . . . . }
  —    de saponaire . . . . . . . . }  àà  0 gr. 05
```

pour une pilule.

Nous sommes personnellement très satisfait de l'emploi de la vératrine à la dose de 1 demi-milligramme par pilule ; six par jour.

On a encore donné la levure de bière, les acides (LEO), le salicylate de soude, l'hamamelis, la digitale, l'ergotine, l'aconitine, l'ichtyol ; la teinture de cannabis indica, le phosphore.

Le guaco a été préconisé par Butte *intus* et *extra* dans toutes les formes de prurit ; et aussi par Max Keen qui n'a pas, dit-il, trouvé de prurit rebelle à son action.

Unna l'a également employé avec succès dans le prurit essentiel.

Blaschko, particulièrement dans le prurit nerveux, se loue des bons effets de l'antipyrine.

Du Castel s'est parfaitement trouvé, surtout chez les enfants, de l'emploi de l'acide lactique à la dose de VI à XX gouttes par jour ; il l'a donné également chez l'adulte, à la dose de 2 grammes, dans le prurit sénile, le prurit vulvaire et le prurit anal.

A ce sujet, Bardet a fait remarquer avec raison que le prurit étant souvent lié à une affection gastrique, l'acide chlorhydrique devrait être préféré à l'acide lactique.

Dans le prurit tabétique, très rebelle au point de vue thérapeutique, Milian recommande le pyramidon et la ponction lombaire mais nous pensons qu'il est toujours sage de commencer par le traitement spécifique.

Azua a obtenu rapidement (en huit jours) la disparition de certaines démangeaisons, observées chez les cardiaques et les emphysémateux, par l'usage du strophantus donné en teinture à la dose quotidienne de XII gouttes en deux fois.

Th. D. Savill, de Londres, fait prendre trois fois par jour, après le repas, une cuillerée à soupe de la solution suivante :

Chlorure de calcium.	12-24 grammes. (1)	
Eau distillée	80	—
— chloroformée	30	—
Teinture d'écorces d'oranges	30	—

Dans le prurit nerveux de la ménopause, W. Shoemaker donne quotidiennement trois des pilules :

Oxyde de zinc	0 gr. 30
Quinine	2 gr. 50
Extrait d'aloès	1 gramme.
Poudre de réglisse	Q. S.

pour 20 pilules.

_____

(1) Ch. Gazeau recommande l'eau de Sierck (Alsace-Lorraine) *intus* et *extra*, elle contient 2 gr. 786 de chlorure de calcium, alors que Hambourg ne contient que 2 gr. 183 et Kreuznach 1 gr. 593.

ou :

Oxyde de zinc	0 gr. 30
Sulfate de quinine	0 gr. 50
Aloïne.	4 grammes.
Poudre de réglisse	Q. S.

pour 20 pilules.

On peut s'il y a lieu augmenter (doubler et même tripler) la dose d'oxyde de zinc.

WERTHEIMHER a, dans trois cas de prurit généralisé, prescrit avec succès le salicylate de soude à la dose de 2 cuillerées à soupe trois fois par jour d'une solution à 3 p. 100. WALDO s'en est également bien trouvé dans le prurit associé à des lésions ostéo-arthritiques et il a de plus constaté que l'application d'un vésicatoire sur le rachis à un niveau correspondant à la région cutanée atteinte, avait souvent une action favorable.

On a préconisé dans le prurit généralisé les extraits des glandes surrénales ; de même on a amélioré les prurits ictériques, grâce à l'opothérapie thyroïdienne (GILBERT et HERSCHER). C'est aussi l'opinion de WEICHSEL TAUM qui a constaté que la disparition du prurit coïncidait avec une élimination rénale meilleure.

Dans le prurit sénile, UNNA s'est bien trouvé de l'usage interne du guaco, et R. SIMON (de Birmingham) a préconisé les injections sous-cutanées de pilocarpine.

Dans le même cas, L. BROCQ donne après chaque repas une cuillerée à café de :

Bromure de sodium	8 grammes.
Iodure de sodium	4 —
Salicylate de soude	8 —
Acétate de soude	4 —
Infusion de gentiane	60 —

PARIZOT (de Nancy) insiste sur le régime lacté et l'antisepsie intestinale ; on prescrira chaque jour 4 cachets de benzo-naphtol.

Benzo-naphtol	0 gr. 50

Aux prurits généralisés dyscrasiques, dit TRÉMOLIÈRES, convient une seule indication : la saignée qui doit être peu abondante (200 à 250 grammes) mais peut être répétée à quelques semaines d'intervalle.

Dans un prurit rebelle où tout avait échoué, Devaux obtint un résultat complet avec le sérum de Trunececk.

De même, dans un cas de prurit sénile génito-anal, datant de trente ans, le succès a été obtenu avec le sérum de Tommasoli.

Contre le prurit vulvaire, Monin s'est parfaitement trouvé de la santonine.

Comme traitement externe, on peut, dans le prurit généralisé, employer l'enveloppement dans le caoutchouc ; l'emmaillotement dans des compresses imbibées de solutions tièdes de vinaigre à 5 ou 10 p. 100, d'acide phénique à la dose de 25 centigrammes à 1 gramme p. 100, d'acide salicylique ou tartrique à la dose de 1 gramme à 5 grammes p. 1.000.

L'acide acétique est recommandé sous forme de lotions vinaigrées : une cuillerée à café de vinaigre pour un litre d'eau.

On fait aussi des frictions avec un citron coupé en tranches, des lotions avec les décoctions de fleurs de camomille, de racine d'aunée, de feuilles de coca, etc., avec le mélange de Magendie à base d'eau distillée de laitue ou avec les solutions suivantes :

> Eau . . . . 1.000 grammes.
> Chloral . . . . 5-25 —

ou :

> Bromure de potassium . . . . 5-50 grammes.

ou :

> Cyanure de potassium . . . . 2 grammes.

ou :

> Sublimé . . . . 1-2 grammes.

ou :

> Salicylate de soude . . . . 1-10 grammes.
> Bicarbonate de soude. . . . . 1-10 —

ou, ce que nous préférons souvent :

> Ichtyol . . . . 10-50 grammes.

Bulkley fait badigeonner deux fois par jour les régions malades avec :

> Permanganate de potasse . . . . . . 10-20 grammes.
> Eau bouillie . . . . 1.000 —

L.-A. Duhring insiste sur l'utilité, dans le prurit, des infusions ou des décoctions de tabac, d'ellébore blanc, de belladone, d'aconit. R.-W. Taylor (de New-York) recommande la prescription suivante :

Feuilles de belladone.	7 grammes.
— de jusquiame	7 —
— d'aconit	1 gr. 80
Acide acétique	30 grammes.

qu'on étend ensuite d'eau dans la proportion de 3 gr. 50 pour 30 grammes d'eau.

Satterlee vante les badigeonnages à l'extrait de ciguë.

Quinquaud et Butte préconisent les lotions tièdes avec les préparations de racines et de feuilles de l'aristolochia cymbifera.

Heidenham applique des compresses chaudes de :

Tanin	30 grammes.
Eau.	1.000 —

L. Butte, les compresses imbibées d'une solution de guaco, qui a réussi également à Le Noir dans le prurit généralisé.

A. Thompson prescrit :

Acétate de plomb	1 gramme.
Acide cyanhydrique médicinal	5 grammes.
Alcool rectifié	15 —
Eau distillée	250 —

Gaucher recommande la lotion de Gowland :

Sublimé . . . .) ââ 0 gr. 10	
Chlorhydrate d'ammoniaque . . . . .)	
Eau de laurier-cerise.	10 grammes.
Eau distillée	240 —

Pol Demade, de Haeltert (Flandre Orientale), recommande l'eau chloroformée au sublimé.

Kaposi a une formule plus complexe :

Hydrate de chloral.	5 grammes.
Hydrolat de laurier-cerise	50 —
Eau distillée	200 —
Alcool de lavande	100 —
Esprit de vin	150 —
Ether sulfurique.	2 gr. 50
Aconitine	0 gr. 10

Une bonne lotion est celle de Trémolières :

Acide cyanhydrique officinal .	0 gr. 50 à 1 gramme.	
Bichlorure d'hydrargyre . . .	0 gr. 50 à 1	—
Sulfate de cuivre	1 gr. à 5 grammes.	
Acide phénique	5 gr. à 10	—
Résorcine.	5 gr. à 20	—
Chloral.	5 gr. à 25	—
Bromure de potassium . . .	5 gr. à 50	—
Eau	1.000	—

Dans le prurit des peaux tolérantes, L. Brocq prescrit les onctions avec :

Acide phénique	1 gramme.
— salicylique.	2 grammes.
— tartrique	3 —
Glycérolé d'amidon à la glycérine pure.	60 à 100 —

Malcolm Morris associe la cocaïne aux solutions aqueuses phéniquées ; P. Unna fait des pulvérisations avec une solution à 1 ou 2 p. 100 de cocaïne dans un mélange.

W. Corlett emploie les liniments suivants :

Résorcine médicinale.	4 grammes.
Glycérine	8 —
Eau	120 —

ou :

Menthol.	12 grammes.
Glycérine.	8 —
Eau.	120 —

ou :

Sulfo-ichtyolate d'ammonium	4 à 12 grammes.
Glycérine	8 —
Alcool	} ää 60 —
Eau	

On a utilisé le losophane en pommade de 3 à 5 p. 100 (Des cottes, Wangh, Saalfeld), la pommade au salol (formule de Sahli).

Salol	0 gr. 40 à 4 grammes.
Lanoline.	40 —

On peut remplacer la lanoline par l'huile d'olive ou l'axonge.

Myrtle conseille des applications d'une solution de potasse caustique à 3 ou 6 p. 100.

Contre le prurit de l'ictère Bozzolo et Mangianti font de fréquentes pulvérisations avec :

Menthol.	2 grammes.
Alcool	20　—
Ether.	20　—

(se méfier du feu et de la lumière).

Huchard emploie une formule analogue en y ajoutant de l'ichtyol.

Leichtenstein préfère saupoudrer avec :

Menthol	} àà　5 grammes.
Oxyde de zinc.	
Talc.	} àà　30　—
Amidon	

Boulland (de Limoges) ordonne des frictions avec :

Alcool.	} àà　40 grammes.
Ether sulfurique	

pour « désobstruer les canaux sudoripares des cristaux de cholestérine qu'ils contiennent ».

On peut employer également la créoline (L. Lichtwitz, de Bordeaux) (1), l'acide borique, le monol, le thymol, le laurénol, le sulfate de cuivre, le biborax, le lysol (Tison), le thiol (L.-E. Leredde), le tuménol, la résorcine, en solutions de 1 à 2 p. 100 ; Merkel, Jacquet, R. Martial ont été satisfaits du thigénol ; le salicylate de méthyle en pommade à 1 p. 20 a été recommandé par L.-E. Leredde, le chanvre indien en teinture au cinquantième ou au centième, le camphre en solution huileuse au dixième.

Camphre.	1 gramme.
Onguent citrin	1 à 3 grammes.
Cold-cream	30　—

Chez les enfants Aloïs Monti recommande, si la peau est encore souple et onctueuse, les badigeonnages au thiol.

Leistikow a essayé l'encre sous une nouvelle forme en réunissant au moment de s'en servir deux solutions l'une de sulfate de fer à 2 ou 5 p. 100, l'autre de tanin à 3 ou 10 p. 100.

Comme pommades :

Oxyde jaune de mercure	0 gr. 10
Vaseline.	25 grammes.

(Coover.)

---

(1) Klamann rapporte le cas d'un prurit rebelle amélioré considérablement par le savon créoliné.

```
Àcide acétique . . . . . . . . . . .    2 gr. 50
Lanoline. . . . . . . . . . . . . .    5 grammes.
Vaseline. . . . . . . . . . . . .     10   —
```

pour les peaux sèches (L.-E. LEREDDE).

```
Acide acétique . . . . . . . . .     2-10 grammes.
Vaseline. . . . . . . . . . . . .     8   —
Lanoline . . . . . . . . . . . .     12   —
Amidon . . . . . . . . . . . . .     10   —
```

pour les peaux grasses.

```
Oxyde de zinc . . . . . . . . . . )
Poudre d'amidon. . . . . . . . ) àà  25 grammes.
Menthol . . . . . . . . . . 0 gr. 50-3   —
Vaseline . . . . . . . . . . .      50   —
                              (P. COLOMBINI.)
```

LES ALLEMANDS préfèrent la pommade pour les peaux sèches et la pâte pour les peaux grasses.

les pommades à l'acide phénique :

```
Acide phénique . . . . . . . . . .    1-2 grammes.
Vaseline . . . . . . . . . . . . .    60   —
Essence de menthe. . . . . . . . .    X gouttes.
```

au glycéré tartrique :

```
Acide tartrique . . . . . . . . . .    1 gramme.
Glycéré d'amidon à la glycérine neutre .  20 grammes.
                              (E. VIDAL.)
```

au cyanure de potassium :

```
Cyanure de potassium . . . . . . 0 gr. 05-0 gr. 20
Cérat sans eau, axonge fraîche ou va-
   seline . . . . . . . . . . . .    30 grammes.
                              (L. BROCQ.)
```

au gaïacol à 1 p. 100.

Une excellente préparation est la suivante, de R. KLEIN (de Berlin) :

```
Lanoline anhydre très pure . . . . . . .   50 parties.
Vaseline américaine . . . . . . . . . .   20   —
Eau distillée. . . . . . . . . . . . .    25   —
```

On a employé de même (LEDERMANN), la résorbine = émulsion d'huile d'amandes douces, de cire, de savon et d'une solution de glu.

Leistikow (de Hambourg) se sert de bâtons de pommade au chanvre indien :

Extrait de cannabis	10 grammes.
Colophane	5 —
Cire jaune	45 —
Huile d'olive	40 —

Comme poudres, on peut employer :

Salicylate de bismuth.	20 grammes.
Amidon	80 —

(Mracek.)

Oxyde de zinc	}	
Sous-nitrate de bismuth	} àà	10 grammes.
Menthol		1-3 —
Poudre d'amidon		30 —

(P. Colombini.)

Sahli, le promoteur du salol, formulait :

Salol	0 gr. 50 à 5 grammes.
Poudre d'amidon	50 —

l'orthoforme, dont L. Brocq déconseille vivement l'emploi dans les affections de la peau ; il a cependant essayé les pommades suivantes avec un succès momentané :

Orthoforme.		2 grammes.
Vaseline	} àà 40 —
Lanoline	}	

ou :

Orthoforme.		2 grammes.
Oxyde de zinc.		8 —
Vaseline.	} àà 40 —
Lanoline.	}	

Unna prescrit :

Chlorhydrate de cocaïne (1) . . .	0 gr. 50 à 1 gramme.
Carbonate de magnésie	10 grammes.

les liniments :

Menthol.	10 grammes.
Huile d'amande douce	100 —

(P. Colombini.)

(1) S'il y a des exulcérations ; dans le cas contraire employer la cocaïne basique pure qui se combine avec les produits des sécrétions acides cutanées.

autre formule plus énergique, mais à surveiller :

Acide phénique neigeux. . . . . 4-8 grammes.
Solution de potasse caustique à 5 p. 100 .   4   —
Huile de lin   30   —
Essence de bergamote . . . .   II gouttes.
(Bronson.)

ou :

Cocaïne pure. . . . .   1 gramme.
Huile d'amande douce . . . .   50 grammes.
(P. Unna.)

les frictions au naphtol camphré (Mossé et A. Bonafos), enfin l'occlusion par le pansement ouaté (L. Jacquet) (1) ou les diverses colles médicamenteuses, genre Unna, dont voici deux excellentes formules :

Gélatine blanche . . . .   30 parties.
Oxyde de zinc   30   —
Glycérine   50   —
Eau   90   —
(Mielck.)

Gélatine blanche . . . .   30-20 parties.
Oxyde de zinc   50-60   —
Glycérine   20   —
Eau   100   —
(Hodara.)

Chauffer au bain-marie avant le badigeonnage.

On peut y incorporer les agents médicamenteux les plus divers : tuménol, ichtyol, oxyde de zinc, etc.

Voici une colle à l'oxyde de zinc de Thibierge et Millet :

Gélatine. . . . .   150 grammes.
Grénétine   100   —
Gomme arabique   5   —
Glycérine . . . . } àà 300   —
Eau bouillie . . . . }
Oxyde de zinc   100   —
Phénosalyl.   2   —

Max Joseph préconise une mixture renfermant de 5 à 20 p. 100 de bromocolle dissous dans l'eau et y ajoute : oxyde de zinc, glycérine et amidon.

Voici une formule de lait adhésif :

Gomme adragante. . . . .   1 gramme.
Glycérine . . . .   50 grammes.
Eau boriquée. . . . .   1.000   —

(1) Trémolières n'en est pas partisan.

Ajoutez :

Menthol	1 gramme.
Teinture de tolu.	15 grammes.
— de coca.	15 —
— de quillaya.	15 —

Sur les petites surfaces, le blanc d'œuf étalé en couche mince avec le doigt forme un excellent enduit protecteur.

F. LESSER (de Berlin) se loue du sapolan.

Quant aux bains dont on a abusé jadis, les meilleurs ici sont les bains de gélatine (200 grammes de gélatine bouillie à ajouter à l'eau du bain) ; ils seront tièdes et courts.

LEISTIKOW a employé les bains d'encre (voir plus haut).

Dans le pruritus hiemalis, L.-A. DUHRING recommande les bains tièdes et L. BROCQ les bains chauds. Actuellement, d'une manière générale, on semble préférer les bains prolongés (L. BROCQ, SAALFELD, de Berlin). Ce dernier les préconise surtout dans le prurit d'origine nerveuse.

On a donné les douches tantôt chaudes (L.-A. DUHRING), tantôt froides (KAPOSI), les douches de vapeur aqueuse (L.-A. DUHRING), les enveloppements généralisés froids (KAPOSI), les bains d'amidon cuit, de son (E. BESNIER), de sous-carbonate de soude, d'acide acétique (500 grammes pour un bain, E. VERRIER), de sublimé (15 grammes pour un bain dans une baignoire de bois).

Personnellement nous préférons les douches chaudes à 35°-38° avec la pomme d'arrosoir pendant une, deux et parfois cinq minutes.

Comme eaux minérales, il faudrait songer aux eaux de Sierck (Alsace-Lorraine), dont la dose en chlorure de calcium, $=2$ gr. 786 par litre (remède préconisé dans le prurit), est considérable. BARTHÉLEMY envoyait à Ax, Luchon ; L. BROCQ recommande : Néris, Ragatz, Saint-Sauveur, Bagnères-de-Bigorre, Schlangenbad, Royat, La Bourboule. Nous indiquons volontiers Uriage, Plombières et St-Gervais.

Aux agents physiques et naturels on a aussi emprunté :

Le massage (L. BROCQ), les courants de haute fréquence (H. GUIMBAIL, NAGERLCHMIDT, E. LEULLIER, W. ALLEN), l'effluve statique dont H. LELOIR trouve les effets médiocres ; nous croyons cependant que la tonicité générale redonnée par le bain électro-statique à la peau des vieillards, sèche et ridée par suite de la régression plus ou moins accentuée des éléments, ne peut que donner d'excellents résultats.

H. GUIMBAIL préconise le bain hydro-électrique à courant alternatif sinusoïdal.

Si on l'emploie, dit GUIMBAIL, dans le cas de prurit localisé à une région ou à un membre, la guérison survient plus rapidement et plus complètement lorsqu'on dirige le courant non pas sur la région ou le membre particulièrement atteint, mais bien sur un segment considérable du corps.

En général, l'action curative est d'autant plus prompte et intégrale qu'une plus grande partie du corps est comprise dans l'axe du courant. De même il faut employer d'assez hautes intensités (80 milliampères), ce qui peut rendre le traitement sinon douloureux au moins pénible.

BODO SPIETHOFF, d'Iéna, L. BROCQ et BISSÉRIÉ ont utilisé les rayons X. « La radiothérapie, dit L. BROCQ, nous a donné d'incontestables succès dans des cas particulièrement rebelles de prurit circonscrit. »

Dans les prurits localisés, H. LELOIR a retiré de bons effets de l'effluve statique et de l'électrolyse profonde (extrêmement douloureuse), mais des résultats irréguliers avec la faradisation au pinceau, chose facilement compréhensible puisque le pinceau faradique (pinceau ou brosse de DUCHENNE) est couramment employé en électrothérapie générale chaque fois que l'on veut exercer sur la région que l'on traite une action irritante ou excitante.

Dans le prurit hivernal (pruritus hiemalis), H. GUIMBAIL a recommandé le bain hydro-électrique à courant alternatif sinusoïdal.

Contre le prurit sénile, E. BESNIER institue le traitement de la façon suivante :

1° Faire usage des bains amidonnés ou d'eau de son ;

2° Lotionner tous les soirs la surface du corps avec de l'eau chauffée à 40° et additionnée de deux cuillerées à soupe de la solution suivante :

 Acide phénique . . . . 4 grammes.
 Vinaigre aromatique . . . . 200 —

3° Saupoudrer ensuite avec le mélange suivant :

 Salicylate de bismuth . . . . 20 grammes.
 Amidon . . . . 90 —

Ou bien :

Acide salicylique	10 grammes.
Amidon	90 —

Appliquer ces poudres par de légères frictions sur la peau des régions malades.

On peut également employer l'une ou l'autre des pommades suivantes :

Gaïacol	6 grammes.
Acide salicylique	2 —
Menthol	0 gr. 60
Lanoline	30 grammes.

(L. BROCQ.)

ou :

Résorcine	2 grammes.
Ichtyol	4 —
Lanoline	60 —

(BRONSON.)

Lorsque le prurit sénile est localisé, BRONSON recommande le liniment suivant :

Liqueur de potasse à 5,84 p. 100 (6 p. 100).	8 grammes.
Acide phénique	16 —
Huile de lin	36 —
Essence de bergamote	X gouttes.

JANICKE (de Breslau) a obtenu d'excellents résultats par le brossage avec une brosse molle, et NOUS-MÊME avons considérablement amendé plusieurs cas de prurit sénile généralisé par des bains de lumière verte quotidiens d'abord et espacés ensuite jusqu'à n'être plus que bi-mensuels, après un espace de temps variant de un à trois mois.

CARPENTIER a obtenu des guérisons avec les courants faradiques et L.-E. LEREDDE, de même que LEULLIER, en citent dues à l'effluvation de haute fréquence.

Dans les prurits localisés, on prescrit les mêmes solutions, pommades, etc., que celles formulées plus haut ; de plus, dans le prurit scrotal, LEISTIKOW fait faire des lotions avec la solution :

Chloroforme	V gouttes.
Sublimé	0 gr. 30-0 gr. 50
Eau distillée de camomille	25 grammes.
Eau d'amandes amères	50 —
Alcool	25 —

A. Neisser, dans ce même cas, comme aussi dans le prurit anal, se loue des bons effets du tuménol.

L. Brocq fait envelopper le scrotum dans une tarlatane imbibée de la solution suivante, additionnée de quatre fois son volume d'eau chaude :

Acide phénique	20 grammes.
Glycérine à 30° B	75 —
Alcool simple.	25 —
Eau distillée stérilisée	300 —

le tout recouvert d'un suspensoir en caoutchouc.

Le même auteur prescrit le lavement froid ou mi-chaud.

On a fait des lotions alcalines, sulfureuses, gélatineuses, etc. (les anciens auteurs).

Oudin, Albert Weil ont employé les courants de haute fréquence, l'effluve et les fines étincelles statiques induits.

On a utilisé l'hydrothérapie : douches tempérées, à l'arrosoir.

On a donné la valériane, le valérianate d'ammoniaque avec une infusion de tilleul.

L. Brocq donne chaque jour 20 à 60 centigrammes d'acide phénique en pilules, ainsi formulées :

Acide phénique	0 gr. 05
Extrait de valériane	0 gr. 10
Poudre de valériane.	0 gr. 20

Dans le prurit vulvaire quand il est symptomatique, il est de toute nécessité d'en traiter d'abord la cause : diabète, albuminurie, alcoolisme, anémie, hystérie, affections de l'utérus ou des annexes, vulvites diverses, etc. ; envoyer les malades à Plombières, Néris, Ussat comme cure sédative.

D'une façon générale on aura recours à une hygiène alimentaire appropriée et on donnera aux névropathes les antispasmodiques, en particulier le bromure et le chanvre indien.

Lutaud associe volontiers le sulfonal et l'antipyrine :

Sulfonal	} àà 0 gr. 50
Antipyrine	

pour un cachet ; un ou deux le soir.

Madden donne chaque jour deux ou trois pilules de 0 gr. 10 de bleu de méthyle.

Le teucrium scordium réussit très bien si le prurit est essen-

tiel. CHÉRON s'en montre très satisfait. Il fait prendre, une demi-
heure avant chacun des repas, dans un peu d'eau, 5 grammes
de poudre de feuilles de teucrium scordium.

MONIN, chez une diabétique ancienne, a obtenu un succès
complet avec la santonine (3 pilules de 2 centigrammes par
jour).

REID emploie la pilocarpine par voie buccale, 0,008 milligrammes au début.

Localement, il faudra d'abord s'adresser aux soins hygiéniques : propreté rigoureuse, bains fréquents (employer le spéculum fenêtré), émollients, alcalins.

Dans les prurits anaux et vulvaires nous nous sommes
bien trouvé de lavements à la valériane.

Pour RUGÉE (de Berlin), le meilleur traitement du prurit
vulvaire consiste dans le nettoyage chirurgical : savonnage,
désinfection avec le sublimé et onction sur la vulve avec la
vaseline phéniquée à 3 ou 4 p. 100. GAILLARD-THOMAS ajoute à
la solution de sublimé (2 grammes pour 250 grammes d'eau
distillée) 15 grammes de teinture d'opium.

Matin et soir, injections et lotions boriquées, puis lotions
répétées trois ou quatre fois par jour avec la liqueur de VAN
SWIETEN coupée d'eau bouillie par moitié.

Dans le prurit vulvaire, ATTHILL et GOODELL se félicitent des
succès obtenus avec une décoction de 7 grammes de feuilles de
tabac dans 500 grammes d'eau.

MARTINEAU rapporte, d'après RÉVILLOUT, que les malades
éprouvent souvent un grand soulagement par l'application de
tranches de citron sur la vulve.

S'il y a un état aigu sérieux, faire des lotions plutôt chaudes
que froides avec des infusions de belladone, d'aconit, de tête
de pavot, des solutions de bromure de potassium :

> Bromure de potassium . . . .   15 grammes.
> Eau distillée . . . . 1.000   —

ou :

> Bromure de potassium. . . . . . . ⎰ āā 2 grammes.
> Lupuline . . . . ⎱
> Calomel.   10   —
> Huile d'olive   30   —

D'après MEISELS, cette mixture serait un excellent remède
contre le prurit vulvaire provoqué par les habitudes d'onanisme.

ou encore :

Hydrate de chloral	20 grammes.
Eau distillée	1.000 —

Dans les cas plus rebelles, on fera des lotions avec :

Hyposulfite de soude.	16 grammes.
Glycérine pure	8 —
Eau distillée	180 —

(T. Fox.)

Bichlorure de mercure	2 grammes.
Alcool.	10 —
Hydrolat de rose	40 —
Eau distillée	450 —

(Tarnier.)

(contre le prurit des femmes enceintes).

Sublimé.	0 gr. 40
Alun	8 grammes.
Amidon	40 —
Eau	1 litre.

(Bartholow.)

ou la lotion suivante :

Lait d'amandes	500 grammes.
Sublimé corrosif	0 gr. 25
Chlorure d'ammonium	0 gr. 25
Essence de géranium.	XX gouttes

celle de Vidal :

Eau de rose	250 grammes.
Hydrate de chloral.	8 —

ou de Percy :

Acide phénique	1 gr. 30
Teinture d'opium	15 grammes.
Acide cyanhydrique (médicinal)	7 gr. 50
Glycérine	15 grammes.
Eau distillée	120 —

J. Chéron, dans le prurit vulvaire rebelle dû à l'âcreté des écoulements vaginaux, prescrit matin et soir une injection et lotion d'eau de goudron tiède dans laquelle on ajoute pour un litre une cuillerée à bouche de :

Teinture d'iode	60 grammes.
Iodure de potassium	60 —

GALLARD emploie la solution de GOWLAND :

Emulsion d'amandes amères . . . . . . 250 grammes.
Chlorhydrate d'ammoniaque . . . . . .   0 gr. 10
Bichlorure de mercure . . . .   0 gr. 10

On peut, sans inconvénient, remplacer l'émulsion d'amandes par de l'eau distillée.

MADDEN fait faire des lavages avec une solution de bleu de méthyle à 10 p. 100 (les régions restent colorées en bleu).

HEIDENHAM a un traitement plus compliqué :

Chaque soir, avant de se coucher, la malade fait une injection vaginale avec une solution de lysol, puis avec de l'eau tiède bouillie et enfin avec une solution de sublimé; la vulve ayant été ensuite lavée avec soin, la patiente s'introduit entre les grandes lèvres une compresse de tarlatane chargée de la solution chaude de tanin. Lorsqu'il existe des excoriations de la muqueuse, on les touche avec le crayon de nitrate d'argent.

MASSART (du Mont-Dore) recommande la formule suivante :

Chloroforme . . . . ⎫
Ether sulfurique . . . . ⎬ ââ 50 grammes.
Alcool camphré . . . . ⎭

à laquelle MORAIN ajoute :

Extrait de belladone . . . . 0 gr. 20

La plupart des lotions doivent être employées chaudes; en voici qu'il faut faire froides :

Phénate de soude . . . . 2 grammes.
Eau de Cologne 75   —
Glycérine neutre 100   —
Eau 300   —
                       (DELAPORTE.)

DALCHÉ recommande les badigeonnages avec la teinture d'aloès ou le baume du Commandeur; dans ce dernier cas, raser les poils.

Comme liniments, on a formulé :

Iodoforme . . . . 0 gr. 25
Huile d'olive . . . . 30 grammes.

Menthol . . . . 3 grammes.
Lanoline . . . . ⎫ ââ 30   —
Huile d'olive . . . . ⎭

Personnellement nous donnons la préférence au mélange suivant :

Eau de chaux officinale . . . . . ⎫
Baume de gurjum. . . . . ⎬ ãã parties égales.

Les opiacés sont également recommandés par DE SINÉTY sous les formes suivantes :

Huile d'amandes douces . . . . 20 grammes.
— de cade (vraie). . . . . 20 —
Chloroforme . . . . : . . 3 —
Laudanum . . . . 1 gramme.

Le même auteur conseille une mixture contenant de l'extrait d'opium et de belladone, à la dose de 20 centigrammes ; des solutions telles que :

Acide phénique . . . . 1 gramme.
— thymique . . . . 2 grammes.
Alcool . . . . 10 —
Eau . . . . 200 —

ou bien :

Chlorhydrate de morphine. . . . . . . 0 gr. 50
Borate de soude. . . . . 10 grammes.
Eau chloroformisée (saturée). . . . . . 300 — .

SCANLAN formule la pommade :

Chlorhydrate de cocaïne . . . . 0 gr. 60
Lanoline. . . . . 38 grammes.

et SCANZONI, le liniment :

Chloroforme . . . . 3 grammes.
Huile d'amandes douces. . . . . . . 30 —

On a également préconisé les applications de cocaïne à 1 p. 10, de morphine, de nitrate d'argent, de menthol ; les applications de baume du Pérou à 4 p. 50 (HUFELAND) ou la formule :

Baume du Pérou . . . . 4 grammes.
Poudre de gomme arabique . . . . . . 8 —
Huile d'amandes douces . . . . 12 —
Eau de rose . . . . 20 —

E. BESNIER, dans un cas très rebelle, s'est bien trouvé des applications de pommade diachylon ainsi composée :

Onguent diachylon simple . . . . . ⎫
Huile d'olive. . . . . ⎬ ãã parties égales.

Dans le jour, l'emploi des pommades est préférable aux lotions.

Pommade de HARDY :

Vaseline.	20 grammes.
Cyanure de potassium	0 gr. 10

Pommade de BESNIER :

Vaseline.	30 grammes,
Cocaïne.	0 gr. 30

On peut aussi se servir de pommades au chloroforme et au bromure d'ammonium.

LUTAUD emploie l'une des deux suivantes :

Chlorhydrate de cocaïne	2 grammes.
Axonge	20 —
Essence de rose.	Q. S.

ou :

Bromure de potassium	2 grammes,
Acide salicylique	0 gr. 50
Calomel à la vapeur	0 gr. 50
Glycérolé d'amidon	20 grammes.

MONIN recommande les onctions trois fois par jour avec :

Nitrate d'argent.	0 gr. 30
Huile de foie de morue	
— de cade	àà 10 grammes.
Lanoline	

CARLE a obtenu de bons résultats avec :

Baume du Pérou	5 grammes.
Tuménol	2 —
Lanoline	10 —
Axonge benzoïnée.	15 —

ajouter 10 grammes d'oxyde de zinc si la région est irritée.

DALCHÉ prescrit les onctions avec :

Menthol.	0 gr. 05
Gaïacol . . . . 0 gr. 10 à	1 gramme.
Oxyde de zinc	10 grammes.
Vaseline	30 —

Nous préférons notre pommade à l'ichtyol :

Ichtyol	3 grammes.
Vaseline.	30 —

que DALCHÉ recommande également.

Tanski (de New-York) fait badigeonner huit à dix fois par jour les régions atteintes de démangeaisons avec :

Eau de rose	20	grammes.
Huile d'amandes douces	12	—
Poudre de gomme arabique	8	—
Baume du Pérou	4	—

Toof préconise l'anthrasol (mélange de coaltar et de goudron de genièvre purifiés) à 6 p. 100 environ associé à la pâte de zinc, au glycéré d'amidon, etc.

L.-E. Leredde s'est servi du thiol, mais accorde grande confiance à la pâte de zinc, employée largement en isolant les muqueuses.

Une excellente application pour la nuit est la pommade de Guénau de Mussy :

Glycérolé d'amidon à la glycérine neutre	20 grammes.	
Bromure de potassium	} àà 1 gramme.	
Sous-nitrate de bismuth		
Calomel à la vapeur	0 gr. 40	
Extrait de belladone	0 gr. 20	

Lassar formule ainsi le traitement du prurit vulvaire chez les diabétiques : brosser et laver au savon les parties malades, puis ablution avec une solution à 2 p. 100 d'acide phénique, appliquer ensuite des compresses de la même solution pendant la nuit; le matin, appliquer la pommade suivante :

Acide phénique	1	gramme.
Sulfure de mercure	1	—
Soufre sublimé	26	grammes.
Vaseline	100	—

Si la démangeaison persiste, bains tièdes additionnés d'huile empyreumatique de faines dans l'alcool. Application de pâte d'oxyde de zinc pendant la journée. Arsenic et traitement anti-diabétique.

Quelle que soit la formule de pommade employée, il est indispensable pour en assurer le bon effet de saupoudrer, après l'application, avec la subérine (E. Verrier), la poudre de lycopode, etc. ; nous employons :

Oxyde de zinc	} àà 5 grammes.	
Sous-nitrate de bismuth		
Poudre de lycopode	} àà 10 —	
— de talc		

ou :

Oxyde de zinc	10	grammes.
Benzoate de bismuth	20	—
Talc pulvérisé	20	—

P. Ménière préconise les applications répétées deux ou trois fois par jour, à l'aide d'une houppette à poudre de riz ou d'un pinceau en poil de blaireau, de la poudre suivante :

Talc pulvérisé . . . . 15 grammes.
Bichlorure d'hydrargyre. . . . . 0 gr. 50
Extrait de valériane . . . . 2 grammes.

A. Robin et Dalché ont essayé la poudre suivante :

Poudre d'orthoforme . . . . . .
  — de diiodoforme . . . . .   ââ   parties égales.
  — de talc . . . .

On a utilisé l'anesthésine (anesthésique local dérivé de l'acide para-amido-benzoïque) sous forme de pommade à 5 p. 100, le naftalan (Lorand), la listérine, etc., etc.

Cramer a cité un cas rebelle de prurit de la vulve supprimé par quatre applications en vingt-quatre heures d'un tampon imbibé d'adrénaline à 1 p. 3.000.

Rayer recommandait les fumigations sulfureuses ou cinabrées.

Enfin, dans les cas tout à fait rebelles, on devra essayer les injections sous-cutanées d'acide phénique de J. Chéron, les scarifications régionales ou l'ignipuncture, et enfin la résection des tissus (L. Brocq), conseillée aussi par W. Auvard, méthode largement employée en Allemagne (Rohlein) et mise au point par Sænger.

Carnara a pratiqué avec un plein succès la résection du clitoris. Depuis, Schroeder, Lœhlein, O. Kustner, Reinstädter, A. Martin et Orthmann, Fehling, Bartels, Olshaussen, Webster, O. Schaeffer, Kelly, Quinmert, ont suivi la même voie.

D'après Rochet (de Lyon) le véritable traitement des prurits invétérés de l'anus, de la vulve, du scrotum résistant aux moyens médicaux, c'est l'énervation du territoire malade. Tavel (de Berne) professe une opinion analogue.

Mais avant d'en arriver à cette extrémité, nous conseillons d'insister sur l'emploi des agents physiques et naturels :

Le massage (Gaston Bloch), la chaleur que nous avons utilisée plusieurs fois avec des résultats fort satisfaisants soit sous forme d'air chaud, soit avec une olive métallique remplie d'eau chaude que nous faisions introduire dans le vagin ;

L'électricité : le courant continu employé déjà en 1885 par Blacwood a donné des succès entre les mains de Cholmogoroff (de Moscou). Nous-même avons obtenu un excellent résultat en dix séances dans un cas très rebelle : nous introduisions l'électrode positive dans le vagin à une profondeur de quelques centimètres et appliquions un disque en métal sur les grandes lèvres ; nous faisions passer pendant dix minutes un courant variant progressivement de 5 à 20 milliampères. H. CHROBACK, MANDI et WINTER (de Vienne) s'en sont montrés également satisfaits.

Nous devons à la vérité d'avouer que la galvanisation n'a rien donné à W. AUVARD, pas plus d'ailleurs que la faradisation. Celle-ci, cependant a été préconisée par B.-I. NEMIROVSKY (de Rostov, sur le Don), par BOUVEYRON (de Lyon).

H. LELOIR (de Lille) recommandait les effluves statiques. DOUMER, NOUS-MÊME les avons employés fréquemment avec succès. L.-E. LEREDDE préconise les courants de haute fréquence lorsqu'il n'y a pas de lichénification ; W. ALLEN les a aussi utilisés. H. GUIMBAIL a employé le bain hydro-électrique à courant alternatif sinusoïdal.

Au point de vue hydrothérapique, DALCHÉ recommande les bains de siège à eau courante, à température modérée et sous faible pression et la douche baveuse courte à 38 ou 39° conseillée par BENI-BARDE. A. CAZENAVE et H.-E. SCHEDEL recommandaient déjà les bains locaux froids ; E. BESNIER et A. DOYON prescrivent soit l'eau de pluie bouillie, soit les pulvérisations très chaudes ; ROSENTHAL, également, fait des applications très chaudes à l'aide d'une éponge. MARTINEAU recommandait les bains de sublimé.

On enverra les femmes atteintes de prurit vulvaire essentiel à Néris, Dax, Plombières, Ussat, Saint-Honoré.

Citons, pour terminer, le fait de BOUVEYRON qui a employé avec succès dans un cas de prurit vulvaire chronique la radiothérapie.

Contre le prurit anal, A. OHMANN-DUMESNIL (de Saint-Louis, Canada), outre un traitement général approprié, prescrit d'appliquer deux fois par jour sur la région anale la mixture suivante :

Sublimé	0 gr.	03
Chlorhydrate d'ammoniaque	0 gr.	12
Acide phénique	4 grammes.	
Glycérine	60	—
Eau distillée de rose	115	—

Si la peau de la région péri-anale est considérablement épaissie, il conseille de la badigeonner une fois seulement avec de la créosote pure. Nous avons essayé ce procédé plusieurs fois et avons dû y renoncer en raison de l'extrême douleur provoquée par l'application ; mieux vaut recourir aux badigeonnages répétés tous les deux ou trois jours avec une solution de nitrate d'argent à 1 p. 30, 1 p. 20 ou 1 p. 10. Si la région était irritée, employer d'abord une pommade calmante à l'oxyde de zinc.

Une bonne formule est celle de PENZOLDT :

Hyposulfite de soude	30 grammes.
Acide phénique neigeux.	5 —
Glycérine à 30° B	20 —
Eau distillée stérilisée	450 —

VAUCAIRE conseille des onctions matin et soir avec :

Cocaïne	0 gr. 15
Extrait de ratanhia.	1 gramme.
— d'hamamelis	0 gr. 50
Vaseline.	âà 10 grammes.
Lanoline.	

Dans le cas où le prurit s'accompagne d'hémorroïdes, ADLER fait faire des injections rectales avec 30 ou 60 grammes du mélange suivant :

Extrait fluide d'hamamelis.	15 grammes ou 30.
— d'ergotine. . . .	
— d'hydratis	âà 60 —
Teinture de benjoin composée .	
Huile d'olive phéniquée à 5 p. 100 . .	30 —

Dans le cas de varices anales, voici une bonne formule :

Iodoforme	6 grammes.
Extrait d'hamamelis	
— d'hydrastis.	âà 10 —
Oxyde de zinc	
Eau de chaux.	âà 20 —
Huile de lin	

A.-L. BERGER recommande d'introduire profondément et de laisser un certain temps dans l'anus, suivant la sensibilité du sujet, une solution plus ou moins concentrée de chlorure de chaux ; laver ensuite la région anale avec la même solution et laisser sécher.

On a conseillé (SAMWAYS) également le badigeonnage de l'anus avec le collodion simple (non riciné).

Pendant les crises, il est bon, à l'exemple de L. BROCQ, d'utiliser les suppositoires calmants.

Voici notre formule :

Chlorhydrate de cocaïne.	0 gr. 02
Extrait de belladone	0 gr. 03
Chlorhydrate de morphine	0 gr. 05
Beurre de cacao.	Q. S.

Si le prurit est causé par des oxyures, SIVING recommande les onctions matin et soir avec :

Calomel	3 grammes.
Lanoline.	30 —

ou :

Chlorhydrate de cocaïne	1 gramme.
Sous-nitrate de bismuth.	2 grammes.
Lanoline.	20 —

E. WENDE recommande également la pommade lanolinée de cocaïne à 5 p. 100.

Les lavements salés et mieux les lavements de glycérine pure (LE GENDRE), suivis de lavements savonneux sont excellents.

J.-P. TUTTLE (de New-York) se félicite de la préparation suivante :

Acide phénique	7 gr. 50
— salicylique	3 gr. 75
Glycérine	30 grammes.

et, s'il existe des rhagades, il les badigeonne avec :

Hydrate de chloral.	0 gr. 60
Eau distillée	30 grammes.

ou l'argyrol à 50 p. 100 recouvrant ensuite la surface malade d'ichtyol ou de la pommade suivante :

Acide phénique	0 gr. 20
Résorcine	0 gr. 20
Ichtyol pur.	1 gramme.
Vaseline.	10 grammes.

On a utilisé le formol :

Solution de formol à 40 p. 100	V gouttes.
Extrait glycériné de corps thyroïde . . .	4 grammes.
Cold-cream.	26 —

le liniment suivant :

Bromure de potassium	ãã	2 grammes.
Lupulin		
Calomel	2	—
Huile d'olive	20	—

MALCOLM MORRIS recommande la préparation suivante :

Onguent liquide de goudron (1).	4 grammes.
Sous-nitrate de bismuth.	1 gr. 20
Axonge, q. s. pour faire.	30 —

R. SABOURAUD conseille l'emploi du galipot (goudron de calfat) en badigeonnage soit pur, soit coupé de lanoline, de beurre de cacao, etc., dans une plus ou moins grande proportion en se basant sur cette règle thérapeutique : « diminuer la proportion du goudron d'autant plus que les lésions sont plus visibles ».

Le même auteur se montre également satisfait des pommades taniques comme celle-ci :

Tanin à l'éther. . . . . } àà 0 gr. 30	
Calomel à la vapeur . . . . }	
Vaseline.	30 grammes.

MALCOLM MORRIS a obtenu des cures rapides avec le poudrage au calomel (1 gramme environ) après chaque selle.

Enfin, dans les cas rebelles, on se verra forcé de recourir aux scarifications linéaires quadrillées (E. VIDAL) ou à l'ignipuncture avec le thermocautère (UNNA et MALCOLM MORRIS) ; malheureusement, il est indispensable de chloroformiser le patient.

CH. BALL, de Dublin, a guéri le prurit anal en sectionnant les nerfs sous-cutanés de la région.

Quand le prurit est d'origine tabétique, G. MILIAN estime que la ponction lombaire est l'un des meilleurs palliatifs.

Auparavant, on devra employer les agents physiques et naturels. BOUVEYRON a obtenu un bon résultat avec la faradisation, l'électrode positive appliquée sur la région à traiter ; il conseille aussi la faradisation bipolaire dans les affections prurigineuses symétriques.

Ce qui nous a le mieux réussi, c'est l'électricité statique sous forme d'effluves en séances quotidiennes de dix minutes environ. H. LELOIR l'employait également. L'électricité sous forme d'effluve, dit LE GENDRE, donne d'excellents résultats, et le prurit anal est souvent admirablement soulagé par les courants de haute fréquence.

C'est le mode utilisé par OUDIN, L.-E. LEREDDE, LEUL-

_____

(1) Goudron . . . . 100 grammes.
     Cire jaune . . . . 40 —

LIER, W. ALLEN, etc., l'électrode de OUDIN introduite dans l'anus.

BOKENHAM, dit LAPLAZE, a traité quinze cas de prurit anal et a obtenu chaque fois la guérison avec les applications de haute fréquence.

Enfin, PEMÜNGTON a préconisé l'emploi des rayons de RÖNT-GEN qui lui ont donné de bons résultats.

R. SABOURAUD les conseille également (5 unités de HOLTZNECHT ou d'une teinte B du radiomètre X), deux ou trois séances à une semaine d'intervalle.

Dans le prurit anal et vulvaire, dit TH. NOGIER, « les résultats sont rapides et très beaux, mais il faut savoir que la récidive est fréquente après quelques semaines ou quelques mois. Une reprise du traitement suffit généralement à la faire disparaître ».

H. GUIMBAIL a employé le bain hydro-électrique à courant alternatif sinusoïdal ; comme dans le prurit vulvaire.

Dans le prurit ano-vulvaire on a enregistré des succès avec le traitement kinésique suivant la méthode de THURE-BRANDT-STAPFER : massage et vibration mécanique.

C'est dans cette même localisation périnéo-ano-vulvaire qu'il faut noter le traitement par les injections sous-cutanées d'eau salée, imaginé par L. SIEBOURG et basé sur cette observation que la peau demeure pendant plusieurs jours peu sensible et même anesthésique après les injections de solution physiologique de chlorure de sodium.

A signaler l'olive métallique remplie d'eau chaude de L. BROCQ et QUINQUAUD introduite dans le rectum à laquelle nous avons substitué avec un plein succès les insufflations d'air chaud.

Par contre on a donné le lavement froid (L. BROCQ). Nous préférons le lavement chaud ou mieux la douche ascendante chaude ; les douches gélatino-sulfureuses étaient prescrites par E. RAYER ; E. BESNIER et A. DOYON recommandent le bain de siège dans l'eau de pluie bouillie.

Dans tous les cas, il ne faudra pas négliger une hygiène sévère générale et locale : éviter la constipation et n'aller à la garde-robe qu'après avoir graissé l'anus ; lotionner après chaque selle avec du coton hydrophile imbibé d'une lotion émolliente quelconque, décoction de camomille boriquée, par exemple ; puis saupoudrer de talc.

A l'intérieur, L. BROCQ recommande de prendre le soir avant le repas et au moment du coucher un cachet d'antipyrine de

50 centigrammes. Si ce remède n'était pas supporté, y substituer :

Acide phénique . . . . 0 gr. 05
Extrait de valériane . . . . 0 gr. 10
Poudre de valériane . . . . 0 gr. 20

pour une pilule à prendre le soir.

John Brinton a repris l'emploi du teucrium scordium, déjà préconisé jadis par Lebel ; il donne trois fois par jour, une demi-heure avant le repas, de 50 à 60 centigrammes de poudre de feuilles ; ce remède agit surtout dans le prurit hémorroïdaire chez les nerveux.

Johnston recommande l'iodure de potassium avec ou sans liqueur de Fowler.

Malcolm Morris recommande l'ichtyol et le calomel; puis,si l'on recherche l'action calmante, le sulfonal ou le chloral associés au bromure, mais l'opium est à rejeter (1).

PSEUDO-LYMPHANGIOMES

E. Besnier et A. Doyon réunissent « provisoirement » sous ce titre deux affections distinctes :

1° Les cystadénomes épithéliaux bénins [rangés actuellement (E. Rist) dans les nœvi] ;

2° Les hématangiomes lymphangiomatoïdes, kératoïdes, angiomes lacunaires de la couche papillaire du derme.

(1) C'est avec intention que nous avons multiplié les formules de traitement des prurits, sachant par expérience combien les malades sont influencés différemment par les divers agents thérapeutiques ; tels réussissent là où d'autres ont échoué et réciproquement, dans des cas paraissant absolument similaires au premier abord.

CYSTADÉNOMES ÉPITHÉLIAUX BÉNINS

Synonymie. — Lymphangiome tubéreux multiple de Kaposi. — Idradénomes éruptifs d'E. Besnier. — Epithéliomes adénoïdes des glandes sudoripares de Darier. — Syringocystadénomes de Unna et Török. — Adénomes sudoripares (Persy). — Cellulomes épithéliaux éruptifs de Quinquaud. — Epithéliomes kystiques de la peau de L. Jacquet.

E. Besnier et A. Doyon en donnent la description suivante : « Les sujets qui ont été observés sont jeunes, de l'un ou l'autre sexe ; l'affection qu'ils présentent ne leur cause aucun désagrément matériel, à peine un peu de prurit ou de picotement quand la température de la peau s'élève ; mais elle les désoblige plus ou moins au point de vue plastique pendant la période affective de l'existence ; ou encore parce qu'elle est confondue avec quelque maladie suspecte, la syphilis, par exemple.

« Le lieu d'élection est représenté par le col et par la région thoraco-abdominale antérieure, mais l'éruption peut être rencontrée sur les autres points du tronc et des membres, particulièrement du côté de la flexion. Très nombreux, les éléments éruptifs sont lenticulaires, constitués de papulo-tubercules ne dépassant guère en profondeur l'étage moyen du derme, et ne surplombant la surface que de 1 à 3 millimètres environ. Quelquefois voisins, jamais en groupes réguliers, toujours disséminés ; au thorax très visiblement disposés en séries linéaires ou en rangées parallèles dans la direction des crêtes que couronnent les orifices sudoripares ; d'une teinte rosée jaune variable ; à surface non desquamative, lisse ou finement plissée, sans dépression, ni ombilic, ni ostium ; d'une forme plus ou moins régulièrement arrondie ou ovalaire ; à peu près de la consistance du derme normal et variable du volume d'une tête d'épingle à celui d'un petit pois ou d'une lentille qu'ils ne paraissent pas pouvoir dépasser, quelle que soit leur ancienneté. Ils n'ont aucune tendance à la régression, progressent, puis stationnent comme les nævi, ne sont le siège d'aucune exsudation, d'aucun phénomène irritatif, ne s'ulcèrent ni ne dégénèrent ; leur bénignité est absolue.

« Du consentement de tous les histologistes, il s'agit dans

cette affection de petits *épithéliomes kystiques*, de nature absolument bénigne. »

C'est de cette forme qu'on peut rapprocher l'*épithéliome calcifié* de MALHERBE, localisé aux paupières sous la forme d'une tumeur dure comme de la pierre et d'un volume variant de celui d'un pois à celui d'une noix.

PAVIOT et VILLARD ont trouvé dans les tumeurs sudoripares nœviformes trois types histologiques :

1° Un *type tubulaire*, répondant à l'adénome tubulé de la peau, où on ne voit que des tubes sudoripares serrés les uns contre les autres, fortement contournés, mais toujours reconnaissables comme formations tubulaires ;

2° Un *type tubulaire pseudo-diffus*, dans lequel les tubes sont si serrés et si intimement imbriqués, sans interposition de trame conjonctive, que l'on peut croire à une tumeur infiltrée ; mais dans ces cas, la tumeur n'est pas maligne, du moins les auteurs n'ont pas encore vu de récidive. A la périphérie de la production, les tubes sont bien reconnaissables, et il a semblé que ce n'était qu'un très haut degré de leur coalescence qui donnait, au microscope, l'illusion d'un état diffus de la tumeur ;

3° Enfin, le troisième type donne au microscope des *tumeurs à corps oviformes de sécrétion*, c'est-à-dire que l'on a alors une tumeur alvéolaire, dont les nappes sont formées de cellules à noyau vésiculeux, très coloré, à mince protoplasma clair et transparent et, dans ces nappes, apparaissent des vacuoles claires, hyalines, sous forme de petites taches, qui grandissent, gardant une forme ovoïde ou sphérique et finissent par occuper la plus grande place ; les cellules de la néoplasie n'apparaissent plus que comme des lignes de deux, quatre ou huit cellules d'épaisseur qui limitent ces formations claires.

Traitement. — La destruction par le thermocautère, la galvanocaustique, l'électrolyse, est le seul moyen de guérison.

HÉMATANGIOMES

Synonymie. — Hématangiomes (lymphangiomatoïdes, kératoïdes), angiomes lacunaires de la couche papillaire du derme (télangiectasie verruqueuse de L. BROCQ).

Dans ce chapitre, disent E. BESNIER et A. DOYON, il faudrait ranger les cas de Colcott Fox (*lymphangiectasies des pieds et des mains*), de Vittorio-Mibelli et Tenneson (*angiokératome*), de W. Dubreuilh (*verrues télangiectasiques*), qui sont « des angiomes lacunaires papillaires et intradermiques, avec revêtement corné, dû à la localisation aux mains et aux pieds », de Schmidt (*lymphangiome simple de la peau, circonscrit, et lymphangiome simple de la muqueuse buccale, tubéreux*), d'Arragon (*angiomes des muqueuses*).

On peut également y faire rentrer les *tuberculides angiomateuses* de L.-E. Leredde, pour lequel l'angiokératome de Mibelli est d'origine tuberculeuse (Milian, Leredde et Maury).

L'identité clinique de tous ces faits est manifeste. « Dans tous, on voit des groupes d'éléments, les uns également hématiques, les autres pigmentaires, presque mélaniques, mélanoïdiques, ou d'aspect colloïde, durs, résistants, et ne donnant à la piqûre ni matière colloïde, ni lymphorragie véritable, mais seulement du sang ou un liquide séreux. Ces caractères les rattachent aux hématangiomes, et non aux lymphangiectasies. Ils sont innés ou congénitaux, longtemps inaperçus, et progressant avec le développement des tissus ; indolents, bénins ; leur traitement est celui des angiomes lacunaires, la destruction électro-caustique ; notre observation montre qu'ils peuvent être héréditaires. »

La cautérisation avec le thermo-cautère doit donner des résultats (Max Joseph, de Berlin).

PSEUDO-URTICAIRE DERMOGRAPHIQUE

(Voy. la planche XLI.)

Synonymie. — Urticaire artificielle. — Urticaire factice (William Gull). — Urticaire fictive. — Urticaire provoquée. — Urticaire nerveuse. — Urticaire graphique, etc., des anciens auteurs. — Urticaire autographique. — Urticaire anesthésique, — Dermographisme. — Autographisme de Dujardin-Beaumetz et Mesnet. — Stigmatodermie polychrome ou stigmasie de T. Barthélemy et A. Colson. — Dermatoneurose stéréographique de Chambard. — Dermographie de Ch. Féré et H. Lamy. — État dermographique de la peau de Paul Raymond. — Dermoneurose toxi-vasomotrice (Barthélemy).

Définition. — Nous décrivons sous ce nom un phénomène

assez curieux, connu depuis longtemps, mais étudié plus particulièrement dans ces dernières années, consistant dans l'apparition sur la peau de certains sujets de saillies urticariennes succédant à un contact quelconque.

Nous avons proposé, en 1891, d'appeler cet état *pseudo-urticaire dermographique*, aucune des dénominations proposées avant nous ne nous semblant être absolument satisfaisante.

En effet, les noms d'urticaire factice, artificielle, provoquée, etc., tout en indiquant bien exactement la cause déterminante du phénomène, la provocation, l'irritation nécessaires à sa production, éveillent en même temps l'idée d'une dermatose accompagnée de symptômes subjectifs propres à l'urticaire : prurit très prononcé, sensation de chaleur et de cuisson, etc. ; or, dans le phénomène qui nous occupe, le prurit, la chaleur, la cuisson n'existent pour ainsi dire jamais, ou sont, alors, tout à fait exceptionnels.

D'autre part, les mots d'autographisme, de stigmatodermie, de dermatoneurose stéréographique, de dermographie, d'état dermographique de la peau, nous semblent meilleurs ; mais ils ont le défaut, à nos yeux, tout en indiquant que la peau garde l'empreinte des signes qui ont été tracés à sa surface, de ne pas donner à comprendre l'aspect objectif des saillies, blanches, rosées, *urticariennes* bien caractéristiques.

Symptomatologie. — Lorsque sur la peau d'un sujet dermographique on trace à l'aide de l'ongle, d'un crayon, de l'extrémité libre d'un porte-plume, d'un coupe-papier, etc., des caractères quelconques, on détermine ainsi des raies blanches sur lesquelles se manifeste aussitôt la *cutis anserina* commune. Au bout de quelques secondes (vingt-cinq dans le cas que nous avons publié), la raie blanche prend une couleur rosée et se borde de deux zones pâles très étroites. Une minute après, apparition d'une zone rouge encadrant les premières manifestations. Presque en même temps s'élève sur la ligne centrale une série d'élevures blanches ortiées, dont la réunion forme une saillie caractéristique, blanche, atteignant en largeur et en hauteur plusieurs millimètres (7 et 6 chez notre sujet, intensité qui tenait sans doute à ce que notre malade était à la fois urticarien vrai, nerveux et alcoolique). La lésion est alors à son apogée ; chez notre malade, elle offrait, d'une manière frappante, l'aspect d'une plume d'oie posée sur la peau et encadrée d'une aréole bilatérale érythémateuse vive, large de 2 cen-

limètres en certains points et se fondant peu à peu ensuite avec
la teinte ordinaire du tégument cutané (*grand état dermographique* de Barthélemy).

Cet état persiste plus ou moins longtemps, douze heures
(Dujardin-Beaumetz), vingt-quatre heures (Bourneville et
Regnard), deux jours (V. Cornu).

Au niveau des régions en expérience, la température est sensiblement augmentée ; H. Hallopeau et Jacquinet ont constaté
qu'elle peut s'élever d'un degré et demi au niveau des plaques.
William Gull a observé un raccourcissement du tégument ;
chez notre sujet nous avons noté, ce qui n'avait pas encore été
signalé, une hyperesthésie notable au niveau des saillies pseudo-
urticariennes.

Enfin des recherches de F. Allard sur les effets produits par
les différents modes d'excitation électrique résulte ce fait que
le pôle négatif du courant galvanique a une action prédominante sur la production des phénomènes vaso-moteurs, à l'opposé de ce qui existe chez les sujets normaux.

La projection d'éther sur le sillon tracé paraît retarder l'apparition de l'éruption (Lespinne et Cruyl).

Les malades n'accusent généralement aucun phénomène subjectif ; on a constaté, et encore rarement, une sensation de
chaleur légère.

Siège. — Le siège de prédilection de la pseudo-urticaire
dermographique est la peau de la face dorsale du thorax, puis
celle de la région présternale, enfin celle de la face où l'affection est parfois prédominante (cas de Chouppe), des bras,
avant-bras, poignets, cuisses, jambes ; on l'a rencontrée sur la
muqueuse buccale.

Pronostic. — Le pronostic est extrêmement variable suivant les cas ; il dépend surtout de l'état du sujet pseudo-urtica-
rien.

Diagnostic. — Le diagnostic s'impose toujours ; il suffit
d'être témoin du phénomène.

Étiologie. — La pseudo-urticaire dermographique, considérée jusqu'à présent comme une névrose vaso-motrice, due à
l'excitation des nerfs vaso-dilatateurs, a été observée d'une
façon particulière chez les nerveux et les hystériques (Dujardin-

BEAUMETZ, GOURBEYRE, CHAMBARD, BOURNEVILLE et REGNARD, LWOFF, CH. FÉRÉ, et H. LAMY, PAUL RAYMOND), chez les urticariens vrais (BLACHEZ, CH. FÉRÉ et LAMY, H. HUCHARD, ZUNKER), chez les alcooliques (PAUL RAYMOND), surtout chez les chroniques (PASCAULT), et les tuberculeux, enfin chez les sujets en bonne santé (W. GULL, VULPIAN, AXENFELD, MICHELSON, BAUMGARTEN), en dehors de toute tare nerveuse (FÉRÉ, CHOUPPE).

HERMANN W. FREUND a signalé chez les femmes enceintes une forme particulière de pseudo-urticaire dermographique dont l'un des sièges de prédilection serait justement la peau de l'abdomen, en un point correspondant au niveau du fond de l'utérus.

Anatomie pathologique. — NICOLLE a fait l'examen biopsique d'une saillie ortiée et a montré que la lésion est caractérisée uniquement par un œdème superficiel inégalement réparti suivant les points et, d'une façon générale, modérément accentué.

Traitement. — Celui-ci, qui ne peut s'adresser qu'à l'état général du sujet, différera nécessairement suivant les cas et consistera en bromures, douches, etc., institution d'un régime diététique sévère.

Dans le cas que nous avons observé et dans lequel le phénomène se produisait chez un urticarien, l'antipyrine a très rapidement fait disparaître la sensation de prurit de l'urticaire vraie diminuant et cessant, d'où, par conséquent, abstention du grattage et, par suite, non-production de la pseudo-urticaire dermographique,

L. DAGON s'est parfaitement trouvé de l'atropine conseillée en Allemagne par FRAENZEL et ERNST SCHWIMMER pour la cure de l'urticaire.

DUJARDIN-BEAUMETZ l'a essayée ainsi que l'électricité, les applications des différents métaux suivant la méthode de BURQ, les aimants, etc., le tout sans résultat.

RAYMOND, qui a employé les courants continus, n'a constaté aucune amélioration.

PSORIASIS

(Voy. la planche XLII.)

Synonymie. — Herpès furfureux circiné. — Herpès squameux centrifuge.— Herpès lichénoïde d'ALIBERT.— Lepra vulgaris et alphoïdes de WILLAN et BATEMAN. — Alphos d'ERASMUS WILSON. — Dartres squameuses sèches. — Dartres écailleuses.

Définition. — Le psoriasis est une affection de la peau qui consiste, objectivement, dans la production de squames sèches, blanches, argentées, plus ou moins épaisses, relativement adhérentes, au-dessous desquelles la surface cutanée est d'une couleur rouge plus ou moins foncée, luisante, épaissie, saillante et saignant facilement.

Subjectivement l'affection s'accompagne ou non de prurit ; l'état général reste bon, sauf chez les sujets arrivés déjà à un certain âge et chez lesquels on peut trouver des troubles digestifs et musculaires plus ou moins variés et, dans certaines formes, de véritables arthropathies.

Variétés. — Cette maladie peut offrir à l'observateur des formes différentes, que celles-ci constituent des variétés à proprement parler ou simplement des degrés dans l'acuité de l'affection.

Le psoriasis peut ne comporter qu'une papule très petite (*psoriasis miliaire*) ; il peut ne consister qu'en un simple petit point rouge s'effaçant par la pression du doigt (1), mais se couvrant d'une squame blanche sous l'influence du grattage : c'est le *psoriasis punctata*, forme sous laquelle débute toujours l'affection.

Quand la tache, recouverte de squames blanchâtres, est arrondie, légèrement saillante, semblable à une petite tache de bougie, elle constitue le *psoriasis guttata*.

---

(1) Si on badigeonne la peau d'adrénaline, la papule cutanée devenue exsangue, prend, à cause de l'épaississement de la couche de MALPIGHI, une couleur jaunâtre (F. WINKLER).

Les éléments éruptifs sont-ils plus grands, ils forment des plaques qui ressemblent à des pièces de monnaie de 50 centimes, de 1 franc, de 2 francs, de 5 francs ; c'est alors le *psoriasis* dit *nummulaire* (Voy. la planche XLII).

H. HALLOPEAU a vu chez un psoriasique arthropathique les placards entourés d'un soulèvement bulleux.

Quand, par leur cohérence, les éléments psoriasiques forment des dessins à bords saillants, encadrant une surface saine plus ou moins grande (aspect qui peut encore résulter de la guérison au centre d'une plaque de psoriasis), dessinant des lignes circinées, des rubans sinueux, on a le *psoriasis figuré*, plus spécial au tronc, le *psoriasis linéaire*, le *psoriasis gyrata*, le *psoriasis annulaire*, le *psoriasis circiné*, etc.

Lorsque le psoriasis constitue de vastes placards recouvrant de grandes surfaces comme les boucliers de jadis, c'est le *psoriasis scutata*, le *psoriasis orbicularis*, le *psoriasis diffusa*, dont l'exagération produit le *psoriasis inveterata* « recouvrant souvent tout un membre comme le ferait une écorce d'arbre » (HARDY), envahissant parfois le tégument cutané presque tout entier par ses larges placards de squames épaisses et fendillées.

Quelles que soient les diverses formes affectées par le psoriasis qui ne changent en rien, d'ailleurs, l'essence du processus, la maladie est toujours caractérisée par l'aspect de ses squames plus ou moins épaisses, pulvérulentes, stratifiées, rupioïdes, plus ou moins adhérentes, d'un blanc mat, ou d'un blanc jaunâtre, ressemblant à des taches de bougie ou de plâtre déposées sur la peau et devenant, sous l'influence du grattage, d'un blanc brillant ou nacré. Si l'on continue à gratter légèrement, on détache une dernière couche épidermique transparente (pellicule décollable de L. DUNCAN BULKLEY). Au-dessous des squames, le derme est généralement sec, parfois légèrement humide, mais toujours d'un rouge brun qui déborde sur la peau saine, brillant, lisse, crevassé cependant dans certains cas et offrant, quand le grattage pour l'enlèvement des squames a dû être un peu violent, un piqueté hémorragique caractéristique (signe du piqueté sanglant.)

Siège. — Un des faits les plus importants à signaler dans l'étude du psoriasis, c'est sa tendance à envahir certains points de la surface cutanée et particulièrement la partie médiane des surfaces d'extension des membres, genoux et coudes (Voy. la planche XLII), où on le note souvent dès le début de l'affec-

tion ; il est rare, en effet, qu'un psoriasique n'offre pas en ces
régions des traces de la maladie dont il est atteint, qui s'y manifeste presque toujours par des placards qui seraient absolument pathognomoniques, si des affections psoriasiformes ne
pouvaient, elles aussi, affecter ces mêmes régions.

KUZNITZKY, G. THIBIERGE, H. HALLOPEAU et E. GASNE ont observé des cas de *psoriasis unilatéral*.

Dans certains cas, l'éruption est localisée et circonscrite à la
tête, aux paupières, à la paume des mains, à la plante des pieds,
aux ongles, au prépuce, à l'orifice vulvaire, mais non sur la
muqueuse (le psoriasis vrai des muqueuses n'existant pas) (1) ;
d'où la description par les auteurs de ces divers psoriasis, rarement circonscrits, il est vrai, d'une façon complète à ces régions ;
le plus souvent celles-ci sont atteintes en même temps que le
reste du corps, mais présentent des aspects spéciaux.

À la tête, le psoriasis peut envahir le cuir chevelu plus ou
moins complètement ; dans certains cas on n'y rencontre que
quelques éléments psoriasiques ; parfois, au contraire, ce sont
des amas de squames plâtreuses formant des bosselures caractéristiques, traversées par les cheveux, plus secs qu'à l'état
normal. Leur volume, disent H. HALLOPEAU et L.-E. LEREDDE,
peut atteindre celui d'une noisette, et elles peuvent former, par
leur agglomération, une surface montagneuse ; on les a même
vues (GASSMANN) prendre la configuration de cornes volumineuses.

Tantôt, le psoriasis du cuir chevelu n'est indiqué que par
quelques squames furfuracées, comme tantôt la tête est le siège
d'une plaque unique débordant le cuir chevelu et reconnaissable au front et à la nuque par sa ligne arrondie et rouge.

Le psoriasis de cette région a été confondu avec le *favus*,
l'*herpès tonsurant*, la *séborrhée*, le *lupus érythémateux* et
l'*eczéma*.

Ce dernier s'en distingue surtout par ses limites moins nettes
et son caractère d'humidité.

Dans le *favus*, les croûtes sont jaunes et l'altération des cheveux ainsi que les cicatrices habituelles rendent souvent inutile
l'examen microscopique qui pourrait juger en dernier ressort.

---

(1) L'ancien psoriasis des muqueuses (*psoriasis lingual*) a été rayé
des cadres de la dermatologie ; toutefois KUZNITZKY, SACK et SONEIX
ont observé, le premier un psoriasis de la lèvre, les seconds un
psoriasis de la conjonctive.

Le diagnostic du psoriasis de la face est plus difficile ; les squames sont généralement fines et adhérentes, envahissent le nez et le pourtour du lobule, les paupières, d'où blépharite ciliaire et même conjonctivite (Sack et Soneix) provoquant une kératite secondaire. C'est surtout avec le *lupus érythémateux* qu'on peut le confondre ; si le lupus n'a pas encore produit de lésions cicatricielles, le meilleur guide, pour arriver au diagnostic, sera de rechercher ailleurs les signes de l'une ou l'autre affection.

Aux oreilles, le psoriasis ressemble beaucoup à l'*eczéma séborrhéique*.

Quand il affecte les paupières, il les rend sèches, raides et les met en ectropion.

Lorsqu'il siège aux mains et aux pieds, ce qui arrive encore plus rarement qu'on ne le croit en général, le psoriasis respecte presque toujours la face dorsale ou siège au niveau des articulations ; ses squames sont souvent foliacées ; l'épiderme est épaissi, les mouvements sont gênés par les fissures sillonnant la peau, qui « se fendille comme un vieux morceau de cuir desséché qu'on cherche à courber ».

Le psoriasis est souvent confondu ici avec la *syphilis*, l'*eczéma*, la *kératodermie*.

Les *syphilides* palmaires ou plantaires sont plus lamelleuses, forment des cercles ou des segments de cercle et sont surtout bien plus unilatérales que le psoriasis, presque toujours symétrique.

Le diagnostic du psoriasis et de l'*eczéma* est souvent très difficile : on a signalé, à la paume des mains, la rougeur plus vive du psoriasis.

Dans la *kératodermie*, au contraire, la rougeur est moins vive et les squames beaucoup plus épaisses.

Le psoriasis des ongles, décrit pour la première fois par Biett, est isolé ou concomitant à d'autres lésions psoriasiques ; il est caractérisé par des taches opaques ou ecchymotiques, de la sécheresse, de l'épaississement, de la rugosité, de la fragilité ; l'ongle est ponctué, sillonné de stries transversales et peut même tomber, détaché par les amas de squames épidermiques dans le psoriasis sous-unguéal. C'est Frèche qui a appelé l'attention sur la zone blanche qui occupe le bord libre de l'ongle et sur l'hyperkératose du sillon sous-unguéal.

Aux régions génitales, en raison de l'humidité qui leur est spéciale, le psoriasis n'est pas squameux et ressemble beaucoup aux *syphilides papuleuses*, d'où un diagnostic presque impossible localement.

En dehors des différences objectives dues à ces sièges divers, il existe des psoriasis dits *atypiques* (*psoriasis anormaux* de Bonnet) comme ceux qui, limités aux plis de flexion de certaines articulations, à bords nets, d'une couleur rouge vif, luisants, squameux, quelquefois même suintants, ont été décrits par Unna dans son eczéma séborrhéique.

Ailleurs, le psoriasis peut affecter primitivement ou non la totalité de la peau (*psoriasis scarlatiniforme, variété érythrodermique*) qui devient rouge, luisante, ridée sous les squames peu épaisses, foliacées et peu adhérentes.

Dans d'autres cas, le psoriasis est *fongoïde, papillomateux, végétant* (Cartay, White), *verruqueux*, surtout aux mains.

Enfin, chez certains sujets, le *psoriasis arthropatique* s'accompagne de douleurs articulaires (forme arthralgique) ou de véritables arthropathies tout à fait indépendantes du rhumatisme (E. Besnier, Bourdillon, Duron, Jeanselme, H. Hallopeau et L.-E. Leredde), et provoquent des amyotrophies étendues et des contractures permanentes. Pour Kuznitzky, non seulement ces arthropathies n'ont de rapport ni avec la goutte, ni avec le rhumatisme, mais elles sont en relation avec la cause du psoriasis qu'il faut rapporter à un état d'irritation chronique des ganglions spinaux. Pour Adrian, le fait que l'arthropathie procède par poussées autorise à supposer une origine infectieuse.

Bouffé a appelé l'attention sur la dégénérescence macroscopique des testicules et l'aplatissement des muscles fessiers; de même que sur la stérilité fréquente chez les femmes psoriasiques; nos observations personnelles ne confirment pas cette opinion.

Marche. — Chaque élément psoriasique, pris en particulier, offre une marche à peu près typique : débutant par une rougeur et une tuméfaction limitées, bientôt recouvert par la squame caractéristique qui peut être le premier phénomène appréciable, l'élément psoriasique s'agrandit excentriquement, reste stationnaire à la période d'état pendant un temps plus ou moins long (quelques semaines ou quelques mois), puis décroît, en même temps que diminuent aussi la rougeur et la tuméfaction, la sécrétion et l'accumulation épidermique; mais la peau garde encore fréquemment pendant un certain laps de temps (de trois à six mois) une pigmentation plus foncée qu'à l'état normal, rarement une achromie (faits d'H. HALLOPEAU et E. GASNE, RILLE, CASPARY, LOEWENHEIM, UNNA).

Envisagée au point de vue général, la marche du psoriasis est essentiellement chronique ; c'est une affection qui procède par poussées successives, souvent de plus en plus intenses. Ces poussées durent plus ou moins longtemps, deux ou trois mois en moyenne, laissant dans leurs intervalles, des repos plus ou moins longs, variant de quelques semaines à trois, quatre, huit mois, un an, quelquefois même durant de longues années.

Parfois, les récidives deviennent de moins en moins intenses et le malade ne garde plus comme symptômes de son affection que quelques squames aux coudes et aux genoux. Chez le vieillard l'affection finit par ne plus consister qu'en une desquamation furfuracée (état ichtyosoïde d'E. BESNIER).

Ces états sont les seuls auxquels on puisse donner le nom de guérison du psoriasis, affection qui, classiquement, ne disparaît jamais complètement et sans retour.

Pronostic. — Le pronostic, peu sérieux quant à la lésion locale, est grave par la ténacité et la fatalité des récidives du psoriasis ; ce qui, chez certaines classes de malades, influe fâcheusement sur l'état moral.

BAZIN indique comme terminaison possible du psoriasis l'asthme, la bronchite chronique, le cancer ; HARDY confirme l'opinion de BAZIN au sujet de cette dernière maladie. GAUCHER a signalé, coïncidant avec la disparition de l'éruption, des attaques de rhumatisme articulaire aigu avec endocardite et rhumatisme cérébral, des accidents gastro-intestinaux chroniques, une dyspepsie progressive avec gastrite ulcéreuse, accès d'asthme, etc. « Ces faits, dit E. GAUCHER, sont généralement considérés aujourd'hui comme des coïncidences. »

Je ne suis pas de cet avis et j'estime que ce sont là des manifestations de la même diathèse. Il est bien certain que tous ces accidents, cutanés d'abord, viscéraux ensuite, relèvent d'une même cause générale, d'une auto-intoxication en rapport avec un trouble de la nutrition.

L'évolution de ces accidents a une marche fatale, dont les étapes sont bien définies : les lésions cutanées se montrent les premières en date, tandis que les lésions vasculaires et viscérales n'apparaissent qu'à une période ultérieure. Il y a donc lieu de maintenir l'ancienne doctrine des métastases.

Il s'agit, dans tous ces cas, de métastases, c'est-à-dire d'un déplacement du poison morbide de la peau vers les viscères. Il s'ensuit qu'il faut soigner le psoriasis avec prudence et ne pas le traiter seulement par des moyens locaux, mais qu'il faut également surveiller la santé générale du sujet.

Ce qu'il est bon de savoir, c'est qu'il est certain que le psoriasis *inveterata* ou *scarlatiniforme* peut tuer par la cachexie qu'il provoque ou aboutir à la maladie décrite sous le nom d'herpétide maligne exfoliatrice (Voy. ce mot).

Diagnostic. — L'*eczéma* se différencie du psoriasis par ses bords moins limités, plus diffus, ses squames plus molles, plus lamelleuses, plus jaunâtres ; dans l'eczéma, il y a eu ou il y a une sécrétion séreuse caractéristique ; toutefois l'eczéma séborrhéique offre quelquefois des difficultés de diagnostic insurmontables.

Dans le *lichen ruber planus*, qui ressemble beaucoup au psoriasis punctata, on trouve, la plupart du temps, outre les localisations spéciales au lichen (Voy. ce mot), quelques papules brillantes caractéristiques ; de plus, dans le lichen, les squames sont plus fines, moins saillantes, moins blanches, plus adhérentes, et la peau semble aussi plus épaisse et plus ridée. En outre, le prurit du lichen de WILSON diffère par son intensité de celui du psoriasis.

Le psoriasis circiné a été confondu avec l'*herpès circiné* ; dans ce dernier, les squames minces, peu adhérentes,. ont été presque toujours précédées de vésicules ou de vésico-pustules ; l'affection est plus superficielle ; enfin, le microscope lèvera d'ailleurs tous les doutes.

Le *pityriasis rosé* de GIBERT se distingue du psoriasis par l'aspect de ses squames et par son évolution.

Dans le *lupus érythémateux*, les squames sont grisâtres, mais, s'il n'y a pas de cicatrices, le diagnostic peut être parfois fort difficile.

Le psoriasis scarlatiniforme diffère de l'*herpétide exfoliatrice* par sa rougeur plus vive, ses squames moins abondantes et son état général moins grave.

Dans le *pityriasis rubra*, les squames sont minces, peu adhérentes, non imbriquées et n'occupent pas les sièges de prédilection du psoriasis.

Le diagnostic du psoriasis avec certaines *syphilides* est quelquefois difficile et les différences ordinairement signalées (écailles plus épaisses du psoriasis, diversité de coloration, présence de la pellicule décollable, etc.) sont souvent en défaut ; il est bon, toutefois, de noter que, dans la syphilis, la squame, plus rare, n'est jamais une lésion primitive, et que la syphilis palmaire et plantaire est souvent asymétrique ; mais les antécédents, les commémoratifs et le traitement spécifique seront seuls parfois à donner la clé du diagnostic.

Aux mains, la *syphilis*, de même que l'*eczéma* et la *kératodermie* sont quelquefois d'un diagnostic difficile.

L. Brocq a étudié dernièrement, sous le nom de **parapsoriasis**, « toute une série de dermatoses rares constituant des faits de passage entre le psoriasis et les séborrhéides psoriasiformes et pityriasiformes d'une part, le lichen plan d'autre part. Ces faits ont été déjà partiellement décrits par Unna sous le nom de *parakeratosis variegata*, par Jadassohn sous les noms d'*exanthème psoriasiforme* et *lichénoïde*, et de *dermatite psoriasiforme nodulaire*, par Juliusberg sous celui de *pityriasis lichénoïde chronique*, par Nous-Même sous celui d'*érythrodermies pityriasiques en plaques disséminées*, par Radcliffe Crocker sous celui de *lichen varigatus* (1).

« Leurs grands caractères communs sont leur longue durée, leur peu de retentissement sur l'état général, l'absence totale ou presque totale de prurit, la superficialité du processus qui est constitué par une rougeur variable du derme, et par une desquamation pityriasique plus ou moins prononcée, pouvant même faire défaut, et leur résistance extraordinaire à la médication locale.

« Nous croyons pouvoir en décrire trois variétés, ou, pour mieux dire, trois formes objectives principales.

« La première, à laquelle nous donnons le nom de *parapsoriasis en gouttes*, est très voisine du psoriasis : elle ressemble surtout à une abondante syphilide papuleuse et papulo-squameuse sans infiltration ou à un psoriasis en gouttes avorté. Elle est constituée par de petits éléments isolés, disséminés, maculeux ou légèrement papulo-squameux. Les faits de Jadassohn nous paraissent devoir rentrer dans cette première variété.

« La deuxième, à laquelle nous donnons le nom de *parapsoriasis lichénoïde*, est une forme morbide intermédiaire au psoriasis et au lichen plan. Elle est constituée par de petits

(1) Et de *xantho-érythrodermia perstans*.

éléments pseudo-papuleux, parfois aplatis et brillants, parfois d'aspect atrophique, se réunissant pour former des réseaux plus ou moins irréguliers, parfois même des plaques, de telle sorte que l'éruption, dans son ensemble, offre une apparence bigarrée assez caractéristique. Les faits d'UNNA et surtout ceux de RADCLIFFE CROCKER et des auteurs anglais nous paraissent rentrer dans ce groupe.

« La troisième, à laquelle nous donnons le nom de *parapsoriasis en plaques*, est une forme morbide voisine des psoriasis et des séborrhéides. Elle est constituée par des plaques circonscrites, assez bien limitées, de 2 à 6 centimètres de diamètre, disséminées çà et là sur le tégument, plus ou moins squameuses. Nos érythrodermies pityriasiques en plaques disséminées rentrent totalement dans cette troisième variété. »

Pour CIVATTE et MILIAN, les *parapsoriasis* en gouttes seraient nettement des tuberculides; L. BROCQ et surtout L.-M. BONNET, de Lyon, sont beaucoup moins affirmatifs.

Étiologie. — Pour le professeur LANG (d'Inspruck) et EKLUND la cause du psoriasis serait un parasite; d'autres observateurs, A. WOLFF (de Strasbourg), DESTOT (de Lyon) qui s'est inoculé positivement (1), TOMMASOLI, H. HALLOPEAU partagent cette manière de voir qui n'est pas encore admise généralement, car on considère plutôt le psoriasis comme une affection d'origine nerveuse.

Quoi qu'il en soit, le psoriasis ne paraît pas contagieux; toutefois certaines observations (UNNA, CANTRELL, TRAPESNIKOW) tendent à prouver le contraire.

PERROT (de Lyon) range parmi les cas de contagion les psoriasis dits « héréditaires » qu'on doit appeler « psoriasis familiaux »; or le psoriasis est héréditaire, mais souvent d'une façon indirecte, plus commun chez l'homme que chez la femme; il apparaît ordinairement pour la première fois à l'âge adulte, souvent aussi dans l'enfance; il est très rare chez les nourrissons : *psoriasis infantilis* de WILLAN (cas de NEUMANN).

L'arthritisme et le nervosisme influent certainement sur sa production et sa réapparition. On a noté des cas nettement en rapport avec le système nerveux (E. BESNIER et BOURDILLON, REBREYEND et LOMBARD, AUDRY, G. THIBIERGE, H. HALLOPEAU et

(1) LAZARD a déterminé chez un lapin des lésions d'aspect psoriasiforme en le frictionnant avec des squames de psoriasis.

E. Gasne, Balzer, L. Brocq, etc.). Tels ceux survenus à la suite
d'une peur (L. Brocq, Balzer, G. Baudouin, Barthélemy, etc.)

Pour H. Hallopeau et L.-E. Leredde. « le psoriasis est, sans
contestation possible, une dermatose inflammatoire ».

Bernay et Piéry, dans une revue sur la pathogénie du psoriasis, concluent que cette maladie est une infection microbienne
générale.

Pour E. Gaucher le psoriasis est le résultat de l'effort élimi-
natoire par la peau de poisons existant dans l'organisme (1),
aussi n'est-il pas d'avis de le traiter localement sur toute la surface du corps à la fois et conseille-t-il un traitement général
consistant principalement en un régime alimentaire sévère.

Enfin, pour Bouffé, le psoriasis est la conséquence d'une intoxication lente chronique se produisant sous l'influence de
l'absence ou de l'insuffisance de la sécrétion interne du testi-
cule ou de l'ovaire dont le rôle antitoxique consiste à neutra-
liser les poisons cellulaires formés au sein de l'organisme par
les déchets non oxydés de la nutrition viciée.

On a vu le psoriasis se développer à l'occasion d'un traumatisme, d'une irritation de la peau de cause interne ou externe :
fièvres éruptives, vaccine (2), grattage, vésicatoire, teinture
d'iode, etc., Renault rapporte que Gubner détermina chez lui
un psoriasis par simple piqûre de la peau.

D'ailleurs, chez les *grands psoriasiques*, toute irritation en
cours de poussées: scarification, pointe de feu, etc., réagit par
un point de psoriasis (Jeanselme).

D'après les recherches (3) de François Dainville qui démon-
trent cette théorie : le psoriasis dérive de troubles permanents

---

(1) Bazin avait remarqué que « les psoriasiques ne se portent
jamais mieux que quand ils sont recouverts de leur carapace épidermique ».

(2) Blanc a réuni une vingtaine d'observations de *Psoriasis vaccinal*.

(3) Les urines sont moins abondantes, l'urée est en diminution, mais
l'acide urique en excès. Les extractifs azotés sont peu abondants
pendant les poussées. L'excès de l'indican (indoxyl) et de l'urobiline
montre un trouble sérieux dans le fonctionnement de l'intestin et du
foie. On trouve fréquemment de l'albumine, mais en petite quantité
et d'une manière intermittente.

La déminéralisation est très marquée, sauf en ce qui concerne le
phosphore (!) ; le soufre, la chaux, les chlorures sont en excès.

Bulkley a constaté une acidité quatre fois plus grande qu'à l'état
normal et le double d'urée.

L'urine est peu toxique à la période aiguë, le devient avec l'amélioration.

des mutations organiques [réunis sous le nom de *bradytrophie*
(Landouzy)] et surtout de ceux qui dépendent d'un mauvais
fonctionnement de l'appareil gastro-intestinal. Il en résulte une
auto-intoxication chronique (1) qui à la longue irrite l'épithélium rénal et provoque l'insuffisance du rein.

D'après M. Sée et L.-E. Leredde tous les grands psoriasiques
seraient des alcooliques, ce qui n'est pas l'opinion d'E. Besnier.

Anatomie pathologique. — Anatomo-pathologiquement,
le psoriasis est une hypertrophie des couches superficielles de
la peau, non inflammatoire, disent certains auteurs (Auspitz,
Robin, H. von Hebra, Jamieson) et surtout une dilatation
marquée des capillaires veineux des papilles. Ch. Audry, dans
sa critique anatomique des kératonoses, conclut que « la lésion
initiale des psoriasis est constituée ou se traduit par la disparition ou la diminution de l'éléidine »; elle nous apparaît
comme le résultat d'une épidermidose vraie, épidermidose
kératolysante. C'est seulement après l'installation des phénomènes inflammatoires secondaires qu'on peut regarder le psoriasis comme un type des parakératoses au sens de Unna. Au
début, du reste, il répond bien à la notion pure d'Auspitz.

Traitement. — Malgré la spécificité jadis tant vantée de
l'arsenic dans le psoriasis, il n'existe contre cette maladie aucun
médicament d'une utilité véritablement curative; c'est plutôt
la constitution du sujet qui doit guider dans le choix d'une
médication interne à instituer par l'arsenic (2) aussi bien que par
l'iodure de potassium, l'huile de foie de morue, les alcalins, le
mercure, etc., etc., dont chacun d'eux a, théoriquement au
moins, des indications spéciales et déterminées.

Depuis Cazenave, la plupart des dermatologistes français
(Devergie, Gibert, Hardy, Bazin, Vidal, E. Besnier, L. Brocq,

---

(1) Si l'on admet cette idée d'auto-infection, la saignée de Broussais,
renouvelée par Bachman et Dyer a sa raison d'être.

(2) Qui agirait par son influence sédative sur le système nerveux
(Zelenoff), opinion juste si l'on admet que le psoriasis est une des
manifestations de la névrose vaso-motrice.

Un fait acquis, c'est que chez la grenouille, l'administration de l'arsenic à dose toxique provoque une desquamation presque complète
de l'épiderme.

etc., etc.) ont donné l'arsenic avec plus ou moins de succès et sous des formes différentes :

Arséniate de soude . . . . 0 gr. 05 ou 0 gr. 10
Eau . . . . 300 grammes.

une ou deux cuillerées à soupe par jour (HARDY).

Arséniate de fer . . . . 0 gr. 005
Extrait de douce-amère. . . . . 0 gr. 005

pour une pilule ; de une à vingt par jour, progressivement (BAZIN).
Pilules asiatiques :

Acide arsénieux . . . . 0 gr. 50
Poivre noir pulvérisé. . . . . 5 grammes.
Gomme arabique pulvérisée . . . . . . 1 gramme.
Eau commune . . . . Q. S.

pour 100 pilules ; de une à dix par jour progressivement ; cette formule a été modifiée comme suit par DANLOS, afin de rendre plus facile l'absorption de l'acide arsénieux :

Acide arsénieux . . . . 0 gr. 50
Glycérine . . . . 5 grammes.
Poivre porphyrisé. . . . . 5 —
Poudre de gentiane . . . . Q. S.

Ce ne sont d'ailleurs pas les formules qui manquent : solution de FOWLER (arsénite de potasse), de PEARSON (arséniate de soude), de BOUDIN (acide arsénieux au millième), de DONOVAN (iodure d'arsenic et arséniate de mercure).

HEBRA et KAPOSI emploient également l'arsenic. Ce dernier donne la liqueur de FOWLER en injection hypodermique de la manière suivante : il injecte quotidiennement une seringue de PRAVAZ de la solution :

Liqueur de FOWLER. . . . . 2 grammes.
Eau distillée . . . . 10 —

Chaque injection représentant o gr. 2 de liqueur de FOWLER.

JOSÉ RAMON TORRES Y MARTINEZ a obtenu une guérison complète d'un psoriasis palmaire rebelle par les injections sous-cutanées d'arséniate de soude.

RILLE injecte une seringue de PRAVAZ de la solution suivante :

Cacodylate de soude . . . . 4 grammes.
Eau distillée . . . . 10 centimètres cubes.

NEUMANN suit la même méthode.

C'est aussi le cacodylate de soude que donne DANLOS à la dose
de 0 gr. 25 par jour pour commencer et monter ensuite à 0 gr. 75.

Il a été ordonné par DAVEZAC (de Bordeaux), DEMANGE (de
Nancy).

On a prescrit aussi l'acide cacodylique (VERROTTI, EDMOND
SAALFELD, de Berlin). KLINGER (de Sarajew) l'a donné également
en injections sous-cutanées.

RENAULT n'accorde pas grande créance à l'acide cacodylique
et à l'arrhénal ou méthylarsinate disodique.

Il nous semble personnellement que la forme d'administration du remède importe peu, mais que son efficacité réside
dans l'opportunité de son emploi ; c'est à la liqueur de FOWLER,
d'un maniement facile à tous points de vue, que nous donnons
la préférence ; faisant prendre pour débuter, au milieu de chacun des deux repas, 3 gouttes de liqueur de FOWLER dans un
peu d'eau et montant progressivement suivant la tolérance jusqu'à 25 gouttes par jour pour redescendre ensuite progressivement encore à la dose initiale.

L'arsenic qui trouve son indication principalement chez les
malades dont la nutrition a besoin d'être relevée (lymphatiques, etc.) ne doit pas être administré dans certains psoriasis suraigus et principalement dans les psoriasis très enflammés (L. BROCQ) ; il faut réserver son emploi pour la seconde
période de la maladie quand la poussée inflammatoire du début
est terminée.

L'iodure de potassium a été préconisé par un certain nombre
d'auteurs : BOECK (de Christiania), GUTTELING, CERCHEZ, MAL-
COLM MORRIS, SEIFERT (de Wurzburg) et surtout HASLUND qui
a donné des doses quotidiennes de 30, 40, 50 et 57 grammes !

En France, on ne dépasse pas 20 grammes, ce qui d'ailleurs
est déjà une dose exceptionnelle, et on l'administrera surtout
dans les formes arthropathiques.

Nous avons, une fois, chez un malade qui ne supportait pas
l'iodure de potassium prescrit avec avantage l'iodure de rubi-
dium.

Le mercure, depuis RAYER, qui donnait le sublimé et le calomel, et DEVERGIE, a été prescrit surtout par les Anglais à la
suite d'ERASMUS WILSON ; l'un d'eux, MAPOTHER, le donne
intus et *extra*. BRAULT a fait des injections d'oxyde jaune jusqu'à la dose de 10 centigrammes.

Enfin, sans parler des anciens remèdes tombés à tort dans
l'oubli : tisanes diverses de douce-amère, de bardane, d'ellé-

bore, de fumeterre, de daphné mezereum, d'orme pyramidal, de renoncule, de rhus radicans et toxicodendron, décoctions de gaïac, de salsepareille, etc., etc. (1), on a donné, avec un succès plus ou moins relatif, le suc de citron, la jacaranda caroba, la teinture de cantharides (RAYER, CAZENAVE, GIBERT, BAZIN), l'antimoine (RAYER, GIBERT, DEVERGIE), le goudron, la térébenthine (RAYER, BAZIN, et plus récemment RADCLIFFE CROCKER), le copahu (HARDY, BAZIN), avec lequel MAC CALL ANDERSON (de Glasgow) obtiendrait de bons résultats, chez les enfants; il le donne à doses progressivement croissantes

On a utilisé l'acide phénique à la dose de 50 centigrammes à 1 gramme par jour en pilules de 10 centigrammes (KAPOSI), le phosphore (BROADBENT), le carbonate d'ammoniaque (MAC CALL ANDERSON) à la dose de 6 à 25 centigrammes, la noix vomique et la strychnine (LUTON et ALBERT SALIVAS, etc., etc.).

Nous avons constaté plusieurs fois l'efficacité de ce remède dans certains psoriasis arthropathiques et prurigineux à la dose de 3 milligrammes par jour d'arséniate de strychnine donnés en deux fois.

Mentionnons encore ici le salol, donné par QUINQUAUD à la dose de 2 à 6 grammes par jour dans les cas de psoriasis irritable, lorsque spontanément sous l'influence du traitement les placards deviennent rouges.

Tout récemment, après BYROM BRAMWEL, d'Edimbourg, des médecins, surtout étrangers, ABRAHAM PHINÉAS, MORGAN DOCKRALL, RADCLIFFE CROCKER, AULD, SHOEMAKER, HYDE, BUSCH, DILL, GORDON, FROEMEL, LEICHTENSTERN, STOKERS, EWALD, PETRINI (de Galatz), RAMON CAMPOS (de Santiago), MOSSÉ (de Toulouse), DU CASTEL, GAUCHER, G. GAUTHIER, ont expérimenté avec un succès plus ou moins durable l'administration à l'intérieur de corps thyroïde en nature et en extrait.

C'est un remède de désespéré, dit G. THIBIERGE.

MONIN recommande les cachets suivants, un à chaque repas :

Poudre d'ignatia amara.	0 gr. 15
Thyroïdine sèche.	0 gr. 10
Phosphoglycérate de chaux	0 gr. 24
Arséniate de fer.	0 gr. 01

(1) Ces remèdes étaient prescrits *largâ manu* par GIBERT, et les médecins anglais du commencement du dix-neuvième siècle.
Le médecin de Saint-Louis qualifiait de spécifiques les sucs d'herbes : trèfle d'eau, cerfeuil, cresson, saponaire, douce-amère, etc.

C'est en injections sous-cutanées que H. HALLOPEAU s'est servi du liquide thyroïdien.

Sous la même forme, LUTON a employé un sérum oxygéné ; BOUFFÉ (de Paris), l'orchitine ; SYMON ECCLES (de Londres), la spermine ; CHARLES-A. BOIS, la médication splénique ; ces auteurs ont obtenu de notables améliorations, voire des guérisons.

NAGELSCHMIDT a été satisfait de l'administration, à l'intérieur, de l'extrait pancréatique.

H. HALLOPEAU a injecté le liquide testiculaire sans résultat.

Toutefois, ces médications en sont encore à la période d'essais et ne peuvent être utilisées par tous les médecins.

Il n'en est pas de même de la médication alcaline (le bicarbonate de soude à haute dose, le benzoate de lithine, etc.), dont les auteurs ne s'occupent plus guère et qui dans certains psoriasis présentant nettement l'aspect du psoriasis arthritique de BAZIN, nous a donné d'excellents résultats. Nous n'hésitons pas à donner jusqu'à 8 grammes par jour.

C'est probablement guidé par la même pensée que RADCLIFFE CROCKER administre le salicylate de soude à la dose moyenne de 3 grammes par jour.

Enfin, quoi qu'en pensent certains auteurs, en particulier WHITE (de Boston) pour qui « ni le régime, ni l'alcool n'ont aucune influence sur le psoriasis », il est indispensable d'imposer aux malades une hygiène appropriée, particulièrement en ce qui a trait au régime au moment des poussées.

BULKLEY, de New-York, obtiendrait en quelques semaines la guérison du psoriasis sans aucun traitement local, uniquement par un régime végétarien dont il exclut même le lait, les œufs et le poisson.

L.-E. LEREDDE, qui insiste sur le régime végétarien dans le psoriasis l'a vu accomplir « un véritable miracle (1) ».

(1) Voici un régime végétarien, type DUJARDIN-BEAUMETZ :

a) Œufs sous toutes les formes, œufs à la coque, œufs brouillés, omelettes, crèmes ;

b) Féculents à l'état de purée : purée de pommes de terre, de haricots, de lentilles ; racahout, farine lactée, chocolat, revalescière ; bouillies au gruau, de blé, de riz, d'orge, de maïs, d'avoine ; panades passées, riz sous toutes les formes ; pâtes alimentaires, nouilles et macaronis ;

c) Tous les légumes verts sont autorisés. Purée de carottes, de navets, de julienne, salades cuites, épinards ;

d) Les fruits seront en compote ; la pâtisserie est autorisée ;

e) Le pain est permis ;

f) Comme boisson, boire soit de la bière, soit de l'extrait de malt

Le traitement externe a une importance capitale.

Localement, il faut d'abord décaper le malade, c'est-à-dire le débarrasser des amas de squames ; on y arrive par les bains, l'enveloppement dans le caoutchouc ; (MAC CALL ANDERSON fait porter à ses psoriasiques chroniques un vêtement complet en caoutchouc vulcanisé), les frictions au savon noir, les onctions grasses.

Ensuite, plusieurs modes de traitement sont à choisir et semblent même varier d'influence avec les sujets.

Le traitement le plus ordinaire consiste en frictions biquotidiennes avec l'huile de cade soit pure, soit coupée de glycéré d'amidon en quantité plus ou moins élevée suivant les formules d'E. VIDAL :

> Huile de cade vraie. . . . . 15 grammes.
> Extrait fluide de Panama. . . . Q. S. pour émulsionner.
> Glycéré d'amidon à la glycérine neutre . . 90 grammes.
> Essence de girofle . . . . Q. S.
>
> (Glycéré cadique faible d'E. VIDAL.)

> Huile de cade vraie . . . . 50 grammes.
> Extrait fluide de Panama . . . . 5 —
> Glycéré d'amidon à la glycérine neutre . . 45 —
> Essence de girofle . . . . Q. S.
>
> (Glycéré cadique fort d'E. VIDAL.)

L. BROCQ conseille d'y ajouter un peu d'acide salicylique :

> Huile de cade vraie. . . . . 100 grammes.
> Extrait fluide de Panama. . . . . . . 10 —
> Glycérine. . . . . 84 —
> Amidon . . . . 7 —
> Acide salicylique. . . . . 6 —
> Essence de girofle . . . . 10 —

J. EGBERT, de Holzoke (États-Unis), associe la papaïne à l'acide salicylique :

> Papaïne . . . . 6 grammes.
> Acide salicylique. . . . . 2 —
> Glycérine . . . . 15 —
> Pommade d'oxyde de zinc benzoïnée . . . 60 —

La pommade de WILKINSON HEBRA peut être substituée aux

coupé avec de l'eau d'Alet, soit encore du lait. Le vin pur et les liqueurs sont défendus.

précédentes si leur action est jugée insuffisante. En voici la formule :

Soufre sublimé . . . . ⎫
Huile de cade ou goudron . . . . . ⎬ àà 50 grammes.
Savon vert . . . . ⎫
Axonge . . . . ⎬ àà 100 —
Craie blanche pulvérisée. . . . . 10 —

UNNA ordonne :

Acide salicylique. . . . . 10 grammes.
Chrysarobine . . . . ⎫ àà 20 —
Huile de cade . . . . ⎬
Savon noir . . . . ⎫ àà 25 —
Vaseline . . . . ⎬

pendant trois ou quatre jours.

JEANSELME fait appliquer :

Huile de cade. . . . . 30 grammes.
Cire jaune . . . . 50 —
Emplâtre. . . . . 100 —

EUDLITZ a fait tolérer l'huile de cade, lorsqu'elle ne l'était pas, avec la pommade suivante :

Huile de cade. . . . . 10 grammes.
Oxyde de zinc. . . . . 10 —
Vaseline . . . . 30 —

HENRI FOURNIER atténue certains inconvénients de l'huile de cade en l'incorporant à un collodion :

Huile de cade. . . . . 10 grammes.
Collodion ordinaire. . . . . 20 —

en applications tous les trois jours à l'aide d'un pinceau, après un bain sulfureux.

E. GAUCHER incorpore l'huile de cade à l'acétone :

Huile de cade de genévrier. . . . . . . 1 gramme.
Collodion à l'acétone . . . . 2 grammes.
(RAMOND.)

JAK formule :

Huile de cade. . . . . 10 grammes.
Adeps lanæ (1). . . . . 20 —
Onguent de zinc . . . . 30 —
Solution de chlorate de potasse 33 p. 100 . 40 —

(1) Produit obtenu par la rectification des eaux grasses provenant du lavage de la laine de mouton.

· Le traitement cadique, en général assez bon, a le défaut d'être souvent impraticable en raison de l'odeur désagréable de l'huile de cade. ·

Il n'en est pas de même du traitement par l'acide chrysophanique (BALMANNO SQUIRE), mais celui-ci a l'inconvénient d'être très irritant pour les yeux (*conjonctivite chrysophanique* (1), *ophtalmie chrysophanique* de A. ANTONELLI), de tacher le linge et de colorer en violet la peau saine, en jaune brun les ongles, les poils et les cheveux; il peut également amener de la balanite et de la vulvite (G. THIBIERGE) ; on peut l'employer soit sous forme de pommade à 10 p. 100, soit en badigeonnant les plaques avec le médicament dissous dans le chloroforme ou l'éther, en le recouvrant ensuite d'une couche de traumaticine (dissolution d'une partie de gutta-percha purifiée dans 10 parties de chloroforme) : chrysophanate de traumaticine :

Acide chrysophanique. . . . . 10 grammes.
Gutta-percha 10   —
Chloroforme 90   —

UNNA emploie de préférence le collodion suivant :

Chrysarobine . . . . · · } àà 2 grammes.
Acide salicylique. . . . . }
Collodion. 20   —

S. TROJESCU a employé un chrysophanate de bismuth (le dermol) en onguent.

G.-H. Fox prescrit :

Chrysarobine . . . . 10 parties.
Acide salicylique. 10   —
Ether 15   —
Collodion q. s. p . . . . 100 —

On badigeonne les plaques tous les jours ou tous les deux jours jusqu'à ce que par la disparition des écailles il ne reste que des taches blanches lisses. Le grand avantage de cette préparation est d'éviter toute action colorante.

GAILLETON (de Lyon) préférait à tous les autres topiques la pommade à l'acide chrysophanique au dixième et à l'acide pyrogallique au cinquième, toutes deux à appliquer avec ménagement.

---

(1) Souvent la manifestation d'une intoxication générale, dit TROUSSEAU ; mais M. KNIES, de Wiesbaden, dit, d'autre part, « il n'est pas prouvé que toutes les conjonctivites en question ne soient pas dues à l'inoculation directe ».

Bricon a ainsi formulé l'administration de l'acide chrysophanique par la voie hypodermique :

Acide chrysophanique . . . . 0 gr. 0005 à 0.01
Eau distillée. . . . . 1 gramme.

Dreuw (de Hambourg) considère comme spécifique sa formule :

Acide salicylique . . . . 10 grammes.
Chrysarobine . . . . } ââ 20 —
Huile de fragon . . . . }
Savon noir . . . . } ââ 25 —
Vaseline jaune . . . . }

Les mêmes procédés peuvent être employés en substituant à
l'acide chrysophanique l'acide pyrogallique (1), mais à doses
moitié moindres et en usant de grandes précautions pour éviter
toute intoxication que l'on constaterait au début par l'apparition
d'une teinte noire ou rosée dans les urines.

Certains dermatologistes préfèrent à ces traitements ceux par
les mercuriaux (T. Mapoter, de Londres).

Les pommades mercurielles peuvent être faites à base de
calomel, de turbith ou de précipité rouge, employés à 1 p. 10,
1 p. 20 ou 1 p. 30. La pommade de Rochard a une action plus
énergique. Sa formule est la suivante :

Iodo-chlorure mercureux . . . . 0 gr. 25 — 0 gr. 75
Axonge . . . . 60 grammes.

en employant ces préparations, se défier de l'hydrargyrie.

Quand les placards indurés sont limités, Unna recommande :

Résorcine . . . . } ââ 40 grammes.
Pâte à l'oxyde de zinc . . . . }
Ichtyol . . . . } ââ 10 —
Vaseline. . . . . }

si les surfaces à traiter sont étendues, il modifie ainsi sa formule :

Résorcine. . . . . } ââ 20 grammes.
Vaseline . . . . }
Pâte à l'oxyde de zinc . . . . 60 —

(1) Pour éviter la coloration noire de la peau, Leistikow recommande d'employer comme véhicule de l'acide pyrogallique, en solution à 2 ou 3 p. 100, le filmogène de Schiff, de Vienne, liquide limpide, qui au contact de l'eau forme une pellicule mince et molle, se
laissant facilement enlever.

D'autre part, on éviterait, d'après Unna et Leistikow, l'intoxication
pyrogallique en faisant prendre au malade, 2 fois par jour, 6 gouttes
d'acide chlorhydrique officinal dilué dans son poids d'eau distillée.

Dans les psoriasis localisés, E. Besnier emploie les formules suivantes :

```
Acide pyrogallique. . . . . . . . . . .  5 grammes.
    — chrysophanique . . . . . . . .  5    —
Ether et alcool. . . . . . . . . . . .  Q. S. pour liquéfier.
Collodion. . . . . . . . . . . . . . . 100 grammes.
```

Le badigeonnage doit durer deux ou trois jours, jusqu'au bain prochain si possible.

Ou :

```
Acide pyrogallique . . . . . . . . ⎫
    — salicylique . . . . . . . . . ⎪
    — chrysophanique . . . . . . . ⎬ àà  2 grammes.
Aristol. . . . . . . . . . . . . .  ⎪
Ichtyol. . . . . . . . . . . . . . ⎭
Axonge . . . . . . . . . . . . . . . 100  —
```

Au cuir chevelu, il ordonne :

```
Savon mou de potasse . . . . . . ⎫ àà 20 grammes.
Vaseline . . . . . . . . . . . . ⎭
Ichtyol. . . . . . . . . . . . . .  2  —
Acide salicylique. . . . . . . . ⎫ àà  1 gramme.
    — pyrogallique . . . . . . . ⎭
```

à appliquer chaque jour.

Suspendre les onctions, si elles provoquent une irritation trop vive.

Dans le psoriasis capitis E. Stern prescrit chaque soir une onction avec gròs comme une noisette de :

```
Précipité blanc . . . . . . . . . . . 10 grammes.
Savon noir . . . . . . . . . . . . . 40  —
Lanoline anhydre . . . . . . . . . . 50  —
```

Sur la face et le cuir chevelu Bayet recommande le gallanol ; contre le psoriasis de la tête, il conseille des onctions avec :

```
Glycérine . . . . . . . . . . . . . 100 grammes.
Teinture d'aloès . . . . . . . . . . 50  —
Acide arsénieux . . . . . . . . . . .  0 gr. 10
```

recouvrir de tarlatane humide.

Danlos trouve dans la formule ci-dessous, qui adhère à la peau, l'avantage de ne pas salir le linge :

```
Huile de cade . . . . . . . . . . . . 80 grammes.
Talc . . . . . . . . . . . . . . . . 20  —
Poudre d'oxyde de zinc . . . . . . . 100  —
```

L. Leistikqw (de Hambourg) préconise sa teinture de goudron minéral qui dépose sur la peau après évaporation de l'alcool et de l'éther une couche de goudron.

De même le liniment siccatif de J. Pick (de Prague), qui peut contenir 10 p. 100 de goudron ou d'huile de cade peut s'employer sur de grandes surfaces cutanées sans inconvénient pour le malade, en voici la formule :

        Gomme adragante finement pulvérisée. . .   5 grammes
        Eau distillée. 100   —
        Glycérine   2   —

P. Kornfeld recommande l'empyroforme en onguent de 5 ou 20 p. 100, en pâte à 50 p. 100, en liniments à 5 ou 20 p. 100; ce remède n'a pas la mauvaise odeur du goudron.

C. Cutler badigeonne les petits placards avec l'iodo-phénochloral, mélange à parties égales de teinture d'iode, d'acide phénique et de chloral. Se méfier de la coloration jaune sur la face et les mains.

Dubois Havenith a formulé la pâte :

        Acide chrysophanique . . . . }
          —   salicylique . . . . } àà 15 parties.
        Oxyde blanc de zinc . . . . }
        Poudre d'amidon. . . . . } àà 25   —
        Lanoline . . . . }
        Vaseline . . . . } àà 50   —

T. Georges Elliot a employé avec succès la pâte Bassorine (1); elle sert d'excipient à nombre de médicaments.

Et le collodion suivant :

        Acide pyrogallique. . . . .   5 gr. 80 à 7 gr. 75
          —   salicylique . . . .   2 grammes.
        Collodion 62   —

Dans le psoriasis du tronc, Menahem Hodara recommande de badigeonner tous les trois jours les placards psoriasiques avec :

        Chloroforme . . . . }
        Glycérine. . . . . } àà 2 gr. 50
        Chrysarobine . . . . }
        Ichtyol. . . . . }
        Acide salicylique . . . . } àà 2 gr. 50

(1) La Bassorine est un mucilage végétal retiré de la gomme Bassora et d'autres espèces de gommes.

RICHTER conseille d'employer chaque soir :

Ichtyol. . . . .)
Acide salicylique. . . . . } àà   3 grammes.
— pyrogallique . . . .)
Huile d'olive. . . . .)
Lanoline . . . . }   10 grammes.

On a utilisé également les dérivés du pyrogallol : lénigallol ou triacétate, saligallol ou disalicylate, lénirobine ou tétracétate, eurobine ou triacétate (E. KROMAYER), les divers goudrons, l'acide phénique, le naphtol, la créoline, le pixol, DOUKALSKY (de Keltzy), etc. ; la résorcine à 5, 10 p. 100 (B. HARTZELL), l'épicarine à 20 p. 100 (RILLE), l'acide thymique en pommade de 1 à 6 p. 100 (RADCLIFFE CROCKER), l'alumnol en solution alcoolique à 5 p. 100 (CHOTZEN), le résorcinol (1) BIÈLAÏEW (de Djarkent), le rétinol (BALZER), le sulfure de zinc à 10 p. 100 (BARDUZZI), l'anthrarobine en pommade à 10 à 20 p. 100 (G. BEHREND), l'huile de chaulmoogra (GAYRAUD), le gallanol sous forme de collodion, de poudre ou de pommade (CAZENEUVE et ROLLET, de Lyon, AD. BAYET, de Bruxelles), le chlorhydrate d'hydroxylamine (FABRY), à surveiller de très près, de même que le gallactophénone (von INS, de Berne), l'hydracétine (OESTREICHER); enfin tout récemment les applications de compresses imbibées d'une solution de permanganate de potasse à 1. p. 100 (H. HALLOPEAU) et les badigeonnages avec un mélange d'alumine et de permanganate à 10 p. 100 (L. BUTTE).

L'éthylate de soude, à la dose de 2 grammes dans 100 grammes d'huile d'olive, aurait, dans un cas, amené en vingt jours la disparition presque complète de l'affection (GAMBERINI et MONARI, de Bologne).

P. EICHHOFF et LASSAR ont publié des cas de guérison rapide (en quinze jours) par des applications d'aristol en pommade ou en collodion à 10 p. 100. D'autres observateurs, RAFF, KOPP, NOUS-MÊME n'en ont pas été satisfaits.

D'autre part nous avons essayé à diverses reprises les applications, répétées tous les deux jours sur chaque placard, d'ichtyol ammonium pur avec, dans l'intervalle, des frictions avec des pommades à l'ichtyol à 1 p. 10. En quinze jours, trois semaines au maximum, nous avons, dans des cas où les placards

(1) Le résorcinol est un mélange obtenu par fusion de résorcine et d'iodoforme à parties égales.

étaient en petit nombre, obtenu leur disparition ; dans les cas où les taches étaient nombreuses, l'amélioration qui se manifestait au début du traitement par un affaissement et une décoloration de la lésion cessait bientôt de progresser et nous étions forcé de revenir aux traitements classiques.

A l'intérieur, l'ichtyol ne nous a semblé donner aucun résultat bien appréciable, sinon dans certaines variétés se rapprochant beaucoup de l'eczéma séborrhéique de UNNA.

Depuis, NUNEZ a obtenu en douze jours environ la guérison d'un psoriasis de la tête par les enveloppements après décapage avec la glycérine ichtyolée à 10 p. 100.

Chez les enfants les traitements par l'acide chrysophanique, l'acide pyrogallique, l'anthrarobine et les mercuriaux sont sinon à rejeter complètement, du moins à surveiller de très près.

Depuis un certain nombre d'années, L. BROCQ. se montre, paraît-il, satisfait du traitement par les maillots de pommade ; le voici exposé par PAUTRIER.

Le principe de cette méthode consiste à traiter *tout le tégument, aussi bien les parties saines que les parties malades.*
Après décapage des plaques psoriasiques, on enduit le soir, en se couchant, tout le corps, avec la pommade ou le glycérolé cadique, et l'on passe par-dessus un maillot en jersey, en laine ou en flanelle, prenant tout le corps.

Ce maillot s'imbibe de l'agent médicamenteux, et c'est le même qui doit servir pendant toute la durée du traitement. Le malade passe ainsi en quelque sorte la nuit dans un véritable bain de pommade. Avec cette méthode il est parfaitement inutile d'employer des fortes doses de médicament : le glycérolé cadique faible suffit ; on peut même employer des agents moins actifs et plus agréables à manier, tels que le lénicade, le cuticura, le sapolan, etc.

Le lendemain matin, le malade dépouille son maillot et prend un grand bain savonneux, ou se savonne simplement de façon à nettoyer la pommade ; et, s'il lui est impossible à cause de ses occupations de remettre son maillot de pommade, il se contente de graisser légèrement la peau pour la journée, avec un peu de vaseline, ou de passer une très légère couche d'un des médicaments que nous venons d'énumérer.

Les avantages de la méthode des maillots de pommade sont indéniables. Tout d'abord le malade guérit beaucoup plus vite, ce qui a son avantage.

On évite ensuite l'apparition de nouvelles plaques de psoriasis

où l'agrandissement des plaques préexistantes aux dépens de
la peau saine, comme on le voit parfois au cours de certains
traitements trop irritants. Dans les cas de psoriasis rouges,
enflammés, très irritables, qui sont parfois exacerbés par un
traitement trop actif, les maillots de pommade et l'emploi d'un
médicament non irritant donnent souvent, au contraire, d'excellents résultats.

C'est un peu la méthode de II. Lau, médecin russe, qui fait
appliquer tous les soirs, mais seulement sur les régions malades,
des compresses de coton hydrophile salicylé imbibées d'alcool
à 90°, recouvertes de taffetas gommé ; le lendemain matin, on
savonne de manière à enlever toutes les squames.

Enfin, en ces derniers temps, on a préconisé des modes de
traitement qui semblent appelés à rendre de grands services.

Leur action étant d'autant plus active que les squames sont
mieux détachées (1), le premier soin doit être encore de décaper
les régions malades par les bains prolongés (3, 4, 5, 6 heures
par jour), les enveloppements caoutchoutés, les savonnages, les
applications de savon noir, d'huile de foie de morue, de vaseline, tous moyens à combiner entre eux.

R. C. Longfellow recommande dans le cas où les lavages ne
sont pas pratiques des applications biquotidiennes sur chaque
plaque d'une solution de savon vert à 10 p. 100 dans le collodion. Au bout d'une semaine les squames tombent dans le
bain à l'aide d'un léger grattage.

Une fois ce premier résultat obtenu on peut suivre la méthode de E. Luton (de Reims) qui a recours aux lavages pratiqués avec de l'eau oxygénée à 20 volumes et aux injections hypodermiques sous la forme d'un *sérum oxygéné* ainsi composé :

> Solution de phosphate de soude à 10 p. 100. 75 grammes.
> Eau oxygénée à 20 volumes 25   —

Quatre injections sous-cutanées suffisent généralement, et l'on
continue ensuite les lavages à l'eau oxygénée.

Balzer et A. Monsseaux ont innové les grands bains quotidiens d'une demi-heure à une heure de durée additionnés du
mélange suivant :

> Savon noir . . . . 100 grammes.
> Eau 200   —

(1) Dommer recommande le kastanol comme donnant un résultat
rapide.

ajouter :

> Huile de cade. . . . . 100 grammes.
> Emulsion de savon . . . . . Q. S. pour 250 cent. cubes.

Préparer le mélange dans un seau d'eau chaude.

Savonnage énergique avant le bain, lavage à l'eau pure ensuite.

Autre formule, plus récente :

> Huile de cade. . . . . 50 grammes.
> Extrait fluide de quillaya 10
> Jaune d'œuf . . . . n° 1   —
> Eau distillée . . . . q. s. pour 250 grammes.
>
> (BALZER et A. SCHIMPFFER.)

Pour obtenir une émulsion cadique homogène et stable, voici le procédé de V. MIBELLI :

> Huile de cade . . . . 67 grammes.
> Colophane . . . . . ·. . . . . 11 gr. 10

Mêlez ; chauffez jusqu'à dissolution complète ; laissez refroidir à 60° ou 70°, et, à ce moment, tout en agitant lentement le mélange, ajoutez :

> Solution de soude caustique à 20° de
> BAUMÉ . . . . 21 gr. 90

On obtient de la sorte un liquide semi-transparent qui donne des émulsions stables et homogènes avec quantité variable d'eau. En laissant tomber dans l'eau quelques gouttes de ce mélange, on voit aussitôt ces dernières diffuser spontanément dans la masse du liquide.

Ajouter 100 ou 150 grammes de cette émulsion à l'eau d'un bain (1).

JACQUET, pour le traitement des parties découvertes, après un décapage soigneux de la peau destiné à faire tomber les croûtes et pratiqué à l'aide de cataplasmes de fécule préparés avec de l'eau simple, fait des scarifications parallèles, distantes de 1 à 2 millimètres. On laisse saigner ; et on lave à l'eau bouillie. Le malade, rentré chez lui, applique à nouveau un cataplasme de fécule de pommes de terre.

Les séances de scarifications, qui peuvent atteindre le nombre de six à douze, sont éloignées de trois à quatre jours.

HEBRA va plus loin encore dans les cas rebelles, il enlève à

---

(1) On peut remplacer l'huile de cade par l'anthrasol.

l'aide de la curette les petites efflorescences psoriasiques. Nous nous souvenons également d'avoir vu QUINQUAUD ruginer les surfaces malades.

Avant d'en arriver à ces traitements *chirurgicaux* aussi bien qu'à la ponction lombaire de G. THIBIERGE et RAVAUT, on doit essayer les traitements par les agents physiques et naturels.

WALCKE, partant de ce principe que le psoriasis était avant tout occasionné par le fonctionnement insuffisant des glandes sudoripares, base son traitement sur l'usage fréquent (trois par semaine) des bains de vapeur. Il ajoute néanmoins l'emploi de pommades variées suivant la susceptibilité du malade.

Chez les jeunes sujets atteints de psoriasis inflammatoires graves, KAPOSI prescrit l'enveloppement mouillé froid suivi de l'enroulement dans une couverture de laine.

« Quand l'éruption est localisée, dit L.-A. DUHRING, l'enveloppement d'eau froide peut réussir. On enveloppe la partie (une jambe par exemple) de linges trempés dans l'eau froide que l'on entoure ensuite de papier huilé, de papier à la paraffine ou de toute autre substance imperméable. Cet enveloppement doit durer toute la nuit. On peut traiter de la même façon une éruption s'étendant à tout le corps; pour cela on l'enveloppe de draps mouillés qu'on recouvre ensuite de couvertures, il faut que le malade soit complètement enveloppé dans le drap, puis bien empaqueté dans une couverture à l'aide de lacs et suffisamment couvert. Après qu'il est resté ainsi pendant une heure ou deux, on le plonge dans un bain d'eau froide, puis on lui fait faire de longues promenades et on lui fait boire une grande quantité de liquide afin de provoquer la transpiration. Cette opération doit être répétée une fois ou deux par vingt-quatre heures. »

Cette méthode était déjà appliquée en France à l'époque de DEVERGIE. « Les premiers essais en ce genre, dit ce dernier, ont été faits par M. WERTHEIM, à l'hôpital Saint-Louis, dans le service de M. GIBERT et dans le mien... Des psoriasis de toute date ont été traités par la sudation à l'aide du drap mouillé et l'immersion dans l'eau froide ; on a obtenu quelques succès sur des psoriasis anciens comme sur des psoriasis récents. Cette méthode a l'avantage d'améliorer la santé générale et de guérir en même temps l'affection cutanée. »

Ce même auteur qui proscrivait le bain de vapeur dans le psoriasis aigu comme exaspérant la maladie, l'ordonnait de même que P. RAYER, dans le psoriasis chronique et très juste-

ment après la guérison pendant l'hiver « afin de faire fonction-
ner complètement la peau pendant la saison où la transpiration
est généralement supprimée ».

La balnéothérapie a été employée sous toutes les formes
depuis les bains gélatineux (1) des Grecs jusqu'aux bains émollients, savonneux, salins, alcalins, alunés, mercuriels, sulfureux, etc., etc. ; sans oublier les bains de douce-amère sur lesquels les anciens auteurs du dix-neuvième siècle insistaient
particulièrement.

A la même époque, ALIBERT, A. DEVERGIE recommandaient
déjà le bain prolongé à 35° admis actuellement pendant deux,
trois, six et huit heures par KAPOSI, E. BESNIER, .L. BROCQ,
SEMMOLA (de Naples), etc. Ce n'est d'ailleurs pas autre chose
que le bain pratiqué à Louesche depuis des siècles (2).

A l'heure actuelle, le bain continu, le lit d'eau de HEBRA
commence à entrer dans la pratique courante (tout au moins
celle des dermatologistes de profession) ; en Allemagne, des
malades y sont restés jusqu'à cent jours de suite.

Sans parler des bains de mer (3) recommandés (chauds) par
A. DEVERGIE et les ANGLAIS, mais déconseillés par SAALFELD
(de Berlin), les stations thermales ont été largement mises à
contribution ; citons : Aix-la-Chapelle, Barèges, Cauterets, Aix
en Savoie, Bagnères-de-Luchon, Saint-Gervais, Louesche, La
Bourboule, le Mont-Dore, Neris, Schinznack, Vichy, Ax, Plombières, Évian.

On a donné les bains au carbonate d'ammoniaque, etc.

Actuellement on recommande les bains carbo-gazeux (CH. BAR-
RAULT), les bains de Kreuznach (VOLLNER), les applications de
glairine, matière glaireuse qui se dépose dans les réservoirs
d'une des sources dégénérées de Cauterets (MIQUEL DALTON).

BREMOND a essayé les bains de vapeur térébenthinés.

ROSENTHAL, de Berlin, insiste sur les bons effets de l'eau
chaude.

On a associé l'hydrothérapie et l'électrothérapie dans la cure
du psoriasis avec le bain hydro-électrique à courant alternatif
sinusoïdal (H. GUIMBAIL).

---

(1) Avec la colle de cuir de bœuf fabriquée dans l'île de Rhodes.
(2) « In thermis tanta est voluptas ut multi per occiduum et amplius
eis non egrediantur, sed cibum simul ac somnum in eis capiant »,
écrivait déjà au XVIᵉ siècle FABRICE DE HILDEN.
(3) QUINTON injecte son plasma marin à des doses allant de 50 à
100 centimètres cubes.

MASSY recommande les bains électrolytiques à courant continu, FOVEAU DE COURMELLES la bi-électrolyse en bains locaux.

La plupart des spécialistes recourent actuellement volontiers au traitement électro-statique; beaucoup y joignent le décapage. S. CHATZKY (de Moscou) a obtenu une guérison complète sans autre traitement que le bain électro-statique : douche et souffle sur les reins et la colonne vertébrale. SUCHIER, de Fribourg-en-Brisgau, et CURCHOD recommandent également cette méthode de traitement.

Personnellement nous donnons une douche générale de cinq minutes de durée et faisons de l'effluvation sur les régions affectées pendant dix autres minutes.

MARGARET A. CLEAVES (de New-York) recommande également le bain statique quand la nutrition générale est mauvaise. WEILL a démontré que l'effluvation par les courants statiques induits donnait, dans certaines affections de la peau et des muqueuses, des résultats aussi rapides et aussi démonstratifs que ceux obtenus avec les courants de haute fréquence appliqués à l'aide du résonnateur.

Certains les préfèrent cependant : ils ont été employés par BOLLAAN, BAUDET, OUDIN, BARTHÉLEMY, W. ALLEN ; les résultats semblent variables. « Les courants à haute intermittence ont par eux-mêmes une action directe sur la peau ; en opérant dans certaines conditions, on peut arriver à produire de la desquamation et même de la vésication, dit BOISSEAU DU ROCHER. » qui a essayé cette méthode avec succès sur le psoriasis.

En ce qui nous concerne, nous nous sommes très bien trouvé des effluves statiques, particulièrement dans les formes inflammatoires, et des grands bains de lumière colorée, surtout la lumière bleue.

Depuis, DOMINICI a signalé un succès qui ne s'est pas démenti, obtenu à l'aide des rayons solaires.

MAX HEIM (de Swinemuende) estime que les photo-bains électriques peuvent rendre des services; la photothérapie a été également employée par BREIGER, MARGARETH A. CLEAVES, KNOWSLEY SIBLEY, etc.

Pour G. BARBENSI, on peut employer le Finsen simplifié « au moins égal à l'autre ».

TAPPEINER et JESIONECK ont essayé aussi leur traitement par les substances fluorescentes.

Les bains d'air et de soleil ont donné des guérisons entre les mains de SINGER (de Berlin).

Goolden, et depuis, Octave Dauwer ont recommandé le bain d'air chaud et sec (méthode de Bier, de Greifswald).

J. Hoffmann (de Vienne), Rubinstein, Max Heim (de Swinemuende), Dauban, R. Bernhardt, Marquez, etc., ont employé les rayons X; H.-E. Schmidt les recommande comme agissant *cito* et *jucundè*, Guido Holzknecht (de Vienne) les prescrit à l'exclusion de tout autre traitement. Max Joseph (de Berlin), loin de partager cet enthousiasme, estime qu'il faut être très prudent en matière de radiothérapie, surtout quand il s'agit de psoriasis.

Neisser, Schotz, Holzknecht, O. Brien, Danlos, Paul Salmon et J. Lerins, etc., ont utilisé le radium.

D'après Paul Salmon et Lerins, le radium dans le psoriasis punctata serait plus pratique à employer que les rayons X : l'hypersensibilité de la plaque impose des séances très courtes, de deux à trois minutes de durée au maximum; une seule séance suffit sur chaque plaque pour obtenir la guérison.

On pourrait de même, dans les psoriasis à larges taches, employer les vaselines rendues radio-actives et lumineuses, mais elles ont semblé moins efficaces.

La radio-activité de certaines eaux (Plombières) serait intéressante à noter pour l'envoi de malades dirigés depuis Biett sur La Bourboule et le Mont-Dore.

Avant de terminer, citons une cure magnétique obtenue par Gérard et s'expliquant par l'origine nerveuse de certains psoriasis, et, dans un autre ordre d'idées, le traitement par la phlébotomie recommandé par Bachmann.

PSOROSPERMOSE FOLLICULAIRE VEGÉTANTE

Synonymie. — Maladie ou dermatose de Darier. — Acné sébacée cornée. — Ichtyose folliculaire. — Angiofolliculite cornée psorospermique, irritative, séborrhéique, proliférante, végétante.

Définition. — E. Besnier et A. Doyon désignent sous cette dénomination une affection de la peau « qui cessera d'être rare quand on saura la reconnaître » et déjà décrite sous le nom d'*hypertrophie générale du système sébacé* par LUTZ et de *kératose folliculaire* par J.-C. WHITE, mais dont ces auteurs ignoraient la nature coccidienne.

E. BESNIER et A. DOYON décrivent cette maladie de la façon suivante :

Symptomatologie. — « Au premier stade de l'affection cutanée, et maintenant patente pour un observateur prévenu, l'efflorescence est un soulèvement papuliforme plan, arrondi, ou conique, léger, quelquefois de la couleur normale de la peau dans les points où le système pileux prédomine sur le sébacé, mais, dans les autres, blanc sale, grisâtre, jaunâtre, quelquefois noir ou noirâtre, selon la couleur de la peau et le degré de la séborrhée, sans orifice folliculaire appréciable ni trace d'ombilic, et traversé ou non, ou côtoyé par un poil. La main passée à la surface de ces éléments perçoit une sensation de rugosité, de râpe, plus ou moins accentuée.

Si l'on cherche à ruginer l'efflorescence, on éprouve une résistance vive ; il faut faire effraction de la couche cornée pour enlever une petite masse en forme de clou à tête plan-convexe, dont la partie inférieure représente une véritable petite corne, enchâssée dans une dépression infundibuliforme par une extrémité conique ou cylindrique, d'un blanc sale, de consistance demi-molle et un peu grasse au doigt. La dépression de la peau qui reçoit cette extrémité est un infundibulum à bords un peu saillants, papuleux ; il correspond manifestement à l'orifice dilaté d'un follicule pilo-sébacé. Si plusieurs éléments sont enlevés à la fois, la peau apparaît inégale, rugueuse, criblée de petits orifices en entonnoir ; l'épiderme est conservé et il n'y a pas de suintement sanguin. »

L'aspect varie toutefois avec les localisations anatomo-topographiques, selon que la région atteinte est plus ou moins riche en follicules pilo-sébacés, sébacés, sudoraux.

Au cuir chevelu et sur les régions pileuses, l'affection ressemble, au début, à la séborrhée sèche ; plus tard seulement elle prend un aspect papillomateux.

Ailleurs, dans les sillons et plis cutanés, ce sont des placards croûteux, noirâtres ou huileux, coïncidant alors avec des comédons indépendants, d'après DARIER, de la psorospermose.

À la face dorsale des mains et des doigts, l'éruption consiste en petites papules blanchâtres, peu saillantes, très confluentes et adhérentes; aux régions palmaires et plantaires, « l'extrémité des doigts, les lignes papillaires, sont couvertes de petites perforations ponctuées, peu profondes, sans altération de la couleur normale ou de points jaunâtres (cas de DARIER) très fins, saillants, ou déprimés, nodules cornés microscopiques fondus dans le revêtement épidermique corné de la région; ils ne desquament pas et ne sauraient être extirpés ».

Les ongles sont toujours altérés, cannelés, épaissis, allongés et recourbés.

« Dans le second stade, stade de végétation, les éléments cutanés consistent en saillies folliculaires à pertuis central, dont le revêtement corné est, en partie, éliminé, autour de l'infundibulum d'abord, lequel apparaît entouré d'un anneau rouge à teintes variées, mollasse, bourgeonnant, suintant, fétide et occupé par un comédon imparfait ou simplement par de l'exsudat puriforme. Aux régions de confluence, ces éléments se juxtaposent, inégaux, les uns comprimant, les autres comprimés, en même temps que la région entière est épaissie et soulevée. Le tout exhale une odeur indéfinissable et absolument intolérable. »

Chez deux malades (cas d'E. BESNIER et de J. C. WHITE) on a constaté l'existence de *leucokératoses linguales* et *buccales*.

Pronostic. — Aucun trouble fonctionnel ne coexiste avec cette affection à marche progressive et symétrique dont le diagnostic est cependant très sérieux en raison de sa généralisation et de sa résistance aux traitements.

Diagnostic. — Le diagnostic se fera toujours par l'examen miscroscopique qui démontrera la présence de corpuscules spéciaux que DARIER avait considérés comme des psorospermies ou coccidies, organismes de la classe des sporozoaires.

Nature. — La nature vraie de cette maladie est encore à l'étude; c'est, dit TENNESON, une acné sébacée concrète généralisée qui se transforme en épithéliome végétant.

Anatomie pathologique. — Pour G. BOECK (de Christiania), il s'agit d'une affection épidermoïdale caractérisée par une hyperplasie et surtout par une kératose précoce et irrégulière des cellules. Cette hyperkératose se manifeste aussi bien au-dessus et dans les cônes inter-papillaires qu'autour et à l'intérieur des orifices pileux ainsi qu'au pourtour des orifices des glandes sudoripares. Malgré tous les moyens qu'il a pu employer, l'auteur n'a jamais constaté dans les parties malades la présence de micro-organismes de quelque nature que ce fût.

Les grandes cellules rondes que M. DARIER a décrites comme étant des coccidies ne sont autre chose que des cellules épidermiques anormalement développées et renfermant une masse protoplasmique granuleuse avec des grains d'éléidine, comme MM. BOWEN, BUZZI, et MIETHKE l'ont déjà avancé.

Traitement. — Aucun traitement n'a réussi jusqu'à présent; ni les acides phénique ou salicylique, ni le goudron, le soufre, etc.; les mercuriaux semblaient, dans le cas d'E. BESNIER, agir sur la prolifération des éléments psorospermiques, mais ne pouvaient malheureusement pas être employés d'une façon continue.

PURPURA

Synonymie. — Péliose (SWEDIAUR et ALIBERT). — Pourpre (*vulgo*). — Dermorragie (H. HALLOPEAU et L.-E. LEREDDE).

Définition. — Symptomatologie. — On désigne sous le nom de *purpura* des taches cutanées dues à l'extravasation intradermique du sang, indolentes, se montrant successivement, de forme arrondie ou irrégulière, petites (*pétéchies*) ou grandes, plus ou moins nombreuses, ne disparaissant pas sous la pression du doigt et d'une couleur variable au début, elles sont d'un rouge plus ou moins foncé, parfois brunâtre; peu à peu elles prennent une teinte fauve, puis jaunâtre, quelquefois verdâtre, et disparaissent au bout de quelques jours.

Dans certains cas rares, les taches ont été le siège de suppuration souvent à pus bleu, à évolution chronique (JADKEWITSCH) et aboutissant à des dénudations étendues, à des escarres profondes et à des hémorragies graves (BUROT) pouvant entraîner la mort après les grandes oscillations thermiques de la septicémie (G. LEGROS).

BABONNEIX et TIXIER, etc., après MARTIN DE GIMARD, ont observé le *purpura gangreneux*.

Siège. — Les taches de purpura siègent principalement aux membres inférieurs; on peut les rencontrer aussi sur les muqueuses : conjonctive, bouche; sur la langue, on croirait voir de petits grains de raisin noir.

Sur le dos de la main, la peau est parfois tendue, douloureuse, rose (*érythème pourpré fébrile* de Soyer).

Étiologie. — Le purpura est toujours symptomatique d'un état morbide quelconque.

Il constitue dans certains cas un symptôme capital; il en est ainsi dans le *purpura rhumatismal* ou *péliose rhumatismale* (Shoenlein), *rheumatokelis* (Fuchs), *purpura exanthématique* (Layet), *purpura simplex, purpura rhumatismal exanthématique* (du Castel), *purpura exanthématique rhumatoïde* (Mathieu) (1), *variété d'érythème purpurique* ou de *purpura érythémateux* d'E. Besnier et A. Doyon, et dans le *purpura hémorragique* (*morbus maculosus, hemorragicus, maladie de Werlhof* (2), *purpura febrilis* de Willan, *scorbut de terre* ou *scorbut endémique, purpura infectieux* de Dieulafoy).

C'est dans cette classe que rentrent les *purpuras primitifs* de l'enfant de L.-G. Simon, de Marfan : *purpura infectieux primitif, purpura rhumatoïde, purpura apyrétique à grandes ecchymoses.*

Dans d'autres cas, il dépend d'affections générales infectieuses ou non : *purpura idiopathique aigu* (*typhus angio-hématique* de Landouzy et Gomot), *purpura hémorragique primitif* de Martin de Gimart, *purpura contagiosa* (*purpuras variolique, rubéolique, scarlatineux* Griffon, et Lyon-Caen, *septicémique ou infectieux*, etc.), *purpura scorbutique, purpura nerveux* (Henoch et Couty), *purpura fulminans* d'Henoch, d'une gravité exceptionnelle, *purpura myélopathique* (Faisans), *purpura rhumatoïde* ou mieux *rhumatisme purpurique* (Chapron), forme rhumatismale du purpura infectieux. Munro l'a noté dans l'influenza. On le rencontre dans les maladies viscérales de la rate, du foie, du cœur (*purpura des cardiaques*), dans le diabète, le rachitisme, la grippe, la coqueluche, la blennorragie, la diphtérie, l'ictère grave, les maladies du système ner-

---

(1) Guinon et Vieillard ont appelé l'attention sur les erreurs de diagnostic auxquelles peuvent donner lieu les crises douloureuses de cette forme de purpura chez les enfants et les jeunes gens.

(2) Dieulafoy a proposé de biffer de la nosologie la maladie de Werlhoff comme ne répondant à aucune forme définie.

veux (STRAUSS, CARRIÈRE, MILIAN, LANDRIEUX), de l'intestin (HUTINEL), l'urémie, l'hémophilie, le scorbut, la peste, le typhus exanthématique (*typhus pétéchial*), la malaria (L. M. SPOL-VERINI), l'alcoolisme, la tuberculose aiguë (CHARCOT), la prétuberculose (P. CARNOT, BENSAUDE, P. HARVIER), etc.; tels les *purpuras toxi-infectieux* d'H. HALLOPEAU et L.-E. LEREDDE.

Il peut être encore en rapport avec la cachexie (*purpura cachectique*) quelle qu'en soit la cause, le traumatisme et les émotions (HUTINEL, MILIAN et LANDRIEUX), cette dernière cause déjà signalée par ALIBERT; l'absorption de certaines substances comme l'iode) (*purpura iodique* ou *iodopotassique* d'E. BESNIER, *iodisme pétéchial* (FOURNIER, AUSPITZ), l'arsenic, l'ergot de · seigle (LAILLER). le sulfure de carbone, l'antipyrine, le chloral, le copahu, la quinine, le mercure, le phosphore (*purpuras toxiques* d'H. HALLOPEAU et L.-E. LEREDDE); les injections de sérum antidiphtérique et l'intoxication par le venin des serpents, etc., ou tenir au changement brusque des conditions de la circulation (*purpura des nouveau-nés*, KAPOSI).

Il peut coïncider avec d'autres affections cutanées : l'urticaire (*purpura urticans*), l'érythème polymorphe, l'érythème noueux (LE GENDRE et CLAISSE), l'eczéma, le psoriasis (*purpura papuleux* de HEBRA, *lichen lividus* de WILLAN), *les varices*, etc.

GILLES DE LA TOURETTE a constaté, chez des hystériques, en même temps que du purpura, des épistaxis, etc., des *ecchymoses spontanées* se produisant sous l'influence d'un état mental, à la suite d'un rêve par exemple dans lequel la malade se croit avoir été l'objet de violences; de même, MAGNUS HUSS.

Au point de vue pathogénique H. GRENET est arrivé aux conclusions suivantes :

Le purpura se produit soit au cours d'une infection agissant simultanément sur la fonction hépatique et le système nerveux; soit au cours d'une affection hépatique si des toxines vaso-dilatatrices arrivent au contact des centres nerveux; soit au cours d'une affection nerveuse, si une lésion hépatique se produisant rend plus facile les hémorragies et favorise l'intoxication nerveuse par le mécanisme de l'auto-intoxication.

CHARRIN a, d'ailleurs, bien montré qu'au cours de cette auto-intoxication les produits de sécrétion, sueur et sébum, qui s'éliminent par la peau, peuvent en s'altérant produire les lésions du tégument.

Traitement. — Il faut d'abord insister sur le repos absolu des régions affectées, et instituer le traitement de la cause dont le purpura paraît dépendre :

Le sulfate de quinine dans le purpura infectieux; le quinquina, le fer dans les purpuras cachectique et anémique; les hémostatiques s'il y a des hémorragies. Le chlorure de calcium est indiqué en raison de ses propriétés coagulantes.

Dans tous les cas une bonne hygiène, l'air de la campagne, une alimentation réparatrice, lait, pulpe de viande, vin, grogs, jus de citron, fruits, etc.

On prescrivait jadis les bains ferrugineux et aromatiques (ALIBERT).

U. ARCANGELI (de Rome) s'est servi deux fois avec succès du sérum gélatiné. On a proposé le sérum de cheval employé dans le traitement de l'hémophilie (WEILL).

CIANNI, BRUNO ATTINA, GUISEPPE TITO ont pratiqué des injections quotidiennes de 1 centimètre cube d'adrénaline au millième; DIEULAFOY l'avait déjà employée avec succès.

HUTINEL recommande avec raison de se défier des injections hypodermiques qui peuvent déterminer des hémorragies abondantes. De même HARVIER et MOSNY ont constaté le réveil d'un purpura rhumatoïde tuberculeux à la suite d'injections de tuberculine.

SCODA a employé avec succès la faradisation; MININE et BERESKIN, cités par MARITOUX (d'Uriage), se sont bien trouvés de la lumière de la lampe à incandescence de 50 bougies (verre blanc d'abord, bleu ensuite).

RHINOSCLÉROME (Hebra et Kaposi) (1)

Synonymie. — Sclérome.

Définition. — **Symptomatologie**. — C'est une affection rare, plus fréquente chez l'homme que chez la femme, attaquant habituellement le nez, la lèvre supérieure et les régions voisines, ordinairement d'une façon symétrique.

Elle se manifeste, consécutivement à un catarrhe nasal (Ducrey), par des plaques et des nodosités bien limitées qui infiltrent la peau, confluentes ou isolées, douloureuses à la pression, dures mais élastiques; le tégument est rouge ou conserve sa couleur normale; l'épiderme est lisse ou fissuré.

Par suite de l'induration et de l'épaississement des tissus qui augmentent peu à peu, les parois des narines se rapprochent (*voix nasonnée*), l'ouverture de la cavité buccale se rétrécit et la lésion finit par envahir la bouche, les gencives, le palais, le pharynx et le larynx.

Ces localisations amènent des troubles fonctionnels parfois très sérieux : gêne de la respiration, signes de congestion cérébrale.

Pronostic. — La maladie qui ne rétrocède jamais comporte donc un pronostic très grave, mais n'entraîne la mort qu'à très longue échéance, par broncho-pneumonie ou asphyxie laryngotrachéale.

Diagnostic. — Le diagnostic, en général facile, doit dans certains cas être fait avec la *syphilis*, le *lupus*, le *carcinome*, le *sarcome* et la *farcinose*.

---

(1) Maclaud a décrit une maladie particulière observée au Niger et dans le pays de Kong, appelée Goundou et Anakhré (gros nez), caractérisée par de grosses tumeurs ovoïdes, dures, indolentes, sans suppuration, siégeant de chaque côté du nez et faisant corps avec les os propres. Elles seraient dues à des lésions des fosses nasales provoquées par des larves de moustiques.

Nature. — On admet généralement qu'il s'agit d'une maladie de cause inconnue, due à un bacille découvert par V. Frisch en 1882.

Kaposi a trouvé comme lésion anatomique une infiltration dense de petites cellules dans le chorion et les papilles qu'il considère comme caractéristique du rhinosclérome.

Traitement. — Les divers traitements locaux dont le but était toujours la destruction partielle ou générale de la néoplasie ne semblent pas avoir donné jusqu'à présent de résultats satisfaisants.

Castex conseille avec l'extirpation un essai d'injection interstitielle de liqueur de Fowler, d'acide perosmique ou de sublimé à 1 p. 100 et Lang des injections d'acide salicylique à 5 p. 100.

Le cas échéant, nous aurions volontiers recours aux injections de thiosinamine.

Powloksky (de Kiew) a essayé les injections de rhinosclérine, extraite des toxines du bacille de Frisch, qui aurait tout au moins une certaine valeur diagnostique.

Milton J. Ballin a signalé un cas de guérison à l'aide des rayons X; de même S. Pollitzer qui a combiné cette méthode avec le traitement chirurgical.

RUPIA

Définition. — Le plus grand nombre des dermatologistes (français) sont d'avis qu'il ne faut plus considérer aujourd'hui le rupia comme une espèce nosologique distincte; ils désignent sous ce nom un processus ulcératif arrivé à la période croûteuse, dans lequel les croûtes, constituées par la concrétion d'un liquide jaune brun mélange de sérosité, de pus et de sang, qui distend l'épiderme sous forme de bulles d'abord, puis de pustulo-bulles, offrent un aspect spécial.

Symptomatologie. — Au fur et à mesure que la lésion produit une croûte entourée d'une aréole inflammatoire intense, elle évolue excentriquement de manière à former une série de croûtes de plus en plus larges, de telle sorte que la première est soulevée par la seconde, la seconde par la troisième, et ainsi de suite. Ces croûtes conchyliformes constituent une masse stratifiée d'un aspect particulier, d'une couleur grisâtre ou noirâtre et tombent spontanément si l'on n'intervient pas, au bout d'un temps pouvant varier entre deux et quatre semaines, laissant parfois des ulcérations à fond blafard, saignant, à bords épais et livides, sécrétant un liquide sanieux. Dans les deux cas, la lésion se termine soit par une macule rougeâtre, brunâtre, violacée, souvent déprimée, soit par une cicatrice brunâtre, suivant la nature ou l'intensité de l'ulcération qui lui a donné naissance.

L'éruption du rupia est généralement discrète et disséminée çà et là, mais procède par poussées successives.

On ne constate ordinairement que peu ou pas de douleur *loco dolenti*, mais l'éruption est souvent accompagnée de symptômes généraux, fièvre, amaigrissement, etc., dus à l'état de débilité de l'individu.

Étiologie. — Le rupia se rencontre, en effet, plus particulièrement chez les sujets cachectiques; on l'observe aussi dans certaines formes de syphilides. WEIR MITCHELL a signalé le *rupia persistant* dans l'hystérie.

Siège. — La maladie siège surtout aux membres inférieurs, aux cuisses et aux lombes.

Les auteurs qui décrivent le rupia comme entité morbide distincte en admettent trois variétés :

1° Le *rupia simplex* ;

2° Le *rupia proeminens* ;

3° Le *rupia escharotica* (*ecthyma gangreneux* de HARDY).

Traitement. — Le traitement interne a pour but de relever l'état du malade par des toniques appropriés.

(Pour le traitement local, voir l'article *Ecthyma*.)

SARCOMES CUTANÉS

Définition. — **Symptomatologie**. — La sarcomatose cutanée comprend des tumeurs ressemblant cliniquement au cancer et divisées actuellement en deux grandes classes :
    1° LES SARCOMES MÉLANIQUES ;
    2° LES SARCOMES NON MÉLANIQUES.

Le sarcome mélanique cutané primitif est rare, il débute ordinairement au niveau d'un nævus, par une petite tumeur sessile ou rarement pédiculée, dure et arrondie, ovalaire, grosse comme un pois environ, une noix au maximum, de couleur brunâtre, bleu foncé ou noirâtre (couleur d'encre noire, sépia, PERRIN). D'abord mobile, elle devient ensuite adhérente au tissu sous-jacent. Au bout d'un temps variable après le début de l'affection, se montrent d'autres tumeurs plus ou moins confluentes dont les unes s'atrophient et disparaissent, tandis que quelques-unes se ramollissent et s'ulcèrent. Peu à peu, le sarcome envahit les ganglions, les téguments, le tissu cellulaire sous-cutané ; la généralisation se complète, atteignant même les viscères, et le malade meurt dans la cachexie.

GIBSON, RICHET, GALLENGA, LAGRANGE (de Bordeaux) ont observé particulièrement le sarcome mélanique des paupières, forme très rare.

Les sarcomes non mélaniques comprennent :
    1° Le *sarcome localisé* ;
    2° Le *sarcome généralisé*.

Le sarcome localisé siège d'ordinaire aux extrémités, où il affecte la forme d'une tumeur ne dépassant pas un certain volume, parfois de couleur rouge, plus souvent de la couleur de la peau, rugueuse, quelquefois ulcérée, pouvant guérir sans récidive par le traitement chirurgical.

Suivant les caractères objectifs différentiels des tumeurs, H. HALLOPEAU et E. LEREDDE admettent, d'après UNNA, cinq variétés de sarcomes localisés (sarcomatose à distribution irrégulière) :

1° Sarcomes durs et blancs, type UNNA ; ce sont des sarcomes fuso-cellulaires et des fibro-sarcomes ;

2° Sarcomes durs et pigmentés, type PIFFARD ; ce sont les angiosarcomes et des angio-fibro-sarcomes ;

3° Sarcomes mous, type NEUMANN ; ce sont des sarcomes globo-cellulaires ;

4° Sarcomes gommeux, type FUNK-HYDE ; ce sont des sarcomes avec dégénérescence myxomateuse centrale ;

5° Sarcomes hypodermiques, type PERRIN ; ce sont des sarcomes globo-cellulaires.

Le sarcome non mélanique généralisé (*sarcomatose généralisée pigmentaire* ou *sarcome pigmentaire multiple idiopathique* de KAPOSI, *acrosarcome cutané télangiectoïde multiple* de UNNA, *sarcome idiopathique multiple hémorragique* de KAPOSI, *sarcomatose systématisée* d'H. HALLOPEAU et L.-E. LEREDDE) débute par les mains et les pieds sous forme de nodosités de la grosseur d'un grain de plomb ou d'une fève, d'un rouge brun ou bleu, disposées çà et là ou confluentes, formant des placards saillants et bosselés, déformant les régions épaissies et douloureuses. Peu à peu les tumeurs gagnent les avant-bras, les jambes, la face, le tronc ; les unes s'affaissent et disparaissent laissant à leur place des dépressions cicatricielles pigmentées ; d'autres se tuméfient, s'ulcèrent, mais toujours superficiellement. Enfin, au bout de plusieurs années (de trois à cinq) surviennent des symptômes généraux : fièvre, diarrhée, hémoptysie, etc., auxquels succèdent le dépérissement et la mort.

Dans la forme hémorragique les tumeurs sont riches en vaisseaux, qui se rompent à l'intérieur des tumeurs.

Elles envahissent même les muqueuses du palais, des fosses nasales, du larynx, de la trachée, etc. ; les ganglions restent généralement indemnes ; toutefois dans la forme décrite par H. HALLOPEAU et JANSELME sous le nom de *sarcome lymphangiomateux hémorragique*, les tumeurs envahissent les ganglions « qui semblent faire obstacle à leur dissémination ; elles offrent dans leur mode de distribution, leur caractère et leur évolution, les plus grandes analogies avec les lymphangites tuberculeuses nodulaires ».

Diagnostic. — L'affection, limitée aux extrémités, ressemble à la *syphilis*, à la *lèpre*, au *lupus*, dont elle est difficile à distinguer.

Les *gommes cutanées* donnent rapidement lieu à des ulcérations irrégulières de forme, à bords fermes et taillés à pic.

Les *fibromes*, mous, ne s'ulcèrent jamais non plus que les *névromes* et les *tubercules sous-cutanés*, douloureux; dans les deux cas, l'intensité de la douleur et l'hypersensibilité assurent le diagnostic.

Les tumeurs du *mycosis fongoïde* ont été généralement précédées d'éruptions diverses.

Les *épithéliomes* siègent d'ordinaire à la face, leurs bords en ourlet dur, leurs perles épithéliales ne se rencontrent pas dans le sarcome.

Enfin, citons après PERRIN et H. HALLOPEAU et L.-E. LEREDDE, comme maladies capables d'arrêter le diagnostic : les tumeurs de la *ladrerie*, les nodosités de la *lèpre*, les tumeurs du *xanthome*, les *myxomes* de la peau, la *chéloïde* sous-cutanée d'HUTCHINSON.

D'ailleurs J. GORGON a montré « qu'à côté des groupes désormais fixés, il reste bien des observations non dénuées d'intérêt qu'on peut provisoirement classer sous l'étiquette d'épithéliomatose et de sarcomatose mélaniques cutanées ».

Pronostic. — Le pronostic est fatalement mortel.

Traitement. — Le traitement chirurgical est inutile dans la sarcomatose cutanée généralisée, les tumeurs ont toujours récidivé.

DEFONTAINE a constaté une guérison, après l'ablation radicale, dans un cas de sarcome localisé récidivant. AUFFRET (de Brest) a également signalé un cas analogue.

On a essayé des injections interstitielles de naphtol camphré et des injections hypodermiques de liqueur de FOWLER coupée par moitié d'eau à la dose de 2 à 9 gouttes par jour, suivies dans deux cas de la guérison (KÖBNER et SHATTUCK).

RICHET et HÉRICOURT ont essayé le sérum anti-cancéreux.

A l'intérieur, PETRINI donne l'arséniate de soude associé au bicarbonate.

D'après LEGRAIN (de Bougie) les médecins indigènes d'Algérie guérissent les tumeurs sarcomateuses par l'application de goudron arabe extrait de plusieurs arbustes, du genévrier principalement.

SCLÉRÈME DES NOUVEAU-NÉS (Chaussier)

Synonymie. — Induration des tissus cellulaires des nouveau-nés. — Algidité progressive (Hervieux). — Décrépitude ou athrepsie infantile (Parrot).

Symptomatologie. — Marche. — Siège. — Le sclérème des nouveau-nés, bien distingué par Parrot, est caractérisé par une rigidité toute spéciale de la peau débutant par les membres inférieurs et envahissant rapidement tout le corps.

Le tégument est induré, rigide, tantôt blanc, tantôt rouge, tantôt livide, froid au toucher ; l'affection est précédée et accompagnée de symptômes athrepsiques auxquels succombe bientôt (entre le second et le dixième jour) le petit malade, atteint généralement dans les premiers jours de la vie.

Traitement. — En présence d'un cas semblable, il faut employer les lotions chaudes, les frictions et le massage (L.-A. Duhring, Legroux), réchauffer le corps artificiellement ou au moyen de la couveuse (Bonnaire, Clémentovsky, de Moscou). On a publié un cas de guérison obtenu par les frictions mercurielles (A. Money).

A recommander aussi les inhalations d'oxygène.

SCLÉRODERMIE (Elie Gintrac)

Synonymie. — Sclérémie (Alibert). — Sclérème des adultes (Thirial). — Chrorionitis. — Sclérosténose cutanée (Forget). — Cutis tensa chronica (Fuchs). — Kéloïdes d'Addison. — Eléphantiasis scléreux (Ramussen). — Sclérème cutané cicatrisant (Wernicke). — Sclerosis telæ cellulosæ et adiposæ (Wilson). — Dermato-scléroses (E. Besnier).

Définition. — Cette affection est caractérisée par une induration toute spéciale de la peau et souvent des tissus sous-jacents, pouvant aboutir à une atrophie plus ou moins complète de ces tissus :

On en décrit trois formes :

1° La SCLÉRODERMIE GÉNÉRALISÉE (*sclérémie* d'ALIBERT, d'E. BESNIER et A. DOYON);

2° La SCLÉRODERMIE PARTIELLE OU CIRCONSCRITE : *morphée*, *sclérodermie en plaques* et *sclérodermie en bandes* (*sclérodermie* d'E. BESNIER et A. DOYON);

3° La SCLÉRODACTYLIE DE BALL (*sclérodermie diffuse symétrique*).

SCLÉRODERMIE GÉNÉRALISÉE OU DIFFUSE

Synonymie. — OEdématie concrète de DOUBLET. — Sclérodermie œdémateuse de HARDY. — Sclérodermie généralisée diffuse progressive des adultes. — Sclérème des adultes de THIRIAL.

Symptomatologie. — La sclérodermie généralisée, affection relativement rare (1), est constituée à sa période d'apogée (*période œdémateuse*) par un état tout spécial des tissus, rigides et résistants, qui sont gonflés comme par une sorte d'œdème dur; ils sont tendus, luisants, sans mobilité ni souplesse, « offrant une consistance pierreuse ». La peau est froide, blanchâtre, résistant sous la pression du doigt; plus tard elle est rétractée, éraillée, le malade éprouve une sensation de tension; la sensibilité tactile est conservée, le toucher est quelquefois même douloureux. Les altérations tégumentaires existent symétriquement et le tégument sain se continue insensiblement avec le tégument malade.

Cet état est généralement précédé d'une période prodromique pendant laquelle existent des troubles de la sensibilité décrits par E. VIDAL : algidité, asphyxie locale, phénomènes pré-sclérodermiques comprenant encore des troubles vaso-moteurs, des sensations de chaleur, de froid, de prurit, des douleurs diverses dans les muscles, les nerfs, les articulations.

Marche. — Le début est quelquefois brusque (*forme aiguë*), mais la maladie apparaît ordinairement d'une façon progressive;

(1) LEWIN n'a pu en réunir que trois cent cinquante cas (MENDEL).

la marche et l'évolution peuvent dans certains cas être rapides ; généralement, cependant, l'affection marche lentement. La maladie peut rester stationnaire ou rétrocéder : le plus souvent elle continue à évoluer d'une façon très lente mais progressive jusqu'à ce que le malade finisse par succomber dans le marasme ou à une complication viscérale.

Siège. — L'affection atteint d'ordinaire la face et la moitié supérieure du corps, moins souvent les membres inférieurs ; elle peut envahir tout le corps.

A la face, le visage est absolument sculptural, impassible, dur (*masque sclérodermique*) ; les tissus sont collés au squelette et comme atrophiés (*période atrophique*), d'où résulte une gêne parfois considérable pour les diverses fonctions, parole, alimentation, etc. ; les larmes s'écoulent continuellement des paupières immobilisées.

Aux mains, les doigts, effilés et amincis, ressemblent à des baguettes rigides ou crochues.

Ces lésions tégumentaires peuvent s'accompagner et s'accompagnent souvent de troubles de vascularisation ou de pigmentation (parfois généralisée, Nothnagel), hyperchromies et dyschromies ; celles-ci peuvent être diffuses, linéaires, ponctuées (*vitiligo ponctué* de Féréol) ; dans certains cas surviennent des gangrènes des doigts (*sclérodermie mutilante*).

Pronostic. — La sclérodermie généralisée, tant en raison des troubles qu'elle engendre, que du peu d'empire qu'ont sur elle les médications, comporte un pronostic mauvais.

Diagnostic. — Rien ne ressemble à la sclérodermie généralisée sinon le *myxœdème* à la période œdémateuse ; mais les autres signes : disparition du corps thyroïde, troubles intellectuels dans cette dernière affection éclaireront le diagnostic.

SCLÉRODERMIE LIMITÉE

La sclérodermie limitée comprend deux grandes classes :

1° La *sclérodermie en plaques* ;

2° La *sclérodermie en bandes*.

La première se divise en plusieurs variétés ; la *sclérodermie*

en plaques, la *morphœa alba atrophica* et surtout la *morphée*
(*morphœa alba plana*).

MORPHÉE (Erasmus Wilson)

(Voy. la planche XLIII.)

Synonymie. — Sclérémie partielle d'Alibert. — Kéloïde vraie
d'Addison. — Chéloïde blanche de Bazin.

Symptomatologie. — La principale caractéristique de cette
forme de sclérodermie est la coloration spéciale de ses plaques.

Au début, ce sont de petites taches, en général planes (*morphœa alba plana*), quelquefois saillantes (*morphœa tuberosa*), rosées ou d'un violet pâle, mauve, parfois foncées (*morphée noire*), rondes, ovales ou irrégulières, d'une étendue
variable, en général de quelques centimètres de diamètre. Les
taches s'agrandissent peu à peu en se décolorant par places
isolées au centre et, lorsqu'elles ont atteint tout leur développement, elles présentent un aspect absolument typique.

La plaque, bien délimitée, offre à étudier deux parties distinctes, la partie centrale et la partie périphérique.

Sur la première qui constitue presque toute l'étendue de la
plaque, la peau est de couleur blanche, blanc jaunâtre ou jaune
brunâtre, ressemblant à de l'ivoire jauni; elle est épaissie, indurée, comme lardacée (*morphœa lardacea* d'Erasmus Wilson),
brillante et lisse ou légèrement squameuse; le système pileux
est atrophié pouvant au cuir chevelu faire penser à la *pelade*;
les sécrétions sont amoindries ou disparues; la sensibilité est
plus ou moins atteinte.

La partie périphérique, qui entoure la première à la manière
d'un cadre, forme une zone pigmentaire plus ou moins foncée,
une sorte de ruban périphérique d'une couleur violacée particulière, lilas un peu bleuâtre (*lilac-ring* des Anglais); cet anneau
se détache souvent sur une peau plus pigmentée que normalement, parfois sur une étendue considérable par rapport à celle
des plaques décolorées (H. Hallopeau et Brodier).

Il existe rarement de la douleur, quelquefois des fourmille-

ments, d'autres fois un prurit intense et persistant (H. HALLO-
PEAU et BRODIER),au niveau des plaques.

Celles-ci sont souvent multiples, ordinairement au nombre
de deux ou trois; elles peuvent être unilatérales, symétriques,
zoniformes.

Siège. — La morphée se développe plus particulièrement
au cou, au front, à la poitrine, à l'abdomen, aux bras, aux
cuisses.

Dans certains cas, elle se cantonne à la moitié du corps (*hé-
mi-sclérodermie* NEUMANN) ou de la face (*hémi-drophie faciale
progressive*).

Marche. — Après être resté stationnaire plus ou moins
longtemps, le cercle lilas pâlit et s'efface peu à peu; il se produit au niveau de la plaque un processus atrophique accompagné parfois de petites exulcérations, au cours duquel, après
une desquamation épidermique, le derme redevient souple,
mais aminci et atrophié; la plaque prend alors l'aspect d'une
cicatrice déprimée, sèche et glabre, entourée d'une zone pigmentée plus ou moins foncée. Dans certains cas, la tache s'efface spontanément, d'une façon complète, sans laisser ni cicatrice ni parfois même aucune trace pigmentaire.

Pronostic. — Le pronostic ici n'est donc pas grave.

MORPHOEA ALBA ATROPHICA

Dans cette variété de morphée l'état cicatriciel est non secondaire, mais primitif.

SCLÉRODERMIE EN PLAQUES (VIDAL, PAUTRY)

Les plaques de cette forme de sclérodermie sont toujours très
nombreuses, se réunissent facilement de façon à envahir la
presque totalité des téguments; la peau est de couleur blanche,
déprimée, plissée, mate, sans anneau périphérique lilas; les
plaques sont quelquefois saillantes, chéloïdiques même (*plaques*

chéloïdiennes) formant parfois de véritables bourrelets cicatriciels, *pseudo-chéloïdes scléreuses* d'E. Besnier et A. Doyon,
coïncident avec d'autres lésions de la sclérodermie et sont
accompagnées de taches dyschromiques.

Pronostic. — Le pronostic est généralement favorable.

SCLÉRODERMIE EN BANDES

Ici les lésions se montrent sous forme de traînées rubanées,
de bandes allongées dans le sens du grand axe des membres ou
du tronc ; elles sont quelquefois annulaires, entourant un doigt
ou même un membre entier ; elles peuvent être déprimées ou
élevées, plus ou moins superficielles (*plaques parcheminées,
stries parcheminées, vergetures scléreuses* d'E. Besnier et
A. Doyon).

SCLÉRODACTYLIE (Ball, H. Hallopeau, Charcot)

Synonymie. — Sclérodermie dactylée. — Sclérème cicatrisant
de Wernicke.

Localisée souvent aux extrémités supérieures et débutant par
des troubles circulatoires divers : engelures persistantes, asphyxie locale des extrémités (Grasset et Apolinaris), la sclérodactylie présente une altération particulière des troisièmes
phalanges, atrophiées et détruites en partie ; les tendons des
fléchisseurs, contractés en permanence, coudent la dernière
phalange sur la seconde à angle droit. La peau, indurée, adhère
au squelette ; elle est violette et présente souvent des exulcérations tournioliformes ; les ongles sont détruits en grande partie.

Pronostic. — Cette forme est grave en raison des mutilations qu'elle provoque, et ne guérit jamais, entraînant la mort
par sa généralisation ou des manifestations viscérales.

Diagnostic. — La sclérodermie diffère de la *lèpre* par sa généralisation toujours moins grande; de plus, la lèpre se reconnaîtra à ses tubercules, ses ulcérations, ses troubles de la sensibilité.

Dans le *vitiligo*, on constate à la fois une zone hyperchromique et une zone achromique, ce qui n'existe pas dans la sclérodermie.

L'asphyxie locale des extrémités [variété de *sclérodactylie* pour certains auteurs (FAVIER)], ne comporte pas, comme la sclérodactylie, l'atrophie des phalanges; il n'existe pas de flexion des doigts; la peau, non altérée, est lisse et non adhérente au tissu osseux; par contre, les troubles circulatoires sont plus accentués : cyanose des doigts, des oreilles, du nez, avec un abaissement marqué de la température.

La *gangrène des extrémités* ressemble beaucoup à la sclérodactylie; mais, dans la première de ces deux affections, on constate une mortification et une chute complète des phalanges et non une atrophie spontanée et successive.

Le *rhumatisme noueux* déforme les doigts d'une manière caractéristique et consécutivement à des arthrites chroniques et sans sclérose de la peau.

Ce dernier signe différencie également la sclérodermie de la *syringomyélie* dans laquelle la déformation est due à l'atrophie musculaire.

L'érythromélalgie de WEIR MITCHELL se distingue de la sclérodactylie par ses accès douloureux et ses phénomènes artériosoveineux avec sensibilité intacte ou même exagérée.

La sclérodermie en plaques pourrait être confondue avec *l'aplasie lamineuse* de la face, mais celle-ci est unilatérale et la peau reste mobile sur les tissus sous-jacents.

La morphée diffère de la *chéloïde* d'ALIBERT en ce que dans cette dernière, la saillie munie de prolongements variés est toujours plus ou moins considérable, la peau ordinairement colorée en rouge, est d'aspect cicatriciel..., et du *cancer*, qui d'ailleurs forme tumeur, par son évolution tout autre.

Dans le *lupus érythémateux*, toujours plus généralisé, les plaques cicatricielles n'ont pas la teinte jaune des plaques sclérodermiques et sont presque toujours encadrées d'un bord rouge.

Enfin, dans le *lichen plan* atrophique de KAPOSI, *lichen plan scléreux* d'H. HALLOPEAU, les plaques décolorées et irrégulières présentent une surface quadrillée spéciale.

Mentionnons, après H. HALLOPEAU et L.-E. LEREDDE, les cas

rares de *périphlébite* (G. Thibierge) ou de *tissus sclérosés* d'ulcères variqueux qui pourraient prêter à confusion ; de même que certains *œdèmes durs* et *localisés* comme les *œdèmes durs* et *élastiques* des paupières et de la lèvre supérieure.

Il nous paraît difficile de confondre la sclérodermie avec la *maladie d'Addison* (1), le *myxœdème*, l'*éléphantiasis*, affections que certains auteurs (Ramüssen) ont considérées comme des variétés de sclérodermie.

On ne confondra pas non plus la sclérodermie avec les diverses *cicatrices de la syphilis, des brûlures, de la tuberculose*, mais il est bon d'avoir présente à l'esprit la variété de cicatrice tuberculeuse sclérodermique dont Milian fait une *scléro-tuberculose cutanée*.

Quoi qu'il en soit « la sclérodermie étant une affection rare, le diagnostic en sera toujours ambigu pour ceux qui n'auront pas eu l'occasion d'en observer quelques types ». (E. Besnier et A. Doyon.)

Étiologie. — Pathogénie. — La sclérodermie peut se développer à tous les âges ; on l'observe plus souvent chez les femmes, attribuée aux troubles menstruels, (Thirial) que chez les hommes, avec un maximum de fréquence de vingt à quarante ans ; on a dit qu'elle était plus fréquente chez les nerveux et les rhumatisants (Verneuil).

On a également incriminé certaines infections : fièvres éruptives, dothiénenthérie, paludisme, syphilis et certaines intoxications, saturnisme, alcoolisme.

Une observation avec autopsie de Roux tendrait à prouver que la sclérodermie peut être sous la dépendance d'une lésion du corps pituitaire. On la considère actuellement comme une trophonévrose (Spillmann, Rabl, Machtou).

Brissaud, pour expliquer les lésions dont la topographie ne répond ni à des territoires nerveux, ni à la répartition du système vasculaire normal, invoque la théorie métamérique (Drouin).

Le traumatisme avec lésions artérielles semble aussi avoir déterminé certaines sclérodermies en plaques.

Dans une observation d'Hallopeau et Nazare Aga les trou-

---

(1) Heller, Eulenburg, P. Guttmann, Nothnagel, ont appelé l'attention sur la combinaison de la sclérodermie avec la maladie d'Addison.

bles locaux vaso-moteurs paraissaient jouer un rôle prépondérant dans la genèse de l'affection. C'est ainsi qu'une plaque de
morphée présentait la particularité d'être fortement hyperémiée
le matin, puis de pâlir et de s'indurer dans la journée. D'autre
part elle était le siège d'une sécrétion sudorale exagérée.

On a noté l'état sclérodermique dans la myopathie progressive (BALLET et DELHERM), dans la maladie de PARKINSON
(FRENKEL, ROBERT RECLING).

Pour G. THIBIERGE, la sclérodermie est loin d'être une simple
affection de la peau mais elle doit, au contraire, être considérée
comme un processus morbide plus général et plus élevé dont
la nature et les causes nous échappent encore.

La sclérodermie peut être congénitale, témoin DOMINIQUE CAS-
TAGNA, l'homme-momie.

Anatomie pathologique. — D'après MÉRY, la « sclérodermie est, au point de vue anatomo-pathologique, constituée
par une sclérose du derme accompagnée d'altérations vasculaires (endopériartérite) considérables et fréquentes. Les lésions des nerfs périphériques y sont beaucoup plus rares. On
retrouve, chez les malades atteints de sclérodermie, le même
processus scléreux, les mêmes altérations vasculaires dans
d'autres organes : muscles, myocarde, utérus, poumons, reins.

Les altérations vasculaires jouent dans la sclérose de la peau
le même rôle que dans les scléroses viscérales; elles forment
la lésion primitive qui entraîne la sclérose à sa suite et sont le
lien anatomique commun de toutes les scléroses cutanées.

Elles reconnaissent, elles-mêmes, des causes variées, ce qui
explique la diversité d'origine des sclérodermies.

Un premier groupe (sclérodermies généralisées) comprend
les cas qui ont été rattachés au rhumatisme, et qui sont, peut-
être, de nature infectieuse.

Le deuxième groupe renferme surtout les sclérodermies
localisées qui sont sous la dépendance d'altérations nerveuses
(ataxie, trophonévrose).

On peut enfin voir la sclérose de la peau à la suite de l'arté-
riosclérose généralisée, et des lésions traumatiques des artères.

Traitement. — Actuellement, on prescrit dans le traitement de la sclérodermie, outre une hygiène appropriée (exercice, précautions contre le refroidissement, port de la flanelle),

tous les agents modificateurs du système nerveux, soit internes : bromures, valérianates, ergotine, belladone, etc., soit externes : hydrothérapie, courants continus, la révulsion le long du rachis, à l'aide de pointes de feu au niveau des points d'émergence des filets innervant la région malade.

En outre, il faudra donner le traitement constitutionnel appliqué à chacun : aux arthritiques, le bicarbonate et le salicylate de soude, les sels de lithine ; aux artérioscléreux, l'iodure et principalement l'iodure de sodium ; aux débilités, l'arsenic, le fer, le quinquina, l'huile de foie de morue.

Comme médicaments spéciaux on a recommandé les purgatifs, les diurétiques, les sudorifiques ; enfin avec quelque succès le salol (A. PHILIPPSON, de Hambourg) ; les inhalations d'oxygène (BARTHÉLEMY).

GRUNERT (de Brême) aurait obtenu des résultats satisfaisants de l'emploi de la thiosinamine.

MÉNÉTRIER et LOUIS BLOCH, dans un cas de sclérodermie généralisée, ont constaté une amélioration considérable par le traitement thyroïdien ; de même de BEURMANN (dans un cas de sclérodermie en placards), OSLER, FRIEDHEIM, SACHS, ARCHANGELI, MORELLI, etc.

On a donné les bains sulfureux et prolongés (HARDY, L. BROCQ), les bains iodés (KAPOSI), les bains salins (SCHÜTTE, de Berlin), les bains de vapeur (E. BESNIER et L. BROCQ), les bains de boues ferrugineuses (E. BESNIER) comme celles de Saint-Amand-les-Eaux.

On peut envoyer les malades à Ax, Aix, Barèges, Bagnères-de-Bigorre, Cauterets, Luchon, Saint-Honoré, etc.

Localement on conseille les pommades à l'aconit, à l'iodure de potassium, les emplâtres résolutifs, mercuriels de préférence, l'eau chaude (ROSENTHAL), le massage (SCHÜTTE, KAPOSI), excellent (E. BESNIER, L. A. DUHRING, BARTHÉLEMY), l'électricité : bains électriques, courants continus (J. A. ESTÈVES, A. DUHRING, H. HALLOPEAU et NAZARE AGA, ERB, BALZER), — leur action sur les tissus scléreux et cicatriciels a été nettement mise en évidence par STÉPHANE LEDUC), — l'électrolyse (L. BROCQ), en particulier dans la sclérodermie en bandes (1) et la morphée (G. THIBIERGE emploie un peigne électrique spécial).

(1) Voici les conclusions de l'auteur :
1° L'action efficace de l'électrolyse lui a paru incontestable ;
2° Il faut se défier de l'action sclérosante de l'électrolyse dans les

Bouveyron, de Lyon, H. Hallopeau ont utilisé la faradisation. Danlos a vu des résultats encourageants dus au bain hydro-galvanique; Antony également; E. Gaucher aussi, mais avec le bain hydro-faradique.

On a utilisé les courants de haute fréquence (Barthélemy), les décharges statiques de haut potentiel et de grand débit (Boisseau du Rocher).

J. Rivière a employé les bains thermo-lumineux.

Enfin Debove s'est montré satisfait de l'emploi des pulvérisations de chlorure de méthyle.

SÉBORRHÉE

Synonymie. — Stéatorrhée. — Séborrhéides de Audry, L. Brocq, H. Hallopeau. — Dermatose de Unna.

Définition. — Le groupe des séborrhées (dans lesquelles, d'après R. Sabouraud, on trouve *toujours* (1) le micro-bacille de la séborrhée), de création récente, englobe un grand nombre d'affections de la peau et du cuir chevelu décrites pendant longtemps sous les noms les plus divers. C'est à Hebra et à Unna que l'on doit d'avoir étudié, sous ce titre, *les diverses maladies dues à des anomalies de sécrétion des glandes séba-cées ou sudoripares.*

sclérodermies en plaques; il faut, chez ces malades, tâcher de limiter, autant que possible, l'action de l'aiguille électrolytique aux seuls tis-sus sclérosés et, par suite, enfoncer l'aiguille très obliquement, pres-que parallèlement à la surface de la peau;

3° L'électrolyse agit dans ces cas à distance et nullement par son action destructive; il faut, par suite, tâcher d'obtenir l'action électro-lytique avec le minimum possible de destruction, faire passer des courants faibles, ne laisser agir l'électricité qu'un temps relativement court sur chaque point, et multiplier les piqûres à chaque séance.

(1) Darier, qui a trouvé le microbacille de Sabouraud dans tous les cas de séborrhée, n'ose cependant affirmer qu'il est l'agent pathogène, car les alopécies dues au staphylocoque ressemblent à celles de Sa-bouraud, et le microbacille se rencontre chez des sujets abondam-ment pourvus de cheveux.

Pour Barbe également l'alopécie séborrhéique n'est ni microbienne ni contagieuse.

Pour H. Hallopeau, ces anomalies, dues à l'abus des aliments gras et féculents, consistent en un défaut d'équilibre entre la combustion et la production des matières grasses.

On a décrit les séborrhées sèches, concrètes, huileuses, circinées, des régions glabres, pileuses.

L. Brocq classe les séborrhées sous quatre types, de la façon suivante ;

Premier type : Séborrhées sèches, — forme pityriasique, comprenant le pityriasis simplex capillitii et le pityriasis simplex des parties glabres.

Deuxième type : Séborrhées concrètes, — forme croûteuse, comprenant les croûtes graisseuses du cuir chevelu et celles des parties glabres divisées elles-mêmes en deux variétés : la variété *diffuse*, coïncidant souvent avec la séborrhée concrète du cuir chevelu et la variété *circonscrite* qui doit être séparée des séborrhées vraies et qui comprend les verrues plates séborrhéiques, l'acné sébacée concrète.

Troisième type : Séborrhées huileuses, — forme fluente, hyperidrose huileuse du cuir chevelu et de la face.

Quatrième type : Eczéma séborrhéique, — forme figurée, eczéma séborrhéique figuré du cuir chevelu, du thorax et des grands plis articulaires.

Cliniquement, ce qui importe plus, ce sont les localisations de la séborrhée qui atteint souvent simultanément le cuir chevelu, la face et le thorax (la séborrhée généralisée des Allemands est une xérodermie).

Au point de vue pratique, il y a lieu d'étudier trois formes de séborrhée :

1° La séborrhée sèche ;

2° La séborrhée huileuse ;

3° L'eczéma séborrhéique.

Ces formes ont une symptomatologie un peu différente suivant qu'on les envisage au cuir chevelu ou sur les régions glabres.

SÉBORRHÉE SÈCHE SQUAMEUSE FURFURACÉE

A. — SÉBORRHÉE SÈCHE DU CUIR CHEVELU.

Synonymie. — Seborrhæa sicca. — Pityriasis capillitii. — Alopécie pityrode furfuracée de PINCUS. — Acné sébacée sèche de CAZENAVE. — Séborrhée sèche de HEBRA. — Séborrhée pityriasiforme d'E. BESNIER. — Variété squameuse de l'eczéma séborrhéique de UNNA. — Pityriasis simplex de VAN HARLINGEN. — Eczéma pityroïdes ou furfuracé de TENNESON.

Définition. — Symptomatologie. — Désigné communément sous le nom de pityriasis, sans qualificatif, ce genre de séborrhée est caractérisé par une desquamation épidermique généralement abondante du cuir chevelu et parfois de la barbe et des sourcils. Ces squames, blanches ou grises, sèches et cassantes, parfois un peu grasses, sont extrêmement fines, furfuracées, quelquefois lamelleuses; elles tombent en général facilement sous forme d'une poussière qui recouvre les cheveux et le col des habits, ainsi que les épaules.

Une démangeaison plus ou moins intense accompagne cette production de squames dont la chute est accentuée par le grattage.

Le cuir chevelu ne paraît pas malade; toutefois, au cours de cette affection, les cheveux tombent en assez grande abondance (*effluvium capillorum*), parfois pour ne plus repousser (*séborrhée dépilante*).

Dans certains cas se produit une dépilation considérable des sourcils, de la barbe, des aisselles et du pubis; l'affection, disent II. HALLOPEAU et L.-E. LEREDDE, mérite alors le nom de *séborrhéide décalvante aiguë*.

Pronostic et diagnostic. — C'est une affection tenace dont le diagnostic avec l'*eczéma* est parfois difficile; on s'en tiendra facilement au diagnostic de séborrhée sèche s'il n'y a pas trace d'eczéma ailleurs, s'il n'y a pas de croûtes, si la région malade ne suinte pas ou n'a pas suinté, et aussi si le système pileux paraît malade.

Le *psoriasis* et le *favus pityriasiques* demandent aussi par-

fois un examen attentif; de même que la *trichophytie* qui se
reconnaît à ses cheveux cassés; quant à l'*ichtyose*, nous ne
l'avons jamais vue localisée au cuir chevelu et l'examen du
corps lèvera tous les doutes.

La séborrhée sèche aboutit presque toujours à la calvitie. Il
n'existe aucune relation entre l'abondance de la séborrhée et
l'intensité de l'alopécie. La séborrhée peut être minime et aboutir à une alopécie très grave (TENNESON).

B. — SÉBORRHÉE SÈCHE DES PARTIES GLABRES.

Symptomatologie. — Cette forme est fréquente au visage
chez les enfants et les jeunes femmes (*dartres farineuses vulgaires, dartres furfuracées, volantes*, etc.), et dans la barbe,
chez les individus du sexe masculin.

Elle se présente sous la forme de petites taches plus ou moins
irrégulières ou arrondies (*séborrhéide circinée* de L. BROCQ).
blanches, grises ou jaunâtres, desquamant soit spontanément,
soit sous le grattage.

Souvent il n'existe aucun phénomène subjectif concomitant;
parfois on constate un peu de chaleur et de démangeaison.

Étiologie. — Chez les enfants, on l'observe surtout au
moment des poussées de la dentition: chez les femmes, l'affection peut revenir périodiquement au printemps et à l'automne.

Pronostic. — La séborrhée sèche est souvent tenace et
quelquefois irritable.

Dans un cas observé par TH. GOUREAU elle avait occasionné
l'atrésie du conduit auditif externe.

Diagnostic. — Cette forme pourrait parfois être confondue
avec la *trichophytie* cutanée; outre l'examen miscroscopique,
toujours utile, on se rappellera que les placards de la séborrhée
sèche n'ont pas la marche excentrique de la trichophytie dont
les contours sont plus nets, la surface plus grande et les bords
couverts de vésicules et de papules.

Aux commissures des lèvres, certaines *syphilides* secondaires
ressemblent à la séborrhée sèche, mais leur contour est ordinairement plus nettement circulaire.

SÉBORRHÉE HUILEUSE OU ADIPEUSE
OU OLÉAGINEUSE

Synonymie. — Stéatorrhéc. — Stéarrhée. —Séborrhagie.

Ce type est dû probablement à l'hypersécrétion commune des glandes sébacées et sudoripares et se présente sous deux formes distinctes : la forme fluente et la forme concrète.

A. — FORME FLUENTE.

Synonymie. — Écoulement graisseux. — Peau onctueuse. — Fluxus sebaceus. — Acné sébacée fluente de CAZENAVE. — Acné sébacée liquide ou huileuse d'E. BESNIER et A. DOYON. — Seborrhœa oleosa seu adiposa de HEBRA et KAPOSI. — Hyperidrose huileuse de L. BROCQ. — Séborrhée grasse de R. SABOURAUD.

La forme fluente est caractérisée par la production toujours renouvelée d'une couche huileuse et grasse qui se dépose à la surface de la peau.

Symptomatologie. — La couche huileuse est plus ou moins abondante; chez certains malades, il faut, pour la déceler, appliquer sur la région atteinte un morceau de papier à cigarette sur lequel on voit se développer un semis de points graisseux correspondant aux orifices glandulaires; ceux-ci sont dilatés, béants, plus apparents qu'à l'état normal; ils donnent au tégument l'aspect d'une peau d'orange et l'on peut voir sourdre à leur niveau une petite gouttelette de liquide. La région malade est grasse, brillante, sale par suite des poussières qui s'y attachent (*seborrhœa nigricans* des paupières de NÉLIGAN et WILSON; *blépharomélæna*, LARA).

La peau peut avoir conservé sa coloration ordinaire; généralement, elle est rouge, comme épaissie et enflammée, souvent couverte de manifestations acnéiques.

On n'observe aucune sensation de démangeaison ou de cuisson, parfois quelques picotements, et souvent une odeur fade, quelquefois fétide.

Siège. — Cette forme siège le plus ordinairement au visage et est particulièrement fréquente sur les parties latérales du nez, sur les joues, le front, les tempes et le menton; on la rencontre aussi au cuir chevelu, aux parties génitales de l'homme (gland, face interne du prépuce, sillon balano-préputial, *smegma preputii*) et de la femme (petites lèvres et clitoris); elle peut d'ailleurs envahir tout le tégument.

Étiologie. — La séborrhée huileuse se montre surtout chez les jeunes strumeux et, au cuir chevelu, chez les gens à chevelure noire.

Funck (de Varsovie) a noté, chez les chlorotiques, la fréquence de la séborrhée en plaques, symétriquement répartie sur les joues, plus rarement sur le front.

Hillairet pensait qu'elle pouvait être sous la dépendance d'altérations du système nerveux; il incriminait également la syphilis comme étant une des causes générales les plus puissantes de cette affection.

L. Jacquet et Gabriel Jacques ont démontré l'influence des troubles digestifs en particulier de la fonction hépatique (chez les buveurs) sur l'état oléiforme de la peau.

Pronostic. — Elle ne constitue qu'une affection sans gravité, exception faite de sa durée et de sa ténacité qui, chez les adultes, cause fréquemment l'alopécie prématurée, parfois complète dès l'âge de vingt-cinq ans (crâne hippocratique).

B. — Séborrhée concrète.

Cette forme peut accompagner la séborrhée huileuse, lui succéder ou exister séparément.

Symptomatologie. — Elle se présente sous l'aspect de croûtes formant des placards adhérents au tégument. Ces croûtes, constituées par un mélange de matière sébacée et de squames, couvrent le cuir chevelu d'une couche de crasse, plus ou moins sèche (très sèche, c'est la *séborrhée crayeuse* d'Hillairet) et dure ou graisseuse, jaunâtre, analogue à la cire (*croûtes* de lait, *crasse de tête, touzet* (vulgo) ; chez les adultes, où elle, dépasse souvent le cuir chevelu, la séborrhée forme des plaques brillantes, feuilletées, amiantacées ; au-dessous, la peau est humide, lisse, couverte d'une pellicule brillante au bout d'un instant, ou rouge et facilement excoriée, ou encore eczémateuse ; les cheveux viennent facilement.

Sur les téguments, la séborrhée est plus ou moins étendue ; chez les nouveau-nés elle peut être généralisée (*vernix caseosa du fœtus, desquamatio, exfoliatio epidermidis neonatorum, ichtyose congénitale* de quelques auteurs, *ichtyose sébacée* ou *séborrhée squameuse des nouveau-nés* de KAPOSI ; *cutis testacea*) ce vernis, par suite de la tension qu'il détermine, donne lieu à des fissures douloureuses de la peau. Celle-ci est brillante, d'une couleur rouge brunâtre, ressemblant à du lard rôti (HEBRA).

Cet état, d'après KAPOSI, serait passager et curable. Pour JACQUET et RONDEAU, le vernix caseosa, l'hérédo-séborrhée serait une des phases de la période de puberté embryonnaire absolument analogue à celle des adolescents.

Chez les vieillards, la séborrhée consiste en petits disques arrondis, aplatis, légèrement saillants, d'une couleur allant du gris jaunâtre au gris noirâtre, siègeant plus particulièrement au cou et au tronc (*verrues plates séborrhéiques des vieillards*) ; ou bien, ce sont de petites plaques croûteuses, épaisses, rouges, noirâtres, sales, irrégulières, mais à bords nettement limités, siégeant au visage (paupières, nez, tempes, etc.), et sous lesquelles le derme saigne avec facilité (*acné sébacée concrète*). Cette forme comme le fait remarquer L. BROCQ, est souvent la première phase, la phase la plus superficielle du cancroïde (*carcinome séborrhagique* de WOLKMANN). C'est donc à juste titre, à notre avis, que W. DUBREUILH en fait une entité morbide spéciale sous le nom de *kératome sénile*.

Dans certains cas, la séborrhée concrète peut envahir de grandes surfaces couvrant tout le visage d'un masque croûteux et graisseux, de couleur jaune sale, gris jaunâtre ou jaune noirâtre (*seborrhæa nigricans*) ou envahissant la plus grande partie de la surface tégumentaire (*cutis testacea* ou *ichtyosis sebacea*), plus particulièrement le tronc et les membres qui sont couverts de croûtes d'un brun verdâtre et noirâtre, soit minces, aplaties, divisées en petits fragments correspondant aux sillons cutanés, soit accumulées et saillantes ; elles adhèrent alors assez fortement à la peau et présentent à leur face profonde des prolongements coniques qui pénètrent dans les orifices glandulaires élargis et entr'ouverts. Au-dessous de ces croûtes, le tégument est rouge, légèrement humide, un peu tuméfié, douloureux.

Les malades accusent parfois des sensations de chaleur, de cuisson, de démangeaison.

Siège. — On rencontre la séborrhée concrète au cuir chevelu (*seborrhæa capillitii*), aux sourcils, aux cils qu'elle dépile et sur toute la surface du corps. HARDY, en effet, a observé des cas de séborrhée concrète généralisée.

Pronostic. — L'affection est plus rebelle chez les adultes que chez les enfants : elle est surtout tenace à la face.

Diagnostic. — Le diagnostic est parfois difficile dans l'acné sébacée concrète de la face, facile à confondre avec l'*épithélioma* et le *lupus érythémateux*.

L'*épithélioma* a des bords plus nets, souvent perlés ; le derme sous-jacent est induré, friable, et saigne facilement.

Les croûtes du *lupus érythémateux* sont plus sèches, squameuses, plus adhérentes que celles de la séborrhée ; la peau dans la séborrhée, n'est point épaissie et infiltrée comme dans le lupus ; enfin, caractère plus précis, ce dernier laisse après lui des cicatrices.

Au cuir chevelu, le *psoriasis* à squames minces et furfuracées diffère de la séborrhée par ses croûtes toujours plus sèches, plus larges, plus épaisses, l'aspect du derme sous-jacent qui est coloré et malade, l'étendue de la lésion souvent bien plus considérable que dans la séborrhée, dans laquelle, en outre, les cheveux tombent généralement plus ou moins,

Étiologie. — La séborrhée se montre souvent chez les sujets débilités, chlorotiques (HEBRA, FUNCK, de Varsovie).

On la rencontre surtout à partir de l'âge de cinquante ans (HILLAIRET).

Anatomie pathologique. — La séborrhée est certainement produite par un hyperfonctionnement des glandes sébacées, mais pour UNNA ce n'est qu'une hyperidose huileuse.

Dans la séborrhée du cuir chevelu, MALASSEZ a trouvé un parasite en 1874 (spore de MALASSEZ) et récemment R. SABOUraud a décrit un petit bacille analogue à celui découvert dans l'acné comédon par Unna et aussi par van Hoorn, et qui pour lui serait l'unique cause de la calvitie, impressionnant à distance la papille pilaire, par les poisons solubles microbiens, capables même de produire la pelade!

Nous sommes d'accord avec les plus éminents dermatologistes, H. Hallopeau, Brocq, Jacquet, Darier, Barthélemy. Barbe, etc., pour repousser l'exagération de ce principe.

ECZÉMA SÉBORRHÉIQUE (Hebra)

Séborrhéide de L. Brocq. — Séborrhéides eczématiformes d'H. Hallopeau et L.-E. Leredde. — Eczéma graisseux de Léon Perrin. — Séborrhéide eczématisante de Ch. Audry (1).

Cette forme est constituée par des placards croûteux et graisseux, circinés, dessinant des arcades régulières ou non (*eczéma pétaloïde*) ou arrondis (*eczéma nummulaire ou annulaire*) des anneaux très élégants (Tenneson) (2), roses ou bistres, siégeant simultanément sur le sommet de la tête et sur les faces antérieure et postérieure du thorax.

Cette dernière localisation a reçu des noms très divers : *eczéma flanellaire banal, eczéma acnéique* de Bazin, *lichen annulatus serpiginosus* de Wilson, *seborrhæa corporis* de L. A. Duhring, *eczéma séborrhéique* de Unna, *eczéma marginé* de Hardy, *pityriasis circinaria* de Payne, *eczéma érythémateux à bordure incisée* d'E. Besnier, *eczéma circiné, séborrhéide circinée* d'H. Halloppeau et L.-E. Leredde, *eczéma hypersléatidrosique de la région sternale et de la rainure interscapulaire ou hypersléatidrose eczématique à parasites stéaticoles des régions préthoracique et dorsale.*

Les placards eczémateux dont le centre est rosé ou jaunâtre, un peu squameux, ont des contours nets, plus ou moins arrondis, des bords un peu saillants, excoriés par le grattage ; ils

(1) Voir aussi l'article *Eczéma*, page 176.
(2) D'après Tenneson les caractères objectifs des anneaux, leurs bords nets, tranchants et surélevés sont autant de signes qui n'appartiennent pas à l'eczéma. Ils font penser à une *épidermophytie* dont la cause est inconnue et dont l'éclosion est favorisée par la chaleur et la sueur.

s'étendent par extension et se réunissent souvent les uns aux autres. (Voy. la planche XLIV.)

C'est une affection très prurigineuse.

Au cuir chevelu, les placards dépassent souvent la limite des cheveux (*couronne séborrhéide* de UNNA).

H. LELOIR a très justement appelé l'attention sur les localisations aux paupières de l'eczéma séborrhéique passant de la forme sèche pityriasique à la forme suintante et, plus tard, envahissant les follicules pileux et s'accompagnant à la fois de dermite profonde à tendance scléreuse et de kérato-conjonctivites avec leurs complications parfois très graves : ulcères, opacités, pannus, etc.

E. VIDAL et AUDRY, H. HALLOPPEAU et LE DAMANY ont vu l'eczéma séborrhéique aigu se compliquer de folliculites amenant la dépilation.

Des complications ou des associations diverses de lésions spéciales de l'eczéma séborrhéique ont été étudiées par H. HALLOPEAU et L.-E. LEREDDE sous le nom de séborrhéides à formes aiguës : forme érythémato-vésiculeuse (*psoriasis folliculaire aigu*) ; forme impétigineuse ; forme pustuleuse et végétante ; forme pyo-folliculaire (*folliculite suppurative et dépilante*) et, plus intéressante, une forme érythrodermique grave qu'ils décrivent ainsi :

UNNA et AUDRY ont signalé, comme extension de séborrhéides, des érythrodermies à marche descendante envahissant la plus grande partie de la surface cutanée en nappes ininterrompues ; elles s'accompagnent d'un épaississement notable des plis de la peau dont les stries et les sillons normaux sont en même temps plus profonds ; il y a peu de croûtes et de suintement, si ce n'est dans les parties où les téguments se trouvent en contact ; il se produit une desquamation blanche, pityriasiforme, adhérente, abondante, et un prurit intense ; la totalité du tégument n'est pas envahie ; l'éruption ne descend d'ordinaire que jusqu'à la partie médiane des cuisses. Cette forme aboutit au marasme et à la mort.

Diagnostic. — Dans l'*eczéma vrai* et le *pityriasis rosé* de GIBERT les plaques ne sont pas grasses.

Dans le *psoriasis* les plaques sont sèches et le grattage fournit le signe du piqueté sanglant.

Le *pityriasis versicolor*, outre sa couleur spéciale. se reconnaît grâce à son parasite.

Enfin, dans la *syphilide papulo-squameuse* la teinte cuivrée et la collerette de Biett permettent le diagnostic.

Étiologie. — Au point de vue étiologique, on retrouve fréquemment, chez les malades atteints d'eczéma séborrhéique, des manifestations séborrhéiques antérieures, soit dans leurs antécédents personnels, soit chez leurs ascendants (Léon Perrin).

Chez les enfants, l'eczéma séborrhéique, dit Marfan, s'observe spécialement chez les sujets, gros, gras, nourris au sein, suralimentés, mais qui n'ont que peu ou pas de troubles digestifs; il résulte d'un trouble lié à la surnutrition.

Traitement. — Le traitement de la séborrhée doit nécessairement comprendre un traitement général (1) et un traitement local.

En dehors du régime ordinaire propre aux eczémateux, H. Hallopeau recommande l'abstention « des substances génératrices de matières grasses », c'est-à-dire la graisse elle-même et les féculents.

Nous nous sommes bien trouvé de l'emploi de la pancréatine pour favoriser la digestion des graisses.

On conseille également l'exercice musculaire et la vie au grand air dans le but de faciliter et de régulariser la combustion des substances grasses. L. Jacquet, comme suite à ses idées très intéressantes sur la séborrhée due « à l'excitation traumatique de la muqueuse gastro-intestinale, réfléchie, et propagée par l'intermédiaire du grand sympathique et du vague », a obtenu, sans aucun traitement, une guérison complète avec le régime lacté pendant trois semaines suivi d'un nouveau régime de quatre petits repas ordinaires faits avec une très grande lenteur.

Comme traitement prophylactique, H. Dauchez recommande avec raison d'éviter très soigneusement les irritations du cuir chevelu par la brosse, le peigne fin et l'épluchage de la tête.

De même, pour le corps, choisir une flanelle douce, fine et la *changer fréquemment*.

Au point de vue général, les indications thérapeutiques à remplir seront dictées par la constitution du sujet séborrhéique;

---

(1) Certains auteurs, Audry, etc., n'attachent aucune importance au traitement interne et cependant croient très utile d'instituer une hygiène alimentaire sévère.

aux uns (nerveux) on donnera les antispasmodiques; aux autres (arthritiques et goutteux), les alcalins; aux lymphatiques conviennent l'huile de foie de morue et le sirop d'iodure de fer; aux anémiques, les ferrugineux et l'arsenic. Ce dernier médicament a été considéré par certains dermatologistes, UNNA en particulier, comme une médication héroïque de la séborrhée ; on le donne sous forme d'arséniate de strychnine.

L. A DUHRING donne le soufre et les sulfures pendant très longtemps; nous nous sommes, nous, bien trouvé de l'usage interne de l'ichtyol à la dose moyenne de 1 gr. 50 par jour.

BALZER formule ordinairement :

    Soufre précipité et lavé. . . . .   10 grammes.
    Crème de tartre.   2   —

pour 40 cachets; un ou deux par jour.

MONIN donne à chaque repas un cachet de :

    Poudre d'ignatia amara. . . . .   0 gr. 15
    Thyroïdine sèche. . . . .   0 gr. 10
    Phospho-glycérate de chaux . . . .   0 gr. 24
    Arséniate de fer . . . .   0 gr. 01

BOUFFÉ a préconisé particulièrement les injections d'orchitine.

Le sujet atteint sera, en outre, soumis à une hygiène régulière.

Localement, il y a lieu de séparer le traitement de la séborrhée des régions glabres de celui de la séborrhée des régions pileuses.

La séborrhée sèche du visage (pityriasis simplex) sera traitée par les lotions savonneuses, simples, salées, ou faites avec des savons médicamenteux au soufre, à l'ichtyol, etc.

On peut appliquer une pommade au tanin et au calomel, à l'acide salicylique, etc :

RAUSCH, d'Essen-sur-la-Ruhr, recommande particulièrement un vernis à la gélatine d'autant mieux accepté par les malades qu'il a la couleur de la peau (1).

    Argile rouge . . . .   0 gr. 02
    Solution d'éosine rouge à 2 p. 1.000 . . . . .   II gouttes
    Oxyde de zinc . . . .   0 gr. 40
    Glycérine . . . .   3 grammes
    Gélatine.   20   —

(1) Il est souvent intéressant pour les lésions du visage d'employer

La forme croûteuse réclame d'abord l'emploi des moyens
destinés à faire tomber les croûtes : onctions, pulvérisations,
lotions émollientes tièdes ou alcalines, cataplasmes, etc., puis
il faut frictionner avec les savons déjà indiqués et appliquer
ensuite une pommade soufrée ou mieux à l'ichtyol :

<pre>
Ichtyol . . . .   3 grammes.
Lanoline . . . . } āā   15   —
Vaseline . . . . }
</pre>

Chez certains sujets, les lotions soufrées conviennent beaucoup mieux.

S'il y a lieu, on fera le soir, ou le matin et le soir, si c'est possible, des frictions ou même des applications de savon vert de
potasse.

Contre les dartres furfuracées, MONIN fait faire quotidiennement trois onctions avec :

<pre>
Cold-cream . . . .   30 grammes.
Nitre   4   —
Essence de cumin . . . .   1 gramme.
</pre>

ou :

<pre>
Cold-cream . . . .   30 grammes.
Bicarbonate de soude   2   —
Térébenthine de Chio   3   —
Teinture de vanille. . . . . . . } āā 2   —
     —   d'ambre . . . . }
</pre>

Dans l'acné sébacée fluente et concrète on emploie les lotions
alcalines (PINCUS, HILLAIRET, A. HARDY, L. BROCQ), les lotions
savonneuses ou émollientes tièdes (L. BROCQ), les lotions astringentes (A. HARDY).

les remèdes sous forme de bâtons de pommade ; en voici plusieurs
formules :

<pre>
Oxyde de zinc . . . .   20 grammes.
Cire   25   —
Lanoline   55   —
                                          (UNNA.)
</pre>

<pre>
Oxyde de zinc (ou soufre) . . . . . .   15 grammes.
Huile d'olive   10   —
Paraffine   10   —
Beurre de cacao   70   —
                                          (AUDRY.)
</pre>

<pre>
Soufre . . . .   60 grammes.
Cire   30   —
Lanoline   60   —
                                          (UNNA.)
</pre>

Dans l'hyperidrose huileuse, les poudres sont préférables ; après le savonnage, on saupoudrera, avec une poudre soufrée quelconque, contenant, pour 100 grammes d'excipient (amidon, magnésie, talc, etc.), de 10 à 20 grammes de soufre pulvérisé.

L. Brocq recommande la formule suivante :

```
Acide salicylique . . . . . . . . . . .   2 grammes.
Chlorhydrate de pilocarpine pulvérisé . .   1   —
Soufre pulvérisé . . . . . . . . . .      12   —
Borate de soude . . . . . . . . . .        5   —
Poudre d'amidon . . . . . . . . . . .     10   —
   —    de talc . . . . . . . . . . .     70   —
```

Dans certains cas rebelles, il faut recourir aux scarifications linéaires (E. Vidal).

C'est encore ce traitement qu'E. Besnier et A. Doyon préconisent contre certaines localisations faciales de la séborrhée (séborrhée de la portion exposée de la surface rouge des lèvres, séborrhée du nez et de la partie attenante des joues.

On pourra néanmoins, dans ces localisations, essayer d'abord les pommades astringentes.

Dans certaines formes de séborrhée croûteuse du tégument L. Brocq prescrit les lotions alcoolisées ou éthérées.

Aux régions génitales, on se servira surtout de poudres isolantes : lycopode, talc, kaolin, oxyde de zinc, etc. ; on pourrait essayer le baume du Commandeur (Thèse de Delacour).

Dans les lésions séborrhéiques de la région péri-anale avec excoriations légères et démangeaisons, L. Brocq fait faire matin et soir des lavages à l'eau bouillie très chaude, puis un attouchement avec :

```
Acide picrique. . . . . . . . . . . . .    0 gr. 25
Eau distillée. . . . . . . . . . . . .    25 grammes
```

suivis de l'application de la pommade :

```
Ichtyol. . . . . . . . . . . . . . .       1 gramme.
Oxyde de zinc. . . . . . . . . . . .        3 grammes.
Lanoline. . . . . . . . . . . . . .         6   —
Vaseline . . . . . . . . . . . . . .       12   —
```

Saupoudrer par-dessus avec un mélange à parties égales de talc et d'oxyde de zinc.

Dans les régions pileuses, le cuir chevelu principalement, il faut, dans la séborrhée sèche, nettoyer la tête avec le savon et la décoction de bois de Panama (15 à 20 grammes d'écorce pour

un litre d'eau), employer les lavages avec le savon à l'ichtyol
par exemple, puis faire une onction avec une pommade
soufrée; on peut aussi, suivant les cas, user de lotions soufrées.

HILLAIRET recommandait la solution sulfo-camphrée :

Soufre sublimé. . . . . 10 à 15 grammes.
Alcool camphré.   10   —
Eau.   250   —

HENRI FOURNIER utilise le salophène en pommade contre le
pityriasis du cuir chevelu dans la formule suivante :

Salophène. . . . .   3 grammes.
Vaseline.   35   —

en onctions matin et soir.

Dans la séborrhée sèche (pityriasis), un type de traitement
est celui de LASSAR :

1. Frictions pendant 10 à 15 minutes avec du savon de goudron, puis lavage à l'eau chaude, graduellement refroidie.

2. Lavages avec la solution :

Bichlorure d'hydrargyre. . . . . . . 0 gr. 50 à 1 gr. 50
Glycérine. . . . . ⎫
Eau de Cologne. . . . .   ⎬ àà 50 grammes.
Eau distillée.   150   —

3. Frictions avec :

Naphtol β. . . . .   0 gr. 25
Alcool absolu. . . . . 200 grammes.

et terminer par une application de :

Acide salicylique. . . . . 2 grammes.
Teinture de benjoin. 3   —
Huile de pied de bœuf.   100   —

ou :

Acide salicylique. . . . . 2 grammes.
Huile d'olive. 100   —

Dans les formes croûteuses et huileuses, après avoir fait tomber les croûtes et les squames (ce qui est quelquefois fort difficile à bien faire chez les femmes à longue chevelure que l'on
ne veut et que l'on ne doit pas, autant que possible, sacrifier,
mais dont une partie plus ou moins considérable, déjà non
adhérente, se détache et tombe, ce dont il faut avoir soin de
prévenir la malade qui ne manquerait pas d'attribuer ce résul-

tat à la médication employée) au moyen d'onctions huileuses, de lavages à la décoction de bois de Panama, avec la décoction de saponaire, etc., le savon noir parfois, quand le cuir chevelu n'est pas trop irritable, on applique le traitement à proprement parler.

Celui-ci se compose généralement de l'emploi de préparations soufrées ou sulfureuses, mercurielles ou à l'ichtyol.

On frictionnera quotidiennement le cuir chevelu avec une brosse trempée dans de l'eau chaude additionnée, pour un verre, d'une, de deux ou de trois cuillerées à soupe de la préparation suivante :

Polysulfure de potassium. . . . . } ââ 5 grammes.
Teinture de benjoin. . . . . . . }
Eau. . . . .   300 —

Ou bien, procédé plus actif, on appliquera, avec un pinceau, sur les parties malades une couche de

Soufre précipité . . . . } ââ 15 à 30 grammes.
Alcool camphré . . . . }
Eau distillée. . . . .   250 —

(L. Brocq.)

Les applications de soufre en poudre (1) conseillées par certains auteurs nous semblent moins bonnes que les pommades soufrées appliquées quotidiennement; on emploie d'ordinaire la formule suivante après le nettoyage de la tête :

Soufre précipité. . . . . 3 grammes.
Vaseline. . . . . 30 —

(1) Voici une formule de L. Brocq :

Acide salicylique . . . . 1 à   2 grammes.
Naphtol . . . . 2 à ·4   —
Borate de soude. . . . . 2 à   6   —
Carbonate de magnésie à volonté.
Soufre . . . . 5 à 15   —
           (Amidon . . . . }
Excipient { Talc . . . . } ââ Q. S.
           (Lycopode . . . . }

pour faire 100 grammes.

Faire varier les proportions suivant les susceptibilités.

Cette poudre doit être placée le soir sur la tête et maintenue au moyen d'un bonnet; le matin on fait faire un lavage avec le savon de goudron et de Panama.

Pour les femmes, le traitement est beaucoup plus difficile, à cause de la nécessité de conserver les cheveux.

Si le cuir chevelu est irrité on ajoute de l'oxyde de zinc :

Oxyde de zinc . . . . } ââ   2 grammes.
Soufre . . . . }
Vaseline pure.   40   —

Ricord employait la formule suivante :

Cérat soufré . . . .   30 grammes.
Turbith minéral . . . .   1 gramme.
Goudron. . . . .   4 grammes.

Dans les cas de séborrhée avec tendance à l'alopécie. E. Saalfeld (de Berlin), après une friction énergique avec une solution
alcoolique de savon mou de potasse, fait onctionner le cuir chevelu avec :

Lait de soufre. . . . . 3 à   5 grammes.
Lanoline.   3   —
Axonge benzoïnée   30   —

S'il existe des démangeaisons, ajouter 0 gr. 30 ou 0 gr. 50
d'acide salicylique dissous au préalable dans un peu d'alcool
rectifié.

R. Sabouraud préconise particulièrement l'acide pyrogallique associé au soufre :

Acide pyrogallique. . . . .   3 grammes.
Soufre précipité.   10   —
Acétone   100   —

ou à l'huile de cade :

Acide pyrogallique. . . . .   1 gramme.
Huile de cade. . . . . } ââ   15 grammes.
Beurre de cacao. . . . . }

Chez les malades qui répugnent à l'emploi du soufre, L. Brocq
fait faire tous les deux jours et en alternant une lotion avec

Acide lactique . . . . 0 gr. 50 à   1 gramme.
—   borique. . . . . 2 à   5 grammes.
Esprit de vin rectifié.   40   —
Eau distillée   220   —

ou avec :

Borate de soude. . . . . 15 à   20 grammes.
Éther sulfurique camphré . . . . . 10 à   30   —
Eau distillée   250   —

Une autre fois, lotionner avec :

Bicarbonate de soude . . . .   2 grammes.
Aqua simplex.   100   —

E. Gaucher remplace souvent la préparation soufrée par la lotion excitante suivante :

Teinture de cantharides. . . . .   10 grammes.
Alcoolat de lavande   40   —
Teinture de quinquina   20   —
Sublimé . . . .   0 gr. 20
Alcool   130   —

Si le cuir chevelu est sec ajouter 10 grammes d'huile de ricin et, s'il y a de la démangeaison, 4 grammes de chloral.

Jessen recommande l'emploi de la formule suivante :

Résorcine . . . . 5 à 10 parties.
Huile de ricin . . . . ⎰
Alcool de vin. . . . . ⎱ àà 45   —
Baume du Pérou . . . .   0 gr. 50

et L. Duhring :

Résorcine médicinale. . . . .   1 gramme.
Glycérine . . . .   X gouttes.
Alcool   XV   —
Eau. . . . .   30 grammes.

R. Leftwich, de Londres, se sert avec succès de benzine, coupée ou non par moitié d'alcool rectifié et additionnée de quelques gouttes d'essence de géranium, appliquée tous les cinq jours.

Winkler conseille la teinture suivante :

Épicarine . . . .   5 grammes.
Éther sulfurique   15   —
Eau-de-vie blanche   80   —

Verser quelques gouttes sur le cuir chevelu et frictionner avec le doigt.

Dans la séborrhée graisseuse du cuir chevelu, Saalfeld conseille la lotion suivante :

Thigénol . . . .   100 grammes.
Eau   350   —
Alcool   550   —

L'usage des mercuriaux comprend les frictions avec une solution de sublimé, la liqueur de Van Swieten par exemple, puis une friction avec :

Précipité jaune . . . .   1 gramme.
Vaseline . . . .   30 grammes.

ou bien :

```
Turbith minéral. . . . . . . . . . . .    1 gr. 50
Beurre de cacao  . . . . . . . . . .     10 grammes.
Huile de ricin  . . . . . . . . . . .    50    —
Baume du Pérou . . . . . . . . . .        1 gramme.
```
(MALASSEZ.)

les onctions sur le cuir chevelu avec :

```
Pétrole . . . . • . . . . . . . . . .    30 grammes.
Chlorure ammoniaco-mercuriel. . . . .     1 gr. 20
Calomel. . . . . . . . . . . . . . .      0 gr. 50
```
(BRONSON.)

MARTINEAU faisait faire des lotions chaudes avec :

```
Hydrate de chloral. . . . . . . . . .    30 grammes.
Liqueur de VAN SWIETEN . . . . . . .    100    —
Eau . . . . . . . . . . . . . . . . .   500    —
```

Dans les séborrhéides pityriasiques, L. BROCQ prescrit :

```
Oxyde jaune de mercure . . . . . . .     1 gramme.
Vaseline. . . . . . . . . . . . . . .    20 grammes.
```

et si la desquamation est psoriasiforme :

```
Oxyde jaune de mercure . . . . . . . .   1 gr. 50
Goudron pur . . . . . . . . . . . 2 à   3    —
Savon pour émulsionner . . . . . . .    Q. S.
Vaseline. . . . . . . . . . . . . . .    20
```

L'ichtyol, que nous conseillons très volontiers dans la plupart des cas, s'emploie en pommade :

```
Ichtyol . . . . . . . . . . . . . . .     3 grammes.
Vaseline. . . . . . . . . . . . . ⎫ āā  15    —
Lanoline. . . . . . . . . . . . . ⎭
```

en frictions :

```
Ichtyol . . . . . . . . . . . . . 5 à  30 grammes.
Éther. . . . . . . . . . . . . . ⎫ āā  50    —
Alcool à 90° . . . . . . . . . . ⎭
```
(L. BROCQ.)

Nous avons très rapidement obtenu des améliorations persistantes par l'application d'ichtyol pur qui, néanmoins, a le léger inconvénient de déterminer une sorte de constriction désagréable des parties malades.

Dans la séborrhée huileuse ou squameuse, BERLIOZ fait faire des lotions avec :

Chlorhydrate d'ammoniaque	2 grammes.
Eau.	200 —

Contre les plaques de la séborrhée concrète avec tendance à la transformation en cancroïde, HILLAIRET prescrivait le chlorate de potasse *intus* et *extra*.

Enfin, on a aussi employé le naphtol (KAPOSI, STRZYZOWSKI), le thiol (F. BUZZI, de Berlin ; E. LEREDDE), le thiopinol (HOLLSTEIN), les acides lactique, citrique, borique (PINCUS), l'acide phénique (L. A. DUHRING), l'acide acétique (COTTE), l'empyroforme en pommade à 5 p. 100 (KRAUSS, de Prague), le formol, le trioxyméthylène pur (MARTIN-SAINT-LAURENT), l'anthrasol (TOOF), le tuménol (CARLE), l'alumnol (CHOTZEN), le bicarbonate de soude que H. PASCHKIS, de Vienne, emploie en faisant pratiquer des lavages avec une solution de 20 grammes de bicarbonate de soude et de 80 ou 100 grammes de savon pour un litre d'eau ; en outre, il fait faire des lotions avec :

Résorcine	5 grammes.
Alcool	128 —
Huile de ricin.	2 —

et, plus tard, des frictions toniques à la quinine et au tanin :

Sulfate de quinine	1 gramme.
Alcool . . . . · .	60 grammes.
Eau de Cologne	30 —

Tanin . . . . 1 à	5 grammes.
Alcool	Q. S.
Huile d'amandes douces	40 grammes.

Dans ces derniers temps, EICHHOFF a préconisé le captol (produit de condensation du tanin avec le chloral) :

Captol . . . . ⎫	
Résorcine . . . . ⎬ àà	1 gramme.
Acide tartrique . . . . ⎭	
— salicylique	0 gr. 70
Huile de ricin.	0 gr. 50
Esprit de vin à 65 p. 100.	100 —
Essence aromatique	Q. S.

Contre l'alopécie séborrhéique et après le traitement de la

séborrhée, Sabouraud prescrit les lotions suivantes une ou deux fois par jour :

Alcool à 90°	200 grammes.
Coaltar saponiné	50 —
Formaline à 1 p. 40	1 gramme.
Acide salicylique . . . . ⎰ àà	1 —
Teinture de benjoin. . . . . ⎱	
Bichlorure de mercure	0 gr. 20
Eau distillée	50 grammes.
Chlorhydrate de pilocarpine	0 gr. 75

Alcool à 90° . . . . ⎰ àà	75 grammes.
Acétone . . . . ⎱	
Coaltar saponiné . . . . ⎱	
Ether officinal . . . . ⎰	50 —
Eau distillée. . . . . ⎰	
Nitrate de soude.	0 gr. 50
Chlorhydrate de pilocarpine	0 gr. 50
Bichlorure de mercure	0 gr. 20
Acide acétique cristallisé	0 gr. 10
— chrysophanique.	0 gr. 15
Alcoolat de romarin.	10 grammes.

Liqueur d'Hoffman	200 grammes.
Coaltar saponiné. . . . . ⎰ àà	50 —
Liqueur de Van Swieten. . . . . ⎱	
Nitrate de potasse . . . . ⎰ àà	0 gr. 75
Chlorhydrate de pilocarpine. . . . ⎱	
Formaline	1 gramme.
Ammoniaque liquide.	5 grammes.
Acide salicylique.	1 gramme.
Naphtol	0 gr. 50
Essence de baies de genévrier.	6 grammes.
Acide thymique	0 gr. 10
Essence de santal et de wintergreen. . .	X gouttes.

La seconde formule étant plus active que la première et la troisième que la seconde.

Lorsqu'on doit diriger le malade sur une station minérale, on choisira : Spa, Salins, Challes, Saint-Gervais, Salies, Aix, Barèges, Louesche, Luchon, Cauterets, Uriage, La Bourboule, etc.

Saint-Honoré agit efficacement dans la séborrhée sèche ou concrète et dans l'alopécie prématurée (Maurice Binet).

Hardy prescrivait les douches sulfureuses.

Les douches de vapeur de A. CAZENAVE et H. E. SCHEDEL nous ont toujours excellemment réussi.

Dans la séborrhée de la face ou du cuir chevelu L. BROCQ ordonne la flagellation de la face, les douches sur les pieds chez les malades aux pieds froids, les bains de pieds chauds au gros sel ou sinapisés.

A. HARDY recommandait les bains sulfureux.

D'une manière générale, les bains alcalins sont utiles chez tous les sujets séborrhéiques dont la peau est grasse et les sécrétions cutanées abondantes.

« Sous l'influence des injections d'eau de mer, dit ROBERT SIMON, on voit disparaître l'état huileux de la peau ; celle-ci prend un aspect de netteté comme si elle avait été nettement débarrassée par un savonnage récent de son hypersécrétion sébacée. »

Le massage esthétique de la face a été recommandé par L. JACQUET. De même la vibro-thérapie en décongestionnant le cuir chevelu peut rendre des services.

E. KROMAYER conseille de combattre l'alopécie pityrode par la photothérapie. Dans des cas extrêmement rebelles de séborrhée grasse du visage l'emploi de la lumière rouge nous a particulièrement réussi ; mais il a fallu faire le traitement (2 ou 3 séances par semaine) pendant plusieurs mois.

SÉRÉNO a pratiqué avec succès le cathétérisme des glandes sébacées avec l'aiguille négative.

Traitement de l'eczéma séborrhéique. — L'eczéma séborrhéique réclame principalement un traitement externe ; mais, disent E. BESNIER et A. DOYON, « bien que la médication externe soit souvent suffisante à elle seule et demeure prépondérante, on a toujours intérêt à tenir compte des conditions particulières du sujet. Les sulfureux alcalins, les arsenicaux, doivent être administrés dans tous les cas rebelles où l'indication particulière en est relevée. L'arsenic est l'agent principal de la médication interne et il est absolument nécessaire d'en élever les doses jusqu'aux limites de la tolérance ».

On pourrait essayer les extraits dermiques de FAIVRE (de Poitiers ; voir *eczéma*, pages 214 et 215). A. MOUSSOUS a été satisfait de l'emploi du corps thyroïde.

Localement, on peut employer d'abord les préparations anodines comme les pommades à l'oxyde de zinc, mais très rapidement il faut recourir aux pommades suivantes dont l'activité devra toujours être surveillée par le médecin :

Borate de soude . . . . 0 gr. 50 à	1 gr. 50
Acide salicylique	0 gr. 25
Oxyde de zinc pulvérisé.	2 grammes.
Vaseline.	8 —

(L. Brocq.)

Soufre précipité.	3 grammes.
Vaseline pure	30 —

Soufre précipité.	2 grammes.
Naphtol β	1 gramme.
Vaseline. . . . . } àà	15 grammes.
Lanoline.	

Huile de cade. . . . . 1 à	5 grammes.
Glycéré d'amidon	30 —

Précipité jaune . . . . 0 gr. 50 à	1 gramme.
Huile de cade vraie . . . . . . 1 à	3 grammes.
Vaseline pure.	20 —

recommandée par L. Brocq dans l'eczéma séborrhéique des plis articulaires.

Acide salicylique	1 gramme.
Teinture de benjoin	2 grammes.
Vaseline	50 —

(Lassar.)

Acide pyrogallique. . . . . 1 à	3 grammes.
Vaseline.	50 —

Acide chrysophanique . . . . . . 5 à	10 grammes.
Vaseline.	30 —

Ichtyol . . . . 3 à	10 grammes.
Vaseline.	30 —

Ce médicament, employé à l'état pur, en badigeonnages sur des régions limitées, nous a, à l'encontre de ce qui a été dit par certains de nos confrères, donné souvent d'excellents résultats.

Si l'affection est très squameuse, Balzer recommande la pâte de zinc additionnée de 2 p. 100 d'ichtyol ou d'acide salicylique. Ce même auteur emploie volontiers aussi son bain à l'huile de cade.

La résorcine a été préconisée particulièrement sous forme de
lotion :

```
Résorcine . . . . . . . . . . 0 gr. 90 à    1 gr. 20
Glycérine . . . . . . . . . . . . .    X-XX gouttes
Acétate de cantharidine. . . . . . . .  12 grammes.
Huile d'amandes . . . . . . . . . .  16     —
Eau de Cologne. . . . . . . . . . .  30     —
Alcool rectifié. . . . . . . . . . 90 à 150     —
Eau distillée . . . . . . Q. s. pour faire 240    —
```

(UNNA EDDOWES.)

Ce remède est la base des traitements de L. BULKLEY.
Dans l'eczéma du cuir chevelu il prescrit :

```
Résorcine médicinale. . . . . . . . .   8 grammes.
Alcool rectifié . . . . . . . . . . .  12    —
Glycérine . . . . . . . . . . . . .  15    —
Eau distillée de rose . . . . . . . . .  90    —
```

Appliquer cette solution matin et soir pendant cinq jours,
savonner alors la tête avec :

```
Savon vert. . . . . . . . . . . . .  60 grammes.
Alcool rectifié. . . . . . . . . . .  30    —
```

Rincer à l'eau tiède, sécher soigneusement les cheveux, reprendre l'usage du liniment résorciné qu'on applique deux fois
par jour pendant sept jours consécutifs; puis on fait un second
lavage avec la solution alcoolique de savon, après lequel il suffit généralement d'une seule application du liniment, faite au
moment du coucher pour que l'affection du cuir chevelu ne se
reproduise plus.

Si la résorcine n'est pas bien supportée, on alterne avec des
pommades au précipité blanc, au tanin ou à l'acide phénique.

Sur les parties glabres mieux valent des pommades à base
de cold-cream ou de vaseline et contenant de 4 à 5 p. 100 de
résorcine.

Quand l'affection résiste à la résorcine seule, BULKLEY y
associe le soufre, comme dans la formule suivante :

```
Résorcine médicinale. . . . . . . . .   1 gr. 20
Soufre précipité. . . . . . . . . ⎫
Oxyde de zinc. . . . . . . . . . ⎬ àà   2 grammes.
Cold-cream. . . . . . . . . . . . ⎭  30    —
```

Si la surface eczémateuse est enflammée et suintante, employer le mélange suivant :

Résorcine médicinale. . . . .   4 grammes.
Acide phénique   2   —
Calamine pulvérisée.   4   —
Oxyde de zinc.   8   —
Glycérine   12   —
Eau de chaux.   15   —
— distillée de rose   90   —

Enfin, dans certains cas invétérés d'eczéma séborrhéique avec épaississement de la peau, il faut recourir aux pommades de goudron ou d'huile de cade et aux bains d'huile de cade de BALZER.

Voici comment E. GAUCHER institue le traitement local de l'eczéma séborrhéique du cuir chevelu.

1° *Décaper* : lavages avec la solution de bicarbonate de soude, à 5 ou 7 p. 100 ;

Ou avec l'éther de pétrole rectifié ;

Ou avec la décoction de bois de panama coupé de 1/2 d'alcool ;

Ou avec le mélange ci-après :

Eau . . . .   200 grammes.
Borax.   10   —
Éther sulfurique   15   —

Ou avec de l'eau ammoniacale (une cuillerée à café d'ammoniaque dans un verre d'eau tiède) additionnée d'un peu d'alcool.

2° *Modifier la surface cutanée*. Pour cela, employer le soufre précipité à 1/10 ou 1/30 dans l'axonge ;

Ou une solution faible de foie de soufre ;

Ou la pommade au turbith à 1/10 ;

Ou la lotion ci-après :

Sublimé. . . . .   0 gr. 20
Chloral. . . . .   4 grammes.
Résorcine.   2   —
Alcool. . . :   200   —

On peut y incorporer 5 grammes d'huile de ricin, si les cheveux sont trop secs.

3° *Exciter les fonctions de la peau.*

Lotions avec :

Alcool. . . . .   125 grammes.
— de lavande.   25   —
Teinture de quinquina.   25   —
— de benjoin   10   —
— de cantharide . . . . . . 5 à   50   —

Dans les formes suintantes, L. Brocq préconise les badigeonnages au bleu de méthylène en solutions variant de 2 à 4 p. 1.000; ces badigeonnages, quotidiens d'abord, peuvent être ensuite espacés. D'autre part, si le suintement est abondant, il faut laisser la région à l'air libre, dans le cas contraire, la recouvrir de compresses imbibées d'eau bouillie et, si le suintement est très léger, de pâte de zinc.

Par ce traitement L. Brocq obtient en même temps la guérison de l'eczéma et de la folliculite qui l'accompagne très souvent.

Si l'on n'a affaire qu'à de la séborrhée blanche sèche (pityriasis alba), employer simplement la pommade au calomel, la liqueur de Van Swieten ou la lotion salicylée à 1 p. 100;

Acide salicylique. . . . .   1 gramme.
Alcool . . . .   9 grammes.
Eau.   90   —

Dans l'eczéma séborrhéique circiné, Frickenhaus fait pratiquer tout d'abord sur les parties atteintes une friction avec un petit tampon d'ouate imbibé d'une solution alcoolique de résorcine à 25 p. 100; puis fait frotter tous les soirs, pendant trois jours consécutifs, avec une solution alcoolique de résorcine à 10 p. 100.

Martin Saint-Laurent recommande les lotions avec la solution de formol suivante :

Formol. . . . .   0 gr. 50
Bicarbonate de soude. . . . .   20 grammes.
Carbonate de potasse.   4   —
Eau distillée. . . . .   1.000   —
Savon. . . . .   Q. S.

Dans la séborrhée palpébrale, H. Leloir, outre un traitement général constitutionnel approprié, insiste sur l'hygiène locale, pas de travaux à la lumière, etc., lotions résorcinées en solution non alcoolique : une à deux cuillerées à café d'une solution aqueuse à 1/30 dans une demi-tasse d'infusion chaude de camomille.

Matin et soir, onction sur le bord libre des paupières avec les pommades à l'oxyde de zinc, le précipité jaune, la résorcine à faible dose.

En cas d'hypersécrétion, toucher la conjonctive palpébrale avec les crayons d'alun, de sulfate de cuivre, de nitrate d'argent mitigé, etc.

Dans l'eczéma séborrhéique chez les enfants, FEULARD, après la chute des croûtes, faisait appliquer le jour des compresses imbibées d'une solution résorcinée à 6 p. 1.000 et la nuit la pommade suivante :

Baume du Pérou. . . . . 1 gramme.
Vaseline. . . . . 30 grammes.

saupoudrer ensuite avec :

Carbonate de bismuth. . . . . } àà parties égales.
Amidon pulvérisé. . . . . . .

Pour éviter les récidives, R. SABOURAUD conseille les applications de :

Vaseline. . . . . 30 grammes.
Cinabre . . . . 1 gramme.
Soufre précipité . . . . } 6 gr. 30
Acide salicylique . . . . }

Enfin dans l'eczéma séborrhéique généralisé, psoriasiforme, MENAHEM HODARA s'est loué de l'usage de la pommade ci-dessous :

Lanoline . . . . } 30 grammes.
Vaseline . . . . }
Sucre en poudre . . . . 20 —
Glycérine . . . . } 10 —
Soufre . . . . }
Chrysarobine . . . . 1 à 2 —

Tous les médicaments précités sont facilement applicables sous forme d'épithèmes, de pâtes, de gélatines, etc., et l'on s'en servira utilement en se rappelant le conseil d'E. BESNIER et de UNNA d'employer, dans les formes humides, les médicaments doux, le soufre et l'oxyde de zinc mélangés, et, dans les formes sèches, toutes les autres préparations.

A noter que l'eczéma séborrhéique guérit bien à Saint-Christau.

SPOROTRICHOSE

Cette maladie observée relativement depuis peu (SCHENK, 1898 ; HEKTOEN et PERKINS, 1900 ; de BEURMANN et RAMOND, 1903), est due à un champignon (*sporotrichum Beurmanii*,

MATRUCHOT et RAMOND) et consiste en petites tumeurs sous-
cutanées, multiples, indolentes, rénitentes qui deviennent douloureuses en s'ulcérant.

L'examen du pus, ensemencé, permet la constatation du microbe.

L'iodure de potassium est un traitement rapidement efficace.

STROPHULUS

Synonymie. — Feux de dents.

Le strophulus est une affection actuellement peu ou pas diagnostiquée par les dermatologistes, du moins en France.

On a, en effet, isolé du cadre général STROPHULUS une série
de variétés pour les ranger, les unes, comme le *strophulus
albidus*, le *strophulus candidus*, le *strophulus volaticus*, dans
l'*urticaire infantile* ; une autre, le *strophulus pruriginosus* de
HARDY (*scrofulide boutonneuse bénigne* de BAZIN), dans le *prurigo* de HEBRA, etc.

Définition. — On peut encore, néanmoins, conserver ce
nom à un genre d'éruption infantile caractérisée par une éruption de papules plus ou moins basses, plus ou moins confluentes, mais toujours distinctes et accompagnées de prurit.

Symptomatologie. — Les papules, toujours nombreuses,
peuvent être plus ou moins considérables, quelquefois petites
comme un grain de millet, en général du volume d'une tête
d'épingle ; leur sommet, vésiculeux, est souvent excorié et
recouvert d'une croûtelle jaune ou brune ; leur coloration,
rouge, rayonne plus ou moins en dehors de la papule : *strophulus intertinctus* de WILLAN (*prurigo aigu* de L. BROCQ)
dans le premier cas, *strophulus confertus* dans le deuxième.
Lorsque les papules sont blanches avec une aréole rouge, le
strophulus est dit: *albidus* ; s'il n'y a point d'aréole, on l'appelle *strophulus candidus*.

Les lésions déterminent des démangeaisons assez vives, surtout le soir, d'où grattage et excoriation des papules.

Ordinairement, la santé générale est assez bonne ; toutefois, l'éruption est presque toujours précédée de quelques troubles digestifs et d'une fièvre légère.

Siège. — Les papules sont disséminées çà et là sur la surface tégumentaire sur laquelle elles apparaissent simultanément, mais elles siègent plus particulièrement aux fesses, sur le ventre, aux membres inférieurs, aux avant-bras, moins souvent à la face.

Marche. — **Durée**. — La marche du strophulus est aiguë; l'éruption, parfois récidivante ou à poussées subintrantes (*strophulus volaticus*), peut ne durer que quelques jours ou persister pendant plusieurs semaines.

Pronostic. — Le pronostic est peu grave en dehors de l'insomnie et des récidives.

BLASCHKO considère le strophulus comme un signe de rachitisme et d'anémie.

Diagnostic. — C'est surtout par élimination que l'on pourra, mais quelquefois avec difficulté, différencier le strophulus des *prurigos parasitaires* (gale, phtiriase, etc., piqûres d'insectes : cousins, puces, punaises, chenilles, etc.), des *urticaires*, des *éruptions sudorales*, du *prurigo* de HEBRA, etc.

L'*eczéma disséminé* et la *varicelle* peuvent également simuler le strophulus, mais dans le premier on rencontre souvent quelques groupes franchement eczémateux et le second, de courte durée, ne provoque pour ainsi dire pas de démangeaisons.

Étiologie. — Les troubles digestifs (indigestion, sevrage mal conduit, la dilatation de l'estomac, COMBY, FUNK, GRUNDZACH), les accidents de la dentition (feux de dents), sont les causes les plus fréquentes de l'éruption qui s'observe plus particulièrement chez les nouveau-nés et les enfants à la mamelle, surtout pendant la saison chaude. HUTCHINSON l'a noté à l'occasion des fièvres éruptives. BAZIN considérait la scrofule comme une cause prédisposante.

Pour le *strophulus des adultes*, voir l'article : *Lichen simplex chronique*.

Anatomie pathologique, — D'après J. DARIER et TOMMASOLI, les lésions histologiques consistent en un œdème inflama-

matoire du corps papillaire et de l'épiderme et en une zone de
vésiculation située au-dessous d'une plaque lenticulaire formant
le sommet de la papule.

Traitement. — L'étiologie commune du strophulus com-
mande sa thérapeutique, qui consistera surtout dans une
hygiène alimentaire sévère, en particulier dans l'usage exclusif
du lait.

Hauck (de Breslau) insiste particulièrement sur la suppression des mets farineux et du sucre.

Localement, on aura recours aux soins de propreté minutieux, aux lotions émollientes ou faiblement alcoolisées, parfois salées ou vinaigrées (Rayer) suivant les cas et à l'emploi
de poudres inertes ; oxyde de zinc, amidon, talc, etc., à l'usage
de linges de toile fine usée.

Comby, formule ordinairement :

Lycopode . . . .⎞
Amidon . . . .⎪
Sous-nitrate de bismuth . . . . . .⎬ àà 15 grammes.
Talc. . . . .⎪
Menthol . . . . 1 gramme.

On a prescrit les bains alcalins et sulfureux (A. Hardy).

H. Guimbail utilise le bain hydro-électrique à courant alternatif sinusoïdal.

Les eaux de Spa ou de Salins ont été recommandées suivant
les cas.

A l'intérieur, suivant la méthode de A. Blaschko, de Berlin,
on peut donner le soir une cuillerée à café de :

Antipyrine . . . . 2 grammes.
Eau distillée . . . .⎫ àà 25 —
Sirop simple . . . .⎭

(A. Blaschko et E. Gebert.)

L. Brocq fait prendre de I à X gouttes selon l'âge de :

Teinture de belladone . . . .⎫ àà parties
Eau distillée de laurier-cerise . . . . .⎭ égales.

SUDAMINA

Synonymie. — Miliaire pellucide (TROUSSEAU). — Miliaire cristalline
(HEBRA). — Bourbouilles.

Symptomatologie. — On désigne sous ce nom de petites
vésicules roses (*miliaire rouge*) ou blanches (*miliaire blanche*)
à peine grosses comme une fine tête d'épingle, transparentes
et contenant un liquide clair comme de l'eau de roche et acide.

Lorsque leur confluence est grande, elles peuvent, par leur
réunion, donner lieu à un soulèvement épidermique bulleux,
contenant un liquide louche ou même purulent (*miliaire
jaune*). Pour J. RENAUT, les sudamina sont de petites phlycténules résultant du soulèvement des couches cornées au niveau
de la couche granuleuse.

L'éruption ne détermine, en général, aucun symptôme subjectif.

Siège. — Les sudamina siègent surtout à la face antérieure
du tronc et de l'abdomen, aux aines, aux aisselles et au cou.

Marche. — Elles se rompent très rapidement ou s'affaissent par suite de la résorption du liquide, donnant lieu à une
desquamation épidermique furfuracée.

Diagnostic. — Le liquide alcalin, empesant, *de l'eczéma*,
les squames et les croûtes le différencient suffisamment des
sudamina.

Pour G. BEHREND, les sudamina, les miliaires et la dysidrose
sont des variétés d'une seule et même affection *eczémateuse*.

Étiologie. — Les sudamina coïncident presque toujours
avec des sueurs abondantes et s'observent dans un grand
nombre de maladies générales : rhumatisme, fièvre typhoïde,
fièvres intermittentes.

On les considère comme formées par des gouttelettes de sueurs
retenues au-dessous de l'épiderme.

Traitement. — On évitera toutes les causes de production de chaleur : bains, séjour dans une atmosphère chaude, boissons échauffantes, exercices violents, etc.

On fera des lotions (fraîches ou tièdes, L. Brocq), légèrement alcoolisées et astringentes et surtout des applications *largâ manu* de poudres absorbantes.

SYCOSIS

(Voy. la planche XLV.)

Synonymie. — Mentagre. — Sycose mentonnière. — Acné mentagre. — Sycosis menti de Bateman. — Sycosis simple. — Varus mentagre d'Alibert. — Impétigo pilaire de Devergie. — Sycosis non trichophytique. — Adénotrichie (Hardy). — Folliculite nodulaire non trichophytique d'H. Hallopeau et L.-E. Leredde.

Définition. — Ce nom, sans qualificatif, est réservé actuellement aux lésions d'inflammation profonde des follicules pileux des régions velues, du visage principalement, quelle qu'en soit l'origine.

Symptomatologie. — Au début, on ne constate tout d'abord que quelques nodules superficiels congestionnés (*période d'eczéma pilaire* de Balzer), puis de petites pustules inflammatoires, isolées, rouges, arrondies; peu saillantes, elles siègent à l'orifice du follicule pileux; elles sont presque toujours centrées par le poil.

Elles peuvent être plus ou moins nombreuses, et de leur confluence ou de leur dissémination résultent des aspects un peu distincts : lorsqu'en effet les pustules se rompent, si elles sont disséminées çà et là, la petite croûtelle isolée qui les recouvre tombe rapidement et l'affection ne persiste que grâce à de nouvelles poussées pustuleuses successives; d'autres fois, existent des placards arrondis de la dimension d'une pièce de cinquante centimes ou de celle d'une pièce de cinq francs en argent, sur lesquels apparaissent des végétations papillaires, saillantes, rouges, suintantes et saignant facilement, d'où formation de croûtes épaisses; lorsque les lésions de folliculite sont confluentes, elles donnent lieu à des noyaux pustuleux, véritables abcès dermiques, plus ou moins indurés, de volume variable, perceptibles à la vue et au toucher; les croûtes, de couleur brunâtre, étendues, volumineuses, couvrent alors des espaces considérables, elles sont sèches, adhérentes et laissent à leur place une surface rouge, humide, suintante, plus ou moins excoriée; elles sont suivies de cicatrices.

La peau participe au processus inflammatoire ; elle est épaissie, gonflée, infiltrée, mamelonnée.

Le poil perd son adhérence, il tombe et l'on peut constater que sa racine est épaissie, engainée, infiltrée de pus dont on voit parfois une gouttelette sortir de l'orifice du follicule; la repousse se fait généralement, sauf cependant quand la folliculite a été assez intense pour amener une atrophie du follicule pileux; parfois, le poil repousse frisottant, comme athrepsié.

Comme dans toute inflammation, le malade ressent des élancements, des picotements, des sensations de chaleur et de brûlure. La santé générale reste bonne.

Siège. — Le sycosis est une maladie des régions pileuses, de la face particulièrement, envahissant surtout la lèvre supérieure, le menton et les joues.

Gastou a constaté un sycosis pubien coïncidant avec des suppurations génitales : blennorragie, écoulement vaginal.

Marche. — L'affection a presque toujours une marche chronique ; les pustules se montrent souvent par poussées successives pendant des mois et des années.

Pronostic. — Le sycosis est rebelle et tenace ; quand la guérison survient, il ne reste ni alopécie, ni cicatrice, sauf dans certains cas indiqués plus haut; mais aux cils et aux sourcils, les récidives sont pour ainsi dire indéfinies (Balzer).

Diagnostic. — Le diagnostic peut être épineux : le *sycosis parasitaire* se reconnaîtra au trichophyton.

Les lésions de l'*eczéma pilaire,* sans induration profonde, sont plus superficielles que celles du sycosis qu'elles peuvent cependant compliquer.

Les *acnés vraies* siègent plutôt sur les parties découvertes.

Dans les *syphilides tubéreuses* les nodosités, indolentes, ont une coloration cuivrée et ne se localisent pas à la région pilaire.

Enfin, certains cas de *lupus*, arrivés à la période crôuteuse, pourraient simuler d'assez près le sycosis pour qu'un examen très attentif soit nécessaire, afin de découvrir un nodule caractéristique.

Étiologie. — Toutes les irritations extérieures : savons de mauvaise qualité, pommades rances, poussières irritantes, coryza, tabac chez les priseurs, etc., peuvent développer cette affection qui.semble, d'après les classiques, plus rebelle et plus longue chez les lymphatiques, les scrofuleux, et les arthritiques.

Nature. — L'opinion générale est que, dans le sycosis, l'infection des follicules est causée par les microbes pyogènes vulgaires (*sycosis coccogenic* de BOCKHART), en opposition au *sycosis hypogenic* ou *trichophytique*) pénétrant jusqu'à eux par une excoriation quelconque : plaies faites par le rasoir, écorchure, etc. On a décrit encore (TOMMASOLI et UNNA) un bacille, « le bacillus sycosiferus fœtidus », parasite d'un troisième sycosis, le *sycosis bacillogenic*.

Traitement. — Le sycosis réclame surtout un traitement externe.

Il est néanmoins indiqué de donner les préparations toniques : arsenic, fer, phosphate de chaux, et de conseiller au besoin les eaux sulfureuses du Dauphiné, des Pyrénées ou de la Savoie.

UNNA a préconisé l'ichtyol à l'intérieur et on a donné également le bétol, le benzo-naphtol; nous les associons au bicarbonate de soude.

L. BROCQ prescrit de préférence les paquets suivants :

Soufre lavé et purifié. . . . . } 0 gr. 20
Magnésie calcinée. . . . . }
Bicarbonate de soude . . . . 0 gr. 30

Il dit aussi avoir obtenu de bons résultats avec la levure de bière.

Le traitement externe consiste, après que l'on a calmé les symptômes inflammatoires, s'il y a lieu, en lotions, pansements, applications d'emplâtres ou pommades antiseptiques

mercurielles, soufrées, à l'ichtyol, en badigeonnages iodés, etc.,
combinés avec les scarifications et surtout l'épilation, cette dernière faite ici particulièrement dans les meilleures conditions
possibles d'antisepsie. UNNA la repousse, par crainte d'inoculations consécutives.

Après l'épilation, AUDRY traite la surface malade par la vaseline au sublimé à 1/80.

MRACEK, pour éviter l'épilation à la pince fait des applications
du mélange suivant :

> Sulfite de baryum . . . . 10 grammes.
> Oxyde de zinc. . . . . } àà 5   —
> Amidon . . . . }

les poils tombés, il fait frictionner avec :

> Naphtaline . . . . ✓ . . . . } àà 3 grammes.
> Acide salicylique. . . . . }
> Chloroforme . . . . }
> Esprit de vin . . . . } àà 10 grammes.
> Glycérine. . . . . }

Contre le sycosis, QUINQUAUD fait appliquer :

> Chysarobine . . . . 5 grammes.
> Ichtyol 5   —
> Acide salicylique. 2   —
> Vaseline ou lanoline 100   —

Après la friction, on recouvre la peau d'une feuille mince de
gutta-percha.

ROSENTHAL recommande l'application bi ou tri-quotidienne de
la pommade suivante :

> Acide tanique. . . . . ` . . . 1 gramme.
> Lait de soufre. . . . . 2 grammes.
> Vaseline jaune 20   —

et, pendant la nuit, une pommade émolliente.

GOTTHEIL emploie au début la pommade ci-dessous :

> Laudanum de Sydenham. . . . . 2-4 grammes.
> Acide phénique pur . . . . 0 gr. 50
> Cold-cream . . . . 30 grammes.

et plus tard :

> Précipité blanc . . . . 2 grammes.
> Vaseline 30   —

MENAHEM HODARA, de Constantinople, fait faire des applications d'une pâte à l'oxyde de zinc et au soufre, additionnée de sucre :

Lanoline . . . . . . , ...)
Vaseline . . . . }
Sucre en poudre . . . . } àà · 20 grammes. ·
Oxyde de zinc. . . . .)
Glycérine. . . . . } àà 10 —
Soufre. . . . . }

On applique cette pâte, jour et nuit, en couche épaisse sur les parties atteintes ; le sycosis une fois entré en voie de guérison, on n'applique plus la pâte que le soir.

L. BROCQ n'aime pas le soufre dans ces cas ; il fait couper les poils ras aux ciseaux, prescrit des lotions avec de la camomille chaude et applique le jour :

Acide salicylique. . . . . 0 gr. 30
— borique porphyrisé . . . . 1 gramme.
Oxyde de zinc. . . . . 2 grammes.
Cérat frais sans eau . . . . 18 —

et la nuit :

Extrait d'hamamelis . . . . 1 gramme.
Camphre. . . . . 4 grammes.
Savon noir . . . . 0 gr. 75
Craie . . . . 2 grammes.
Lanoline . . . . 6 —
Vaseline . . . . 12 —

On a prescrit la crésamine, le losophane en solution à 2 p. 100 (SAALFELD, de Berlin), l'euphorine C.G. CAO, de Turin.

P. EICHHOFF, d'Elberfeld, conseille l'aristol à 10 p. 100, CHOTZEN l'alumnol à 5 p. 100.

BALZER recommande d'ajouter aux pommades de la lanoline et de l'eau de chaux, ce qui donne une sorte de crème liquide.

A. MORA, de Paris, obtient dans le sycosis d'excellents résultats avec le traitement que voici :

Le malade nettoie aussi souvent que possible, matin et soir au moins, les parties atteintes avec l'alcool absolu.

Il vide avec une aiguille aseptique toutes les pustules dès qu'elles apparaissent et les touche ensuite avec l'alcool absolu boriqué ou non. Enfin, il badigeonne les régions malades avec le mélange ci-dessous :

Essence de cannelle de Ceylan . . . 4 grammes.
Huile d'amandes douces . . . . . . 8-12 —

Pour diminuer la cuisson produite par ces applications, faire, quelques instants après chaque badigeonnage, des pulvérisations d'eau de guimauve boriquée, qui exerceraient, en outre, une action sédative considérable.

Dans le sycosis du vestibule des fosses nasales le traitement, d'après COURTADE, doit avoir pour but de modifier la qualité des sécrétions nasales, et de désinfecter les foyers purulents.

S'il existe de la rhinite chronique, faire des irrigations nasales avec de l'eau tiède boriquée; si la sécrétion nasale est peu abondante ou simplement muqueuse, les bains de nez suffiront à ramollir ou à détacher les croûtes.

Les croûtes tombées, s'il existe des pustules, il faut les ouvrir, enlever les poils adhérents qui les traversent, puis badigeonner le vestibule avec un tampon d'ouate imbibé de salol camphré qui forme une sorte de vernis protecteur antiseptique empêchant la propagation de l'inflammation aux follicules voisins et permettant aux follicules malades de se cicatriser rapidement.

E. KROMAYER procède comme suit :

Il coupe ras les poils de la partie atteinte qu'on épile ensuite soigneusement en enlevant non seulement les poils malades, mais aussi les poils sains se trouvant à la limite des plaques de sycosis. Le soir, le malade lave les régions pileuses avec un tampon d'ouate imbibé de la solution suivante :

Sublimé	1 gramme.
Alcool rectifié	99 grammes.

Aussitôt après il applique pendant la nuit la pommade ci-dessous formulée :

Tanin	2 grammes.
Soufre précipité	4 —
Oxyde de zinc . . . . { àà	7 —
Poudre d'amidon	
Vaseline jaune	20 —

Le lendemain matin on enlève la pommade et les croûtes qui se sont formées, on lave avec la solution alcoolique de sublimé et on applique de nouveau la pommade.

S'il existe de nombreuses pustules à la racine des poils on incise chacune d'elles et on cautérise ensuite avec une solution concentrée de nitrate d'argent.

Dans les cas compliqués d'épaississement considérable de la

peau, il faut recourir aux incisions, mouchetures et scarifications, et parfois même à la curette tranchante. Les applications d'une compresse humide recouverte de tissu imperméable (compresse de PRIESNITZ) aideront puissamment au décongestionnement.

SCHNUEGELAN conseille de placer pendant douze heures dans la narine malade, un tampon d'ouate imbibé d'une solution de sublimé à 1 p. 1.000 ou pour 2.000.

LUBLINSKI fait enduire le tampon de la pommade suivante :

Sous-nitrate de bismuth . . . . } àà 1 gramme.
Précipité blanc . . . . }
Vaseline. . . . . 10 grammes.

On a recommandé la sapodermine (SACK), savon à base de caséinate de mercure, il contient près de 7 p. 100 de mercure.

LEISTIKOW, après une irrigation nasale avec une décoction d'écorce de quinquina à 5 p. 100, introduit dans la narine un crayon médicamenteux à l'oxyde de zinc et à l'ichtyol.

Les irrigations nasales pratiquées matin et soir avec l'eau de Saint-Christau ou la solution de sulfate de zinc au millième sont également recommandées par R. SABOURAUD.

Enfin, dans des cas particulièrement rebelles, nous conseillerions volontiers, à l'exemple de BOISSEAU DU ROCHER, l'électrolyse à l'aide d'une aiguille d'argent ; plusieurs fois nous l'avons employée avec le plus grand succès ; BAYET de Bruxelles et G. GAUTIER rejettent l'électrolyse simple.

G. GAUTIER et DELINEAU ont essayé avec succès l'action électrolytique du chlorure de cuivre ; SCHIFF et FREUND, E. S. LONDON, GUIDO HOLZKNECHT (1), les rayons X ; BREIGER, DICKSON ont utilisé la photothérapie. L'emploi de la lumière rouge, que nous avons expérimenté à maintes reprises, réussit à supprimer la suppuration d'une manière incontestable ; nous ne nous expliquons pas les échecs signalés récemment par CAPELLI JADER. KROMAYER recommande sa lampe en quartz.

Le cas échéant, nous essaierions volontiers les émanations du radium ou d'un corps radio-actif, mais, jusqu'à présent notre traitement de prédilection consiste dans les projections d'air chaud à 250° et 300°. KARL ULLMANN (de Vienne) conseille les

(1) Cet auteur emploie les rayons X à séances espacées, la répétition des séances nuisant à la repousse des poils ; il convient de proscrire l'usage du rasoir pendant un an.

applications de chaleur humide à l'aide de diverses thermodes de formes variées suivant la région à soigner.

Bourdeau d'Antony, de Limoges, emploie avec succès la pointe fine du thermo-cautère.

En dehors des douches et lotions sulfureuses, des douches de vapeur ordonnées par les anciens auteurs, la formule hydro-thérapique du sycosis est remplie par Ax, Aix-la-Chapelle, Barèges, Bagnères-de-Luchon, Challes, etc.

TÉLANGIECTASIES

Les télangiectasies sont constituées par de petites taches roses, rouges, violettes, diffuses, sur lesquelles rampent des vaisseaux dilatés donnant à la peau un aspect marbré.

Localisées, elles sont idiopathiques (*primitives = télangiectasie idiopathique* de HEBRA, *angiome simple* de HARDY) et siègent alors le plus souvent à la face (joues, nez, paupières) ou symptomatiques (*secondaires*) d'autres affections (acné, chéloïde, kératose pilaire, sclérodermie, lupus, etc.).

Lorsqu'elles sont généralisées, elles rentrent dans l'étude de maladies générales comme l'asthme, l'asystolie, les maladies du foie (BOUCHARD, HANOT et LÉOPOLD LÉVY, E. GAUCHER, ASLER, VINCENT (1), GILBERT et HERSCHER), en particulier la cirrhose atrophique (CLAUDE), la fièvre typhoïde (GASTOU), la grippe (L. BROCQ), l'érysipèle (TANTURRI), la lithiase biliaire (L. Brocq), l'hématurie (WILLIAM OSLER).

E. GAUCHER les a observées chez une jeune femme à la suite de l'ovariotomie.

Pathogénie. — L. LÉVI et L. DELHERM ont montré que la formation des télangiectasies pouvait s'expliquer de trois façons : par une dilatation paralytique des réseaux vasculaires du derme = théorie névropathique ;

Par une dilatation mécanique sous l'influence des troubles circulatoires = théorie mécanique.

Sous l'influence d'une toxémie rénale = théorie toxique.

On a noté (H. FREUND, E. HOLLANDER, LESER et MUELLER) la fréquence, chez les carcinomateux, de petites taches télangiectasiques de la peau.

L. LÉVI et LENOBLE en ont remarqué la coïncidence avec un néoplasme du cœur.

---

(1) Chez ces malades, l'apparition où l'accroissement des nœvi artériels fait présager une aggravation de la maladie.

Traitement. — Actuellement, les seuls traitements rationnels des télangiectasies consistent dans l'emploi méthodique et régulier des scarifications linéaires ou, comme nous l'avons fait, de l'électrolyse simple.

E. Kromayer conseille la Finsenthérapie à l'aide de sa lampe en quartz.

Holzknecht a préconisé l'emploi du radium.

A l'intérieur, on peut donner l'ergot de seigle, les teintures de marrons d'Inde et d'hamamelis.

TRICHOPHYTIE

C'est à Hardy que l'on doit la proposition du nom de trichophytie pour désigner les diverses lésions que peut produire le parasite végétal connu sous le nom de trichophyton tonsurans, découvert en 1844-1845 par Gruby et Malmsten, et auxquels sont dus :

1° La *teigne tondante* ou *trichophytie du cuir chevelu ;*

2° Le *sycosis parasitaire* ou *trichophytie de la barbe ;*

3° L'*herpès circiné* ou *trichophytie cutanée ;*

4° La *trichophytie des ongles* ou *onychomycose trichophytique.*

Parasite. — Le champignon est composé de mycélium et de spores.

Le mycélium, que l'on rencontre surtout dans les lamelles épidermiques, est formé de tubes longs, peu flexueux, ramifiés à des intervalles espacés.

Les spores rondes ou ovales, incolores, à surface lisse, d'un diamètre variant entre 0 mm. 003 et 0 mm. 008 (Robin), écartent les fibres des poils et se rencontrent dans l'intérieur des follicules pileux ou des plaques épidermiques ; elles sont en amas ou en chaînes longitudinales, régulières et parallèles.

Divers auteurs ont étudié et classé un certain nombre de variétés du trichophyton.

Les travaux les plus récents sur ce sujet sont ceux de Neebe et Furthmann qui ont réussi à cultiver quatre espèces bien nettes de trichophyton, et de R. Sabouraud qui décrit aussi quatre types humains d'espèces trichophytiques.

« 1° Le *trichophyton à petites spores*, parasite ordinaire de la teigne tondante et qu'on ne trouve jamais sur les régions glabres.

« 2° Le *trichophyton à grosses spores*, parasite moins fréquent que la teigne tondante, auteur habituel des trichophyties de la barbe causant environ la moitié des trichophyties circinés tégumentaires.

« 3° Le *trichophyton à grosses spores à cultures spéciales*, cause de la moitié des trichophyties circinées tégumentaires et spécialement de celles qui affectent le type de *folliculite agminée*. Il n'a pas été rencontré dans les cheveux.

« 4° Le *trichophyton à grosses spores inégales*, trouvé une fois dans une teigne tondante d'aspect spécial. »

TRICHOPHYTIE DU CUIR CHEVELU

(Voir la planche XLVI.)

Synonymie. — Porrigine tonsurante d'Alibert. — Porrigo scutulata de Willan et Bateman. — Teigne tondante de Mahon. — Herpès tonsurant de Cazenave. — Teigne tonsurante. — Trichomyces tonsurans de Malmsten.

Définition. — C'est une affection parasitaire et contagieuse du cuir chevelu due au champignon de Malmsten et Gruby, le trichophyton tonsurans.

Symptomatologie. — Les symptômes du début sont variables : tantôt il n'existe qu'un érythème accompagné ou non de vésicules, tantôt ce sont de petites pustules, tantôt des vésico-pustules, manifestations toujours éphémères et rarement constatées par le médecin. Le plus souvent, les seuls symptômes observés consistent en lésions de grattage occasionné par le prurit plus ou moins vif ou les sensations de chaleur ou de picotement qui existent au début, en squames fines de couleur blanche ou jaune sale, sous lesquelles le derme apparaît rosé

ou grisâtre; déjà, à cette époque, ce qui accuse la nature parasitaire de l'affection, c'est l'orbicularité des lésions.

En même temps, surviennent des démangeaisons, élancements, picotements, sensations de cuisson plus ou moins intenses, mais que nous n'avons jamais vus déterminer le cruel
supplice dont parle Bazin, qui doit être aussi rare que la faiblesse générale signalée par Hardy.

Graduellement les cheveux sont envahis par la desquamation
qui leur forme une sorte de gaine amiantacée, d'un blanc sale
(*pityriasis alba parasitaire* dû, pour Sabouraud exclusivement, non à un trichophyton, mais au microsporon Audouini;
c'est la teigne tondante, rebelle, type Gruby-Sabouraud), et
bientôt le champignon pénètre dans le follicule pileux lui-
même.

La maladie est alors à la période d'état; les cheveux sont altérés : ils deviennent successivements secs, décolorés, ternes,
noueux, gonflés, infiltrés qu'ils sont par le parasite qui les rend
friables, ramollis, de sorte qu'ils se cassent spontanément
soit à l'orifice des follicules où on les voit sous forme de points
noirs (*teigne peladoïde, tondante à cheveux cassés courts* produite par le trichophyton endothrix à mycélium fragile), soit à
quelques millimètres du cuir chevelu (*tondante à cheveux cassés longs* produite par le trichophyton endothrix à mycélium
résistant); celui-ci offre alors un aspect tout à fait caractéristique : le derme, un peu tuméfié, présente une teinte d'un gris-
bleu tout spécial : il est recouvert de squames furfuracées donnant lieu à une sorte de poussière grise, sale, adhérente, et les
cheveux cassés forment, en raison de l'orbicularité de la lésion,
des cercles tondus rappelant l'aspect d'une barbe faite depuis
quelques jours, faisant brosse sous le doigt (vraie tondante de
Gruby).

Il peut n'y avoir qu'une seule plaque de tondante, mais ordinairement il y en a plusieurs qui évoluent successivement, les
unes montrant le duvet semblable à de la neige engainant la
base des poils, les autres consistant simplement en cercles érythémateux, d'autres offrant l'aspect de l'affection à sa période
d'état. Dans certaines formes les plaques sont irrégulières, mal
limitées, disséminées et mélangées de cheveux sains. Quelquefois
on ne peut constater que quelques cheveux altérés et cassés çà
et là, d'autres fois encore chez les sujets blonds, on ne constate
que la décoloration des cheveux et quelques squames disséminées. Parfois enfin, la trichophytie du cuir chevelu prend les

caractères de celle de la barbe, c'est-à-dire produit une folliculite pilaire profonde, toujours due, d'après R. Sabouraud,
au trichophyton ectothrix ; c'est ce qu'on appelle la *teigne kérion*
de Celse (*Kerion Celsi, vespago del capillitio* de Dubini) suivie
parfois d'alopécie çicatricielle définitive (*tondante alopécique*,
due au trichophyton endothrix à mycélium résistant et au trichophyton ectothrix du chat, forme qui, pour S. Ehrman, de Vienne,
serait rare en Autriche).

Depuis les recherches de Sabouraud, on admet (en dehors de
la teigne tondante de Gruby) deux types de trichophytie : la
première, trichophytie d'origine humaine, la plus commune,
due à un trichophyton qu'il a nommé trichophyton endothrix,
est constituée par un grand nombre de petites plaques sur lesquelles on trouve toujours un assez grand nombre de cheveux
sains et s'accompagne ordinairement de trichophytie cutanée
(*trichophyties cutanées accessoires* d'E. Besnier); c'est la
teigne tondande peladoïde, une teigne bénigne; la seconde,
trichophytie d'origine animale, due à des trichophytons animaux divers, endo-ectothrix ou ectothrix pur, a pour caractère
d'attaquer à la fois le cheveu et le follicule et a été divisée en
trois classes :

La première comprend les trichophyties non inflammatoires
dans lesquelles on trouve toujours une grande plaque initiale.
Elle est produite par un trichophyton endo-ectothrix à mycélium fragile.

La seconde est la folliculite animale à folliculites discrètes
observée surtout à la barbe ; les foyers sont isolés et disséminés,
elle est due généralement à un trichophyton ectothrix.

La troisième, folliculite agminée trichophytique, comprend
le kérion de Celse, soit à la barbe de l'adulte, soit au cuir chevelu de l'enfant ; elle est due à un trichophyton pyogène.

Toutefois des recherches de Mario Pelagatti, de Turin, il
résulte que n'importe quelle espèce de trichophyton est susceptible de causer des lésions différentes. Il serait donc impossible de conclure de l'aspect clinique à telle ou telle espèce de
trichophyton : le siège et la disposition du champignon pathogène ne sont d'aucun poids dans le diagnostic différentiel.

Marche. — Aucune règle fixe ne peut être établie concernant
la marche de la trichophytie du cuir chevelu, qui peut envahir
la tête entière ou rester limitée à une ou plusieurs plaques
avec des périodes d'améliorations ou de récidives inattendues.

Pronostic. — Le pronostic est aujourd'hui considéré comme absolument bénin ; l'affection finissant toujours par guérir, même spontanément, après un temps variable de quelques mois à quelques années.

La repousse des cheveux est toujours complète, sauf dans le cas où une médication intempestive ou irritante laisse une alopécie qualifiée de médicamenteuse.

D'après J. Audrain, qui a étudié la teigne tondante dans le service de du Castel, on pourrait diagnostiquer :

1º Une forme bénigne à invasion lente, à plaques irrégulières, présentant de nombreux cheveux sains d'aspect, la peau est lisse, sans squames ; on rencontre peu ou point de spores avec prédominance du mycélium ;

2º Une forme grave, à invasion rapide, à plaques arrondies sur lesquelles n'existent que peu de cheveux sains, les autres sont cassés très courts, engainés, le cuir chevelu est couvert de squames dures et grisâtres ; les spores sont en grande quantité.

Il y a lieu, dans tous les cas, d'être prévenu et de prévenir les parents du malade des récidives fréquentes et de ne pas confondre, comme le fait justement remarquer E. Besnier, la guérison apparente, clinique, avec la guérison réelle, histologique.

Diagnostic. — Dans certains cas, le diagnostic est difficile et la trichophytie du cuir chevelu peut être confondue avec certaines formes de *pelade*, avec le *favus*, le *psoriasis*, l'*eczéma*, le *pityriasis*, l'*eczéma séborrhéique*, le *lupus érythémateux*.

En dehors des données fournies par l'examen microscopique, il faut savoir que :

La *pelade pseudo-tondante* (pelade à cheveux fragiles) diffère de la trichophytie par son aspect lisse, éburné, par l'état des cheveux atrophiés, petits, à racines recourbées en crosse qui ne cassent pas ou cassent peu et ne s'écrasent point sous la pince.

Le *favus* offre ses godets jaunes, ses croûtes, d'un blanc jaunâtre, ses cheveux lanugineux, décolorés, tombant en entier, mais non cassés.

Le *psoriasis* a des squames plus blanches, plus épaisses, plus adhérentes ; les cheveux sont intacts, sauf leur état de sécheresse ; souvent aussi l'examen des coudes, des genoux, du tronc, éclairera le diagnostic.

Dans l'*eczéma* et le *pityriasis*, les plaques malades ne sont pas circonscrites; les poils ne sont pas cassés.

Dans l'*eczéma séborrhéique*, maladie de l'adulte, envahissant souvent d'autres régions (le tronc), les squames sont graisseuses, les circinations irrégulières.

Le *lupus érythémateux* offrira presque toujours, comme signe de diagnostic, outre l'âge du sujet, des dépressions cicatricielles suffisantes pour le différencier de la teigne tondante.

Dans l'*impétigo* du cuir chevelu, celui-ci n'est pas infiltré et les cheveux ne viennent pas à la traction.

Dans les lésions tertiaires de la *syphilis*, il existe une véritable ulcération.

Étiologie. — La maladie reconnaît comme source unique la contagion qui peut s'effectuer par les coiffures, les objets de toilette, le rasoir, les peignes, les brosses, etc. ; l'air peut aussi servir d'intermédiaire ; enfin on a cité des exemples de contagion par les animaux.

La trichophytie du cuir chevelu ne s'observe que chez les enfants, c'est une affection extrêmement rare au-dessus de quinze ans.

Traitement. — Il n'existe point actuellement encore de traitement regardé comme sûrement curatif de la teigne tondante, contre laquelle il faut instituer une prophylaxie sévère : isolement rigoureux, etc.

Au point de vue général il est bien certain que le traitement tonique aura chez un sujet débilité une heureuse influence ; Hardy conseillait la villégiature à la campagne ou au bord de la mer.

Les principaux traitements locaux à indiquer sont ceux d'E. Besnier, d'E. Vidal, d'H. Hallopeau, de Quinquaud, de Unna, de L. Brocq, de R. Sabouraud. Nous les résumerons brièvement.

Traitement d'E. Besnier :

1° Couper les cheveux ras, aux ciseaux, et les maintenir ainsi pendant tout le traitement ;

2° Séparer les parties malades des parties saines, par une zone d'épilation ;

3° Nettoyer la plaque en une séance, par deux raclages, modéré d'abord, plus énergique ensuite et séparés par un lavage avec une boulette de coton stérilisé imprégné du liquide suivant :

Alcool à 90°. . . . . 100 grammes.
Acide borique. . . . . 1 gramme.
Chloroforme . . . . 5 grammes.

4° Faire ensuite un deuxième lavage avec ce même liquide, lotionner avec :

Liqueur de Van Swieten . . . . 100 grammes.
Acide acétique cristallisant. . . . . 1 gramme.

et recouvrir exactement d'une rondelle d'emplâtre de Vigo acétique :

Onguent de Vigo. . . . . 100 grammes.
Acide acétique. . . . . 1 gramme.

. Les lotions et renouvellement d'emplâtres seront faits par la famille de l'enfant et la rugination répétée par le médecin ou l'infirmier jusqu'à ce que les cheveux de repousse examinés au microscope ne contiennent plus trace de trichophyton.

Traitement d'E. Vidal :
1° Couper les cheveux ras ;
2° Frictionner la tête avec l'essence de térébenthine ;
3° Toucher les points envahis avec la teinture d'iode tous les jours ou tous les trois ou quatre jours suivant l'irritation produite, ou les couvrir d'emplâtre de Vigo ;
4° Faire matin et soir une onction à la vaseline boriquée ou iodée à 1 p. 100 et recouvrir la tête d'un bonnet imperméable.

Traitement d'H. Hallopeau :
1° Savonner la tête le matin avec du savon noir ;
2° Frictionner avec :

Alcool camphré . . . . 125 grammes.
Essence de térébenthine . . . . 25 —
Ammoniaque liquide . . . . 5 —

3° Une demi-heure après et le soir, application d'une couche de vaseline iodée ;
4° Bonnet de caoutchouc en permanence ;
5° Couper les cheveux ras toutes les semaines.

Traitement de Quinquaud :
1° Laver la tête avec du savon, puis une solution de sublimé

à 1 p. 1.000, couper les cheveux aux ciseaux ou les raser, mais en faisant alors, immédiatement après, une lotion parasiticide ;

2° Racler les plaques malades, d'abord, si l'on veut, insensibilisées ;

3° Lotionner la tête et surtout les plaques trichophytiques avec :

Biiodure d'hydrargyre.	0 gr. 15
Bichlorure d'hydrargyre	1 gramme.

Mêler dans un mortier et ajouter pour dissoudre :

Alcool à 90°.	40 grammes.
Eau distillée	250 —

4° Appliquer ensuite sur ces plaques une rondelle de l'emplâtre :

Biiodure d'hydrargyre.	0 gr. 15
Bichlorure d'hydrargyre	1 gramme.
Emplâtre simple.	250 grammes.

5° Laisser la tête de l'enfant enveloppée dans un linge de toile pendant quarante-huit heures et refaire le pansement tous les deux jours.

Renouveler le grattage ou pratiquer l'épilation, s'il y a lieu, une ou deux fois.

Plus tard, le même auteur conseille volontiers la pommade aux trois acides :

Acide chrysophanique.	
— salicylique.	ââ 2 grammes.
— borique.	
Vaseline.	100 —

appliquée deux fois en quarante-huit heures, puis remplacée pendant trois jours par la lotion mixte, et ainsi de suite.

Traitement de UNNA :

1° Couper les cheveux courts aux ciseaux ;

2° Badigeonner avec la colle de zinc une zone comprenant le sommet du front, les régions temporales, la nuque ;

3° Appliquer sur le cuir chevelu la pommade suivante :

Chrysarobine .	5 grammes.
Acide salicylique.	2 —
Ichtyol	5 —
Onguent simple	100 —

4° Recouvrir la tête d'un bonnet imperméable fixé avec la

colle et une bande de tarlatane, puis par dessus un bonnet de flanelle ou de toile cirée solidement attaché ;

5° Tous les matins, couper et soulever à un endroit le bonnet imperméable, essuyer la tête et appliquer une nouvelle couche de pommade, pratiquer de nouveau l'occlusion complète du bonnet ;

6° Au bout de quatre jours, enlever la pommade à la chrysarobine appliquer une fois par jour la pommade :

Ichtyol . . . . 5 grammes.
Vaseline . . . . 100 —

Recommencer toutes les semaines jusqu'à guérison.

Traitement de BROCQ :

1° Couper les cheveux ras aux ciseaux, nettoyer la tête tous les jours avec de l'eau chaude et un savon antiseptique (à l'acide borique ou à l'acide salicylique) ;

2° Pratiquer un cercle d'épilation de 6 à 8 millimètres de largeur autour de toutes les plaques malades sans la moindre exception ;

3° Racler les plaques malades ;

4° Faire tous les jours après le savonnage de la tête une lotion générale de tout le cuir chevelu, mais surtout des parties malades avec la lotion parasiticide de QUINQUAUD pure ; la couper d'eau si elle est trop irritante ;

5° Appliquer ensuite sur tous les points malades une rondelle de Vigo ou de l'emplâtre de QUINQUAUD ;

6° Envelopper la tête de l'enfant avec un bonnet de toile hermétiquement clos.

Traitement de SABOURAUD :

1° Couper les cheveux ras et entourer chaque plaque d'une bordure d'épilation de 5 millimètres environ ;

2° Préserver la tête contre la formation de nouvelles plaques par l'application le soir, quatre fois par semaine, de la solution suivante :

Teinture d'iode . . . . 1 partie.
Alcool à 90° ou eau de Cologne . . . . . 3 parties.

si cette solution est mal supportée, on peut la remplacer par la suivante :

Iode métalloïdique . . . . 2 grammes.
Iodure de potassium . . . . 2 —
Eau distillée. . . . . 1.000 —

3º Les trois autres soirs, en alternant avec les applications iodées, faire une onction avec la pommade suivante :

Acide pyrogallique. . . . . 1 gramme.
Huile de cade . . . . 4 grammes.
Axonge benzoïnée . . . . 20 —

4º Tous les matins, laver le cuir chevelu au savon et à l'eau chaude et le sécher ensuite avec la friction suivante :

Eau de Cologne . . . . 200 grammes.
Bichlorure de mercure. . . . . 0 gr. 20
Acide acétique cristallisable . . . . . . XV gouttes.

5º Toucher les plaques malades tous les quinze jours avec un crayon d'huile de croton mitigé ou même avec de l'huile de croton pure; calmer l'irritation quand elle est trop vive.

Le lendemain de l'application de l'huile de croton, badigeonnage à la teinture d'iode pure.

Trois jours après, appliquer un pansement humide pour faire tomber les croûtelles.

Dans les cas de teigne tondante, HEXHEIMER préconise l'emploi de la mixture suivante, en frictions :

Huile de graines de cotonnier . . . . . 2 parties.
Teinture de benjoin . . . . 20 —
Alcool de vin . . . . } àà 40 —
— de lavande . . . . }

Ou encore :

Huile de macis. . . . . }
Essence de térébenthine . . . . } parties égales.
Huile de graines de cotonnier. . . . }

LEISTIKOW recommande particulièrement la teinture de goudron minéral :

Goudron minéral. . . . . 6 grammes.
Alcool à 95º. . . . . 4 —
Ether sulfurique. . . . . 2 —

LAILLER conseillait de frictionner deux fois par jour les parties malades préalablement épilées avec :

Chlorhydrate d'ammoniaque . . . . . . 1 gramme.
Bichlorure de mercure . . . . 1 —
Glycérine . . . . 50 grammes.
Eau. . . . . 950 —

Ladreit de la Charrière employait le crayon à l'huile de croton; en voici la formule :

Huile de croton . . . .
Beurre de cacao . . . . (ââ   5 grammes.
Cire vierge . . . .)

Morgan-Dockwel aurait obtenu des guérisons en vingt jours avec un traitement dont la base est l'hydronaphtol (1) sous forme de savon, de pommade, d'emplâtre.

Saalfeld, de Berlin, sur seize cas, a eu treize succès au moyen du losophane (triiodocrésol) ainsi employé :

Losophane . . . . 1 gramme.
Alcool. . . . . 95 grammes.
Eau distillée 25   —

Losophane . . . . 0 gr. 05 à 1 gr. 50
Lanoline . . . . 40 grammes.
Vaseline 10   —

Butte a obtenu des guérisons dans un laps de temps variant de trois à cinq mois au moyen de frictions faites tous les deux jours avec :

Lanoline . . . . 90 grammes.
Protochlorure d'iode 10   —

Verser lentement le protochlorure sur la lanoline et triturer avec précaution.

G. Jackson insiste sur l'intérêt que présente la formule suivante :

Iode métallique . . . . 4 grammes.
Graisse d'oie 30   —

les téguments étant singulièrement perméables à l'égard de cette pommade l'iode peut agir profondément sur le trichophyton, ce qui est indispensable; fait bien mis en évidence par H. A. Martin.

Barbe emploie le mélange suivant :

Mono-chloro-phénol . . . . 20 parties.
Alcool 80   —
Essence de lavande. . . . . 10 grammes.

Friction quotidienne sur les plaques et recouvrir d'un morceau de baudruche ou de taffetas.

(1) L'hydronaphtol est obtenu du naphtol β en remplaçant un atome d'hydrogène par un hydroxyle.

C. Cutler applique son mélange à parties égales de teinture d'iode, d'acide phénique et de chloral =. iodo-phéno-chloral (à surveiller de très près).

Elliot fait frictionner le cuir chevelu chaque soir avec :

Acide salicylique.	2 gr. 50
Chloral	5 grammes.
Sulfate de soude.	10 —
Eau distillée	150 —

Kaposi fait lotionner avec :

Huile de fragon	30 grammes.
Alcool de savon de potasse	50 —
Lait de soufre.	10 —
Alcool de lavande	100 —
Baume du Pérou.	3 —

Payne frictionne chaque jour le cuir chevelu avec une éponge imprégnée d'oléate de mercure (5 p. 100), sans enlever le dépôt qui s'est formé lors d'une friction antérieure. Au bout de quinze jours, on enlève les croûtes et on fait une application de la pommade dont voici la formule :

Acide borique	3 parties.
Vaseline	10 —
Paraffine	5 —

Recommencer s'il y a lieu.

On a utilisé l'onguent résorciné à 5 ou 10 p. 100 (B. Hartzell), l'essence de pétrole en frictions (Bonnal, d'Arcachon, Browne), la stypticine en pommade à 5 ou 10 p. 100 (Kaufmann), l'acide pyroligneux (Cramoisy), le coaltar (Brame), le formol (Pottevin), la formaline (A. Salter), le thigénol, l'essence de cannelle de Chine (Busquet), l'acide salicylique (Rabitsch), en pommade à 5 p. 100 (Hervouet), le perchlorure de fer en pommade au cinquième (E. Martin), le sel de cuisine, qui d'après F.-J. Reilly, de Londres, et G.-S. Perkins serait un excellent moyen de traitement employé sous forme de compresses d'eau salée maintenues pendant toute la nuit sur le cuir chevelu.

J. Audrain, dans le service de du Castel, a fait des injections intra-dermiques de sublimé :

Sublimé	0 gr. 01
Acide tartrique	0 gr. 40
Chlorhydrate de cocaïne.	1 gramme.
Alcool.	
Eau distillée	} ãã 30 grammes.

Une goutte à chaque piqûre.

Nous ferons à ce procédé le même reproche qu'au traitement MOTY pour la pelade ; car, malgré l'emploi de la cocaïne, les enfants se soumettent difficilement en ville à cette médication.

Enfin, NOUS-MÊME avons essayé dans le traitement de la teigne tondante :

1° Les applications de collodion iodé au 1/30, simples ou combinées avec les diverses médications citées plus haut ; les résultats observés ont été variables suivant les formes de trichophyton ;

2° L'action des vapeurs acides indiquées jadis par VÉRUJSKI et LAILLER et plus récemment par SCHUSTER qui aurait obtenu de bons résultats, dans le favus, avec les vapeurs d'acide sulfureux ; mais cette fois, sur les conseils de notre distingué confrère et ami G. ARTHAUD, chef du laboratoire de physiologie au Muséum d'histoire naturelle, nous avions employé les vapeurs de brome ; ce traitement, d'une puissance très grande, demande pour réussir une surveillance dans l'application telle qu'on ne peut le conseiller d'une façon générale. Aussi nous sommes-nous arrêté à la technique suivante qui en trois ou quatre mois nous donne généralement satisfaction et qui comprend trois parties :

1° L'épilation ;

2° L'emploi des parasiticides ;

3° L'occlusion.

Après avoir pendant deux ou trois jours, suivant la gravité du cas, fait nettoyer le cuir chevelu matin et soir avec de l'eau chaude et un savon au goudron, au naphtol, à l'ichtyol, hydrargyrique (surveiller l'emploi de ce dernier), nous procédons à l'épilation, soit, si les plaques sont très nombreuses ou très étendues, à l'aide d'un épilatoire, soit par les applications de collodion iodé suivant la formule que nous employons dans le traitement de la pelade depuis 1890 :

Collodion . . . . 30 grammes.
Iode métalloïdique . . . . 1 gramme.

On pourrait remplacer le collodion par la cristalline de L. PHILIPS (de Birmingham) dont la transparence permet de suivre les progrès de la cure.

BUCQUOY employait la calotte de collodion au sublimé.

Comme épilatoire on peut utiliser celui d'ANNEQUIN : mélange d'hydrosulfate de calcium et d'eau jusqu'à consistance pâteuse ;

ou :

    Sulfure de baryum . . . . 10 grammes.
    Amidon pulvérisé . . . . 5 —
    Oxyde de zinc . . . . 5 —

délayer avec de l'eau ;

ou celui-ci :

    Teinture d'iode . . . . 3 grammes.
    Essence de térébenthine . . . . 6 —
    Huile de ricin . . . . 4 —
    Alcool . . . . 48 —
    Collodion . . . . 100 —

                                (BUTTE.)

Voici la formule de l'épilatoire dit « américain ».

    Iode cristallisé . . . . 8 grammes.
    Essence de térébenthine . . . . 1 gr. 25
    Teinture de castoreum . . . . 2 grammes.
    Alcool absolu . . . . 10 —
    Collodion . . . . 30 —

Voici également la composition du cosmétique agglutinatif de DUNCAN-BULKLEY :

    Cire jaune . . . . 10 grammes.
    Laque en plaques . . . . 14 —
    Poix de résine . . . . 21 —
    — de Bourgogne . . . . 35 —
    Gomme dammar . . . . 42 —

Si l'on veut procéder à l'épilation par la pince on peut anesthésier au préalable par le procédé de REYNOLDS en plaçant sur la région à épiler l'éponge du pôle positif voltaïque imbibée d'une solution de cocaïne.

Si l'on emploie un épilatoire ordinaire les poils sont tombés au bout d'un quart d'heure.

Dans l'un comme dans l'autre cas, nous badigeonnons alors toute la tête avec une solution d'ichtyol au dixième et recouvrons d'un bonnet de toile cirée fixée, s'il y a lieu, en bordure avec une colle genre UNNA ; tous les trois jours nous recommençons l'opération, après avoir arraché, le plus souvent sans difficulté, la pellicule collodionnée.

Au bout d'un temps plus ou moins long la réussite est complète.

E. VIDAL et MARFAN se sont servis également de l'occlusion.

Dans quelques cas plutôt rares, nous avons, pour abréger la cure, employé le traitement que Louis Wickham appelle chirurgical, l'électrolyse, l'électro-cautère, l'huile de croton (crayon employé par Ladreit de Lacharrière).

Les simples (1) et les agents physiques et naturels ont été utilisés dans la cure de la trichophytie.

Au commencement du dix-neuvième siècle, Blaud recommandait les lotions et onctions avec des préparations de suie de bois.

La pommade des frères Mahon contenait de la soude et de la chaux éteinte, leur poudre des cendres de bois neuf.

J. L. Alibert écrivait : « On usera de la pommade de soude qu'on trouve à Paris chez Lamouroux, apothicaire, rue Marché aux Poirées, n° 11 à la Halle ; il est essentiel de laver souvent la tête des enfants avec de l'eau de cerfeuil... »

Chomel prescrivait les applications externes d'anémone nemorosa et Hufeland donnait à l'intérieur la bardane et la ciguë.

On a recommandé les bains de mer (Abrahams).

Noir a guéri des teigneux à l'aide de compresses de tarlatane (au sublimé au 1/2.000) portées à une température de 50° environ ; personnellement nous avons employé avec succès notre appareil à air chaud ; ces applications de calorique sont d'ailleurs recommandées par H. Quincke.

On avait eu déjà recours à la propriété épilatoire des rayons X. (Freund, Schiff, Gaston Vieira et Nicoulau, R. Berhardt, Daniel, E. S. London, de Saint-Pétersbourg, Guido Holzknecht, Gastou, etc.). R. Sabouraud, avec le concours de Bissérié, Belot, Noiré, a précisé et fixé comme suit l'emploi de la radiothérapie dans le traitement des teignes :

1° La force électrique nécessaire pour actionner tout le système correspond à une lampe ordinaire de 10 bougies : un secteur électrique quelconque peut la fournir ;

2° Cette force actionne une dynamo de 3/4 de cheval-vapeur ;

3° Entre la prise du courant et la dynamo est un rhéostat, qui limite le débit électrique et évite les à-coups. On y ajoute un commutateur si le courant sur lequel on se branche est alternatif ;

4° La dynamo actionne, par une courroie, un arbre de couche

(1) Au Monténégro, le remède populaire consiste à enduire les parties malades de jus de tabac (Oscar, L. Lévy et J.-C. F. Naumann).

qui transmet son mouvement aux dix plateaux d'une machine statique ;

5° Des collecteurs de cette machine partent deux fils qui se rendent aux deux pôles de l'ampoule de Crookes modifiée par Villard ;

6° Sur le trajet de ce grand circuit est interposé en court-circuit un spintermètre de Béclère. Cet appareil, ingénieux et simple, formé d'un excitateur à boule dont la tige mobile est graduée, avertit l'opérateur, par une étincelle, lorsque l'ampoule devient dure, c'est-à-dire plus résistante par suite de la raréfaction des gaz qu'elle contient. Or, une ampoule dure donne des rayons de plus en plus pénétrants ;

7° Il faut alors que l'ampoule mollisse, devienne moins résistante, en récupérant une petite quantité de gaz ; c'est l'œuvre de l'osmo-régulateur dont Villard a muni l'effilure latérale de l'ampoule ;

8° Le radio-chronomètre de Benoist mesure le mollissement de l'ampoule, dont le spintermètre n'avertit pas ;

9° Il permet indirectement de le régler ; car l'excitateur à boule de Destot et Williams, intercalé le long du courant positif, sur le spintermètre lui-même, rend l'ampoule plus dure quand elle a trop molli sous l'action de l'osmo-régulateur ;

10° Cet ingénieux dispositif rend compte de la valeur et de la pénétration des rayons : il n'apprend pas leur quantité. Les pastilles de Holzknecht fournissent cette inconnue. Elles sont faites d'un mélange de sels alcalins dont les rayons X font lentement virer la coloration. On en place une sur le trajet des rayons émis par l'ampoule et à la même distance que la peau du malade ; de temps en temps, on examine le degré du virage qu'a subi sa couleur par rapport à une échelle fixe de 12 divisions (ou unités H) ; il ne faut pas, au moins en une seule séance, dépasser la cinquième couleur (5 unités H).

Pour éviter que les rayons diffusés en tous sens atteignent l'opérateur ou la tête du malade autre part qu'aux régions teigneuses, on entoure l'ampoule d'une chape, manchon de tôle percé de trois orifices : de l'un part un tube gradué de longue vue qui reçoit la pastille de Holzknecht ; l'autre est fermé par le radio-chronomètre de Benoist, sur le troisième s'adapte toute une série de manchons métalliques de diamètres différents et d'une longueur telle que leur extrémité périphérique, où le malade vient placer sa tête, se trouve à 15 centimètres du centre de l'ampoule ; ces tubes arrêtent les rayons obliques, nocifs pour l'épiderme.

La formule thérapeutique de R. SABOURAUD se résume donc en ceci :

Pour guérir une plaque de teigne, il faut l'exposer à une distance de 15 centimètres du centre de l'ampoule de VILLARD, l'ampoule ayant une résistance constante correspondant à un demi-centimètre d'étincelle au spintermètre et à la quatrième division du radio-chronomètre de BENOIST, jusqu'à ce que la source électrique ait fourni une somme de rayons X correspondant à quatre et demi ou cinq unités de HOLZKNECHT.

DANKE BUTCHER (de Londres) met en garde contre les manifestations tardives et néfastes des rayons X, sur le cerveau des jeunes teigneux traités par cet agent.

TRICHOPHYTIE DES CILS

Cette localisation très rare, dit W. DUBREUILH, a été observée par GAILLETON, MIBELLI et moi-même. Le bord libre des paupières est un peu rouge et enflammé. Les cils sont cassés très près de la peau et l'examen microscopique les montre remplis par les spores d'un trichophyton endothrix. Dans le cas que j'ai observé, la guérison s'est faite spontanément par élimination pure et simple des cils malades.

MIBELLI dans la blépharite trichophytique, n'emploie que l'épilation et les lavages avec une solution de sublimé à 2 p. 1.000.

TRICHOPHYTIE DE LA BARBE

Synonymie. — Sycosis trichophytique. — Trichophytie sycosique. — Trichophytie sycosique folliculitique ou vraie d'E. BESNIER et A. DOYON.

Symptomatologie. — Le trichophyton tonsurans peut produire dans la barbe des lésions d'aspect différent.

Au début, coïncidant ordinairement avec quelques démangeaisons, on voit apparaître des rougeurs plus ou moins bien limitées, formant parfois des disques érythémateux ou des circinations analogues à celles de la trichophytie cutanée. Ces placards sont petits et desquament plus ou moins abondamment (*pityriasis alba parasitaire*).

Quelque temps après, le poil s'altère, il devient sec, terne, cassant, recouvert et engainé d'un duvet blanchâtre; la peau est un peu tuméfiée, rouge et rugueuse, parfois ardoisée.

Plus tard encore, apparaît le sycosis, nom qui, selon E. Besnier et A. Doyon, doit être réservé aux cas dans lesquels le trichophyton a déterminé une folliculite pilaire. Il se forme alors de véritables pustules, centrées par le poil, entourées d'une aréole inflammatoire; le derme s'infiltre, se tuméfie et s'indure; des tubercules rouges, arrondis, volumineux (*sycosis tuberculeux*), dans certains cas même de véritables abcès dermiques (*sycosis phlegmoneux*) apparaissent. La sécrétion séropurulente qui s'échappe de tous ces foyers de suppuration se concrète en croûtes plus ou moins épaisses, brunâtres, qui, en tombant, laissent à découvert des ulcérations fongueuses, saillantes, ressemblant assez à des plaques muqueuses et donnant à la figure un aspect vraiment repoussant, l'aspect d'une passoire (Lewin), d'un rayon de miel, de tumeurs noueuses comme le carcinome (Michelson, Neumann, Kaposi).

Le poil, de plus en plus altéré, finit par tomber spontanément ou par céder à la moindre traction.

Cette dernière forme serait toujours due à une contagion d'origine animale (*le cheval*), d'après R. Sabouraud.

Toutes ces altérations peuvent se succéder, coïncider ou même manquer complètement. E. Besnier a, pendant plusieurs mois, montré en 1887, dans ses cliniques, « un homme atteint de trichophytie pilaire de la totalité de la barbe, sans qu'il y ait jamais eu chez lui, ni un cercle érythémateux, ni une rougeur, ni la moindre trace de folliculite. Les caractères du poil trichophytique : fragilité, cassure, écrasement sous la pince ou la lame de verre, caractères histologiques, etc., étaient tous absolument démonstratifs ».

Lorsque les lésions inflammatoires sont intenses, les malades se plaignent de sensations de chaleur, de cuisson, de démangeaison, quelquefois mais rarement de douleurs vives.

Siège. — Les lésions siègent surtout au menton (*mentagre*), bord de la mâchoire inférieure, sur les joues (on les a observées sur le pubis et même au-devant de la poitrine).

Durée. — La trichophytie pilaire de la barbe est une affection de longue durée ; la guérison spontanée a été constatée lorsque, à la suite de la suppuration, les poils, en tombant, entraînaient avec eux le parasite ; ils peuvent alors repousser en plus ou moins grande quantité ; mais ordinairement des rechutes plus ou moins fréquentes prolongent la durée de la maladie.

Pronostic. — La trichophytie de la barbe n'est pas grave en elle-même, toutefois, le pronostic en est assez sérieux par suite de sa durée, de ses localisations et des cicatrices alopéciques qu'elle peut laisser.

Diagnostic. — Un certain nombre de signes doivent être retenus pour établir le diagnostic ; ce sont : la desquamation blanche, pityriasique du début, la présence des cercles herpétiques, le peu d'adhérence des poils engainés, ou cassés très près de la peau. En outre, l'examen microscopique des tronçons de poils engainés éclairera le diagnostic et empêchera de confondre la trichophytie de la barbe avec :

L'*eczéma impétigineux*, non limité aux régions velues ;

Les *acnés*, qui siègent sur les parties glabres et ne sont pas recouvertes de croûtes ;

L'*ecthyma*, rare à la face et dont les pustules sont régulièrement aplaties, sans induration considérable ;

La *syphilis pustuleuse du visage*, accompagnée souvent d'autres manifestations spécifiques ;

Enfin le *sycosis non parasitaire* (*sycosis arthritique* de Bazin, *eczéma pilaire, eczéma sycosiforme, folliculite sous-nasale récidivante*) dont les pustules sont plus petites, plus uniformes, siégeant de préférence à la lèvre supérieure et consécutif à un coryza chronique.

Étiologie. — Toujours due à la contagion, la trichophytie de la barbe a, comme causes directes, une coupure de rasoir, un blaireau ou un peigne infectés et malpropres, probablement aussi l'air ambiant dans lequel peuvent voltiger les spores du parasite.

Le vétérinaire Légier a suivi un palefrenier admis à Saint-

Louis pour un sycosis parasitaire après avoir soigné des chevaux atteints de teigne tonsurante.

Traitement. — A la première période (période érythémateuse), les badigeonnages de teinture d'iode réussissent ordinairement. La barbe doit être coupée aux ciseaux, non rasée.

A la période véritablement sycosique, il faut, s'il existe des phénomènes d'irritation, les calmer d'abord et appliquer ensuite les pommades, emplâtres parasiticides, au turbith, au soufre, aux acides pyrogallique et salicylique, les lotions alcooliques au sublimé :

Sublimé	0 gr. 10 à 0 gr. 26
Glycérine	4 grammes.
Eau de Cologne	30 —

Saalfeld emploie le losophane en pommade ou en solution aqueuse ou alcoolique ; il fait aussi des applications de la pommade suivante :

Carbonate de potasse	1 partie.
Huile d'olive	10 parties.
Oxyde de zinc . . . . } àà 15 —
Amidon . . . . }	
Salol	5 —
Soufre	6 —
Lanoline	p. 100 —

L. Brocq recommande de toucher deux fois par jour les parties malades avec :

Bichlorure de Hg	0 gr. 20
Formol	0 gr. 75
Acétone	10 grammes.
Alcool camphré	100 —

la nuit, appliquer la pommade suivante :

Vaseline pure	20 grammes.
Iode métallique	0 gr. 20

Gaucher préconise les compresses imbibées d'eau d'Alibour, excellente pour toutes les suppurations de la face et dont voici la formule :

Sulfate de zinc	7 grammes.
— de cuivre	2 —
Safran	0 gr. 40
Camphre à saturation pour eau	200 grammes.

coupée de 2, 3, 4, 5 parties d'eau bouillie, suivant le degré d'irritation inflammatoire.

C. Cutler a employé avec succès son iodo-phéno-chloral.

Au cas d'abcès véritables, R. Kauffmann recommande la stypticine sous forme de pommade à la lanoline à 5 p. 100.

E. Martin conseille le collodion au perchlorure de fer :

Perchlorure de fer . . . . 1 partie.
Collodion . . . . 4 parties.

La formule ci-dessous, grâce aux propriétés de l'œsipus, serait très efficace, d'après Ihle :

Sous-nitrate de bismuth . . . . 5 grammes.
Oxyde de zinc . . . .
OEsipus . . . .) àà 20 —
Huile d'olives . . . .)

Le grattage (Kromayer), l'épilation et les scarifications, recommandés par les uns (L. Brocq, Gaucher), déconseillés par d'autres (E. Besnier, Unna), sont à employer dans des circonstances spéciales dépendant de chaque cas particulier.

Personnellement, nous devons de nombreux succès, dans le sycosis trichophytique comme dans le sycosis vulgaire, à l'emploi de l'air chaud ; les applications de chaleur humide ont été d'ailleurs préconisées par Karl Ullmmann, de Vienne.

Zeichmester a employé avec le meilleur résultat la radiothérapie.

A citer les essais de Plato et Neisser avec la trichophytine, mélange de toxines provenant des cultures du trichophyton tonsurans.

TRICHOPHYTIE CUTANÉE

(Voir la pl. XLVII.)

Synonymie. — Olophlyctide miliaire d'Alibert. — Herpès circiné de Willan et Bateman. — Herpès tonsurant vésiculeux de Kaposi. Herpès circiné parasitaire. — Érythème circiné trichophytique et microsporique.

Symptomatologie. — Sur les régions glabres, le trichophyton produit des lésions circinées, qui, constituées au début par de petites taches rosées ou rouges, arrondies, légèrement saillantes et squameuses, grandes comme une lentille, comme une pièce de vingt centimes s'étendent bientôt excentriquement, d'une manière progressive et régulière, de façon à déterminer des cercles parfaits dont le centre est formé par le tégument revenu presque à l'état normal ; plus souvent il est légèrement pigmenté, jaunâtre, desquamant ; le bord rouge et saillant est papuleux, vésiculeux (*herpès circiné*), pustulo-vésiculeux, couvert de squames furfuracées ou de fines croûtelles.

Le développement est rapide, le cercle atteint en deux septénaires la dimension d'une pièce de cinq francs en argent ; mais, en s'agrandissant davantage, jusqu'à mesurer parfois dix, vingt centimètres de diamètre et plus encore, il devient de plus en plus irrégulier.

L'aspect de la trichophytie est d'ailleurs absolument multiforme, comme disent E. BESNIER et A. DOYON qui signalent un grand nombre de variétés :

La *trichophytie auto-inoculée des teigneux* à disques complets ou non, érythémateux, érythémato-squameux, eczématoïdes, à bords plus nets à la partie externe qu'à la partie interne, à centre squamulaire, plissé, jaunâtre, prurigineux, situés aux environs du cuir chevelu ;

La *trichophytie des parties découvertes*, circinée, discoïde, érythémateuse, squameuse, vésiculeuse, pustuleuse, phlycténoïde, eczématoïde, dysidrosiforme, lichénoïde, etc., trichophytie érythémato-vésiculeuse commune, solitaire ou discrète à bords vésiculeux accentués, surtout quand l'affection siège aux mains ou aux avant-bras (face dorsale);

La *trichophytie érythémato-vésiculeuse*, circinée, éruptive, aiguë, disséminée, généralisée, due à des vêtements contaminés, à marche aiguë, en cercles plus ou moins ovalaires;

La trichophytie à anneaux cohérents, à cercles géants, festonnée, marginée, serpigineuse, exotique (*trichophytie des régions tropicales*; *trichophytie des parties couvertes*), rare en Europe, à anneaux multiples, cohérents, chaînés, concentriques, à bord effacés aux points de contact ;

L'*herpès tonsurant desquamatif, teigne imbriquée* ou *tokelau* de BONNAFY et TRIBONDEAU, *herpès imbriqué* de PATRICK MANSON, caractérisé par ses lamelles épidermiques larges parfois de 2 centimètres et demi, adhérentes à leur bord externe, pouvant envahir tout le corps (*hommes-poissons*) à l'exception du cuir chevelu et de la face; c'est une affection très prurigineuse et très contagieuse.

En outre, dans certains cas où le trichophyton détermine une inflammation considérable, la lésion, toujours circinée, est constituée par des vésicules, des pustules, des tubercules même rappelant l'aspect du sycosis, l'une des formes suppurées de la trichophytie (*folliculite agminée trichophytique* qu'il ne faudra par confondre avec la *tuberculose verruqueuse*).

Lorsqu'elle siège aux régions palmaires et plantaires, la trichophytie se présente sous un aspect tout spécial bien étudié par divers auteurs (Tilbury Fox, C. Pellizzari, Arnozan et Dubreuilh) et en particulier par Djélaleddin-Mouhktar, de Constantinople. Comme l'a démontré ce dernier la lésion, qui, au début, ressemble surtout à la *dysidrose* grâce à l'apparence des vésicules, et un peu plus tard à la *syphilis* par la netteté et la circination de ses bords, sa durée, etc., se distingue néanmoins de ces affections ainsi que de l'*eczéma*, du *pemphigus*, du *psoriasis*, etc., « par la présence simultanée, au cas de trichophytie, d'éléments divers qui représentent les différents stades de l'évolution de la maladie (vésicules, macules, petites plaques, grandes plaques circinées, à collerette) ou mieux par la présence d'une plaque avec des vésicules à sa périphérie ».

En outre, le trichophyton a toujours, dans ces régions, été constaté en abondance.

A l'état chronique l'épiderme est épaissi, dur, sec, crevassé, farineux ou squameux.

Enfin, quelle que soit sa forme, la trichophytie cutanée s'accompagne de sensations de chaleur, de démangeaisons plus ou moins accentuées, parfois de picotements ou d'élancements, surtout au début de l'éruption; plus tard, ces symptômes disparaissent ou ne se montrent que par intermittences.

Siège. — La trichophytie cutanée peut siéger sur toutes les régions du corps; on la rencontre surtout au visage, à la nuque, au cou, aux avant-bras et aux mains, de même que sur les organes génitaux.

On l'a constatée à la plante du pied et à la paume de la main offrant parfois certaines difficultés de diagnostic (E. Besnier, A. Fournier, Darier, Barthélemy, Djélaleddin-Mouhktar), particulièrement avec la *syphilis*.

Pronostic. — C'est une affection peu grave, mais qui, dans certains cas, peut se prolonger longtemps.

D'après Th. Corlett, dans les pays intertropicaux la mala

die est plus grave que sur les hauts plateaux ou dans la zone tempérée.

Diagnostic. — Le diagnostic est généralement facile ; la marche progressivement excentrique de la lésion est un des meilleurs signes différentiels ; toutefois elle pourrait être confondue avec :

L'*érythème marginé*, plus rouge, plus élevé et ne s'étendant pas excentriquement ;

L'*eczéma nummulaire*, à sécrétion abondante, à squames plus larges et plus lamelleuses, ne présentant pas de formes annulaires ;

Le *psoriasis circiné* (*lèpre vulgaire* de Willan et Bateman), dont les squames sont plus épaisses, plus saillantes et plus adhérentes ;

Enfin le *pityriasis circiné* et *marginé* d'E. Vidal, le *favus*, dans certaines formes, les *syphilides circinées*, les *syphilides palmaires et plantaires* (Djelaleddin-Mouhktar, voir plus haut), le *pityriasis rosé de* Gibert au début, l'*eczéma séborrhéique*, le *lupus érythémateux*, certaines *folliculites*, etc., peuvent simuler la trichophytie.

La folliculite agminée trichophytique diffère de la *tuberculose verruqueuse* en ce que dans celle-ci la plaque est épaissie, dure, sclérosée, entourée d'une zone violacée, la surface est fissurée.

Dans ces cas, comme dans tous ceux mentionnés plus haut, l'examen microscopique lèvera tous les doutes, si l'on découvre le parasite, ce qui est parfois fort laborieux.

Étiologie. — La contagion est toujours la cause de la trichophytie cutanée ; elle serait favorisée, dit R. Sabouraud, par l'alcalinité de la sueur.

Matruchot et Dassonville ont constaté chez le cheval atteint d'herpès un trichophyton qui, inoculé à l'homme (M. le médecin-major René Lefort), détermina l'herpès circiné.

Dès 1848 d'ailleurs, Papa et plus tard (en 1856) Bazin, et ensuite Tilbury Fox, Horand, Longuet ont constaté de l'herpès circiné chez des cochers ou des cavaliers en contact avec des chevaux atteints de trichophytie.

Traitement. — En général, le traitement de la trichophytie cutanée est facile ; le plus simple consiste en applications de teinture d'iode dont l'action, comme le fait justement remar-

quer E. Besnier, est considérablement accrue par une rugination légère pratiquée avec un linge rude, le manche en bois
d'un pinceau de charpie, etc.

On peut aussi employer les emplâtres, les savons parasiticides. Nous nous sommes servi avec succès de notre collodion
iodé au 1/30.

L. Bertrand, médecin principal de la marine, a obtenu des
résultats rapides avec des applications tous les deux jours de
la pommade ci-dessous :

Poudre de rhubarbe . . . . 1 gramme.
Vaseline. . . . . 10 grammes.

A la côte d'Ivoire, comme en Annam et au Tonkin, le Nga-
Hire (*herbe contre les dartres*) est employé par la médecine
officielle, sous forme d'application directe de feuilles fraîches
écrasées, comme le remède spécifique de l'herpès circiné.

La cassia alata (*casse à gousses ailées, dartrier, herbe à
dartres*) est également employée à Nouméa (Porte, Bonnafy,
Le Dantec, Legrand, Chové, Villard, Debergue, Le Scour).

Kaposi préconise soit la solution alcoolique de naphtol au
centième ou, si elle est trop irritante, la préparation suivante :

Savon mou. . . . . 100 grammes.
Naphtol . . . . 2 —
Alcool de lavande . . . . 10 —

On peut se servir de la pommade suivante :

Créosote. . . . . 1 gramme.
Huile de cade. . . . . 10 grammes.
Soufre sublimé . . . . 10 —
Bicarbonate de potasse . . . . 3 gr. 50
Axonge . . . . 30 grammes.
(Tilbury Fox.)

ou d'une pommade à la poudre de Goa (Hillairet, Tilbury Fox) :

Poudre de Goa . . . . 4 grammes.
Acide acétique. . . . . 2 —
Axonge benzoïnée . . . . 20 —

recommandée par F. Roux contre la trichophytie exotique et la
teigne de Manson, de même que le sulfure de calcium, le bichlorure de mercure, la pommade à l'iodure de soufre, l'acide chrysophanique sous forme de pommade au 1/15 (Tribondeau) ou
mieux de traumaticine (E. Jeanselme) :

Acide chrysophanique. . . . . 10 grammes.
Gutta-percha . . . . 10 —
Chloroforme . . . . 80 —

SALM (de Sumatra) préconise également l'acide chrysophanique et une solution alcoolique d'acide salicylique à 10 p. 100.

G. CAO, de Turin, s'est montré fort satisfait des applications
de pommade contenant de 5 à 10 p. 100 d'euphorine ou de traumaticine à 5/20.

LEISTIKOW, de Hambourg, recommande la mixtion suivante
employée en badigeonnage :

Goudron minéral.	6 grammes.
Alcool à 95°.	4 —
Ethèr sulfurique.	2 —

L'épicarine, produit de condensation du naptol β et de l'acide
créosotique, étudiée par KAPOSI, a été employée sous forme
de :

Pâte :

Épicarine. . . . .)	
Talc de Venise . . . . } àà 15 grammes.	
Amidon . . . .)	
Vaseline . . . . 45 —	

Onguent :

Épicarine	10 grammes.
Onguent simple	100 —

Savon :

Épicarine.	15 grammes.
Savon vert	200 —
Oxyde de zinc	10 —

FISCHEL (de Berlin) vante la liqueur anthracis composée (voir
page 696.)

Il serait intéressant d'essayer l'asaprol dérivé α monosulfoné
du naptol β à l'état de sel calcaire (dont l'action microbicide est
très manifeste à l'égard du trichophyton tonsurans (STACKLER
et DUBIEF).

Enfin PLATO et NEISSER ont essayé également ici leur trichophytine.

En ce qui nous concerne, nous n'avons jusqu'ici observé aucun insuccès en employant les bains sulfureux et les badigeonnages et frictions à l'ichtyol pur (1).

SAALFELD, de Berlin, recommande de prohiber les bains (ordinaires) chez les sujets atteints d'herpès tonsurans pour éviter
la propagation de l'infection à toute la peau.

---

(1) Le trichophyton tonsurans ne se développe pas dans une solution d'ichtyol à 4 p. 100 (LATTEUX).

TRICHOPHYTIE UNGUÉALE

Synonymie. — Onychomycose trichophytique.

Définition. — Symptomatologie. — C'est une localisation assez rare, du moins en France, du trichophyton, mais constatée déjà de longue date par MEISSNER, VIRCHOW, KÖBNER et bien étudiée depuis par CELSO PELLIZARI et EHLERS, W. DUBREUILH, H. FOURNIER, LESPINASSE, etc.

Elle consiste en une dégénérescence de l'ongle dont les couches profondes prennent « une teinte d'un noir sale tirant sur le vert foncé » (H. FOURNIER), et qui devient fragile, épaissi, ponctué de points blanchâtres, s'effrite peu à peu.

EDGARD HIRTZ et L. JACQUET l'ont observée chez un même malade aux deux mains et aux deux pieds.

Pronostic. — C'est une maladie d'une ténacité extrême.

Diagnostic. — Le diagnostic ne peut se faire que par l'examen complet du malade ou à l'aide du microscope.

Toutefois, notons que dans l'*eczéma unguéal*, en dehors des sillons, piquetures, épaississement sous-unguéal, il n'y a ni taches, ni stries jaunâtres et il existe la plupart du temps d'autres lésions eczémateuses.

Dans le *psoriasis*, on trouve des lamelles nacrées effritées. D'ailleurs dans tous ces cas le diagnostic se fera, parfois difficilement, grâce à l'examen microscopique.

Étiologie. — Ordinairement l'onychomycose trichophytique est consécutive à la trichophytie des doigts, se propageant par la matrice de l'ongle le plus souvent ou quelquefois par le bord latéral.

HENRI FOURNIER a constaté que le parasite « envahit ordinairement l'ongle. un peu au-dessous du point où son bord devient libre, presque toujours du côté externe », puis il gagne « les cellules intercalées entre sa face profonde et les plis et sillons de HENLE, cellules qui occupent la place de la courbe génératrice et du corps muqueux de MALPIGHI et sont envahies successivement par la kératine : le champignon de la trichophytie se développe dans cette courbe et de là gagne le limbe ».

Traitement. — Il faut ramollir la substance unguéale par les lavages, les applications de caoutchouc, d'emplâtres mercuriels, et pratiquer la rugination des parties malades que l'on badigeonne ensuite avec des solutions de sublimé, de créosote, d'acide acétique.

Nous avons dans un cas obtenu un bon résultat à l'aide de polissages fréquents faits avec la poudre de seiche délayée dans la liqueur de VAN SWIETEN.

SABOURAUD préconise un pansement humide iodé consistant à entourer chaque doigt d'un flocon d'ouate hydrophile imbibé de :

Iode métallique.	1 gramme.
Iodure de potassium	2 grammes.
Eau distillée	1 litre.

Fixer le pansement avec un doigtier de caoutchouc ou encore appliquer chaque soir à l'aide d'un pinceau le mélange suivant :

Iode métallique	1 gramme.
Huile de cade.	10 grammes.
Acétone 100	—

TRICHOPTILOSE (Littré et Devergie)

Synonymie. — Trichoxérosis. — Scissura pilorum. — Fragilitas crinium. — Dissociation des fibres pileuses du poil de KÖLLIKER.

C'est une affection qui consiste dans le fendillement des cheveux, ordinairement secs, que peuvent produire divers parasites végétaux : microsporon AUDOUINI et trichophyton tonsurans, différents l'un de l'autre pour certains auteurs (R. SABOURAUD et BODIN), analogues au contraire pour d'autres (FOX et BLAXALL) ; ce fendillement peut se manifester à l'extrémité du poil, à la racine ou dans la longueur de la tige.

La maladie est idiopathique ou coïncide soit avec des affections du cuir chevelu, soit avec des maladies graves comme la phtisie ; on rencontre la trichoptilose surtout aux cheveux des femmes, un peu moins souvent à la barbe, jamais, dit SIEGLER (de Vienne), sur la chevelure des hommes, coupée trop fréquemment.

Traitement. — Les auteurs (NEEBE, FURTHMANN, R. SABOURAUD, MIBELLI, BODIN, MALCOLM MORRIS) ne conseillent d'autre traitement que de couper le poil entre son point d'implantation et le point fendillé.

TRICHORREXIS NODOSA (MORITZ KAPOSI)

Synonymie. — Nodositas crinium. — Trichoclasia. — Clasthothrix.

Définition. — **Symptomatologie**. — La trichorrexie noueuse consiste en un boursouflement du poil dont les fibres se dissocient et qui éclate au niveau du renflement pour se briser ensuite à ce même niveau, rappelant alors l'aspect d'un cheveu brûlé.

Ces gonflements siègent le long de la tige, en nombre variable, de un à cinq (*aplasie moniliforme*).

On les a constatés à la barbe, rarement à la moustache (P. RAYMOND), plus rarement au cuir chevelu et au pubis.

La trichorrexie noueuse est une affection fréquente chaque fois qu'il y a dénutrition du poil, comme dans l'anémie, la neurasthénie, la tuberculose, la pelade, etc.

Diagnostic. — LÉON DEKEYSER a montré l'intérêt qu'il y avait à faire le diagnostic entre la trichorrexie noueuse et l'*aplasie moniliforme*, affection héréditaire et familiale.

Nature et pathogénie. — Dans une affection semblable mais rencontrée exclusivement dans les cheveux de la femme, MENAHEM HODARA (de Constantinople) a trouvé un microbe capable par inoculation de produire des lésions identiques ; BROCQ et R. SABOURAUD ont constaté cette même contagiosité.

Pour les uns, en effet, la trichorrexie est une affection parasitaire ; P. Raymond a montré le premier qu'il s'agissait d'une affection microbienne due à un diplocoque ; d'autres observateurs. Spiegler, Essen, ont signalé d'autres microorganismes. Toutefois il existe encore des partisans de la théorie d'un trouble trophique (Gaucher, Dufour).

Traitement. — Unna emploie le collodion paraformé, les lavages avec un savon contenant 5 p. 100 de formaline, considérant la maladie comme une saprophytie des poils. Joseph, de Berlin, pour remédier à la sécheresse et à la rupture des poils fait employer chaque soir un mélange de :

Huile de bergamote . . . . 3 grammes.
— d'amandes douces .. . . 27 —

La rasure complète, l'épilation des poils malades et, d'après E. Besnier, des applications de teinture de cantharides pure ou mitigée, tels sont les moyens à indiquer.

TRICHOTILLOMANIE (Hallopeau)

ALOPÉCIE PAR AVULSION DES CHEVEUX OU DES POILS

Synonymie. — Trichomanie (E. Besnier).

H. Hallopeau a décrit sous ce nom « un état morbide constitué par de vives sensations prurigineuses, s'exagérant par accès, dans toutes les parties velues du corps et, simultanément, par une vésanie qui porte les malades à y chercher un soulagement en arrachant les poils des régions où elles se produisent ».

Symptomatologie. — Le prurit est tellement intense que les malades par leur grattage frénétique arrachent les poils qui se cassent à quelques millimètres de la peau.
Celle-ci ne présente aucune altération.

Siège. — L'affection se rencontre non seulement au cuir

chevelu, mais dans la barbe, aux sourcils, dans les aisselles, au pubis et même à la région postérieure des cuisses.

Diagnostic. — Cette maladie se reconnaît à l'absence de lésions des téguments et des poils eux-mêmes, constatation qui suffit complètement pour établir le diagnostic.

Nature et pronostic. — H. HALLOPEAU admet avec A. FOURNIER qu'il s'agit d'un état névropathique incurable.

On peut rapprocher de la trichotillomanie d'H. HALLOPEAU la *dermatothlasie* d'H. FOURNIER, dans laquelle les malades excorient continuellement le tégument soit sain, soit envahi par une dermatose préexistante.

Nous avons constaté cette affection chez deux jumeaux que, malheureusement, nous n'avons pu suivre.

Traitement. — H. HALLOPEAU, pour qui la trichotillomanie est très vraisemblablement incurable, conseille l'isolement des régions prurigineuses soit par l'enveloppement de caoutchouc soit à l'aide de vernis protecteurs.

Nous avons par suggestion obtenu une guérison qui ne s'était pas démentie après plusieurs mois.

TUBERCULE OU TUBERCULOSE ANATOMIQUE

Synonymie. — Verruca necrogenica. — Papillome tuberculeux. —
Tuberculose verruqueuse.

Définition. — On désigne sous ce nom une affection cutanée, considérée depuis longtemps par E. BESNIER comme étant de nature tuberculeuse (fait démontré par RIEHL et PAL-TAUF), observée presque toujours aux doigts ou à la face dorsale de la main et résultant d'une piqûre anatomique, par laquelle s'inocule le virus spécifique.

On la rencontre chez les tuberculeux (BÉCLÈRE) de classe inférieure qui s'essuient les lèvres, après avoir craché, avec le dos de la main, chez les bouchers (LASSAR, LIEBREICH, SANGUINETTI).

Ausset l'a constaté à la face interne de la cuisse gauche, Oscar Brugger, à la jambe et sur le dos du pied.

Symptomatologie. — La lésion de continuité primitive, au lieu de se cicatriser, s'ulcère, s'agrandit, se recouvre de croûtes plus ou moins adhérentes au-dessous desquelles l'ulcération à bords saillants, nets, plus ou moins arrondis, végète et prend un aspect papillomateux ; parfois elle progresse excentriquement, se guérissant au centre.

Cette lésion, douloureuse ou non, occasionne parfois une tuberculose secondaire des lymphatiques et des ganglions et même une tuberculose viscérale.

D'ailleurs, comme le disent H. Hallopeau et L.-E. Leredde, le tubercule anatomique peut offrir une virulence et des caractères cliniques très divers suivant la source dont il émane, suivant la profondeur à laquelle a pénétré l'agent de contamination et suivant aussi que les tissus traversés constituent des terrains plus ou moins favorables au développement du contage.

Diagnostic. — Ce qui distingue le papillome tuberculeux du *papillome simple*, c'est qu'il repose sur une base indurée avec zone érythémateuse périphérique et cicatrice centrale.

Les *végétations* simples sont molles, muqueuses, humides.

Les *folliculites agminées* sont reconnaissables à leurs multiples orifices qui laissent échapper par la pression un pus épais.

L'*épithélioma papillaire* se différencie par ses croûtes peu adhérentes, recouvertes de végétations facilement saignantes.

Enfin, les commémoratifs suffiraient pour établir le diagnostic des *nævi papillomateux* toujours *congénitaux*.

Oscar Brugger recommande d'éviter la confusion avec la variété du *lupus* décrite par Busch (*forme épithéliomatoïde*) reconnaissable : à la désagrégation ulcéreuse des néoplasmes, à l'envahissement des parties profondes, à l'existence, çà et là, de petits nodules de lupus vulgaire.

Traitement. — Le raclage, la cautérisation au thermocautère, les pansements antiseptiques étaient jadis les seuls traitements à employer ; actuellement, on peut recourir aux courants de haute fréquence, à la photothérapie, etc.

Makenzie Davidson a guéri en huit séances de 25 minutes

d'application de radium une tuberculose verruqueuse de la paume de la main.

TUBERCULOSE VRAIE DE LA PEAU

Synonymie. — Tuberculide miliairé aiguë (H. HALLOPEAU et L.-E. LEREDDE). — Ulcérations tuberculeuses de la peau. — Dermite tuberculeuse (RENAUT). — Ulcère tuberculeux granulique.

Définition. — On décrit, sous le nom de tuberculose vraie de la peau, une affection cutanée, tuberculeuse, mais distincte du lupus et des autres formes de tuberculose tégumentaire.

Symptomatologie. — Elle est caractérisée, au début, par de petites tumeurs nodulaires, qui se ramollissent en donnant lieu à une ou plusieurs ulcérations de dimensions variables, à forme plus ou moins arrondie ou irrégulière, à bords taillés à pic, d'une couleur rouge livide, dont le fond sécrète une matière sanieuse et qui sont recouvertes de croûtes grisâtres ; à la périphérie on trouve souvent de petites saillies miliaires, jaunâtres, plus ou moins abondantes (granulations tuberculeuses, tubercules caséeux).

Siège. — Ces lésions sont indolentes spontanément mais très sensibles à la pression. On les rencontre à la langue (RICORD, TRÉLAT), aux narines, aux lèvres, à l'anus, au méat urinaire, à la vulve (COYNE, JARISCH, CHIARI, etc.).

Étiologie. — L'affection se développe presque toujours chez des tuberculeux cachectiques, grâce à une inoculation locale des bacilles tuberculeux ; on a cependant signalé des cas de tuberculose aiguë ulcéreuse primitive (BENEKE, ELSENBERG, HANOT, KAPOSI).

Du CASTEL a attiré l'attention sur la tuberculose disséminée de la peau consécutive à la rougeole.

Diagnostic. — La coïncidence avec une tuberculose viscérale et la recherche du bacille confirment le diagnostic en dehors des signes propres aux ulcérations tuberculeuses, en particulier les granulations jaunes et périphériques qui les différencient suffisamment des *ulcérations cancéreuses, syphilitiques,* etc.

Quant aux *chancres simple* et *syphilitique,* ils sont reconnaissables : le premier à l'abondance de la suppuration et à son bubon suppuré, le second à sa base indurée et à sa pléiade ganglionnaire.

Anatomie pathologique. — Les lésions intra-dermiques consistent en nodules ; les bacilles y sont en très grande quantité.

Traitement. — En dehors du traitement général, il faut employer localement le raclage, les caustiques, en particulier l'acide lactique (RAFIN) coupé ou non d'une ou de deux parties d'eau et les pansements antiseptiques.

BAYEUX insiste sur les résultats remarquables que donnent les lavages au permanganate dans le traitement local des suppurations tuberculeuses ouvertes.

KOLISCHER a proposé la solution suivante :

> Phosphate de chaux . . . . 50 grammes.
> Eau distillée . . . . 500 —
> Acide phosphorique dilué . . . . . 60 —

On pourrait essayer les injections d'extrait glycériné d'huile de foie de morue, employé avec succès par GUERDER, dans la tuberculose locale : injecter hebdomadairement d'abord un demi, puis 1, 2 ou 3 centimètres cubes.

LOUIS RENON et GÉRAUDEL ont obtenu de remarquables résultats dans des ulcérations linguales et palatines à l'aide d'applications locales et quotidiennes de poudre de bleu de méthylène.

GUIMBAIL préconise le bain permanent dans les tuberculoses cutanées.

On peut envoyer les malades à La Bourboule, Salies-de-Béarn, Salins, Kreuznach, Dax en Valais (L. BROCQ).

ULCÈRE PHAGÉDÉNIQUE DES PAYS CHAUDS

Synonymie. — Ulcère annamite. — Ulcère de la Cochinchine, de la Guyane, de Mozambique, de Madagascar, du Gabon. — Ulcère phagédénique du Tonkin.

Définition. — Symptomatologie. — C'est une maladie exotique succédant toujours à une solution de continuité quelconque, par érosion traumatique (pustule furonculeuse, piqûre de moustique, etc.), des pieds, des malléoles, des jambes. Elle est due probablement à un microbe spécial et se présente sous deux formes : la forme légère et la forme grave.

Dans la première, la lésion initiale s'agrandit phagédéniquement et donne lieu à un ulcère sanieux, sécrétant une grande quantité de pus et dont les bords sont tuméfiés et indurés.

Au bout d'un certain temps, la plaie devient atone, recouverte de rares bourgeons charnus et ne reprend un processus d'activité réparatrice que plus ou moins longtemps après, parfois plusieurs mois.

Dans certains cas, l'affection marche rapidement, se complique d'escarres, de nécroses, de décollements plus ou moins vastes, etc., et constitue alors la forme grave qui peut se terminer par la mort.

Le phagédénisme s'explique surtout par l'action du bacille décrit dans le putrilage et dans la sérosité de l'ulcère (BOINET).

Diagnostic. — Les commémoratifs (lieu de provenance du malade, etc.), et l'absence de veines différencient l'ulcère annamite de l'*ulcère variqueux*.

Traitement. — Le traitement consiste en pansements antiseptiques, en un traitement général tonique et approprié, en une hygiène prophylactique sévère.

Les noirs brûleraient ces ulcérations par la chaleur rayonnante (ROUX, de Brignoles).

L. RAYNAUD, d'Alger, établit comme suit le traitement d'après les phases de l'affection :

1° A la période de début. Asepsie de la plaie ; l'isoler des contaminations extérieures, la cautériser au besoin avec l'iode, l'ammoniaque, etc. ;

2° A la période de putrilage. Cautérisation profonde aux acides ou mieux au thermocautère ; curettage et excision de l'escarre ; pansements aux poudres de quinquina, camphre et charbon ;

3° Troisième période ; la plaie non pulpeuse est encore un ulcère serpigineux virulent. Cautérisation des bords et des anfractuosités avec le thermocautère, après cocaïnisation locale, tous les trois jours ou plus souvent ; lavages et pansements quotidiens à l'eau bouillie chaude ;

4° A la période atonique. Repos allongé, scarifications ignées, compresses bouillies, bandelettes de Vigo, ou greffes.

En principe, on devrait obtenir de bons résultats des injections oxygénées employées sans insuccès par HERMAN (de Haine-Saint-Paul) chez les charbonniers dans le *noir bouton*.

URIDROSE

Synonymie. — Sueurs urineuses.

On désigne sous le nom d'uridrose, l'état de la sueur contenant les principes constitutifs de l'urine.

Cet état a été constaté dans quelques cas rares d'urémie où l'on a pu recueillir sur la peau, peu de temps avant la mort du sujet, de petites lamelles cristallines contenant de l'urée (givre d'urée).

On attribue généralement ce phénomène à une sorte de suppléance par les glandes sudoripares des fonctions rénales ;

E. BESNIER et A. DOYON, pensant qu'il faut rejeter l'uridrose comme on a rejeté la *galactidrose*, croient qu'il n'en est pas ainsi et que les « observateurs qui ont cru rencontrer des dermatoses uriques (*urémides*) ont simplement relevé une série d'éruptions multiformes que l'on observe en réalité chez certains urémiques, mais qui n'ont rien de spécifique et dont la pathogénie composite ne répond pas à d'aussi faciles théories ».

URTICAIRE

(Voy. la planche XLVIII.)

Définition. — L'urticaire, considérée soit comme une affection cutanée propre, soit comme symptôme précédant (*urticaire prémonitoire* ou *prodromique* d'E. BESNIER et A. DOYON) ou compliquant diverses maladies de la peau ou de l'organisme en général, est toujours caractérisée par des élevures papuliformes, rouges, roses ou blanches, souvent blanches au centre et rouges au bord, analogues aux saillies développées sous l'influence des piqûres d'orties (urtica dioïca, grande ortie et urtica urens, urtica minor, petite ortie ou ortie grièche).

Symptomatologie.—Ces élevures, accompagnées toujours d'un prurit très intense, de chaleur, de picotements, ont pour caractère spécial de paraître et de disparaître très rapidement.

Au point de vue objectif, l'éruption peut se montrer sous des formes bien diverses et variées, soit successivement, soit simultanément, sur les diverses parties du corps. Les saillies sont de grandeur variable, allant de la dimension d'une pièce de cinquante centimes à celle d'une pièce de cinq francs en argent ou plus, leur coloration n'est pas toujours semblable ; elles peuvent être blanches au centre et rouges à la périphérie (*urticaire porcelaine*), ou d'un rouge hémorragique au centre (*purpura urticans* de WILLAN (1), *urticaire hémorragique* de BAZIN),

---

(1) Pour certains auteurs, l'urticaire est considérée comme étant sous la dépendance de troubles hémorragiques qui se manifestent du côté de la peau, ce qui n'est pas toujours vrai (cas d'A. STEIN).

leur forme est allongée, arrondie ou irrégulière ; elles sont disposées soit en plaques confluentes (*urticaria conferta*), soit sous forme de lignes (*urticaire figurée, gyratée, circinée*), parfois s'effaçant au centre et progressant à la périphérie (*urticaire annulaire*).

Les éléments peuvent être simplement des macules (*urticaire maculeuse*), ou être papuleux (*urticaire papuleuse* de NEUMANN, *lichen urticatus* des ANCIENS AUTEURS), tubéreux (*urticaire tubéreuse, géante* de HARDY), vésiculeux ou bulleux (*urticaire vésiculeuse, bulleuse*), œdémateux (HARDY), (*urticaire œdémateuse* que W. DUBREUILH et H. HALLOPEAU confondent à tort, selon nous, avec l'*œdème aigu circonscrit*), quand l'urticaire siège sur des régions dont le tissu cellulaire est lâche, comme aux paupières, aux aisselles, aux régions génitales.

Ces lésions existent sur les muqueuses diverses : buccale (MOUTARD-MARTIN), linguale (BOCK), nasale (NOUS), pharyngée (LAVERAN), laryngée (CAYLA, RENDU, SEVESTRE), vulvaire, etc., y produisant un œdème considérable d'où parfois des troubles sérieux laryngés, bronchiques, œsophagiens, vésicaux, etc., dus surtout aux élevures volumineuses de l'*urticaire géante* (MILTON).

Comme symptômes concomitants, on a noté du malaise, des douleurs vagues dans les membres ; l'urticaire peut même quelquefois s'accompagner de fièvre plus ou moins intense (*fièvre ortiée, urticaria febrilis*) ; ce qui ne manque jamais, ce sont les sensations de prurit, de cuisson, de démangeaison, de brûlure, sensations variables suivant les sujets, mais presque toujours très intenses, apparaissant avec l'éruption ou la précédant un peu.

Enfin des recherches de L. BUTTE, il semble résulter que les dimensions de l'estomac sont en rapport direct avec l'étendue et l'intensité des lésions cutanées.

Marche. — Un des caractères spéciaux de l'urticaire c'est la rapidité de son évolution, son apparition et sa disparition rapide après quelques heures (*urticaire aiguë evanida*), ou quelques jours de durée, laissant quelquefois une pigmentation légère.

Dans ce qu'on désigne sous le nom d'urticaire chronique (*urticaria perstans, urticaire récidivante*), les éléments ne persistent pas indéfiniment mais se renouvellent incessamment pendant des mois et des années, parfois d'une façon exclusive la nuit ou le jour ; toutefois H. Hallopeau a signalé un cas d'urticaire œdémateuse dans lequel les lésions, au lieu de s'effacer au bout de quelques heures, ont persisté pendant des années.

Alibert a suivi une malade qui en fut atteinte pendant dix ans.

Hallopeau rapproche des urticaires chroniques les urticaires ordinairement papuleuses (*lichen urticatus* de Bateman) des jeunes enfants, étudiés par Colcott Fox, R. Crocker, H. Dauchez et Rosenthal.

Terminaison. — L'urticaire ne laisse pas de traces ; quelquefois, cependant, persiste pendant quelques heures un léger œdème ; dans l'urticaire hémorragique, on voit une tache ecchymotique si, surtout aux membres inférieurs, il s'est produit une extravasation sanguine (*urticaire purpurique*) ; l'urticaire bulleuse peut laisser après elle une pigmentation brunâtre plus ou moins foncée ; enfin l'urticaire gangreneuse (Renaut, de Lyon, Löwenbach) laisse à sa suite une cicatrice plus ou moins accentuée.

Pronostic. — Presque toujours l'urticaire se termine par la guérison, mais les récidives sont fréquentes.

Diagnostic. — Le diagnostic ne comporte de difficultés qu'eu égard aux affections cutanées que l'urticaire peut accompagner ou précéder : *prurigo* de Hebra, *dermatite herpétiforme* de Duhring, *mycosis fongoïde*.

On se gardera de la confondre avec les *érythèmes papuleux* et *tuberculeux* qui n'ont point les symptômes subjectifs accentués de l'urticaire, ou, s'il s'agit de l'urticaire œdémateuse, avec un *phlegmon cutané*.

A sa période de décroissance, elle simule parfois la *syphilis*.

Enfin, certaines urticaires ressemblent à l'*eczema rubrum*, mais dans ce cas, il a toujours existé une vésiculation.

Étiologie. — L'urticaire peut apparaître sous l'influence d'agents extérieurs : l'ortie, les méduses de mer, certains insectes, poux, puces, moustiques, chenilles, cousins, duvet envolé des platanes, etc., mais elle se développe souvent par suite d'une idiosyncrasie particulière chez quelques sujets après l'absorption de certains aliments (*urticaria ab ingestis*), les moules en particulier, la charcuterie, les poissons, les fraises, l'eau de Seltz, etc., etc., ou de certains médicaments, copahu, antipyrine, sulfate de quinine, salicylate de soude, santonine, cubèbe, térébenthine, chloral, iodures et bromures, etc., etc. (*urticaire pathogénétique* de BAZIN).

Pour SINGER (de Berlin), l'urticaire serait toujours d'origine intestinale.

Elle peut accompagner les fièvres éruptives (*urticaire rubéolique, scarlatineuse, variolique, pleurétique* (CARAGEORGIADÈS), le pityriasis rosé de GIBERT (HALLOPEAU), l'ictère, la malaria (VACCARI), succéder à l'irritation des séreuses (*urticaire hydatique* en particulier), ou être la conséquence d'une auto-intoxication par maladie de foie (1) (*kyste hydatique* (DEBOVE), *insuffisance organique, coliques hépatiques*, P. DIGNAT, OULMONT et RÉMOND), de l'estomac, de l'intestin, des reins, etc.

L. JACQUET a soigné un homme de trente ans chez lequel l'origine *vermineuse* de l'urticaire occasionnée par des lombrics semble bien prouvée.

MILLER a signalé un cas intéressant d'urticaire régulièrement *menstruelle*, probablement d'origine réflexe.

De vives émotions peuvent être la cause d'une éruption urticarienne qui se développe encore pendant le cours de certaines affections gastro-intestinales, dans l'impaludisme (*urticaire paludéenne*), dans la goutte et chez les rhumatisants (*urticaire rhumatismale* de HARDY).

Un grand nombre d'urticaires, dit ALBERT ROBIN, ne sont que des *effets* qui ont pour *cause* originelle une dyspepsie.

GILLES DE LA TOURETTE a signalé la coïncidence de l'urticaire avec l'hyperesthésie chez les hystériques.

Enfin, le tégument de quelques individus est le siège d'un phénomène spécial que l'on a rapproché de l'urticaire (*urticaire autographique, urticaire anesthésique*, etc.), pour lequel nous avons proposé le nom de *pseudo-urticaire dermographique* (voir ce mot).

Anatomie pathologique. — Pathogénie. — L'élevure urticarienne est un œdème aigu et circonscrit de la peau rési-

---

(1) DEBOVE a pu produire, chez un sujet indemne de kyste, une éruption urticarienne généralisée en lui injectant sous la peau une petite quantité de liquide hydatique.

D'autre part, SOUQUE et MARINESCO furent atteints d'urticaire après une autopsie minutieusement pratiquée sur un sujet atteint de kyste hydatique du canal rachidien (ACHARD).

dant en une congestion vasculaire des papilles, d'où extravasation séreuse, et, dit E. Vidal, diapédèse de leucocytes.

« Le trouble de la circulation locale, dit Poncet, soudaine-
ment entravée et presque arrêtée, amène un œdème aigu dont
on trouve les traces. »

Pour L. Jacquet, la vraie maladie dans l'urticaire est une
névrose vaso-motrice, la manifestation cutanée n'est que secondaire ; c'est un simple produit de la paralysie vasculaire.

L'urticaire, dit Bardet, peut être un effet réflexe dû à l'ima-
gination sur l'estomac (1).

Suivant l'opinion de E. Gaucher, l'importance pathogénique
des réactions nerveuses est prédominante. Qu'il s'agisse d'une
intoxication proprement dite ou d'une anomalie des fermentations digestives, c'est par l'intermédiaire du système
nerveux et des vaso-moteurs que le poison retentit sur le réseau
vasculaire cutané.

L.-E. Leredde, qui a toujours constaté des altérations sanguines chez les malades atteints d'urticaire, leur attribue une
grande importance dans la pathogénie de cette maladie (2).

Traitement. — Le traitement interne, indispensable souvent, doit s'appliquer à l'état général du sujet urticarien.

Outre un régime alimentaire sévère, on prescrira aux nerveux
les bromures, les valérianates ; aux arthritiques, les alcalins ;
aux paludiques, le sulfate de quinine ou les préparations arsenicales ; aux dyspeptiques, le traitement approprié à la forme
ou à la cause de la dyspepsie.

Il faut surtout assurer l'antisepsie intestinale (3) (Gaucher),
donner chaque jour deux à quatre cachets de :

Naphtol β . . . . ⎫
Salicylate de magnésie ou de ⎬ ãã 0,30 centigrammes.
    bismuth . . . . ⎭

pour un cachet.

Comme médication interne, propre à l'urticaire elle-même
on a conseillé l'atropine (Fraenzel, Schwimmer, Besnier,

(1) Faits de Bilhaud, Léon Petit, etc.
(2) Bachmann aurait traité l'urticaire avec succès par la phlébotomie.
(3) Herter qui a étudié l'action pathogénique de la putréfaction
intestinale a constaté que dans l'urticaire les substances sulfo-con-
juguées (produits d'élimination par les urines de certains corps de la
série aromatique : indol, phénol, etc.), étaient augmentés dans l'urine
en notable proportion.

FRANTZ, QUINQUAUD), la vératrine (T. BENTENDORF, de Saint-
Louis, E. U., Nous), le bromure (JOHNSON, L. JACQUET), l'iodure de
potassium (E. WILSON, E. STERN, de Manheim, dans l'urticaire
chronique), l'arsenic, le jaborandi et la pilocarpine (BESNIER),
l'ergotine, la teinture de strophantus hispidus à la dose de 15 à
20 gouttes par jour (10 guérisons sur 10 cas, RIFAT), le chlorure
de calcium (A.-E. WRIGHT, NETTER, LÉOPOLD LEVI et H. DE
ROTHSCHILD, PARHON et URECHIÉ, ROSS), l'aconitine, un demi-
milligramme en deux fois (QUINQUAUD), le salicylate de soude
(BALZER), l'ichtyol (BALZER, DOCKRILL), l'antipyrine (BLASCHKO),
le chloral, le musc, le castoréum, l'assa fœtida, la valériane ou
le valérianate d'ammoniaque, le salicylate de quinine (MAL-
BEC), le phosphate de soude (WOLFF) à la dose de 4 à 5 grammes
par jour (moins chez les enfants), l'analgésine (PAPON), la quinine (VIDAL, ALBERT LÉVY) et la belladone (ELIZA W. DUNBAR)
que L. BROCQ combine dans la préparation suivante :

> Bromhydrate ou hydrochlorate de quinine . 0 gr. 05
> Ergotine . . . . : . . . . 0 gr. 05
> Extrait de belladone. . . . . 0 gr. 002
> Excipient et glycérine . . . . Q. S.
> Pour une pilule.

de huit à seize par jour, toutes les deux heures, par une ou
deux à la fois.

HERZEN prescrit :

> Teinture de belladone. . . . . 10 grammes.
> VI à VII gouttes par jour, en 4 fois.

ou bien :

> Chlorhydrate de quinine. . . . . . . } àà 10 centigr.
> Ergotine. . . . . }
> Extrait aqueux de belladone . . . . . . 2 milligr.
> Pour une pilule : 6 à 10 par jour.

ou encore :

> Teinture de belladone. . . . . XV gouttes.
> Bromure de potassium. . . . . . . 3 à 4 grammes.
> Hydrolat de laitue . . . . 130 —
> Sirop de fleurs d'oranger . . . . 25 —
> Par cuillerées dans la journée.

QUINQUAUD, dans les formes intermittentes, associait le sulfate
de quinine à la dose de 50 centigrammes à la liqueur de FOW-
LER : 10 à 15 gouttes par jour.

L. JACQUET donne quotidiennement un ou deux granules

d'azotate d'aconitine de un quart de milligramme ou deux des pilules suivantes :

Ergotine	0 gr. 10
Extrait de gentiane	0 gr. 05
— thébaïque	0 gr. 01
— de belladone	0 gr. 001

Dockrill recommande le sirop de lacto-phosphate de chaux (une cuillerée à thé trois fois par jour).

Dans un cas d'urticaire chronique rebelle survenue à la suite d'un refroidissement (*urticaire a frigore*), N.-V. Chebayer obtint la guérison complète avec une seule injection de 1 centimètre cube de :

Chlorhydrate de quinine	12 grammes.
Antipyrine	8 —
Eau distillée	24 —

Bricon administre par la voie hypodermique :

Acide chrysophanique . . . . 0 gr. 005 à	0 gr. 01
Eau distillée	1 gramme.

Nous nous sommes très bien trouvé, dans certains cas, chez les nerveux, de l'antipyrine donnée quotidiennement à la dose de 1 gramme, 1 gr. 50 et 2 grammes.

Chez une neuro-arthritique atteinte d'urticaire chronique avec participation des muqueuses, de Mathis, de Cérilly, obtint un résultat complet et plus rapide qu'avec les autres traitements grâce à des lavements au bicarbonate de soude.

Chez les enfants, dans l'*urticaire ab ingestis*, Dauchez donne pendant deux ou trois jours consécutifs une ou deux cuillerées à café de l'électuaire suivant :

Magnésie anglaise	
Soufre sublimé et lavé	⟩ ââ 5 grammes.
Crème de tartre	
Miel blanc	

Dans tous les cas, on se trouvera bien au début de la poussée des évacuants (purgatifs salins) et des diurétiques (lait et eau de Vichy).

Dans cet ordres d'idées, Hermann Metal, de Vienne, se basant sur les résultats favorables observés par Hueppe, dans le choléra, a donné avec succès le xéroforme à titre d'antiseptique intestinal à la dose de 0 gr. 50, trois fois par jour.

Dans l'urticaire chronique chez les arthritiques, N. Gueneau de Mussy donnait chaque jour de 2 à 4 pilules :

Jaborandi pulvérisé. . . . . }
, Extrait de gaïac . . . . } 0 gr. 10
Benzoate de lithine. . . . . 0 gr. 20

Pour une pilule.

Enfin, pour Ravitch, dans un grand nombre d'urticaires chroniques l'extrait tyroïdique est un spécifique. Léopold Lévi et H. de Rothschild en sont également partisans, de même que J.-N. Roussel (de la Nouvelle-Orléans) et Kolmann, qui ont utilisé avec avantage, dans ce cas, la thyroïdine.

Localement, on emploie contre l'urticaire un grand nombre de moyens :

Les lotions, légèrement alcoolisées, ou phéniquées ou vinaigrées; les formules suivantes :

Eau de laurier-cerise . . . . 50 grammes.
Chloral . . . . 5 —
Eau. . . . . 200 —
(Quinquaud.)

Menthol . . . . 0 gr. 10
Chloroforme . . . . }
.Ether . . . . } ââ 30-50 grammes.
Alcool camphré . . . . }

en lotions ou pulvérisations (E. Gaucher); E. Hirschberg (de Landsberg-sur-la-Warthe) emploie une solution alcoolique de menthol à 3 p. 100.

ou :

Éther . . . . 30 grammes.
Eau tiède. . . . . 60 —
(Quinquaud.)

Ce dernier auteur conseillait aussi l'alcool camphré au dixième, l'eau chloroformée au millième.

Dauchez recommande le liniment suivant :

Chloroforme pur . . . . 2 à 4 grammes.
Teinture d'aconit. . . . . 6 —
Huile d'amandes douces. . . . . 90 —

On peut employer les formules suivantes :

Alcool de lavande . . . . 100 grammes.
Esprit de vin . . . . 130 —
Éther sulfurique. . . . . 2 gr. 50
Glycérine. . . . . 2 grammes.

Lait d'amandes . . . . 250 grammes.
Sublimé . . . .)
Chlorhydrate d'ammoniaque . . . . .) 0 gr. 25

Calamine préparée . . . .)
Oxyde de zinc. . . . .) 5 grammes.
Acide phénique 2   —
Eau de chaux 60   —
   — de rose 130   —
                              (WOLFF.)

Autres formules :

Acide phénique . . . . 0 gr. 50
   — salicylique. . . . . 0 gr. 60
   — tartrique . . . . 1 gramme.
Glycéré d'amidon à la glycérine neutre . . 30 grammes.

Acide phénique . . . . 1 gramme.
Axonge . . . . 22 grammes.
Vaseline 38   —

Eau de chaux . . . .) en parties
   — de laurier-cerise . . . .) égales.
Glycérine pure. . . . .)
                              (BOURDEAUX.)

BALZER recommande les frictions avec un citron coupé en
quartiers (1), les lotions avec :

Acide thymique . . . . 1 gramme.
   — phénique . . . . 2 grammes.
Alcool à 90° 200   —

CHOTZEN conseille la formule suivante qui, après évaporation de l'alcool, laisse sur la peau un dépôt pulvérulent d'alumnol :

Alumnol . . . . 5 à 10 grammes
Alcool 200   —

L.-E. LEREDDE a employé le thiol.

A noter les lotions et applications de compresses imbibées de
décoction alcaline de guaco concassé à 5 p. 100 (L. JACQUET).

L. BUTTE le donne *intus* et *extra*.

On a fait des lotions chaudes avec des décoctions de pavots
ou de tabac.

Enfin, récemment, F. WINKLER a indiqué l'emploi de l'adrénaline ; l'éruption pâlit et le prurit cesse ou s'amende.

---

(1) Ce procédé est employé avec un succès constant par C. PACAUD
(de Sillans).

Dans l'urticaire chronique, MONIN recommande :

```
Lanoline. . . . . . . . . . . . .  ⎫
Pétro-vaseline liq. . . . . . . . . ⎬ ââ  20 grammes.
Acide benzoïque. . . . . . . . . . .  5   —
Teinture d'aconit. . . . . . . . . .  XX gouttes.
```

Pour onctions.

P. COLOMBINI a obtenu d'excellents résultats avec la lotion suivante :

```
Menthol . . . . . . . . . . . . .  5-10 grammes.
Alcool . . . . . . . . . . . . . .  100    —
```

ou la pommade :

```
Oxyde de zinc. . . . . . . . . .  ⎫
Poudre d'amidon . . . . . . . .  ⎬ ââ  25 grammes.
Menthol . . . . . . . . . . .  0 gr. 50 à  3   —
Vaseline . . . . . . . . . . . . . .  50    —
```

Chez certains malades conviennent les poudres inertes additionnées de camphre 1/50, de salicylate de bismuth 1/10, d'acide salicylique 1/100, de dermatol 1/10.

FÉLIX BRÉMOND recommande la poudre de feuilles sèches de laurier.

On pourrait aussi, dit L. BROCQ, essayer l'enveloppement ouaté de J. JACQUET.

Dans certains cas, on pourra employer les bains, parfois utiles, souvent nuisibles, mais, d'une façon générale, il faut savoir que les applications froides, les lotions, les bains conviennent à peu d'urticariens. E. BESNIER et A. DOYON font justement remarquer combien dans les urticaires palmaires et plantaires l'eau froide exaspère le prurit et amène rapidement le gonflement congestif et œdémateux des extrémités.

HARDY repoussait l'emploi des bains ; QUINQUAUD proscrivait l'hydrothérapie sous n'importe quelle forme.

CAZENAVE donnait les douches de vapeur ; H. SCHEDEL, DEVERGIE les bains de vapeur dans l'urticaire chronique. KAPOSI préconise au contraire les lotions, les douches froides, les enveloppements froids, etc. (avec une décoction de feuilles de coca).

« Le bain sulfureux, dit MOREL-LAVALLÉE, convient à une catégorie de peaux à urticaire. » Nous ne sommes pas précisément de l'avis de notre confrère qui reconnaît lui-même que « nombre de personnes ne peuvent tolérer le soufre qui leur donne de l'irritation et de la démangeaison ».

On a donné les bains vinaigrés tièdes ou presque froids, les bains prolongés (L. Brocq), les bains émollients, de son, de gélatine, alcalins, sulfureux (ANCIENS AUTEURS FRANÇAIS, DUHRING), salins (GIBERT, DUHRING) ; parfois les bains phéniqués ou acides (E. BESNIER). KAPOSI recommande les bains alunés et mercuriels ; L. JACQUET considère l'urticaire chronique comme justiciable de bains prolongés mais chauds.

Dans certains cas, L. BROCQ prescrit les bains de glycérine ; ALIBERT donnait les bains d'huile et de lait.

BALZER admet le bain froid de rivière.

J.-L. ALIBERT, BATEMAN, etc., prescrivaient les bains de mer ; A. DEVERGIE les donnait chauds.

On le voit, les auteurs sont loin d'être d'accord sur la question de balnéothérapie, et cela se conçoit, chaque urticarien possédant vis-à-vis de l'eau froide, tiède, ou chaude une sorte d'idiosyncrasie.

MASSY recommande les bains électrolytiques à courant continu ; H. GUIMBAIL le bain hydro-électrique à courant alternatif sinusoïdal. GAUTIER et LARAT ont également obtenu des succès, lents, avec la méthode hydro-électrique.

E. LEULLIER a vu l'effluvation de haute fréquence réussir dans l'urticaire chronique. W. ALLEN l'a employée également avec avantage.

Nous préférons le bain statique, mais dans ce que nous appellerions volontiers la forme torpide de l'urticaire chronique (sans poussées vives) ; ABRANISTCHEW emploie également cette méthode.

Dans les formes aiguës, les bains de lumière bleue nous ont donné de réels succès.

Dans l'urticaire chronique, DUHRING prescrit les bains d'air sec et chaud.

Au point de vue hydro-minéral, les malades seront dirigés sur : Châtel-Guyon, Miers, Marienbad, Carslbad, Plombières, Néris, La Bourboule, Bagnères-de-Bigorre, Vichy, Vals, Royat, Evian, Louesche, suivant les cas.

Uriage et Luchon conviennent aux urticariens chroniques.

Les eaux de Sierck peuvent être administrées avec avantage *intus* et *extra* en raison de leur grande teneur en chlorure de calcium.

Enfin, DEPIERRIS a guéri des urticaires par le seul traitement interne en employant l'eau de Mauhourat.

Le séjour à la mer est souvent contre-indiqué (G. THIBIERGE).

URTICAIRE PIGMENTAIRE

Synonymie. — Urticaire pigmentée (SANGSTER). — Xanthélasmoïdea de Fox. — Urticaire persistante de GOODHART et PICK. — Erythème permanent de BAKER. — Urticaire pigmentaire d'E. BESNIER et A. DOYON. — Urticaire avec pigmentation. — Urticaire chronique avec pigmentation hémorragique, urticaire lichénoïde et pigmentée persistante, urticaire érythémateuse pigmentée cyclique (H. HALLOPEAU et L.-E. LEREDDE),

Définition. — L'urticaire pigmentaire décrite par NETTLE-SHIP en 1869 est une affection rare, constituée par des saillies urticariennes suivies de taches brunâtres persistant longtemps.

Symptomatologie. — L'éruption, ordinairement urticarienne au début, devient rapidement colorée en jaune, en brun plus ou moins clair, en rouge plus ou moins foncé (peau de léopard) ; les plaques éruptives sont plus ou moins saillantes (*urticaire nodulaire maculeuse mixte, urticaire papuleuse, lichénoïde* d'H. HALLOPEAU), plus ou moins confluentes, plus ou moins grandes, couvrant parfois le tronc presque entièrement, affectant d'autres fois une distribution zoniforme (H. HALLOPEAU) ou en cercles, en cocardes (*urticaire pigmentée, érythémateuse et pigmentée cyclique* d'H. HALLOPEAU).

Les démangeaisons sont quelquefois très intenses, surtout au début et quand apparaissent de nouveaux éléments, car c'est un des caractères de l'affection de se manifester par poussées successives se compliquant assez souvent d'éléments vésiculeux ou bulleux.

Dans certains cas rares (H. HALLOPEAU, MALCOLM MORRIS, KAPOSI), cette urticaire a été suivie de cicatrices.

On a noté aussi l'existence d'adénopathies multiples, mais on ne constate jamais de troubles généraux dans la santé.

Siège. — Les lésions siègent surtout sur le tronc et les membres.

Marche. — La marche de la maladie est très lente, huit ou dix ans en moyenne (P. RAYMOND).

Pronostic. — Le pronostic est toujours favorable.

Diagnostic. — Comme le font remarquer H. HALLOPEAU et L.-E. LEREDDE, la forme érythémateuse et pigmentée cyclique peut en imposer pour une *lèpre*; elle s'en distingue surtout par la conservation parfaite de la sensibilité dans ses divers modes.

Il y aura parfois lieu de songer à certaines *syphilides* secondaires ou tertiaires.

Étiologie. — L'étiologie de l'urticaire pigmentaire est inconnue.

On a incriminé les causes les plus diverses, en particulier l'état nerveux et les troubles gastro-intestinaux (L.-E. LEREDDE). Elle pourrait être congénitale (RAAL), mais elle survient généralement avant l'âge de deux ans (à neuf ans chez un malade de BALZER et MONSSEAUX); d'ailleurs, bien que rare chez l'adulte, elle n'est pas cependant, comme on le croyait, exclusivement observée chez les enfants (TENNESON et L.-E. LEREDDE).

Nature. — On peut la classer, disent E. BESNIER et A. DOYON, dans les érythèmes angionévrotiques type ortié persistant, comprenant : l'*urticaire persistante simple*, l'*urticaire persistante pigmentaire*, l'*urticaire persistante et pigmentaire nécrosique* ou *érythème ortié nécrosique*, toutes dermatoses trophiques à origine vraisemblablement centrale.

QUINQUAUD faisait une affection à part de sa *maladie pigmentée urticante*, neurodermie particulière, en rapport avec des troubles nerveux trophiques, mais dont l'ensemble correspond assez bien à l'urticaire pigmentaire.

Anatomie pathologique. — UNNA et, après lui, QUINQUAUD, NICOLLE, etc., ont constaté la présence de volumineuses mastzellen accumulées dans le corps papillaire et développées par absorption des granulations des cellules conjonctives; pour DOUTRELEPONT, les mastzellen, qu'on retrouve dans la plupart des tumeurs n'ont rien de spécial.

Traitement.— Aucun traitement particulier n'est à recommander contre cette affection (Voy. le traitement de l'urticaire). Il faut surtout insister sur l'abstention des bains sulfureux qui peuvent être le point de départ de poussées nouvelles (P. RAYMOND).

VÉGÉTATIONS

Synonymie. — Condylomes acuminés, pointus. — Verrues à pointe en forme de figue, saillantes, molles et humides. — Végétations dermiques. — Excroissances en chou-fleur. — Crêtes de coq. — Végétations papillaires. — Papillomes génitaux bénins de H. HALLOPEAU et L.-E. LEREDDE.

Définition. — Symptomatologie. — On doit réserver ce nom à des tumeurs verruqueuses de forme irrégulière, groupées en masses confluentes, comparables à des crêtes de coq, des champignons, des framboises, etc., sessiles ou pédiculées, rosées ou rougeâtres, parfois d'un rouge brillant; elles sont sèches ou humides et, dans ce dernier cas, ont une odeur pénétrante, fétide; quand on les serre entre les doigts, elles saignent souvent avec abondance et donnent une sensation de crépitement.

Les végétations sont généralement peu douloureuses.

Siège. — Elles siègent surtout aux organes génitaux, chez l'homme au gland et à la face interne du prépuce; on les a rencontrées dans l'urètre (P. CAPELLINI, de Bologne); chez la femme, aux lèvres, à la vulve, dans le vagin envahissant aussi la peau des cuisses; on les trouve encore à l'anus, à l'ombilic, aux aisselles, entre les orteils. Chez les enfants on les a constatées, rarement (CHAUMIER et VARIOT), aux régions ano-génitales.

Marche. — Récidivantes, les tumeurs peuvent s'accroître indéfiniment, atteindre le volume d'une orange (W. ARBUTHNOT LANE, *papillome infiltrant du pénis* de SHATTOCK) ou disparaître facilement.

Étiologie. — On admet généralement la contagion et l'auto-inoculation; il est certain que les végétations sont favorisées par

le diabète (Aimé Martin), la leucorrhée de la grossesse, la
blennorragie (*verrues blennorragiques* de J.-W. Taylor), les
balanites, le chancre induré, les plaques muqueuses, toutes
les affections vénériennes.

Pour Diday, Gémy, etc., les verrues et les végétations seraient
deux manifestations différentes d'une diathèse identique.

Ducrey et Oro (de Naples) ont fait des cultures et pratiqué
des inoculations sans résultat.

Diagnostic. — Il faut éviter de confondre les végétations
avec les *tumeurs épithéliomateuses*, friables et saignant facilement, auxquelles cependant elles peuvent donner naissance
(Asmus), et avec les *plaques muqueuses hypertrophiques*, blanchâtres et spongieuses.

On pourrait rapprocher des végétations les papillomes de
la face et du cuir chevelu et ceux de la bouche constatés en
divers points de la muqueuse buccale : langue (Breda), joues
(Variot), palais (Frendweiler), lèvre inférieure (Löwenbach).

Traitement. — Il faut en premier lieu se préoccuper de la
cause pathogénétique.

Dans les végétations de la grossesse divers auteurs : Bois de
Laury, Costilhes, G. Thibierge ont conseillé l'expectation pure
et simple; Tarnier a vu en effet des cas de guérison spontanée, mais ce n'est pas la règle. Il s'agit donc en somme
d'une question d'opportunité. Si le sujet est diabétique ou
tuberculeux, il est évident que le traitement général s'impose; si l'on reconnaît la présence de liquides irritants provenant du vagin, de l'urètre, de l'anus, il faut d'abord les
combattre par des moyens appropriés.

A l'intérieur, Ménier, de Tours, Constantin Paul ont préconisé contre les végétations la teinture de thuya; voici la formule d'A. Lutaud.

<pre>
Teinture de thuya occidentalis . . . . . . 10 grammes.
Elixir de pepsine. 190   —
</pre>

Une cuillerée à café avant chacun des deux principaux repas :

On peut également donner l'alcoolature de thuya à la dose
de 60 à 80 gouttes par jour (se méfier de l'huile de thuya)
(Strahlmann).

L'opium, dit RAYER, hâte singulièrement la guérison des
végétations.

On peut conseiller les eaux alcalines : Vichy, Vals, etc.

Comme traitement local, il faut commencer par l'application
de poudres dessiccantes et astringentes telles que :

Poudre de sabine . . . . $\left.\begin{matrix} \\ \end{matrix}\right\}$ àà   5 grammes.
Alun calciné . . . .
Sublimé . . . .   0 gr. 20

(AMBROISE PARÉ.)

Poudre de sabine . . . . $\left.\begin{matrix} \\ \end{matrix}\right\}$ en parties égales.
Acide salicylique . . . .

(GÉMY, d'Alger.)

A. LUTAUD y fait ajouter la poudre d'iodoforme.

Sabine pulvérisée . . . .   5 grammes.
Sulfate de fer pulvérisé   8   —
Alun calciné pulvérisé.   8   —

(NEUMANN.)

Nous employons avec succès la formule suivante :

Calomel . . . . $\left.\begin{matrix} \\ \\ \end{matrix}\right\}$ àà 15 grammes.
Acide salicylique. . . . .
   —   borique . . . .

A ces poudres isolantes ou astringentes on peut associer ou
substituer les poudres d'aristol, d'iodol, d'iodoforme, l'orthoforme, l'acide borique pulvérisé (WALDO), le dermatol, le
sous-nitrate de bismuth, la résorcine (KAPOSI), mais lorsqu'on
veut avoir une action plus énergique, plus douloureuse il est
vrai, il faut employer les agents caustiques. Nous ne parlerons
pas des pâtes de Vienne, de Canquoin, carbosulfurique, beurre
d'antimoine, d'un maniement difficile; ici, les meilleurs caustiques sont les caustiques liquides : la teinture d'iode, le perchlorure de fer, le chlorure de zinc (DESPRÈS), l'acide azotique
monohydraté, le nitrate acide de mercure (GUST.-ÉTIENNE THI-
BIERGE), très douloureux, le nitrate d'argent (PORAK), les acides
nitrique (WALDO), acétique et salicylique :

Acide salicylique. . . . .   2 grammes.
   —   acétique 30   —

(CIRO URRIOLA, de Panama.)

l'acide phénique conseillé par Lucas-Championnière, Tommaso de Amicis (de Naples), Caquille, Raulin :

> Acide phénique . . . . 5 grammes.
> Alcool . . . . Q. S. pour dissoudre.

prendre la précaution de protéger les parties saines à l'aide de vaseline.

L. Derville (de Lille) a fait disparaître des végétations vulvaires du volume du poing d'un adulte à l'aide de l'acide phénique pur et de lavages à l'eau phéniquée.

On a recommandé le bichromate de potasse (Louvel-Dulongpré), l'acide chromique, prescrit en France par Rey, Marchal, (de Calvi), Verneuil, à l'étranger par John Marshall, Cadell, etc., mais il est bon de se rappeler avec Berkley-Hill et Mauriac que l'application est douloureuse toujours, parfois dangereuse localement, si l'on se sert de pinceaux de charpie ou de coton qui peuvent s'enflammer spontanément, et même pour l'organisme entier, car l'on a vu des cas d'empoisonnement.

La solution à employer serait la suivante :

> Acide chromique. . . . . 5 grammes.
> Eau. . . . . 25 —

le mieux est de se servir de l'acide chromique cristallisé, en employant une aiguille à tricoter.

Mauriac donnait la préférence à l'acide acétique cristallisé en solution saturée.

Depuis quelques années, on emploie la résorcine (A. J. Silbermuntz, de Poltava, Janet, de Paris, Szadek,) soit sous forme de compresses imbibées d'une solution de résorcine à 2 p. 100, soit au moyen de badigeonnages à la résorcine pure, ou enfin le collodion résorciné :

> Résorcine . . . . 20 grammes.
> Collodion riciné . . . . 80 —

C'est encore sous forme de collodion que Louis Mencière préconise l'emploi de l'acide salicylique :

> Acide salicylique . . . . . 2 grammes à 2 gr. 50
> Collodion élastique . . . . 5 grammes.

quelques gouttes sur huit ou dix papillomes par séance.

Pinard recommande les compresses de tarlatane trempées dans une solution d'hydrate de chloral au quarantième et renou velées toutes les trois heures, Tarnier une solution aqueuse concentrée de tanin.

On a conseillé aussi le sublimé et le sulfate de zinc, les badigeonnages avec la solution suivante :

Eau distillée	500 grammes.
Teinture de thuya	50 —
— de ciguë	10 —
Bicarbonate de potasse	20 —

le plomb caustique :

Oxyde de plomb	0 gr. 25
Solution de potasse caustique à 33°	7 gr. 50

(Bockhart et Tchernomodik.)

l'acide trichloracétique (A. Lanz, de Moscou).

L'application de toutes ces préparations doit être précédée de savonnages, lotions, bains antiseptiques destinés à ramollir, à macérer l'épiderme et à faciliter l'action du remède.

Si ces moyens ont échoué, il faut recourir aux procédés suivants : ligature, arrachement, écrépage (Lefort), écrasement linéaire, le raclage avec la curette de Wolkmann, la rugine de Le Dentu, excellent moyen quoique un peu douloureux, l'excision (Boys de Laury et Costilhes) avec les ciseaux ; enfin, dans les cas graves, le thermocautère (Le Blond, Bauvier) ou mieux le galvano-cautère, ou encore, ce que nous préférons, mais dans les cas récents, l'électrolyse.

Richard d'Aulnay recommande l'anesthésie locale avec le chlorure d'éthyle ou l'anesthésie générale par le chloroforme si les tumeurs sont trop volumineuses.

Mauriac préconise l'excision et le raclage, Hegar et Kaltenbach, la ligature et l'excision.

Dans les végétations de l'urètre (tumeurs douloureuses d'Alphonse Guérin), Schwartz, Michaux, Stechow enlèvent une partie de la paroi.

Mais il est bon de noter que si d'une part les moyens médicaux ne sont souvent que palliatifs, d'autre part, les moyens chirurgicaux ont parfois provoqué l'avortement (Velpeau, Gailleton). Certains auteurs ont opéré sans accident : Pamard, Tillaux, Guéniot, Després, dit Decoster.

Aussi, ne devrait-on pas hésiter à recourir d'abord au procédé de Oudin qui utilise les courants de haute fréquence et de haute tension ; il crible chaque végétation pendant cinq ou six secondes de petites étincelles de l'électrode de verre ; il faut avoir soin de ne pas insister trop longtemps sur chaque végétation pour éviter les ulcérations.

VERRUES VULGAIRES

Définition. — Symptomatologie. — On désigne sous le nom de verrues (*poireaux*) de petites tumeurs cutanées généralement sessiles, parfois pédiculées, rondes, rugueuses ou lisses (*verrues glabres*), granuleuses, papuliformes, mamelonnées (*acrothymion*), plus ou moins nombreuses, d'un volume variable, grosses comme un grain de millet ou un gros pois, tubériformes, quand elles sont volumineuses et confluentes, ayant la coloration normale de la peau ou une couleur jaune, brunâtre, ou noirâtre, indolentes, siégeant sur les parties découvertes et disparaissant spontanément (*verrues caduques*), ou persistant indéfiniment (*verrues persistantes*).

Outre cette forme vulgaire, les auteurs en distinguent ordinairement deux autres :
1° Les VERRUES SÉNILES ;
2° Les VERRUES JUVÉNILES (*verrues de croissance*).

VERRUES SÉNILES. — Les premières, les verrues séniles, s'observent surtout chez l'homme, au thorax principalement.

En raison des rapports qu'elles affectent avec la séborrhée, on les décrit aussi sous le nom de *verrues plates séborrhéiques des vieillards*, qui seraient pour POLLITZER des lymphangiofibromes d'origine embryonnaire.

VERRUES JUVÉNILES. — Les verrues juvéniles sont surtout groupées à la face (G. VARIOT et LAZARD les ont vues sur les paupières et sur le dos des mains), elles sont petites, de un à trois millimètres en moyenne (BUREAU, de Nantes), nombreuses, lisses, ou finement grenues (DJAMDJIEFF), brillantes, ressemblant assez au lichen plan ; c'est à cette forme qu'on rattache les *verrues télangiectasiques* (angio-kératome de MIBELLI). (Voy. l'article *Pseudo-lymphangiomes*.)

Les cas de VARIOT, MARX et HERXHEIMER montrent que la

verrue peut siéger sur la muqueuse buccale en même temps que sur les mains.

W. Dubreuilh a appelé l'attention sur la fréquence des verrues à la plante des pieds occupant de préférence les régions soumises à des pressions répétées (têtes des premier, troisième et cinquième métatarsiens, face inférieure du talon).

Diagnostic. — Si l'on songeait au *lichen plan*, le prurit constant de cette maladie suffirait pour le différencier des verrues.

Il faudra parfois faire le diagnostic avec le *kératome sénile*, les *cornes filiformes*, la *tuberculose verruqueuse* ; ce qui caractérise la verrue c'est d'être nettement papillaire.

Pathogénie. — Les verrues sont auto-inoculables et inoculables (G. Variot, Lazard, E. Besnier et A. Doyon, Payne, Gaucher, Jadassohn, de Berne, Dreysel, Giuseppe Lupis, de Milan, Djamdjieff, Delmas, etc.), fait contesté par L. A. Duhring et Kaposi.

Anatomie pathologique. — Les lésions essentielles consistent en un allongement des papilles, une prolifération des cellules conjonctives et une dilatation des vaisseaux superficiels.

Pour Unna. Auspitz, Giuseppe Lupis, les lésions débutent par la couche épineuse de l'épiderme, provoquant ensuite mécaniquement l'hypertrophie papillaire; il s'agirait donc ici d'acanthomes.

Cornil et Babès les attribuent au bactérium porri ; Majocchi, Kühneman et Schweninger y ont rencontré un bacille fin, ce qui confirme la théorie parasitaire.

Traitement. — Comme traitement général, on a donné la magnésie décarbonatée (Colrat) à la dose de 8 à 10 grammes par jour, la teinture de thuya occidentalis (Kaposi) de 60 à 100 gouttes par jour, l'arsenic (Pullin et P. Muller, Herxheimer et Marx), l'iode, l'eau de chaux dans du lait à la dose d'une cuillerée à dessert par jour (J. Burdon-Cooper, de Bournemouth).

Chez les sujets nerveux, en particulier, H. Fournier recommande l'hydrothérapie.

Pour Hervouet, Brault, d'Alger, L. Brocq, si l'on détruit la verrue mère, la première en date, les autres verrues satellites disparaissent immédiatement et spontanément. On peut rapprocher cette curation de celle obtenue à l'aide de la suggestion par Bonjour, de Lausanne, Djamdjieff, Bernheim, de Nancy, Pitres, de Bordeaux, Pamart (à la clinique de Bérillon).

Localement, il faut employer la destruction par le galvano-cautère, le thermocautère, le raclage (Vidal), la striction (Courtin, de Bordeaux), etc.

Si les verrues sont peu nombreuses, on peut les enlever avec la curette (cautériser pour arrêter l'hémorragie généralement abondante).

Nous avons vu Damaschino réussir avec le procédé suivant : excision profonde avec des ciseaux courbes et cautérisation immédiate avec le crayon de nitrate d'argent.

On emploie beaucoup les caustiques chimiques ; acide nitrique (Kaposi), acide acétique cristallisable, nitrate acide de mercure, sulfophénol, acide phénique déliquescent, acide chlorhydrique, acide chromique, pâtes de Vienne, arsenicale, etc., etc.

Sur le visage, on pourra d'abord essayer des pommades, savons, emplâtres mercuriels, au naphtol, à l'acide salicylique, etc., etc. Voici une excellente formule de savon de L. Brocq :

Naphtol . . . . } àà 5 grammes.	
Camphre . . . . }	
Résorcine . . . . 3 —	
Soufre . . . . 5 à 10 —	
Savon noir Q. S. pour faire. . . . . . . 100 —	

Kaposi et E. Vidal conseillent d'étendre une couche de savon noir sur un morceau de flanelle à appliquer nuit et jour si possible sur les verrues ; le résultat est complet au bout de quinze jours.

La teinture de thuya est un topique très efficace ; J. A. Sicard et P. Larue en ont obtenu des résultats constants en injections *in situ* au-dessous même de l'hyperplasie papillaire.

On a utilisé le suc des plantes : euphorbe, figuier sauvage, sabine, grande chélidoine, anagallis arvensis (Daccoms et Tommasoli), oignon, citron et aussi la couenne de vieux lard.

Lorry (cité par P. Rayer) rapporte que dans sa jeunesse, il a vu un vieux médecin prescrire du lait d'ânesse contre les verrues de la face et que la guérison eut lieu à son grand étonnement.

On a obtenu des résultats par des applications d'onguent gris additionné de 5 à 10 p. 100 d'arsenic suivies de cautérisations avec l'acide nitrique (Altschul).

Palm badigeonne les verrues deux fois par jour avec :

Acide mono ou trichloracétique . . . . .   1 gramme.
Alcool absolu. . . . .   9 grammes.

A. Lang, de Moscou, emploie également l'acide trichloracétique.

Pour Fitz, le remède le plus actif serait la chrysarobine en solution dans l'éther à 10 p. 100.

Ch. Szadeck, de Kiew, préconise la résorcine sous forme de pommade :

Résorcine . . . .   5 grammes.
Vaseline   20   —

W. Dubreuilh emploie :

Calomel à la vapeur. . . . .   1 gramme.
Acide salicylique. . . . .)
Résorcine. . . . . } àà 2 grammes.
Lanoline   20   —

On a conseillé aussi l'emploi des collodions suivants :

Acide salicylique . . . .)
Résorcine . . . . } àà 1 gramme.
Collodion élastique . . . .   8 grammes.
                                    (W. Dubreuilh.)

Acide salicylique . . . .   1 gramme.
Alcool à 90°   1   —
Éther à 62°. . . . .   2 gr. 50
Collodion élastique . . . .   5 gr. 50

Bichlorure d'hydrargyre. . . . .   1 gramme.
Collodion riciné. . . . .   30 grammes.
                                    (Kaposi.)

Paraforme (trioxyméthylène) . . . . . .   3 grammes.
Collodion   27   —

Chrysarobine. . . . .   3 grammes.
Traumaticine.   30   —
                                    (Fitz.)

Antipyrine . . . .   2 grammes.
Collodion.   8   —
                                    (Terson.)

Acide salicylique. . . . .)
Acide tartrique. . . . . } àà 1 gramme.
Collodion. . . . .   20 grammes.
                                    (Palm.)

Acide salicylique . . . . 1 gramme
Extrait alcoolique de chanvre indien. . . 1 —
Alcool à 95° . . . . 3 grammes.
Éther officinal . . . . 8 —
Collodion riciné. . . . . 16 —

(Courtois-Suffit et Lafay.

Chloral . . . . 1 gramme.
Acide salicylique . . . . 4 grammes.
— acétique . . . . 1 gramme.
Éther. . . . . 4 grammes.
Collodion . . . . 5 —

(Mantelin.

Acide salicylique. . . . . 1 grammes.
— lactique. . . . . 1 —
Collodion riciné . . . . 8 —

(L. Brocq.

Plenck recommande la solution suivante :

Sublimé. . . . . ⎞
Alun . . . . ⎟
Céruse . . . . ⎬ ââ parties égales.
Camphre . . . . ⎟
Vin acétique . . . . ⎠

Louvel-Dulongpré signale comme procédé indolore réus-
sissant aussi bien chez l'homme que chez les animaux, les
badigeonnages légers quotidiens avec une solution concentrée
à chaud de bichromate de potasse.

Contre les verrues multiples de la face, Kaposi emploie de
préférence la pâte suivante appliquée pendant toute la nuit :

Fleur de soufre . . . . 20 grammes.
Glycérine . . . . 50 —
Acide acétique pur concentré. . . . . . 10 —

E. Gaucher emploie contre les verrues planes juvéniles
l'acide salicylique sous forme de pommade :

Acide salicylique . . . . 1 gramme.
Précipité blanc . . . . 5 grammes.
Vaseline. . . . . 40 —

et au besoin l'acide pyrogallique à 1/10 ou 1/20.

Personnellement, nous nous sommes très bien trouvé des
emplâtres salicylés.

F. Riedl (de Ullersdof) fait disparaître les verrues par les injections d'adrénaline en solution au millième dans le tissu cellulaire sous-cutané.

Le procédé de COURTIN est à mentionner : après avoir désinfecté et anesthésié la région il embroche la verrue à sa base avec deux aiguilles placées en croix ; puis à l'aide d'un fil il pédiculise la verrue, la saupoudre d'un antiseptique, et fait un pansement occlusif. Au bout de huit jours, le pansement est enlevé et la verrue est détruite.

A. EVERSCHED préconise les bains d'eau de mer chaude ou les solutions concentrées de sel marin.

O. THAYER (de San-Francisco) a utilisé avec succès les rayons solaires concentrés au moyen d'une lentille biconvexe. Depuis, P. NAOUMOW (de Kazan) a constaté les mêmes bons résultats.

L'électrolyse a été employée fréquemment (VOLTINI, SÉRÉNO, PETRZEK, d'Oppeln, etc.). Ce dernier, détruit les verrues par l'électricité en les piquant assez profondément au milieu avec une aiguille positive, et avec une autre, négative, immédiatement au-dessous de la surface de la peau, puis fait passer le courant qu'il augmente graduellement jusqu'à ce que survienne de la douleur. Deux séances de cinq minutes de durée chacune suffiraient habituellement pour dessécher la verrue qui tomberait ensuite.

L'ion magnésium aurait, d'après LEWIS JONES et FLAVELLE, la même efficacité.

C. T. PEARCE a employé l'air liquide appliqué à l'aide d'un tampon d'ouate ; PUSEY a également utilisé la neige de l'acide carbonique.

On a eu déjà maintes fois recours à la radiothérapie : SJÖGREN, SEDERHOLM, VARNEY, BROCQ, BISSÉRIÉ, BELOT, MÉZERETTE, GUIDO HOLZKNECHT (de Vienne). DANLOS a guéri en une seule séance de radiothérapie une malade atteinte de verrues à la face et sur la région dorsale des mains ; L. BROCQ, à ce sujet, fait remarquer que ces dernières sont plus sensibles que le visage.

Personnellement, nous préférons l'étincelle de haute fréquence, voire la statique.

VITILIGO

Synonymie. — Morphée blanche du moyen âge ? — Achrome vitiligne
d'ALIBERT. — Albinisme partiel. — Leucodermie partielle. — Dystrophie pigmentaire. — Dyschromie cutanée. — Dermatose à la fois
achromateuse et hyperchromateuse.

Définition. — Le vitiligo est une dystrophie pigmentaire,
une ataxie pigmentaire, disent E. BESNIER et A. DOYON, caractérisée par des taches blanches rappelant bien l'aspect blanchâtre de la tête de veau échaudée, achromiques, bien circonscrites, entourées d'une zone plus pigmentée qu'à l'état normal
(hyperchromique).

Symptomatologie. — Les taches de vitiligo sont ordinairement multiples, le plus souvent rondes ou ovalaires, parfois
irrégulières; leur dimension est des plus variables : parfois très
petites, de quelques millimètres de diamètre, tantôt larges
comme la paume de la main et même plus.
Au niveau des plaques décolorées, la peau paraît saine et les
diverses fonctions (sensibilité, tact, etc.) sont le plus habituellement conservées.

Marche. — Les taches apigmentaires grandissent souvent
peu à peu d'une façon lente et graduelle pendant des années
entières, puis peuvent s'évanouir complètement; parfois l'affection disparaît pour revenir ensuite (*vitiligo ambulant*, *vitiligo intermittent* d'E. BESNIER et A. DOYON).

Siège. — Toutes les régions du corps peuvent être atteintes
de vitiligo; on le signale néanmoins plus fréquemment aux
parties génitales, à la figure, au cou, à la face dorsale des mains,
au cuir chevelu.
Lorsqu'il existe sur des régions recouvertes de poils, ceux-ci
sont blancs.
On a constaté assez souvent une symétrie bien nette dans la
distribution des taches achromiques.

Pronostic. — Le pronostic est défavorable puisque l'affection est presque toujours incurable, mais elle ne constitue en somme qu'une difformité.

Diagnostic. — Le diagnostic ne serait difficile qu'en face de quelques *mélanodermies partielles*, mais il suffit de se rappeler que le vitiligo est à la fois achromique et hyperchromique, ou dans certaines formes de *sclérodermie*, dans lesquelles les plaques blanches sont indurées, ou avec la *lèpre* dans laquelle les plaques sont anesthésiques. Toutefois, il sera bon dans certains cas de ' songer à la *leucodermie* syphilitique des Allemands (1) (*pseudo-vitiligo syphilitique*), A. Gémy, d'Alger, Gaston Marcou. de Paris, Scherb, d'Alger, Legrain, Raynaud, Reyd, Vincent, S. Smirnow, de Piatigorsk-Moscou), niée (à tort croyons-nous) par A. Fournier qui n'admet que des leucomélanodermies, type de dyschromie comprenant à la fois des taches blanches et d'autres jaunes, brunes ou noires.

Enfin, l'association du vitiligo et de la *pelade* rend quelquefois le diagnostic des plus épineux.

Étiologie. — Parfois congénital, le vitiligo se montre habituellement dans l'âge adulte et la vieillesse; il semble plus commun dans les pays chauds, mais on a surtout fait intervenir dans son apparition des phénomènes d'ordre nerveux (psychique et autres).

Pour E. Gaucher, le vitiligo est le résultat d'une auto-intoxication due à des troubles de nutrition; le vitiligo a donc une étiologie toxique avec une pathogénie nerveuse.

A. Fournier et Detot ont regardé comme vitiligo consécutif à un traumatisme abdominal un cas développé à la suite d'une ovariotomie double.

Féréol a observé un cas très nettement d'origine psychique.

On s'est demandé (Bulkley, H. Leloir, Chabrier, Lebrun, G. Thibierge, Pierre Marie et Guillain, Crouzon, du Castel. Tenneson, Darier, Pautrier, Georges Baltet, Souques) si le vitiligo n'était pas une affection sinon syphilitique, du moins parasyphilitique.

Anatomie pathologique. — Dans la plupart des cas, les

---

(1) E. Gaucher et Milian ont observé chez des syphilitiques de véritables leucodermies post-éruptives.

anatomo-pathologistes ont décrit une lésion anatomique de la partie périphérique du système nerveux.

Traitement. — Au point de vue local, on peut essayer d'agir sur les régions hyperpigmentées avec des irritants divers : sublimé, naphtol, vésicatoires, etc.

Phillips Moro Byler, de Corrientes, aurait obtenu de très bons résultats en quelques jours par des frictions fréquentes avec :

Teinture d'iode	4 grammes.
Onguent mercuriel double.	10 —

On peut employer les pommades suivantes :

Précipité blanc.	} àà 2 gr. 5
Sous-nitrate de bismuth	
Huile d'olive	1 gramme.
Onguent glycériné	4 grammes.

ou :

Naphtol β.	5 — 10 grammes.
Oxyde de zinc.	} àà 12 gr. 5
Amidon.	

Au point de vue général on a employé tous les modificateurs du système nerveux, *intus* et *extra* : bromures, etc.

On a donné avec un demi-succès (Gilbert et Carnot) les extraits hépatiques.

On a utilisé les douches, l'électrité ; les courants continus longtemps prolongés nous ont donné, chez une de nos malades, un résultat certainement appréciable.

J.-L. Alibert préconisait déjà une brosse électrique spéciale, la brosse électrique de Mauduyt perfectionnée par Lemolt. L. Gautier et J. Larat ont utilisé les bains hydro-électriques. G. Beauchef recommande le massage.

Hardy et L. Brocq ont ordonné la douche sulfureuse en jet comme excitant général, la douche froide sur la colonne vertébrale, les bains sulfureux.

Voir les articles : *chloasma, éphélides, lentigo.*

XANTHOME

Synonymie. — Plaques jaunâtres folliculeuses. — Plaques jaunes des paupières (RAYER). — Vitiligoïdea (ADDISON et GULL). — Molluscum, sebaceum et Xanthélasma (ERASMUS WILSON). — Molluscum cholestérique (BAZIN). — Xanthoma (W. FRANCK SMITH). — Molluscum lipomatodes et Fibroma lipomatodes (VIRCHOW). — Fibrome lipomatoïde (KOEBNER).

Définition. — Le xanthome est une affection de la peau constituée par des taches jaunâtres succédant, d'après QUINQUAUD, à une tache exanthématique congestive ; elles sont plates ou saillantes, indurées, ayant les paupières pour siège de prédilection.

Symptomatologie. — **Siège**. — XANTHOME LOCALISÉ. — Localisée aux paupières (*xanthélasma des paupières, xanthome plan*), l'affection se présente sous l'aspect de petites taches peu (variété *papuleuse, tubéreuse*), ou point (variété *maculeuse, plane*) saillantes, arrondies ou ovalaires, dans le sens de l'axe transversal de la paupière, ayant une dimension qui atteint au plus 2 centimètres. Leur couleur est jaune chamois, jaune citron, jaune paille (couleur feuille fanée) ; elles sont mollasses au toucher, lisses ou granuleuses.

La peau est parfois épaissie à leur niveau.

Elles ne provoquent aucun symptôme subjectif.

Elles siègent sur les paupières supérieures et inférieures vers le grand angle de l'œil, débutant souvent du côté gauche pour devenir bientôt symétriques. On les a observées sur les joues, les lèvres, la conque des oreilles, le prépuce, les muqueuses digestives, buccale, pharyngée, laryngée, etc., et même sur les viscères, les capsules de la rate et du foie, l'aorte, l'endocarde (*xanthome muqueux* et *xanthomatose viscérale, colique hépatique xanthomatique, hépatite xanthomatique* et *xanthome endocardiaque* d'E. BESNIER et A. DOYON).

XANTHOME GÉNÉRALISÉ. — Généralisée au tégument, l'affection est souvent saillante (*xanthome élevé* ou *saillant*, *xanthélasma tuberculeux* et *tubéreux*, *xanthome papuliforme*, *xanthome en tumeur* d'E. BESNIER et A. DOYON) et groupée en diverses régions (*xanthelasma multiplex*) ou isolée.

Les saillies sont arrondies ou ovalaires, d'un volume variant de celui d'un grain de millet à celui d'un pois ; elles sont molles ou dures, jaunâtres ou blanches ; elles adhèrent à la peau et sont douloureuses au toucher.

Elles peuvent, par leur réunion, constituer des lignes plus ou moins irrégulières (*xanthelasma lineare* vel *striatum*), parfois disposées le long de trajets nerveux (*xanthelasma zoniforme*), ou des nodosités du volume d'un pois, pouvant atteindre et même dépasser la grosseur d'une noisette (*xanthome en tumeur* d'E. BESNIER et DOYON).

Dans le *xanthome élastique*, variété étudiée par BALZER, CHAUFFARD et GAUCHER, les papules seraient plus pâles et mêlées à des éléments disparus formant cicatrices.

On rencontre les lésions symétriquement aux membres, coudes, genoux (*xanthome tubéreux* de CHAMBARD et E. BESNIER), aux pieds, sur les orteils, aux mains, sur les doigts, au visage, sur les joues, plus rarement aux paupières ; elles existent aussi sur les muqueuses : bucco-pharyngienne, trachéale, bronchique (PYE SMITH, WICKHAM, LEGG, CHAMBARD), sur les grandes et les petites lèvres et sur la muqueuse du vagin.

Dans ces cas, les plaques peuvent occasionner de la gêne et de la douleur lorsqu'elles sont volumineuses.

On a noté souvent une coïncidence entre le xanthome et l'ictère ainsi que l'apparition fréquente d'une teinte jaunâtre spéciale, la *xanthechromie* de HARDY, *xanthochromie* d'E. BESNIER et A. DOYON ou *xanthodermie* de CARRY (1).

Marche. — Durée. — C'est une affection qui persiste en général indéfiniment ; on l'a vue cependant rétrocéder et devenir peu apparente.

Pronostic. — Le xanthome n'a aucun retentissement sur la santé générale : c'est à ce point de vue une affection tout à fait bénigne, sauf dans le cas de généralisation viscérale.

(1) D'après P. LEREBOULLET, les pigments biliaires dans les cas de xanthelasma doivent exister d'une façon constante dans le sérum ; la xanthodermie est un ictère acholurique (GILBERT et P. LEREBOULLET).

Diagnostic. — Le diagnostic, facile ordinairement, peut quelquefois être très difficile, soit par suite du siège (muqueuses), soit par suite d'un aspect spécial. Rappelons toutefois que dans le *milium*, si l'on en comprime les éléments, après les avoir ouverts, on en fait facilement sortir un contenu de nature particulière.

Dans l'*urticaire pigmentée*, le diagnostic reposera sur le prurit, les localisations, les contours géographiques.

Enfin H. HALLOPEAU et L.-E. LEREDDE signalent la confusion qui a été faite avec le *sarcome* dans le cas où la coloration jaunâtre des tumeurs xanthomateuses serait peu prononcée ; on évitera l'erreur en songeant aux localisations spéciales des xanthomes tubéreux.

XANTHOME DES DIABÉTIQUES. — Le *xanthome des diabétiques* (*xanthoma diabeticorum*, *xanthome transitoire rémittent* ou *intermittent des glycosuriques* ou *xanthome glycosurique* d'E. BESNIER et A. DOYON) constitue une forme spéciale, grâce à la rapidité de son évolution, à sa marche, à l'absence de l'ictère, à ses localisations aux coudes, aux genoux, aux poignets, aux fesses, aux chevilles, au cuir chevelu, à la muqueuse buccale, à son absence aux paupières, à l'induration, au volume et à l'hyperesthésie de ses éléments, à sa disparition facile chez des sujets diabétiques ou en puissance de diabète, mais identique, affirment avec TOUTON, ROBINSON, F. POLLITZER (de New-York) les derniers auteurs que nous venons de citer, au xanthome simple. D'autres : BARLOW, TÖRÖK, UNNA, H. HALLOPEAU, L.-E. LEREDDE le regardent comme une espèce distincte.

Il en serait de même du *xanthome à cellules géantes des paupières* de UNNA, considéré par cet auteur comme étant de nature infectieuse.

Étiologie. — Le xanthome est rare chez les enfants, plus commun chez les femmes que chez les hommes et chez les brunes que chez les blondes.

On a noté comme causes prédisposantes l'hérédité (LEHZEN, KNAUSS, H. KÖBNER, JONATHAN HUTCHINSON) et l'arthritisme ; et, comme causes occasionnelles, les affections hépatiques (POTIN, QUINQUAUD) et le diabète (1) (ADDISON et GULL, BRIS-

---

(1) La glycosurie peut d'ailleurs n'apparaître que longtemps après le xanthélasma (cas de BRISTOWE).

towe, J.-B. Hillairet, Malcolm Morris, Chambard, Aubert,
W.-A Hardaway, Thomas Barlow, J. Clarke, Cavafy, Colcott
Fox, E. Besnier, Robinson).

Török et H. Hallopeau rapprochent des nævi le xanthome
tubéreux. W. Dale James a d'ailleurs publié une observation
de xanthome indubitablement congénital.

Pour Cazeneuve, il s'agirait d'une espèce de dermo-névrose.

Anatomie pathologique. — Les tumeurs du xanthome
sont formées par du tissu conjonctif plus ou moins altéré, et
des cellules spéciales (cellules xanthélasmiques de Chambard,
cellules xanthomateuses), avec lésion et hypertrophie des vaisseaux, fibres élastiques, etc.

Dans la forme un peu spéciale cliniquement du *xanthome
élastique* de Balzer, Darier a constaté que les altérations portaient principalement sur le tissu élastique (*pseudo-xanthome
élastique*.

La coloration jaune serait due soit à la formation du pigment dans les cellules dégénérées (Gallemaerts et Bayet).
soit à une matière graisseuse spéciale (Poncet).

Traitement. — Comme traitement interne, E. Besnier
conseille les alcalins et la térébenthine longtemps continuée.
Il faut, en outre, traiter l'état général, chez les diabétiques, les
arthritiques, etc.

Localement, on peut employer le raclage, l'excision, la cautérisation par les caustiques, l'acide mono-chloro-acétique
(Macquire), le thermocautère, l'électrolyse (L. Leplat, E. Besnier, Francis B. Kellog (de Tacoma, Washington), Séréno,
Nous-même ; cette dernière méthode est particulièrement indiquée dans les placards étendus; on s'est servi des badigeonnages de collodion au sublimé (Stern) :

> Sublimé. . . . . 5 grammes.
> Collodion 50   —

E. Besnier envoie les malades à Vichy.

XERODERMA PIGMENTOSUM (Kaposi)

XÉRODERMIE PIGMENTAIRE

Synonymie. — Xeroderma de Hebra et Kaposi. — Nævus de forme rare de Geber. — Angiome pigmentaire et atrophique de R.-W. Taylor. — Xeroderma de Hebra, de Duhring. — Liodermie essentielle avec mélanose et télangiectasies de Neisser. — Dermatose de Kaposi, d'E. Vidal. — Mélanose lenticulaire progressive de Pick. — Atrophoderma pigmentosum de Radcliffe Crocker. — Maladie pigmentaire épithéliomateuse. — Lentigo épithéliomateux de Quinquaud. — Épithéliomatose pigmentaire ou Pigmentose épithéliale d'E. Besnier. — Maladie de Kaposi (E. Vidal).

Définition. — Le xeroderma pigmentosum est une maladie de famille, décrite d'abord par Kaposi en 1870, qui consiste en taches pigmentaires et cicatricielles, en un état xérodermique de la peau et se terminant par des lésions d'épithélioma.

Symptomatologie. — Au début, mais souvent après un stade de colorations rosées, l'affection ressemble à des lentigines (première période) dispersées sur la face, le cou, la nuque, le haut du tronc, la face dorsale des mains et des bras ; puis la peau des régions atteintes devient sèche et ridée, couverte d'une desquamation épidermique furfuracée ; elle est comme rétractée ; çà et là on aperçoit des télangiectasies qui disparaissent, laissant à leur place de petites dépressions cicatricielles ; en même temps se produisent des lésions secondaires diverses : impétigineuses, eczémateuses, ulcéreuses (deuxième période). Enfin, certaines taches pigmentées se recouvrent de lésions épithéliomateuses, sarcomateuses ou angiomateuses qui amènent la mort du malade par leur généralisation et leur suppuration abondante (1).

Pronostic. — Jusqu'à présent, le pronostic est défavorable et considéré comme absolument fatal.

(1) Gagez a signalé au cours d'un xéroderma pigmentosum le plus long cas d'hémoglobinurie continue qu'on connaisse.

Cependant Lesser, de Berlin, ne le croit pas aussi redoutable, car on a vu des malades parvenir à un âge avancé.

Diagnostic. — L'aspect spécial et la marche de l'affection distinguent suffisamment le xeroderma pigmentosum des autres lésions pigmentaires.

Étiologie. — L'affection, qui débute presque toujours dans la première enfance, est « familiale ».

Les causes occasionnelles ordinairement invoquées, l'action du soleil (Pick), de la lumière (Unna), ne semblent pas indiscutables; toutefois l'influence de la lumière sur les pigmentations est indéniable.

Divers auteurs (L.-E. Leredde, Balzer et Gaucher) ont observé un xeroderma pigmentosum *tardif* que Unna a signalé sous le nom de *carcinome de la peau des marins*.

Spiegler dit l'avoir observé chez une femme de soixantedouze ans.

Anatomie pathologique. — Les lésions pigmentaires seraient le terminus d'une dermite aiguë (Neisser, Taylor, Lukasiewicz); les tumeurs malignes peuvent être épithéliomateuses ou sarcomateuses (Kaposi, Pick).

Tenneson et Dauseux ont constaté une forme d'épithélioma un peu spéciale, lobulé, à longues papilles étroites parcourues par des vaisseaux sains sans endartérite et séparant des amas épithéliaux à dégénérescence vacuolaire toute spéciale.

Les auteurs ne sont pas plus d'accord sur le point où débutent les altérations cutanées que sur l'identité des lésions. En somme, il s'agit d'un trouble congénital dans la nutrition du tégument externe aboutissant à une sénilité précoce de la peau (Kaposi, Arnozan, Lesser).

Traitement. — En dehors des indications prophylactiques, le traitement du xeroderma pigmentosum est encore à l'étude.

On soulage les malades avec les moyens chirurgicaux employés en dermatologie : rugination, cautérisation, etc.; avec les emplâtres, les poudres d'iodoforme, de chlorate de potasse, etc., les lotions et emplâtres mercuriels (E. Vidal, L. Brocq), les injections interstitielles.

Unna a préconisé l'application de pommade à la résorcine et

au pyrogallol. PRINGLE a fait avec succès des applications d'un corps gras contenant de l'éosine et du jaune primevère.

A l'intérieur, on a donné, sans résultat, l'arsenic, le chlorate de potasse, l'iodure de potassium, l'extrait de corps thyroïde, etc. « Tout, dit E. BESNIER, est autorisé en présence d'une affection aussi fatalement funeste, excepté l'abstention. »

GLAX aurait obtenu une amélioration par les inhalations d'alcool amylique répétées six fois par jour (NEUMANN).

YAWS

Synonymie. — Pian. — Frambœsia ou Javos. — Mycosis frambœsioïdes
— Bubas. — Bouba. — Verruga peruana. — Bouton d'Amboine. — Pa-
pilloma tropicum. — Verrues endémiques. — Verruga péruvienne.
— Maladie de CARRION (1).

Définition. — Symptomatologie. — Ces divers noms
désignent une maladie générale, contagieuse et inoculable (2),
caractérisée au début, après une période d'incubation variant
de deux à six semaines (ERNESTO ODRIOZOLA), par de petites
taches ou des saillies papuleuses, vésiculeuses ou pustuleuses.

À la période d'état, l'affection dont les sièges de prédilection
sont la région génitale et le pourtour des orifices naturels,
narines, etc., mais jamais les muqueuses (3), est constituée par
des saillies plus ou moins volumineuses (*forme miliaire*) ou
des tumeurs ressemblant à des mûres ou à des fraises (*forme
nodulaire ou mulaire*), parfois gigantesques, qui peuvent s'ulcérer ou disparaître par résolution.

Marche. — Cette maladie, dont les éléments se montrent
successivement, qui possède une incubation et une période prodromique caractérisée par des phénomènes généraux, fièvre,
douleurs rhumatismales, céphalalgie à paroxysme nocturne,
faiblesse, etc., dure, en général, plusieurs mois ou plusieurs
années et est récidivante.

(1) E. JEANSELME a relevé la synonymie suivante :
Boubas (Antilles). — Tono (île Samoa). — Tona (île de Tonga.) — Tonga
(Nouvelle-Calédonie, îles Loyalti). — Patek, Bouton d'Amboine (Indes
Néerlandaises). — Yang mey tcheang (Chine). — Dam Bao (Cambodge).
— Khunxarat (Siam). — Khi Kat Chine, Khi Mo (Laos). — Aboukoué
(Gabon). — Keisse (Madagascar).

(2) Fait d'un étudiant péruvien, CARRION, mort d'une inoculation
expérimentale.

(3) Cependant FORDYCE et ARNOLD ont observé une maladie qu'ils considèrent comme analogue et dans laquelle les muqueuses linguale,
pharyngée, laryngée, etc., étaient envahies.

On peut en rencontrer deux formes (Puysségur) : l'une avec
fièvre sans éruption (*fièvre de la Oroya*), l'autre avec fièvre et
éruption (*verruga* proprement dite).

Pronostic.— Le pronostic n'est défavorable que dans les cas
d'hémorragie qui complique quelquefois cette maladie ou lorsque les malades sont épuisés par la longueur des suppurations.

Il serait plus sérieux dans la variété appelé *verrue du Pérou
des Andes, de Castille.*

Diagnostic. — Le *Pian Bois*, qui est une *lymphangite
nodulaire ulcéreuse de la Guyane,* ne doit pas être confondu
avec le véritable pian (Darier et de Christmas), mais on pourrait confondre celui-ci avec le *pemphigus végétant* de Neumann qui n'est pas contagieux et envahit souvent les muqueuses,
avec le *mycosis fongoïde* précédé d'éruptions particulières,
avec le *bouton d'Orient* qui s'en distingue par ses localisations
sur les régions découvertes et l'absence de phénomènes généraux caractéristiques.

L'affection qui ressemble le plus au pian et qui pourrait
amener facilement la confusion est la *syphilis* (1); un certain
nombre de caractères différentiels ont été établis par E. Jeanselme dans le tableau comparatif suivant :

Syphilis.	Pian.
Maladie pandémique.	Maladie tropicale.
Maladie acquise par hérédité ou par contagion.	Maladie acquise uniquement par contagion.
Début par un accident primaire pathognomonique, siégeant au point d'inoculation.	L'accident initial au niveau de la porte d'entrée est inconstant. Il ne diffère pas des éléments qui apparaîtront ultérieurement.

(1) Jonathan Hutchinson se basant sur divers faits, en particulier
sur un cas observé par Harrisson Cripps, croit que le yaws n'est, en
définitive, que la syphilis du nègre; pour Shüffner, le pian ne serait
qu'une variété atténuée de la syphilis. Enfin, pour Levadit et Nattan-
Larrier « s'il existe des différences appréciables et incontestables
entre l'agent pathogène du pian et celui de la syphilis, de même qu'en
tre le chancre pianique et le chancre syphilitique, ces nuances ne
sont cependant pas assez tranchées pour que l'on puisse considérer
les deux maladies comme absolument dissemblables ».
Nous croyons qu'il se produit ici la confusion qui existait à l'époque de la Renaissance, entre la lèpre, la syphilis et la tuberculose
(voire même la morve et le farcin); ce que des études ultérieures
démontreront sans doute d'une manière incontestable.

SYPHILIS.	PIAN.
L'immunité conférée par la syphilis est quasi-définitive.	La réinfection du pian est possible.
Toutes les tentatives d'auto-inoculation sur un sujet en puissance de syphilis demeurent infructueuses.	L'auto-inoculation du pian est possible pendant un laps de temps d'une durée indéterminée, mais assez longue.
Le chancre induré et les autres signes de la syphilis peuvent apparaître sur un sujet qui vient d'avoir le pian.	Le pian peut se développer sur un sujet syphilitique.
Polymorphisme des manifestations syphilitiques.	
Les syphilides, du moins celles de la période tertiaire, désorganisent la peau et laissent après guérison, des cicatrices indélébiles.	Monotonie de l'éruption dont le type unique est le papillome. Le bouton du pian, qui n'est exposé à aucune cause d'irritation, guérit sans laisser de trace.
La syphilis est une affection disciplinée, dont les manifestations hiérarchisées correspondent aux trois périodes, primaire, secondaire et tertiaire.	Toutes les manifestations du pian sont identiques, quelle que soit leur date.
Les éruptions syphilitiques intéressent les muqueuses.	Les éruptions pianiques respectent les muqueuses.
Localisations sur les viscères.	Pas de localisations viscérales.
Les syphilides ne sont pas prurigineuses.	Vives démangeaisons accompagnant les poussées du pian.
Alopécie de la période secondaire.	Pas d'alopécie dans le cours du pian.

Anatomie pathologique. — Pathogénie. — ODRIOZOLA, de Lima, a rencontré au milieu d'un tissu de granulation sans cellules géantes un bacille très court semblable à celui de KOCH (Ch. NICOLLE, LETULLE).

D'après ÉGAS, l'agent pathogène est représenté par un spirillum décrit par CASTELLANI (de Colombo).

« Expérimentalement, POULET et CHARLOUIS ont démontré l'inoculabilité de la bouba à l'homme et le dernier de ces auteurs a inoculé la syphilis à un malade atteint déjà de bouba. POWELL dit avoir vu des syphilitiques contracter la bouba ; NEISSER, BAERMANN, HALBSTADTER, CASTELLANI ont transmis la bouba de l'homme au macaque, de macaque à macaque et ont pu inoculer la syphilis et la bouba aux mêmes animaux.

Au point de vue bactériologique les agents pathogènes de ces deux maladies sont presque identiques ; BLANCHARD a pu les différencier zoologiquement.

Le spirochète boubatique a un corps excessivement mince, aplati avec un ectoplasme sous forme d'une membrane oscillante qui enveloppe le corps en spirale.

Le pallidum de Schaudinn a un corps cylindrique sans membrane ondulante et un flagellum à chaque extrémité.

La bouba est une spirochetose et la syphilis une tréponemose. »

Pour Biffi, de Lima, le bacille découvert par A. Barton, de Lima, de la famille du bacille typhique, serait bien caractéristique de la maladie dite *fièvre de Carrion*, mais on ne le rencontre pas dans la verruga apyrétique.

Traitement. — On recommande contre cette affection l'iodoforme, l'iodure de potassium, le soufre, le gaïac et les sudorifiques.

Localement, il faut traiter les lésions avec l'antisepsie la plus rigoureuse.

ZONA

(Voy. la planche L.)

Synonymie. — Herpès zoster. — Zoster. — Feu sacré (ignis sacer).
— Hémizona. — Feu de Saint-Antoine. — Ceinturon sacré ou de feu
(ALIBERT). — Érysipèle zoster (SAUVAGES). — Érysipèle phlycténoïde
(CULLEN).

Définition. — Le zona est, cliniquement, une affection
de la peau caractérisée par des vésicules entourées d'une zone
érythémateuse, ordinairement groupées sur un seul côté du
corps, le long des trajets nerveux et s'accompagnant de douleurs névralgiques plus ou moins intenses, ne récidivant pour
ainsi dire jamais.

Symptomatologie. — Apparaissant quelquefois subitement comme premier symptôme, l'éruption cutanée est souvent précédée de troubles généraux (période pré-éruptive
fébrile de BATEMAN) tels que frissons, fièvre (*fièvre zostérienne*
de LANDOUZY dans le type infectieux), malaise général, adénopathies (*adénopathies zostériennes pré-éruptives*, BARTHÉLEMY)
et surtout, ce dernier phénomène manquant rarement, d'une
douleur névralgique plus ou moins violente mais parfois très
aiguë au niveau de la région sur laquelle le zona va apparaître
et le précédant quelquefois de plusieurs mois (*névrodynies pré-
zostériennes* d'E. BESNIER et A. DOYON). FÉRÉ a noté une douleur diffuse dans le rachis.

L'affection accompagnée ou non d'une sensation locale de chaleur ou de prurit, se manifeste tout d'abord plus ou moins brusquement par une série de plaques érythémateuses plus ou moins
rouges, séparées les unes des autres, quelquefois confluentes,
ovalaires à grand axe dirigé suivant les trajets nerveux. Elles
apparaissent successivement ; quelques-unes restent simplement

érythémateuses (*zona fruste* ou *abortif*) (1), mais la plupart se recouvrent de vésicules distinctes ordinairement, mais groupées en nombre plus ou moins considérable, habituellement de six à huit, de la dimension d'un grain de millet environ et contenant une sérosité claire, limpide et transparente au début; le contenu des vésicules devient ensuite trouble et opalescent, quelquefois même purulent; dans certains cas, la vésicule prend une couleur brunâtre par suite de la présence, dans la cavité, d'une certaine quantité de sang (*zona hémorragique*).

Lorsque les vésicules sont confluentes, elles forment de véritables bulles plus ou moins considérables (*herpes phlyctænoïdes*).

TENNESON insiste avec raison sur l'existence de vésicules aberrantes observées sur des régions éloignées (JEANSELME et L.-E. LEREDDE, GIRAUDEAU).

La période d'état des vésicules dure généralement de cinq à dix jours; on voit alors se produire soit l'affaissement de la lésion par suite de la résorption de son contenu, soit sa rupture, d'où résulte l'écoulement au dehors du liquide qu'elle contenait et sa concrétion en croûtelles d'un jaune noirâtre, plus ou moins épaisses qui, lorsqu'elles tombent un peu plus tard, laissent à leur place une macule brune ou violacée qui disparaît elle-même peu à peu.

Dans certains cas, on peut constater, après la chute des croûtes, soit des ulcérations superficielles ou profondes du derme (*zona ulcérant*), soit même de véritables escarres (*zona gangreneux*) donnant lieu à des cicatrices indélébiles, surtout dans le zona hémorragique (L. BROCQ); dans les deux cas, existent des macules pigmentées persistant parfois d'une façon permanente.

On a signalé, au niveau des placards éruptifs, des phénomènes d'anesthésie, d'analgésie ou, au contraire, d'hyperesthésie; on a noté plus souvent des phénomènes d'amyotrophie (BARTHÉLEMY), d'hémiplégie (BRISSAUD), de parésie, des paralysies partielles du bras à la suite d'un zoster cervico-brachial, d'un zona pectoral (A. HARDY, DEBOVE, HYBORD, DESPEIGNES, BARTHÉLEMY, L. PERRIN), la paralysie faciale (DEBOVE, CASASSUS, etc.), consécutive au zona du trijumeau, au zona cervico-occipital, la paralysie de la cuisse (LEROUX), dans le zona sciatique des sphincters (à la

_____

(1) Pour R. JOCQS, le véritable herpès de la cornée n'est qu'un zona ophtalmique fruste auquel il manque les symptômes cutanés.

suite de zona sacro-génital, DAVIDSOHN), des muscles moteurs de l'œil, des atrophies musculaires, la chute des dents ou des cheveux, la paralysie oculaire (HYBORD), parésie des nerfs ciliaires (E. KŒNIG), ulcérations de la cornée, iritis, irido-choroïdite, dans le zona ophtalmique; GRIFFON a signalé la dilatation pupillaire.

ESCAT, de Toulouse, a observé trois cas qui semblent prouver :

1° Que le zona de la 5ᵉ paire peut entraîner une otite inflammatoire analogue à l'otite tropho-neurotique expérimentale observée après la lésion du trijumeau ou de ses centres par MM. DUVAL, LABORDE, GELLÉ et BARATOUX;

2° Que, dans le zona de la 5ᵉ paire, les troubles auditifs peuvent relever, dans certains cas, d'un simple trouble de l'accommodation par paralysie du tenseur du tympan innervé par la 5ᵉ paire ;

3° Que la périlabyrinthite tropho-neurotique suffit pour expliquer le vertige et la surdité, sans qu'il soit nécessaire d'invoquer une névrite simultanée du nerf acoustique;

4° Que la paralysie faciale tardive, légère et fugace, compliquant le zona du trijumeau, peut être aussi bien attribuée à une périnévrite qu'à une névrite zostérienne concomitante.

Enfin DUPLAY a signalé le premier la gravité des hémorragies nasales dans le zona ophtalmique.

En dehors des phénomènes généraux qui peuvent exister, de la fièvre (avec ou sans embarras gastrique = fièvre zostérienne de LANDOUZY) qui cesse ou s'atténue quand l'éruption des vésicules est terminée, on a constaté assez souvent l'engorgement pré-éruptif des ganglions lymphatiques correspondants (*adénopathies zostériennes*, BARTHÉLEMY), des accidents cérébraux, des hallucinations visuelles ou auditives, du côté atteint, dans le zona trifacial (hallucinations unilatérales, homonymes dans le zona de la face, FÉRÉ), et aussi des complications pulmonaires ou rénales.

On a vu des symptômes méningitiques. CHAUFFARD et RENDU ont observé la méningite zonateuse tardive dans un cas de zona ophtalmique; il s'agit, dit CHAUFFARD, d'une méningite bénigne mais réelle.

F. CARTIER a noté des altérations nerveuses en dehors du territoire occupé par l'éruption : hyperesthésie, hémianesthésie, diminution de la sensibilité, faiblesse musculaire, troubles circulatoires, de sécrétions, parésie d'un membre, etc.

La douleur qui accompagne le zona offre des caractères

d'une grande variabilité; précédant ou accompagnant l'éruption, forte parfois (*zona névralgique*), insupportable dans d'autres cas (*zona hypernévralgique*), elle est ordinairement lancinante comme celle des douleurs névralgiques; quelquefois le malade accuse une sensation de brûlure; chez certains, existe plutôt une sorte de démangeaison qu'une véritable douleur. Celle-ci, enfin, peut complètement manquer (*zona indolent*), en particulier chez les enfants, ou persister très longtemps après la disparition de l'éruption (plusieurs années A. TROUSSEAU), huit ans chez un malade de L.-G. ROYER, de Sailly-Laurette (Somme), surtout chez le vieillard (L. BROCQ).

Tous ces accidents sont plus manifestes pendant la nuit; P. FABRE, de Commentry, a justement insisté sur l'insomnie zostérienne.

Siège. — La caractéristique de l'affection est d'être unilatérale (*hémizona* de HARDY); on a cité néanmoins des cas de zona double ou même multiple, l'affection se montrant simultanément ou à quelques jours de distance sur des points différents. On a même observé des zonas avec éruption généralisée, *zonas universels* (COLOMBINI, DE AMICIS, PANETTI, PUGLIESI, ALDRICH, MRACEK, HASLUND, RENDU, etc.)

Mais, dans l'immense majorité des cas, le zona n'existe que d'un seul côté du corps et quel que soit son siège; celui-ci peut varier : le zona est plus fréquent au tronc (Voy. la planche L), dans les régions thoracique et abdominale (*zona pectoral, intercostal* ou *dorso-pectoral, zona abdominal, dorso-abdominal* et *lombo-inguinal* de BÆRENSPRUNG), constituant le *zona du tronc* des anciens auteurs (RAYER, etc.); on le rencontre ensuite par ordre de fréquence aux membres inférieurs (*zona lombo-fémoral* et *fémoral*), à la face (*zona facial, zona total* ou *partiel du trijumeau*, en particulier le *zona ophtalmique*, au cou (*zona occipito-collaris* ou *cervical* de BÆRENSPRUNG ou *zona nuchæ* de HEBRA, *zona descendant* ou *cervico-subclavicularis* de BÆRENSPRUNG), au membre supérieur (*zona brachial* ou *cervico-brachial*), au doigt (*herpès du doigt*, rare, GUERMONPREZ et GUÉRIN, de Lille), au périnée (*zona périnéal, zona sacro-génital* ou *sacro-ischiatique* de BÆRENSPRUNG, *zona génital*), enfin au cuir chevelu (*zona capillitii*).

On a décrit aussi (HARDY, KAPOSI, BÆRENSPRUNG, HILLAIRET et GAUCHER, GINTRAC, RAYER, BARIÉ, POTAIN, CAMUS, DESHAYES, de Rouen, GELLÉ, DESPRÈS, SINGER, PICOT, JOY, JEFFRIES, GALEZOWSKI, WYSS, PÉRROUD, PAGET, REMACK, H. FOURNIER, LERMOYEZ et BAROZZI, etc.) un *zona des muqueuses* (joues, langue, pharynx, muqueuses anale, génitales, etc.). Pour POU-GIN, certaines angines herpétiques ne seraient que des zonas du trijumeau.

Enfin H. HALLOPEAU et LE DAMANY ont décrit sous le nom de *zona anormal avec gangrène massive* (altérations nécro-tiques et gangreneuses unilatérales de l'extrémité céphalique) « une trophonévrose analogue au zona, donnant lieu à la for-mation dans une moitié de l'extrémité céphalique de mortifi-cations multiples ».

Marche. — Dans sa forme ordinaire, le zona est une affec-tion cyclique dont la durée varie de sept à vingt jours environ ; il dure parfois davantage en raison de la persistance de lésions consécutives (*zona chronique* de LEUDET ou mieux *zona aty-pique, zona persistant, zona prolongé* d'E. BESNIER et A. DOYON, *zona à rechutes ou à répétition,* FABRE, de Commentry) ; il ne récidive en général jamais (LANDOUZY) ; mais quelques auteurs (GRINDON, W. DUBREUILH, FABRE, DOPTER) ont noté des cas faisant exception à cette règle. FABRE établit même une classe de *zonas périodiques*.

Pronostic. — Le zona est bénin chez l'enfant (RENDU, COMBY), plus grave chez le vieillard, d'un pronostic variable chez l'adulte suivant sa forme et sa localisation.

Dans le zona ophtalmique le pronostic est sérieux à cause des complications oculaires : l'œil peut se perdre par ulcéra-tion, par perforation de la cornée ou par glaucome (CHEVALLE-REAU).

A. ANTONELLI a également signalé l'association possible de la névrite optique à un zona frontal ou ophtalmique.

Diagnostic. — L'aspect de l'affection, joint à son caractère d'unilatéralité et à l'allure de sa marche, permet, dans l'im-mense majorité des cas, de poser facilement le diagnostic.

Le zona se différencie de l'*eczéma* grâce aux vésicules eczé-mateuses, plus petites, plus confluentes, éphémères, suivies de croûtelles jaunâtres, survenant sans fièvre, avec des démangeai-sons prononcées et non des sensations de douleur et de brûlure.

L'*herpès* ressemble objectivement au zona ; celui-ci se distingue par ses caractères d'unilatéralité, de limitation à un territoire nerveux, de non-récidivité. PFEIFFER, de Weimar, indique, comme différence essentielle entre l'*herpès* et le *zona* la présence dans les vésicules de cette dernière affection d'agents infectieux de la classe des protozoaires.

Il faudra également se méfier des *syphilides zoniformes* (BARBE), mais dans ces cas la lésion élémentaire n'est pas une vésicule, mais une papule ou un tubercule (*syphilides papulosquameuses tuberculeuses*).

Le diagnostic est parfois très épineux en face d'*éruptions zostéroïdes ;* il ne se fera que par l'étude complète de l'affection envisagée.

Dans les cas de zona fruste réduit au seul symptôme douleur, la ponction lombaire permet de constater la *lymphocytose rachidienne* (1) (SICARD, WIDAL).

Étiologie. — L'étiologie du zona est très obscure ; la maladie se développe à tous les âges, peut-être plus souvent chez l'homme que chez la femme ; cependant COMBY l'a observé plus souvent chez les petites filles que chez les garçons. On a cité comme causes prédisposantes l'arthritisme, la tuberculose pulmonaire (BÆRENSPRUNG, MOUGEOT, WAGNER, LEROUX, RENDU, E. BARIÉ, LEMONNIER, de Flers, etc.), = zona du tronc (LEUDET), la scarlatine, la rougeole (ADENOT), la grippe (STEIFFERT), la fièvre puerpérale, l'ictère (A. BRUNEAU, de Marseille), l'hystérie (FÉRÉ, KAPOSI) (2), l'apoplexie (RENDU), la paralysie générale (GANNET, DANLOS), = en particulier le zona facial (G. DUPAN), la myélite (HARDY, WEIDNER,) la tétanie (BLOCH), l'hémiplégie (DUNCAN, PAYNE), l'abcès du cerveau (CHARCOT), la varicelle (BOKAI), l'angine folliculaire (PALM), la malaria (WINFIELD), la blennorragie, la syphilis (CANTRELL, HOFFMANN, de Halle, ABBOTT, TRAPEZNIKOFF, JULLIEN), dans le zona lombaire ou inguinal (E. BESNIER), le cancer, en particulier le cancer utérin (CARRIÈRE), le diabète (VERGELY, HOFFMANN), les intoxications par le sulfate de quinine (ELLIOT), l'arsenic (HUTCHINSON, BOKAI, BULL, COFFIN), l'oxyde de carbone (LEUDET, MOUGEOT, KAPOSI), la vaccine (COMBY), la carie dentaire (HALTENOFF), le

---

(1) Pour CHAUFFARD et RENDU la lymphocytose n'est pas un symptôme direct du zona; elle n'est que la conséquence d'une complication méningitique secondaire et qui peut être tardive.

(2) Cet auteur a observé surtout le zona gangreneux.

mal de Pott (BESNIER), les contusions (BESNIER) et choc violent
(VULPIAN), une morsure de cheval (COMBY).

Dans le diabète et l'urémie, le zona affecte une physionomie
clinique un peu spéciale (MÉRESSE).

Comme causes déterminantes on a signalé le refroidissement, les émotions morales (ROCHE), le traumatisme (E. BES-
NIER, DE LUCA, COMBY), les névrites, l'ataxie locomotrice, l'hémiplégie, l'urémie, la pneumonie (TALAMON, MOREL), la syphilis, etc., etc., etc., qui pour JULLIEN provoquerait des *éruptions
zostéroïdes* (1).

Enfin, OTTO SACHS, de Vienne a fait une étude très docu-
mentée de *zona épidémique*.

Pathogénie. — Les auteurs qui ont étudié la nature du
zona se divisent en deux camps ; pour les uns comme H. LELOIR
c'est une trophonévrose, pour les autres comme TROUSSEAU,
ERB, LANDOUZY et L. BROCQ, c'est une maladie infectieuse
(*zoster zymotique*), épidémique (LANGE, WEISS, OTTO SACHS, de
Vienne, KAPOSI). On a d'ailleurs signalé des cas de contagion
(ROUZIER-JOLY).

Pour GROSJEAN, on peut admettre comme démontré que
toutes les éruptions du zona sont sous la dépendance d'une
lésion du système nerveux, dont le siège est loin d'être connu
d'une façon précise.

Dans les zonas associés aux paralysies et aux amyotrophies,
CH. DOUCET présente comme l'hypothèse la plus probable celle
d'une lésion centrale, de nature variable, toxique, infectieuse, etc.,
atteignant, sur l'axe cérébro-spinal, les origines de plusieurs nerfs sensitifs et moteurs, ou se propageant de l'un à
l'autre au moyen de connexions qui unissent entre eux les
neurones sensitifs et moteurs.

Dans ce cas, il n'y aurait pas lieu de considérer la paralysie
comme une complication du zona ; elle serait, au même titre
que l'éruption, le symptôme d'une lésion centrale ; elle serait,
si l'on veut, le zona lui-même en action sur le nerf moteur, ou
plutôt une forme clinique du zona : le zona avec paralysie.

HEAD a montré que les territoires cutanés atteints dans le zona

(1) Éruptions zostériformes, dit JULLIEN, qui ne sont pas le zona, ne
sont pas des syphilides et dérivant de l'action des toxines sur le système nerveux central ou périphérique, peut-être ganglionnaire, peuvent être rangées avec assez de vraisemblance dans la classe déjà si
nombreuses des manifestations parasyphilitiques.

répondaient exactement aux rhizomères (segments cutanés innervés par chaque racine rachidienne (G. Langevin).

Pour G. Smith, il s'agirait d'une congestion du nerf amenant la compresion des filets nerveux au moment où le nerf traverse la dure-mère cranienne ou spinale.

Pour Ch. Abadie qui rappelle l'excellence du sulfate de quinine, vaso-constricteur, dans la forme ophtalmique, le zona ne relèverait ni d'une altération des nerfs sensitifs périphériques ni d'une lésion médullaire, mais serait provoqué par un état pathologique des artérioles et des nerfs vaso-moteurs qui règlent leur dilatation dans la région où siège l'éruption.

Pour Johnston, l'origine doit être cherchée dans une auto-intoxication chronique ; « la systématisation des lésions dans la zone d'innervation de certains nerfs ne va nullement à l'encontre de la théorie toxique ; elle indique seulement un *locus minoris resistentiæ*. Du reste, l'auto-intoxication est rendue visible, d'une manière indubitable, par l'examen urologique et hématologique.

Dans les urines, la présence de l'indoxyl est constante, le coefficient d'oxydation azotée est diminué, tandis que celui de la toxicité est sensiblement augmenté. La valeur des déchets puriques indique manifestement qu'il y a une élaboration anormale des substances azotées.

L'examen du sang n'est pas moins démonstratif. Il y a toujours une éosinophilie notable et tout à fait caractéristique. Quand l'affection est déjà un peu ancienne, on observe une anhématochromie qui démontre l'influence bien connue des toxines véhiculées.

Pour Lancereaux, c'est une manifestation locale et cutanée d'un état diathésique, bradytrophique appelé improprement arthritisme.

C'est un peu l'avis de Bouchard pour qui le zona est la manifestation d'une névrite qui peut être infectieuse, mais qui peut être également traumatique ou avoir toute autre origine. Ce qu'il faut admettre ce n'est pas la spécificité du zona mais celle de certaines névrites.

Émile Weiss, qui a étudié particulièrement le zona épidémique, conclut que le zona est une névropathie infectieuse régnant épidémiquement à certaines périodes, sous l'influence de conditions climatériques encore mal connues.

Pour Barthélemy, le zona n'est pas une simple lésion locale, symptomatique seulement d'une névrite; l'éruption étant le cri de souffrance du nerf, la conséquence trophonévrotique, le témoin de la névrite, laquelle constituerait toute la maladie. Ne doit-on pas penser plutôt que la névrite, comme sa manifestation cutanée, relève d'une cause générale, toxique ou infectieuse, en tout cas ne limitant pas son action au système nerveux et intéressant parfois aussi, non secondairement, mais primitivement, le système lymphatique correspondant au département cutané qui sera le siège de l'éruption ; ce symptôme, pour avoir toute sa signification, doit être rapproché de la spontanéité du mal, de la soudaineté de l'invasion, de l'absence de récidive du zona, de certains symptômes généraux et autres caractères signalés par LANDOUZY.

Lorsque, dit E. GAUCHER, le zona n'est pas dû à une éruption primitive du système nerveux, celui-ci est la voie secondaire par laquelle toujours l'éruption prend naissance, que sa cause première soit une affection ou une intoxication.

Pour DEBOVE, « le zona n'est pas à proprement parler une maladie, mais un syndrome pouvant s'observer dans des circonstances diverses ».

Anatomie pathologique. — On a constaté (NEUMANN, BIÉSADECKI, HAIGHT, etc.) une dilatation des vaisseaux de la couche papillaire, une infiltration des papilles par la sérosité et une prolifération du tissu conjonctif. Les altérations des nerfs consistent en vascularisation du névrilème, infiltration du tissu cellulaire environnant par des leucocytes, altérations diverses des tubes nerveux eux-mêmes (BÆRENSPRUNG, PITRES et VAILLARD, CURSCHMANN et EISENLOHR, DUBLER, etc.).

UNNA a démontré que la vésicule, comme dans la variole et dans la varicelle, se produit par dégénérescence ballonnisante.

On a trouvé au cours de certaines autopsies (GROSJEAN) des altérations des ganglions spinaux.

WIS, SATTLER, JENDET ont décrit des altérations du ganglion de GASSER.

GILBERT BALLET a constaté des lésions radiculaires et névritiques du plexus cervical superficiel et profond dans un zona cervico-thoracique.

Traitement. — Pour avoir quelque efficacité, le traitement interne doit s'adresser à l'état constitutionnel du malade.

D'une façon générale, on peut toujours commencer le traitement en administrant un purgatif salin, le sulfate de soude de préférence.

JOHNSTON attache une grande importance à la suppression à peu près complète des albumines d'origine animale (et surtout foie, cervelle, boudin, œufs, etc.) et à la diminution, poussée aussi loin que possible, des albumines végétales, 40 à 60 grammes par jour au plus, empruntées aux céréales, aux légumes verts et aux biscuits secs, sans œufs.

Pour combattre les névralgies, le mieux est de recourir à l'antipyrine, au pyramidon, à la phénacétine, à l'acétanilide, etc., au salit (éther salicylique du bornéol) A. LÉMONON, de Belley).

WOLFF préfère le bromhydrate de quinine. ABADIE préconise le sulfate de quinine à haute dose en particulier contre le zona ophtalmique.

SCHOEMAKER donne chaque jour trois pilules de :

Pyrophosphate de fer.	2 grammes.
Acide arsénieux.	0 gr. 06
Sulfate de quinine	2 grammes.

pour trente pilules.

KAPOSI prescrit l'arsenic dans les névralgies consécutives.

OHMANN-DUMESNIL donne chaque jour trois des pilules suivantes :

Acide arsénieux.	0 gr. 003 millgr.
Poivre noir pulvérisé.	0 gr. 15 centigr.
Extrait de gentiane.	q. s.

pour une pilule.

ALLAN JAMIESON conseille XX à XL gouttes par jour de la mixture :

Teinture de noix vomique.	} ââ 5 grammes.
— de gelsemium.	

INGLERANS recommande particulièrement ce dernier remède.

On a aussi donné les pilules suivantes, à la dose de une à trois par jour :

Extrait de datura stramonium.	} ââ 1 centigr.
— de jusquiame	
— de belladone.	5 milligr.

(A. ROBIN.)

pour une pilule.

BEATTIE (de New-York) fait prendre toutes les deux heures
une cuillerée à café de :

>   Extrait de gelsémium . . . . ⎫
>   Phénysulfate de soude. . . . . ⎬ àà 4 grammes.
>   Eau.   90   —

Nous avons expérimenté une seule fois et avec succès le bleu
de méthylène : une pilule de 0,05 centigrammes toutes les
trois heures.

Le suc gastrique de chien a été employé également comme
calmant dans un cas de zona.

Localement, on peut, au début, essayer d'arrêter l'éruption
par les applications avec le pinceau d'une solution, alcoolique, dit E. BESNIER, de perchlorure de fer, d'acide phénique, de nitrate d'argent (à surveiller) ; de collodion à l'iodo-
orme (NEISSER), de résorcine (DUPUS, SCHRAFF), de pilocarpine
JOHNSTON). Plus tard, les pansements antiseptiques conviennent
mieux.

Contre la douleur, on emploiera les solutions de cocaïne,
les liniments chloralés ou chloroformés, les pommades opiacées,
les onctions avec le salit (salicylate de bornéol) soit pur, soit
mélangé avec deux fois son volume d'huile d'olive (A. LÉMONON,
de Belley), les badigeonnages de chlorure de méthyle (BAILLY, de
Chambly), d'adrénaline contre les douleurs post-éruptives (GAS-
TON SARDOU, de Nice, et GILBERT), de salicylate de méthyle (CHAM-
BARD-HÉNON) ou d'acide picrique en solution dans l'eau à
12 p. 1.000 (GRIFFON), dans l'alcool à 1 p. 10, dans l'éther à
1 p. 30 (THIÉRY et FLOQUET) ; de même que dans les brûlures,
l'acide picrique paraît agir ici comme antiseptique, analgésique et kératoplastique (DELEBECQUE).

E. ALGER, de New-York, combine l'acide picrique et l'acide
citrique dans la formule suivante :

>   Acide picrique. . . . .   5 grammes.
>   —   citrique   10   —
>   Eau distillée.   50   —

On a utilisé les pommades à la cocaïne :

>   Chlorhydrate de cocaïne. . . . .   0 gr. 50
>   Lanoline . . . . ⎫
>   Vaseline . . . . ⎬ àà 25 grammes.

Leistikow préconise :

> Acide borique . . . . 2 gr. 50
> Chlorhydrate de cocaïne . . . . 0 gr. 50
> Vaseline jaune . . . . 20 grammes.

à l'oxyde de zinc :

> Pommade de zinc . . . . 22 gr. 50
> Glycérine boriquée . . . . 7 gr. 50
> Acide phénique neigeux . . . . 1 gr. 75
>
> (Illingworth.)

les badigeonnages opiacés :

> Teinture thébaïque . . . .
> Perchlorure de fer . . . . } ââ parties égales.

ou :

> Cire jaune . . . . 10 grammes.
> Huile d'olives . . . . 30 —
> Extrait aqueux d'opium . . . . 0 gr. 40
>
> (Kaposi.)

Monin recommande les onctions matin et soir avec :

> Liniment oléo-calcaire . . . . 125 grammes.
> Dermatol . . . . 5 —
> Chlorhydrate de cocaïne . . . . 0 gr. 50
> — de morphine . . . . . . 0 gr. 10

recouvrir de :

> Salicylate de bismuth . . . . 1 partie.
> Poudre de vieux bois . . . . 3 parties.

Descottes s'est bien trouvé des applications locales d'huile gaïacolée.

On a préconisé les pulvérisations de chloral (Leroy); les injections hypodermiques de morphine, de cocaïne; les injections sous-cutanées de glycéro-phosphate de soude.

On a injecté également le salicylate de soude, le chloroforme et le gaïacol (1) :

> Chloroforme . . . . 3 grammes.
> Gaïacol . . . . 1 gr. 50
> Huile stérilisée . . . . 10 cent. cubes.
>
> (L. G. Royer,
> de Sailly-Laurette).

---

(1) Employé avec succès par Colleville, de Reims, dans la névralgie sciatique.

Dans un cas, nous avons été satisfait de l'emploi en injection hypodermique de la solution suivante conseillée par A. DA-MIENS :

Ichtyol . . . . 0 gr. 03
Eau distillée . . . . 1 gramme.

SCHARFF recommande une injection de 2 ou 3 grammes de liquide anesthésique de SCHLEICH dans l'espace intercostal tout près de la colonne vertébrale.

Dans un cas de zona crural, ACHARD a réussi à calmer la douleur sans modifier l'évolution de l'éruption, avec l'injection intra-rachidienne de cocaïne. (Ne pas dépasser 1 centigramme.)

On a employé les pâtes comme celles de L. BROCQ :

Acide borique . . . . 1 gramme.
Oxyde de zinc . . . . ⎰ āā 2 grammes.
Poudre d'amidon . . . . ⎱
Vaseline pure . . . . 20 —

ou :

Vaseline pure . . . . 6 grammes.
Lanoline . . . . 9 —

les poudres :

Poudre d'opium . . . . 1 gramme.
 — de camphre . . . . 1-3 grammes.
Oxyde de zinc . . . . 15-20 —
Poudre d'amidon . . . . 60 —

(ROBIN.)

BUZZI recommande la poudre de thiol à 10 ou 20 p. 100 ; LASSAR, le losophène ; FRANCK, le tannoforme ; H. PASCHKIS de Vienne, le xéroforme ; UNNA préfère une poudre à l'ichtyol.

A la période éruptive, E. VOGT applique l'orthoforme soit sous forme de poudre, soit en pommade au dixième.

SALZWEDEL et WINTERNITZ ont obtenu la cessation des douleurs et l'affaissement des vésicules au moyen de compresses imprégnées d'alcool absolu et renouvelées toutes les vingt-quatre heures (1).

(1) MORESTIN et RICARD ont employé les injections profondes ou superficielles d'alcool à 90° contre les névralgies du tégument.

On a fait des badigeonnages astringents :

Acétate neutre de plomb. . . . . . . } àà 4 grammes.
Alun en poudre . . . . }
Eau. 120   —

(M. BEATTIE.)

Nous avons obtenu un réel succès dans un zona particulièrement douloureux avec le procédé de TUCKER, qui consiste à
recouvrir, dans les névrites, la région malade avec des compresses de tarlatane imbibées continuellement d'une solution
sursaturée de sulfate de magnésie (1).

G. K. SMITH, qui attribue le zona à une congestion du nerf
(voir plus haut), a réussi, dans plusieurs cas, à faire disparaître
presque immédiatement la douleur en pratiquant une saignée
locale abondante, aussi près que possible du point d'émergence
du nerf, mais sans intéresser la zone inflammatoire entourant
les pustules.

MEDWIN LEALE (de New-York) conseille les applications de
ventouses le long de la colonne vertébrale aux points d'émer·
gence des nerfs malades, puis le long des divers filets nerveux.

Pour prévenir la suppuration des vésicules (et par suite les
ulcérations graves surtout chez les vieillards), STRÖLL conseille
les badigeonnages avec :

Menthol . . . .   1 partie.
Alcool absolu . . . . } àà 25 parties.
Eau phéniquée . . . . }

Lorsqu'il y a des ulcérations, on peut employer :

Cérat jaune. . . . .   20 grammes.
Huile d'olive.   40   —
Extrait de belladone ou d'opium. . . .   0 gr. 06

l'emplâtre de mélilot ou de ciguë.

E. CROUZEL, de Bordeaux, a utilisé avec succès une lotion
gaïacolée de bleu de méthylène :

Bleu de méthylène . . . .   1 gramme.
Gaïacol. . . . .   2 grammes.
Glycérine (2).   47   —

(1) On connaît les propriétés analgésiantes du sulfate de magnésie
en injections sous-cutanées ou intra-rachidiennes.
(2) Varier la proportion de gaïacol en raison directe de l'intégrité
de l'épiderme.

On pourrait se servir avec avantage de la pommade de
RICHARDSON :

Morphine	0 gr. 20
Chloroforme	8 grammes.
Vaseline pure	30 —

Dans le zona des muqueuses, sont indiqués les badigeonnages cocaïnés, les lotions émollientes.

Contre le zona ophtalmique, VAUCAIRE fait saupoudrer matin
et soir la région malade avec le mélange suivant :

Sous-nitrate de bismuth . . . . } àà 4 grammes.	
Amidon pulvérisé. . . . . }	
Iodol, iodoforme ou aristol	0 gr. 50

DARIER, dans ce même zona, a essayé avec succès le sérum
antidiphtérique de ROUX.

Contre les douleurs consécutives, on aura recours, outre les
moyens précités, aux applications de pointes de feu à la racine
du nerf et aux points d'émergence des branches perforantes
(E. BESNIER et divers).

On pourrait peut-être agir sur le zona par la traction et l'élon-
gation des nerfs cutanés et sous-cutanés à l'aide de l'appareil
de BREUILLARD (de Saint-Honoré) pour le massage pneumatique.

D'autre part, toute la série des agents physiques et naturels
peut être employée dans la cure du zona.

Les anciens auteurs recommandaient les bains frais (E. RAYER),
les bains de rivière (E. RAYER, J.-L. ALIBERT). Ce dernier prescrivait également les bains d'huile et de lait. Depuis A. HARDY
pour lequel les bains augmentaient la douleur, ceux-ci sont
délaissés.

L. BROCQ envoie ses malades aux eaux de Néris. On peut
aussi bien recourir à Plombières, à Bourbonne-les-Bains, à
AX.

On pourrait essayer, pour calmer les douleurs, les injections
sous-cutanées d'air atmosphérique qui possède un pouvoir analgésique immédiat; un léger massage est utile quotidiennement
jusqu'à ce qu'on ne sente plus sous les doigts la crépitation de
l'air (1).

(1) Cette méthode, employée avec succès dans le traitement des
névralgies en général et de la sciatique en particulier (CORDIER, de
Lyon, S. CUBB), est pratiquée de toute antiquité chez les nègres de la
côte de Guinée.

A. Campbell White (de New-York) a utilisé avec succès l'air liquide.

Bourgeois a conseillé les applications d'air chaud.

De même, dans un cas de zona très douloureux, J.-G.-A. Depierris (de Cauterets) a obtenu un soulagement instantané avec un termophore (poche de caoutchouc) dans lequel circulait de l'eau à 38°.

D'après les expériences de Kellgren, Lagrange, etc., et les résultats obtenus par Th. Brandt, Stapfer, Bourcart, il y aurait lieu d'essayer la vibration ou trépidation mécanique locale, dont l'effet analgésique est bien connu des Suédois.

L'électricité a été employée sous plusieurs formes; les succès de Bergonié (de Bordeaux), de Bordier (de Lyon), de Guilloy (de Nancy), de Vernay (de Vienne), de Débédat, de Zimmern, Doumer, Weil, Laquerrière, etc., etc., dans les névralgies faisaient prévoir le rôle que la galvanisation pouvait remplir dans la cure du zona. Aussi d'excellents résultats ont-ils été obtenus par Larat, E. Alger (de New-York), E. Leuillier, Paul-Charles Petit, etc., etc. ; Duclos en relate dans sa thèse.

Au début on se contentait de petites intensités de 5 à 10 milliampères, le pôle négatif au niveau des lésions cutanées, le pôle positif au point d'émergence des nerfs ; actuellement, on monte jusqu'à 50 milliampères ; nous conseillons, en règle générale, de ne pas dépasser 30 milliampères.

Larat a employé la galvanisation avec de bons résultats en pleine période éruptive.

Divers auteurs (William Harveyc, etc.) se sont servis alternativement des courants galvanique et faradique.

« Le zona ophtalmique, dit Paul-Charles Petit, est influencé par tous les modes de courants. »

Albert Weil a employé l'effluvation par les courants statiques induits ; Boisseau du Rocher, Oudin, Baudet, W. Allen, les courants de haute fréquence.

En ce qui concerne la photothérapie, nous avons personnellement été satisfait de l'emploi de la lumière bleue (avec lampe à arc) (1) ; dans un cas trois séances, de quinze minutes de durée chacune, nous ont suffi à obtenir la disparition des douleurs.

La radiothérapie a donné aussi de bons résultats et, dit Bergonié (de Bordeaux), « l'indication formelle d'essayer la radio-

_____

(1) D'autres auteurs (dans les névralgies) ont utilisé la lampe à incandescence de 30 bougies avec réflecteur ordinaire (G. Arienzo).

thérapie dans le zona soit à la période aiguë, soit à la période
de réparation, paraît démontrée ».

A noter, enfin, le fait de Baréty qui calmait par l'application
de l'aimant les douleurs consécutives à l'éruption.

On pourrait certainement, dans ces cas, essayer avec précaution les effets analgésiques du radium et du thorium (1) qui
ont été utilisés dans les névralgies faciales.

(1) Ce corps radio-actif, non phosphorescent, est sans danger et peu
coûteux.

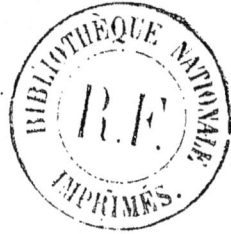

INDEX ALPHABÉTIQUE

Cette table constitue une sorte de répertoire de terminologie dermatologique destiné non seulement à simplifier les recherches dans le PRÉCIS, *mais encore à faciliter la lecture des classiques français ou étrangers.*

N

TABLE DES PLANCHES

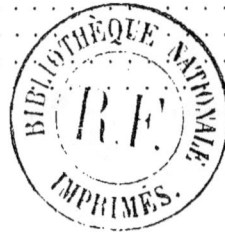

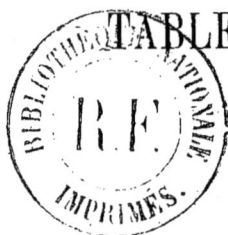

TABLE DES MATIÈRES

C

D

E

L

M

N

O

P

R

S

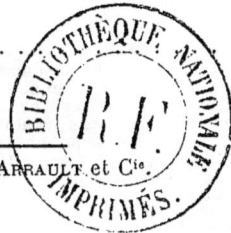

25-6-08. — Tours, imprimerie E. Arrault et Cie.

L'ORTHOPÉDIE

INDISPENSABLE AU PRATICIEN

OU

Ce que les médecins doivent faire en présence des tuberculoses
externes, les déviations congénitales ou acquises
les maladies des os et des articulations,

Par le Docteur F. CALOT (de Berck-sur-Mer)

LIVRE PRATIQUE, CLAIR, UTILE ENTRE TOUS

Livre indispensable au praticien

3e édition. In-8 cartonné, 1910, 781 pages, 874 fig. originales.

PRIX : **20 fr.**

Premières opinions de la Presse Médicale sur ce volume.

Du professeur Robin :

« ... La cure des tuberculoses, des difformités congénitales ou acquises est
depuis longtemps le sujet des préoccupations de M. Calot. Il est le chef d'une
école nouvelle dont les principes éminemment conservateurs sont observés tous
les jours par un nombre sans cesse grandissant de praticiens et cela pour le plus
grand bien des malades.

« Son ouvrage reflétant son enseignement, qui est, avant tout, une leçon de
choses, a toutes ses pages illustrées de nouveaux dessins parlant aux yeux
comme parlent aux yeux de ses auditeurs de toutes nationalités les nombreux
sujets guéris qu'il fait défiler devant eux à ses conférences et dont les observations servent toujours de base à son enseignement.

« De sorte qu'avec un auxiliaire aussi précieux, un guide aussi sûr, le praticien consulté pour une coxalgie, un mal de Pott, une luxation congénitale de la
hanche, une scoliose, une manifestation rachitique, etc., n'aura plus de raison
pour rester inactif. Il lui suffira de lire, de feuilleter même le livre de M. Calot
pour être aussitôt documenté sur la conduite à tenir.

« En faisant connaître sa pratique, en entrant dans le détail de tout ce qu'il
faut faire pour la cure de telle ou telle affection, l'éminent chirurgien de Berck a
rendu un grand service aux malades et aux médecins. »

Du docteur Fiessinger, rédacteur en chef du *Journal des
Praticiens :*

« ... L'originalité de M. Calot est double ; tout d'abord une grande simplicité
dans l'exposition; pas de mots inutiles ; ce qu'il faut faire, ce qu'il ne faut pas
faire, par quels procédés, et parmi ces procédés il n'en est qu'un qui convienne
au praticien : celui qui réalise les effets les plus utiles à l'aide d'un minimum de
risques.

« La seconde particularité propre à l'enseignement de M. Calot est un grand
nombre de figures. L'abondance des dessins fait plus qu'éclairer les divers temps
opératoires ; elle en diminue la crainte aux yeux du lecteur. Il n'y a rien de tel
que de voir pour cesser d'avoir peur : le praticien isolé, livré à ses seules ressources, n'ose parfois s'aventurer dans des interventions qu'il estime délicates.
Avec le livre de M. Calot, chacun sera rassuré ; toutes ces interventions ne sont
ni difficiles, ni dangereuses. Dans nos campagnes, le médecin se mettra à réduire les luxations congénitales de la hanche. Quel succès quand tout ce petit
monde marchera droit. On en parlera dans toute la région et quels triomphes de
clientèle à la suite ! Ce jour-là, quelque chose du mérite reviendra bien à l'excellent livre de M. Calot qui aura réveillé les initiatives et entouré de sécurité
des interventions jugées téméraires la veille.

HUCHARD & FIESSINGER

CLINIQUE THÉRAPEUTIQUE

DU PRATICIEN

2 volumes in-8, 1908-1909 . . . . **16 fr.**

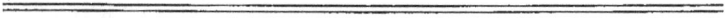

MANUEL
DE
TECHNIQUE CHIRURGICALE
Par G. MARION
PROFESSEUR AGRÉGÉ A LA FACULTÉ DE MÉDECINE, CHIRURGIEN DES HOPITAUX
Troisième édition considérablement augmentée

Un fort vol. in-8 de 992 pages, avec 1.215 fig. . . . . . . **18** fr.
Relié toile pleine . . . . **20** fr.

Encouragé par le succès des premières éditions, l'auteur a tenu à compléter son *Manuel de Technique chirurgical des opérations courantes*, et dans cette troisième édition, ce ne sont plus seulement les opérations courantes qui se trouvent décrites, mais, en outre des interventions qu'un médecin doit savoir faire et peut être appelé à pratiquer, toutes celles qu'un chirurgien s'occupant de chirurgie générale doit . connaître.

Pour conserver à l'ouvrage la simplicité de son plan ainsi que sa clarté, pour chaque opération, un seul procédé, celui qu'utilise l'auteur, est décrit ; du reste, sont indiquées les modifications à y apporter suivant les cas en présence desquels on se trouve.

Les figures ont augmenté considérablement de nombre, en proportion du développement qu'a pris l'ouvrage, et chaque temps opératoire important se trouve interprété. Comme les précédentes, elles ont toutes été dessinées par l'auteur, qui a pensé qu'à défaut du cachet artistique qu'aurait pu leur donner un dessinateur de profession, elles représenteraient mieux ce qu'il a voulu qu'on y vît.

Bien que la confection des appareils ne soit pas de la technique chirurgicale à proprement parler, l'auteur a cependant cru bon de conserver à la fin du volume le chapitre sur la façon de confectionner les appareils les plus couramment employés, en raison de la faveur avec laquelle cette partie avait été accueillie par les médecins dans l'édition précédente.

NOUVEAUX ÉLÉMENTS
D'OPHTALMOLOGIE
PAR
H. TRUC
Professeur de Clinique ophtalmologique
à la Faculté de Montpellier.

E. VALUDE
Médecin de la Clinique ophtalmologique
nationale des Quinze-Vingts.

ET
H. FRENKEL
Professeur agrégé
Chargé de cours de Clinique ophtalmologique à la Faculté de Toulouse.

DEUXIÈME ÉDITION COMPLÈTEMENT REMANIÉE et CONSIDÉRABLEMENT AUGMENTÉE
Avec 275 Figures dans le texte et 15 Planches en couleurs

Fort volume, grand in-8, 1908, broché. . . . . **24** fr.
— — — relié toile . . . . **26** fr.

Cette seconde édition a été, dans toutes ses parties, soigneusement mise à jour et complétée des nouveaux chapitres ou paragraphes : *Opothérapie, sérothérapie, radiothérapie, photothérapie, posologie, œil artistique, séméiologie optique du système nerveux, accidents du travail, inspection oculistique des écoles, chemins de fer, etc.*

Dʀ H. BERDAL

Ancien interne des hôpitaux de Paris,
ancien chef de laboratoire à la Faculté de Médecine de Paris,
ancien assistant de consultation à l'hôpital St-Louis.

TRAITÉ COMPLET

DES

MALADIES VÉNÉRIENNES

Avec préface de M. le docteur TENNESSON

TOME PREMIER. — **TRAITÉ PRATIQUE DES MALADIES VÉNÉRIENNES**. — Affections blennorragiques, ulcérations vénériennes non syphilitiques, affections para-vénériennes.

In-8, 2ᵉ édit. 1906 avec fig. et 7 pl. en coul. . . . Prix, 10 fr.

TOME II. — **TRAITÉ PRATIQUE DE LA SYPHILIS**. — Période primaire, secondaire, tertiaire, syphilis héréditaire. **Traitement**.

In-8, 58 simili-gravures et 18 pl. en coul. 1902 . . Prix, 15 fr.

Nous ne pouvons mieux faire, pour présenter ces livres, que de donner ici un extrait de la Préface du docteur Tennesson, médecin de l'hôpital Saint-Louis.

« A tort ou à raison, les maladies vénériennes ont des hôpitaux spéciaux, un enseignement spécial, et tant qu'elles seront une spécialité, les médecins auront besoin de livres spéciaux pour les apprendre. De tels livres abondent : plusieurs sont excellents ; M. Berdal les fait connaître et il les complète.

« Malgré sa compétence en histologie, l'auteur a écarté de son plan l'anatomie pathologique. En revanche, les symptômes, le diagnostic et le traitement sont exposés avec tous les développements qu'ils réclament

« Les livres antérieurs de M. Berdal sont classiques. Il a désiré néanmoins que ce nouveau livre soit présenté à ses confrères par un de ses maîtres. Tous eussent accepté la mission.

« Elle m'est particulièrement facile, car mieux que tous, peut-être, j'ai pu apprécier l'homme, le praticien et le savant. »

Dr SALANOUE-IPIN

Médecin major de 1re classe des troupes coloniales,
Ancien professeur aux Ecoles de médecine navale et coloniale.

PRÉCIS

DE

PATHOLOGIE TROPICALE

In-8 cartonné avec 64 fig. et 1 pl. en couleur, 1910.

Prix . . . . **15** fr.

Envisagées dans leurs caractères génériques, les maladies tropicales cessent de constituer une simple série de vues pathologiques, se déroulant sans ordre apparent sous les yeux étonnés du jeune clinicien encore peu familiarisé avec elles. Sous les tropiques, la nouveauté de certains phénomènes morbides, les modalités cliniques imprévues, les réactions inattendues de l'organisme et la complexité des symptômes rendent la pathologie de l'Européen et de l'indigène confuse, parfois même déconcertante. Dans la pratique de la médecine coloniale, les débuts sont toujours marqués par des incertitudes de diagnostic et des hésitations thérapeutiques.

C'est en vue d'aplanir ces difficultés de la première heure que ce livre a été écrit. Nous l'avons dégagé, dans la limite du possible, des historiques fastidieux et de toute bibliographie superflue. L'étiologie et la pathogénie des diverses maladies ont été mises au courant des travaux les plus récents et des conceptions les plus modernes, tout en faisant la part de ce qui est nécessaire et de ce qui est inutile au praticien, pour l'interprétation des faits cliniques et la détermination d'une prophylaxie raisonnée. Le traitement, ce but capital des sciences médicales, a reçu tous les développements que permettaient les cadres de cet ouvrage, et l'auteur n'a pas craint d'entrer dans certains détails de pratique dont l'expérience lui a montré la réelle utilité.

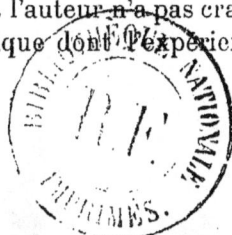

www.ingramcontent.com/pod-product-compliance
Lightning Source LLC
Chambersburg PA
CBHW060709220326
41598CB00020B/2033